LES BACTÉRIES

ET LEUR ROLE

DANS L'ÉTIOLOGIE, L'ANATOMIE ET L'HISTOLOGIE PATHOLOGIQUES

DES MALADIES INFECTIEUSES

PAR

A.-V. CORNIL
Professeur d'Anatomie pathologique
à la Faculté de médecine de Paris
Membre de l'Académie de médecine

V. BABES
Professeur à la Faculté de Médecine
et Directeur de l'Institut de pathologie
et de bactériologie de Bucarest.

TROISIÈME ÉDITION REFONDUE ET AUGMENTÉE

CONTENANT LES MÉTHODES SPÉCIALES DE LA BACTÉRIOLOGIE

385 figures en noir et en plusieurs couleurs intercalées dans le texte
et 12 planches hors texte

TOME PREMIER

PARIS
ANCIENNE LIBRAIRIE GERMER BAILLIÈRE ET Cie
FÉLIX ALCAN, ÉDITEUR
108, BOULEVARD SAINT-GERMAIN, 108

1890

LES
BACTÉRIES

ET LEUR ROLE DANS

L'ÉTIOLOGIE, L'ANATOMIE ET L'HISTOLOGIE PATHOLOGIQUES

DES MALADIES INFECTIEUSES

TOME PREMIER

LES BACTÉRIES

ET LEUR ROLE

DANS L'ÉTIOLOGIE, L'ANATOMIE ET L'HISTOLOGIE PATHOLOGIQUES

DES MALADIES INFECTIEUSES

PAR

A.-V. CORNIL
Professeur d'Anatomie pathologique
à la Faculté de médecine de Paris,
Membre de l'Académie de médecine.

V. BABES
Professeur à la Faculté de Médecine
et Directeur de l'Institut de pathologie
et de bactériologie de Bucarest.

TROISIÈME ÉDITION REFONDUE ET AUGMENTÉE

CONTENANT LES MÉTHODES SPÉCIALES DE LA BACTÉRIOLOGIE

385 figures en noir et en plusieurs couleurs intercalées dans le texte
et 12 planches hors texte

TOME PREMIER

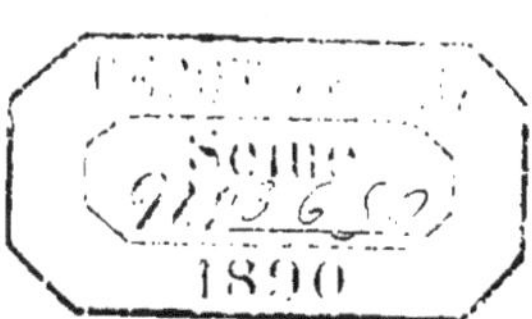

PARIS

ANCIENNE LIBRAIRIE GERMER BAILLIÈRE ET Cie

FÉLIX ALCAN, ÉDITEUR

108, BOULEVARD SAINT-GERMAIN, 108

1890

lules et des liquides contre les bactéries et le chapitre relatif aux ptomaïnes engendrées par les microbes pathogènes. Roux et Yersin, dans leur mémoire sur la diphthérie, ont montré que le poison diphthéritique était constitué, non par un alcaloïde, mais par une substance spéciale; Brieger et Fränkel ont montré qu'il s'agissait là d'une albumine toxique. Grâce aux expériences et analyses de Christmas, Hankin, Brieger et C. Fränkel, nous connaissons tout un groupe de toxalbumines fabriquées par les bactéries.

La recherche et la culture méthodiques des bactéries dans les cadavres d'individus ayant succombé aux maladies infectieuses, nous a montré que le plus souvent on se trouvait à la fois en présence de plusieurs variétés de microbes. Nous avons relevé déjà, dans les éditions précédentes, des exemples d'associations bactériennes. L'un de nous a mis à profit son Institut de Bucarest pour étudier systématiquement ces associations dans toutes les maladies microbiennes et en particulier dans la tuberculose. Il a commencé une revision des nombreuses variétés des microbes du pus, de la pneumonie et de la fièvre typhoïde.

Enfin nous avons relaté les perfectionnements apportés par M. Pasteur dans sa méthode des vaccinations intensives contre la rage, et rapporté les résultats obtenus par l'un de nous dans sa pratique des inoculations préventives à Bucarest.

Indépendamment des photographies intercalées dans le texte, nous ajoutons, à la fin du second volume, des planches reproduisant les photographies des principaux types de microbes.

Dans ce livre, qui n'est pas seulement un manuel technique, nous avons inséré, autant que possible, les résultats souvent inédits de nos recherches personnelles.

Paris, le 10 mai 1890.

des canards (Cornil et Toupet), à la *pneumo-entérite des porcs* (Schütz, Löffler, Salmon, Cornil et Chantemesse), au *farcin du bœuf* (Nocard), à la *mammite contagieuse des vaches laitières* (Nocard et Molleveau), à la *mammite contagieuse de la brebis* (Nocard), au *barbone des buffles* (Oreste et Armanni), à la *peste bovine* (Metchnikoff), à l'*hémoglobinurie du bœuf* (Babes), à la *pneumonie* et à la *fièvre typhoïde du cheval* (Schutz, Babes, Chantemesse), aux *septicémies hémorrhagiques*, à la *septicémie* et aux *microbes septiques spéciaux de l'homme* (Babes), à la *septicémie urineuse* (Clado, Albarran et Hallé, Doyen), au *tétanos* (Verneuil, Chantemesse, Kitasato), aux *mycoses non charbonneuses* (Krannhals, Babes, Bordoni-Uffreduzzi), etc., toutes maladies dont la cause microbienne a été déterminée depuis peu.

Nous avons décrit aussi l'*actinomycose* que nous avions laissée de côté, dans les éditions antérieures, parce qu'elle paraissait alors causée par un champignon, tandis qu'on pense aujourd'hui qu'elle est due à un schizomycète du groupe des cladothrix.

Nous avons également ajouté dans l'appendice ce que nous connaissons sur les microbes de la *grippe* et des sécrétions muqueuses des *bronchites* (Babes).

On peut affirmer aujourd'hui que les bases fondamentales de la bactériologie ne changeront plus, ou tout au moins ne seront pas modifiées d'une façon essentielle. Il n'en reste pas moins beaucoup à faire pour élucider la cause encore peu connue d'un grand nombre d'affections infectieuses et contagieuses ; bien des chapitres seront ajoutés à nos connaissances actuelles, bien des voies inexplorées seront ouvertes à l'activité des jeunes savants.

Parmi les progrès réalisés dans la compréhension générale du mode d'action des micro-organismes, nous signalerons les données acquises par les recherches de Metchnikoff, de Flügge, etc., sur les phénomènes intimes de la lutte des cel-

PRÉFACE

La première édition de cet ouvrage a paru en mai 1885, alors que la bactériologie ou microbie était à peine constituée en tant que science, la seconde un an après, en avril 1886.

L'édition actuelle est rendue nécessaire par les nombreux travaux qui se sont succédé pendant ces quatre dernières années. Des revues de grande valeur ont été fondées dans le but unique de les publier ; il n'est pas de journaux, pas de publications périodiques où ils n'occupent une grande place, pas de Faculté de médecine où l'on ne s'efforce avec ardeur de trouver des faits nouveaux.

Cette science a réformé l'étiologie, l'anatomie et l'histologie pathologiques et l'hygiène. Elle a rendu déjà et rendra dans l'avenir de grands services dans la thérapeutique préventive des maladies.

Nous pouvons aujourd'hui constater ses progrès et apprécier l'importance qu'elle a prise dans la plupart des branches de l'enseignement médical.

Dans le but de tenir ce livre au courant de tout ce qui s'est fait d'essentiel jusqu'à ce jour, nous avons dû refondre complètement beaucoup de chapitres et en ajouter un certain nombre de nouveaux.

C'est ainsi que nous avons consacré des articles au *choléra*

LES BACTÉRIES

ET LEUR ROLE DANS

L'ANATOMIE ET L'HISTOLOGIE PATHOLOGIQUES

DES MALADIES INFECTIEUSES

INTRODUCTION

A L'ÉTUDE DES BACTÉRIES PATHOGÈNES

La découverte, par Cagnard-Latour, d'un ferment organisé dans la fermentation du vin, les magnifiques travaux de Pasteur[1] sur le rôle des micro-organismes dans les fermentations, dans les maladies du vin, dans la fabrication et la conservation de la bière, dans les maladies des vers à soie, avaient ouvert des horizons nouveaux à la physiologie pathologique. Davaine et Rayer avaient, en 1850[2], constaté la présence de bâtonnets dans le sang des animaux morts du charbon ; Pollender[3] les avait décrits un peu plus tard et bien étudiés. Davaine, par de nombreuses et irréfutables expériences, établissait que le charbon est un maladie bactéridienne. La méthode de culture des micro-organismes inaugurée et perfectionnée par le génie de Pasteur apportait à la doctrine bactérienne de la fermentation et des maladies virulentes la certitude la plus absolue. Pasteur obtenait en effet des cultures successives et absolument pures de micro-organismes

1. Pasteur, *Études sur le vin, ses maladies*, etc., 1re édit., 1866, 2e édit., 1873, *Études sur la bière, ses maladies*, etc., avec une théorie nouvelle de la fermentation, 1876; *Études sur la maladie des vers à soie, moyen pratique assuré de la combattre*, etc., 2 vol. in-8, 1870.
2. *Comptes rendus de l'Académie des sciences.*
3. *Casper's Vierteljahrsschrift für ger. Medicin*, 1855, t. VIII, p. 103.

dans lesquelles il ne pouvait subsister aucune trace du liquide virulent qui accompagnait primitivement les bactéries, et, avec ces bactéries isolées de toute substance étrangère, il reproduisait telle maladie virulente donnée. Par cette méthode rigoureuse, Koch[1] et Pasteur[2] ont complété les recherches de Davaine sur le charbon; Pasteur a établi le rôle des micro-organismes dans la pyémie, la septicémie et la putréfaction; il a donné dans l'étude du choléra des poules un modèle des recherches de ce genre; il a de plus trouvé le moyen d'atténuer certains virus et de les transformer en vaccins préservatifs. L'atténuation des virus du charbon, du choléra des poules, de la rage, du rouget du porc, a acquis à notre illustre compatriote, ainsi que le disait Bouchard au congrès international de Copenhague, « la reconnaissance des peuples et l'admiration des savants ».

En même temps, et sur tous les points de l'horizon scientifique, apparaissaient de nouveaux travaux confirmant l'importance du rôle des micro-organismes dans la pathogénie des maladies aiguës infectieuses telles que la variole, la diphtérie, mais aussi de maladies aiguës et chroniques dans lesquelles la contagion était soupçonnée plutôt que démontrée.

C'est ainsi que les expériences de Davaine[3], de Coze et Feltz[4], de Billroth[5], d'Ogston[6], sur la septicémie, les travaux de Becklinghausen[7], Cohnheim[8], Orth[9], Klebs[10], Birch-Hirschfeld[11] sur la pyémie, de Letzerich, Klebs[12] et Eberth[13] sur la fièvre typhoïde, la découverte des spores des bacilles du charbon par R. Koch, la

1. Koch, *Beiträge z. Biologie d. Pflanzen*, t. II, 1876.
2. *Note sur l'étiologie du charbon*, par Pasteur, Chamberland et Roux, Ac. des sc., 16 juillet 1877, 1er février 1881 et 12 juillet 1880.
3. *Recherches sur la septicémie. — Bulletin de l'Académie de méd.*, 1872, p. 907 et 976, p. 1058; 1873, p. 464 et p. 124, p. 487 et p. 1272.
4. Coze et Feltz, *Recherches expérimentales sur la présence des infusoires et l'état du sang dans les maladies infectieuses.* Strasbourg, 1866-68-69. Feltz, *Recherches sur la septicémie.* Ac. des sc., 1er mars et 31 mai 1875.
5. Billroth, *Untersuchungen über die Vegetationsformen von Coccobacteria septica*, etc., Vienne, 1874.
6. *The british med. Journ.*, mars 1881.
7. *Würzburger Verhandlungen*, 1871, juin, neue Folge. — *Virchow's Archiv*, t. LXXIX, p. 157.
8. *Allgemeine Pathologie*, 1877.
9. *Beiträge zur pathol. Anatom. der Schusswunden.* Leipzig, 1872.
10. *Virchow's Archiv.* 1873, t. LVIII, p. 437. — *Lehrbuch der speciellen path. Anat.*
11. *Archiv der Heilkunde*, XIV, 1873.
12. *Archiv f. exper. Pathologie*, 1880.
13. Eberth, *Virchow's Archiv*, 1880.

production expérimentale de plusieurs variétés de septicémie et de pyémie dans diverses espèces animales déterminées par le sang et les viandes en putréfaction par Koch[1], qui, par l'exactitude et l'excellence de sa méthode d'expérimentation, a obtenu des résultats incontestables, les publications de Hueter[2], Nepveu[3], Orth[4], Recklinghausen et Lukomsky[5], Fehleisen[6] sur l'érysipèle, de Chauveau[7], de Weigert[8] sur la vaccine et la variole, de Nægeli[9], Brefed[10], Cohn[11], Buchner[12], Zopf[13] et Flügge[14] sur l'histoire générale des micro-organismes, d'Obermeier[15] sur les spirochætes de la fièvre récurrente, sont venus apporter d'importants contingents à la bactériologie.

En même temps, les publications de Cohn et ses collaborateurs donnaient, à la description botanique des espèces, une nouvelle précision.

Plus récemment, nous avons vu établir d'une façon définitive la nature bacillaire de la lèpre [Armauer Hansen[16], Neisser[17], Cornil et Suchard[18], Babes[19]]. Les recherches de Tommasi Crudeli[20] et Klebs, de Laveran[21], de Marchiafava et Celli[22], tendent à

1. *Untersuchungen über die Ætiologie der Wundinfectionskrankheiten*, 1878.
2. *Deutsche Zeitschrift. f. Chirurgie*, t. I p. 1, 1868.
3. Nepveu, Société de biologie, 1870.
4. Orth, *Untersuchungen über Erysipel. — Archiv f. exp. Path.*, 1873, p. 81.
5. Lukomsky, *Virchow's Archiv*, 1874.
6. Fehleisen, *Ætiologie des Erysipels*, 1883.
7. Chauveau. *Nature du virus vaccin*. Comptes rendus de l'Acad. des sc. des 10, 17, et 24 février 1868.
8. *Anatomische Beiträge zur Lehre der Pocken*, 1874, Breslau.
9. Nægeli, *Die niederen Pilze in ihren Beziehungen zu den Infectionskrankheiten*, 1876. Munich.
10. Brefeld, *Method z. Untersuch. der Pilze. med. phys. Ges. zu Wurzburg*, I, *Schimmelpilze* (Heft. IV), II. *Untersuchungen über Spaltpilze*, 1874.
11. *Beiträge zur Biologie der Pflanzen.*
12. *Zur Ætiologie des Infectionskrankheiten*. Munich, 1881.
13. *Die Spaltpilze*, 2e édit., 1884,
14. *Fermente und Mikroparasiten*, 1883. Les micro-organismes étudiés spécialement au point de vue de l'étiologie des maladies infectieuses; traduction française par Henrijean sur la seconde édition allemande, préface par Firket. Bruxelles, 1887.
15. Obermeier, *Centralblatt f. d. med. Wissenschaft*, 1873.
16. Armauer Hansen, *Archives de physiologie belges*, 1876; *Virchow's Archiv*, t. LXXIX.
17. Neisser, *Kultur des Leprapilzes. — Bresl. ärztliche Zeitsch.*, 1879, *Virchow's Arch.*, t. LXXXIV.
18. Cornil et Suchard, *Société médicale des hôpitaux* et *Archives de dermatologie et de syph.* 1881.
19. Babes, *Archives de physiologie*, 1883.
20. Klebs et Tommasi Crudeli, *Studien über die Ursachen der Wechselfiebers und über d. natur. d. Malaria* (*Archiv für exp. pathol.*, t. XI, 1879).
21. Laveran, *Traité des fièvres palustres*, 1884.
22. Marchiafava et Celli, *Fortschritte der Medicin* 1884.

nous présenter les fièvres palustres comme parasitaires. Celles de Klebs ont établi la nature de l'endocardite[1]; celles de Klein[2], Pasteur et Thuillier[3] ont révélé le parasitisme du rouget du porc; celles de Neisser[4] affirment la constance de microcoques spéciaux dans la blennorrhagie. Arloing, Cornevin et Thomas ont décrit les organismes spéciaux au charbon symptomatique (*Comptes rendus de l'Ac. des sc.*, t. XC, p. 1302 et t. XCI, p. 734). Babes a signalé la présence de bacilles dans les néoplasies de la morve[5]. En 1882, Koch[6] a démontré que la phtisie était due à des bacilles. L'année 1883 a éclairé l'étiologie de la morve [Schütz et Lœffler[7], Bouchard, Capitan, Charrin[8]], la nature parasitaire de la pneumonie [Klebs[9], Friedlander[10], Talamon[11]], et du choléra [E. Fränkel, Babes, Weichselbaum, Koch], de la diphtérie [Lœffler[12]]. Rosenbach[13], Passet[14], etc., ont mis en évidence le rôle des bactéries dans les maladies consécutives aux plaies. Plus récemment Lœffler[15] et Schutz, Salmon et Smith[16], Cornil et Chantemesse[17] ont décrit sous les noms de Swine-plague, de choléra Hog, de pneumo-entérite, une maladie du porc qui était confondue avec le rouget. Nocard[18] a décrit les micro-organismes de la mammite contagieuse de la vache et de la mammite gangreneuse des brebis. Il a signalé une maladie bactérienne nouvelle, le farcin du bœuf, Schütz a trouvé le microbe de l'influenza et de l'adénite du cheval; Cornil et Toupet[19] ont donné les caractères du microbe qui cause une épizootie nouvelle, le choléra des canards.

1. KLEBS, *Archiv f. exper. Pathologie*, t. IV et IX.
2. KLEIN, *Report on infections pneumo-enterite of the pig* (Report of the med. offic. of the privy council, 1877-78).
3. Académie des sciences, 1883, t. XCVII.
4. NEISSER, *Med. Centralblatt*, 1879, nº 28.
5. BABES, *Orvosi hetil.*, janvier 1881.
6. KOCH, *Berlin. Klin. Wochenschr.*, 1882.
7. SCHUTZ et LŒFFLER, *Med. Wochensch.*, déc. 1882.
8. BOUCHARD, CAPITAN et CHARRIN. — Académie de médecine, décembre 1882.
9. KLEBS, *Archiv f. exp. Path.*, t. IV.
10. FRIEDLANDER, *Fortschritte der Med.*, 1883.
11. TALAMON, Communication à la Société anat., 1883.
12. *Gazette médicale de Paris*, nº 39, 1884.
13. ROSENBACH, *Mikroorg. bei d. Wundinf. Kr. d. Menschen*, Wiesbaden, 1884.
14. PASSET, *Fortschr. de Med.*, nºs 2 et 3, 1885.
15. *Arbeiten a. d. Kaiserl. Gesundheitsamt*, I, 1885, p. 51.
16. SALMON et SMITH, *Reports on the Commissioner of agriculture*, vol. de 1885 et de 1886.
17. CORNIL et CHANTEMESSE, Ac. des sc., 19 décembre 1887 et 27 février 1888.
18. NOCARD, *Annales de l'Institut Pasteur*, 1887 et 1888.
19. CORNIL et TOUPET, Ac. des sc., 18 juin 1888.

Bien des choses sont à revoir dans les documents en nombre infini et de toute provenance qui ont surgi de toutes parts depuis une dizaine d'années. Mais la majorité des faits est parfaitement démontrée, et elle suffit à établir dès aujourd'hui sur des bases certaines une pathogénie, une anatomie pathologique, une hygiène nouvelles. La science et l'enseignement s'en sont saisis d'ores et déjà, si bien que les traités classiques, même élémentaires, de pathologie générale, d'anatomie pathologique et d'hygiène, consacrent à l'histoire des micro-organismes, à leur description, à leur rôle dans les maladies, aux lésions qu'ils déterminent par leur présence dans le sang, aux moyens prophylactiques de les éviter ou de les détruire par les désinfectants, leurs premiers, leurs plus importants chapitres.

Nous pouvons citer par exemple les traités de pathologie générale, d'anatomie pathologique et d'hygiène de Rindfleisch[1], Birch-Hirschfeld[2], Orth[3], Ziegler[4], Hallopeau[5], Flügge[6], Tommasi Crudeli[7], etc.

Le public médical a été frappé de cette multiplicité de résultats concordants qui éclairent la médecine d'un jour nouveau et inattendu; il est convaincu que l'explication de la cause des maladies est la partie la plus intéressante de l'hygiène et qu'elle n'est point inutile en thérapeutique; que si l'on ne peut pas toujours ni même habituellement attaquer les germes vivants lorsqu'ils se sont emparés d'un malade et qu'ils se multiplient dans tous ses tissus et organes, on doit, connaissant le mode de propagation et d'invasion d'un microbe pathogène, lui barrer la porte de l'organisme par l'hygiène, si la thérapeutique est impuissante.

Les méthodes thérapeutiques instituées en vue de détruire les micro-organismes et de les empêcher d'entrer dans l'organisme règnent d'une façon souveraine en chirurgie; tous les chirurgiens ont adopté les précautions opératoires antiseptiques

1. Rindfleisch, *Die Elemente der Pathologie*, 1885.
2. Birch-Hirschfeld, *Lehrbuch der path. Anatomie*, 1882.
3. Orth, *Lehrbuch der spec. path. Anatomie*, 1883.
4. Ziegler, *Lehrbuch der allg. u. spec. path. Anatomie*, 4e édit., 1885.
5. Hallopeau, *Traité élémentaire de pathologie générale*, 1884.
6. *Loc. cit.*
7. Tommasi Crudeli, *Anatomia pathologica*, première livraison, 1885.

et les pansements de Lister. Nous constatons la diminution, la presque disparition de l'ophthalmie purulente infantile et de la fièvre puerpérale.

Les médecins désirent trouver ces notions réunies, résumées, appréciées et critiquées dans un livre émanant de personnes qui ont pu répéter et vérifier les cultures, les examens histologiques et les expériences relatifs à la bactériologie en y ajoutant le résultat de leur expérience personnelle.

C'est pour cela que nous avons entrepris la publication de ce livre sans nous dissimuler qu'il restait encore beaucoup à faire.

Combien de maladies en effet, parmi les plus virulentes, les plus contagieuses ou les plus nettement infectieuses, restent encore incomplètement expliquées !

Nous n'avons pas de faits certains sur les micro-organismes de la fièvre jaune, de la peste, de la coqueluche. Les virus des fièvres éruptives sont peu connus. M. Pasteur atténue le virus de la rage sans en connaître la nature d'une façon certaine[1]. Malgré les recherches de Lustgarten[2], le virus de la syphilis est inconnu.

Ce n'est pas assez d'avoir déterminé la forme, le genre, l'espèce de l'agent infectieux bactérien de telle ou telle maladie, il faut encore savoir s'il provient de l'air, de l'eau, des aliments, d'un contact, quelle est sa porte d'entrée dans l'économie ; puis chercher par l'expérience quelles sont les substances chimiques ou les agents physiques les meilleurs pour arrêter sa pullulation et sa vie. La série des opérations nécessaires pour arriver à ce but, c'est-à-dire la culture pure du microbe à étudier, l'essai successif de tous les désinfectants sur ces cultures, l'action de la température, du froid, de l'électricité, de la pression, du mouvement, sur la vie de ce micro-organisme doivent être méthodiquement étudiés. Il faut savoir quel est le milieu de culture le plus favorable à sa pullulation, et ceux dans lesquels il ne vit pas. Les diverses variétés de micro-organismes présentent sous ce rapport de nombreuses différences. Il faut préciser le degré de température supérieur et inférieur qui arrêtent le développement des bactéries, celui qui les tue, celui qui tue leurs spores ; car Pasteur a vu que les germes ou spores des bactéries possèdent

1. Congrès médical international de Copenhague, août 1884.
2. *Die Syphilisbacillen*, avec 4 pl. lith. Wien, 1885. W. Braumüller.

une résistance beaucoup plus grande que l'être complètement développé, aux causes de mort par le refroidissement ou l'élévation de la température, et que ces germes conservent leur vie latente pendant un temps extrêmement long au milieu des causes de destruction les plus variées. Cependant les spores elles-mêmes sont tuées, les liquides ou bouillons sont absolument stérilisés lorsque la température humide arrive à 150° en vase clos. L'étude bien conduite, pour chacun des micro-organismes, des agents stérilisants ou désinfectants, et de son mode d'entrée dans l'organisme amènera, nous n'en doutons pas, les plus grands progrès dans l'hygiène et la thérapeutique préventive des maladies contagieuses et infectieuses. On peut prédire qu'à un moment donné ces maladies tendront à disparaître comme la peste a disparu des contrées civilisées, comme la lèpre a été chassée de France.

En nous plaçant au point de vue de la physiologie et de la chimie physiologique, il reste encore beaucoup à faire pour expliquer le mode d'action des micro-organismes. Il ne suffit pas de connaître leur forme, leur nature, leur propagation, leur invasion dans le sang et les liquides. Il ne suffit pas de savoir même quelles sont exactement les lésions qu'ils produisent, car le micro-organisme peut avoir été éliminé et avoir disparu au moment de la mort, et les lésions constatées à l'œil nu et au microscope n'expliquent pas toujours la cause de la terminaison fatale. Bien des chaînons manquent encore pour que les données fournies par la botanique, l'histologie, la chimie, la physiologie et l'anatomie pathologique, la symptomatologie et l'hygiène thérapeutique soient attachées solidement et définitivement les unes aux autres sans solution de continuité. Quels sont les modifications, les dédoublements de la matière, les nouvelles substances qui prennent naissance lorsqu'un micro-organisme a été introduit dans le sang ou la lymphe d'un individu vivant? Quelle est la substance qui s'y produit par une sorte de fermentation, qui est charriée par le sang et dont les effets ressemblent à ceux d'une véritable intoxication? Voici par exemple une poule inoculée du choléra des poules : en même temps que les micro-organismes pullulent dans le tissu cellulaire, dans le muscle pectoral et dans le sang, d'où ils vont à tous les viscères, cette poule paraît intoxiquée ; elle se met en boule, sa crête rougit, elle dort immobile, d'un sommeil profond, comme si elle était empoisonnée par un alcaloïde de l'opium. Presque toutes les maladies virulentes ou infectieuses présentent des phénomènes généraux dont beaucoup ressemblent à de véritables intoxications. C'est là un vaste champ d'études pour la chimie biologique. Nous étudierons bientôt dans un chapitre spécial les substances chimiques, les ptomaïnes qui naissent à la suite des dédoublements de la matière organique produits par les bactéries. Nous relaterons dans cet ordre d'idées les travaux de Panum, Bergmann et Schmideberg, Selmi, Gautier et Brieger. Nous verrons que, malgré les plus récentes découvertes, il reste encore bien des inconnues.

On le voit, malgré les progrès que nous enregistrons chaque jour dans la recherche des bactéries pathogènes et dans leurs applications à la médecine, nous sommes loin d'être arrivés à la perfection.

Il ne faut pas s'en étonner en songeant que l'histoire des bactéries pathogènes date de vingt-cinq ans à peine et que les premiers résultats définitifs sont tout récents.

Cependant, grâce aux progrès de la technique histologique qui permet de colorer les bactéries d'une façon indépendante des autres tissus, qui les montre par exemple teintées en bleu ou en violet tandis que les tissus paraissent sur les mêmes coupes colorés en rouge, on peut apprécier admirablement leur siège, leur disposition et les lésions des tissus qui les accompagnent. Les noms de Weigert, de Koch, d'Ehrlich, sont attachés à l'emploi des couleurs d'aniline dans le but de teindre les bactéries.

Les microscopes se sont aussi perfectionnés; l'éclairage plus puissant d'Abbé, les lentilles à immersion homogène sont devenus d'un emploi nécessaire en raison de l'extrême petitesse des bactéries.

La méthode des cultures, telle qu'elle a été inaugurée par Pasteur, modifiée par Koch et divers autres expérimentateurs, est aujourd'hui appliquée dans un grand nombre de laboratoires. Indépendamment du laboratoire de Pasteur et de celui de Koch, il existe dans beaucoup de villes universitaires comme Paris, Copenhague, Munich, Gand, Odessa, Moscou, Saint-Pétersbourg, Bucharest, Reims, etc., des laboratoires spéciaux uniquement consacrés à la bactériologie; les instituts pathologiques et les laboratoires d'anatomie pathologique consacrent presque tous aussi une partie de leurs locaux à son étude.

Les résultats obtenus aujourd'hui constituent un corps de doctrine qui entre dans l'enseignement classique de la pathologie générale et spéciale. Ils ont été, par exemple, vulgarisés par Bouchard, G. Sée et l'un de nous à la Faculté de médecine de Paris.

Un des grands enseignements de la bactériologie consiste dans la ruine de la doctrine de la spontanéité des maladies infectieuses. C'était une idée ancienne et admise jusque dans ces derniers temps en pathologie générale que l'organisme humain portait en soi le germe d'un grand nombre de maladies infectieuses qui s'y développaient spontanément dans certaines conditions d'encombrement. C'est ainsi que la fièvre typhoïde était regardée comme produite par un poison humain. On attribuait la même origine au typhus exanthématique. La tuberculose était le résultat des fatigues, des privations, du surmenage, des mauvaises conditions hygiéniques, de la misère physiologique en un mot. Nul n'a soutenu ces idées de la spontanéité des maladies avec plus de talent que Chauffard. Cependant il est impossible de n'être pas convaincu aujourd'hui de l'origine parasitaire de cette maladie, lorsqu'on voit l'inoculation de bacilles obtenus à l'état de pureté par un série de cultures successives, la reproduire infailliblement sur des animaux très bien portants d'espèces différentes.

Il est bien certain qu'il faut tenir compte de la question du terrain, des conditions d'infériorité, d'inégale résistance où se trouvent certaines espèces animales, et, en pathologie humaine, de l'acclimatement, de l'encombrement, de tous les vices de l'hygiène qui prédisposent les individus à être imprégnés plus facilement des germes morbides avec lesquels ils se trouvent en contact. Mais il n'en est pas moins vrai que l'agent initial, déterminant, le germe fécondant, vient du dehors, et que la question du terrain est secondaire.

Pasteur a réfuté par des arguments sans réplique et par des faits rigoureusement scientifiques, la doctrine de la spontanéité en tout ce qui touche les maladies microbiennes. Pas plus que le charbon ne naît spontanément, les autres maladies virulentes, la variole, la vaccine, la rougeole, etc., ne se développent primitivement dans l'organisme. Elles viennent du dehors, elles pénètrent dans le sang et dans la lymphe par la porte d'entrée de la muqueuse buccale, de la muqueuse des voies aériennes, etc. Peut-être un jour ne reconnaîtra-t-on que des causes externes, extérieures à la plupart des maladies, à l'exception toutefois de certains néoplasmes des maladies nerveuses et héréditaires.

On comprend la portée d'une pareille compréhension de la médecine au point de vue de la thérapeutique. Les moyens curatifs, si souvent impuissants ou incomplets, deviendraient inutiles, l'hygiène prenant leur place. On n'aurait plus à guérir, si l'on parvenait à connaître suffisamment les causes morbides pour prévenir les maladies.

Si les découvertes bactériologiques ont réduit à néant l'idée de la spontanéité morbide, elles ont au contraire remis en honneur d'autres opinions anciennes délaissées par toute une génération de médecins : celles qui concernent la spécificité des maladies. Les auteurs anciens, les pères de notre église médicale, nous avaient laissé des descriptions admirables des maladies basées sur l'observation de leurs symptômes, et ces descriptions impliquaient pour beaucoup d'entre elles une véritable spécificité. Les cadres de l'antique médecine parurent bouleversés de fond en comble lorsqu'on connut l'anatomie descriptive, lorsqu'on tenta de localiser les maladies dans des organes dont les fonctions n'étaient plus mystérieuses. La révolution fut encore plus profonde lorsque Bichat eut créé l'anatomie générale et tracé à grands traits la physiologie des tissus. On se crut autorisé à ne tenir aucun compte du classement traditionnel des maladies ni des distinctions admises jusque-là. On vit se produire la dychotomie si simple mais tout imaginaire de Brown qui inspirait plus tard le puissant génie de Broussais. Avec Broussais, qui fit aussi, lui, table rase du passé, l'irritation, l'inflammation dominèrent toute la pathologie ; il ne fut plus question de la spécificité des maladies. L'école organicienne inspirée de Bichat et de Broussais, instruite en anatomie pathologique par Laënnec, Cruveilhier, Rokitansky, Andral, Rostan, etc., a localisé les maladies, et créé la nosologie sur les bases les plus exactes. Plus récemment l'histologie pathologique, la pathologie cellulaire illustrée par les travaux de J. Muller, et de nos contemporains, Robin, Virchow, etc., ont dévoilé toutes les lésions des tissus. Mais l'étiologie des maladies, leur véritable cause, leur nature intime, qui leur impriment une marche déterminée, une gravité, une bénignité propres, qui font qu'elles se conduisent toujours d'une façon qui les distingue des autres affections, qui les classent en un mot dans des espèces distinctes, l'étiologie morbide n'avait fait que des progrès insensibles pendant toute cette période. La notion de spécificité des maladies était presque perdue, oubliée tout au moins par le grand nombre des médecins attachés à l'école organicienne. Bretonneau et Trousseau réagirent, il est vrai, mais ils ne pouvaient soutenir la doctrine de la spécificité que par l'observation pure des malades, tandis qu'aujourd'hui elle se base sur une cause tangible pour beaucoup de maladies, sur le micro-parasite qui leur donne naissance.

Ainsi prenons des exemples pour préciser cette évolution de nos conceptions médicales. Voici la diphthérie : au point de vue anatomique, c'est une inflammation des muqueuses caractérisée par leur rougeur, leur gonflement, et par l'exsudation d'une fausse membrane fibrineuse à la surface. Pour Broussais, pour l'école organicienne pure, ce n'est rien autre chose. Les recherches histologiques faites plus tard assimilent aussi la diphthérie aux inflammations banales. Expérimentalement, en effet, on peut produire de fausses membranes fibrineuses sur la muqueuse d'un animal en la touchant avec de l'ammoniaque. L'inflammation profonde du chorion de la muqueuse, l'infiltration de fibrine dans le tissu conjonctif, tout ce qui constitue l'inflammation diphthéritique la plus prononcée et la mortification s'obtiennent artificiellement par des irritations ou des cautérisations superficielles ou profondes.

Et cependant la diphthérie n'est pas une inflammation banale ; une brûlure, une inflammation avec production de fausses membranes dues à des agents irritants, reste une maladie locale, tandis que la diphthérie s'étend, infecte les ganglions du voisinage, se généralise même à la peau, dans des régions éloignées, et donne lieu à une intoxication de tout l'organisme. De plus elle est manifestement contagieuse, et de la plus haute gravité.

L'anatomie pathologique ne nous rendait absolument aucun compte de cette marche envahissante, de cette généralisation de la maladie, de cette terminaison fatale. Et comme on est souvent porté à nier ce qu'on ne comprend pas, on arrivait à ne pas admettre même la contagion et le caractère infectieux de la diphthérie. Il faut dire aussi que l'explication qui se bornait à traduire par les mots de spécificité, de malignité, la nature intime de la diphthérie, nous apprenait bien peu de chose. Les recherches plus modernes de Recklinghausen, Œrtel[1], Klebs[2], Eppinger[3], Talamon[4], les nôtres, celles toutes récentes de Lœffler[5], ont montré l'infinité de bactéries qui se trouvent sur les fausses membranes de la diphthérie et dans les inflammations profondes qu'elle détermine. Lœffler a cultivé ces bactéries, isolé par la culture les micrococques et les bacilles dont les fausses membranes sont remplies, inoculé avec succès des cultures pures de ces derniers à des animaux, et nous avons aujourd'hui la preuve matérielle de la spécificité de la diphthérie.

Un second exemple nous est donné par l'érysipèle. Au point de vue de son anatomie pathologique, l'érysipèle est une inflammation, une dermatite, il ressemble par ses lésions à une inflammation produite par une brûlure, par une vésication. Il a été longtemps considéré comme lymphangite superficielle ; il en diffère, cela est sûr, par sa marche, par ses symptômes, par sa durée, par son pronostic, par sa contagion. Et encore cette contagion était-elle niée énergiquement par les hommes les plus éminents. Mais aurait-on pu alors légitimer sa spécificité autrement que par un mot mal défini lui-même, avant de connaître ses micrococques particuliers, leur disposition en chaînettes, leur siège dans les voies lymphatiques du derme? Aujourd'hui l'érysipèle est bien défini, puisque les cultures à l'état de pureté de son micro-organisme ont été inoculées souvent à l'homme par Fehleisen et ont reproduit constamment la maladie avec ses symptômes caractéristiques.

Nous pourrions multiplier à l'infini les faits analogues, en passant en revue tous les organes. Nous n'en citerons qu'un. Ce fut assurément une grande découverte en anatomie pathologique que celle de l'inflammation et des ulcérations de l'intestin dans

1. Œrtel, *Experimentelle Untersuchungen über Diphtherie. — Deutches Archiv f. Kl. Med.* 1871.
2. Klebs, art. Diphterie in *Real Encycl. der gesammt. Heilkunde; über Diphteritis, Correspondenzblatt der Schweizer Ærzte*, nº 15.
3. Eppinger in *Handbuch der path. Anatomie d. Klebs.*
4. Société anatomique, 1881.
5. *Mittheilungen aus d. Kais. Gesundheitsamte*, 1884.

a fièvre typhoïde. Rœderer et Wagler, Prost, Broussais, Petit et Serres y ont attaché leur nom. Le résultat en fut de faire considérer pendant longtemps la fièvre typhoïde comme une inflammation de l'intestin, une entérite localisée surtout aux plaques de Peyer, une pyrexie qu'on devait juguler par les émissions sanguines. Eberth, Klebs, Koch, Friedlander, Gaffky[1], ont montré les bactéries de la fièvre typhoïde, non seulement dans l'intestin, mais aussi dans les ganglions lymphatiques, dans la rate, dans le foie, dans le larynx, et nous nous expliquons aujourd'hui sa spécificité. Brouardel, Chantemesse et Vidal[2], ont démontré la présence de ces bactéries dans l'eau de boisson souillée par les déjections provenant de typhiques. N'y a-t-il pas un abîme entre une entérite simple et la fièvre typhoïde dont le micro-organisme nous est connu ? N'existe-t-il pas la même distance entre l'entérite catarrhale de cause banale qui se manifeste par la diarrhée et le choléra épidémique?

Nous nous arrêtons ici dans ces citations, car nous ne voulons pas empiéter, dans cette introduction, sur la teneur des chapitres de ce livre. Nous avons voulu seulement faire ressortir ce fait : que l'étude des bactéries établit l'étiologie des maladies et leur spécificité causale sur des faits tangibles, indéniables. La cause d'une foule de maladies, qui nous échappait, se trouve matérialisée. La spécificité des anciens auteurs est établie par des faits scientifiques.

La distinction des maladies en contagieuses, infectieuses, virulentes, n'a plus aujourd'hui sa raison d'être depuis que nous connaissons mieux leur mode de propagation ; les termes qui signifient que certaines maladies se propagent par le simple contact, comme la syphilis et la gale, d'autres par les circumfusa et les ingesta, comme la fièvre typhoïde, ne rendent pas absolument compte de leur origine bactérienne. Le terme de maladies parasitaires est bon, mais il comprend aussi les affections causées par tous les parasites animaux ou végétaux. Nous conservons en attendant le mot de maladies infectieuses que nous croyons pouvoir regarder comme synonyme de maladie bactérienne.

Si l'on étudie attentivement la façon dont se sont découvertes

1. *Mittheilungen aus d. K. Gesundheitsamte*, t. II, 1884.
2. Académie des sciences, 1887.

les grandes vérités dans les sciences naturelles, on voit qu'elles reposent, à leur origine, sur un petit nombre de faits bien observés, indéniables, qui se fortifient peu à peu et dont les conséquences sont mises en lumière par de nouveaux travaux. Telle est, au point de départ de la bactériologie, l'étude des fermentations. De ces premières recherches est née une théorie générale applicable à la pathologie comparée et à la pathologie humaine, théorie qui n'était pas sans présenter d'abord de nombreuses défectuosités et lacunes. Mais bientôt des recherches rigoureusement exactes ont établi le parasitisme de plusieurs maladies, comme le charbon, la maladie des vers à soie, le choléra des poules, etc. En se guidant sur les hypothèses inspirées par la théorie, on découvrit successivement un grand nombre de nouveaux faits similaires, qui vinrent se grouper autour d'elle, la fortifier et la compléter. Bien qu'un certain nombre de ces documents n'ait pas encore acquis toute la rigueur désirable, ils n'en constituent pas moins un faisceau, un corps de doctrine solidement établi sur des faits fondamentaux et certains. Un chêne n'en est pas moins un arbre fort et vigoureux s'il a quelques branches faibles ou de bois mort.

Mais la découverte d'une vérité scientifique provoque toujours des critiques et une sorte de résistance ou réaction. Les réactionnaires cherchent et mettent en évidence les défectuosités, la faiblesse des preuves apportées par les novateurs, il est impossible qu'on n'en trouve pas quelques-unes.

Les critiques et les discussions élevées dans les sociétés savantes, dans la presse, dans le monde médical, n'ont pas manqué à la doctrine bactérienne. Bien que dans le charbon par exemple, on ne pût nier le rôle des parasites, on n'en a pas moins élevé des objections de détails basées sur ce que des observateurs, évidemment peu experts, n'avaient point trouvé de bacilles dans certains cas foudroyants de la maladie, etc. Malgré ces objections, les plus sceptiques reconnaissent aujourd'hui que le sang est rempli de masses énormes de bacilles spéciaux qui tuent l'organisme par leur grand nombre, et que leurs cultures pures donnent le charbon aux animaux à qui on les injecte. Le virus charbonneux est simplement le *bacillus anthracis*. Pour d'autres maladies virulentes ou infectieuses, les preuves n'ont pas le même degré de certitude ; mais beaucoup de faits rendent leur nature bactérienne très probable, surtout si l'on raisonne par analogie. Si, par exemple, on trouve dans les tissus et les organes atteints par une maladie infectieuse une bactérie bien caractérisée ; s'il est manifeste que les lésions des tissus sont, vis-à-vis des bactéries, dans un rapport constant et qu'elles sont déterminées par elles, on aura déjà une forte présomption pour croire que la maladie est parasitaire. La preuve sera complète si l'on réussit à faire des cultures pures de ces bactéries, si ces cultures ont elles-mêmes des caractères spéciaux et si leur inoculation reproduit la maladie dont il s'agit. Cette dernière preuve n'est pas toujours possible parce que certaines maladies infectieuses de l'homme ne sont pas transmissibles aux animaux.

Dans ce traité nous avons surtout en vue les lésions anatomiques des tissus et des organes, l'anatomie pathologique en un mot, étudiée dans ses relations avec les micro-organismes. C'est à l'histologie pathologique que nous donnerons le plus de développements, car elle offre, croyons-nous, les preuves les plus solides et les plus directes de l'intervention des bactéries dans la production des lésions observées. C'est aussi là que nous espérons pouvoir apporter le plus d'observations qui nous soient personnelles.

Qu'il nous soit enfin permis de signaler la voie qui nous paraît devoir être suivie dans les recherches bactériologiques. Nous pensons que la constatation morphologique des différentes espèces des bactéries dans les maladies et des lésions produites par elles, formera la base sur laquelle il faudrait édifier une chimie pathologique et une physiologie pathologique cellulaire nouvelles. C'est à l'aide de la physiologie pathologique qu'on étudiera la lutte des cellules et de l'organisme entier contre les influences hostiles extérieures. En déterminant en même temps les influences qui font varier le degré de résistance de l'organisme de même que le degré et la variabilité de virulence des bactéries pathogènes, on éclairera la genèse des maladies et on découvrira suivant toute vraisemblance le moyen de les éviter et de les combattre.

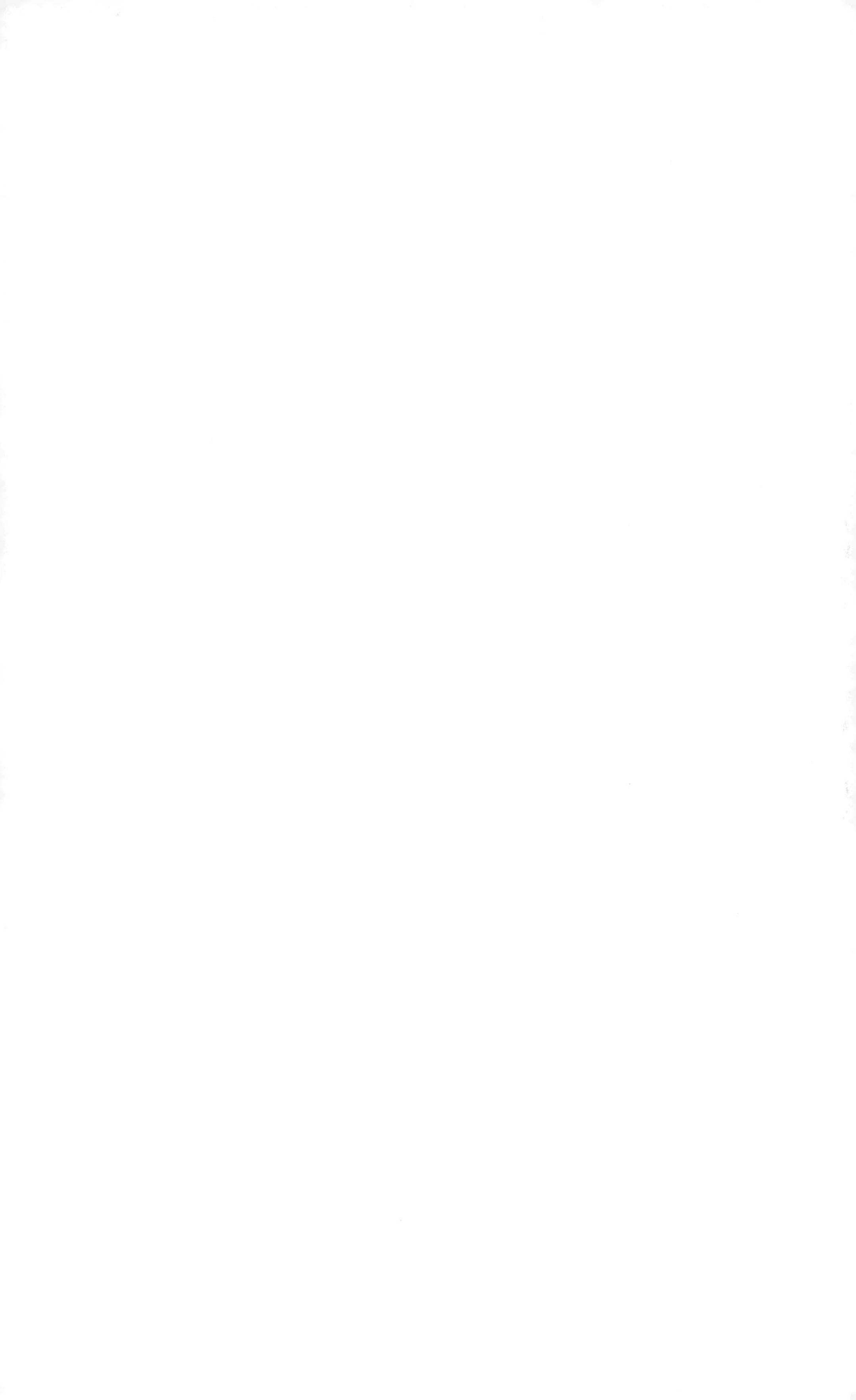

PREMIÈRE PARTIE

CHAPITRE PREMIER

GÉNÉRALITÉS SUR LES SCHIZOMYCÈTES

Leur place dans la série des êtres. — Leur répartition et leur diffusion dans l'air, l'eau, le sol. — Leur forme et leur structure.— Phénomènes qui accompagnent leur nutrition et leur développement ; fermentation,putréfaction, maladies infectieuses. — Désinfectants.

Il y a plus de deux cents ans que Leuwenhoek a figuré les leptothrix et les vibrions de la salive et des selles, qu'il considérait comme des animalcules [1]. Ehrenberg [2], Dujardin [3] ont séparé et décrit les espèces de bactéries ; Robin [4] a classé les vibrions et bactéries dans les végétaux à côté des algues et des levures. Dans ces dernières années, Hallier [5], F. Cohn [6], Billroth [7], Warming [8], Nægeli, et plus récemment Magnin [9], Marchand [10], van Tieghem [11],

1. La lettre de Leuwenhoek, sur la salive, adressée à sir F. Arton, secrétaire de la Société royale de Londres (*Opera omnia sive arcana naturæ detecta*, p. 39, t. II), est datée de septembre 1683 et a été traduite en français dans la thèse de Rappin sur les bactéries de la bouche. Paris, 1881.

2. *Die Infusionsthierchen*. Leipzig, 1838.

3. *Histoire naturelle des infusoires*, 1841.

4. Thèse de doctorat ès sciences, 1853.

5. *Zeitschrift für Parasitenkunde*. Iena, 1868-1875.

6. *Beiträge zur Biologie der Pflanzen*, 1870 à 1881.

7. *Unterzuchungen über die Vegetationsformen* von *Cocco-bacteria septica*. Berlin, 1874.

8. Warming, in *Videnskabelige meddelecher*, 1875.

9. Magnin, Thèse d'agrégation. Paris, 1878.

10. Marchand, *Botanique cryptogamique*. Paris, Doin, 1880-83.

11. Van Tieghem, *Traité de botanique*, fascicul. VII et VIII, 1884, p. 1109.

Kock[1], Zoph[2], Flügge[3], Rabenhorst, de Bary[4], Hueppe[5], etc., ont apporté de nombreux matériaux à l'histoire naturelle des bactéries.

Cependant les naturalistes ne sont pas encore d'accord sur les questions les plus essentielles touchant ces micro-organismes. La limite supérieure des bactéries n'est pas nettement fixée. On peut se demander si les monades et les beggiatoa doivent y rentrer. Bien que les bactéries appartiennent sans aucun doute au règne végétal, il est des infiniment petits, comme les monades, qu'on hésite à placer dans le règne végétal ou dans le règne animal. Leur développement est encore obscur pour certains d'entre eux, si bien que certains botanistes regardent comme des espèces distinctes, ce que d'autres rapportent aux formes variées, que le même micro-organisme revêt dans son développement. Hallier pensait que toutes les bactéries pathogènes proviennent des champignons de moisissure; mais de Bary et Cohn ont démontré son erreur.

Un grand nombre de botanistes affirment néanmoins que les bactéries présentent des formes diverses suivant le degré de leur développement et le milieu nutritif où elles sont placées. Cette polymorphie est bien démontrée pour un grand nombre d'entre elles, ainsi que nous le verrons bientôt. On doit même se demander si toutes les bactéries ne présentent pas des formes variées et si l'on ne décrit pas aujourd'hui un même microbe sous plusieurs noms différents.

Malgré cette polymorphie, qui existe assurément, il n'en est pas moins vrai qu'une bactérie d'une espèce donnée ne peut pas se transformer en une bactérie d'une autre espèce. La nature d'une bactérie n'est pas spécifiée seulement par sa forme, mais aussi par l'aspect et le mode de ses cultures, et par ses propriétés physiologiques et pathologiques.

1. Koch, *Untersuchungen über die Ætiologie der Wundinfectionskrankheiten*, 1878.

2. Zopf, *Die Spaltpilze*, 2e édit., 1834.

3. Flugge, *Fermente und Mikroparasiten* in *Handbuch der Hygiene de Pettenkofer et Ziemssen*, 1883 et 1887. Les micro-organismes étudiés spécialement au point de vue de l'étiologie des maladies infectieuses, traduction française sur la seconde édition allemande par f. Henrijean. Préface par Firket, Bruxelles, 1887.

4. De Bary, *Die Pilze*, 1884, in-8o. *Leçons sur les bactéries*, tr. fr. et notes par Wasserzug, Paris, 1887.

5. Hueppe, *Die Formen der Bacterien*, 1886.

Une autre question très importante est celle de savoir dans quelle mesure les bactéries pathogènes, c'est-à-dire nocives, productrices de maladies déterminées, peuvent devenir inoffensives, et *vice versa.*

On s'est demandé si les bactéries proviennent de matières organisées plus simples, ou si elles constituent seulement une simplification de champignons plus élevés. Il est possible, comme le pense Brefeld, que des champignons plus élevés, ayant perdu leur organe de fructification, leurs descendants se soient simplifiés et ne puissent plus se reproduire que par scission.

Toutes ces incertitudes n'ont pas empêché les botanistes de tenter des classifications systématiques des bactéries, que nous reproduirons bientôt, après avoir étudié d'une façon générale leur place dans la nature et leur diffusion dans les milieux qui nous entourent, leur forme, leur développement, et les phénomènes qui accompagnent leur nutrition et leur pullulation, c'est-à-dire les fermentations, putréfactions et maladies infectieuses.

§ 1. — Place des schizomycètes dans la série végétale.

Leur répartition et leur diffusion dans l'air, l'eau, etc. — Aux derniers échelons du règne végétal, se trouvent les algues et les champignons que J. Sachs a réunis dans un seul groupe, les thallophytes. Les algues et les schizomycètes offrent en effet deux séries exactement parallèles qui ne diffèrent entre elles que par la présence habituelle de la chlorophylle dans les algues, et son absence dans l'immense majorité des schizomycètes. Ceux-ci sont très voisins de la famille des oscillariées.

Les schizomycètes, qui doivent leur nom à leur mode de reproduction générale par scissiparité, sont des parasites qui ne peuvent vivre qu'au milieu de substances organiques déjà constituées. Ils les absorbent et les décomposent en déterminant leur putréfaction ou des fermentations spéciales, tandis que les algues ont la faculté de fabriquer elles-mêmes la substance nécessaire à leur nutrition. Ce sont les parasites végétaux des matières organiques du règne animal ou végétal. Leur nombre, la facilité extraordinaire de leur multiplication, rachètent leur extrême petitesse. Leur développement si rapide par segmentation et formation de spores n'est, en effet, arrêté que par l'insuffisance du milieu nutritif qui les entoure, par la présence de produits chimiques nés sous leur influence ou d'autres agents physiques ou chimiques propres à les détruire. Aussi les rencontre-t-on partout dans la nature, et l'on a pu dire qu'ils sont les maîtres du monde.

Ils vivent dans les flaques d'eau, dans les mares stagnantes, les étangs qui renferment des matières organiques, dans les fleuves qui traversent les villes, dans les ports et sur le littoral et même dans les profondeurs de la mer. Ils se trouvent aussi suspendus accidentellement dans l'air, de telle sorte qu'ils ensemencent les infusions de foin, de légumineuses, le jus du raisin, la bière, les bouillons de viande, la viande abandonnée à l'air, les cadavres, où ils se développent très rapidement après la mort.

Ils existent en masses énormes dans le terreau, l'humus, la terre végétale, à la surface du sol, surtout s'il est humide et s'il a reçu des matières organiques.

Duclaux (Comptes rendus Ac. des sc., 5 janvier 1885) a montré que la germination des plantes était impossible dans un sol stérilisé, complètement privé de micro-organismes. Les plantes ne peuvent utiliser les substances organiques qu'après qu'elles ont été modifiées par les microbes.

Les bactéries entrent par la respiration et par le tube digestif. Elles pénètrent dans les voies aériennes avec l'air qui en contient et dans le canal intestinal de la bouche à l'anus, avec les aliments qui en renferment un plus ou moins grand nombre. Le fromage et le lait fermenté, etc., sont des aliments farcis des chizomycètes. Plusieurs espèces vivent tout particulièrement dans différentes sections du tube digestif, ainsi que nous le verrons bientôt; l'acidité du suc gastrique arrête le plus souvent leur développement. Ils interviennent dans les fonctions de la digestion (Duclaux). Pasteur doute que la digestion et par suite les fonctions de nutrition puissent s'effectuer sans leur intervention.

Ils se trouvent en effet, à l'état normal en grande quantité, à la surface de la peau, dans la bouche, et dans les matières fécales des animaux et de l'homme ; souvent ils entrent par une solution de continuité de la peau ou des muqueuses dans l'organisme vivant. On peut même en rencontrer dans les canaux glandulaires et dans les cavités internes communiquant avec le tube aérien et le canal intestinal.

Les schizomycètes ont probablement apparu parmi les premiers végétaux ; nous savons qu'il y en avait à l'époque géologique du charbon. Van Tieghem en a trouvé dans l'écorce des conifères carbonisés du charbon de terre. Ils ont toujours aussi vécu dans la bouche de l'homme, car Zopf et Miller ont découvert et coloré des bâtonnets de leptothrix sur les dents de momies égyptiennes.

Les limites de ce travail ne nous permettent pas de tracer l'histoire complète de la diffusion des schizomycètes dans la nature, mais nous devons donner l'analyse succincte de ce qui se rapporte au sol, à l'air et à l'eau, où l'homme puise si souvent le germe de ses maux.

LES MICRO-ORGANISMES DE L'AIR. GÉNÉRATION SPONTANÉE ET HOMOGÉNÈSE. — La question des germes des micro-organismes tenus en suspension dans l'air a été agitée dans les discussions retentissantes des partisans et des adversaires de la génération spontanée. Pasteur[1] a démontré alors par des expériences sans réplique que si l'on détruit ou si l'on empêche d'arriver les germes de l'air sur un bouillon nutritif, ce dernier reste stérile. Dans une première expérience, il place dans un ballon un liquide contenant de l'eau, du sucre et des matières minérales et albuminoïdes provenant de la levure de bière. Le col effilé du ballon communique avec un tube de platine chauffé au rouge. Il fait bouillir le liquide pendant quelques minutes, puis le laisse refroidir. L'air entre en passant à travers le tube de platine rougi. On ferme de suite à la lampe le col du ballon. Le ballon ainsi préparé est placé dans une étuve à la température constante de 40°. On peut le conserver indéfiniment sans que le liquide se trouble, sans qu'il s'y développe aucune végétation de micro-organismes. La seconde expérience, également bien connue, est celle qui consiste à faire arriver, dans un ballon contenant un bouillon stérilisé, de l'air qui a passé à travers le col du ballon rempli de ouate.

Les recherches de Pouchet, qui avait soulevé la question de l'hétérogénie, ont démontré, par l'étude microscopique des poussières tenues en suspension dans l'air, qu'il y avait beaucoup

1. *Annales de chimie et de physique*, t. LXIV, 1862.

plus de fragments de suie, de débris végétaux ou animaux provenant des vêtements, de semences végétales, de grains d'amidon, etc., que de véritables corpuscules fécondants appartenant aux micro-organismes. Pasteur a reconnu dans une série d'expériences, que l'air, s'il n'est pas agité, s'il n'arrive pas longtemps sur une large surface, est souvent inoffensif à l'égard des infusions. Ainsi une infusion stérilisée, conservée dans un ballon dont le col allongé et recourbé reste ouvert à son extrémité inférieure, demeure stérile ; les poussières montent en effet difficilement dans le col du ballon, à moins que l'air ne soit agité.

Dans une autre expérience, Pasteur renferme dans une série de ballons une petite quantité de bouillon, porte ce dernier à l'ébullition et ferme le col à la lampe, de telle sorte que le vide soit fait dans le ballon au-dessus du liquide. On apporte tous ces ballons dans le lieu dont on veut éprouver l'atmosphère ; on casse leur extrémité, l'air y entre en sifflant et on les scelle de nouveau à la lampe.

En multipliant ces recherches en divers lieux, Pasteur a toujours vu des ballons rester inféconds, tandis que d'autres se troublaient en proportion de la quantité des germes contenus dans l'air aspiré. C'est ainsi qu'il en a trouvé davantage dans les lieux bas et humides que sur les plateaux élevés ; moins encore dans les glaciers de la Suisse, où l'air peut être considéré comme privé de micro-organismes; un grand nombre au contraire dans les lieux habités et dans les salles d'hôpital.

Pour examiner les poussières de l'air, on recueille un filet d'air sur une lame de verre enduite de glycérine ou d'un autre liquide ; on peut ainsi compter directement les micro-organismes qui s'y déposent. Beaucoup d'entre eux sont morts. Duclaux, en les recueillant ainsi sur un verre, dans un liquide approprié à la culture des bactéries, n'a jamais vu s'en développer plus d'un sur dix. Aussi peut-on dire que les germes féconds sont assez rares dans l'air que nous respirons.

La discussion élevée de 1860 à 1862 à l'Académie des sciences entre les hétérogénistes et les homogénistes s'était terminée à l'avantage de ces derniers; elle a été reprise depuis par suite de l'intervention de Charlton Bastian et de Tyndall. Les expériences qui paraissent en faveur de la génération spontanée proviennent surtout de ce fait que l'ébullition à 100° ne suffit pas à détruire les organismes des infusions et que certains d'entre eux résistent à la température de 100° et même de 115°, comme certains bacilles de l'infusion de foin. Aussi est-il nécessaire de chauffer les bouillons à ce degré en vase clos, pour les stériliser complètement.

Le Dr Mifflet[1] a fait au laboratoire de Cohn, à Breslau, une série d'expériences relatives aux bactéries contenues dans l'air en divers lieux de la ville, au jardin botanique, dans les salles de dissection et dans les salles de malades, et il a cultivé dans divers liquides nutritifs de nombreuses espèces de schizomycètes, micrococci ou bacilles.

Fodor[2] a trouvé 0,4 milligrammes de poussière par mètre cube d'air à Budapest; il y a presque toujours des bactéries ou des champignons, dans chaque mètre cube, bactéries variables suivant la saison et l'état de l'atmosphère. Deux espèces de ces bactéries sont pathogènes; l'une le *microbacterium agile*, consistant en un coccus ou diploccocus très petit, tue les lapins avec des symptômes septiques et de la diarrhée en une semaine; un autre bacille, mal déterminé encore, possédant des spores, tue les lapins en un ou deux jours.

Dans ses recherches à l'observatoire de Montsouris, Miquel[3] a rencontré comme espèces de bactéries constantes dans l'air atmosphérique: 1° un gros bactérium de 2 μ d'épaisseur dont les spores donnent d'emblée un filament adulte; 2° un organisme formé de filaments plus étroits, longs et rigides, souvent remarquable par l'agilité de ses mouvements; 3° un bacille anaérobie présentant la plus grande analogie avec le bacillus amylobacter; 4° des bâtonnets courts, en grand nombre, qui ne sont autres que ceux qu'on trouve à la surface du sol; 5° un organisme aérobie et anaérobie constitué pas des bâtonnets plus minces; des cladothrix. Les chiffres obtenus par Miquel par le comptage des microbes de l'air sont très variables suivant les localités. L'air en contient de 30 à 770 par mètre cube au parc Montsouris, 5500 dans la rue Rivoli, 6300 dans la salle Saint-Christophe à l'Hôtel-Dieu, 11000 dans les salles de chirurgie de la Pitié. Il n'y en a pas à une altitude de 2000 mètres, Après la pluie l'air est pour ainsi dire lavé, et le chiffre des bactéries diminue. Il est peu élevé en hiver, s'accroît au printemps, se maintient pendant l'été et diminue en automne. Fodor a aussi publié des méthodes exactes de recherches des bactéries de l'air, du sol et de l'eau.

Koch[4] a appliqué ses excellentes méthodes de culture sur des milieux nutritifs solides à l'étude des micro-organismes de l'air. En laissant à l'air, pendant un certain temps, une tranche de pomme de terre préparée, puis en la plaçant sous une cloche de verre, il vit se développer des gouttes de différentes couleurs causées par la pullulation des bactéries, et en même temps des gazons dus à la fructification des champignons. Chacun de ces

1. *Cohn's Beiträge z. Biologie der Pflanzen*, 3e vol. 1re livraison, 1879.
2. Egészségt. kut. Budapest, 1879.
3. Thèse de doctorat sur les organismes vivants de l'atmosphère, 1883.
4. Sur les nouvelles méthodes d'examen des organismes de l'air, de l'eau et du sol. *Fortschritte der Medicin*, 1883, n° 13.

petits îlots circulaires est formé de colonies à l'état de pureté, développées aux dépens des germes contenus dans l'air. On peut compter le nombre des germes tombés de l'air et qui ont fructifié, en même temps que l'on constate leurs caractères physiques à l'œil nu. Cette méthode est plus avantageuse que leur culture dans un liquide, car, dans ce dernier, les diverses espèces se trouvent mélangées.

Koch a fait la même expérience avec de la gélatine peptone dans un verre de montre placé d'abord à l'air libre, puis dans un verre fermé à la ouate. Deux ou trois jours après les germes se développent. Sur les plaques de gélatine qui sont restées à l'air comme celle qui est représentée dans la figure, on voit une quantité de colonies, les unes volumineuses, saillantes, qui sont formées par des moisissures, les autres plus petites, liquéfiant ou non la gélatine et qui sont constituées par des bactéries.

Tous les objets placés près du sol, la surface des plantes, les poils ou les plumes des animaux, la peau de l'homme, ses ongles, ses vêtements, présentent naturellement des bactéries qui viennent de l'air et s'y déposent par leur propre poids. Aussi tout fragment de ces divers corps solides pourra-t-il ensemencer à coup sûr un bouillon de culture. Ces expériences, faites par Pasteur, ont été reprises par Koch avec sa méthode d'ensemencement sur la gélatine peptone. Si l'on sème de très fines particules du sol sur la gélatine, on voit se développer des colonies de bactéries au niveau de chacune d'elles. Tandis que les couches superficielles de l'humus sont remplies de germes innombrables, on en trouve à peine à une profondeur de 60 centimètres, et il en a plus aucun à la profondeur d'un mètre. Cependant cette expérience de Koch a été pratiquée sur le bord de la Panke, dont l'eau est pleine de bactéries.

Il existe dans le sol beaucoup de bactéries pathogènes, par exemple le vibrion septique, le bacille du tétanos de Nicolaier et dans certains champs les spores du charbon que Pasteur et Chamberland ont trouvé en lavant de la terre et en chauffant l'eau du lavage à 90°, température qui tue les bactéries en respectant les spores du charbon.

Les bactéries de l'eau. — Pasteur et Joubert ont constaté que beaucoup d'eaux de source, prises au point où elle émerge du sol, sont pures de bactéries et infertiles. Mais les eaux croupissantes sont, comme nous l'avons déjà dit, le milieu de culture naturel des schizomycètes. Pour peu que l'eau renferme des matières organiques, on peut être sûr qu'elle contient aussi des bactéries. On constate leur présence en faisant entrer dans un ballon à deux effilures, contenant déjà un bouillon stérilisé, une goutte de l'eau à examiner. Si la première opération donne un résultat négatif, on en fait entrer une nouvelle goutte, et ainsi de suite jusqu'à ce que le bouillon se trouble.

Une goutte d'eau de Seine est toujours féconde. Suivant Miquel, un litre d'eau de Seine puisée à Bercy contient 4 800 000 microbes et la même quantité prise à Asnières 12 800 000. Un litre d'eau d'égout en renferme 80 000 000. Il y en a 248 000 dans un litre d'eau de pluie et 54 000 dans un litre d'eau de la Vanne. L'eau distillée de nos laboratoires en contient toujours aussi, à moins qu'elle ne soit enfermée dans des flacons stérilisés, bouchés, et recueillie dans des verres également stérilisés.

Pour examiner l'eau, Koch en met une goutte qu'il mêle à la gélatine contenue dans un petit ballon, et ferme ce dernier à la ouate. Des colonies de bactéries s'y développent, et souvent elles sont surmontées d'une petite bulle de gaz déterminé par la fermentation. Cette recherche est avantageusement modifiée si l'on opère sur une plaque de verre couverte de gélatine, car on peut alors compter plus facilement le nombre des colonies, les examiner et les cultiver à l'état de pureté. Par ce procédé il a vu qu'un centimètre cube d'eau du conduit de Tegel ou d'une autre bonne fontaine donne de 50 à 100 colonies de bactéries, tandis qu'une goutte de l'eau de Sprée ou un centième de goutte de la Panke détermine la formation d'un nombre incalculable de colonies. Par ce procédé, on ne compte pas seulement les bactéries, mais on apprécie les caractères à l'œil nu de leurs colonies, on les cultive à l'état de pureté et on peut reconnaître leur nature et leur provenance.

On peut dès à présent prévoir l'importance de la culture sur gélatine d'après le procédé de Koch, dans l'étude des bactéries de l'eau de boisson. Il est probable qu'on y démontrera la présence de micro-organismes pathogènes comme cela a été fait pour la fièvre typhoïde, d'autant mieux que la gélatine employée à ces recherches est en même temps le meilleur moyen de culture des bactéries de la fièvre typhoïde, du charbon, de l'érysipèle, etc. C'est ainsi que Koch a découvert dans l'Inde la présence des bacilles du choléra dans les eaux stagnantes.

Il est évident que les bactéries du sol proviennent pour une part de celles qui se trouvent dans l'air, et réciproquement celles qui vivent dans les eaux pourront revenir dans l'air lorsque ces eaux auront été taries.

L'homme et les animaux vivent donc au milieu d'une atmosphère plus ou moins riche en bactéries ; l'eau de boisson, les aliments, en font entrer une quantité dans le tube digestif ; la muqueuse buccale, l'intestin, en renferment un grand nombre qui y vivent et qui sont probablement nécessaires à la digestion. Cependant les milieux intérieurs et les tissus, le sang, la lymphe et par suite l'urine, n'en contiennent ordinairement point à l'état normal.

Pasteur, en recueillant le sang et l'urine d'individus bien portants par l'introduction directe dans une veine et dans l'urèthre de l'effilure d'un tube stérilisé, a constaté que ni le sang ni l'urine ne donnaient lieu à une multiplication de bactéries (Comptes rendus de l'Académie des sciences, 1863). Il en est de même du lait de la vache recueilli dans un canal galactophore. Ces expériences ont été maintes fois répétées. Les uns, Cazenave et Livon, Zahn, Leube, etc., qui ont expérimenté avec une grande exactitude, n'ont pas trouvé de micro-organismes ; l'un de nous n'a pas réussi davantage en cultivant le sang pris sur des cadavres quelques heures après la mort en hiver[1]. Zahn[2], en introduisant l'extrémité d'une pipette stérilisée dans un vaisseau et la remplissant de sang, n'a vu s'y développer aucune bactérie. Hauser[3] a pris des organes entiers d'animaux sains, les a mis dans des vases stérilisés bouchés par de la ouate sans qu'il se développât d'organismes. Fodor[4] a montré que non seulement le sang des animaux bien portants ne contient point de bactéries, mais que les bactéries inoffensives introduites dans le sang y sont détruites. Cependant d'autres auteurs admettent la possibilité de l'existence, dans le sang, à l'état normal, de microbes qui peuvent s'éliminer par l'urine.

Les expériences fondamentales de Pasteur montrent que les tissus vivants et sains des végétaux et des animaux ne contiennent point de microbes ; mais il est des états intermédiaires à l'état physiologique et à l'état pathologique où il peut s'en rencontrer. Ainsi, un individu porteur d'un ou deux furoncles, sans avoir

1. Babes, *Term. t. t. k. Budapest*, 1881.
2. Zahn, *Virchow's Archiv*, *t.* XCV.
3. *Archiv für gesammt. Phys.*, XXXIII.
4. Académie des sciences de Budapest, 1885.

de signes d'infection générale, et jouissant d'une excellente santé apparente, n'en a pas moins des micro-organismes dans le derme, dans la lymphe, dans un ou plusieurs ganglions lymphatiques, et probablement aussi dans le sang de la région atteinte. C'est une sorte de *microbisme latent;* Verneuil a employé cette expression à propos des foyers d'ostéo-périostite qui paraissent guéris pendant des années et reprennent leur acuité à un moment donné. Il suppose que les staphylocoques qui ont causé la première manifestation de la maladie, ont laissé dans les tissus malades des germes qui plus tard peuvent repulluler et donner lieu à de nouveaux accidents. Il est probable en effet que des bactéries séjournent un certain temps dans nos organes, dans la moelle des os et la rate, que ces bactéries se rapportent à une affection ancienne éteinte, ou que ce soient des bactéries non pathogènes. L'un de nous (Babes) a trouvé en effet dans un vaisseau thrombosé de la paroi d'un varicocèle très ancien, des cocci vivants du staphylococcus aureus pyogenes.

D'après Wyssokowitsch [1] les bactéries ne se détruisent pas dans le sang, mais restent pendant un certain temps dans les organes, dans les ganglions lymphatiques, dans la moelle des os et la rate en particulier. Les cellules endothéliales seraient leurs éléments destructeurs. Ces organismes ne s'éliminent pas par les urines, à moins qu'il n'y ait une lésion du rein, diapédèse, ruptures vasculaires, abcès, infarctus. Telle est aussi la conclusion à laquelle est arrivé Berlioz [2].

Pour ce qui est des autres voies d'entrée ou d'élimination des bactéries, Ribbert a constaté leur existence à l'état normal dans les follicules lymphatiques de l'intestin du lapin, mais seulement dans les follicules superficiels; les microbes ne passent de l'intestin dans le sang qu'à la faveur d'érosions de la muqueuse, de la chute de l'épithélium ou d'ulcérations; la respiration n'en fait point pénétrer dans le sang du poumon. Inversement, ils ne sortent du sang pour passer dans l'intestin qu'après avoir dénudé les papilles et produit une effraction qui s'accompagne de diarrhée mêlée d'un plus ou moins grand nombre de globules sanguins.

Wyssokowitsch a institué une série d'expériences en injectant dans les veines : 1° des bactéries saprophytes; 2° des bactéries pathogènes pour certains animaux, mais inoffensives pour les animaux à qui il les injectait; 3° des bactéries pathogènes; 4° des bactéries qui ne deviennent pathogènes que par la grande masse qu'on injecte à la fois. Il examinait le sang de ces animaux par la culture sur plaques de gélatine. Il a vu que les bactéries non pathogènes disparaissaient avec la plus grande rapidité,

1. R. Koch's, *u. Flugge's Zeitschrift f. Hygiene,* 1886, t. I, Heft I, p. 45.
2. Thèse de Paris, 1888.

si bien que le sang n'en renfermait plus au bout de 3 heures. Les bactéries pathogènes pour certains animaux, mais non pour ceux qu'il avait choisis comme sujets, disparaissaient plus lentement, en 24 heures. Les bactéries pathogènes, celles du charbon par exemple, diminuaient d'abord de nombre, si bien qu'au bout de 4 heures on pouvait n'en plus voir sur une plaque, mais 24 heures après il y en avait un nombre infini.

Les bacilles du charbon ne passent dans l'urine qu'avec des urines sanguinolentes, quelques heures avant la mort. Le bacillus subtilis, l'indicus, le tetragenus, etc., ne passent pas dans l'urine; le staphylococcus aureus, le streptococcus donnent une néphrite, des infarctus du rein et peuvent passer dans l'urine.

Wyssokowitsch a constaté que les bactéries non pathogènes qui forment des spores ou germes durables disparaissent lentement. Ainsi, après injection du bacillus subtilis, les spores de ce bacille se trouvaient en grand nombre dans la rate et le foie deux ou trois mois après l'inoculation, bien que ces animaux fussent très bien portants.

En ce qui concerne le lait des malades atteintes de fièvres puerpérales, il a trouvé des micro-organismes, staphylococcus aureus et albus, dans les cellules de ce liquide.

D'après les recherches de Straus et tout récemment de Malvoz, le passage des bactéries du placenta maternel au placenta fœtal pendant la grossesse n'aurait lieu qu'à la faveur de déchirures vasculaires caractérisées par de petites ecchymoses.

§ 2. — Forme des schizomycètes.

Les schizomycètes sont constitués par des individus formés d'une seule cellule extrêmement petite, dont les diamètres sont compris entre un dix-millième de millimètre et quelques millièmes de millimètre. D'après leur forme, Cohn les a divisés en quatre groupes :

1° Sphéro-bactéries, ou bactéries globulaires, *cocci ;*

2° Microbactéries, bactéries en bâtonnets, *bâtonnets courts ;*

3° Desmobactéries, ou bacilles, *bâtonnets longs;*

4° Spiro-bactéries ou bactéries spiralées, *spirales.*

Les cocci (fig. 1, de 1 à 9) sont ronds ou ellipsoïdes de 0 μ,5 à 1 ou 2 μ[1] ; ils sont isolés ou associés deux par deux, ou en chaînettes. Les plus petits sont appelés *micrococci* ou *cocci*; les plus gros sont les *megacocci* et les *macrococci*.

Les bâtonnets, formés de cellules cylindriques, allongées, présentent des dimensions très variables. Leur longueur oscille

1. Le signe μ représente un millième de millimètre.

par exemple entre 1 μ et 7 ou 10 μ ; leur épaisseur entre 0 μ, 1 1 et 2 μ. Les plus courts sont appelés *bacterium* (11 à 16, fig. 1); les plus longs sont des *bacilles* (20 à 26). Lorsqu'ils revêtent la forme de citrons on les nomme tantôt *clostridium* (27), tantôt *rhabdomonas*.

Les filaments sont beaucoup plus longs que les bâtonnets.

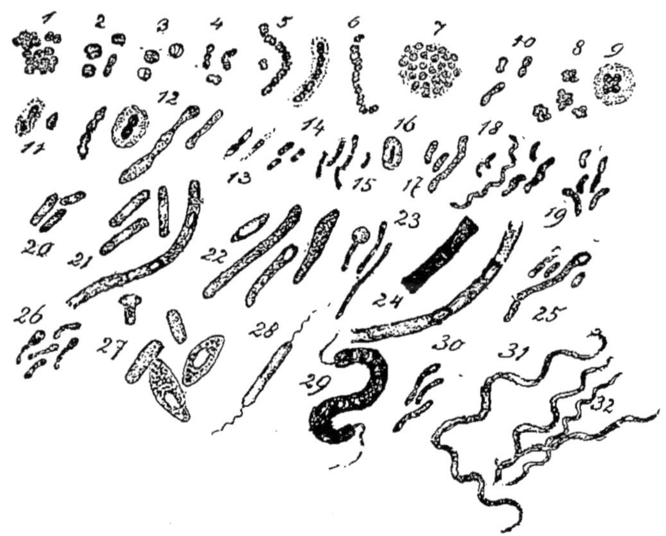

Fig. 1. — Formes des bactéries dessinées au même grossissement de mille diamètres.

1. staphylococcus (du pus); 2, diplococcus de la gonorrhée; 3, grand coccus avec des cloisons; 4, streptococcus (gangrène); 5, streptococcus (érysipèle); 6, streptococcus (septicémie); 7, zooglée: 8, cocci formant des groupes en quatre; 9, micrococcus tetragenus (capsulé); 10, bactérie (de l'eau); 11, diplobactérie lancéolée (de la pneumonie); 12, diplobactérie ovoïde (de Friedlander); 13, bactérie avec des plongements (kératomalacie); 14, bactérie avec des extrémités foncées (choléra des poules); 15, petit bacille mince (rouget du porc); 16, petit bacille capsulé (de l'air): 17, court bacille (de l'eau); 18, bacille virgule (choléra): 19, bacille courbé (Finkler): 20, bacille droit (de l'eau): 21, bacille du foin; 22, bacille du charbon symptomatique: 23, bacille en bâton de tambour (des selles): 24, grand bacille à sporulation longitudinale (charbon): 25, petit bacille à sporulation terminale (fièvre typhoïde); 26, petit bacille avec épaississements (diphtérie): 27, bacille sporulé en clostridium (bacille butyrique): 28, bacille cilié; 29, spirille cilié (undula); 30, bacilles résistants (tuberculose); 31 et 32, spirocètes (fièvre récurrente et undula).

Lorsque les filaments sont courts ou simples, on les range dans les *leptothrix*; s'ils offrent des pseudo-ramifications, on les appelle *clathodrix*.

Les spiro-bactéries comprennent des organismes enroulés en tire-bouchon ou en spirale. Ce sont les *spirilles*, dont les diamètres sont variables; lorsqu'elles renferment du soufre, on les dit ophidomonades. Les organismes en spirales dont les courbures sont peu prononcées sont des *vibrions* (18 et 19). S'ils sont très fins, la courbure étant peu prononcée, on les nomme *spiro-*

chètes (31). Lorsque les filaments ondulés ont la forme de bandes aplaties et minces, on les dit *spiromonades*. Si les flexuosités se disposent de façon à représenter la forme de fuseaux, on a des *spirulines*.

Les schizomycètes ne se ramifient jamais ; on observe seulement de fausses ramifications dans le cladothrix.

Ils ne montrent pas de différence entre les formes stériles et végétatives, comme cela a lieu pour les algues.

Variations de forme d'un même schizomycète. — Il ne faudrait pas croire que ces formes de bactéries soient toujours constantes, immuables, de façon à caractériser des genres distincts. Tout au contraire, on sait que certains micro-organismes revêtent des formes diverses pendant leur développement, de telle sorte qu'ils se présentent comme un coccus, un bâtonnet, un filament ou une spirale dans les états successifs de leur accroissement.

Les publications relatives à ces variations sont nombreuses ; les publications anciennes sont basées, il est vrai, sur des méthodes en partie insuffisantes. Cienkowsky et Neelsen ont étudié les différentes formes de développement du *bacterium cyanogenum* dans le lait bleu ; van Tieghem a observé que le *bacillus amylobacter* se présente sous l'apparence de filaments longs et immobiles, de bâtonnets droits ou hélicoïdes, mobiles ou non, de bâtonnets courts et de cellules ovoïdes ou sphériques. Zopf a démontré que le *cladothrix* et le *beggiatoa* ont la forme de filaments, de spirochètes et de vibrions. Le *cladothrix dichotoma* offre, d'après van Tieghem, en même temps que ses filaments simples ou de fausses ramifications, droits ou en hélice, des bâtonnets droits ou spiralés avec des cils ou des cellules rondes.

Le *bacterium aceti* présente d'abord dans son développement des cocci qui s'allongent, deviennent des bâtonnets, puis des filaments. Ces derniers se divisent en bâtonnets et en cocci, et ainsi de suite.

D'après de Bary[1], une bactérie connue dans son laboratoire sous le nom de *bacillus megaterium*, qui se développe sur les infusions, dans les liquides sucrés, la gélatine, etc., se présente sous forme de bâtonnets cylindriques de 2 μ,15 d'épaisseur sur 4 à 6 μ de longueur. Elle est tantôt courbée comme le sont les vibrions, tantôt sous forme de filaments mobiles. Quand les bâtonnets montrent des spores, ils commencent par devenir granuleux et une spore se forme à leur extrémité. Le bâtonnet perd ses mouvements. Le corps du bâtonnet s'efface et la spore devient libre. Les

1. *Loc. cit.*, p. 18.

spores perdent leur réfringence, augmentent de volume, la membrane de la spore se rompt et la spore grandit en forme de bâtonnet (*k. l. m*, fig. 2).

Ces variations de forme sont obtenues en soumettant les micro-organismes à des conditions déterminées de nutrition.

Lorsque, par exemple, un filament de charbon est en bon état de nutrition, on n'observe pas d'abord au microscope de segmentation. Cependant en le traitant par les acides ou par les substances colorantes tirées de l'aniline, on peut y mettre en évi-

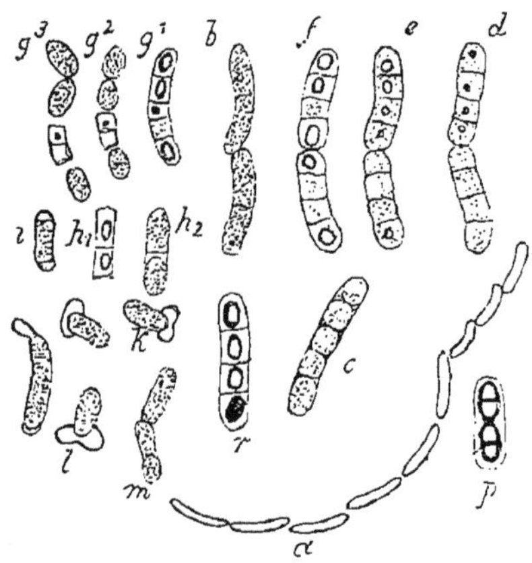

FIG. 2. — *Bacillus megaterium* (d'après de Bary).

a, chainette de bâtonnets (vibrions) animés de mouvements, grossissement de 250. Les autres figures sont dessinées à un grossissement de 600; *b*, une paire de bâtonnets mobiles; *p*, un bâtonnet à quatre membres après l'action de l'alcool iodé; *c*, bâtonnet à cinq membres en voie de formation de spores: *d* à *p* états successifs de la formation des spores; les cellules dans lesquelles il ne se développe pas de spores meurent. Certaines cellules figurées en *e* ont perdu leurs spores: en *f* on ne les voit plus, tandis que les autres se sont développées. Le développement des spores durait de cinq à six heures: g^1, bâtonnet à cinq membres avec des spores; ces bâtonnets desséchés placés dans un liquide nutritif ont montré, après une heure, la forme g^2; en deux heures, celle qui est représentée en g^3. Un semblable développement est représenté en h^1, h^2, *i*; *k*, *l*, *m*, bâtonnet en division développé aux dépens d'une spore dans l'espace de huit heures.

dence des divisions. Si on les cultive dans l'eau, milieu nutritif très pauvre, les divisions apparaissent.

On constate très bien, dans les cultures, la tendance de certains schizomycètes à se courber en spirales, et on suit la marche de cette courbure dans le leptothrix. Les filaments spiralés ne montrent pas toujours de division, mais si on les traite par les réactifs acides ou colorants, on voit souvent qu'ils sont formés de petits bâtonnets.

Les bactéries d'une même espèce peuvent présenter des dimensions très différentes, variant par exemple du simple au double, de telle sorte qu'on a pu décrire des espèces différentes en se basant sur ces variations de leurs diamètres qui n'ont en réalité aucune valeur. Certaines bactéries offrent constamment ces variations de grosseur, tandis que d'autres ne les présentent que dans certaines conditions données de nutrition, comme cela a lieu pour les bactéries du foin.

C'est ainsi qu'on trouve, dans les chaînettes du streptococcus du phlegmon, des cocci plus ou moins gros; dans certains microbes, selon le degré de leur développement et selon le milieu de culture, des formes différentes, dans le microbe de la pneumonie de Friedlander et dans le choléra des poules, des bactéries ovoïdes, des bâtonnets et même des filaments; dans le choléra, des grains presque ronds, des bacilles en virgule, des spirilles et des filaments de diverses épaisseurs (Babes). Dans le prodigiosus, Babes a changé des microbes ronds en bâtonnets courts, et Wasserzug a déterminé le changement en bacilles, en filaments ondulés, par la culture sur des milieux acides [1]. Le même auteur avait modifié par les antiseptiques le bacillus pyocianeus de façon à en faire des filaments et des spirilles. Guignard et Charrin ont obtenu des résultats analogues avec le même organisme. En un mot, la forme des bactéries n'est pas toujours la même et une espèce donnée présente une certaine polymorphie, dans des limites restreintes, il est vrai.

Pour étudier ces variations de forme, l'un de nous (Babes) a cultivé les bactéries pendant plusieurs jours ou même pendant quelques semaines dans une chambre humide, dans une goutte de sérum, de gélatine ou de bouillon, avec addition de diverses substances telles que l'alcool, des acides ou des bases. Le vibrion septique de Pasteur présente ainsi sur le même animal la forme ovoïde très épaisse dans les muscles, celle de longs filaments à la surface du foie. Il résulte de ces recherches qu'à l'exception de certaines bactéries rondes comme le streptococcus et le staphylococcus, presque toutes les bactéries pathogènes peuvent s'allonger et se présenter, dans certaines conditions déterminées, comme des bacilles ou des filaments et parfois se montrer à l'état de corpuscules ronds ou à l'état de spores. Lorsqu'on trouve, soit dans les tissus, soit dans les cultures, des grains plus gros

1. *Annales de l'Institut Pasteur*, 25 février 1888.

ou plus petits, ceux-ci se rapportent souvent à des bactéries mortifiées ou dégénérées.

On peut constater, à un moment donné dans la chambre humide, que des bactéries de diverses espèces se transforment en granulations qui ressemblent à des microbes ronds. Mais souvent ces granulations ne sont plus vivantes ni inoculables. Ainsi les vibrions du choléra forment sur la gélatine, quelques jours après l'ensemencement, des boules plus grosses que le diamètre des bâtonnets, et plus tard ils se décomposent en petits grains ronds qui sont stériles.

Dans la même série de faits, une chaînette formée de plusieurs micrococci montrera un ou plusieurs cocci plus volumineux ; de même, dans un filament, certaines cellules deviennent brillantes, hyalines et sont incapables de se diviser. Ce sont des cellules en voie d'involution ou de mortification. Ces formes s'observent dans le *bacterium aceti*, dans les bacilles du foin et du charbon, et probablement dans la plupart des bactéries.

Division et fragmentation des cellules. — Indépendamment de la multiplication par spores, qui n'est pas connue pour toutes les bactéries, le mode commun de multiplication des cellules consiste dans leur division. On distingue des schizomycètes dans lesquels la cellule, ou thalle, se cloisonne dans une seule direction. — La cellule s'allonge, une cloison de séparation la divise en deux parties ; les extrémités au contact des deux cellules s'arrondissent, puis les cellules se séparent. Pendant qu'elles sont encore unies, on les nomme diplococci ou bactéries (doubles points, microbes en 8, diplobactéries). Si cette multiplication par division se poursuit sur place, il en résulte de petits chapelets ou chaînettes, *torula*, *streptococcus*. D'autres fois une longue spirale se fragmentera en petits bâtonnets. Ceux-ci pourront conserver la forme légèrement incurvée qu'ils avaient d'abord dans la spirale d'où ils émanent.

Dans les crenothrix, à la partie terminale des filaments, on voit une cellule présenter d'abord une division transversale, puis une division verticale, de telle sorte que la cellule se divise en quatre parties.

Les angles de division, qui sont d'abord carrés, s'émoussent, et chaque petite cellule de nouvelle formation s'arrondit.

Dans certains micrococci ronds, on peut voir des cloisons suivant diverses directions.

Dans les *sarcines*, le thalle se divise suivant trois directions de cloisonnement, de telle sorte que les agrégations de cellules nouvelles ont une forme cubique.

STRUCTURE DES CELLULES. — *Membranes.* — Les cellules des schizomycètes possèdent toutes une membrane et un protoplasma. La membrane est formée, comme le protoplasma, par une substance albuminoïde particulière appelée mycoprotéine par Nencki[1]; il est possible que certaines parties de la cellule n'en soient pas formées. Nencki a montré que certaines bactéries ne possèdent pas de mycoprotéine. Ainsi la substance protéique des bacilles du charbon ressemble à la caséine des plantes et à la substance muqueuse des animaux. Elle est soluble dans les alcalis dilués, insoluble dans l'eau et l'acide acétique et ne contient pas de soufre. Il nomme cette substance *anthraxprotéine*[2]. Dans quelques bactéries la membrane contient de la cellulose. Elle est tantôt flexible, tantôt rigide : elle peut s'épaissir et se diviser en lamelles. Lorsque la cellule s'allonge, l'élongation a lieu seulement aux dépens de la couche interne de la membrane, tandis que la couche externe disparaîtra plus tard.

La membrane a une grande tendance à devenir gélatineuse. Lorsque plusieurs cocci siègent les uns près des autres et que leurs membranes subissent cette transformation gélatineuse, les cellules se trouvent au milieu d'une gangue et constituent des zooglœes.

Si la membrane de cellules isolées subit une transformation gélatineuse analogue, il en résultera des capsules. Telles sont celles des diplococci de la pneumonie, du tetragenus, des bactéries du rhinosclérome.

Cette transformation ne s'observe que dans certaines conditions déterminées; par exemple les microbes de la pneumonie ne présentent pas toujours des capsules dans les cultures sur la gélatine, tandis qu'ils en prennent constamment lorsqu'ils se développent dans l'économie animale.

Chez certaines bactéries, comme dans un bacille de l'air dé-

1. NENCKI, *Journal f. prackt. Chemie*, 1879.
2. *Centralblatt f. d. med. Wissenschaften*, 25 avril 1885.

crit plus loin, la reproduction des bactéries a lieu dans de grandes capsules dans lesquelles il existe une multiplication considérable par division des bactéries en différents sens ; plus tard elles sortent de la capsule, deviennent libres et s'entourent ensuite chacune d'une capsule propre.

La membrane des cellules est quelquefois colorée en jaune, en rouge, en bleu. La couleur rouge brun de la membrane des crenothrix est due à un oxyde de fer.

Contenu des cellules. — Le protoplasma des cellules est homogène et plus réfringent que l'eau. Il est vraisemblablement formé de myco-protéine. De même que la membrane, le protoplasma est caractérisé surtout par sa résistance aux bases et aux acides qui attaquent et dissolvent les cellules animales (Robin).

C'est sur cette résistance du protoplasma aux réactifs et sur la propriété qu'il possède de se teindre par les couleurs d'aniline, qu'est fondée la technique des colorations, ainsi que nous le verrons bientôt. Le protoplasma se colore en jaune par l'iode. On y trouve quelquefois de petits grains qui sont probablement de la graisse ; très rarement il existe des vacuoles. Il ne possède pas de noyaux. Les *beggiatoa* contiennent des grains réfringents de soufre cristallisé.

Dans le protoplasma de certaines espèces, dans le *bacillus amylobacter* (Trécul), dans les sarcines, dans le *leptothrix buccalis*, on a mis en évidence une matière amylacée qui se colore en bleu par l'iode. Cette coloration n'est pas générale ; certains filaments en voie de développement sont colorés et non les autres.

Le protoplasma d'un certain nombre de bactéries est coloré en rouge ou en violet dans quelques *beggiatoa*, en rose dans le *beggiatoa persicina*. Il est souvent difficile de savoir si la coloration appartient à la cellule ou à sa membrane.

Mouvements des cellules. — Les mouvements propres des cellules paraissent être dus à des cils vibratiles qui sont placés aux extrémités des vibrions, bacilles et spirilles. Il peut y avoir 2, 3, 4, jusqu'à 6 cils vibratiles. D'après Zopf les cocci n'en possèdent qu'un. Il faut d'ailleurs remarquer que ni Koch ni nous-mêmes n'avons vu de cils sur des bactéries rondes proprement dites. Ehrenberg et Cohn, qui ont fait ces observations délicates, les ont vus dans beaucoup d'espèces ; mais ils sont très difficiles à apercevoir, en raison de leur mouvement et de leur réfringence qui diffère peu de celle de l'eau. La photographie est plus sensible que l'œil humain sous ce rapport. Les bactéries du charbon et toutes les espèces dénuées de mouvement sont privées de cils.

Il est des schizomycètes qui ne prennent de cils vibratiles qu'au moment où il est nécessaire à leur existence de venir à la surface d'un liquide. Ils les perdent une fois qu'ils y sont arrivés.

Les mouvements déterminés par les cils sont extrêmement rapides et incessants dans tous les sens. Les spirilles possèdent un mouvement de reptation et d'oscillation.

On considère les cils comme constitués par un protoplasma contractile ou comme émanant de la membrane. Ils se colorent de la même façon que cette dernière.

Nous devons faire remarquer que la plupart des bactéries rondes, bien qu'on les voie toujours s'agiter de mouvements rapides de giration et de tremblement, lorsqu'elles sont placées dans un liquide, n'ont cependant pas de mouvements propres. Il s'agit probablement là de mouvements moléculaires analogues au mouvement brownien qui nous paraissent dus à leur forme arrondie et à leur composition.

Reproduction des schizomycètes par formation de spores. — On a trouvé des spores dans quelques variétés de vibrions, dans beaucoup de bacilles et dans certains spirilles[1], mais ce procédé de reproduction est loin d'être la règle pour la généralité des schizomycètes; elles sont plus communes dans les bacilles et dans les filaments que dans les autres formes de bactéries. De Bary divise les schizomycètes en deux groupes suivant leur développement : 1° les endospores dans lesquelles une spore se forme dans les cellules ; et 2° les arthrospores dans lesquelles une partie arrondie et plus résistante se détache et devient le point de départ d'une nouvelle colonie.

Les spores présentent une membrane lisse et épaisse ; elles constituent des organismes durables, plus résistants en général

1. Zopf en décrit aussi dans le développement des cocci.

que le thalle et qui sont susceptibles de germer longtemps après leur formation, lorsqu'elles se trouvent dans des conditions convenables. Les endospores se forment dans la cellule même et y occupent le plus souvent un espace restreint ; d'autres fois elles sont plus volumineuses que les cellules à côté desquelles elles se trouvent. Il est des bactéries dont le protoplasma grossit au point où se formera une spore, à l'un des pôles de la cellule, par exemple, ce qui leur donne la forme d'un battant de cloche. Quelquefois les bactéries munies de spores possèdent en même temps des cils. Il est rare qu'une cellule renferme plusieurs spores. Lorsque la cellule qui a formé une spore meurt, son protoplasma devient gélatineux et entoure la spore. Les spores sont généralement très petites, de 0 μ, 1 à 0 μ, 6 ou 1 μ. Pendant leur germination, qui a été mise en évidence par Brefeld et Prazmowski, elles se gonflent et perdent leur réfringence ; leur membrane se rompt en un point qui laisse passer le bout d'un petit bâtonnet. Ce dernier devient ensuite tout à fait libre.

Pasteur a signalé l'existence des spores dans ses études sur le ferment butyrique et sur la maladie des vers à soie, il les avait désignés sous le nom de corpuscule-germes ; Cohn les a décrites dans le bacillus subtilis et leur a donné le nom de spores ; Koch a découvert les spores des bacilles du charbon et montré que, dans les bacilles de la tuberculose, les spores restent généralement incolores, tandis que le bâtonnet est coloré.

Buchner a détruit la membrane d'enveloppe des spores soit par la chaleur de l'étuve, pendant une demi-heure ou une heure à la température sèche de 110°, soit à 120° dans la marmite de Papin, soit en les touchant pendant 15 secondes par l'acide sulfurique concentré, soit en laissant agir plus longtemps la potasse caustique concentrée. Après ces manipulations, les spores, qui sont très résistantes, se colorent mieux. Hueppe arrive à un résultat analogue en passant plusieurs fois de suite les lamelles dans la flamme de la lampe à alcool. Mais, par cet échauffement des préparations, on détruit les bacilles, et si l'on colore bien les spores, on ne voit plus leur relation avec les cellules. En passant seulement trois fois les lamelles dans la flamme, on peut voir à la fois les cellules et les spores des bactéries. La meilleure méthode pour colorer d'une manière distincte les spores et les bacilles est celle de Koch et Neisser sur laquelle nous reviendrons.

Hueppe[1] est enclin à attribuer à beaucoup de bactéries la faculté de produire des spores différentes des spores décrites jusqu'ici. Cet auteur pense par exemple que certains points terminaux des bacilles virgules de Koch qui se trouvent dans les cultures et qui peuvent devenir libres, sont des spores, bien que ces points ne soient pas essentiellement plus résistants que les bacilles mêmes. Il a constaté le développement de bâtonnets sortis de ces corps libres. Ces arthrospores ne donnent pas la réaction des spores de Koch et Neisser. Babes[2] les a décrits en indiquant leur coloration spéciale avec le bleu de méthylène anilinisé. Ernst[3] et Neisser[4], les considèrent aussi comme des spores, quoique ces formations ne soient pas plus résistantes que les bactéries. Il n'est pas encore prouvé que ces points donnent naissance aux bactéries. Il nous semble que nous ne sommes pas encore en mesure de pouvoir affirmer que les formations décrites par Hueppe, Babes et Ernst soient de vraies spores.

Zooglœes. — On donne le nom de zooglœes à des accumulations de bactéries agrégées les unes aux autres, le plus souvent entourées alors d'une gangue de gélatine. Il est facile de les voir à l'œil nu lorsqu'elles sont en grande quantité, comme dans les infusions de viandes ou d'excréments, où elles forment des membranes gélatiniformes à la surface du liquide. Dans les fabriques de sucre, il se forme de grandes masses zooglœiques du *Leuconostoc mesenteroïdes*.

Lorsque les zooglœes sont constituées par une agrégation de cocci, on leur donne le nom d'*ascococcus*. Si ce sont des bâtonnets qui les forment, on les appelle *ascobacteria;* les bactéries agrégées sont appelées *myconostoc*.

§ 3. — Phénomènes qui accompagnent la nutrition et l'accroissement des bactéries.

La nutrition et l'accroissement des schizomycètes, qu'on ne peut séparer, sont liés à une série de conditions tenant au milieu

1. Hueppe, *Formen der Bacterien*, 1886.
2. Babes, [*Referat uber Cholera* (4e *Congrès international d'hygiène*, etc. Vienne, 1887).
3. Ernst, *Zeitschrift f. Hygiene*, 1888, IV, 1.
4. Neisser, *Zeitschr. f. Hygiene*, 1888, IV, 2.

nutritif, à la température, à la présence ou à l'absence de l'oxygène. Les milieux nutritifs les plus convenables à la vie et à la pullulation de ces organismes sont les infusions végétales ou les bouillons; mais cependant ils peuvent se développer et opérer des fermentations, comme l'a montré Pasteur, dans des milieux artificiels ne contenant, en dehors de la matière fermentescible, que des sels minéraux purs, de composition connue. Cette expérience a renversé la théorie de Liebig sur les fermentations. Ce dernier prétendait que la fermentation était due à la destruction du protoplasma des substances organisées. Pasteur, en ensemençant les liquides ne contenant point de substance albuminoïde avec la levure et en produisant ainsi des fermentations, a démontré le rôle initial des organismes de la levure et ruiné les idées admises jusqu'à lui.

Raulin a montré par un exemple très frappant l'influence des diverses substances nutritives sur le développement des plantes inférieures. *L'aspergillus niger* sur lequel ont porté ses expériences est, il est vrai, une mucédinée et non un schizomycète, mais par comparaison il fait bien comprendre l'importance de quantités de sels minéraux parfois très minimes pour favoriser ou arrêter le développement des organismes inférieurs. Pour obtenir le maximum de croissance de cet *aspergillus*, Raulin a déterminé, par une série de tâtonnements, qu'il ne faut pas moins de douze substances, eau, sucre candi, acide tartrique, nitrate et phosphate d'ammoniaque, carbonate de potasse et de magnésie, sulfate d'ammoniaque, de zinc, de fer, silicate de potasse et oxygène, toutes dans des proportions constantes. Il faut en outre une température de 35°, et un air humide convenable renouvelé. En retranchant l'un de ces éléments chimiques du liquide, le sulfate de zinc par exemple, qui n'y entre cependant que pour une quantité infinitésimale, la plante s'appauvrit et meurt. De même en ajoutant des doses extrêmement faibles de liquides toxiques, on la tue.

Ainsi, il suffit de mettre $\frac{1}{1000000}$ de nitrate d'argent dans le liquide pour que la végétation s'arrête brusquement. La végétation ne peut pas même commencer dans un vase d'argent; $\frac{1}{500000}$ de sublimé ou $\frac{1}{8000}$ de bichlorure de platine, ou $\frac{1}{240}$ de sulfate de cuivre produisent le même résultat.

Il en est de même pour les bactéries; une série de substances telles que le sublimé, l'iode, le brome, la térébenthine empêchent leur développement. Appliquées à l'hygiène, à la pratique de l'antisepsie chirurgicale, ces substances sont des désinfectants; on peut calculer leur pouvoir désinfectant vis-à-vis de tel ou tel genre de bactéries.

L'eau est nécessaire dans les liquides de culture des bactéries; la salure conserve les viandes par la déshydratation qu'elles subissent alors et qui empêche la germination des bactéries. D'une façon générale les acides ajoutés aux bouillons nuisent aux bactéries; cependant les acides organiques, l'acide tartrique, lactique, citrique, acétique, sont moins nuisibles à leur reproduction que les acides minéraux. Les bases ne les empêchent en général nullement de végéter. Cette action des acides et des bases est du reste variable suivant les espèces des schizomycètes. Les champignons, dont la structure est plus complexe, sont au contraire favorisés dans leur accroissement par la présence des acides, ainsi que cela s'observe dans les fermentations.

Les mouvements saccadés sont défavorables aux schizomycètes (Horvath, P. Bert). La température dans laquelle la majorité d'entre eux se développe le mieux est comprise entre 20° et 35°. Mais ils présentent sous ce rapport beaucoup de variations suivant les espèces. Leur développement est arrêté à une température voisine de 0°, mais ils ne sont pas tués pour cela. Il faut arriver à de très basses températures au-dessous de 0° pour obtenir ce résultat. Certains d'entre eux, comme ceux du charbon et de la tuberculose, ont besoin, pour se multiplier, d'une température voisine de celle du corps des mammifères, d'autres se développent seulement à une température très élevée de 50-70° (van Tieghem, Globig). La température où leurs germes se développent est comprise entre quelques degrés. D'autres, au contraire, vivent à la température de la chambre, comme ceux de la pneumonie de Friedlander, ou à une température bien inférieure, comme les spirochètes de la fièvre récurrente et les espèces qu'on trouve dans les flaques d'eau sur le sol.

Fermentation. — Le rôle initial des levures et des schizomycètes dans les fermentations est aujourd'hui si bien démontré par les recherches de Pasteur qu'il entre dans la définition des fermentations. « Ce sont des transformations chimiques que subissent des substances dissoutes sous l'influence d'êtres organisés, toujours privés de chlorophylle, qui se développent et vivent dans l'intérieur du liquide qui fermente (Duclaux)[1]. » C'est dans l'étude des fermentations que Pasteur a découvert que certains de ces organismes pouvaient vivre sans air. Il les a appelés *anaérobies*, par opposition aux *aérobies* pour qui l'air est nécessaire.

1. Article Fermentation du *Dict. encycl. des sc. méd.*

Mais cette division des schizomycètes en aréobies et anaérobies n'est pas absolue, car il y en a plusieurs espèces qui peuvent alternativement vivre dans l'air et sans l'air. C'est surtout à propos des fermentations que Pasteur a donné un grand développement aux fonctions des microbes anaérobies. Leur propriété d'être ferments est liée à certaines conditions d'existence et de milieu, et surtout à l'absence de l'oxygène. Comme la levure, dans la fabrication de la bière, par exemple, se trouve dans la profondeur de l'infusion sucrée, loin de l'air, et qu'elle a besoin d'oxygène pour se développer, elle en emprunte au sucre et le décompose. Elle a la propriété d'absorber l'oxygène combiné dans le sucre qui se trouve auprès d'elle, de mettre en liberté de l'acide carbonique et de l'alcool et de devenir ainsi un ferment. La fermentation est donc une sorte de respiration intramoléculaire des schizomycètes. La réaction chimique qui se produit alors dégage la chaleur qui est aussi nécessaire à leur développement et à leur pullulation au sein du liquide fermentescible. Comme le dit très bien Robin, « les fermentations cryptogamiques sont des actes chimiques nutritifs, des cas particuliers de la nutrition, et avec production de chaleur, comme dans la plupart de ces actes[1] ».

Dans les phénomènes si complexes des fermentations, que nous n'avons pas à étudier ici en détail et qui sont loin d'être complètement connus, il se dégage une quantité considérable de chaleur, si bien que les meules de foin peuvent être embrasées spontanément.

Dans la fermentation alcoolique, la production de l'alcool, lorsqu'elle arrive à 17 p. 100 du liquide, modère et arrête complètement la fermentation en s'opposant au développement des schizomycètes. Ces derniers ont fabriqué eux-mêmes leur poison. Si l'on soustrayait l'alcool au fur et à mesure de la production, la fermentation du sucre serait beaucoup plus rapide (Boussingault). Si le vin ainsi fabriqué est enfermé dans des vases clos. la fermentation est arrêtée; mais s'il reste exposé à l'air, il se recouvre à sa surface d'une couche de *mycoderma vini*, microbe aérobie qui transforme l'alcool en eau et acide carbonique et qui rend le vin plat.

1. Robin, Sur la nature des fermentations, *Journal de l'anatomie*, 1875, p. 400.

Un autre schizomycète, le *mycoderma aceti*, qui se développe dans les mêmes conditions, qui est aussi aérobie, brûle l'alcool et le transforme en acide acétique, mais il fixe ensuite de l'oxygène sur l'acide acétique et le transforme définitivement en eau et acide carbonique.

La pathologie nous montre aussi des exemples parfaitement nets de microbes aérobies et anaérobies. Le *bacillus anthracis*, par exemple, est aérobie, tandis que celui du charbon symptomatique est anaérobie. Le premier vit plus facilement dans le sang, le second dans l'épaisseur des muscles et du tissu conjonctif.

Nombreux sont les modes de fermentation en rapport avec les phénomènes de nutrition et de développement des bactéries. En outre de la fermentation du vin et de la bière, nous citerons la fermentation butyrique, qui naît aussi dans le rouissage du chanvre et qui est due au *bacillus amylobacter;* la fermentation acétique, qui se produit par oxydation de l'alcool sous l'influence du *mycoderma aceti;* la fermentation ammoniacale, causée en particulier par la décomposition de l'urine sous l'influence du *micrococcus ureæ* (Pasteur); la fermentation lactique le plus souvent due au *micrococcus lacticus;* la nitrification ou oxydation des matières organiques du sol par le *micrococcus nitrificans* de Schlœsing et Müntz et qui est également causée par une série d'autres micro-organismes, etc.

Dans le grand nombre de ces fermentations et dans les expériences qui ont établi le rôle des micro-organismes, tout n'est certainement pas éclairci, que l'on se place soit au point de vue de la chimie, soit à celui de la botanique. On s'est peut-être trop hâté de donner aux organismes des noms tirés de l'opération qui est le résultat de leur action, peut-être, ainsi que le fait ressortir Robin, s'agit-il parfois d'une même espèce végétale modifiée par le milieu où elle se trouve et qui lui crée des conditions spéciales d'existence; mais on n'en est pas moins en présence d'un faisceau considérable de faits aussi importants que bien démontrés et qui constituent un corps de doctrine immédiatement applicable à la pathologie.

L'étude du développement des schizomycètes en rapport avec les variations de composition des liquides de culture nous donne des exemples frappants de ce qu'on a appelé la concurrence vitale. Telle espèce, trouvant un milieu de culture convenable, s'y développe en masse et avec une énergie telle qu'elle exclut toute autre végétation concurrente. Les liqueurs acides sont, par exemple, plus favorables aux champignons, aux mucédinées qu'aux vibrions et aux bactéries mobiles. Ces derniers s'accommodent de préférence des liquides neutres et alcalins. C'est pourquoi, dans l'expérience de Raulin rapportée plus haut, pour obtenir le maximum de rendement de l'*aspergillus niger*, on ajoutait au liquide nourricier de l'acide tartrique. Cet acide n'agissait pas comme aliment; on le retrouvait à peu près inaltéré à la fin de l'opération. Mais il protégeait efficacement la plante contre un grand nombre d'espèces qui lui eussent disputé le terrain.

Duclaux [1] rapporte à ce sujet l'expérience suivante :

Sur deux liquides nourriciers, l'un avec l'autre sans acide tartrique, on sème l'*aspergillus.* Sur l'un, très belle récolte au bout de trois jours ; sur l'autre, développement nul ou insignifiant. En revanche, le premier liquide reste limpide, le second se trouble et se peuple d'espèces vivantes et agiles, appartenant au monde des bactéries.

A ce second liquide on ajoute maintenant l'acide tartrique. Presque aussitôt la scène change, les spores des mucédinées étouffées jusque-là prennent le dessus, se développent activement et donnent une récolte presque aussi belle que dans l'autre liquide. On ne leur a pourtant fourni aucun aliment nouveau. Elles ont eu dès l'origine tout ce qu'il fallait pour se développer; mais les conditions du milieu n'étaient pas favorables, et leur vie est restée latente jusqu'au moment où ces conditions ont été changées.

On rencontre à chaque pas des exemples de ce fait quand on étudie les infiniment petits. Le jus de raisin, acide, est très facilement envahi par les mucédinées lorsqu'il est à l'air. Lorsqu'il est en masses profondes, ce sont les levures qui se développent de préférence, parce qu'elle s'accommodent mieux de la privation d'oxygène. Affaire de milieu. Si le raisin est couvert de terre, comme cela arrive quelquefois dans le Midi après les pluies, le jus acide décompose le calcaire et peut devenir alcalin. Mucédinées et levures cèdent alors le pas à des micrococci, tels que le ferment lactique, à des bactéries et des vibrions. En résumé, nul monde ne montre mieux que les infiniment petits l'exemple de la lutte pour l'existence, mais nul ne fait mieux voir aussi de quelles circonstances, insignifiantes quelquefois en apparence, dépend le triomphe ou la défaite.

Putréfaction. — La putréfaction doit être considérée comme l'ensemble et le résultat des diverses fermentations dont les corps

1. Duclaux, *Ferments et maladies*, 1882. Paris, Masson.

végétaux et animaux sont le siège après leur mort. Les fermentations des matières azotées sont naturellement les plus importantes à connaître dans les phénomènes de putréfaction. Un exemple de ces fermentations nous est donné par celle du lait qui a été étudiée par Duclaux. Une infinité d'organismes divers interviennent dans la putréfaction des animaux; on n'y trouve pas seulement le *bacterium termo*, mais aussi plusieurs variétés de bacilles et de cocci. Dans ces phénomènes d'une grande complexité, le sucre se transforme en acide lactique, mannite, dextrine, glycérine, amidon, en acide butyrique, en mucilage. L'alcool est transformé en acide acétique, l'urée en carbonate d'ammoniaque; l'albumine en peptone ou autres corps semblables. Là aussi prennent naissance le poison putride déterminé par Panum, la sepsine de Bergmann et de Schmiedeberg, les alcaloïdes septiques de Zulzer et Sonnenschein, les ptomaïnes trouvées par Selmi, Gauthier, Brieger, des narcotiques, la leucine, la tyrosine ; des acides gras, l'acide butyrique, palmitique, margarique ; des produits volatils, l'indol, le phénol, le scatol, l'hydrogène sulfuré, l'ammoniaque, de l'acide carbonique et de l'eau, etc., etc. Nous étudierons les alcaloïdes de la putréfaction dans le chapitre suivant.

La surface du sol est aussi le siège d'importantes actions chimiques dues à des micro-organismes qui produisent la décomposition de l'ammoniaque et mettent en liberté de l'acide nitrique. Ce dernier peut être lui-même décomposé en ses éléments ou revenir à l'état d'ammoniaque. C'est le phénomène de la nitrification, mis en lumière par les travaux de Schlœsing et Müntz. Les micro-organismes qui interviennent, probablement multiples, sont pour la plupart des bâtonnets. L'action des bactéries est essentielle à la germination, d'après Duclaux.

Bactéries saprogènes. — Certaines putréfactions ou sécrétions qui présentent des odeurs spéciales et très nauséeuses, comme la sécrétion sudorale des pieds (Rosenbach), la sécrétion de l'ozène (Lœwenberg), la gangrène, sont liées à la présence de bactéries : tels sont les bacilles saprogènes que Rosenbach a isolés et cultivés et dont nous donnons plus loin la description. D'autres bactéries dégagent une odeur plus ou moins agréable. Ainsi nous (Babes) avons cultivé une espèce de bacille du pus vert qui dégage une odeur de tilleul et donc la substance aromatique est assez facile à isoler et indépendante de la couleur. Peut-être le bacille aromatique de Galtier[1] est aussi le bacille du pus vert.

BACTÉRIES CHROMOGÈNES. — Une autre série de propriétés de certains microbes consiste dans la production de matières colorantes. Ces matières colorantes sécrétées par ces bactéries se forment à côté d'elles dans la substance nutritive. On peut les extraire par diverses substances chimiques, par le chloroforme pour le pus vert, par l'alcool et l'éther pour le micrococcus prodigiosus, par l'eau acidulée, etc. Certaines substances colorantes ainsi extraites peuvent être obtenues à l'état de pureté et cristallisées.

La substance colorante s'accroît avec le développement du micro-organisme qui le produit. Elle est altérée et pâlie par l'action du soleil et de la lumière, par l'oxygène de l'air, si bien que lorsqu'un tube de culture est resté pendant un certain nombre de jours à l'air et lorsque le micro-organisme a épuisé le terrain nutritif, la couleur s'altère et peut disparaître. On peut empêcher la production de la matière colorante par l'addition de liquides qui détruisent la propriété colorante des bactéries sans nuire à leur développement; le micro-organisme du pus bleu, par exemple, continue à pulluler, mais ne produit plus de couleur lorsqu'on a ajouté une très faible dose de bichlorure de mercure dans la culture; cette propriété peut être abolie aussi par la concurrence d'autres bactéries (voy. le chapitre consacré à la concurrence vitale des bactéries). Nous ne faisons que la signaler ici, car nous donnons l'énumération des espèces colorées ou productrices de couleur (chromogènes) dans la description des espèces. Il en est aussi qui produisent le phénomène de la phosphorescence.

§ 4. — Bactéries parasitaires et pathogènes.

Les bactéries parasitaires sont très nombreuses. Il en est qui ne sont pas liées à la vie d'un organisme animal donné et qui peuvent vivre en dehors de lui, ce sont les parasites facultatifs de van Tieghem.

1. GALTIER, *Comptes rendus*, 1888.

Il en est qui ne peuvent trouver toutes les conditions de leur vie que dans l'organisme animal mais qui cependant le quittent par exception à un certain moment de leur développement (parasites facultatifs de De Bary). Une troisième espèce ne peut jamais vivre en dehors de l'organisme. Ce sont les parasites obligatoires de De Bary. Ces distinctions n'ont qu'une valeur provisoire.

On peut distinguer les parasites en endophytiques (vivant dans les tissus et les organes) et épiphytiques (siégeant à la surface de la peau et des muqueuses).

Il existe enfin un groupe important de bactéries variées et nombreuses qui sont en relation de cause à effet avec les maladies infectieuses de l'homme et des animaux. Par l'injection de certaines bactéries dans le tissu cellulaire ou dans le sang, on reproduit chez les animaux des maladies purement expérimentales analogues ou identiques à celles qui surviennent chez eux spontanément. On donne le nom de pathogènes à ces bactéries productrices des maladies infectieuses expérimentales des animaux et des maladies spontanées de l'homme et des animaux. Expérimentalement, les bactéries pathogènes se distinguent des autres en ce que, inoculées à l'homme ou aux animaux, elles déterminent une maladie, tandis que les bactéries non pathogènes restent sans effet.

Pour qu'une espèce de bactéries soit pathogène, il faut qu'elle trouve, dans l'organisme où elle doit vivre en parasite, les conditions spéciales de nutrition, de température, etc., favorables à son existence et à sa pullulation, et qu'il ne s'en rencontre point qui soient capables de nuire à son développement. Les conditions favorables à la pullulation des bactéries constituent la prédisposition individuelle aux maladies infectieuses; elles ne sont pour ainsi dire pas connues; on ne sait pas pourquoi, par exemple, certaines personnes sont réfractaires à une maladie infectieuse donnée, et pourquoi, de deux individus vivant dans le même milieu et exposés à la même contagion, l'un contracte une fièvre éruptive ou la tuberculose, tandis que l'autre reste indemne.

Les expériences pratiquées sur les animaux nous donnent aussi de curieux exemples d'immunité. Ainsi, en injectant un mélange de bactéries dans le tissu cellulaire de tel animal, l'une d'elles se développe seule et les autres restent infertiles. Le même mélange injecté chez un animal d'une autre espèce détermine la multiplication d'une autre bactérie et une maladie différente de la première. La septicémie de la souris produite artificiellement par Koch chez les souris des maisons ne se reproduit pas chez les souris des champs ni chez les rats. Les souris prennent le charbon et non les rats; les jeunes chiens sont sensibles au charbon, tandis que les vieux chiens lui échappent. La même bactérie cause une affection locale chez un animal et une généralisation mortelle chez un animal d'une autre espèce.

Il faut aussi tenir compte du nombre plus ou moins considérable, de l'état plus ou moins atténué de bactéries qui pénètrent dans un organisme et de leur porte d'entrée.

Indépendamment de la résistance générale de l'individu, il est des causes accidentelles qui facilitent la pullulation des bactéries; tels sont la faiblesse locale d'un organe, les traumatismes, les contusions, les plaies, les modifications des tissus par des agents chimiques, etc.

Les bactéries pathogènes causent des maladies aiguës ou chroniques. Dans les premières, l'évolution, la pullulation et l'élimination ou la mort des bactéries s'effectuent rapidement; dans les secondes elles restent longtemps et même s'éternisent dans les tissus comme cela a lieu pour la lèpre.

§ 5. — Agents chimiques de destruction des microbes. Désinfectants.

Les nombreux agents chimiques qui ont une influence très marquée pour ralentir ou arrêter complètement la pullulation et la vie des micro-organismes sont appelés antiseptiques ou désinfectants. Il est certain que leur action varie suivant chaque espèce de bactéries.

Telle substance puissante pour un microbe donné sera presque inefficace vis-à-vis de tel autre. Par exemple le sublimé n'a que peu de valeur pour détruire les bacilles de la tuberculose, tandis que l'acide phénique est excellent. L'acide phénique au contraire ne paraît avoir aucune action sur la rage, tandis que l'essence de térébenthine est un excellent moyen de destruction du virus rabique. Nous donnerons dans les monographies de chaque maladie infectieuse les expériences relatives à chacun d'eux.

Lemaire (1865, *Action de l'acide phénique sur les végétaux et les animaux*, 2e édit.) est le premier qui ait démontré l'action destructive de l'acide phénique sur les organismes inférieurs. Il a constaté que le virus des maladies doit être vivant puisqu'il est détruit par l'acide phénique. Il a expérimenté avec les monades, les spirilles, etc. Il a traité systématiquement les plaies avec l'acide phénique.

Lister a rendu à l'humanité le plus signalé service en vulgarisant les pansements chirurgicaux antiseptiques dont le résultat est d'empêcher les micro-organismes extérieurs de pénétrer dans l'organisme par les plaies.

Jalan de la Croix a expérimenté en introduisant dans deux liquides de culture pareils, faits avec du jus de viande cuit, quelques gouttes d'un bouillon identique renfermant des bactéries en plein développement. Dans le premier liquide, il constatait la dose de la substance antiseptique capable d'arrêter la pullulation des bactéries ; dans le second, la dose suffisante pour les tuer.

Dans le tableau suivant que nous empruntons à l'analyse que Duclaux a donnée de ce travail, les chiffres des substances désinfectantes représentent $\frac{1}{100000}$ du volume du liquide, c'est-à-dire le nombre de milligrammes employé pour empêcher le développement des bactéries, pour l'arrêter, en un mot, pour stériliser un litre de jus de viande rempli de bactéries.

ANTISEPTIQUES (CORPS PURS)	DOSES QUI		DOSES QUI		DOSES QUI	
	empêchent,	n'empêchent pas.	arrêtent,	n'arrêtent pas.	stérilisent,	ne stérilisent pas.
Sublimé corrosif	40	20	170	154	80	66
Chlore.	33	24	44	33	2,300	2,170
Chlorure de chaux à 98°.	90	76	268	224	5,880	3,875
Acide sulfureux.	155	117	500	200	5,265	3,660
Acide sulfurique	170	120	500	300	8,620	4,900
Bromures.	155	126	392	250	2,975	1,820
Iode	200	150	646	500	2,440	1,916
Acétate d'alumine. . . .	235	184	2,350	1,200	15,620	10,870
Essence de moutarde . .	300	175	1,690	1,220	35,700	25,000
Acide benzoïque.	350	250	2.440	1,960	8,265	4,760
Borosalicylate de soude.	350	264	13,890	9,090	33,330	20,000
Acide picrique	500	330	1,000	700	6,660	5,000
Thymol.	145	450	9,175	4,715	50,000	27,780
Acide salicylique	1,000	893	18,660	12,820		28,570
Hypermanganate de potasse.	1,000	700	6,600	5,000	6,660	5,000
Acide phénique.	1,500	1,000	45,450	23,810	376,000	250,000
Chloroforme	11,110	8,930	8,930	7,460		1,250,000
Borax	15,140	12,990	20,830	14,500		83,350
Alcool.	47,620	28,570	227,300	166,600		847,000
Essence d'eucalyptus . .	71,400	50,000	8,900	4,800		171,500

Ces expériences ne résolvent assurément qu'une portion très limitée du problème de la stérilisation des bacilles, car le mode d'action des désinfectants varie suivant l'espèce de bactéries sur lesquelles on veut agir, suivant la disposition et le siège des parties à stériliser. Tel agent excellent, le meilleur de tous, comme le sublimé, agira très bien en lotion et ne peut être donné à l'intérieur qu'à de très faibles doses. Tel autre agent parasiticide excellent, comme l'oxygène, tue les bactéries lorsqu'il est mis en contact avec elles sous pression (P. Bert et Regnard) ; mais il est difficile d'en faire l'application à l'homme autrement que sous la forme d'eau oxygénée, qui n'a pas toujours donné les heureux résultats qu'on en attendait.

L'acide sulfureux tue les bactéries qui sont à la surface des objets. Employé en fumigations, il n'a pas d'effet si les parasites sont en couche épaisse ou situés profondément, parce qu'il ne pénètre pas les tissus. Cependant si l'on met $\frac{1}{100}$ de cet acide dans l'air d'une chambre, il suffit pour désinfecter les murs et la surface des objets. Mais les spores ne sont pas détruites par ce procédé.

L'iode, le brome et le chlore ont plus d'action pour empêcher le développement des spores des bactéries. Leurs vapeurs tuent les spores pourvu qu'elles restent environ un jour en contact avec elles. Davaine, qui a fait les premières expériences exactes sur les désinfectants, avait constaté qu'il suffit de 7 milligrammes d'iode pour neutraliser l'action des bactéries du charbon dans un litre de liquide où l'on a mis un centimètre cube de sang charbonneux. Avec le virus septicémique très dilué, Davaine a trouvé que $\frac{1}{10000}$ d'iode suffit à la neutralisation complète.

On remarque, dans le tableau précédent, que l'acide phénique et l'alcool se trouvent parmi les désinfectants les moins efficaces.

Les recherches les plus exactes sur l'action des désinfectants sont celles de Koch (*Mitth. d. k. Gesundheitsamts,* tome I, 1881). Nous donnons ici quelques-uns des résultats qu'il a obtenus :

Une solution de $\frac{1}{20000}$ de sublimé tue les spores des bacilles du charbon en 10 minutes; une solution de $\frac{1}{300000}$ arrête déjà l'accroissement des spores. Une solution aqueuse de $\frac{5}{100}$ d'acide phénique tue les spores du charbon en 24 heures. Les bacilles eux-mêmes sont tués dans une solution de $\frac{1}{100}$. Les spores des bacilles ne se développent pas dans une solution de $\frac{1}{400}$ de cet acide.

Le chlorure de zinc, l'acide sulfureux, le sulfate de fer sont de mauvais désinfectants. Une solution de $\frac{1}{300}$ d'iode et de $\frac{1}{1500}$ de brome empêchent le développement des bacilles. Les vapeurs de brome et de chlore tuent aussi les spores en 48 heures.

Une très petite quantité d'alcool éthylique, l'huile de menthe, l'essence de moutarde tuent les bacilles. Leur développement est empêché par une solution de $\frac{6}{300000}$ d'huile de menthe ; leurs vapeurs tuent très vite les bacilles et leurs spores ; ainsi si l'on met une goutte d'essence de moutarde dans le fond d'une cloche qui couvre une culture de choléra, les bacilles ne se développent plus et sont tués après 48 heures (Babes). Les désinfectants agissent surtout en solution aqueuse.

D'après Warrikoff [1], l'iode tue les bacilles du charbon dans une dilution de $\frac{1}{50000}$ tandis que d'après Koch il en faut 1 partie pour 500.

Pour obtenir l'immunité, Warrikoff a donné l'arsenic au lapin sans résultat.

L'alcool immobilise les bactéries et leurs spores, mais il ne tue pas ces dernières même au bout d'un mois (Cl. Bernard). Le chlorure de chaux en solution à 5 p. 100 ne tue les bactéries qu'en dix jours.

Laplace a montré (*D. med. Wochenschr.*, 1888, n° 7) que le sublimé et l'acide phénique deviennent plus efficaces si on les mêle avec des acides, le sublimé avec l'acide hydrochlorique et l'acide phénique avec l'acide sulfurique. Par le mélange de l'acide phénique noir (impur) avec l'acide sulfurique on obtient une substance parfaitement soluble dans l'eau, qui est plus efficace que l'acide phénique cristallisé et que la créoline. Les spores du bacille du charbon sont tuées par une solution de 2 p. 100 du mélange en 72 heures, tandis que l'acide phénique cristallisé ou la créoline en solution à 2 p. 100 ne les tuent pas. Seulement la solution de 5 p. 100 d'acide phénique pur ou de 1 pour 1000 de sublimé acidulé par l'acide tartrique ou hydrochlorique sont plus efficaces que l'acide phénico-sulfurique. Cette dernière préparation se recommande aussi par son prix beaucoup inférieur à celui des autres désinfectants.

Au congrès des chirurgiens allemands de 1885, Gärtner et Kümmel ont communiqué des expériences relatives aux désinfectants appliqués à la pratique chirurgicale. Gärtner a constaté que la peau et les poils sont les parties qui présentent à leur surface le plus de microbes et qui sont les plus difficiles à désinfecter.

Pour ce qui est des instruments et des pièces de pansement, on réussit à obtenir une désinfection radicale avec le savon de potasse et l'acide phé-

1. Warrikoff, *Wirkungen einiger antiseptica auf das Milzbrandcontagium* Dorpat, 1883.

Le sublimé, d'après Warrikoff, tue les bacilles à la dose de $\frac{1}{2,000}$

— d'après Koch, — — $\frac{1}{300,000}$

L'acide hydrochlorique, d'après Warrikoff, tue les bacilles à la dose de $\frac{1}{600}$

— d'après Koch, — $\frac{1}{1,700}$

L'acide acétique, d'après Warrikoff, tue les bacilles à la dose de $\frac{1}{400}$

— d'après Koch, on observe l'arrêt de développement des bacilles à $\frac{1}{200}$

L'acide phénique, mêmes doses.

L'acide arsénieux } ne tuent pas les bacilles.
Le pétrole }

nique à 3 p. 100 pourvu que l'agent désinfectant soit en contact immédiat avec les instruments et les pièces de pansement. Si les instruments dont on se sert sont bien polis, il suffit de les laver au savon de potasse et ensuite avec de l'eau stérilisée. Le meilleur pansement aseptique et antiseptique est la gaze trempée dans une solution de 2 p. 1000 de sublimé et de 1 p. 1000 d'acide hydrochlorique (Laplace).

Pour stériliser les instruments on peut aussi les tremper dans l'huile chauffée à 120° ou bien les passer rapidement par la flamme.

Nous avons construit des caisses d'instruments qu'on peut stériliser dans une étuve et d'où l'on peut tirer isolément les instruments dont on a besoin sans toucher aux autres.

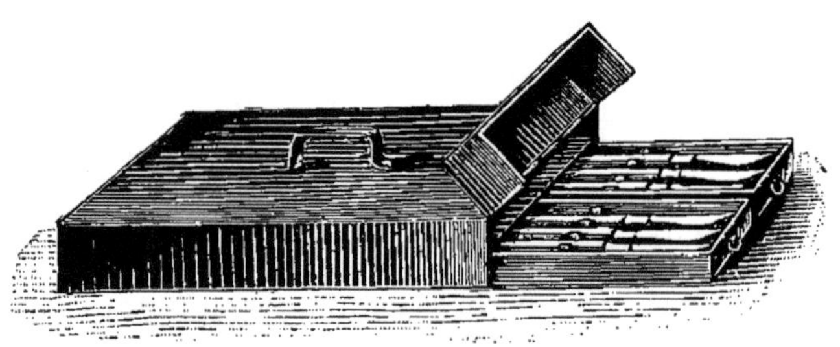

FIG. 3.

Pour détruire les bactéries dans l'intérieur du corps il suffit souvent d'introduire dans l'organisme des substances qui affaiblissent simplement les bactéries ou qui agissent sur elles par une modification chimique des tissus. Ainsi l'iodoforme est un désinfectant très faible, mais dans certaines conditions déterminées cette substance se décompose et met en liberté l'iode qui est un des plus puissants désinfectants.

D'après les recherches plus détaillées de Kümmel, l'air des salles d'opération est toujours chargé de bactéries. Straus a obtenu les mêmes résultats. Une salle destinée aux opérations chirurgicales contiendra un air presque stérile et pur de bactéries, si les parois en sont tapissées de toile cirée qu'on lave d'avance successivement avec le savon de potasse et le sublimé. Pour stériliser les mains, il faut que l'opérateur prenne un bain à l'eau chaude, lave ses mains au savon de potasse et les laisse ensuite pendant quelques minutes dans une solution de sublimé.

D'après Bockart et Fürbinger (Wiesbaden, 1888), c'est surtout la matière organique logée sous le bord des ongles qui renferme des bactéries parmi lesquelles le staphylococcus aureus est assez commun. Les mains des anatomistes et anatomo-pathologistes n'offrent pas plus de bactéries pathogènes que celles des personnes qui s'abstiennent de tout contact avec les cadavres, pourvu qu'elles soient bien lavées. Pour bien désinfecter les mains, Fürbinger recommande : 1° le nettoyage des mains et des ongles; 2° le lavage des mains au savon, eau chaude et avec la brosse; 3° lavage pendant une minute dans l'alcool simple; 4° lavage dans un bain de 2 p. 1000 de sublimé.

CHAPITRE II

PTOMAÏNES

La putréfaction, la putridité détruisent ou modifient beaucoup les caractères de la virulence (Ch. Robin); la putridité, arrivée à un certain degré, annihile les propriétés spécifiques de plusieurs virus. D'après Robin, la putridité commence quand, aux dépens des substances organiques en dissolution, il se forme des carbonates et sulfhydrates d'ammoniaque, des traces d'hydrogène phosphoré et carboné, associés à des acides gras volatils, tous composés chimiques définis. Après les sels ammoniacaux et les corps sulfurés, d'autres corps prennent naissance ; ce sont les acides cyanhydrique et butyrique, la leucine, la tyrosine. Mais ces substances, expérimentées isolément, ne sont pas ordinairement responsables des accidents causés chez les animaux par les produits toxiques provenant de la putréfaction.

En 1873, Selmi en Italie et A. Gautier en France démontrèrent chacun isolément, par une série de recherches, que parmi les produits de la putréfaction il existe un certain nombre d'alcaloïdes vénéneux. Ces alcaloïdes, entrevus par Selmi dans les cadavres, par Gautier dans les produits de la fermentation bactérienne des albuminoïdes, portent aujourd'hui le nom de ptomaïnes. Ces bases de la putréfaction sont solubles dans l'éther et se comportent, avec les réactifs chimiques, d'une façon analogue à l'atropine et à l'hyosciamine. Elles donnent avec :

L'acide molybdo-phosphorique, un précipité jaune floconneux;

Le chlorure de platine; un précipité jaune ou rosé facilement décomposable ;

Le chlorure d'or, un précipité cristallin jaunâtre qui se réduit facilement;

L'iodure de potassium ioduré, un précipité brun kermès;

Le tannin, un précipité blanc floconneux;

Le chlorure de mercure, un précipité épais, caséeux, de couleur blanche; toutefois quelques-uns ne précipitent pas ce réactif.

Les bases qui se développent pendant la putréfaction avaient été entrevues avant les recherches de F. Selmi et de Gautier. On avait été frappé de la nature vénéneuse de certains extraits cadavériques ou putrides.

En 1851, Panum avait retiré des chairs putréfiées un extrait dont il comparait l'activité à celle des venins, mais qu'il déclara *ne pas être alcaloïdique*. Bergmann et Smiedeberg retiraient du pus putréfié une substance toxique, la *sepsine*, qu'ils reconnurent comme un corps azoté; Zuelzer et Sonnenschein annonçaient, en 1869, avoir extrait des macérations anatomiques un alcaloïde dilatant la pupille. Mais toutes ces observations étaient restées isolées, incomplètes, douteuses, sans généralisation. On peut enfin ajouter qu'en 1866, Dupré et Bence Jones avaient extrait des organes de l'homme une substance jouant le rôle d'un alcaloïde, pensèrent-ils, qu'ils nommèrent *kinoïdine animale*.

Il faut arriver jusqu'aux travaux de Selmi et de Gautier, non seulement pour voir nettement affirmer la production des alcaloïdes vénéneux dans toute putréfaction, mais encore pour reconnaître leur origine albuminoïde (Gautier, 1873), et avoir quelques renseignements sur leurs propriétés générales d'abord (Selmi), sur leur composition et les familles chimiques auxquelles ils appartiennent (Gautier et Etard).

Selmi a découvert, par la méthode de Stas, différentes espèces d'alcaloïdes cadavériques.

Il distingue : 1° des ptomaïnes, qui sont solubles en solution acide; 2° des ptomaïnes, solubles dans l'éther en solution alcaline; 3° des ptomaïnes, qu'on peut extraire par le chloroforme d'une solution alcaline; 4° des ptomaïnes, qui passent dans l'alcool amylique; 5° des ptomaïnes, qu'on ne peut extraire par les procédés précédents.

Les substances qu'il a obtenues étaient cristallines; leurs sels, chloroplatinates, chlororates, chloromercurates, étaient cristallisés; il a donné les moyens de les reconnaître et de les distinguer des autres alcaloïdes naturels. Le mérite principal de Selmi est donc d'avoir reconnu l'existence constante de ces corps, et de les avoir isolés les uns des autres; d'en avoir donné les caractères qualificatifs; mais Selmi a toujours obtenu ces substances en si petite quantité qu'il n'a pu donner aucune analyse, ni reconnaître leurs analogies avec les autres alcaloïdes connus.

A M. A. Gautier, qui soulevait la même question en France, l'on doit : 1° d'avoir en même temps que Selmi reconnu l'existence des alcaloïdes vénéneux durant les putréfactions; 2° d'avoir démontré le premier, comme Selmi l'a publié lui-même, que leur origine était la destruction bactérienne des albuminoïdes, et surtout d'avoir généralisé ces découvertes en montrant que chez l'animal bien portant, chez l'homme durant le vie physiologique, ces alcaloïdes ou des alcaloïdes analogues vénéneux se produisent sans cesse, sont sans cesse détruits par oxydation et éliminés par les reins.

Gautier et Etard ont donné les premières analyses des ptomaïnes dans un travail ou ils ont étudié la putréfaction sur plusieurs centaines de kilos de viande de bœuf, de cheval, de poissons, de crustacés. Ils ont montré que dans toutes ces putréfactions se produisaient nécessairement et constamment deux alcaloïdes, l'un répondant à la formule et à la composition $C^8 H^{13} Az$, l'autre à la composition $C^9 H^{13}Az$; celui-ci est la *parvoline*; le premier appartient à une série qui n'était pas découverte encore au moment où paraissaient ces travaux, et qui depuis a de nombreux représentants. La base $C^8 H^{13} Az$ est de l'*hydrocollidine.* Elle donne des chloroplatinates peu solubles et cristallisés, et un chlororate cristallisé extrêmement altérable.

Nencki a trouvé, dans les produits de la digestion bactérienne du pancréas, une base $C^8 H^{11}Az$, qu'il a identifiée avec la collidine, mais qui ne se confond nullement avec l'*hydrocollidine* de Gautier, laquelle jouit d'un pouvoir réducteur extrême, et dont les analyses répondent à $C^8 H^{13} Az$.

Depuis ces recherches, Pouchet a retiré des matières putrides, en précipitant les produits solubles par le tannin et décomposant les tannates par l'hydrate de plomb en présence de l'alcool, deux bases oxygénées à chloroplatinates bien cristallisés. L'une répond à la formule $C^7 H^{18} Az^2 O^6$, l'autre à la fornule $C^5 H^{12} Az^2 O^4$. La première forme des prismes microscopiques gros et courts brunissant à la lumière ; l'autre moins altérable est en aiguilles déliées groupées en pinceaux. Elles doivent être rapprochées l'une et l'autre de l'*oxybétaïne* ou *muscarine*.

Depuis 1881, A. Gautier a démontré que les urines normales, la salive, les venins de serpents, le suc musculaire, etc., contiennent toujours des alcaloïdes cristallisés plus ou moins analogues à la carnine et à la créatinine. Ces bases répondent à diverses formules parmi lesquelles il faut signaler $C^5 H^8 Az^4 O^2$, qui en fait un hydrosanthème. Pouchet a aussi extrait des urines normales deux bases homologues et isologues de la précédente, et répondant aux formules $C^7 H^{12} Az^4 O^2$ et $C^7 B^{14} Az^4 O^2$.

Si nous ajoutons à ces importants travaux les recherches de Brouardel et Boutmy sur la caractérisation médico-légale de ces alcaloïdes, et celles des élèves de Selmi en Italie, entre autres de Guareschi et Mosso, qui ont retiré des produits putréfiés une huile de propriétés analogues à celles du curare, on aura à peu près l'ensemble des recherches fort étendues qui ont précédé celles de Brieger, que nous allons maintenant analyser.

Ces recherches sont très délicates, car il est nécessaire de ne rien changer à ce qui se passe dans la putréfaction, de ne produire artificiellement aucun corps nouveau et d'obtenir à l'état de pureté une substance cristalline dont le développement et l'analyse chimique soient bien connus. Cela est d'autant plus difficile que la production de pareils corps dépend en partie du hasard. Si la température varie, ou si la putréfaction se développe plus ou moins lentement, les corps obtenus changent de nature. Il faut aussi savoir si les différents microbes donnent des corps différents et s'assurer que ce sont bien les microbes qui les produisent.

Ces alcaloïdes sont peu stables dans la série des opérations pratiquées en vue de leur fabrication. Il en est qui naissent à une période donnée de la putréfaction et qui se détruisent ensuite, si bien qu'elles ont disparu huit ou dix jours après le début de la putréfaction. Enfin il se dégage, dans la putréfaction, des agents toxiques comme l'ammoniaque qui troublent les expériences si l'opération a lieu à une haute température.

Si la putréfaction se développe à une basse température, les produits toxiques se développent lentement.

Travaux de Brieger. — La méthode de Brieger consiste à em ployer comme réactifs l'eau, l'acide chlorhydrique et l'alcool qu'o a purifié soi-même dans le laboratoire. On retire d'abord par l'eau l'alcool et l'acide chlorhydrique tout ce qu'on peut. On mélange de l'eau une grande quantité de substances, de la viande haché de la gélatine, les organes qu'on a laissés se putréfier pendant u certain nombre de jours; on ajoute ensuite de l'acide chlorhy drique. Cet acide forme des sels avec les bases de la putréfac tion, qu'il conserve dans le mélange en les y fixant. Le mélang toutefois ne doit pas être trop acide. On filtre, on évapore jusqu' la consistance sirupeuse; après quoi on extrait les ptomaïnes pa l'alcool absolu en utilisant la propriété que possède l'alcool d dissoudre ces bases, si elles ne sont pas pures. On évapor l'alcool et en répétant cette solution par l'alcool et l'évaporatio de ce liquide, on peut isoler certaines bases qui passent difficile ment dans l'alcool. C'est ainsi qu'on a réussi à isoler le chlorhy drate de neuridine.

L'acétate de plomb et le chlorure de mercure sont excellent pour isoler les ptomaïnes, surtout le chlorure de mercure dissou dans l'alcool. On procède de la façon suivante :

On ajoute à la solution alcoolique contenant les chlorhy drates de ptomaïne un excès de chlorure de mercure et on laiss reposer vingt-quatre heures. Il se forme un précipité, on chauff à l'ébullition le précipité de mercure et on filtre. Dans cette ma nipulation, tous les albuminates et peptones restent sur le filtre tandis que les sels doubles de mercure et des alcalis organique sont solubles dans l'eau bouillante. Il est vrai qu'il existe un se double de mercure avec la choline, mais c'est justement pa cette propriété qu'on peut isoler cette base des autres. En laissan se refroidir le liquide filtré, on voit apparaître des cristaux de sel doubles de choline et de mercure, tandis que les autres base restent dans la solution; on fait cristalliser plusieurs fois jusqu' ce que les cristaux soient purs. Alors on dédouble les sels d mercure avec de l'hydrogène sulfuré et on a ainsi l'hydrochlorat de choline.

Nous venons de donner un exemple de la méthode.

L'acide picrique donne avec la *neuridine* des combinaison qui sont insolubles dans l'eau froide et solubles dans l'ea chaude. On précipite la neuridine par l'acide picrique. Il rest dans la solution d'autres bases. Supposons qu'il y ait de la choline dans la solution. Celle-ci était plus soluble, on chauffe et cette substance se cristallise par le refroidissement.

Ces procédés sont, comme on le voit, assez simples. Mais il est très difficile de séparer les autres bases, par exemple la *cadavérine* et la *putrescine*.

Ces bases se trouvent dans les sels de mercure obtenus par les procédés précédents. Elles sont solubles dans l'eau. On en obtient des platinates et des picrates. Les points d'ébullition des solutions sont aussi très rapprochés. Pour les isoler, Brieger a utilisé la façon dont se comportent les solutions de ces sels. Le sel d'or et de putrescine est très difficile à dissoudre, tandis que le sel d'or et de cadavérine est très soluble.

Un autre moyen consiste dans leur cristallisation ; on les dissout dans l'alcool à 96 p. 100 et on les fait cristalliser.

Si l'on a des chlorhydrates de ces deux bases, on les dédouble en les laissant cristalliser plusieurs fois dans des solutions avec l'alcool à 96°. La putrescine cristallise en aiguilles par ce procédé, tandis que la cadavérine reste dans la solution mère. On traite avec le platine pour avoir un sel double de platine et de cadavérine qui cristallise.

Lorsqu'on a obtenu les sels de putrescine en solution dans l'eau, il reste aussi dans ce liquide un sel d'or et de cadavérine. Pour isoler celle-ci il faut en faire un sel double de platine. Mais cela est difficile. Il vaut mieux obtenir une combinaison avec le mercure, et la dédoubler ensuite par l'hydrogène sulfuré en produisant du sulfure de mercure. On chauffe pour épaissir la solution et on traite par l'alcool. On filtre, la putrescine reste sur le filtre, tandis que la cadavérine passe dans la solution alcoolique. Mais d'autres sels passent aussi avec l'alcool.

Pour isoler la cadavérine, on profite de ce qu'elle se dissout difficilement de telle sorte qu'elle cristallise la première. Mais on ne peut pas la bien isoler parce que d'autres substances commencent aussi à se cristalliser. Telle est la *saprine*. On les recueille ensemble, on dissout et on fait de nouveau cristalliser. Comme ces deux cristaux sont mélangés, on les distingue à la loupe. Ceux de la cadavérine sont plus brillants et leur cristallisation est différente.

Après l'isolement de la cadavérine et de la saprine, il reste une autre base qui est très soluble dans l'eau et qu'on reprend par ce liquide, c'est la *mydaléine*. Il faut évaporer la solution en la condensant et dessécher par l'acide sulfurique sous une cloche. On obtient ainsi des aiguilles très fines Pour l'avoir à l'état de pureté, il faut la dissoudre à nouveau, puis la dessécher.

Les eaux mères contiennent encore d'autres sels. On y ajoute de l'eau et on les chauffe. L'alcool est ainsi évaporé ; le mercure est repris par de l'hydrogène sulfuré ; l'acide chlorhydrique en excès est neutralisé par du carbonate de soude ; ce qui reste est lavé à l'alcool absolu. Dans les putréfactions datant de sept jours, on trouvait dans les eaux mères de la triléthylamine qui était isolée de l'ammoniaque par la distillation de la solution et par addition d'un sel d'or.

Telles sont, en résumé, les méthodes d'après lesquelles Brieger a isolé, dans certaines solutions, des alcaloïdes cadavériques ; mais dans d'autres cas il est nécessaire d'employer d'autres méthodes.

Brieger a observé dans les différentes phases de la putréfaction des cadavres humains des produits variés, des ptomaïnes par exemple, qui disparaissent ensuite pour être remplacés par d'autres. Si la force vitale de l'homme est éteinte, la *lécithine* qui existe pendant la vie se décompose la première ; la *choline* apparaît peut-être à la suite de l'action réductive des tissus sur toutes les substances qui les entourent. Après l'apparition de la lécithine et de la choline, de nouveaux alcaloïdes se développent. Déjà le second jour on trouve de la *neuridine*. La neuridine est accompagnée de choline. Mais bientôt la choline commence à disparaître en donnant de la *triméthylamine*. La neuridine augmente, les masses les plus grandes de cette dernière sont fournies par l'intestin. Les grands parenchymes en contiennent peu. Le septième jour de la putréfaction la choline avait disparu tandis que la neuridine ne disparaît que le quatorzième jour. Pendant les deux premiers jours de la putréfaction, il n'y a donc pas de poison, car ces deux premières substances ne sont pas vénéneuses. La *cadavérine* augmente pendant tout le temps de la putréfaction. Avec la cadavérine on trouve ordinairement la *putrescine* et la *saprine*. La choléine et la triméthylamine ne sont toxiques qu'en grande quantité. Les poisons réellement forts ne se développent que quinze jours après le début de la putréfaction.

La *mydaléine* ne se développe qu'après trois semaines. La mydaléine injectée en petite quantité aux cobayes et aux lapins donne un catarrhe des muqueuses, une dilatation des pupilles et une augmentation de la température. Avec une injection d'un demi-centigramme, le cobaye meurt très rapidement; le chat meurt avec la même dose. Elle produit une diarrhée profuse et des vomissements. On constate à l'autopsie que le cœur est en diastole et que les intestins sont très enflammés.

Ainsi, dans les cadavres humains on trouve, suivant l'époque de leur apparition, les alcaloïdes suivants :

Choline.	$C_5H_{13}AzO$.
Neuridine.	$C_5H_{14}Az_2$.
Cadavérine.	$C_5H_{13}Az_2$.
Putrescine.	$C_4H_{12}Az_2$.
Saprine.	$C_5H_{16}Az_2$.
Triméthylamine.	$(CH_3)_3Az$.
Mydaléine.	

Parmi les ptomaïnes qui existent dans la putréfaction de la fibrine il en est qui sont de très grands poisons (Schmitt, Mulheim, etc.).

Pour les produire, Brieger a soumis 200 grammes de fibrine à l'action du suc gastrique pendant vingt-cinq heures, à la température du sang. Les peptones n'étaient pas putréfiés; la solution a été évaporée à consistance sirupeuse, prise par l'alcool, le reste traité de nouveau par l'alcool, puis par l'acétate de plomb; le plomb a été chassé par l'hydrogène sulfuré; on a agité avec l'éther, évaporé, extrait de nouveau par l'alcool; l'alcool a été chassé, le reste dissous dans l'eau et filtré. La substance toxique était contenue dans la solution aqueuse. On a fait cristalliser dans le vide. Les cristaux obtenus ainsi sont solubles dans l'alcool, insolubles dans l'éther, le benzol et le chloroforme. Ces cristaux sont très résistants aux agents chimiques. Quelques gouttes de la solution aqueuse diluée suffisent pour tuer une grenouille en quinze minutes. $0^{gr},5$ de la solution sirupeuse tuent un kil. de lapin. Cette substance toxique existe aussi dans les albuminates putréfiés, mais seulement pendant les huit premiers jours de la putréfaction. Brieger a nommé cette substance *peptotoxine*.

Nous avons vu que les viandes putréfiées contiennent de la neuridine; mais ce n'est pas le seul alcaloïde qu'elles renferment,

Les eaux mères qui restent après la cristallisation de la neuridin sont toxiques. Pour en retirer un nouvel alcaloïde, on fait bouilli les eaux mères avec du charbon animal, on évapore et on trait à l'alcool absolu jusqu'à ce qu'on ait une solution incolore. Aprè quoi on détermine la formation d'un sel de platine. On sépare c sel avec l'hydrogène sulfuré, on évapore et il se cristallise de aiguilles très fines et très toxiques : 2 à 5 milligrammes tuen une grenouille avec des symptômes de paralysie. Le chlorhydrat est aussi très toxique pour les mammifères. Quelques milli grammes tuent un chat. C'est la *neurine*. Elle détermine de sécrétions abondantes, une accélération de la respiration, de l diarrhée, et si l'on donne une plus forte dose les animau meurent avec des convulsions. L'atropine en est le contrepoison Cette intoxication ressemble à celle que produit la muscarine La neurine est identique à la base de vinyl composée par Wurt par une opération de synthèse et qui était inconnue dans l nature.

Dans la putréfaction des poissons, des maquereaux, Brieger a trouvé aussi une base toxique ayant la même composition chi mique et la même action que la muscarine.

Dans la putréfaction du fromage il a rencontré la neuridine

Dans la colle à pâte putréfiée il a vu aussi la neuridine et un autre poison semblable à la muscarine.

Brieger a fait de grandes quantités de cultures du strepto coccus dont il a pu extraire une ptomaïne non pathogène.

Le staphylococcus aureus n'a pas donné de ptomaïne pa thogène.

D'après ces recherches de Brieger, qui remplacent par de corps bien définis, cristallisés en assez grande quantité, analysé chimiquement, des corps mal déterminés jusqu'ici, on voit qu nous connaissons un assez grand nombre de substances nouvelle qui se développent dans les putréfactions. Plusieurs de ces corp sont très toxiques et l'un d'eux est identique, par exemple, à l muscarine, poison des champignons vénéneux. On compren que la pepsine et les bactéries de la putréfaction décomposent le substances de l'organisme, d'une composition moléculaire trè compliquée, de telle sorte qu'il se forme des corps assez simple qui sont souvent des alcaloïdes. Ces derniers sont habituellemen toxiques comme beaucoup d'alcaloïdes organiques.

La nature du terrain, du substratum sur lequel germent les bactéries est de la plus haute importance ; les mêmes bactéries donnent avec un terrain différent des produits variés.

Ainsi les bactéries de la putréfaction ensemencées sur les viandes produisent la neurine qui est très toxique ; elles donnent sur la chair des poissons la muscarine, identique au poison produit par l'agaric pernicieux.

Brieger s'est demandé ensuite si des bactéries obtenues en culture pure pourraient produire des ptomaïnes définies, et il a recherché quelles étaient les ptomaïnes déterminées par les bacilles d'une maladie donnée.

Avec les bacilles de la fièvre typhoïde (bacille d'Eberth) cultivés sur la peptone de viande dans de grands ballons, il ne se développe aucune putréfaction ; mais avec les méthodes d'analyse chimique des ptomaïnes, en précipitant par le mercure les extraits alcooliques, il est resté dans la solution un chlorhydrate dont les sels de platine sont faciles à dissoudre, tandis que la combinaison avec l'or est plus soluble. Il a pu isoler cette base à l'état de pureté. En laissant, même pendant un mois, les cultures dans l'étuve, il y avait très peu de cette substance. Elle est toxique, mais elle agit lentement. Chez le cobaye elle augmente les sécrétions, donne une plus grande fréquence à la respiration ; les extrémités s'affaiblissent, les animaux tombent sur le côté. Les pupilles se dilatent, la respiration devient très faible, il se développe de la diarrhée et les animaux meurent après vingt-quatre heures.

C'est base est une *triamine*, mais il n'en avait pas suffisamment pour faire une analyse complète.

Brieger a examiné les résultats des cultures du streptococcus. Il a supposé que les animaux et l'homme meurent avant qu'il se soit accumulé une masse assez notable de poison, et comme la réduction des tissus après la mort modifie rapidement leur composition chimique, il n'est pas probable qu'on puisse y trouver des ptomaïnes. Aussi a-t-il fait une culture pure très abondante de streptococcus sur du jus de viande. Neuf ballons contenant chacun 125 grammes de viande ont été examinés après quatre semaines. Toutes les ptomaïnes toxiques étaient restées dans la solution alcoolique précipitée par le mercure. L'eau mère ne contenait que de l'ammoniaque.

La solution alcoolique renfermait des cristaux qui se fondaient à l'air et qui appartenaient à une ptomaïne spéciale non pathogène.

De grandes masses de culture du bacille du tétanos contenaient un sel double de platine recueilli dans un extrait alcoolique et précipité par le chlorure de platine dont la composition est ($C_{13}H_{32}N_2O_4PtCl_6$), sous la forme de lamelles d'un jaune clair. On en pouvait retirer l'alcaloïde par l'oxyde d'argent. Cet alcaloïde est une substance huileuse qui, inoculée aux cobayes, donne un tétanos caractéristique.

Hoffa (*Die Natur der Milzbrand-Giftes*, 1886) a fait de grandes quantités de cultures du charbon dans la viande hachée stérilisée. Il en faisait des extraits alcooliques évaporés à consistance sirupeuse qu'il agitait avec l'éther avant de l'avoir purifié par toute substance alcaline. Après l'évaporation de l'éther on peut, avec l'acide chlorhydrique, obtenir un sel brun jaunâtre facilement soluble dans l'eau. Ce sel est un alcaloïde et, injecté en petite quantité, il tue les cobayes en quelques heures avec de la dyspnée, des battements de cœur, une diarrhée hémorrhagique et de la somnolence, bien qu'il n'y ait pas de fièvre. La signification de ces faits est encore douteuse.

Nencki a cherché en vain des ptomaïnes dans les produits du bacille du charbon; l'un de nous (Babes) n'a pu constater non plus aucune substance novice dans les cultures du charbon. En inoculant des lapins et des moutons avec le bacille du charbon, en faisant un extrait alcoolique d'après les principes indiqués plus haut et en injectant une grande quantité de cet extrait à des souris, les souris restaient saines. En faisant sur l'indication de M. Brieger des cultures des bacilles du charbon sur une grande quantité de viande hachée, à la température du corps, il se développait toujours une forte odeur qui se distinguait de celle de la putréfaction, en même temps que les bactéries se multipliaient énormément. Des extraits alcooliques et aqueux obtenus avec trois litres de ces cultures et évaporés, plusieurs n'ont pas donné non plus de ptomaïnes vénéneuses pour les animaux.

Nencki. *Ueber die Zersetzung der Gelatine und des Eiweisses beider Fäulniss mi Pankreas*. Bern, 1876.

— *Zur Geschichte der basischen Fäulnissproducte* (*Journal für prakt. Chemie* Bd XXVI, p. 47, 1882).

GUARESCHI et MOSSO, *Archiv ital. di biologie*, 1883.
GAUTIER et ETARD, *Comptes rendus*, t. XCIV, p. 1601.
GAUTIER, *Ptomaïnes et leucomaïnes*, Acad. de méd., 1887.
DUPRÉ et BENCE JONES, *Zeitschr. f. Chemie und Pharmacie*, 1866; *Pharmaceutische Centralblatt*, XVI, n° 10 (*Ber d. deutsch. chem Gesellsch.*, 1874, p. 1491)
SONNENSCHEIN et ZÜLZER, *Berlin. klin. Wochenschr.*, 1869, p. 123.
OTTO, *Anleitung zur Ermittelung von Giften*, 5 Aufl. Braunschweig, 1875. Bearbeitet von Dr R. Otto.
BROUARDEL et BOUTMY, *Annales d'hygiène publ. et de méd. légale*, IIIe série, t. IV, p. 335.
SELMI, *Sulle ptomaine ad alkaloidi cadaverici*, etc. Bologne, 1878.
— *Alcaloidi venefici esostanze amiloidi dall' albumina in putrefazione*. Roma, 1879.
NETTER, *Des poisons chimiques* (*Archives génér. de méd.*, 1884).
BRIEGER, *Ueber Ptomaine*. Berlin, Hirschwald, 1885. — *Weitere Untersuchungen ueber Ptomaine*. Hirschwald, 1885.
HOFFA, *Die Natur des Miltzbrand-Giftes*, 1886.

CHAPITRE III

TECHNIQUE HISTOLOGIQUE

Microscopes. — Instruments. — Verrerie. — Microtomes. — Réactifs. — Récolte des liquides à examiner. — Procédés de coloration des bactéries. — Photographie.

Dans les détails de technique que nous exposons ici, nous supposons connue toute la technique histologique ordinaire. Il serait en effet absolument irrationnel et dangereux de commencer à faire usage du microscope en vue d'étudier les bactéries, car il est nécessaire d'avoir des notions générales et pratiques de botanique, d'histologie normale et pathologique qu'on ne peut acquérir sans être très expert dans le maniement du microscope, dans la pratique des coupes, dans la coloration et le montage des préparations. Aussi nous bornons-nous à indiquer les traités généraux sur la matière et en particulier l'excellent traité technique d'histologie de Ranvier[1], le traité du microscope de Ch. Robin[2], et les histologies de Kœlliker[3], Stricker[4], Francotte[5]. B. Lee et Henneguy, Orth, etc., où l'on expose les méthodes de l'histologie normale. La technique spéciale à l'étude histologique des bactéries est relatée dans les mémoires et publications de Weigert[6], de Cohn[7], d'Ehrlich[8] de Koch[9], de Friedländer[10],

1. Ranvier, *Traité technique d'histologie.* Paris, Savy, 1875.
2. Robin, *Traité du microscope*, 1re édit., 1849; 2e édit., 1881.
3. Kölliker, *Elem. d. menschl. Gewebel*, traduct. franç., 2e édit., 1868.
4. Stricker, *Lehre von den Geweben.*
5. Francotte, *Manuel de technique microscopique.* Paris, 1886. B. Lee et Henneguy. *Traité des méthodes techniques de l'anatomie microscopique.* Paris, 1887.
6. Weigert, *Virchow's Archiv.* t. LXXXIV.
7. Cohn, *Beitr. z. Biol. d. Pflänzen II*, 1881.
8. Ehrlich, *Zeitschr. f. kl. Med.*, 1881.
9. Koch, *Beitr. z.Biol. d. Pflanzen*, t. II.
10. Friedländer, *Microscopische Technik.* Berlin, 1883, et 2e édition, 1884.

'irket[1], Hueppe et Ermangen[2], Crookshank[3], Sims Woodhead et W. Hare[4], Iffreduzzi[5] etc. Nous nous contenterons d'indiquer ici les instruments, les éactifs et les modes de préparation qui sont nécessaires lorsqu'on étudie es micro-organismes.

Microscopes. — Il est nécessaire d'avoir un microscope solide, dont la 'is micrométrique soit très bonne, qui soit pourvu d'un condensateur ıbbé à grand angle d'ouverture et de lentilles à immersion dans l'eau et lans l'huile (lentilles à immersion homogène).

Nous nous sommes servis des microscopes et des lentilles à immersion lans l'eau et dans l'huile fabriqués par Zeiss à Iéna, Vérick et Prazmowsky ı Paris, Leitz à Wetzlar, Hartnack à Potsdam, Reichert à Vienne. Ross, 'owel et Lealand, à Londres, fabriquent aussi des lentilles à immersion ıomogène.

L'emploi de verres spéciaux par Abbé et Zeiss a permis de faire des entilles apochromatiques qui donnent des images plus claires, qui suppor- ent des oculaires plus forts et qui fournissent les résultats les meilleurs pour la photographie.

Il est toujours nécessaire de commencer par examiner les préparations colorées avec un grossissement faible, de 50 à 100 diamètres, avec le con- lensateur Abbé et un diaphragme à faible diamètre pour étudier la topo- graphie des lésions; lorsque les coupes sont colorées doublement, les bac- éries en violet par exemple, tandis que le tissu est teint en rouge, on peut léjà apprécier le siège des premières avec un grossissement de 100 à 200 diamètres par les taches et agglomérations violettes qu'elles présen- ent, ou même les reconnaître à leur forme lorsqu'il s'agit de grosses bactéries comme celles du charbon. Il est même possible de très bien étu- dier avec un grossissement de 20 diamètres la répartition des bactéries de la tuberculose lorsqu'elles sont en masses considérables, comme cela a lieu dans la tuberculose des poules et des faisans. Pour les grossisse- ments de 50 à 300 diamètres, on peut se servir aussi des lentilles ordi- naires et de la lumière directe donnée par un miroir concave.

Mais lorsqu'il s'agit de déterminer la forme et l'espèce des bactéries, soit dans un liquide, soit sur des coupes, il est nécessaire d'employer des lentilles qui possèdent une grande clarté en même temps qu'elles grossis- sent de 300 à 1 200 ou 1 500 diamètres. Les lentilles à immersion dans l'eau, avec la lumière simple et le condensateur Abbé, donnent de très bons ren- seignements pour les bactéries non colorées et étudiées dans les liquides, On peut aussi étudier les bactéries non colorées avec un condensateur Abbé

1. Firket a ajouté à sa traduction française du *Traité de microscopie clinique* le Bizzozero un chapitre relatif à la technique et au diagnostic des microbes para- sitaires. Bruxelles, 1883, seconde édition française, 1885, et 3e édit. française, 1888.

2. Hueppe et Ermangen, traduction française, 1er vol. Steinheil, 1887.

3. Crookshank, *an introduction to practical bacteriology*. London, 1886, traduc- tion française. Steinheil, Paris, 1887.

4. C. Sims Woodhead et Arthur W. Hare, *Pathological mycology*. 1885. Section ., method.

5. Bordoni Uffreduzzi, Microparasitti. nelle malattie da infezione. Torino 1885.

muni d'un diaphragme. Le meilleur microscope pour étudier les bactéries non colorées est assurément celui de Zeiss ou de Reichert avec les lentilles apochromatiques, avec la lumière Abbé et un diaphragme étroit.

Lorsqu'on examine des bactéries colorées, surtout sur des coupes, il est nécessaire de se servir de la lumière Abbé, et des objectifs à immersion homogène. Ceux dont nous usons le plus habituellement sont les lentilles $\frac{1}{12}$ de Zeiss, le n° 10 de Vérick, le $\frac{1}{15}$ de Reichert et le $\frac{1}{12}$ de Leitz. Ces lentilles ont l'avantage de donner, en baissant ou élevant le tube, en changeant l'oculaire depuis l'oculaire n° 1 jusqu'au n° 4, des grossissements qui varient de 300 diamètres à 1 000 diamètres. Pour les grossissements supérieurs, nous avons employé le n° 12 de Vérick, le $\frac{1}{18}$ de Zeiss, le $\frac{1}{20}$ de Reichert le $\frac{1}{16}$ de Leitz, ou le système 25 de Powel et Lealand. Ces grossissements, sont très clairs, même avec l'oculaire n° 4, le tube étant élevé. Les objectifs de Zeiss fournissent des images extrêmement claires et très précises; les plus forts grossissements sont donnés par Powel et Lealand. Le microscope de Powel et Lealand est muni d'un excellent porte-objet où la préparation est fixée et qui se meut de telle façon, à l'aide d'un vis, que tous les points de la préparation sont examinés successivement, sans qu'il soit nécessaire de la toucher. Un appareil semblable permet de noter et de retrouver un point spécial d'une préparation. Vérick fait aussi d'excellentes lentilles homogènes qui ont l'avantage d'une distance focale assez grande; les lentilles de Leitz et surtout celles de Reichert que nous recommandons spécialement sont également très bonnes et coûtent beaucoup meilleur marché que les précédentes,

Le grand mérite du concentrateur de Abbé est non seulement de fournir une lumière d'une très grande intensité, mais aussi d'effacer le contour des cellules et des éléments non colorés en donnant une plus grande valeur aux parties colorées, aux bactéries, par exemple. Dans le concentrateur Abbé, les faisceaux lumineux sont rassemblés au sommet du cône qu'ils forment précisément sur l'objet à examiner, c'est-à-dire au foyer de la lentille. Ces rayons, provenant de l'objet à examiner, pénètrent dans la lentille sous un très grand angle d'ouverture. Il en résulte que les contours des cellules, masqués par la réfringence de la lumière, s'effacent et qu'on peut apprécier les plus fines bactéries colorées au milieu d'éléments à contours réfringents qui les masqueraient si l'on employait un autre éclairage. L'angle d'ouverture du cône des rayons mesure 120°. On peut régler l'appareil par des diaphragmes. Remarquons toutefois qu'un trop grand angle d'ouverture n'est pas toujours favorable, parce que tous les contours des objets peuvent devenir trop diffus. Nous conseillons aussi les concentrateurs possédant un angle d'ouverture moindre qui sont appliqués aux microscopes de Zeiss et de Leitz. Ceux qui sont fabriqués par Vérick et Hartnack sont également utiles et permettent d'apprécier les éléments du tissu tout en observant très facilement les bactéries. Le même effet est obtenu dans les microscopes de Zeiss, Leitz et Reichert par l'interposition d'un diaghragme.

Les huiles dont on se sert pour les lentilles à immersion sont l'essence de cèdre, l'essence de fenouil, le mélange d'huile de ricin et de fenouil.

On emploie dans le même but l'hydrate de chloral mélangé à la glycérine.

Instruments de métal. — Verreries. — Les instruments dont on a besoin pour les préparations sont :

Des *aiguilles* en acier, en platine et en verre. Nos aiguilles en platine sont montées sur un manche de bois, affilées de telle sorte qu'on peut s'en servir pour toutes les préparations histologiques ; mais il est aussi commode d'employer un simple fil de platine monté sur une baguette de verre. On donne au fil la forme que l'on veut pour recueillir des liquides, pour faire des ensemencements sur la gélatine ou pour transporter les coupes minces d'un liquide dans un autre ;

Des *spatules* montées sur un manche de bois, très minces, ayant la forme d'un couteau de peintre courbé sur le plat à son extrémité. Elles doivent être en nickel, pour ne pas s'oxyder. On s'en sert pour porter les coupes minces d'un liquide dans un autre et pour les transporter sur la plaque de verre porte-objet. On peut se servir aussi de spatules de platine.

Des *ciseaux* fins ;

Des *pinces* à extrémités fines, sans dents, qu'on emploie soit pour saisir les pièces dans les bocaux, soit pour tenir les lamelles lorsqu'on les chauffe sur la lampe à alcool ou qu'on les change de liquide ;

Des *godets de cristal* ou *de porcelaine* qui servent à faire baigner successivement les préparations dans les diverses solutions colorées, dans l'eau, dans l'alcool, dans l'essence de girofle, de térébenthine ou l'huile d'origanum. Ces godets de cristal ou de porcelaine doivent se recouvrir les uns les autres et s'empiler facilement, de telle sorte que les liquides qu'ils contiennent soient soustraits à l'évaporation ;

Des *verres de montre ;*

Des *lamelles* de 12 à 15 μ d'épaisseur ;

Des *lames porte-objet* lisses et excavées.

Suivant qu'il s'agit de préparations colorées ou non, les verres de montre, godets de cristal ou lames porte-objet doivent être mis sur une surface noire ou sur une surface blanche. Pour être bien éclairé, ce qui est nécessaire lorsqu'il s'agit de déplisser une coupe mince ou de faire des dissections fines, l'observateur doit se placer devant une fenêtre, et, si cela est nécessaire, examiner les objets sur le photophore de Ranvier.

Microtomes. — Il est pour ainsi dire impossible de faire, avec le rasoir et à main levée, ou même avec les microtomes ordinaires, les coupes minces et larges dont on a besoin pour l'examen des bactéries. Celles-ci peuvent en effet ne siéger que sur un point d'une large préparation ; on est obligé pour les voir, lorsqu'elles sont peu nombreuses, d'examiner toute la surface d'une large coupe avec un grossissement de 500 diamètres ou même plus, ce qui nécessite une grande minceur de la préparation, 10 μ, par exemple. L'éclairage Abbé et les objectifs homogènes permettent de bien les voir même sur une coupe un peu épaisse. Aussi doit-on se servir d'un microtome. Ceux dont nous faisons usage sont des microtomes grand modèle de Thoma, fabriqués par Jung à Heidelberg et ceux que construit Vérick à Paris.

Vérick avait fait autrefois, sur les indications de Rivet, un microtome en bois consistant en un plan oblique sur lequel on faisait monter la pièce à couper à la rencontre d'un couteau qui se mouvait horizontalement; Jung a établi plus tard, d'après les indications de Thoma, sur le même modèle, des microtomes de diverses grandeurs, en acier, très solides et d'un usage très simple.

Verick et Luer fabriquent maintenant des microtomes Rivet en acier, et qui possèdent les mêmes avantages que ceux de Thoma.

Pour monter les pièces à couper sur le chariot qui les porte, on commence par faire durcir dans l'alcool la portion à examiner. L'alcool est le liquide durcissant qui conserve le mieux les bactéries, bien qu'il les contracte et diminue leur volume. Les fragments de tissus doivent être coupés régulièrement suivant des faces planes et parallèles et être durcis dans environ 50 fois leur volume d'alcool. Il importe, pour que le durcissement se fasse bien, de prendre des tissus aussi frais que possible, recueillis avec des instruments stérilisés. Le fragment durci est collé à l'aide d'une légère couche de gomme ou de gélatine [1] sur un bouchon de liège taillé en hexaèdre ou sur un morceau de bois. La pièce, unie ainsi au bouchon ou au bois, est mise dans un flacon d'alcool à large goulot bouché à l'émeri. Quelques heures après, l'alcool a solidifié la gomme, et la pièce fait corps avec son support. Ce dernier est placé dans la pince qui surmonte le chariot du microtome, on mouille avec de l'alcool la surface de la pièce à couper, et on la fait glisser de manière à égaliser la surface de la pièce. Une vis micrométrique permet de faire avancer régulièrement le chariot de façon à obtenir, si la lame coupe bien, des coupes de 10 μ d'épaisseur. Ces dernières sont recueillies dans de l'alcool.

Pour examiner à l'état frais certains organes, le foie, les reins, le cœur, les poumons, on peut y faire immédiatement des coupes minces à l'aide d'un couteau à double lame.

Le microtome à glace de Jung se compose d'un plateau métallique qu'on refroidit en pulvérisant de l'éther à sa partie inférieure. La pièce à examiner est placée sur la plaque métallique et se congèle en s'y fixant. On peut alors y pratiquer des coupes minces avec le rasoir.

Le microtome de Roy présente une vis micrométrique qui monte à l'aide d'une roue dentée mise en mouvement par une manette. Il a été très avantageusement modifié par Malassez et Vérick, de telle sorte qu'en renversant l'appareil, on peut faire les coupes dans une cuve contenant de l'eau alcoolisée. Les préparations se font par un mouvement automatique de l'opérateur, sans qu'il soit nécessaire de mouiller la pièce ou la lame du rasoir. On transforme facilement cet appareil en microtome à glace [2].

1. On fait cette gélatine en dissolvant de la gélatine à chaud dans deux parties d'eau, puis on ajoute deux parties de glycérine.

2. Malassez, Microtome perfectionné de Roy (*Archives de physiologie*, 15 novembre 1884.

Réactifs liquides. — Les principaux réactifs dont on se sert constamment dans la préparation des bactéries sont :

1° *L'eau distillée*, qu'il est très difficile de conserver pure de toute souillure bactérienne. Nous filtrons d'abord et faisons bouillir l'eau distillée, puis nous la mettons dans un flacon de 2 litres, bouché à son col par un bouchon de caoutchouc. Ce bouchon est percé d'un trou à travers lequel passe un tube de verre recourbé en bas et rempli de ouate. La partie inférieure du flacon s'ouvre par un robinet en verre. Bien que le flacon ne soit jamais ouvert par le haut que pour le remplir, il contient souvent des bactéries fertiles ou non. Mais on peut les négliger, car, dans les opérations successives qu'on fait subir aux préparations, on ne les met dans l'eau distillée qu'après qu'elles ont subi l'action des couleurs d'aniline. Dans les coupes qu'on sort du bain colorant pour les laver dans l'eau distillée, les bactéries sont déjà colorées, l'opération du lavage est rapide, et si des bactéries de l'eau restaient par hasard sur la préparation, elles seraient incolores et par conséquent invisibles au microscope dans les préparations conservées dans le baume. C'est surtout pour la recherche bactériologique qu'il faut avoir de l'eau et d'autres liquides absolument stériles. La fig. 3 représente un appareil contenant de l'eau stérilisée et servant à la fois pour mesurer la quantité employée. On stérilise d'abord les parties en verre, qu'on remplit ensuite avec de l'eau stérilisée. On ajoute les parties de caoutchouc et on stérilise de nouveau dans l'étuve à vapeur de Koch, fig. 16. Le même flacon sert aussi pour d'autres liquides nécessaires à la recherche des bactéries (Babes).

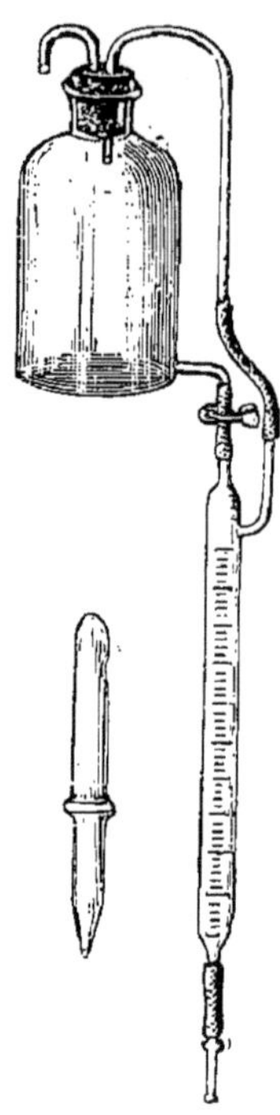

Fig. 4. — Flacon pour les liquides stérilisés.

Le liquide est mis d'avance dans la pipette, graduée. Par une pression latérale sur le petit tube de caoutchouc qui lie la pipette avec le compte-gouttes, on peut bien régler la sortie des liquides. Le compte-gouttes dessiné possède une ouverture latérale qui s'ouvre par une faible pression sur le tube de caoutchouc.

2° Des acides, l'acide nitrique, l'acide acétique, l'acide chlorhydrique, l'acide sulfureux, etc. ;

3° Des bases, la potasse caustique, l'ammoniaque, le carbonate de soude et de potasse, l'acétate de potasse ;

4° L'huile d'aniline employée à faire l'eau d'aniline d'Ehrlich, la toluidine utilisée dans le même but (Babes) ;

5° L'alcool et en particulier l'alcool absolu, qui sert à décolorer et à déshydrater les préparations colorées par l'aniline ;

6° L'essence de girofle, les essences de bergamote, d'origanum, de térébenthine employées à déshydrater les préparations ;

7° Le xylol, l'essence de cèdre ;

8° Le baume du Canada qui sert à enfermer les préparations [1].

L'alcool absolu et l'essence de girofle sont d'un emploi constant ; nous

1. Il est avantageux de se servir de baume de Canada pur renfermé et conservé dans les tubes métalliques analogues à ceux où l'on garde les couleurs à l'huile.

les conservons dans des flacons compte-gouttes qu'on doit toujours avoir sous la main quand on monte les pièces.

Enfin toute la série des matières colorantes (voy. plus bas).

Récolte des liquides a examiner. — Il faut toujours être muni, surtout lorsqu'on va chercher des liquides dans une salle d'hôpital pour les transporter ensuite au laboratoire, de pipettes propres à les recueillir. Pour préparer ces pipettes, on prend un tube de verre de 5 à 10 millimètres de diamètre; on le divise en morceaux de 20 centimètres de longueur; on chauffe au chalumeau la partie moyenne d'un de ses segments; on l'étire en l'effilant et on a ainsi deux pipettes terminées par une extrémité capillaire qu'on ferme à la lampe, et ouvertes à l'autre extrémité. On bouche cette dernière avec de l'ouate fine et stérilisée; on chauffe la pipette de nouveau au chalumeau pour la flamber et détruire les germes qui pourraient y être restés. Pour plus de sûreté on pourra mettre ces pipettes dans le poêle à flamber à 160°. Pour s'en servir, on commence par flamber, à la lampe à alcool, toute la partie de la pipette comprise entre son extrémité fermée et on la plonge immédiatement dans le liquide à recueillir, par exemple un abcès, au moment de son ouverture, dans une bulle d'érysipèle, etc. On peut aussi se servir de la seringue de Koch qui se stérilise très facilement et qui possède, au lieu de piston, une boule de caoutchouc.

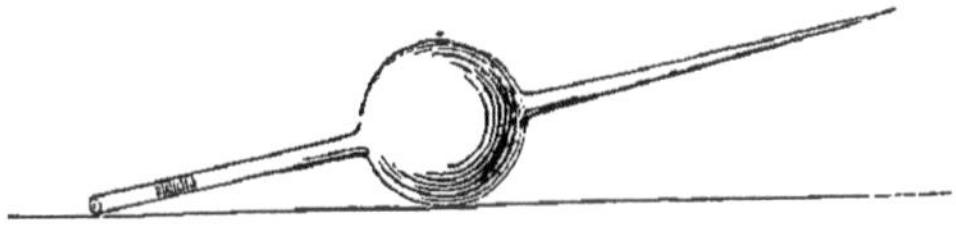

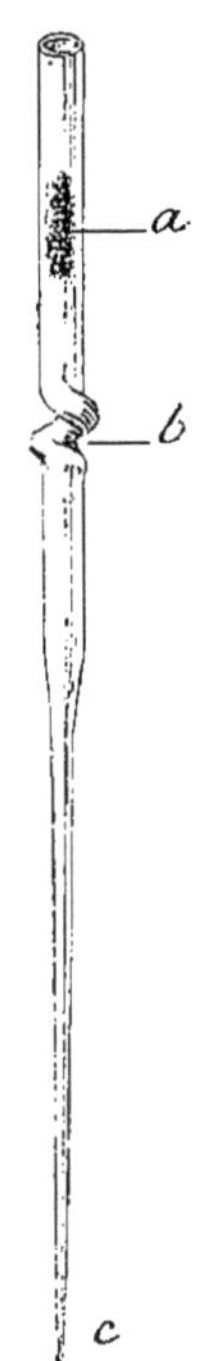

Fig. 5. — Pipette à col tordu.

a, ouate; b, col tordu; c, extrémité de la pipette.

Fig. 6. — Pipette à ventre renflé (figure empruntée au traité de Duclaux, *Ferments et maladies*).

Il vaut encore mieux, pour recueillir le liquide de ces collections, cautériser l'épiderme avec une baguette de verre chauffée à la lampe, casser l'extrémité très effilée du tube, la chauffer à la lampe, et l'introduire directement dans la collection liquide à travers l'épiderme ou même le derme, avant l'ouverture pratiquée par le chirurgien. Le liquide monte immédiatement dans le tube par capillarité ou par suite de la raréfaction de l'air dans son intérieur. Si l'ascension n'est pas assez rapide et si l'on a besoin de recueillir une certaine quantité du liquide, on aspire avec la bouche.

L'opération faite, on ferme l'extrémité du tube à la lampe. Il est bon que cette partie soit très mince, car alors on n'a pas besoin de chauffer beaucoup, tandis que si l'extrémité du tube est épaisse, il faut, pour la fondre, une certaine température, et on est obligé de la chauffer à un degré qui peut être nuisible aux bactéries contenues dans le liquide.

La forme de ces pipettes sera modifiée suivant les besoins. Ainsi on prendra des pipettes à col tordu (fig. 4) pour empêcher le liquide recueilli d'aller dans la partie du col bouchée à la ouate. Si l'on doit recueillir une grande quantité de liquide, de 20 à 100 grammes par exemple, on emploiera une pipette à ventre renflé (voy. fig. 5) ; si au contraire on ne doit prendre qu'une ou deux gouttes, on se munira de pipettes semblables à celles usitées pour transporter le vaccin. Ces dernières sont très minces, ouvertes et terminées à leurs deux bouts par des extrémités effilées. On casse leurs deux pointes, on les passe à la lampe avant de s'en servir, on les remplit, après quoi on ferme à la lampe les deux extrémités.

Les liquides ainsi recueillis seront conservés jusqu'à ce qu'on soit prêt à en faire des lamelles à colorer ou des cultures ; mais il vaut mieux préparer les lamelles de suite et faire les cultures le plus tôt possible.

Pour recueillir de l'urine en vue de savoir si elle contient des microorganismes, il convient de faire un premier examen au microscope. Il est difficile d'éviter, chez les femmes, que les urines ne soient souillées au passage par le contact du mucus vulvo-vaginal et par les bactéries qui s'y trouvent. Chez l'homme, on doit laver au préalable l'extrémité de l'urèthre avec de l'eau et avec de l'alcool. On recueille sur une lamelle une gouttelette d'urine à la fin de l'émission. Cette petite gouttelette est étalée sur la lame mince avec un fil de platine stérilisé, puis séchée à l'air ou à l'étuve. On la colore ensuite comme il sera dit bientôt. Si l'on est dans la nécessité de sonder les malades, il faut que la sonde métallique, très propre, ait été stérilisée dans l'eau bouillante. On pourra alors recueillir l'urine dans un vase stérilisé mis en communication directe avec la sonde.

Les précautions précédentes sont nécessaires si l'on doit transporter les liquides ; mais il est préférable de les prendre avec une aiguille de platine, de faire immédiatement les préparations et d'ensemencer de suite les substances nutritives sur lesquelles on veut faire germer les bactéries.

Chez les animaux, le sang devra être recueilli d'après le procédé de Pasteur que nous avons indiqué déjà (voy. page 26).

Pour les liquides provenant de ponctions de la plèvre, des articulations, du péritoine, il suffit d'employer les trocarts, tubes et vases bien stérilisés, des appareils ordinaires de Potain, Dieulafoy, etc.

Méthode de préparation et de coloration des bactéries dans les liquides et dans les tissus. — Il est difficile de bien voir les microbes dans les liquides et surtout dans les tissus et dans les organes ; aussi est-il nécessaire de connaître exactement tous les récents progrès de la technique histologique. La relation des microbes avec les éléments des tissus et les altérations de ces derniers nous donnent parfois, en effet, la clef de leur mode d'action pathogénique.

La première règle à poser, dans ces recherches, c'est l'observation de la propreté la plus minutieuse, car l'air, l'eau, la poussière, avec lesquels les objets à examiner sont en contact, contiennent des micro-organismes qu'il est essentiel de ne pas confondre avec ceux des maladies. Il faudra, dans ce but, laver les instruments dont on se sert dans de l'alcool pur, ou mieux les chauffer jusqu'à 150 ou 200°.

EXAMEN DES LIQUIDES. — Pour l'examen des sécrétions, pour le pus, le mucus, etc., il est bon de ne pas prendre la couche superficielle, mais bien celle qui est en rapport avec les tissus altérés. On étale ces sécrétions sur une lamelle mince à l'aide d'un fil de platine qu'on a porté préalablement au rouge et laissé refroidir.

On peut mettre tout d'abord la gouttelette du liquide à examiner sur une mince lamelle qu'on renverse ensuite pour la placer sur une lame porte-objet excavée ou sur la chambre humide de Ranvier[1]; on entoure le bord de l'excavation de la lame porte-objet avec de la vaseline ou de la paraffine. On étudiera de cette façon les mouvements et certains stades du développement des bactéries : il sera souvent nécessaire, dans ce but, de placer le porte-objet ainsi disposé sur la platine chauffante de Ranvier. Il suffit, dans bien des cas, d'examiner simplement le liquide placé entre la lame et la lamelle.

Il est très important d'examiner les éléments des tissus à l'état frais en se servant d'instruments stérilisés. On stérilise les instruments dont on doit faire usage en les plaçant dans une boîte de fer bien fermée qu'on laisse une demi-heure dans l'étuve à la température de 140°. Si l'on veut examiner un organe, comme le foie ou le poumon, on en fait une première coupe avec un couteau chauffé au rouge. On déchire, par traction entre les deux mains, et on prend avec un fil de platine un peu du suc de cet organe avec un couteau stérilisé. L'examen de ce suc sera fait en partie par le microscope, en partie par les cultures.

Un moyen pratique pour recueillir le sang consiste à laver la peau du doigt avec une brosse, de l'eau et du savon. On trempe le doigt dans un flacon contenant du sublimé à $\frac{1}{100}$ pendant quelques minutes. On lave le point que l'on doit piquer en faisant couler goutte à goutte de l'alcool absolu. Cela fait, on enveloppe le doigt avec du papier joseph stérilisé, puis on pique la peau avec une épingle ou une lancette flambée. On fait sortir ainsi une gouttelette de sang qu'on aspire avec une pipette dont on a coupé la pointe et qu'on vient de passer dans la flamme. On aspire le liquide en ayant soin que l'extrémité de la pipette ne touche pas l'épiderme. Pour fermer on présente le bout de la pipette dans la flamme et on aspire de façon à éloigner le sang d'un centimètre environ du bout de la pipette; on ferme ensuite à la lampe.

Suivant une méthode indiquée déjà depuis longtemps par Ehrenberg[2] et Obermeier, et généralisée par Koch, une couche très mince de ces liquides est étalée sur des lamelles minces et desséchée rapidement. Pour mieux fixer la substance ainsi étalée, on la passe trois fois dans la flamme

1. *Traité technique d'histologie*, p. 44.
2. EHRENBERG, *Die Infusionsthierchen*, Leipsig, 1838.

d'une lampe à alcool. Les lamelles ainsi préparées sont traitées par les substances colorantes comme les coupes minces des tissus.

Ces lamelles se conservent pendant des mois ou même des années.

Souvent il suffit de mettre pendant quelques minutes une goutte de la matière colorante d'aniline sur la face de la lamelle recouverte du liquide desséché, de la laver ensuite avec de l'eau distillée stérilisée et de l'examiner immédiatement en la déposant sur la lame de verre porte-objet.

Pour l'examen de beaucoup de micro-organismes, il sera nécessaire de laisser les lamelles pendant une heure ou davantage dans des solutions colorantes. Dans ce but, on remplit aux trois quarts un verre de montre avec un bain colorant et on place les lamelles à la surface du liquide, de manière que la face de la lamelle qui porte le liquide desséché trempe dans le liquide. Après qu'elles ont été ainsi colorées, on lave les lamelles dans l'eau et on les examine dans ce liquide, ou bien on les dessèche et on les examine dans le baume, ou bien on les traite par la série des mêmes réactifs que nous indiquerons à propos des coupes.

Examen des tissus sur les coupes. — Pour examiner les tissus, on en détache un segment avec un couteau chauffé au rouge, on met ce segment dans le microtome à congélation de Jung (de Heidelberg) et on en fait des coupes : ou bien on durcit un pareil fragment dans l'alcool, ou dans le bichromate de potasse et l'alcool.

Pour les dents et les os, on met des lames assez minces de ces tissus dans le liquide de Kleienberg.

Solution saturée d'acide picrique	100	grammes.
Acide sulfurique	3	—

Filtrez et ajoutez :

Eau	300	—

Cette solution durcit les tissus en les décalcifiant.

Si la pièce à décalcifier a d'abord séjourné dans l'alcool, on en suspend un fragment dans un vase contenant une solution concentrée d'acide picrique, en laissant un excès de cristaux d'acide picrique au fond du vase.

L'action à la fois fixative et durcissante de l'acide osmique est parfois utile pour mettre en évidence certaines bactéries. La méthode de fixation de Flemming est avantageuse pour les cellules et pour certaines bactéries. Elle consiste à mêler l'acide osmique avec l'acide chromique, par exemple, 0,02 d'acide osmique, 0,25 d'acide chromique, 0,04 d'acide acétique et 68 parties d'eau distillée; on y laisse les petits fragments de tissus pendant un ou plusieurs jours, après quoi on les place dans l'alcool.

Pour obtenir un durcissement avec l'alcool seul, il faut placer un petit fragment de pièce dans une grande quantité d'alcool [1]. Si la pièce n'est pas assez durcie, on la met pendant 12 heures dans un mélange à parties

1. Cornil, *Instruction sur le mode de conservation des pièces anatomiques destinées à être examinées au microscope*. Société anat. 1884.

égales de solution de gomme sirupeuse et de glycérine, puis dans l'alcool

Si les tissus contiennent des parties fragiles ou privées d'adhérence solides avec la masse du tissu, comme des couches d'exsudation superfi cielle, des liquides enfermés dans des abcès ou des kystes, etc., il faut s servir, pour monter les pièces, de substances liquides susceptibles de s coaguler dans les tissus. La substance de Kalberlé, qui consiste dans l'al bumine de l'œuf coagulée, n'est pas propre à ces examens, parce que le parties de cette substance qui ont pénétré la préparation se colorent for tement et sont difficiles à distinguer des exsudations pathologiques.

La celloïdine dissoute dans un mélange d'une partie d'alcool et d'un partie d'éther donne de meilleurs résultats, mais elle a l'inconvénient d simuler par places l'existence de la matière hyaline et de gêner par s présence la coloration des bactéries. Pour monter les pièces dans la celloï dine, on commence par les laisser séjourner pendant 24 heures dans d l'alcool absolu ou dans un mélange d'alcool et d'éther; puis on les port dans une solution très faible de celloïdine dans un mélange à parties éga les d'alcool et d'éther, pendant 24 heures, puis on les met dans une solu tion assez forte, de la consistance du miel, de celloïdine dissoute dan l'alcool et l'éther. Ce liquide est mis, avec la pièce à examiner, dans un petite boîte en papier fort de 2 centimètres cubes environ; on place l petite boîte dans de l'alcool faible qui solidifie la celloïdine. La celloïdin coagulée est ensuite collée avec de la gomme sur un bouchon. On peu faire alors des coupes de la pièce au microtome.

Nous recommandons, pour monter les préparations, la paraffine chlo roformée qui nous a donné les résultats les plus satisfaisants. Les pièce durcies dans l'alcool absolu sont placées dans la paraffine dissoute par l chloroforme. L'excès de chloroforme s'évapore, et il reste une masse à dem solide qui se conserve pendant plusieurs semaines. Après un séjour d'u jour dans cette masse, la pièce est placée dans de petites boîtes en carto mince qu'on remplit de paraffine en fusion. On choisit la paraffine pure fondant à une assez basse température, connue sous le nom de paraffin solaire. Cette dernière, devenue solide, est montée dans le microtome.

A la place de paraffine chloroformée on peut d'abord mettre la pièc sortant de l'alcool absolu, dans de l'essence de bois de cèdre, liquide qu pénètre les tissus en conservant très bien leurs éléments (H. Lee et Henneguy Après un séjour de 24 heures, les objets sont placés dans un bain form d'essence de cèdre et de paraffine fondant à une température de 35°, qu'o laisse à cette température constante dans un bain-marie ou une étuve, jusqu' ce qu'ils en soient pénétrés. De là, les objets sont mis dans de la paraffin pure contenue dans une boîte en papier et montés pour le microtome.

Si la pièce était colorée avant d'être montée, on place immédiatemen la coupe sur la lame porte-objet ou on l'enferme dans le baume mêlé a xylol. Si la coupe n'est pas colorée, il faut la mettre dans l'essence d térébenthine, puis dans l'alcool absolu et ensuite dans la matière colo rante. On obtient ainsi de très belles préparations.

Il est bon de faire des coupes aussi grandes que possible. Parfois l mollesse ou la fragilité des tissus, même après qu'ils ont été durcis pa lcool, oblige à faire des coupes un peu épaisses; mais en général il vaut ieux avoir des coupes très minces sur lesquelles on verra plus nettement utes les bactéries et les éléments des tissus.

A mesure qu'on fait marcher le microtome, on transporte les coupes de lame tranchante dans une cupule remplie d'alcool. Il est bon de laisser s coupes dans ce liquide, parce que plus tard, lorsqu'on les portera dans ı bain coloré aqueux, elle se déplisseront d'elles-mêmes et s'étaleront ıns le liquide où elles doivent se colorer. Il faut toutefois ne pas laisser journer longtemps les coupes dans l'alcool, car certains microbes ne ›urraient plus se colorer.

Les instruments dont on doit se servir pour transporter les coupes d'un quide dans un autre, pour les étaler sur les lamelles, seront d'une pro-reté minutieuse. Il faut faire usage d'aiguilles de verre ou de platine rsqu'on met les coupes dans l'acide nitrique au tiers, et d'une façon inérale l'aiguille de verre ou de platine à l'avantage de ne pas s'accro-ıer aux coupes, parce qu'elle reste toujours très lisse, n'étant pas oxydée. es spatules dont on use pour transporter les pièces et pour les étaler sur s lames seront en nickel ou en platine.

Les coupes faites à l'aide du microtome à congélation sont moins com-odes à traiter ensuite par les réactifs que celles qu'on obtient après dur-ssement par l'alcool. Elles sont en effet souvent couvertes de bulles d'air, us altérables par les acides qui les gonflent ou par l'alcool qui les fait contracter.

Coloration des bactéries. — L'examen des préparations d'un liquide ntenant des bactéries nous fournit déjà, ainsi que nous l'avons dit pré-édemment, des renseignements très importants sur la forme, le nombre, disposition et les mouvements des bactéries qui y sont contenues. 'étude des coupes dans l'eau additionnée de sel marin ou dans le sérum dé montre aussi quelquefois des bactéries quand elles sont volumi-euses; mais il faut toujours avoir recours aux colorations pour complé-r l'analyse, qu'il s'agisse de bactéries isolées dans un liquide ou de cou-es de tissus.

Lorsqu'on étudie des bactéries prises dans un bouillon de culture ou ans un liquide pathologique, après avoir enfermé le liquide à examiner ıtre la lame et la lamelle, on peut essayer de le colorer d'abord simple-ent en mettant une goutte de solution aqueuse faible de violet de méthyl B ıtre les deux lames de verre ou sur une lamelle couverte du liquide à moi-é desséché et qu'on renverse ensuite sur la lame porte-objet en enlevant, vec une feuille de papier Joseph, le liquide colorant qui déborde la lamelle labes). Les bactéries se teignent d'une façon beaucoup plus intense que le quide qui les entoure. Cette méthode de coloration des bactéries vivantes st assurément la meilleure pour les étudier à l'état frais et pour mesurer urs diamètres. Là, en effet, elles ne sont contractées par aucun réactif, et les paraissent plus volumineuses que dans les préparations durcies par ılcool ou traitées par la dessiccation. Leurs mouvements continuent un ertain temps, vingt-quatre heures, par exemple, pour les bacilles en virgule du choléra; leur protoplasma est vivant, élastique, et malgré la co ration, certaines vivent et se développent. On peut étudier ce développ ment en chauffant la platine du microscope à 35°. On apprécie très bien différence de couleur entre le protoplasma et les grains plus colorés. un mot cette étude des bactéries colorées entre les deux lamelles à l'é frais donne des renseignements très exacts sur leur physiologie et sur le manière d'être dans les cultures et les tissus. Le mouvement de certain bactéries s'arrête quelques secondes ou quelques minutes après qu'el ont été teintes par les couleurs d'aniline.

Pour colorer les microbes contenus dans une culture ou dans un quide obtenu par le raclage d'un tissu, ou dans le sang, la méthode plus simple consiste à étaler sur une lame de verre une très faible qua tité de ce liquide en une couche très mince. On fait sécher à l'air ou l'étuve ou on passe au-dessus de la flamme d'une lampe à alcool. Ava que la dessiccation ne soit complète, on ajoute une ou plusieurs gouttes solution aqueuse faible de violet 6 B ou du bleu de Löffler. On enlève av de l'eau le surplus de la couleur, en ayant soin de ne pas enlever même temps les parties à examiner contenant les microbes.

Cela fait, on recouvre d'une lamelle et on observe au microscope. L organismes sont bien colorés, et ils jouissent encore de leurs mouvement Cette méthode simple est la meilleure pour les étudier car on peut les vc ainsi sans altération due à l'alcool ou aux essences qui les contractent et l diminuent dans la proportion d'un tiers ou de moitié leur diamètre tran versal. Lorsqu'on a ainsi une bonne préparation dans l'eau, on peut la co server en mettant des cristaux d'acétate de potasse au bord de la lamell Ceux-ci se dissolvent rapidement et, rendant hygrométrique le liquide co tenu entre la lame et la lamelle, empêchent sa dessiccation.

Les procédés de teinture des coupes de pièces durcies et de liquid desséchés en minces couches sur les lamelles sont très avantageux po l'étude des bactéries; mais on ne peut voir de cette façon leurs mouv ments. De plus les bactéries sont rétractées par leur séjour dans l'alcoo

Les différentes couleurs employées sont :

(*a*) Le CARMIN, qui colore en rouge pâle certains microbes ronds. Le ca min aluné ou boraté colore mieux que le picrocarminate les microbes a rondis, par exemple ceux de la pyémie. On prépare le carmin boraté de façon suivante d'après Grenacher. A une solution de borax à 4 pour 1(d'eau distillée, on ajoute 4 pour 100 de bon carmin et on chauffe deux fo jusqu'à l'ébullition. On ajoute au liquide chaud une quantité égale d'alco à 70°. On laisse reposer pendant cinq jours et on filtre.

Pour se servir de ce liquide, on y laisse les coupes pendant une minut on les lave dans l'alcool à 70° additionné d'une solution à 2 pour 1000 d'aci chlorhydrique pur, puis on les monte dans le baume après les avoir fa passer par l'alcool et par l'essence de girofle. Nous verrons bientôt que picrocarminate d'ammoniaque, tel que le prépare Ranvier, est un des mei leurs agents pour obtenir une double coloration des coupes contenant d bactéries. (Babes, 1883, Weigert.)

Le picrocarmin de Orth se prépare en faisant dissoudre 2 parties et emi de carmin n° 40 dans 97 parties et demie de solution saturée de ırbonate de lithium. On y ajoute 20 parties d'eau saturée d'acide picrique t on peut s'en servir immédiatement.

(b) Hématoxyline. — Cet agent, tel qu'il est préparé suivant le procédé de anvier, colore mieux que le carmin tous les microbes ronds, mais n'a généralement pas d'action sur les bacilles et sur les autres bactéries. L'héıatoxyline pure (sans alun) a été employée en solution concentrée, par och, pour colorer le flagellum des bactéries. Celui-ci ne se colore pas ar les couleurs d'aniline employées pour colorer le protoplasma des ıicro-organismes. Dans des coupes durcies par l'acide osmique, les bactées, et surtout les capsules de certaines bactéries (bactéries du rhinoscléome), se colorent d'une manière très nette.

(c) L'iode dissous dans une solution d'iodure de potassium sert à teindre protoplasma du *bacillus amylobacter* et des autres bactéries qui possèdent ı réaction de l'amidon. Il est utile pour l'étude des champignons, des ıoisissures en particulier.

La solution d'iodure de potassium iodé (1 gramme d'iodure de potassium our 20 grammes d'eau avec addition d'iode métallique à saturation) sert fixer les couleurs d'aniline sur les micro-organismes, de telle sorte que ılcool employé ensuite décolore les tissus colorés par l'aniline, tandis que s bactéries restent colorées (première formule indiquée par Gram).

(d) Couleurs d'aniline. — On peut distinguer deux espèces de couleurs 'aniline, les unes dont le principe colorant est *alcalin* comme les dérivés rosaniline (fuchsine, violet de méthyl, de gentiane, etc.), de triphényl rosaniline (safranine, magdala, brun de Bismarck, etc.), et les couleurs *ıides*, comme l'éosine, la purpurine, la coccinine, le noir d'aniline, etc. es couleurs sont employées en solution aqueuse ou en solution alcoolique ible.

Pour s'assurer qu'on a affaire à des couleurs pures, on étale des pousères de ces couleurs sur du papier à filtre. On mouille la surface opposée ı papier et on voit souvent apparaître alors des points de couleur diffénte (Ehrlich). En examinant à la loupe par exemple, on reconnaît que s violets sont souvent mêlés avec du bleu, du rouge, du vert.

Violet de méthyl et de gentiane dans une solution d'huile d'aniline. — Les ıuleurs que nous avons le plus souvent employées sont le violet de méyl B (de Bâle), le violet 6 B et le violet de gentiane en solution aqueuse. est préférable de se servir, au lieu d'eau pure, pour dissoudre la couleur, une solution aqueuse d'huile d'aniline (5 grammes d'huile d'aniline pour 0 grammes d'eau distillée), qu'on agite en la chauffant légèrement et ı'on filtre. On ajoute alors 11 pour 100 d'une solution alcoolique saturée violet et 10 pour 100 d'alcool absolu. On laisse dans cette solution les melles et les coupes pendant un temps variable suivant les bactéries ı'on veut étudier.

On emploie ensuite l'un des six procédés suivants :

1° Les objets colorés sont lavés rapidement à l'eau distillée, puis dé lorés dans l'alcool pur jusqu'à ce qu'ils deviennent presque incolores. les traite ensuite par l'essence de girofle, et on les monte dans le baur Par ce procédé les noyaux restent colorés, ainsi que beaucoup de bac ries; les capsules des bactéries de la pneumonie sont aussi colorées.

2° Après la coloration des coupes, on lave à l'eau distillée conten une très faible quantité de sel marin. On porte la coupe sur une la porte-objet et on la touche avec du papier Joseph pour enlever le surp de l'eau colorée. On laisse ensuite tomber sur la coupe quelques gout d'huile d'aniline qui se colorent fortement. On enlève cette anil colorée qu'on remplace par quelques gouttes d'aniline et ainsi de suite jusqu'à ce que la coupe soit transparente. On met alors du xylol qui l la coupe, on ajoute une goutte de baume dissous dans le xylol et recouvre de la lamelle (Ehrlich et Weigert).

3° Lorsque les objets ont été colorés par un séjour d'un quart d'he dans le bain colorant, on les place pendant quelques minutes dans solution d'iodure de potassium iodé (Gram), composée ainsi qu'il suit :

Iode.	1	gramme.
Iodure de potassium.	2	—
Eau distillée.	300	—

Ils y deviennent brun foncé. On les décolore ensuite par l'alcool p puis on achève leur déshydratation à l'essence de girofle et on monte d le baume.

4° On place les coupes dans un bain de violet de méthyl ou de genti pendant quelques heures. On les lave à l'eau distillée et on les place pe dant une minute dans une solution de bichlorure de mercure à 1 pour d'eau distillée, avec addition d'une quantité d'alcool suffisante pour d soudre le bichlorure. On lave à l'eau distillée, puis à l'alcool absolu. bactéries restent alors seules colorées, de même qu'après l'action de la s tion iodée. On achève la déshydratation dans l'essence de girofle et on mo dans le baume. Gram a montré au congrès de Copenhague (1884) de t belles préparations des bactéries de la fièvre typhoïde obtenues par procédé, que nous avons employé depuis avec avantage.

Les préparations décolorées par l'alcool sont éclaircies soit par l'h de bergamote soit par l'essence de girofle.

Les préparations traitées par le procédé de Gram avec la solution io sont très instructives. Tout est devenu incolore à l'exception des bactér On peut voir ainsi presque toutes les bactéries, celles de la tubercul de la lèpre, du choléra, etc. Mais la méthode de Gram est surtout ex lente pour colorer les bacilles de la septicémie des souris, de l'œdè malin et du charbon, les bactéries du rhinosclérome, de la diphtérie, streptococci de l'érysipèle et du phlegmon, les staphylococci de la sup ration. Dans la plupart de ces maladies il suffit de laisser les coupes quart d'heure dans le bain colorant, mais pour d'autres, comme le rhi sclérome, il est nécessaire de les faire séjourner pendant 24 ou 48 heu

Il est facile d'obtenir une double coloration des coupes en donnant aux cellules et aux fibres une couleur rouge, tandis que les bactéries restent violettes, ou inversement. On emploie à cet effet plusieurs procédés :

Après la coloration dans le bain violet et le séjour pendant une minute dans la solution iodée, on lave dans l'eau ou l'alcool faible, on place les préparations pendant quelques minutes dans la safranine, le picrocarminate, l'éosine ou la coccinine, puis on les éclaircit dans l'alcool pur et l'essence de girofle, et on monte dans le baume. Nous avons constaté les bons effet de la safranine qui colore à peine les bacilles et qui donne au tissu une couleur rouge très brillante.

La coloration au picro-carminate d'ammoniaque est aussi excellente en ce sens, qu'on peut obtenir une élection très nette du carmin sur les noyaux des cellules, tandis que les fibres sont plus pâles ainsi que le protoplasma, et que les globules du sang restent jaune verdâtre.

5° La méthode de WEIGERT qui s'applique à beaucoup de bactéries est fondée sur ce que dans les préparations colorées avec une solution aqueuse concentrée de violet 6 B, puis traitées par le procédé de Gram, décolorées ensuite par l'huile d'aniline, les bactéries restent seules colorées. L'huile d'aniline possède la propriété de se mêler avec 5 pour 100 d'eau, en sorte qu'elle déshydrate les pièces sans qu'il soit nécessaire d'employer l'alcool.

Voici les détails de cette méthode :

On prépare une solution aqueuse, saturée à chaud, de violet de méthyle 6 B ou de violet de gentiane. On peut ajouter à 70 grammes de la solution ainsi obtenue 3 grammes d'aniline et 10 grammes d'alcool absolu.

Les coupes obtenues au microtome sont traitées par cette solution pendant 5 à 10 minutes sur le porte-objet lui-même. Si l'on veut colorer un mycelium, on les met dans un godet pendant plus longtemps. La coupe étant colorée, on la lave à l'eau toujours sur le porte-objet, puis on ajoute la solution d'iode ioduré qu'on laisse agir pendant 2 à 3 minutes. On lave de nouveau la coupe ; on applique sur elle une feuille de papier Joseph pour enlever l'eau, puis on y met quelques gouttes d'aniline pure. Il est nécessaire de faire ces opérations sur la lame porte-objet pour éviter les plissements de la coupe. On fait exécuter des mouvements d'inclinaison à la lame pour la bien laver à l'huile d'aniline. On enlève les premières gouttes qui ont extrait la couleur violette avec du papier Joseph ; on y verse de nouveau de l'huile d'aniline, et ainsi plusieurs fois de suite jusqu'à ce que la coupe soit devenue presque transparente. L'huile a enlevé l'eau d'imbibition sans qu'il ait été nécessaire de faire intervenir l'alcool. On verse alors quelques gouttes de xylol pour enlever l'excès d'huile d'aniline, puis on monte dans le baume.

Cette méthode réussit pour toutes les bactéries qui sont mises en évidence par la méthode de Gram, et de plus elle montre aussi les bacilles de la lèpre et de la tuberculose. Celles de la pneumonie sont très visibles. Les bâtonnets de la fièvre typhoïde ne se voient pas.

La fibrine filamenteuse est aussi généralement colorée en beau bleu par cette méthode ; il vaut mieux toutefois, pour voir la fibrine, employer de l'huile d'aniline mélangée avec du xylol pour extraire la couleur.

Pour obtenir une double coloration des cellules en rouge et des bactéries en violet, il faut commencer par traiter la coupe avec un carmin, le picro-carmin de Ranvier par exemple, pendant quelques minutes.

Cette méthode est de beaucoup supérieure à celle de Gram.

Il est inutile de rappeler que, si l'on veut obtenir des résultats parfaitement sûrs par la méthode de Weigert, comme par la suivante, on ne doit se servir que de réactifs et de couleurs de premier choix, et *toujours fraîchement préparés.*

6° Kühne, dans ses nouvelles méthode de coloration[1], remplace l'alcool absolu par les couleurs d'aniline *acides*, telles que la *fluorescéine*, l'*aurantia*, l'*éosine*, l'*alcali-blau*, etc.[2]; parfois même, quand les coupes sont fortement colorées, il a recours aux *acides étendus* pour la différenciation.

Quant à la coloration elle-même des bactéries, après avoir essayé la plupart des couleurs d'aniline en usage dans les laboratoires, il arrive à cette conclusion, qu'on peut colorer toutes les bactéries actuellement connues par deux couleurs, le *violet de méthyle 6 B* (*hexamethylviolet*), et le *bleu de méthylène.* Certaines bactéries ne se colorent bien que par le violet, tels les bacilles de la tuberculose, de la lèpre ; d'autres sont surtout reconnaissables par le bleu de méthylène, comme les bacilles du choléra et du typhus; enfin, il est un troisième groupe de micro-organismes qui se laissent colorer également bien par le violet et le bleu (bacilles du charbon, de la suppuration, etc.).

Pour mieux assurer l'imprégnation des bactéries par ces deux couleurs, Kühne prépare des bains colorants au moyen d'une solution à 1 pour 100 de *carbonate ammonique*, à laquelle il ajoute la solution *aqueuse* (et non alcoolique) concentrée de la couleur[3]. Il préfère le carbonate d'ammoniaque à la solution potassique de Löffler, parce que celle-ci se modifie très vite au contact de l'anhydride carbonique de l'air.

S'agit-il maintenant de mettre en évidence les micro-organismes contenus dans une préparation?

Kühne commence par une première préparation qui a pour but de s'assurer rapidement si, oui ou non, la coupe contient des bactéries, sans autre préoccupation. Ce sont les préparations par dessiccation de Kühne (*Trocken-präparate*) :

1° Les coupes sont plongées, de 5 à 15 minutes, dans la solution ammoniacale à laquelle on ajoute la solution aqueuse concentrée de bleu de

1. La plupart des renseignements qui suivent sont tirés d'un article de Malvoz inséré dans les nos 6, 7 et 8 du *Journal des Connaissances médicales*, article dans lequel il a analysé les méthodes de Weigert et de Kühne.

2. On sait que d'après Ehrlich, les couleurs d'aniline peuvent être rangées en deux classes : les couleurs *basiques*, qui colorent surtout les noyaux et les bactéries (fuchsine, violet de méthyle, bleu de méthylène, vésuvine, safranine, etc.), et les couleurs *acides*, dont l'action se porte surtout sur le protoplasme cellulaire (fluorescéine, éosine, aurantia, tropéoline, alizarine, etc.).

3. Les couleurs dont se sert Kuehne proviennent de la fabrique badoise d'aniline de Ludwigshafen.

méthylène, de telle sorte qu'une goutte du mélange, déposée sur du papier à filtrer, y laisse une tache foncée.

2° On lave à l'eau.

3° La différenciation est obtenue en plongeant les coupes pendant quelques secondes dans l'eau très faiblement acidulée (1 d'acide chlorhydrique pour 500 à 1 000 d'eau, suivant l'intensité de la coloration). On retire les coupes dès qu'elles deviennent d'un bleu pâle.

4° On lave de nouveau à l'eau distillée et plusieurs fois de suite pour bien enlever l'acidité.

Sur un couvre-objet tenu sous l'eau par une pince un peu spéciale, dont les mors sont courbés sur le plat, on étale chaque coupe très soigneusement sans la plisser et on la retire du liquide.

On enlève l'excès d'eau par du papier à filtrer, et, pour obtenir la dessiccation de cette coupe, on y dirige verticalement un courant d'air au moyen d'un tube de verre effilé relié à une poire en caoutchouc: cette dessiccation a pour résultat de faire bien adhérer la coupe à la lamelle. On achève d'évaporer l'eau d'imbibition en déposant quelque temps la lamelle chargée de la coupe sur une plaque de verre disposée de façon à pouvoir être chauffée modérément par une lampe à alcool : la coupe s'éclaircit alors considérablement.

5° On traite quelques minutes par une huile éthérée, puis par le xylol, avant de monter dans le baume.

Ce procédé permet de s'assurer si, oui ou non, la préparation contient des micro-organismes : un très grand nombre de bactéries peuvent être ainsi décelées; mais on n'a, de cette façon, aucun renseignement sur leur siège, leurs rapports avec les éléments histologiques. Il est nécessaire, dans ce but, de traiter les coupes par les deux méthodes suivantes :

A. — Un certain nombre de coupes sont colorées par le *bleu de méthylène*, de la façon suivante (c'est ainsi qu'on colore très bien le *bacille virgule du choléra;* le violet, au contraire, imprègne trop le protoplasme, d'où la difficulté de différencier) :

1° Coloration des coupes par une solution aqueuse concentrée de bleu de méthylène ajoutée, comme plus haut, à la liqueur ammoniacale (liquide très foncé), 5 à 15 minutes.

2° Lavage à l'eau.

3° Suivant l'intensité de la coloration, le procédé change un peu :

a) S'agit-il de coupes assez faiblement colorées, on les plonge dans l'alcool absolu, *mais on a eu grand soin d'y ajouter quelques gouttes de solution alcoolique de bleu de méthylène* (en pratique, on doit encore apercevoir la coupe sur le fond du godet); de la sorte, *la couleur ajoutée à l'alcool empêche une extraction trop forte de la matière colorante, on n'obtient que la déshydratation et non la différenciation.* Celle-ci est obtenue par la fluorescéine ajoutée à l'huile de girofle (*Fluorescein-Nelkenöl*). C'est là que l'excès de matière colorante disparaît du protoplasme des cellules et de toutes les parties de tissu autres que les bactéries et les noyaux. (Pour mêler la fluorescéine à l'essence, on broie la couleur dans l'essence et on filtre). Les coupes restent quelque temps dans ce liquide, jusqu'à ce qu'elles aient pr un ton vert clair. Si on veut obtenir une coloration rose du fond de la pr paration, on dépose quelque temps les coupes dans l'huile de girof *éosinée*. Pour obtenir cette huile de girofle additionnée d'éosine, o broie cette couleur dans un godet rempli d'huile de girofle et on filtre.

L'huile essentielle en excès est enlevée en déposant les coupes pendar quelque temps dans une huile éthérée bien fluide, telle que le *térébène*, pui quelques minutes dans le xylol avant de monter dans le baume.

b) Si les coupes sont très fortement colorées, on recourt à la différer ciation par les acides étendus. Après la coloration on les lave, puis on le traite par l'acide acétique à 1 p. 100 ou l'acide chlorydrique (1 : 500 — 1 : 100(jusqu'à ce qu'elles aient pris à peu près le ton clair voulu; on lave à l'ea où l'excès de matière colorante disparaît et, après déshydratation et éclai cissement, on monte dans le baume.

B. — Une autre série de coupes est en même temps traitée par le viol de méthyle 6 B, et la différenciation est alors obtenue par la *fluorescéir* (*Violett-Fluorescein-Methode*).

1° Coloration par une solution aqueuse concentrée de violet ajoutée a liquide ammoniacal : les coupes y restent de 5 à 10 minutes. (Les bacille de la tuberculose demandent 2 heures environ.)

2° Lavage à l'eau.

3° Solution d'iode ioduré : de 1 à 3 minutes.

4° Lavage à l'eau.

5° Fluorescéine dissoute dans l'alcool absolu : la solution filtrée do être bien limpide. Les coupes y sont agitées jusqu'à ce qu'elles com mencent à s'éclaircir.

6° Le reste de la couleur violette et de la fluorescéine est extrait pa l'alcool absolu où on plonge les coupes jusqu'à décoloration.

7° On éclaircit par l'huile de girofle, où les coupes abandonnent encor un peu de matière colorante; on passe par le térébène, le xylol, et enfi le baume.

C'est par ce procédé que Kühne colore, par exemple, les bacilles d *charbon*, de la *septicémie des souris*, de la *lèpre*, de la *tuberculose*. Cette m thode évite sûrement les précipitations si désagréables de matière col rante; et la différenciation obtenue est si belle que les fins bacilles de septicémie des souris peuvent être distingués isolément à un grossisseme de 100 diamètres.

Désire-t-on obtenir une *double coloration*, on peut se servir de la vési vine, ou bien, ce qui vaut mieux, les coupes sont colorées au *carmin*[1], a

1. Le carmin dont Kühne se sert est composé de :

Alcool à 80 p. 100	50 grammes.
Acide chlorhydrique	3 gouttes.
Carmin	q. s.

Faire cuire dix minutes et filtrer. On peut y laisser les coupes une douzai d'heures; on lave à l'eau, puis, avant la coloration au violet, on traite par l'alco absolu.

ortir de l'alcool, et, seulement après l'action du carmin, on commence la oloration par le violet.

Suivant Kühne, pour colorer les bacilles de la fièvre typhoïde, les oupes de la rate sont d'abord soumises à l'action de l'*acide oxalique conentré :* un beaucoup plus grand nombre de bactéries apparaissent alors, ui, autrement, échappent à l'action de la matière colorante. Voici le proédé qui nous a réussi :

1° Acide oxalique concentré, 5 à 10 minutes.

2° Lavage à l'eau.

3° Déshydratation et neutralisation de l'acide par l'alcool potassique alcool, 500; potasse caustique, 0,05).

4° Coloration dans la solution aqueuse concentrée de bleu de méthyène ajoutée à la liqueur ammoniacale, 10 minutes.

5° Lavage à l'eau.

6° Différenciation par la *tropéoline* (couleur d'aniline acide) acidulée par l'acide acétique à 1 p. 100.

On y dépose les coupes jusqu'à ce qu'elles deviennent bleu clair.

7° Lavage très soigneux à l'eau pour enlever l'acidité.

8° Déshydratation dans l'alcool absolu auquel on a ajouté quelques gouttes de bleu de méthylène pour éviter que l'alcool absolu n'extraie la couleur des bacilles.

9° Essence, térébène, xylol et baume.

La méthode de Weigert qui a perfectionné celle de Gram, en tant que méthode générale, nous paraît devoir être conseillée en première igne : *elle permet de reconnaître beaucoup de microbes en très peu de emps.*

Les méthodes de Kühne ont aussi des avantages précieux; elles colorent notamment des organismes que celle de Weigert ne peut faire apparaître typhus, choléra, etc.).

La méthode de Gram est moins fidèle, moins complète que les deux précédentes. Cependant, quand il s'agit de bactéries susceptibles de se colorer par cette méthode (charbon, etc.), il faut reconnaître qu'on obtient des préparations vraiment fort belles : les éléments parasitaires colorés se détachent admirablement sur un fond absolument clair, mieux décoloré que dans les méthodes de Weigert et Kühne. Mais, si c'est là un avantage précieux, par exemple, pour l'obtention de coupes destinées à des démonstrations, il l'est peut-être moins quand il s'agit de préparaions d'études, où on préférera sacrifier un peu de la beauté d'une coupe olorée pour mieux distinguer certains éléments tels que les noyaux, qui apparaissent beaucoup mieux dans la méthode de Kühne, ou la ibrine, que montre si nettement le procédé de Weigert, et dans les deux as, par le fait même de la méthode, sans double coloration. Aussi, *même pour les bactéries qui se colorent par la méthode de Gram,* nous préérons encore l'un ou l'autre des deux procédés, soit de Weigert, soit de Kühne.

La méthode de Löffler permet de colorer les bacilles de la morve. On emploie à cet effet :

1° Le bleu de méthylène ajouté à liqueur potassique (1 : 10 000).

2° La différenciation par la tropéoline et l'acide acétique, à 10 p. 100 3 à 4 secondes seulement, ou mieux par le liquide suivant :

Eau distillée	10 cm. c.
Acide sulfurique concentré.	2 gouttes.
Acide oxalique, 5 p. 100.	1 goutte.

On y laisse les coupes 4 à 5 secondes.

3° Déshydratation dans l'alcool absolu. Essence et baume. Kühne, suivant ponctuellement ces indications, n'obtint que des bacilles faiblement colorés. Il pensa que l'alcool absolu, employé pour la déshydratation extrait lui-même un peu de la couleur aux bacilles ; de plus, l'acide encore adhérent aux coupes doit nuire également. C'est pour cela que Kühne a proposé la modification suivante au procédé de Löffler : addition à l'alcool absolu de quelques gouttes de solution de bleu de méthylène pour diminuer son pouvoir extractif en même temps que d'un peu d'alcali pour neutraliser l'acidité.

En agissant ainsi, Kühne a obtenu une coloration beaucoup plus intense et un plus grand nombre de bacilles colorés. En faisant quelques *préparations par dessiccation* (v. plus haut), les bacilles de Löffler apparaissent aussi nettement dans les coupes.

Violet de méthyl et de gentiane en solution aqueuse. — Nous avons vu que le moyen le plus simple d'étudier les bactéries consiste à mettre une goutte du liquide qui les contient sur une lamelle, à le laisser dessécher à moitié, puis à colorer la lamelle avec une goutte d'une solution faible de violet de méthyl (solution concentrée 1, eau distillée ; voyez page 73). On lave un peu et on renverse ensuite la lamelle sur le porte-objet et on examine avec une lentille à immersion homogène. Un autre procédé consiste à placer pendant vingt-quatre heures les coupes dans une solution concentrée de violet ; on lave ensuite dans l'eau, dans l'alcool et l'essence de girofle. Si la coloration est très intense, on peut laisser les préparations pendant deux ou trois jours dans l'alcool et l'essence de girofle. Par ce procédé, les noyaux sont colorés en même temps que les bactéries, surtout ceux qui sont en voie de multiplication, aussi bien que les débris de noyaux, les boules hyalines, l'éléïdine, la fibrine, les granulations élémentaires du sang, les globules blancs et même certains globules rouges.

Le violet de méthyl en solution aqueuse réussit également bien dans la recherche des bacilles de la tuberculose et de la lèpre. On laisse alors les lamelles pendant plusieurs heures dans la solution concentrée de violet 6 B; on décolore ensuite rapidement par l'acide nitrique ou chlorhydrique au quart et on lave dans l'eau distillée. On laisse sécher les lamelles et on les monte dans le baume. Les coupes sont traitées successivement par l'alcool, l'essence de girofle et le baume.

On peut obtenir assez rapidement des préparations de bacilles colorés

Ainsi, une lamelle sur laquelle on a fait dessécher un liquide, mise pendant quelques minutes dans une solution concentrée de violet de méthyl à 60°, puis lavée rapidement dans l'eau distillée, est placée pendant une minute dans la solution iodée. On la lave, puis on déshydrate à l'alcool, à l'essence et on monte dans le baume. En sortant la lamelle de la solution d'iode, on peut la colorer par le séjour dans l'éosine pendant une minute et on obtient ainsi une double coloration. Les coupes doivent rester au moins une demi-heure dans la solution concentrée et chaude du même violet de méthyl.

Méthode d'Ehrlich. — Cette méthode consiste à mettre les coupes ou lamelles dans une solution d'huile d'aniline et de violet de méthyl ou de fuchsine, puis à décolorer rapidement dans de l'acide nitrique au tiers.

Pour préparer la solution d'huile d'aniline, on fait chauffer de l'eau distillée, dans laquelle on a ajouté 1 pour 10 d'huile d'aniline ou de toluidine, paratoluidine, ou ortholuidine[1]. On filtre, on ajoute 10 p. 100 d'alcool absolu et 11 p. 100 d'une solution très concentrée de méthyl violet B ou de fuchsine (chlorhydrate de rosaniline de Poirier).

On laisse les lamelles pendant une heure et les coupes pendant vingt-quatre heures dans ce bain colorant. Après quoi on lave rapidement dans l'acide azotique dilué par l'eau dans la proportion de 1 à 3 ou 4, ou dans une solution d'alcool au dixième. On emploie dans le même but l'acide acétique cristallisable ou l'acide chlorhydrique (1 partie d'acide chlorhydrique pour 10 d'alcool). Avant d'immerger la coupe dans un acide, on peut la colorer par le picrocarmin, la safranine, l'éosine, la coccinine, etc., qui colorent en rouge les tissus, les bactéries étant colorées en violet.

On décolore ensuite avec les acides, on traite par l'alcool absolu, l'essence de bergamote ou l'huile de cèdre, et on monte dans le baume. On peut aussi colorer les coupes par les couleurs rouges indiquées, lorsqu'elles ont été décolorées par l'acide. En les sortant du bain d'acide nitrique, on les lave à l'eau distillée, puis on les met pendant une ou deux minutes dans une solution aqueuse d'une de ces couleurs, et on les monte comme précédemment.

Si les coupes ont été d'abord teintées en rouge par la fuchsine d'Ehrlich, on les décolore à l'acide, puis on les passe à l'eau, et on leur donne une seconde coloration par le bleu de méthylène, le bleu de quinoléine, ou l'hématoxyline. Les bacilles restent alors colorés en rouge et les cellules en bleu ou en violet. Les bacilles de la lèpre se colorent encore mieux par cette méthode que les bacilles de la tuberculose.

Certaines spores de bacilles se colorent ainsi d'une façon très intense, par exemple ceux qu'on observe dans les selles.

On colore de même la chitine, l'épiderme corné, les poils, certains tissus mortifiés, et les coccidies (Babes, *l. c.*).

1. Babes, *Étude sur les bactéries de la lèpre et de la tuberculose*, a conseillé le premier l'usage de l'ortholuidine, de la toluidine et de la paratoluidine comme pouvant remplacer l'aniline. (Comptes rendus de l'Acad. des sc., avril 1883).

Ehrlich a donné en dernier lieu la méthode suivante qui permet de conserver sans qu'ils se décolorent les bacilles de la tuberculose. On place la gouttelette de crachats à analyser entre deux lamelles minces qu'on applique l'une sur l'autre. On les chauffe légèrement jusqu'à ce que le liquide devienne un peu opaque. On les sépare ensuite et la substance se trouve bien étalée. On les colore pendant deux à quatre heures dans le bain de fuchsine anilinisé. On décolore dans un mélange d'une partie d'acide nitrique pur et 2 parties d'acide sulfanilique; on trempe les lamelles quelques secondes dans ce bain acide puis on lave à l'eau distillée. On répète plusieurs fois cette opération. On dessèche la lamelle et on monte enfin dans du baume très épais qu'on a ramolli par la chaleur.

Pour constater la présence des bacilles dans les tissus, Ehrlich prend des particules de ces tissus qu'il étale sur une lamelle comme il le fait pour les crachats. Il les colore; 1° pendant vingt-quatre heures dans la fuchsine simple, aqueuse; 2° pendant vingt-quatre heures dans la fuchsine additionnée d'aniline; 3° il les traite par l'acide nitrique mêlé dans la proportion de 1 à 2 avec de l'acide sulfanilique ou bien par l'alcool; il lave ensuite longtemps à l'eau; 4° il traite pendant vingt-quatre à trente-six heures dans une solution très concentrée de bisulfite de soude; 5° il lave à l'eau bouillie puis refroidie. Enfin on dessèche la préparation et on la place dans du baume épais.

Méthodes de Ziehl. — A. — Pour colorer les bacilles de la tuberculose, on met les coupes pendant une demi-heure dans la solution suivante :

Fuchsine	1 gramme.
Acide phénique.	5 —
Alcool absolu.	10 cent. cub.
Eau.	100 grammes.

Après quoi on les lave dans une solution d'acide acétique à 1 pour cent. On décolore par l'alcool, l'essence de girofle et on monte dans le baume.

B. — Ziehl emploie aussi pour la coloration des bacilles de la tuberculose un liquide composé de la façon suivante :

Eau.	100
Acide phénique.	3
Alcool.	5

auquel on ajoute une solution alcoolique de rubine.

On laisse pendant une heure les lamelles dans le bain colorant et les coupes pendant 12 heures.

Après la coloration on emploie, pour décolorer, l'acide chlorydrique à 1 pour 20 ; on laisse à peine les lamelles quelques secondes dans cette solution, on lave à l'eau, puis on achève la décoloration par l'alcool absolu.

On peut, si l'on veut, faire comme précédemment une double coloration avec le bleu de méthylène et monter dans le baume.

Le liquide de Ziehl a sur celui d'Erhlich un avantage considérable, c'est de ne pas s'altérer en vieillissant : les solutions à l'acide phénique peuvent être employées quatre à cinq mois après qu'elles ont été faites; celles à ıniline demandent à être renouvelées presque chaque semaine, ce qui ıtraîne une perte de temps considérable.

Procédé rapide de coloration des bacilles de la tuberculose (Fränkel). — Il onsiste à chauffer la liqueur colorante rouge d'Ehrlich, dans laquelle on placé les lamelles ou les coupes, et à décolorer ensuite dans un liquide ontenant à la fois de l'acide nitrique et du bleu de méthylène. On fait 'abord bouillir, dans un tube de verre, 2 à 3 centimètres cubes de la olution suivante :

Eau distillée.	100	grammes.
Huile d'aniline.	3	—
Alcool pur.	5	—

On verse dans une petite capsule, en ajoutant 4 ou 5 gouttes d'une olution très foncée de fuchsine. On laisse la lamelle cinq ou six minutes; n la retire et on la plonge pendant une minute dans le liquide suivant, ui est préparé d'avance et filtré :

Eau d'aniline.	30	grammes.
Acide nitrique..	20	—
Alcool pur.	50	—
Bleu de méthylène à saturation.		

La lamelle est lavée à l'eau distillée, puis déshydratée à l'alcool absolu u mieux, desséchée par un courant d'air et montée dans le baume.

Coloration des spores. — Si l'on suppose que certaines bactéries coniennent des spores, on emploie la solution d'Ehrlich à la fuchsine, en y aissant les pièces pendant plusieurs jours, ou en échauffant le bain. On eut porter la solution jusqu'à l'ébullition pour colorer les lamelles, mais es coupes ne pourraient supporter cette température. On décolore ensuite ar l'acide nitrique au quart, puis on colore le fond et les bâtonnets en es laissant quelques minutes dans le bleu de méthylène.

Certaines spores se colorent très facilement par ce procédé, tandis que l'autres, comme celles de la fièvre typhoïde, de la morve, de la tubercuose, se colorent difficilement. Pour avoir de belles préparations de ces lernières, il faut tâtonner et sacrifier plusieurs lamelles pour arriver au legré voulu de coloration et de décoloration.

Si les spores ne supportent pas la décoloration par les acides, on lave l'alcool les lamelles colorées, on les passe pendant une seconde dans le leu de méthylène et on les examine.

Procédé rapide de double coloration de certaines bactéries (Berlioz). — On répare deux solutions :

1° Une solution de 6 centimètres cubes d'huile d'aniline dans 84 cent. ub. d'eau distillée. On fait dissoudre à chaud et on filtre après refroidissement; on ajoute 2 gr. 50 de violet 6 B en solution dans 10 cent. cubes l'alcool à 90° et on filtre;

2° Une solution composée de coccinine 2 gr. 50, eau distillée 95 cent. ub., alcool à 90°, 5 cent. cub. On fait dissoudre et on filtre.

On fait un mélange à parties égales de ces deux solutions et on a ain une liqueur qui permet d'obtenir rapidement une double coloration. A ce effet, on met les coupes pendant un quart d'heure au plus dans ce liquide on les traite ensuite par une solution, soit de carbonate de soude à 5 p 100, soit d'iodure de potassium iodé à 5 p. 100; on lave à l'eau et à l'al cool et on les monte dans le baume après avoir déshydraté par l'alcoo absolu et éclairci avec l'essence de girofle. Ce procédé réussit très bie pour les bacilles du charbon et pour certains microcoques.

Fuchsine. — La fuchsine, et surtout le chlorhydrate de rosaniline, em ployés en solution alcoolique concentrée, colorent en une demi-heure l plupart des bactéries, surtout lorsqu'on a fait sécher le liquide qui le contient sur des lamelles. Nous recommandons pour la coloration de liquides desséchés contenant des bactéries de la gonorrhée, de la pneu monie, etc., le procédé suivant : séjour des lamelles pendant cinq minute dans une solution alcoolique concentrée de fuchsine mêlée avec trois par ties d'eau. On lave ensuite dans l'alcool faible; on dessèche et on mont dans l'huile de cèdre ou dans le baume liquéfié par le xylol. On peut par ce procédé, distinguer les capsules incolores de certaines bactéries Pour colorer les bacilles en virgule, nous recommandons l'emploi pen dant plusieurs heures d'une solution aqueuse concentrée de fuchsine Avec une solution aqueuse faible de fuchsine et le traitement par l'acid acétique ou nitrique à 1 pour 3, on arrive à colorer rapidement les bacille de la tuberculose et de la lèpre [1]. Après la coloration, on peut colore le fond de la préparation en vert (vert de malachite), ou en bleu.

Coloration des microcoques de la pneumonie. — S'il est facile de voir ce bactéries par le violet B et la solution iodée sur les lamelles où l'on a des séché une mince couche de l'exsudat pulmonaire ou des crachats, il n'e est plus de même sur les coupes du poumon hépatisé. Il est très difficil en effet de constater les microcoques avec des capsules sur les coupes.

D'après Friedländer, on y arrive en mettant les coupes pendant vingt quatre heures dans le mélange qui suit :

Fuchsine	1 gramme.
Eau distillée	100 —
Alcool	5 —
Acide acétique glacial	2 —

Les préparations sont placées dans l'alcool, puis, pendant deux minutes dans une solution d'acide acétique à 2 p. 100 et ensuite dans l'eau, déshy dratées enfin par l'alcool et l'essence de girofle, et montées dans le baume

On arrive au même résultat en mettant les coupes pendant vingt-quatr heures dans un composé d'eau distillée 100 grammes, de solution alcooliqu

1. Il faut bien remarquer que les propriétés colorantes des divers échantillon de fuchsine fournis par une même fabrique sont très différentes. Il en est qui n colorent pas les bacilles de la tuberculose, même dans une solution d'Ehrlich. Nou recommandons la fuchsine rubine de la fabrique de Berlin.

de violet de gentiane 50 grammes, et d'acide acétique 10 grammes. On les décolore ensuite par un séjour de quelques minutes dans une solution d'acide acétique à 1 p. 100, on les déshydrate par l'alcool et l'essence de girofle et on monte dans le baume.

Un autre excellent moyen est celui de Weigert qui est exposé précédemment.

Bleu de méthylène. — Le bleu de méthylène a été recommandé par Weigert, Ehrlich et par Koch pour la coloration des bactéries. Il faut employer le bleu de méthylène qui reste bleu après l'action de la potasse. Cette couleur ne donne pas des préparations durables. Il est vrai que les bactéries traitées par une solution aqueuse ou alcoolique concentrée de cette substance se colorent vite et que la couleur résiste bien à l'alcool et l'essence de girofle, mais elle est pâle et s'efface bientôt. Koch a employé cette couleur quand il a découvert les bacilles de la tuberculose. Il a placé les lamelles pendant plusieurs heures dans une solution faible de ce bleu, dans de la potasse à 1 pour 10,000. Les lamelles ont été portées ensuite dans une solution aqueuse concentrée de vésuvine pendant quelques secondes, puis lavées, desséchées et montées dans le baume.

Pour colorer les bacilles de la fièvre typhoïde, de la morve et de la diphtérie, on a recours avec avantage au procédé suivant : on mélange 30 centimètres cubes d'une solution alcoolique saturée de bleu de méthylène avec 100 grammes d'eau additionnés d'un centigramme de potasse. Les coupes se colorent vite dans cette solution. On lave ensuite rapidement dans une soucoupe remplie d'eau additionnée d'une goutte d'acide acétique, puis on passe à l'alcool, à l'huile de cèdre et au baume. Cette méthode donne des préparations qui sont bonnes, mais peu persistantes. Les microbes apparaissent nettement quand on les regarde dans l'eau ou dans une solution aqueuse d'acétate de potasse à 2 pour 100 (Löffler).

Dans les préparations obtenues ainsi par la coloration avec le bleu de méthylène alcalin employé seul et examinées dans l'eau, on voit souvent des points arrondis, situés dans les bactéries et qui prennent une coloration tirant sur le rouge, ou sur le rouge violacé (Babes).

La coloration devient encore plus prononcée si l'on chauffe la préparation dans le liquide colorant, ou bien si on colore les autres microbes avec une couleur différente, par exemple le brun de Bismarck (Ernst).

D'après Ernst et Neisser ces points colorés seraient des spores, ce qui ne nous semble pas encore prouvé.

Coloration des zooglœes de la tuberculose de Malassez et Vignal. — C'est aussi par le bleu de méthylène que Malassez et Vignal ont réussi à colorer leurs zooglœes. Ils y arrivent par l'un des deux procédés suivants:

A. On laisse pendant un jour les coupes dans un bains ainsi préparé :

Eau distillée saturée d'huile d'aniline et filtrée. .	9 cent. cub.
Solution concentrée de bleu de méthylène dans l'alcool à 90°.	1 —

On colore ensuite dans le mélange suivant :

Solution aqueuse de carbonate de soude à 2 pour 100.	2 volumes.
Alcool absolu.	1 —

Cette opération délicate doit être surveillée en portant les préparation sous le microscope afin de l'arrêter à propos. On laisse ensuite les pièce un certain temps dans l'eau distillée, après quoi on les déshydrate rapi dement par l'alcool absolu et l'essence de girofle et on les monte dans l baume.

B. On place les coupes dans le bain suivant :

Solution de carbonate de soude à 2 pour 100. . .	10 volumes.
Eau distillée saturée d'huile d'aniline.	5 —
Alcool absolu.	3 —
Solution de bleu de méthylène faite avec 9 volumes d'eau distillée et 1 volume de solution concentrée de bleu de méthylène dans l'alcool à 90°.	3 —

Ce mélange bleu clair devient verdâtre et donne un précipité au bou de quelque temps ; mais il n'en est par moins bon, il suffit de le filtrer Les coupes restent dans ce bain deux ou trois jours. Elles sont ensuit mises dans l'eau distillée, puis dans l'alcool absolu légèrement teinté ave du bleu de méthylène; on les éclaircit avec de l'essence de bergamote o de térébenthine, et on monte dans le baume ou dans la résine Damma dissoute dans le chloroforme.

Chantemesse a très bien coloré ces zooglœes par la méthode de Löffler

Brun de Bismarck et vésuvine. — Ces couleurs sont bonnes pour teindr le fond de certaines préparations dont les bacilles sont colorées en roug ou en violet. On arrive facilement aussi à colorer les bacilles du charbo par une solution de brun de Bismarck dans la glycérine. On met dans c but une goutte de la solution glycérinée sur une lamelle où l'on a fait de sécher du sang charbonneux et on examine immédiatement. Le mêm procédé suffit pour colorer les bactéries de la fièvre récurrente, qu' s'agisse de lamelles ou de coupes. Ces préparations peuvent être cor servées en remplaçant la glycérine colorée par de la glycérine pure. Ell donnent de moins bons résultats lorsqu'elle sont déshydratées après avo été colorées.

La vésuvine possède la propriété de détruire certaines couleurs d'an line, le bleu de méthylène par exemple, dans les points où elles ne soı pas très bien fixées.

La *purpurine*, le *magdala*, le *vert d'aniline* ou de *malachite* sont pe employés dans la recherche des bactéries, parce qu'ils donnent une col ration peu intense et peu résistante.

Safranine (Babes, *Arch. f. micr. Anat.* 1883, I). — La safranine se ran entre les couleurs d'aniline et l'amidoazobenzol. Pour la recherche d bactéries, la meilleure substance est celle de la fabrique de Bâle.

Pour colorer les coupes, on emploie une solution aqueuse sursaturée de safranine, préparée à chaud, mêlée à 5 p. 100 d'huile d'aniline, agitée puis filtrée sur un filtre humide. L'huile d'aniline dissout le surplus de la matière colorante.

On laisse pendant une ou plusieurs minutes les coupes dans cette solution à froid. Après quoi on traite par l'alcool ou par la solution d'iodure de potassium iodé. On lave alors à l'eau distillée, on passe rapidement les coupes dans l'alcool pur et l'essence de girofle et on monte dans le baume. On décolore ainsi tout le tissu à l'exception des bactéries, des figures de multiplication indirecte, de la substance hyaline ou calcaire et de certaines parties des nerfs. Si on laisse le tissu coloré, les bactéries ne s'en distinguent pas moins à une couleur plus brunâtre, tandis que les noyaux sont d'un rouge clair. La safranine permet surtout d'étudier les bactéries rondes, les zooglœes et certains bacilles. Elle est aussi très avantageuse pour la coloration du fond des préparations. Ce procédé permet d'étudier les inflammations et dégénérescences produites par les bactéries. Les parties en dégénérescence hyaline sont en effet de couleur rouge jaunâtre, celles en dégénérescence calcaire de couleur rouge foncé ; les figures de multiplication indirecte des noyaux que nous avons décrits les premiers dans les inflammations bactériennes (tuberculose, lèpre, variole) sont aussi très manifestes.

Dahlia. — Cette matière colorante, recommandée par Ehrlich, a été employée surtout par Ribbert pour colorer les micrococci de la pneumonie et leurs capsules. Elle réussit à montrer des bacilles là où avec d'autres couleurs on ne voyait que des microcoques. On emploie une partie de dahlia pour 100 d'eau distillée, 50 parties d'alcool et 12 1/2 d'acide acétique glacial.

Éosine. — L'éosine, couleur acide d'un beau rouge, employée en solution aqueuse ou alcoolique, colore tous les tissus, mais n'a pas d'élection sur les micro-organismes. On l'emploie pour colorer le fond des préparations dont les bactéries sont teintées en bleu ou en violet.

Elle colore bien les masses granuleuses qu'on trouve au milieu des cellules géantes de la tuberculose. Les capsules des bactéries de la pneumonie sont aussi mises en évidence par elle. Mais ce sont surtout les champignons parasitaires de la peau (achorion, favus, microsporon, etc.) qu'on colore bien avec la solution alcoolique d'éosine. La solution alcoolique possède aussi une élection sur les fibres élastiques (Balzer). Suivant la méthode de Balzer, les coupes colorées en vue d'étudier les champignons sont examinées dans la potasse à 40 p. 100.

Coccinine. — Cette substance, d'un très beau rouge, a tous les avantages de l'éosine pour teindre le fond des préparations dans lesquelles les bacilles ou microcoques sont colorés en bleu ou en violet. Elle montre mieux les noyaux.

RÉSUMÉ. — Si nous résumons maintenant les procédés à suivre pour l'examen des bactéries au microscope, nous voyons qu'il faut d'abord l examiner dans l'eau et dans la chambre humide. On colore ensuite, apr demi-dessiccation, par une solution aqueuse faible de violet de méthyle pendant quelques minutes. Les bactéries ainsi colorées sont examiné immédiatement dans l'eau. Presque toutes se colorent bien par ce procéd

En même temps que ces examens à l'état frais, on étale une couche tr mince du liquide sur des lamelles et on fait sécher à l'air libre ou à l lampe des parcelles de la substance à examiner; on les colore ensuit Pour être sûr de colorer toutes les bactéries, on emploie plusieurs m thodes : 1° la coloration dans une solution de fuchsine simple ou additio née d'eau d'aniline; 2° les procédés de Gram (page 78) avec la solutio iodée ou le bichlorure de mercure; 3° le procédé de Löffler (page 84) l'aide du bleu de méthylène; 4° les méthodes d'Ehrlich (page 85); 5° le pr cédé de Weigert (voyez page 79); 6° les méthodes de Kühne (page 80); 7° procédé de Ziehl (page 86).

Les mêmes solutions servent pour la coloration des coupes. No recommandons aussi pour les coupes le procédé suivant, qui donne d'e cellents résultats pour la plupart des bactéries et en particulier celles d la morve, de la fièvre typhoïde, du choléra, etc. On laisse séjourner l coupes pendant 24 heures dans une solution aqueuse faible de fuchsin on lave rapidement à l'eau très légèrement acidulée par l'acide acétiqu on les passe dans l'alcool et l'essence de girofle, on les étale sur la lan porte-objet et on les dessèche en les recouvrant de plusieurs couches d papier à filtrer; enfin on les monte dans le baume (Babes).

La méthode de Gram (voyez page 78) et surtout celle de Weigert, e celle qui convient le mieux pour colorer les bactéries de la *septicémie d souris*, les bacilles de l'*œdème malin* et du *charbon*, les bacilles du *rhino clérome*, les micro-organismes de la diphthérie, les *streptococci* du *phlegm* et de l'*érysipèle*, les *staphylococci* de la *suppuration*. Pour certains microb comme ceux du charbon, de l'érysipèle, du phlegmon, etc., il suffit d laisser les coupes pendant dix minutes dans le bain colorant, puis de l passer dans la solution iodée. Pour d'autres, comme le rhinosclérom il faut au contraire les y placer pendant 24 ou 48 heures. Il est bon d colorer en premier lieu le fond des lamelles et des coupes avec le picr carmin.

Le *micrococcus tetragenus* et les diplocoques de la pneumonie sero préparés suivant la méthode de Friedländer pour voir les capsules. Po la plupart des microbes ronds, on se sert avantageusement de la safrani de Bâle additionnée d'huile d'aniline ou d'une solution aqueuse concentr de violet de méthyle 6 B dans laquelle les coupes séjournent pendant u heure.

Les bacilles de la tuberculose et de la lèpre seront colorés par la m thode d'Ehrlich ou de Ziehl, par les procédés de Weigert et de Küh (voir pages 79 et 80) et le fond teinté d'une couleur différente de celle qu' aura fixée sur les bactéries.

Le bleu de méthylène en solution alcaline d'après le procédé de Lœffl s'applique aux préparations de la *septicémie des lapins*, du *choléra des p les*, de la *fièvre à rechutes*, de la *diphthérie*, de la *blennorrhagie*, etc. Les préparations doivent rester pendant 24 heures dans le liquide colorant, après quoi on les lave rapidement dans l'eau un peu acidulée et dans l'alcool.

Pour colorer l'actinomycose sur des lamelles où l'on a fait dessécher le pus ou les grumeaux, on emploie, pour les filaments, la méthode de Gram-Weigert, et pour les crosses, la safranine dissoute dans l'eau d'aniline d'après la méthode indiquée à la page 81, pendant vingt-quatre heures, suivie de l'action de l'iodure de potassium iodé (Babes).

Essences et huiles destinées à éclaircir les préparations. — Si les préparations sont trop colorées, on les laisse plus ou moins longtemps dans une solution faible de chlorure de sodium, dans l'alcool, puis dans l'essence de girofle. On peut aussi les mettre dans de l'alcool très faiblement acidulé par l'acide acétique. On les reporte encore de l'essence dans l'alcool, puis dans l'essence.

On peut se servir de diverses espèces d'huiles dans le même but.

L'huile d'origanum est avantageuse si les pièces ont été enfermées dans la celloïdine.

Cette huile en effet ne dissout pas la celloïdine, de telle sorte que la coupe reste dans le même état et qu'on peut y voir les parties les plus délicates soutenues par la celloïdine. L'huile d'origanum dissout le superflu de la couleur employée, plus rapidement et plus complètement que l'essence de girofle.

L'essence de girofle est universellement employée pour éclaircir toutes les préparations; seulement les préparations faiblement colorées ne supportent pas son action dissolvante. On se sert alors avec avantage de l'essence de térébenthine ou de bergamote. Ces deux liquides sont indiqués pour les préparations faiblement colorées à l'aide de la safranine, pour les tissus tuberculeux ou lépreux traités selon le procédé d'Ehrlich et pour les zooglœes de la tuberculose. Pour les objets faiblement colorés, comme par exemple pour les bacilles de la morve, on emploie l'huile de cèdre. Pour éviter la décoloration des bactéries il est avantageux de colorer l'essence même par la couleur avec laquelle on avait coloré la préparation, ou bien avec une couleur complémentaire pour colorer les parties qui ne sont pas colorées par les couleurs d'aniline ou qui retiennent avec moins d'énergie, la couleur que les bactéries. Cette méthode de coloration par les essences, employée depuis longtemps par l'un de nous, (*Ueber Safraninfarbung. Arch.* f. micr. Anat. 1882) a été réglée dans la technique bactériologique par Kühne.

Baume de Canada. — Le baume du Canada, lorsqu'il est dissous dans le chloroforme, pâlit et décolore souvent les préparations dans lesquelles les bactéries ont été teintes par l'aniline. Il convient, dès lors, de se servir du baume pur. On peut encore mêler le baume avec un peu de xylol, qui ne décolore pas l'aniline, et on a ainsi un baume liquide. Nous conseillons l'emploi du baume pur conservé dans des tubes de peintre et pour la conservation des bactéries qui se décolorent facilement, du baum presque sec. On met une petite goutte du baume presque sec sur la prépa ration qu'on place sur une plaque chauffée, jusqu'à ce que le baume s'étal

Pour examiner et conserver pendant un certain temps les préparation non déshydratées contenant des bactéries colorées, on fait passer entre l lame et la lamelle de verre une goutte d'acétate de potasse concentrée. S l'on tentait de les conserver dans la glycérine, cette substance dissoudrai très rapidement et complètement toutes les couleurs d'aniline fixées su les microbes, qui deviendraient alors invisibles.

Mensuration et dessin des bactéries. — Pour mesurer les bactéries, o dessine d'abord avec la chambre claire un micro-millimètre objectif mi sur la platine du microscope. On mesure la grandeur de chaque division on règle le microscope en montant ou en descendant le tube jusqu' l'échelle qu'on veut avoir et qui représente un grossissement détermin On sait alors à quel grossissement on dessine les objets. Si on veut le mesurer, il suffit de mesurer les objets dessinés à la chambre claire e de reporter leurs diamètres à l'échelle connue.

Pour reproduire des dessins de bactéries, il faut se servir d'une cham bre claire. La chambre claire de Nachet donne avec les objectifs à immer sion homogène de très bonnes images, moins claires assurément qu'ave de faibles grossissements, mais très suffisantes pour suivre les contour des objets à dessiner. Avec l'habitude du microscope et du dessin, o arrive à faire de très bons dessins de bactéries. Mais quand elles son petites, il est difficile d'en dessiner les détails d'une façon tout à fait cor recte et précise.

Un moyen excellent pour dessiner les bacilles en même temps que l tissu, consiste à calquer la projection électrique fournie par le microscop électrique.

Microscope électrique. — L'instrument dont nous nous servons à Bucares est construit d'après le principe de celui de Stricker à Vienne (Gartner *das electrische Microscop*). Nous l'avons modifié de telle sorte qu'on peu maintenant projeter devant un nombreux auditoire des préparations d bactéries isolées ou vues sur des coupes du tissu qui les contient. Notr modification consiste dans un agrandissement de l'appareil et dans l'emplo des lentilles apochromatiques les plus fortes. Nous intercalons entre l source de lumière et la préparation microscopique un condensateur ana logue à celui de Abbé, puis nous supprimons le diaphragme.

L'avantage de l'appareil pour l'étude topographique des lésions bacté riennes est facile à comprendre : avec cet appareil, en effet, on voit à l fois les bactéries et une partie du tissu ayant de 2 à 5 millimètres, le tou projeté sur un plan de 2 mètres de diamètre. L'emploi de l'appareil per met au mieux l'enseignement de l'histologie et de la bactériologie.

Microphotographie. — Le dessin peut remplacer la photographie pourv qu'il soit fait par un habile dessinateur qui soit en même temps microgra

e. Il serait exagéré de nier la possibilité de reproduire les micro-orga-
smes autrement que par la photographie. Il est possible en effet, par le
ssin, de colorer les bactéries et de reproduire les tissus qui les entount avec toutes les couleurs qu'ils présentent. Mais la photographie est
meilleur et le plus fidèle mode de reproduction des bactéries, et de
ırs dimensions. En reproduisant, par exemple, par la photographie les
visions du micro-millimètre objectif, il suffit de comparer ces dernières
ec les bactéries obtenues avec le même appareil et le même grossisse-
ent, pour connaître exactement leur diamètre.

Par la photographie, on peut obtenir des images qu'on ne voit pas à
eil nu parce que la plaque photographique est plus sensible que l'œil
ımain, ce qui permet de donner aux lecteurs la certitude de la réalité
s objets.

La photographie est difficile, exige un très bon appareil, de l'habileté,
aucoup de temps. Avec les forts grossissements, la lumière n'est pas
ujours suffisante pour fournir de bonnes images. La limite des objets
vient parfois peu précise. On a toujours un très petit champ visuel; on
réussit pas ou l'on réussit très difficilement à reproduire à la fois les
ıctéries et les tissus, de telle sorte que les uns ou les autres y perdent.
n ne peut pas non plus reproduire toutes les bactéries qui se trouvent
ıns le champ visuel. Koch a donné [1] d'excellentes images photographi-
ıes de la plupart des bactéries pathogènes; cependant Koch, qui a publié
nt de photographies dans le premier volume des *Mélanges de l'Office im-
rial de santé*, n'en a donné aucune dans le second.

Les imperfections dans la reproduction des microbes par la photogra-
ıie, que nous venons de signaler, ont été en grande partie évitées par
mploi des lentilles apochromatiques de Zeiss qui présentent tant d'avan-
ges en ce qui concerne la clarté et la netteté des images microscopiques
par les lames iso- ou orthochromatiques. On doit dire aujourd'hui que
photographie des micro-organismes est devenue, par son perfection-
ment, indispensable pour leur description. Koch, Israël et Roux ont
rfectionné les appareils microscopiques destinés pour la microphoto-
aphie.

En général on emploie un appareil stable horizontal, qu'on peut tirer
squ'à la longueur de 1 mètre à 1 mètre et demi ou bien l'appareil indiqué
ır Plagge, construit par Stegemann à Berlin, qu'on peut disposer horizon-
lement, incliné ou verticalement. Avec cet appareil on peut mesurer et
gler la longueur de la chambre noire et par suite le grossissement à
ide de vis. Nous nous sommes servis exclusivement d'un microscope apo-
romatique de Zeiss avec une lentille oculaire par laquelle on peut faci-
ment projeter l'image précise sur la plaque sensible, de sorte que, si on
sert de cet oculaire, l'image se projette sans qu'il soit nécessaire de
ettre de nouveau au point. Nous recommandons l'éclairage de l'objet
icroscopique par un héliostat, car il vaut mieux attendre le soleil pour

1. *Beitrage zur Biologie der Pflanzen*, 2e vol., 3e livraison, p. 399, 1877, et
ttheilungen aus der kais. Gesundheitsamte, t. I.

faire ses photographies que de faire usage de l'éclairage artificiel. Ceper dant les belles microphotographies publiées par Roux dans les Annales d Pasteur démontrent la valeur de l'éclairage oxhydrique.

L'éclairage dont se sert Roux consiste dans un chalumeau vertica du système Brin. Il est formé de deux tubes concentriques; le tube inté rieur amène le gaz d'éclairage, le tube extérieur l'oxygène. La flamm entoure une petite perle de magnésie qu'on fabrique soi-même. Pour cel on broie, dans un mortier, de la magnésie dans l'eau distillée, on en fai une pâte qu'on roule dans ses doigts comme une pilule, on la met sur u fil de platine, on la sèche à l'étuve à eau bouillante pendant quelque heures; elle est alors très friable; on la place enfin au centre du chalumea oxhydrique et on la chauffe doucement d'abord et ensuite jusqu'à la plu haute température. Le chalumeau renfermé dans une lanterne portée su un support métallique peut être rapproché ou éloigné du microscope. Un miroir réflecteur et des lentilles permettent d'avoir un faisceau parallèle Pour ne pas avoir une lumière trop intense, il est préférable d'interposer entre la source de lumière et le microscope des verres ou des solutions colorées. Avec les glaces orthochromatiques destinées à reproduire des pré parations colorées par la fuchsine ou par le violet, on se sert d'un verre vert foncé qu'on combine avantageusement avec une couche de solution de gomme-gutte. Roux recommande pour son appareil des liquides jaunes l'acide picrique par exemple.

Lorsqu'on fait usage de faibles grossissements, on met entre la lumière et le microscope un verre finement dépoli.

Israël et Grawitz emploient pour leurs photographies la lumière du pétrole; seulement cette lumière n'est pas assez intense si l'on se sert de forts grossissements; le pétrole donne une grande chaleur à laquelle on doit exposer longtemps les plaques sensibles, ce qui est nuisible à la netteté des images. La lumière électrique, au contraire, donne de très bons résultats. Le microscope est fixé, son col est enveloppé dans la partie inférieur conique de la chambre noire, la vis microscopique est fixée à une barre de fer qui se prolonge jusqu'à la partie opposée de la chambre noire, de sorte qu'on peut facilement mettre au point l'image sur la glace dépolie. Les châssis, de 21 centimètres de diamètre, peuvent être construits de façon à contenir deux plaques sensibles. Roux se sert d'un châssis qui porte à la fois la glace dépolie qui sert à la mise au point et la glace sensible. Il glisse sur deux galets et dans une rainure fixée sur le porte-châssis. Comme plaque sensible, nous recommandons les plaques orthochromatiques d'Angerer à Vienne, d'Azalin de Saxe à Berlin, ou les glaces isochromatiques à l'éosine préparées par Attout-Tailfer.

Le temps de pose avec la lumière directe du soleil dure, pour un grossissement de 100 diamètres avec un système apochromatique, de 10 à 40 secondes environ, avec l'éclairage Brin 1 à 10 minutes.

Les plaques sensibles pour les préparations non colorées sont les glaces de bromure d'argent qu'on emploie pour la photographie des objets microscopiques.

On sait que les plaques sensibles s'altèrent quelques semaines après ur fabrication, et qu'il faut mettre les plaques dans le châssis dans un .binet tout à fait noir.

Les plaques exposées sont développées de la manière suivante : on ·épare d'avance un mélange d'acide oxalique et de potasse conntrée à froid dont on mêle quatre parties avec une partie de solution ·ncentrée de sulfate de fer; on ajoute ensuite douze gouttes d'une sotion de bromure de potassium. On verse lentement cette solution ır la partie sensible des plaques placées au fond d'une assiette à fond at; on agite lentement la solution. Au bout d'une minute à une minute demie, on les lave dans un courant d'eau, et on les place dans une ıve contenant de l'hyposulfite de soude. Pendant la première partie de ›pération, il faut éviter toute lumière, surtout pour les plaques orthoıromatiques; mais ensuite on peut regarder de temps en temps la surface ›rsale de la plaque, pour voir si elle est encore blanche. On retire la aque quelques minutes après, si l'on voit que cette partie devient ·isâtre.

Par ce procédé, le négatif est fixé, on le lave d'abord dans la chambre ›ire sous un courant d'eau et, pour éloigner tout précipité, on le plonge ›ndant vingt-quatre heures dans un vase contenant de l'eau, après quoi ı le sèche à l'air.

La plaque sert ensuite pour faire des positifs, que réussit n'importe ıel photographe. Pour juger la réussite du négatif, il faut se rendre mpte que, dans une bonne photographie, le fond doit être très pâle ndis que les bactéries sont très foncées et leur limites très nettes. En gardant la face opposée du négatif au soleil sur un fond noir, on voit ›paraître un positif qu'on peut juger. On peut d'ailleurs facilement ·oduire un positif en employant une glace sensible préparée avec le broıre d'argent qu'on place sur la surface sensible du négatif, ensuite on xpose dans un cadre de copies à la lumière pendant quelques minutes. est à recommander de placer entre la source de lumière et le cadre un rre dépoli. Après l'exposition, on traite la plaque comme nous l'avons crit pour les négatifs. Le positif sur verre peut servir à la reproduction r papier gélatino-bichromaté, sur pierre ou sur cuivre. Il existe plusieurs éthodes appropriées à ces reproductions. La plus avantageuse est celle Placet, qui expose l'image positive sur de la gélatine bichromatée. Il ›ule ensuite l'image gravée et dépose sur ce moulage une couche de ivre par galvanoplastie.

Pour photographier les bactéries, Koch emploie un appareil de Fritsch i diffère des autres en ce que la chambre obscure, le microscope et l'apreil d'éclairage sont horizontaux et mobiles isolément. Comme le tout it être très exactement centré, on peut en mouvoir les différentes pars. Pour obtenir ce résultat, Koch a modifié l'appareil en faisant arriver lumière du soleil par un héliostat qui fait pénétrer les rayons dans une ambre noire.

Les manipulations sont les mêmes que pour les autres photographies. ssi l'opérateur doit-il bien connaître la photographie en général et tout rticulièrement les procédés spéciaux de la photographie microscopique qui sont exposés dans les publications de Gerlach[1], de Crookshank[2], (Stengelein, de Jeserich[3], etc.

1. Donné (*Cours de microscopie*, avec atlas dessiné par Foucault, 1846, in-f°) employé la photographie pour le dessin de ses figures. De très belles photographi ont été obtenues par Woodwart aux États-Unis et reproduites dans l'*Histoire méı cale de la guerre de sécession*. Luys a employé la photographie pour son atlas ı système nerveux. Gerlach (*De la photographie comme auxiliaire des recherch microscopiques*, Leipzig, 1863) a consacré un livre à son étude. Voir aussi Robi *Du microscope*, 2e édition, 1877, p. 432; Reichardt et Sturenberg, *Traité de phot graphie microscopique*, Leipzig, 1868, Beneke, Brunswig, 1868; et Vogel, *Manı de photographie*, Berlin, 1874.

2. *Practical bacteriology*, 1887 et atlas de photographies.

3. *Die Microphotografie*, Berlin, 1888.

CHAPITRE IV

MÉTHODES DE CULTURE DES BACTÉRIES

· Si l'on veut étudier *de visu* les phénomènes de la vie et du développe- ıent de certains microbes, il suffit parfois de mettre une petite goutte d'un quide de culture ou d'un liquide pathologique, recueillie avec toutes les récautions désirables, entre la lamelle et la lame porte-objet, et de ɜxaminer au microscope. Il est nécessaire d'observer durant un certain ımps sur un porte-objet chauffé ou sur la platine chauffante. Vignal [1] a ɑaginé un porte-objet qui représente un appareil de Darsonval aplati ans lequel se place la lame porte-objet. Cet appareil a été modifié depuis ɔur qu'on puisse se servir d'un concentrateur. Il est fabriqué par Verick. 'un de nous a construit un appareil semblable avec régulateur élec- ique, et dont le chauffage s'effectue par une baguette de cuivre qui se ·olonge dans l'intérieur de l'appareil sous forme d'un serpentin qui trans- et la chaleur à l'eau ou à la glycérine. (Voyez les fig. 28 et 29, pages 125 126.) On apprécie très bien ainsi les mouvements des micro-organismes. l'on a affaire à une bactérie qui se développe rapidement, on pourra ınstater sa reproduction par scission et les divers stades de son déve- ppement. S'il s'agit des bactéries du charbon par exemple, on verra, ı examinant le bord de la préparation, c'est-à-dire la portion la ieux oxygénée, comment les bactéries s'allongent pour former des fila- ents.

Il est préférable de placer une gouttelette du liquide à analyser, avec ı peu de substance nutritive stérilisée, sur une lamelle mince, et de la poser à la surface d'une lame porte-objet excavée, creusée en cupule à sa .rtie centrale.

Pour l'examen dans la chambre humide, on place une parcelle de la bstance à examiner, sur une lamelle mince, bien lavée et stérilisée sur la mme, dans une goutte de bouillon de viande stérilisé et neutralisé. On ɑverse ensuite la lamelle sur une lame de verre porte-objet assez pro-

1. *Archives de physiologie*, 3e série, t. VI, p. 1.

fondément excavée et dont l'excavation est entourée d'avance d'une couc épaisse de vaseline. La chambre humide ainsi constituée est la plus simp et la meilleure. On examine au microscope avec un objectif 1/12 de Zeis immersion dans l'huile et avec le condensateur Abbé muni d'un d phragme à petite ouverture.

On peut employer aussi la chambre humide de Ranvier, dans laque le verre porte-objet offre à son centre un plateau circulaire entouré d'u rainure profonde. La gouttelette à examiner étant placée au milieu recouverte de la lamelle, on borde le pourtour de la lamelle avec de paraffine ou de la vaseline. La rainure renferme de l'air et un peu liquide.

Ces chambres humides simples sont portées sur la platine du micr scope ou sur une platine chauffante. Nous avons construit une chamb humide analogue qu'on peut stériliser, qui communique à la fois av l'air ambiant par un conduit et avec un réservoir d'eau distillée po empêcher l'évaporation du liquide. Avec cette chambre humide, on pe suivre pendant plusieurs jours le développement des microbes, ou la pl cer dans une étuve pendant plus longtemps.

On peut aussi employer la chambre claire de Kühne, qui consiste un tube de verre dilaté en ballon à paroi très mince à son milieu. ballon est lui-même aplati de telle sorte que les parois opposées ar vent presque à se toucher et qu'on peut le placer sur la platine du n croscope, sous la lentille objective. La paroi aplatie du ballon n'est p plus épaisse qu'une lamelle de verre mince à recouvrir. L'appareil éta stérilisé, on aspire le liquide à examiner par une des extrémités du tul Ce petit ballon aplati pourra être placé sur un porte-objet chauffé.

L'examen microscopique direct des microbes en voie de développeme se fait aussi très facilement sur des lames de verre ou sur des cristalliso couverts d'une substance nutritive gélatinisée telle que le sérum géla nisé, la gélatine peptone, l'agar-agar, qu'on inocule avec les substan contenant des bactéries. L'examen au microscope est utile pour étud avec de faibles grossissements la forme et l'apparence que présente les colonies de microbes dans leur groupement et dans leur accrois ment.

Les procédés qui précèdent s'appliquent surtout à l'étude de très p tites parcelles de liquides contenant des micro-organismes dont on v étudier le développement. Mais pour faire des cultures de ces microbes plus grandes masses, on doit employer d'autres appareils.

La façon la plus simple de faire ces cultures consiste à mettre un p de la substance à examiner dans des vases stérilisés contenant des milie nutritifs stériles.

Pour introduire le liquide qu'on suppose renfermer des microbes, se sert d'un fil de platine muni d'une manche de verre, chauffé au rou puis refroidi; on y trempe son extrémité et on l'introduit dans le bou lon liquide ou la substance gélatinisée appropriés à la culture. P on ferme le vase contenant la substance nutritive avec un tampon ouate.

Méthodes de culture de Pasteur [1]. — Pasteur a fait le premier des cul-res en employant des procédés à l'abri de toute cause d'erreur. Nous onnons d'abord ses procédés qu'on peut trouver dans ses diverses publi-tions et dans celles de Duclaux, où nous avons emprunté la plupart de s renseignements. Pasteur employa d'abord comme bouillons de culture s liquides variés, soit des liquides nutritifs artificiels, soit des infusions viandes. En voici quelques exemples.

L'eau de levure est préparée avec de la levure fraîche de brasserie qu'on isse en suspension dans l'eau, puis qu'on passe à travers un tamis de ie. On décante ensuite, on abandonne le liquide à lui-même pendant heures, pendant lesquelles la levure se dépose. On décante le liquide ouble qui surnage. On délaye le ste dans un volume d'eau suffisant our qu'il y ait 50 à 100 grammes de vure par litre. Le liquide ainsi ob-nu est filtré, il sort limpide du ltre, et, s'il est louche, on ajoute un eu d'acide phosphorique qu'on sature nsuite avec de l'eau de chaux.

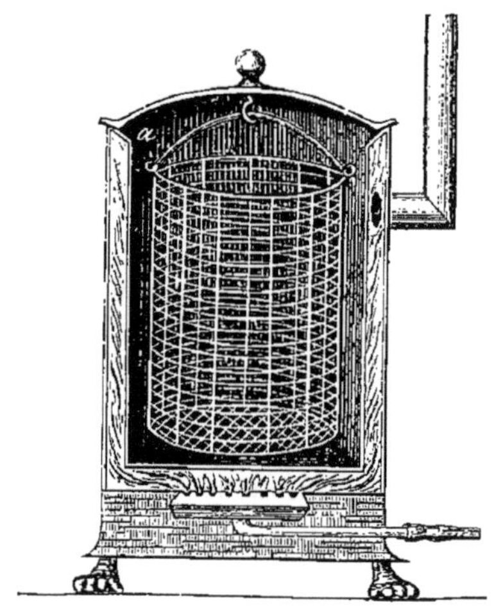

Fig. 7. — Coupe du chauffoir employé pour flamber et stériliser les instruments et la verrerie.

L'infusion de foin se fait en cou-nt du foin qu'on met dans l'eau ouillante pendant quelques minutes. n filtre ensuite. La liqueur est lim-de et acide.

L'urine employée pour les cultures ra bouillie, puis neutralisée si elle t devenue alcaline, puis filtrée et érilisée dans l'autoclave.

Les bouillons de viande se prépa-nt avec de la viande de bœuf, de au, de poule, etc., hachée, mise ns l'eau et portée lentement à l'ébullition. On verse sur un filtre ouillé. Si la matière grasse passe dans le filtre, on siphonne le bouil-n après l'avoir laissé se refroidir. Le bouillon est un peu acide et doit re très limpide. Il doit être neutralisé.

Les vases dans lesquels on recueille ces divers liquides sont tous flam-s dans un fourneau à gaz en tôle du modèle ci-contre (fig. 7), dont la ouble boîte est chauffée directement par la flamme du gaz et qui con-nt un panier en fil de fer où l'on met les tubes, les flacons, ballons, atras et d'une façon générale tous les instruments à stériliser. La tem-rature de la caisse sera élevée à 150° ou 250°, ce qu'un thermomètre rmettra d'apprécier, et tous les germes provenant de l'air seront cer-inement détruits dans les vases et sur les instruments placés dans l'ap-reil.

1. Les méthodes de culture de Pasteur sont exposées dans les livres que nous ons déjà cités sur le vin, la bière, etc. — Voyez encore Duclaux, *Ferments et aladies,* Paris, 1882, et *Encyclopédie chimique* de Frémy, t. IX, 1883.

Pour enfermer les bouillons dans des vases stérilisés, on aura d'abo: flambé dans le fourneau à gaz les tubes et les ballons.

Les tubes présentent sur un de leurs côtés une effilure horizontale (

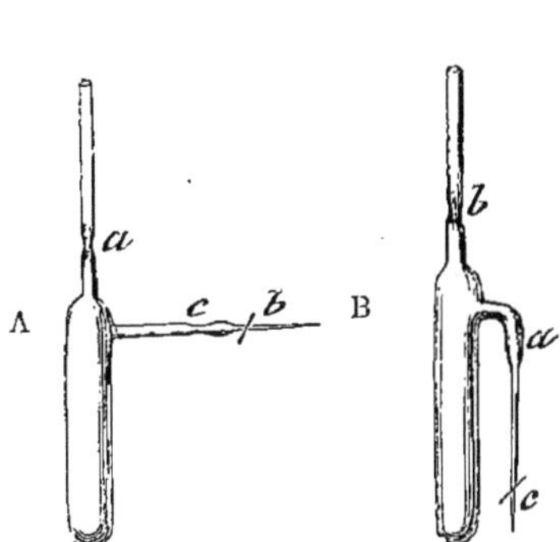

FIG. 8.

A, tube à effilure horizontale. B, tube à effilure recourbée. a, b, col; c, effilure (figure empruntée à Duclaux).

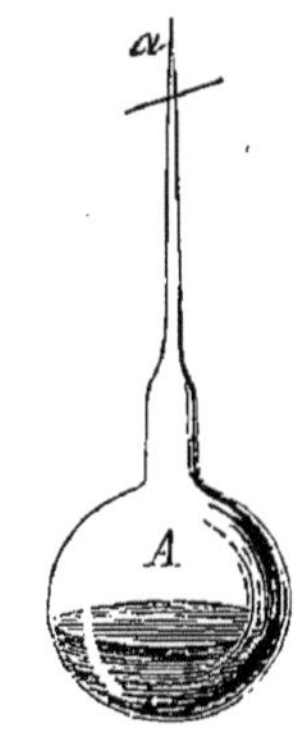

FIG. 9. — Ballon à effilı supérieure.

courbée en bas (B, a, fig. 8) dont l'extrémité est terminée en pointe fermée à la lampe. Leur col ouvert est bouché par de la ouate.

Les ballons présentent tantôt un col allongé et un corps sphérique (

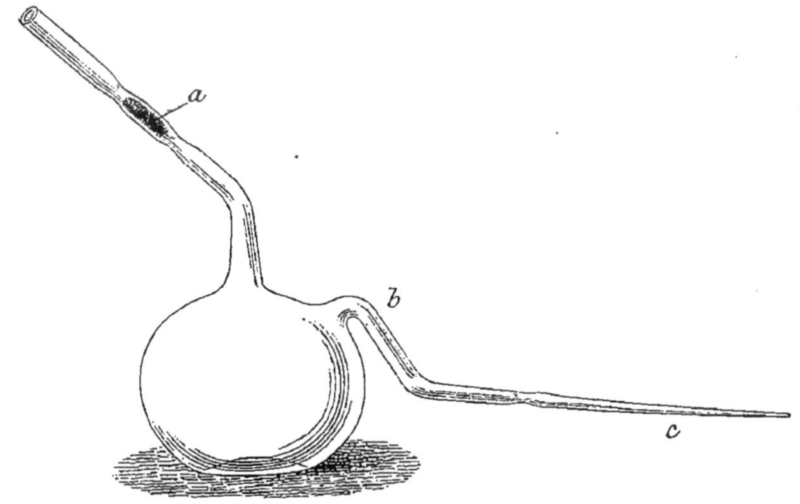

FIG. 10. — Ballon à effilure latérale et à col bouché à la ouate.

a, col du ballon bouché par de la ouate; b, effilure latérale.

à base un peu aplatie; tantôt ils portent à la partie supérieure une effilı plus ou moins longue (fig. 9), ou une effilure latérale, sinueuse à concav inférieure (fig. 10). Le col des ballons est dans ce dernier cas bouché à ouate (a, fig. 10). Pendant le flambage, les micro-organismes qui peuv

ister à la face interne des tubes et ballons sont détruits; l'air qu'ils con-
nnent est raréfié; la ouate se roussit, et lorsqu'ils se refroidissent dans fourneau même, l'air chauffé, calciné pour ainsi dire, rentre dans les cons en passant sur la ouate. Il est tout à fait pur de germes.

Pour remplir un tube à effilure avec du bouillon pendant que la solu-
on nutritive bout à l'air libre dans une capsule de porcelaine, on passe pidement l'effilure dans la flamme d'une lampe à alcool, on casse son trémité sans choc, après y avoir tracé un trait à la lime, on repasse de ouveau la section dans la flamme, et on introduit l'effilure ainsi ouverte ans l'infusion en ébullition. On aspire doucement par le col du tube; le quide monte dans l'effilure, puis redescend lentement dans le tube. orsqu'il est suffisamment rempli, on chasse la goutte du liquide qui reste l'extrémité de l'effilure et on la ferme à la lampe.

On agit exactement de la même façon pour remplir un ballon portant ne effilure latérale (fig. 10).

Pour conserver une assez grande quantité de bouillon préparé, on peut mployer des ballons stérilisés sans effilure qu'on rem-
lit du bouillon filtré. Ces ballons, dont on ferme le col à a lampe d'émailleur, sont chauffés dans un bain de chlo-
ure de calcium à la température de 115°. Le meilleur ppareil pour chauffer ces ballons consiste dans l'autoclave abriqué par Wisnegg et qui représente une grande mar-
nite de Papin fermée hermétiquement et bien boulonnée, ui se chauffe au gaz par sa partie inférieure et qui est unie d'un manomètre. Il est facile de porter ainsi la empérature à 130° en vase clos.

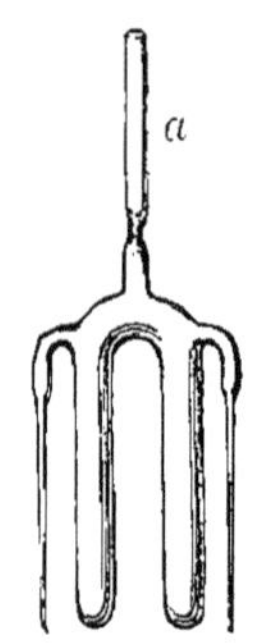

Fig. 11. — Tube à double réservoir et à double effilure. Le col du tube *a* est fermé à la ouate.

Si l'on veut avoir une série de tubes Pasteur remplis de ouillon, on se sert des tubes stérilisés à double réservoir e la figure 10, qui présentent deux effilures latérales ont l'extrémité inférieure est fermée à la lampe, et dont e goulot est rempli d'ouate. Ces tubes sont à cheval sur e montant d'une planchette.

On casse le col d'un ballon fermé rempli de l'infusion n ayant soin de tracer d'abord un trait à la lime, on suit ce trait avec n morceau de charbon enflammé de façon à obtenir une cassure cir-
ulaire. On prend sucessivement chacun des tubes, on casse leur extré-
nité, on la flambe, on l'introduit dans le ballon et on aspire la liqueur; n replace chacun de ces tubes à cheval sur la planchette (fig. 12). Quand ls sont tous remplis, on les ferme à la lampe.

Pour apprécier la température des liquides contenus dans les tubes qu'on net dans l'autoclave, on se sert d'un thermomètre qui sort du couvercle ar une ouverture ménagée à cet effet et hermétiquement fermée. Le éservoir du thermomètre doit plonger dans le liquide d'un vase ou ballon, u tube identique à ceux qu'on veut stériliser.

Au lieu de tubes, on emploie communément les matras de Pasteur qui ont représentés dans la figure 13. Ils consistent en un petit ballon à fond lat fermé par un bouchon à recouvrement à l'émeri, qui se termine par un tube en verre obstrué par de la ouate. Ces matras ont été flambés a préalable. Quand on veut remplir une série de ces vases, on prend un de grands ballons scellés à la lampe dont on coupe le col; on remplit un pipette à gros ventre (fig. 4) avec le liquide qu'il contient. Cette pipette

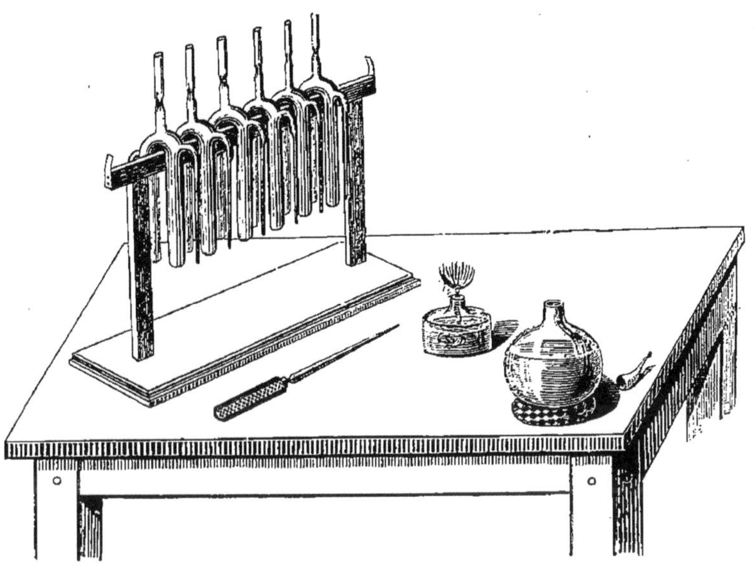

Fig. 12. — Cette figure montre la disposition des tubes à double réservoir disposés sur un planchette pour l'opération qui consiste à les remplir d'un bouillon conservé dans le ballo placé à droite de la table (d'après Duclaux).

été au préalable stérilisée pendant qu'elle était fermée à son extrémité e remplie de ouate à son col. Puis on porte son contenu successivement dan plusieurs matras en soufflant par le col pour faire couler le liquide pa l'extrémité inférieure. Les grands ballons à effilure latérale représenté dans la figure 9 sont plus commodes. En effet on les remplit directement avec le liquide du bouillon pendant so ébullition, puis on ferme à la lampe l'effilure et on le chauffe dans la marmite de Papin à 115 ou à 130°. Aprè cela on les conserve jusqu'au moment où l'on veut remplir les matras Pasteur. Il suffit de casser l'extrémité d l'effilure et de souffler par le col du ballon pour fair passer le liquide qu'il contient dans les matras. L'opération finie, si le ballon renferme encore du liquide, o ferme l'effilure à la lampe et on conserve le ballon et so contenu jusqu'à ce qu'on en ait besoin de nouveau.

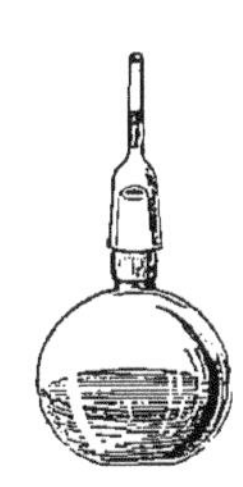

Fig. 13. — Matras Pasteur.

Les tubes et les petits matras étant remplis, il faut encore s'assurer qu le liquide qu'ils contiennent est bien stérilisé. Il convient alors de le laisser pendant plusieurs jours à 35° dans la grande étuve en bois à doubl paroi fabriquée par Wisnegg sur les indications de Pasteur ou dans un étuve d'Arsonval. Nous donnons plus loin la description de ces appareils

MÉTHODES PLUS RÉCENTES. — Depuis les premiers travaux de Pasteur, un grand nombre de botanistes, de physiologistes et de pathologistes ont apporté leur contingent à la technique des cultures, de telle sorte que les procédés ont été modifiés, simplifiés et perfectionnés.

Tels sont les procédés de culture sur des substances gélatinisées, sur les pommes de terre, etc., imaginés par Brefeld, Grawitz, Koch ; tel est l'emploi des lames de verre, sur lesquelles on étend les substances gélatinisées qu'on ensemence de bactéries; des cristallisoirs et des cloches de verre où l'on enferme ces lames pour obtenir des cultures.

Dans ces méthodes, il faut toujours commencer par bien laver d'abord, puis stériliser tous les instruments, verres, cristallisoirs, cloches, lames de verre, couteaux, etc., en les portant pendant une demi-heure à la température de 150° dans l'air sec. Les instruments, les couteaux, aiguilles, pinces, etc., sont enfermés dans une boîte de fer à claire-voie, dont le fond est couvert d'une feuille d'amiante, dont le couvercle est surmonté d'une poignée. Nous avons fait construire des boîtes avec beaucoup de tiroirs isolés afin de conserver stérilisés les instruments dont on ne se sert pas. Ces boîtes, représentées dans la fig. 5, sont placées dans la corbeille du fourneau à gaz de la fig. 7 (p. 101), avec la verrerie. Le fourneau à gaz, carré, à porte s'ouvrant en avant, est plus commode que celui qui est représenté dans la fig. 7.

Pour stériliser avec la vapeur d'eau, on emploie l'autoclave de Wisnegg ou un poêle cylindrique (fig. 16) entouré de feutre, dont le quart inférieur est rempli d'eau. Au-dessus du niveau du liquide se trouve une grille sur laquelle on place un panier grillagé contenant les tubes et flacons remplis de la substance gélatinisée ou des pommes de terre qu'on veut stériliser. L'eau est chauffée par un bec à gaz. Le poêle est fermé à sa partie supérieure par un couvercle qui laisse passer un thermomètre. L'eau doit être bouillante au moment où l'on introduit les substances.

Bouillons et substances gélatinisés employés pour les cultures. — Nous avons étudié déjà les conditions variées de l'existence des bactéries ; les unes, aérobies ou aérophiles, vivent uniquement dans les milieux aérés pourvus d'une quantité plus ou moins grande d'oxygène; les autres, anaérobies, comme certains ferments, se développent de préférence dans les milieux dépourvus d'oxygène. Certaines n'ont besoin que d'aliments hydrocarbonés, tandis que la nutrition de la plupart nécessite des aliments azotés. Un petit nombre d'entre elles fructifient dans un liquide acidifié, tandis que presque toutes ont besoin d'un milieu neutre ou alcalin. Ces diverses conditions de vie doivent être satisfaites dans les cultures artificielles.

Nous avons déjà indiqué le mode de préparation des infusions et bouillons employés par Pasteur et qu'on rend neutres ou alcalins en ajoutant des sels basiques.

Cohn s'est servi d'un liquide dans lequel, pour 20 grammes d'eau distillée, il mettait $0^{gr},1$ de phosphate de potasse, $0^{gr},1$ de sulfate de magnésie, $0^{gr},1$ de phosphate de chaux tribasique et $0^{gr},02$ d'acide tartrique.

Nægeli recommande divers liquides, et en particulier celui-ci : eau

100 grammes, albumine soluble 1 gramme, phosphate de potasse 0gr,2, sulfate de magnésium 0gr,04, et chlorate de chaux 0gr,02. Souvent on emploie des solutions albumineuses contenant une quantité déterminée de sucre, d'amidon, d'acides gras, etc.

Lorsque ces différents liquides ont reçu des particules contenant des bactéries, celles-ci se développent sous forme de nuages, de flacons, de sédiments au fond du liquide et de pellicules à sa surface. Mais les différentes espèces de bactéries qui y pullulent se mêlent les unes aux autres, et il est difficile de les séparer pour obtenir isolément des cultures pures d'une espèce déterminée. On y arrive mieux en employant des substances nutritives semi-solides ou solides, car le fragment contenant des bactéries, inoculé sur ces substances, donne lieu à des fructifications qui restent au point touché, ou qui pénètrent dans la profondeur, en présentant une forme souvent caractéristique.

Aussi ce fut un véritable progrès que la culture sur les substances nutritives solides. Depuis longtemps on s'était servi des œufs, des tranches de pommes de terre et de carotte; mais ce sont surtout la gélatine employée par Brefeld et Klebs, l'agar-agar ou gélose mêlés avec des peptones, le sérum de sang de bœuf gélatinisé préparé par Tyndall et Koch[1], qui sont le plus utiles, car leur transparence permet d'apprécier la couleur et la forme des cultures dans leur profondeur comme à leur surface. Ces différentes préparations ont été employées avec le plus grand succès par Koch, qui a perfectionné et généralisé la méthode de culture sur les milieux solides. Il a employé les cultures transparentes et solidifiées pour isoler les différents germes.

Pour préparer les pommes de terre en vue des cultures, on les choisit assez grosses et à surface bien lisse. On les nettoie d'abord avec une brosse, on enlève avec un couteau les bourgeons et les parties altérées; on les place ensuite pendant une heure dans une solution de sublimé à 5 p. 1000, et enfin on les fait cuire pendant trois quarts d'heure dans une étuve à vapeur. Pour s'en servir, on prend une pomme de terre entre le pouce et l'index de la main gauche qu'on a préalablement lavée au sublimé. On la coupe en deux avec un couteau chauffé au rouge, puis refroidi. On laisse tomber les deux morceaux dans une chambre humide composée d'un grand cristallisoir recouvert d'une cloche. Cette chambre humide a été stérilisée antérieurement. On coupe de même avec un autre couteau stérilisé une seconde pomme de terre, de telle sorte qu'on a, au fond du cristallisoir, quatre morceaux que nous désignerons par les chiffres I, II, III, IV. Cela fait, on prend avec un couteau stérilisé un peu de la substance qu'on suppose renfermer des bactéries; on l'étale avec ce couteau à la surface de section du tronçon I; on prend avec un autre couteau stérilisé une particule de la substance déjà étalée sur la pomme de terre I, et on l'étend sur la surface de section de la pomme de terre II. On répète la même opération pour

1. *Mittheilungen d. k. Gesundheitsamte*, t. I et t. II. — *Deutsch. Med. Wochenscrift* 1884, n° 32. — *Allgemeine Zeitung v. München Beilage*, 8 novembre 1884.

les deux derniers tronçons, si bien que la pomme de terre IV contient très peu de germes.

Pour cultiver les bactéries sur les pommes de terre, on emploie l'appareil décrit par Esmarch qui est basé sur les mêmes principes que celui que nous avons indiqué dans la seconde édition de notre livre p. 184.

L'appareil de Roux consiste dans des cristallisoirs en verre de Bohême de 10 centimètres de diamètre, fermés par un couvercle qui recouvre le cristallisoir. Ce dernier est percé latéralement de deux trous de la grosseur du doigt, bouchés par un tampon de ouate. Les tranches de pomme de terre sont placées dans le cristallisoir; on recouvre ce dernier de son couvercle; on ficelle le couvercle afin qu'il soit bien maintenu et on met le tout dans l'autoclave pendant une demi-heure, en ayant soin de le placer obliquement de façon à ce que la vapeur d'eau entre bien dans l'appareil. L'appareil étant ainsi stérilisé, si on veut ensemencer la pomme de terre, on enlève le bouchon de ouate de l'un des trous et on passe par là l'aiguille de platine chargée de la substance à ensemencer.

Pour les cultures sur pommes de terre, le meilleur moyen consiste à en mettre un parallélipipède allongé dans un tube d'essai. Au laboratoire de Pasteur on se sert depuis longtemps de ces tubes rétrécis un peu à leur fond de façon à ce que l'extrémité du tube contienne un peu d'eau. Le tube bouché à la ouate et contenant la pomme de terre est stérilisé à l'autoclave. Globig a taillé en biseau ses pommes de terre enfermées dans des tubes de façon à avoir une surface oblique comme dans les tubes d'agar-agar.

On peut aussi se servir de tranches de noix de coco stérilisées qui ont l'avantage d'être tout à fait blanches et de permettre de bien voir la couleur des microbes colorés et chromogènes.

Beaucoup de bactéries croissent très bien sur les carottes qu'on prépare de la même façon.

Pour se servir des œufs, on les fait durcir, on enlève la coquille, on les lave au sublimé, on les met de nouveau à l'étuve et on les coupe en deux comme les pommes de terre.

Pour préparer la gélatine peptonifiée, on mêle 500 grammes de viande dépouillée de graisse et hachée à 1 litre d'eau distillée. On laisse reposer ce mélange pendant 24 heures en entourant de glace le vase qui le contient. On le passe ensuite dans un linge propre. On obtient de la sorte environ un litre de liquide. Si l'on obtient moins d'un litre, on ajoute de l'eau distillée de façon à compléter un litre. On ajoute au liquide 10 grammes de peptone sèche, 5 grammes de sel de cuisine et 100 grammes de gélatine pure et tout à fait incolore. On chauffe ensuite jusqu'à la dissolution de la gélatine en ayant soin de ne pas dépasser 60°; on neutralise le mélange avec le carbonate de soude jusqu'à ce que le papier de tournesol rouge devienne un peu bleuâtre et que le papier de tournesol bleu ne change pas de couleur; on chauffe encore au bain-marie, dans l'eau bouillante, pendant une demi-heure et ensuite dans l'appareil à vapeur de Koch pendant vingt minutes. On s'assure de nouveau de la réaction légèrement alcaline du liquide, et on filtre enfin dans du papier Joseph et un filtre en verre placé dans le chauffoir métallique à double paroi rempli d'eau chaude (fig. 14). La gélatine est versée directement dans les tubes stérilisés.

La stérilisation des tubes se fait de la manière suivante; on lave les tubes à l'eau bouillante, on les bouche avec de la ouate, puis on les prend par l'extrémité supérieure et on chauffe fortement le fond sur une flamme d'alcool. On les laisse refroidir, puis on enfonce un peu la ouate et on chauffe leur extrémité supérieure en les tenant par leur fond, jusqu'à ce que la ouate devienne un peu rousse.

Si l'on possède les appareils perfectionnés de nos laboratoires, on lave les tubes à l'eau bouillante, on les bouche à la ouate et on les met pendant une demi-heure dans l'un des appareils représentés figure 7 ou 16, à 150°.

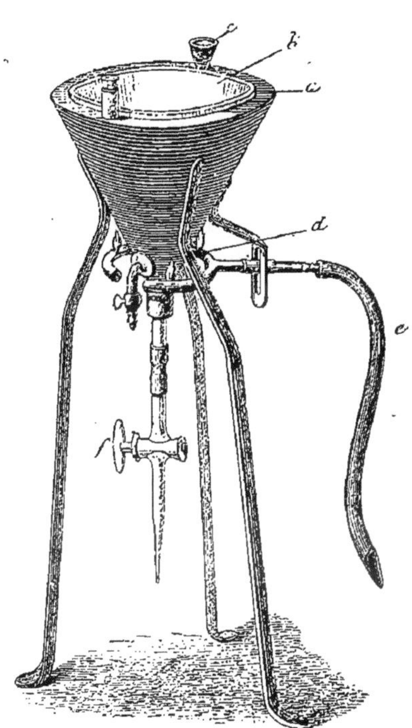

Fig. 14. — Filtre pour la gélatine peptone fabriqué par Wisnegg.

On verse dans un tube 10 grammes de gélatine. Avec la quantité de gélatine fabriquée d'après la formule précédente, on doit avoir environ quatre-vingt-dix à quatre-vingt-quinze tubes. Après avoir rempli les tubes, on les bouche de nouveau à la ouate et on les stérilise en les plaçant pendant dix minutes dans une étuve à vapeur chauffée d'abord à 100° et maintenu à cette même température. On les y met de nouveau pendant le même laps de temps, les deux ou trois jours suivants. Cette gélatine peptonifiée contient 10 p. 100 de gélatine, 1 p. 100 de peptone sèche et 5 p. 1000 de sel de cuisine. Il est préférable de les stériliser en une seule fois dans l'autoclave.

Nous avons employé aussi pour les cultures sur la gélatine les matras de Pasteur; mais ces derniers sont avantageusement modifiés en leur donnant la forme des ballons d'Erlenmeyer, de façon à ce que l'on puisse atteindre toutes les parties du fond du matras avec le fil de platine, soit pour faire les ensemencements, soit pour prendre les cultures qui s'y développent.

On peut verser aussi la gélatine dans des vases plats de différente forme stérilisés recouverts d'un couvercle formé d'une lame de verre et fermés, entre le couvercle et le vase, par une bande de caoutchouc.

Lorsque la gélatine est employée à des cultures, on ne doit pas dépasser la température de 20 à 24°, car elle se liquéfie à une température plus élevée, et on perdrait le bénéfice d'une culture sur une substance solide.

Buchner prépare une gélatine avec 100 parties d'eau, 10 parties de gélatine, 0,5 d'extrait de viande de Liebig, 0,5 de peptone, 2 de sucre de canne et 0,5 de phosphate basique de chaux.

Pour étudier la fermentation du lait, on peut employer, à la place d'eau, du petit-lait ou de l'urine neutralisés. Hueppe ajoute 5 p. 100 de sucre à la gélatine peptonifiée. Nous devons dire toutefois que cette addition empêche ou retarde la liquéfaction caractéristique de la gélatine par certaines espèces bactériennes.

Nous recommandons d'ajouter à la gélatine artificielle, préparée sans la viande, 5 p. 100 de glycérine.

Au lieu de gélatine, on peut employer l'agar-agar ou gélose, dont le grand avantage consiste en ce qu'on peut chauffer la substance gélatinisée par l'agar-agar jusqu'à la température de 40° sans qu'elle se liquéfie. L'agar-agar peptonisé donne un milieu moins transparent que la gélatine, mais en en mettant une petite quantité, elle est suffisamment transparente. On peut aussi mêler avantageusement l'agar-agar avec la gélatine.

La préparation de l'agar-agar s'effectue de la même façon que la gélatine; seulement, on ajoute au bouillon 0,5 à 2 p. 100 d'agar-agar pulvérisé et 2 p. 100 de gélatine. Pour filtrer, on emploie avantageusement un linge de flanelle sur lequel on fait passer plusieurs fois le liquide. La filtration se fait surtout rapidement dans le vide, et donne un liquide bien clair. On peut même se dispenser de filtrer, on laisse alors se déposer les parties solides pendant 24 heures à une température élevée et ensuite on décante la couche superficielle du liquide.

Il est bon de laisser gélatiniser obliquement l'agar-agar afin de pouvoir faire l'ensemencement à la fois par une piqûre et par une strie. Les cultures sont ainsi très démonstratives.

Pour obtenir de l'agar-agar très clair, Roux emploie le procédé suivant. On laisse au bain-marie à 100° un litre de bouillon peptonifié auquel on ajoute 20 grammes d'agar. Au bout d'une heure on filtre sur une tarlatane qui retient les gros morceaux d'agar. Ce qui passe est presque clair. On le laisse se refroidir un peu tout en restant liquide et on y verse un blanc d'œuf battu dans de l'eau. On agite pour le mêler au bouillon. On chauffe ensuite au bain-marie à ébullition. L'albumine de l'œuf coagulée retient dans ses mailles toutes les particules solides et on filtre simplement sur du papier Joseph.

Pour obtenir l'agar-agar glycériné, d'après le procédé de Roux et Nocart, on ajoute à ce dernier 5 p. 100 de glycérine.

Le meilleur milieu de culture pour les bactéries pathogènes est le sérum du sang du bœuf, du mouton, du cheval et du chien.

Le procédé de Koch est le suivant :

Pour *recueillir le sang*, il se sert de vases cylindriques de 20 centimètres de hauteur sur 8 à 10 centimètres de diamètre et fermés par des bouchons de verre. Ces vases, après le lavage, sont rincés avec une solution de sublimé à 1 p. 100 puis à l'alcool et enfin à l'éther; ce dernier liquide est évaporé à l'étuve. On y recueille le sang au moment où il jaillit de la veine d'un animal. La saignée est faite avec un couteau stérilisé; la peau de l'animal a été lavée avec une solution au sublimé et on ne recueille pa le premier jet, qui peut contenir des poils et des impuretés. On remplit l vase jusqu'auprès du bord, on le bouche et on le place aussi vite qu possible sur la glace, où il restera 24 à 30 heures pour permettre la forma tion d'un caillot solide.

Pour que la *séparation du sérum et du caillot* se fasse bien, il est néces saire de laisser pendant tout ce temps le vase immobile près du lieu o on a recueilli le sang. Si on le transportait un peu plus loin, le sérun perdrait sa transparence. Le sérum sera pris avec une pipette et vers

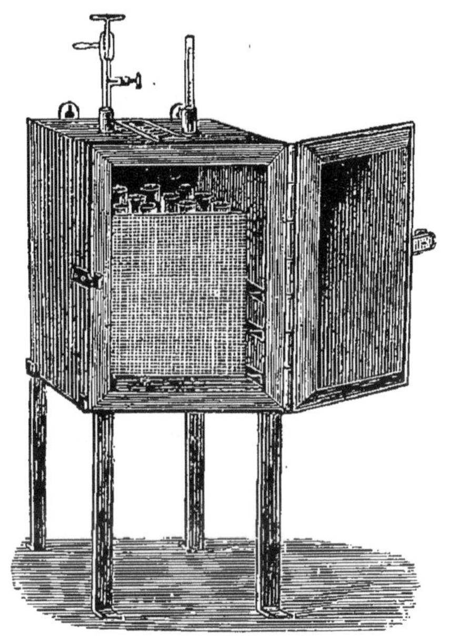

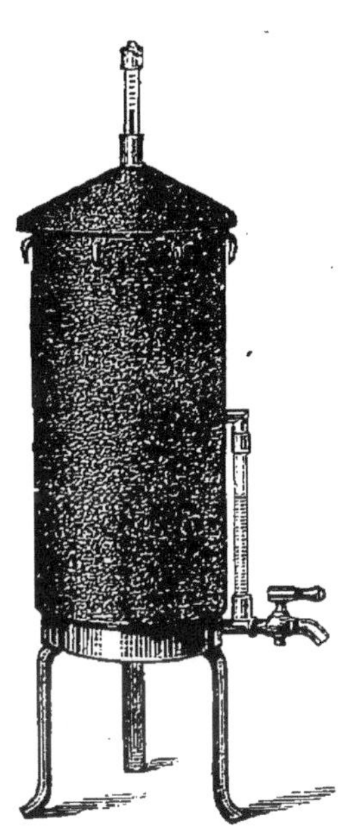

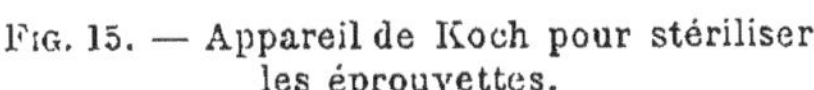

Fig. 15. — Appareil de Koch pour stériliser les éprouvettes.

Fig. 16. — Appareil à vapeu de Koch.

dans des éprouvettes préalablement stérilisées qu'on remplira au tiers, e qui seront bouchées avec de la ouate.

La *stérilisation du sérum* repose sur ce fait (Tyndall), que les bactérie sont tuées à une température relativement basse, au-dessous de la tem pérature de coagulation de l'albumine, tandis que les spores résistent. U premier chauffage tue les bactéries vivantes, mais leurs spores germen le second jour, le troisième, ou les jours suivants; le chauffage répété un fois tous les jours tuera les bactéries à mesure qu'elles se développent C'est là le chauffage discontinu. Pour cette opération, on place les éprou vettes dans une étuve cylindrique à double paroi renfermant de l'ea chaude (fig. 16). La température intérieure de l'étuve sera maintenue à 58°, et l'opération sera répétée tous les jours, pendant une heure, pendan cinq à six jours consécutifs. Cette opération peut s'effectuer au bain-marie. On voit souvent se former sur le sérum stérilisé une pellicule de choles-

;rine qu'il ne faut pas prendre pour un développement de microbes.

On peut employer le sérum ainsi liquide et stérilisé. Mais le plus sou-ent il est préférable de le solidifier.

En agissant exactement d'après cette méthode et surtout en recueillant ; sérum assez vite et avec soin, il ne se développe presque jamais de bac-éries et l'on peut procéder à la élatinisation sans attendre la térilisation pendant huit jours.

Il est probable que le caillot ui se sépare du sérum retient es bactéries qui auraient pu entrer dans le sang pendant la aignée.

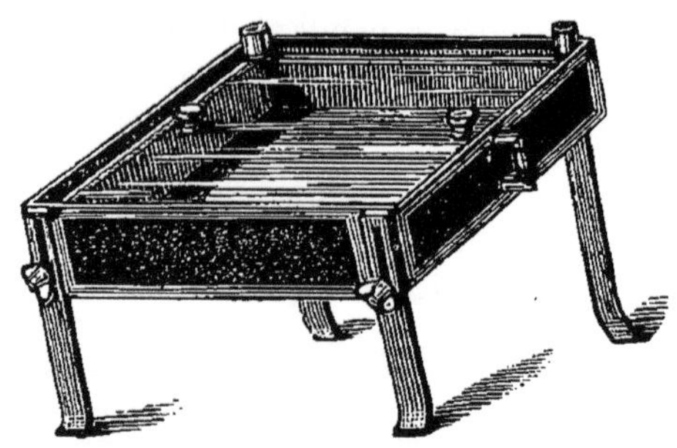

Fig. 17. — Appareil imaginé par Koch pour maintenir inclinées les éprouvettes contenant du sérum pendant la gélatinisation. Cette figure et les figures suivantes sont emprun-tées au catalogue du Dr R. Muencke, fabricant des ustensiles spéciaux nécessaires à la cul-ture des bactéries, à Berlin.

Pour obtenir la gélatinisation ur une surface aussi étendue ue possible, on place les éprou-ettes inclinées dans l'étuve apla-ie et penchée (fig. 17). Le fond le l'étuve est rempli de ouate et in thermomètre placé dans l'é-uve sert à apprécier la tempé-ature. Il est avantageux de se ervir, au lieu de ces étuves dont on ne peut pas bien régler la température et dont le fond est toujours trop hauffé, des grilles en fil de fer qu'on place dans l'étuve. Ces grilles ont deux ieds pour en régler l'obliquité (fig. 18). De cette façon on peut préparer acilement une grande quantité de tubes dans lesquels le milieu nutritif résente une surface oblique. Le point de gélatinisation étant de 65°, on

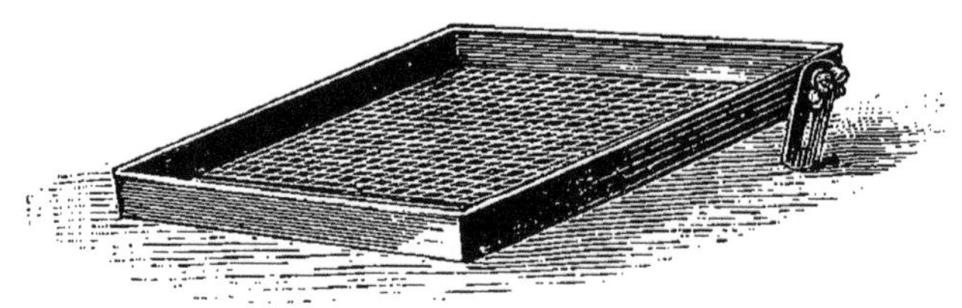

Fig. 18. — Grille à surface oblique, avec deux pieds pour régler l'obliquité.

naintiendra la température au-dessus de 65°, et au-dessous de 68°, le point le coagulation du sérum étant de 75°. La gélatinisation est plus ou moins apide suivant la provenance du sang. Le sérum de mouton est celui qui se gélatinise le plus vite, le sérum de veau le plus lentement; en moyenne ine demi-heure à une heure suffira. Un sérum bien gélatinisé est solide et dur comme du blanc d'œuf durci, de couleur d'ambre, transparent et in peu laiteux seulement dans sa partie inférieure. L'eau de condensa-ion qui se forme sur les parois de l'éprouvette pendant le chauffage se réunit au fond du tube, et forme un liquide de culture contenant en dis solution des substances nutritives. Si l'inoculation a été pratiquée jus qu'à la partie liquide, on aura l'avantage de pouvoir observer en mêm temps le développement des bactéries sur un milieu solide et liquide.

Les parties supérieures de la couche du sérum se dessèchent, mais le parties moyennes et inférieures restent bonnes pendant des mois.

En ajoutant 5 p. 100 de glycérine à l'agar ou au sérum du sang d bœuf gélatinisé, ou au bouillon, on obtient un milieu nutritif très propic au développement de certaines bactéries, notamment celles de la tuberculose. (Nocart et Roux.)

Voici maintenant le procédé plus simple de Nocart et Roux :

On saigne un animal en introduisant dans la veine jugulaire un trocar stérilisé qui communique avec l'effilure latérale d'un ballon dont le col est bouché à la ouate, et qui est également stérilisé (voyez fig. 9). On ferme ensuite l'effilure à la lampe. Il est bon de se servir, pour recueillir le sang, de petits ballons de la contenance de 300 centimètres cubes. Ce procédé pour recueillir le sang est celui que Pasteur a mis en usage pour démontrer la pureté de ce liquide. Nocart s'en est servi pour fabriquer le sérum gélatinisé pris sur le cheval. On laisse les ballons au repos pendant un ou deux jours; le caillot se rétracte; au-dessus de lui il existe une couche de sérum limpide, représentant jusqu'à 200 grammes de liquide, qu'on verse dans les éprouvettes par l'effilure latérale en soufflant par le col du ballon.

On peut, pour recueillir le sérum sanguin, se servir d'un chien de grande taille, ce qui permet de faire toutes les opérations dans le laboratoire. On a d'abord stérilisé dans le four à flamber un vase de la contenance d'un litre dont le col, fermé par un bouchon en liège et entouré de ouate bien ficelée, reçoit un tube ouvert fermé par de la ouate et un tube effilé assez long fermé à la lampe.

On met à nu, avec toutes les précautions antiseptiques, l'artère crurale, on la soulève en plaçant deux fils à ligature. Entre les deux fils on fait pénétrer dans l'artère un trocart stérilisé. On retire l'aiguille du trocart et on la remplace par la pointe du tube effilé qu'on a cassée avant son introduction. Le sang pénètre alors de l'artère directement dans le vase qu'il remplit bientôt. On ferme alors l'extrémité du tube à la lampe et on porte sans l'agiter le vase plein dans une glacière où on le laisse pendant cinq jours. Le caillot se rétracte et il suffit de déboucher le flacon et d'aspirer le sérum avec une pipette stérilisée. Sur un chien de forte taille, cette saignée, qui ne tue pas l'animal, donne environ 700 grammes de sang dont moitié de sérum.

On remplit des tubes qu'on bouche à la ouate et qu'on laisse pendant quelques jours à l'étuve à 370°. Si quelques-uns des tubes se troublent, cela indique qu'ils sont adultérés et on ne s'en sert pas.

Les éprouvettes contenant du sérum et bouchées à la ouate sont portées deux ou trois jours successivement à la température de 65° pendant une heure. Puis on gélatinise leur contenu en les mettant dans un petit appareil inventé par Koch et qui consiste dans une boîte carrée de fer-

›lanc à double fond rempli d'eau chauffée, couverte d'une lame de verre fig. 15). Les éprouvettes y sont très inclinées, de telle sorte que la surface lu sérum soit aussi grande que possible. On chauffe à 70° jusqu'à ce qu'il ;oit gélatinisé.

Un autre procédé que nous employons pour obtenir du sérum gélatinisé ›ien clair consiste à chauffer à 65° dans le thermostat pendant cinq ou six ıeures. Après cela on élève la température à 68° ou 70° jusqu'à ce que le :ontenu des tubes soit gélatinisé. Par ce procédé d'échauffement lent le ;érum ne se trouble pas.

Nous nous sommes convaincus que si l'on prend le sang d'un animal ;ain avec toutes les précautions voulues, il ne se développe presque jamais le germes dans les ballons et les éprouvettes. Il faut néanmoins laisser ;éjourner pendant plusieurs jours ces dernières, après qu'elles ont été :emplies, dans une étuve à 36°, afin de s'assurer de la pureté de la sub-stance.

Isolement des bactéries à l'état de pureté. — Pour obtenir des cultures pures, Klebs a employé la culture fractionnée, qui consiste à laisser croître d'abord toute espèce de germes, puis à transporter une petite parcelle du premier liquide dans un autre liquide stérilisé. Dans celui-ci il naît un moins grand nombre de bactéries, et en répétant plusieurs fois cette même trans-plantation, on arrive quelquefois, mais non toujours, à voir prédominer l'espèce qui se reproduit le plus abondamment.

Brefeld et Pasteur se sont efforcés de diluer tellement la culture que dans une goutte de liquide il n'y ait plus qu'un ou deux champignons. Brefeld a appliqué cette méthode à l'étude du *bacillus subtilis.* Il examine au microscope, sur une lamelle, une parcelle de liquide dilué et s'assure qu'il n'y a qu'un grand bacille; puis il ajoute une goutte de gélatine et place la lamelle dans une chambre humide.

Pour isoler les germes, Brefeld fait entrer dans une chambre humide de Kühne de la gélatine contenant des germes; il vide la chambre humide; mais il reste une mince couche de gélatine adhérente au verre à l'intérieur de la chambre humide. Cette couche contient quelques germes qu'on peut observer isolément au microscope et voir se multiplier.

Un autre procédé employé par Nægeli consiste à diluer le liquide qu'on veut examiner jusqu'à ce qu'on suppose qu'il y ait peu de germes dans la partie qu'on doit ensemencer, ou bien on cultive d'abord et on dilue ensuite la culture qu'on ensemence de nouveau. Mais ces méthodes, livrées au hasard, ne donnent, on le comprend, aucune assurance sur la pureté et sur la nature des cultures obtenues; elles n'ont plus en réalité qu'une valeur historique.

Cohn, en chauffant des bactéries pourvues de spores, a vu que les spores résistaient à des degrés de température variables, mais plus élevés que les bactéries.

Miquel[1] a isolé ainsi un bacille en chauffant le liquide à 108°.

1. *Bulletin de la Société chimique de Paris*, 1879, t. XXXII.

Salomonssen a employé, pour étudier les bactéries de la putréfaction du sang, des tubes capillaires. Il a vu qu'il se développait dans ces tubes des taches noires qui répondent chacune à une colonie. Pour cultiver à l'état de pureté une de ces taches noires, on casse le verre et on l'inocule sur un milieu nutritif.

La seule méthode excellente pour isoler les germes est celle de Koch, qui se base sur l'emploi des substances nutritives gélatinisées. Dans ce but, on prend une parcelle de la substance à examiner au bout d'une

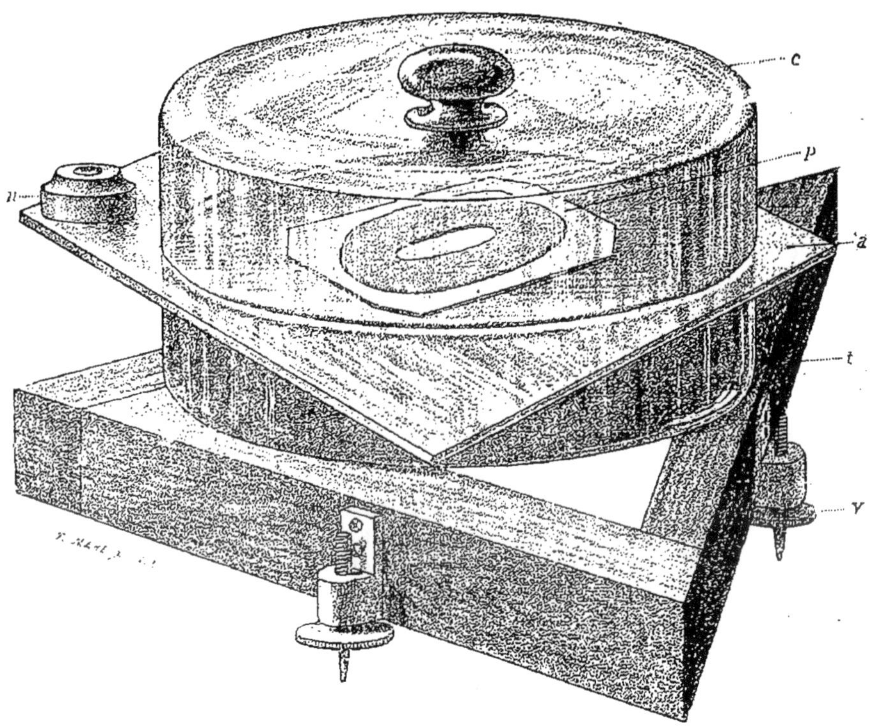

FIG. 19. — Appareil destiné à solidifier la gélatine sur des plaques de verre.

t, trépied dont les pieds sont pourvus de vis ; *a*, plaque de verre avec un niveau d'eau *n* ; *c*, cloche ; *p*, plaque de verre sur laquelle on a versé la gélatine.

aiguille de platine et on la met dans un tube contenant 10 centimètres cubes de gélatine stérilisée chauffée à 30°. On agite le liquide pour que la substance soit bien mêlée à la gélatine, et on l'étale régulièrement sur une lame de verre stérilisée de 10 à 15 centimètres de largeur. Ces lames stérilisées ont été conservées dans une boîte en verre.

Pour obtenir un sérum gélatinisé plus nutritif, Löffler ajoute une partie de bouillon peptonifié pour trois de sérum, le tout neutralisé. Le bouillon est préparé de la manière ordinaire : on y dissout 1 p. 100 de peptone, 1 p. 100 de sucre de raisin, 0,5 p. 100 de sel de cuisine. On le verse dans les tubes ou on le stérilise de nouveau, puis on y ajoute à froid le sérum[1]. Nocard ajoute au sérum du sang de cheval, une solution concentrée de peptone (1 p. 100), de sucre de canne (0,25 p. 100) et de sel marin (0,25 p. 100).

Si l'on n'a pas de lame de verre stérilisée, on en passe une sur une flamme l'alcool de façon à ce que ses deux faces soient bien chauffées.

La lame sera placée dans l'appareil représenté ci-dessus : à sa base cet appareil est formé d'une table à trépied *t* (fig. 19) sur laquelle on met une cuve remplie de glace recouverte elle-même d'une grande lame de verre *a*. On rend cette lame tout à fait horizontale à l'aide des vis *v* des pieds de la table inférieure, et on apprécie son horizontalité par un niveau d'eau *n*.

Lorsqu'on s'est assuré que la grande plaque de verre est bien horizontale, on y place la lame de verre qu'on couvre ensuite de gélatine liquide *p*. On prend soin que cette couche de gélatine n'atteigne pas le bord de la lame. La couche de gélatine aura une épaisseur de 2 à 3 millimètres. On couvre cette lame avec une cloche et on attend la gélatinisation.

Après cette première opération, on met la plaque dans une chambre humide.

Cette chambre humide est composée : 1° d'un cristallisoir (*v*. fig. 20) de 20 centimètres de diamètre sur une hauteur de 5 centimètres, au fond duquel on dépose une feuille de papier à filtrer imbibé d'eau distillée stérilisée; 2° d'une cloche qui entoure et recouvre le cristallisoir *v*. Dans le cristallisoir on place de petits bancs de verre ou mieux une petite échelle double sur lesquels on dispose des lames *p* recouvertes de gélatine.

Dans le même appareil on peut mettre aussi des pommes de terre, de petits cristallisoirs contenant de la gélatine ou du sérum solidifié, le tout bien stérilisé.

Nous avons déjà parlé des appareils et des expériences de Koch et Hesse pour étudier des bactéries de l'air et du sol. On peut s'en servir aussi pour la recherche des bactéries pathogènes.

Cette méthode de culture sur des plaques est avantageuse dans certains cas. Mais le plus souvent il est nécessaire de diluer le liquide qu'on ensemence, parce que la gélatine contient tant de germes qu'ils se touchent et se confondent sur la plaque, de telle sorte qu'on ne peut pas les séparer les uns des autres.

Aussi avons-nous employé, dans nos recherches sur le choléra, la méthode suivante : nous avons mis d'abord la petite particule à examiner dans 10 grammes d'eau stérilisée. Après avoir agité cette eau, nous en avons pris une particule au bout d'une aiguille de platine et nous l'avons

1. On prend pour cela un demi-kilog., de viande hachée à laquelle on ajoute un litre d'eau distillée. On remue et on laisse reposer pendant vingt-quatre heures sur la glace; on exprime et on ajoute de l'eau distillée jusqu'à ce qu'on ait un litre de liquide. On ajoute alors à cette infusion de viande 10 gr. de peptone, 10 gr. de sucre de raisin, 5 gr. de chlorure de sodium; on fait bouillir; on neutralise avec du carbonate de soude; on cuit de nouveau jusqu'à précipitation complète de l'albumine, puis on filtre. Ce bouillon est stérilisé à la marmite de Papin et ajouté, après refroidissement, au sérum. On procède ensuite à la stérilisation discontinue de ce dernier et à la gélatinisation.

ensemencée dans un tube plein de gélatine liquide, qui a été ensuite versée sur une lame de la façon décrite ci-dessus.

Koch, pour bien isoler les bactéries, emploie une méthode encore plus avantageuse. Il prend ordinairement trois tubes de gélatine liquéfiée. Il les distingue avec des étiquettes portant les chiffres 1, 2 et 3. Il ensemence le tube 1 avec une particule de la substance à examiner. Il agite le tube, après quoi il ensemence le tube 2 avec un fil de platine courbé en anse

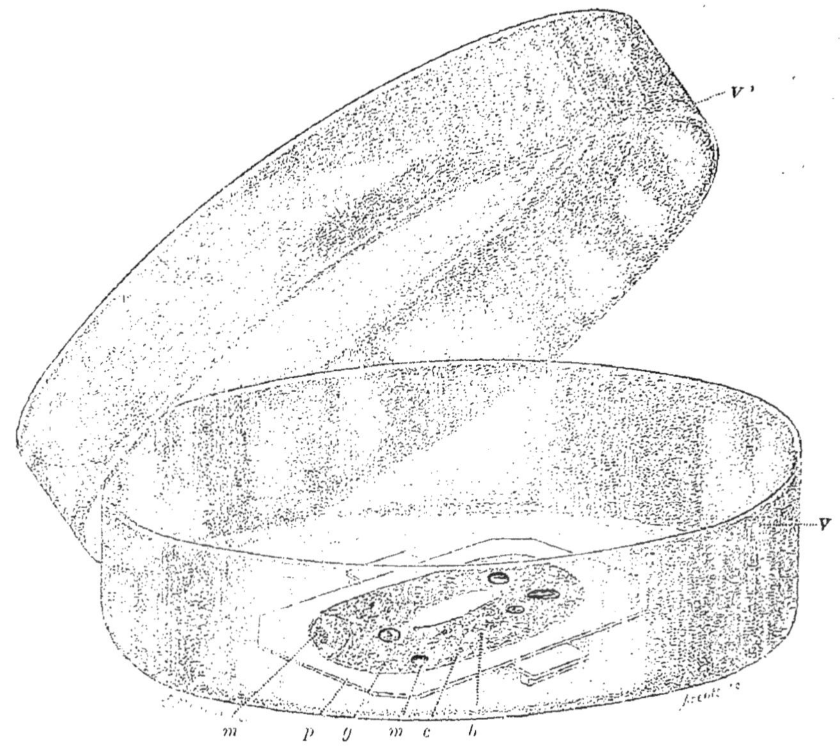

Fig. 20. — Chambre humide composée d'une cuve recouverte d'une cloche et renfermant une lame de gélatine semée de diverses cultures.

p, plaque de verre ; *g*, gélatine sur laquelle il s'est développé des bactéries de l'air, qui liquéfient la gélatine comme en *m* ou qui ne se liquéfient pas, *m'*, *c*.

qu'il a plongé dans le tube 0. Il ensemence le tube 3 avec cinq piqûres du tube 2.

Le nombre des ensemencements dépendra de la richesse en germes de la substance à étudier. Cette méthode est excellente en ce que sur les trois tubes il y en aura certainement un qui donnera de bons résultats [1].

On verse ces trois tubes, dont la gélatine est restée liquide, sur trois plaques de verre qui sont marquées des numéros 1, 2 et 3 et qui sont pla-

1. Dans certains cas où le nombre des microbes pathogènes est très faible, comme par exemple dans les selles du choléra ou de la fièvre typhoïde, on emploie d'autres méthodes plus sensibles (voyez *Choléra*).

cées l'une sur l'autre sous la même cloche, sur un petit échafaudage métallique.

La lame 1 est placée en bas, parce que s'il y a des cultures qui liquéfient la gélatine, celle-ci tombera dans le fond de la cloche et non sur les autres plaques.

Il est bon de mettre au-dessus de ces trois lames une autre lame plus large stérilisée mais sans gélatine pour arrêter les micro-organismes qui viennent de l'air et tombent sur les lames quand on soulève la cloche.

Lorsque la gélatine a été inoculée, il faut l'exposer à une température propre à la germination des bactéries qu'on veut examiner. Souvent la température de la chambre suffit, comme cela a lieu pour les diplocoques de la pneumonie de Friedländer, etc. Mais si les bactéries qu'on veut étudier ne se développent qu'à une température comprise entre 20° et 36°, on est obligé d'employer l'agar-agar.

Pour faire des plaques avec l'agar-agar, on place d'avance trois tubes contenant cette substance dans un bain-marie qu'on chauffe jusqu'à liquéfaction. On laisse refroidir ces tubes au bain-marie jusqu'à 40°. A ce

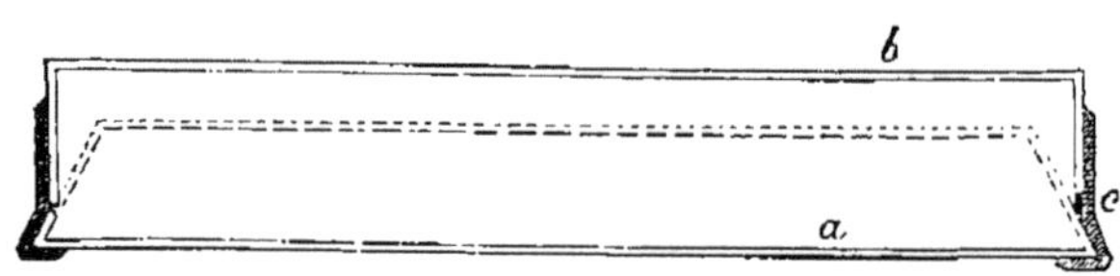

FIG. 21. — Cristallisoir modifié pour les cultures et représenté en élévation.

a, partie inférieure du cristallisoir; b, couvercle; c, bande de caoutchouc qui entoure l'appareil.

moment, on les ensemence comme nous venons de le décrire pour la gélatine. On verse ces trois tubes sur des plaques; mais comme l'agar-agar glisse souvent sur les plaques, il est préférable de verser le liquide dans des cristallisoirs en verre plats de la forme de celui qui est représenté dans la fig. 20, mais beaucoup plus petits, recouverts d'un couvercle en verre, qui ont été stérilisés de la même façon que les plaques. Il faut les choisir d'une grandeur telle que quatre d'entre eux puissent tenir dans une chambre humide (Babes[1]). La chambre humide est placée dans une étuve à 36°. Pour empêcher l'entrée des germes dans les cristallisoirs, il est avantageux de les retourner de telle sorte que la gélatine soit en haut. Comme l'agar-agar a de la tendance à glisser, il faut se servir d'un agar assez concentré, à 34 p. 100, qu'on filtre dans l'autoclave à une température de 115-120°. De plus la partie inférieure du cristallisoir possède des parois obliques. (Voy. fig. 21.)

L'emploi de ces petits cristallisoirs à fond plat est aussi très avantageux pour la gélatine et les pommes de terre. Ils peuvent remplacer les plaques de gélatine, on les retourne de façon à ce que leur fond contenan la gélatine soit retourné en haut; il est impossible alors qu'ils soient adultérés par les microbes de l'air. On peut les examiner aussi au microscope

1. Première édition de ce livre, 1885.

Esmarch, pour obvier aux inconvénients des plaques qui renferment parfois des germes étrangers et qui peuvent être adultérées, étend la couche de gélatine à la surface de la paroi interne des trois tubes dans lesquels il fait les ensemencements et les dilutions. Dans ce but il emploie des tubes plus longs et plus larges que les tubes ordinaires. Au moment où la gélatine commence à s'épaissir, on roule le tube horizontalement; la gélatine s'étale sur la paroi du tube, et en opérant sous un robinet d'eau froide, elle se solidifie en une couche mince sur la paroi.

Au lieu de gélatine on peut employer aussi l'agar-agar. Ces tubes peuvent être gardés longtemps; pour empêcher qu'ils se dessèchent on les ferme avec un bouchon de caoutchouc.

Si l'on veut étudier des bactéries qui ne poussent pas sur l'agar-agar

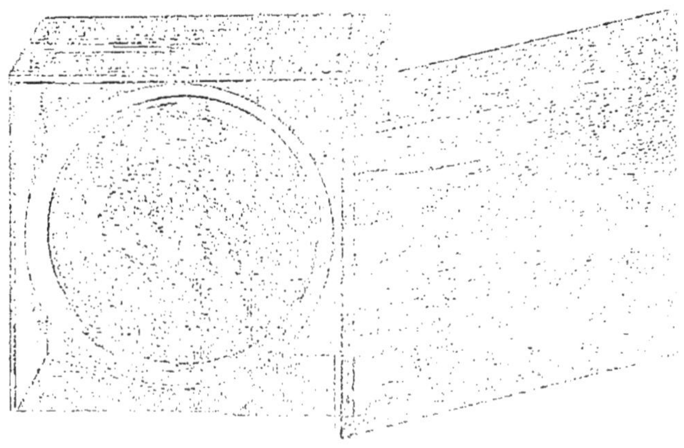

FIG. 22. — Godet de verre ensemencé avec de la substance tuberculeuse; culture pure des bacilles de la tuberculose.

on les inocule sur du sérum gélatinisé. On met cette substance dans des godets stérilisés couverts d'une plaque de verre; on place quatre de ces godets dans une chambre humide, et on les inocule avec des couteaux stérilisés imprégnés de la substance à inoculer, de la même façon que nous l'avons décrit à propos des pommes de terre. Avec un premier couteau, on inocule la surface du sérum du godet 1. Avec un second couteau, on prend une parcelle de la surface du godet 1 qu'on inocule sur le godet 2. Avec un troisième couteau stérilisé on prend de la substance étalée à la surface du godet 2, et on inocule le godet 3, et ainsi de suite pour le 4e godet (Koch).

Si, quelques jours après l'ensemencement des quatre godets, il s'est développé des colonies sur le godet n° 4, on les examine au microscope. Si les bactéries développées ne répondent pas par leurs caractères à celles dont on attend l'éclosion, on ensemence quatre nouveaux godets avec les parties de la surface du godet n° 4 où rien n'avait germé. Ces quatre nouveaux godets enfermés dans une chambre humide sont placés dans une étuve d'Arsonval. Par cette méthode on peut réussir à isoler les microbes qui se développent lentement et difficilement et qui jusque-là étaient mêlés à d'autres espèces (Babes).

Dans ces divers appareils, surtout lorsqu'on a agi sur des substances très diluées, il se développe des colonies isolées d'un aspect caractéristique.

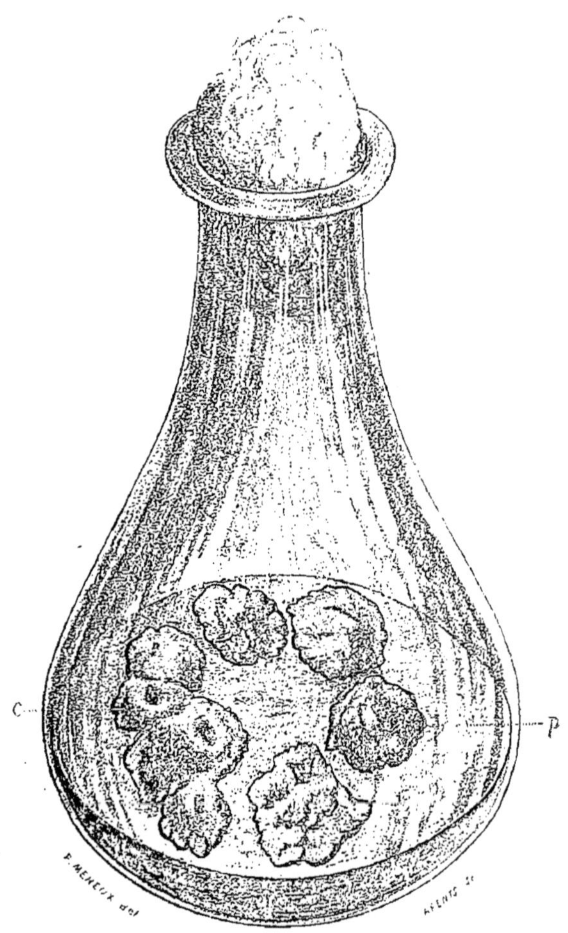

Fig. 23. — Flacon d'Erlenmeyer contenant de la purée de pommes de terre ensemencée avec la morve.

c, culture des bacilles de la morve.

On étudie d'abord ces colonies en plaçant la plaque sur laquelle elles se sont développées sur la platine d'un microscope qui doit être assez grande pour les recevoir. On examine au microscope à un grossissement de 100 diamètres en plaçant sous le système Abbé un diaphragme très étroit. On peut examiner aussi ces colonies à un plus fort grossissement, surtout si elles sont à la surface de la gélatine. On les recouvre alors d'une lamelle et on étudie ainsi la forme et le groupement des microbes. Mais pour mieux les examiner, on les fixe sous le microscope, on touche avec un fil de platine stérilisé la colonie qu'on veut examiner, en contrôlant l'opération sous le microscope. Ce fil de platine sera agité dans une gouttelette d'eau sur une lamelle. On laisse sécher à moitié, on colore ce liquide, puis on examine avec un fort grossissement la préparation ainsi obtenue.

Par le même procédé, on fait avec l'aiguille trempée dans une colonie une culture sur une chambre humide.

Enfin, on ensemence, avec un fil de platine trempé dans une colonie, des tubes contenant de la gélatine, de l'agar-agar ou du sérum de façon à ce que le fond des tubes soit tourné en haut pour éviter l'entrée des microbes de l'air ambiant. Sur les tubes où l'agar-agar a été gélatinisé obliquement pour avoir une plus grande surface de culture, on opère non seulement par piqûre, mais aussi par une strie faite avec la pointe de l'aiguille. Avec le sérum de bœuf, il est bon de frotter, sur la surface du sérum, l'aiguille imprégnée de la substance à examiner.

Il est nécessaire de pratiquer ces inoculations à la fois sur plusieurs tubes.

Comme ces cultures ont une vie limitée et variable, il faut toujours avoir un matériel de tubes contenant les substances gélatinisées pour les inoculer successivement, si l'on veut en conserver de bons échantillons.

Pour isoler les bactéries contenues dans un liquide ou dans les organes altérés recueillis dans une autopsie, il faut avoir à sa disposition, pendant la nécropsie, deux séries de tubes, les uns contenant de l'agar-agar, les autres du sérum de bœuf, additionnés ou non de glycérine, les substances nutritives étant solidifiées et très inclinées dans les tubes.

Avec un fil de platine droit ou en anse on prend une parcelle de la substance à examiner. On fait de gauche à droite, dans chaque tube d'agar-agar, de 3 à 5 longues stries parallèles dans chaque tube. On a soin de faire pénétrer le fil dans la profondeur de la substance nutritive. Avec le même fil, sans reprendre de substance à inoculer, on procède de la même façon dans un second et un troisième tube; on peut même ensemencer cinq tubes.

On inocule de la même façon de 3 à 5 tubes de sérum de bœuf avec l'aiguille de platine contenant un nouvelle parcelle du liquide ou de l'organe à examiner.

En même temps on peut inoculer des plaques.

On place ces tubes dans les conditions variées déjà connues, à la température de 37°, dans l'air ou dans le vide. Les colonies ensemencées se développent à la surface ou à la profondeur. Dans les premiers tubes ensemencés les stries montrent des colonies souvent confluentes, mais on observe des colonies tout à fait isolées dans le 3ᵉ ou le 4ᵉ ou le 5ᵉ tube. Ces colonies isolées seront transportées sur de nouveaux tubes où on les cultivera pour les étudier. On peut ainsi, sans retard, procéder à l'isolement des bactéries (Babes[1]).

1. ORVOSI ETYLAP., fév. 1886.

Thermostats. — Pour obtenir une température uniforme, on emploie ısieurs espèces d'étuves qui sont les mêmes que celles dont on se sert ır couver les œufs. On peut utiliser les couveuses des embryologistes. ; thermostats les plus simples consistent en une caisse de fer-blanc à ıble paroi couverte de feutre de 30 centimètres de hauteur sur 60 cenıètres de largeur. L'espace compris dans la double paroi est rempli de ·cérine ou d'eau. En avant, la caisse est fermée par deux portes de ·re (Babes).

La paroi supérieure porte trois ouvertures, l'une pour le thermomètre, ıtre pour un tube montrant la hauteur du liquide, la troisième pour un ;ulateur, celui de Reichert par exemple, ou celui de Bunsen au merre et à l'éther, qui est en rapport avec le gaz.

est utile d'interposer, sur le trajet du tube qui ıduit le gaz aux lampes, un régulateur de la əssion du gaz, celui de Giroux ou de Moitessier. . peut obtenir aussi une température égale, avec e lampe à pétrole dont la partie supérieure de la èche est remplacée par de l'amiante.

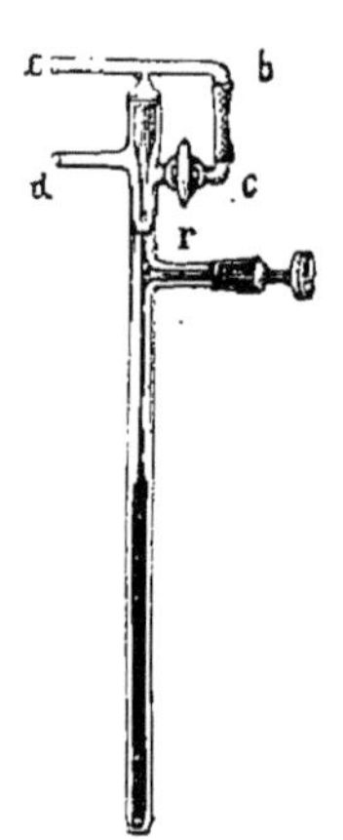

Fig. 24. — Régulateur de Reichert modifié par Babes.

Lorsque le mercure obture l'ouverture du tube par lequel arrive le gaz, le gaz est forcé de passer par *b*, *c*, jusqu'à sa sortie en *d*; *r*, robinet qui règle la sortie du gaz.

Le régulateur de Reichert-Bunsen consiste dans . tube haut de 30 c. environ et large de 5 à 6 milıètres. La cavité intérieure est plus large au fond tube ou elle constitue une sorte de cuvette anaȝue à celle des thermomètres. Au-dessus, la cavité ; plus étroite, presque capillaire, plus haut elle largit encore. Au niveau de cette seconde dilatan s'attache une effilure latérale munie d'une vis i pénètre dans le liquide et qui sert à régler la uteur de la colonne de mercure.

Plus haut, une effilure latérale est destinée à la rtie du gaz. Dans la partie supérieure du tube pétre à frottement une tige creuse en verre, qui s'ef- ; inférieurement pour l'arrivée du gaz. Elle porte un point de son trajet une fine ouverture qui per- :t toujours, dans le cas d'obturation par le mercure l'orifice inférieur, la sortie d'une petite quantité de gaz pour éviter ktinction complète de la flamme.

Pour faire fonctionner l'appareil à une température donnée, soit 37°, le place dans l'étuve et on laisse la température s'élever jusqu'au ȝré voulu. On manœuvre alors la vis jusqu'à ce que le mercure affleure əsque l'orifice d'arrivée du gaz. Si la température s'élève, le mercure se ate et vient boucher le trou qui amène le gaz, de sorte que celui-ci n'a utre issue que le petit orifice latéral servant de veilleuse. Si la tempéra- e tend à baisser, le mercure se rétracte et le gaz arrive en plus grande sse, d'où la récupération du degré thermique primitif.

Pour adapter l'appareil aux pressions variables et régler la sortie du lorsque l'orifice inférieur du tube d'arrivée est fermé par le mercure, ıs proposons la modification suivante. Le petit trou latéral qui sert de

veilleuse est supprimé. En cas d'obturation momentanée de l'orifice pa
le mercure, le gaz passe directement du tube d'arrivée dans le tube d
sortie, à travers le robinet *r*, dont on a réglé l'ouverture, fig. 24 et [3
(Babes, *Centrlb. f. Bacteriol*, 1888, tome IV, 1.)

On se sert le plus ordinairement des étuves cylindriques en cuivre d
d'Arsonval (fig. 24), qui sont constituées par un réservoir d'eau périphér
que au milieu duquel se trouve la cavité où l'on place les objets à échau
fer. Les becs de gaz, chauffan l'extrémité inférieure coniqu de l'appareil, déterminent un excellente circulation du li quide chauffé. Dans ces étuve bien connues, l'entrée du ga est réglée par des lames d caoutchouc, *c*, qui se rappro chent, si l'eau se dilate, d l'orifice par où arrive le gaz et qui modèrent l'écoulemen de celui-ci. Les becs de ga échauffent la partie coniqu inférieure de l'étuve. La tem pérature de l'appareil est ré glée par l'élévation de l'ea dans la double paroi et sur tout dans le tube de verre, qui communique avec l'eau. O doit recommander de leu adapter l'appareil ingénieux d Koch, qui ferme automatique ment et complètement le rob net quand le gaz s'éteint.

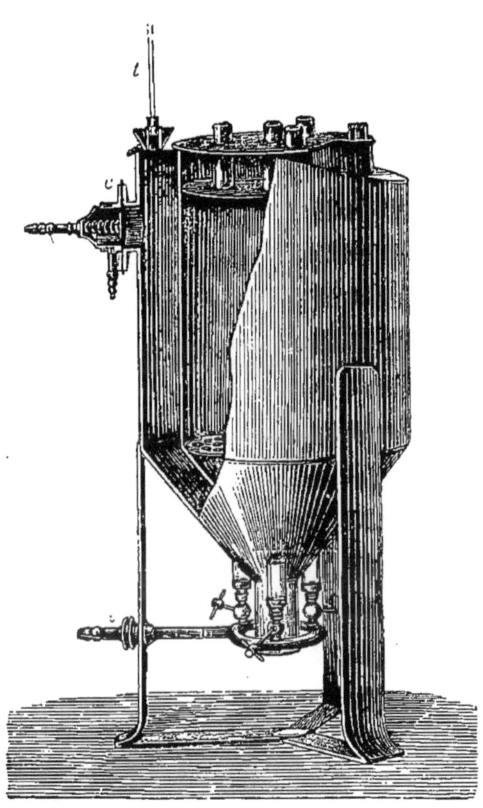

Fig. 25. — Étuve de d'Arsonval.

Pasteur a fait construire Wisnegg une étuve plus con sidérable, consistant en un grande caisse en bois à doubl paroi de 2 mètres de hauteu environ sur 1 mètre de largeur, fermée avec une double porte en verre
Un poêle chauffé au gaz et rempli d'eau communique avec de l'eau placé
entre les parois de la caisse. La caisse est partagée en trois étages don
la température est réglée à des degrés différents.

Thermostat de Babes. — Ce thermostat, en fer-blanc ou en cuivre,
double paroi remplie d'eau, couvert de feutre, a été construit en 1884 che
Muncke. Il a 60 centimètres de hauteur, 40 de largeur et d'épaisseur. La bas
est terminée par une pyramide dont le sommet est chauffé par un bec d
gaz. La base de l'appareil est entourée d'une enveloppe de fer. Cette dispo
sition facilite la circulation de l'eau chauffée entre les deux parois méta

ıes. Il est fermé par une double porte de verre recouverte d'une plaque feûtre et il est ventilé. Dans l'intérieur du thermostat il existe une boîte bois pour rendre la température uniforme. L'air circule toujours entre parois de la boîte et la paroi interne du thermostat. Ce thermostat a modifié par divers bactériologistes, et dernièrement par Babes (*Centralbtt fur Bacteriologie*, 1888, IVe vol. n° 1). L'appareil modifié (fig. 27) est s grand et comprend deux compartiments isolés A, A, qui peuvent être

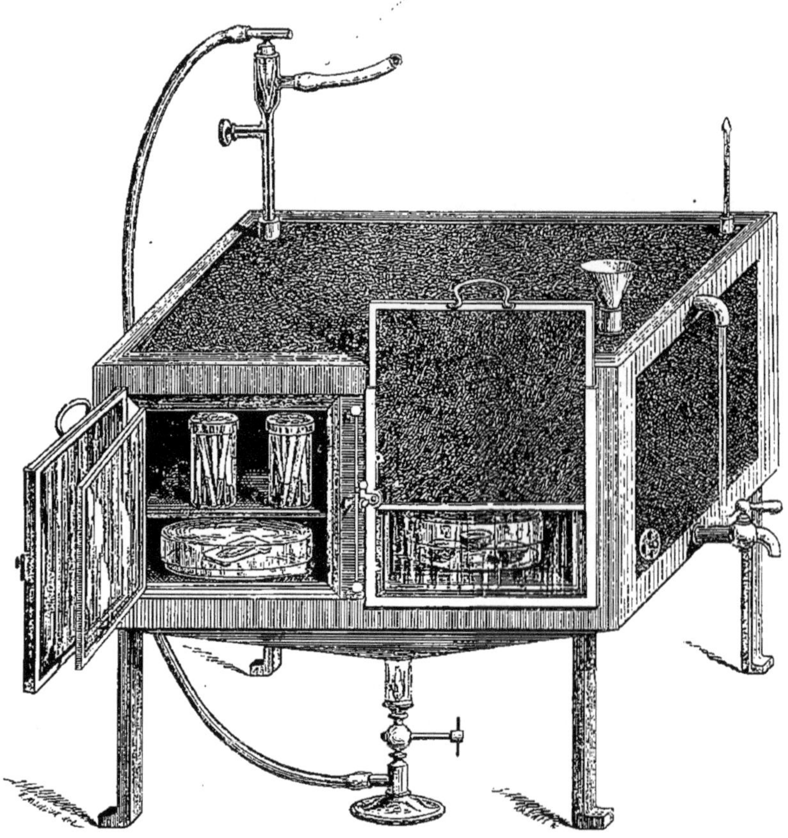

. 26. — Étuve de Babes. (L'étuve qu'emploie M. Koch diffère de celle-ci surtout en ce ı'elle est fermée seulement par des portes simples en fer, en ce que le fond de l'étuve est at et que la cloison intérieure est immobile.)

irés si l'on veut avoir un espace unique plus considérable. On peut aussi tenir deux températures différentes en retirant l'une des caisses et laisıt l'autre. Il y a alors une différence de 2 degrés entre les deux caisses. cavité de l'appareil sans les boîtes est de 65 centimètres en largeur, centimètres en hauteur et en profondeur. Il possède deux portes à deux tants. En avant des portes de verre on a placé une cloison d'amiante ou feutre qui se lève dans une coulisse.

La paroi inférieure de la cage qui correspond à la partie excavée de la pyramide inférieure contient de l'eau P destinée à donner une humid nécessaire aux cultures. Le degré d'humidité peut être réglé par une dou plaque métallique perforée située au-dessus du niveau du liquide et m suré par un hygromètre.

La ventilation de l'appareil s'effectue par un courant d'air chauffé dir tement par la flamme inférieure. Cet air passe dans l'intérieur de la dou paroi métallique dans des tubes *g* suivant la direction des flèches; le mê

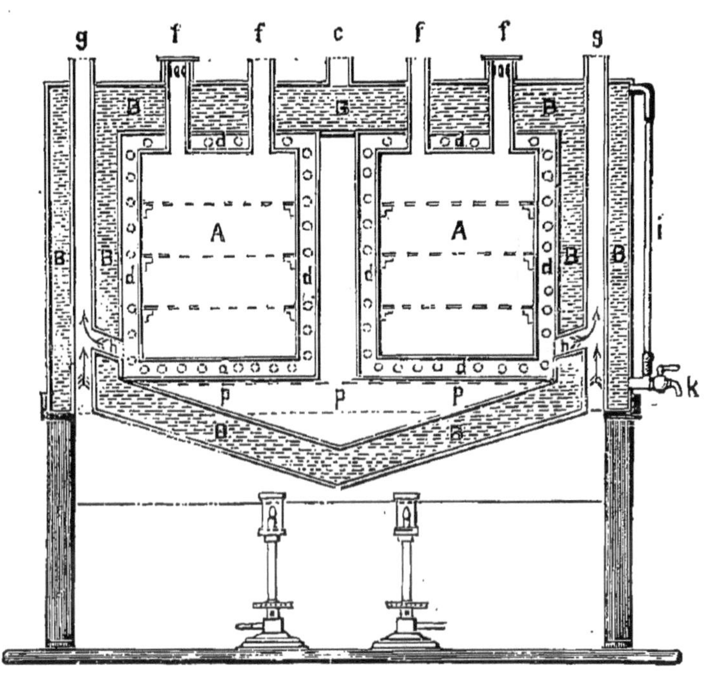

Fig. 27. — Grand thermostat de Babes.

BB, double paroi de la caisse; K, robinet pour vider l'appareil; *i*, indicateur de la hauteur de l'eau dans l pareil; *c*, ouverture pour remplir l'appareil; *f*, *f*, *f*, ventilateurs pour l'espace intérieur de l'appareil ventilateur pour faire aspirer et circuler l'air dans l'appareil; *p*,, *p*, diaphragme qui sépare le fond p midal des caisses A, dans lesquelles sont mises les cultures; *d*, espace plein d'air entre la caisse e paroi du thermostat.

appel d'air entraîne l'air contenu dans l'appareil qui en sort par les pet conduits *h*. Les ventilateurs *f*, *f* règlent l'entrée de l'air dans l'appareil.

Par les précautions prises dans la construction de cet appareil, surt par la circulation de l'air entre les deux portes antérieures, autour d deux caisses, par l'isolement de la base des deux caisses de la pyram chauffante, on atteint une température très égale dans toutes les part de la caisse.

Thermo-régulateur électrique. — Cette étuve est réglée par un therm mètre électrique et un thermo-régulateur électrique. C'est le meilleur, seul moyen même d'obtenir une température absolument égale.

Le thermomètre électrique présente 2 fils de platine contenus dans le e capillaire, l'un fixé à la hauteur de la température voulue, à 38° par mple, l'autre situé dans le réservoir de mercure. Lorsque la température 38° est obtenue, le courant est fermé et produit, dans un thermo-régula- r avec lequel les fils sont en communication, une entrée incomplète gaz d'éclairage.

Un thermomètre plus perfectionné, en ce sens qu'on peut déplacer le ré de température, est réalisé en plaçant dans le tube capillaire une tige fer qui peut s'y mouvoir par l'attraction d'un aimant placé en dehors thermomètre et être fixé au degré de température voulu. Comme dans

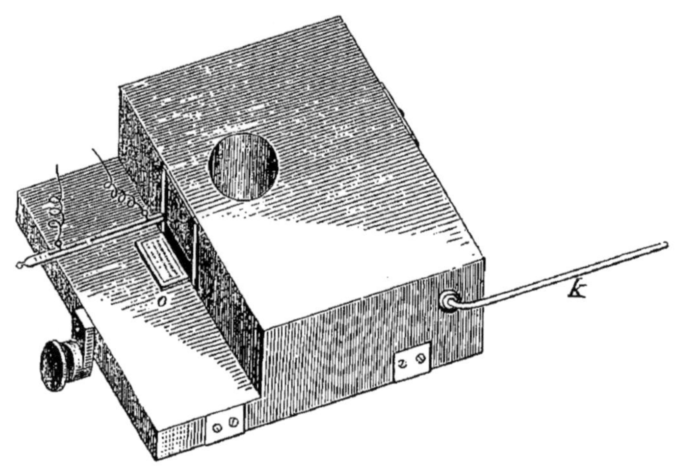

FIG. 28. — Platine chauffante réglée par un thermomètre électrique (Babes).

o, préparation placée dans la platine à côté du thermomètre électrique ; *k*, baguette chauffée par une flamme.

précédente disposition les deux fils correspondants au pôle positif et au le négatif sont mis en communication avec les pôles d'un petit élément avec le thermo-régulateur électrique.

Le thermomètre électrique est placé dans l'eau du thermostat, en même nps qu'un autre thermomètre est placé dans l'air de la caisse. Nous re- ;sentons dans la fig. 29 un thermomètre électrique T qui est utilisé pour ;ler une platine échauffante.

Le thermo-régulateur R (fig. 29) consiste dans une petite boîte renfer- nt une bobine qui attire au moment de la fermeture du courant une .que V qui ferme par ce déplacement un tube par lequel arrive le gaz i va à la flamme. Un petit trou pratiqué dans la plaque permet encore ıtrée d'une petite quantité de gaz, et une vis R complète cette régulation rendant un peu oblique le tube Z.

Souvent, surtout en hiver, il est bon de mettre ces étuves dans une ce séparée, fermée. Il est utile aussi d'avoir, lorsque la température érieure est très élevée comme en été, une chambre ou une vitrine dans laquelle on place de la glace de façon à entretenir une chaleur égale 15 à 16° ou bien placer le thermos dans une cave.

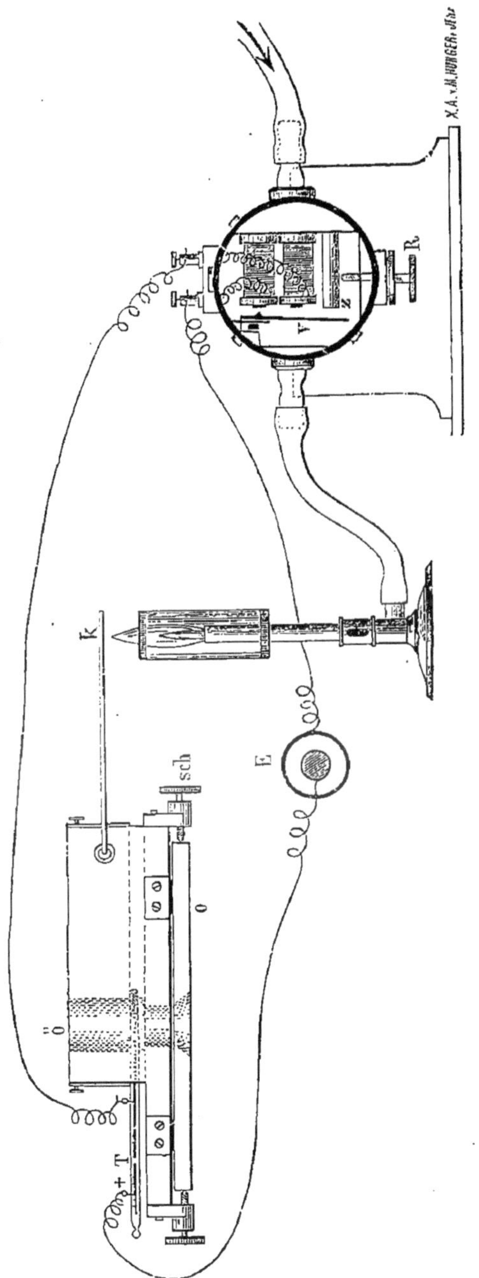

Fig. 29. — A gauche de ce dessin on voit la coupe de la platine chauffante du dessin précédent.

a, platine du microscope; *sch*, vis pour l'appareil; *t*, thermomètre électrique; *o*, ouverture pratiquée dans la platine chauffante pour laisser passer la lentille du microscope; *k*, baguette chauffée qui transmet la température à un serpentin situé dans l'intérieur de la platine; ⟵ arrivée du *gaz* qui passe par l'appareil régulateur R avant de se rendre à la lampe par un autre tube M. Il existe dans l'appareil régulateur une bobine qui attire une plaque métallique V qui forme soupape et interrompt le passage du *gaz* si la température de la platine chauffante dépasse une température donnée.

Appareil pour glér le thermostai une température 18°. — Le mêı thermostat peut s vir pour des temp ratures plus bass que celles de l'a ambiant. A cet ef on met en co munication le th momètre électriq avec l'appareil su vant (Voyez la figu 29).

On refroidit l'a pareil par un co rant d'eau qui vie d'un réservoir elle s'est refroid par un mélange av de la glace.

L'eau qui vie du tube E est reç dans un réservo en cuivre V.

De ce réservo partent deux tub en cuivre A et E. I tube E est fermé p une soupape V. Cet soupape est ouver par l'attractio d'une lame mise e face de la bobir électrique en M Comme cette bobir est en communica tion avec le the momètre électriqu réglé à une température voulue, par exemple à 18°, au moment où l température externe porte le thermomètre au-dessus de 18°, la soupap uvre et de l'eau froide entre par le tube E dans la caisse métallique thermostat; si la soupape est fermée, l'eau coule par le tube A.

Pour obtenir une température inférieure à celle la chambre, on peut aussi se servir de l'appareil suivant (fig. 30) qui est une modification de lui de Reichert.

Dans le tube M, il existe un petit diaphragme percé en son milieu, et fermé par une soupape *b*. tte soupape est soutenue par un fil de platine i se termine par une petite boule de verre qui ge sur le mercure si la soupape est ouverte. is si le mercure baisse, la soupape se ferme.

Si l'on veut obtenir une température plus sse que l'air extérieur, on règle le mercure à ide de la vis, de façon à ce que le contact avec boule se fasse à la température voulue, à 18° par exemple. On fait entrer par le tube supérieur M de l'eau refroidie. Si la température s'élève au-dessus de 18°, la soupape s'ouvre et l'eau froide entre par le tube N dans l'eau contenue dans le thermostat.

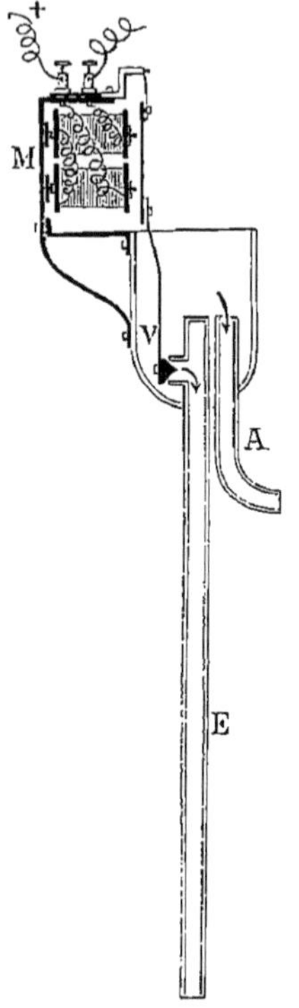

FIG. 31. — Appareil pour obtenir une température inférieure à 18°.

L'eau qui entre dans le réservoir passe par le tube A si la soupape V est fermée. Celle-ci s'ouvre par l'attraction d'un électro-aimant M qui ouvre la soupape lorsqu'un thermomètre électrique placé dans le thermostat ferme le courant, ce qui arrive à une température donnée. Alors l'eau froide entre par ce tube E dans le thermostat.

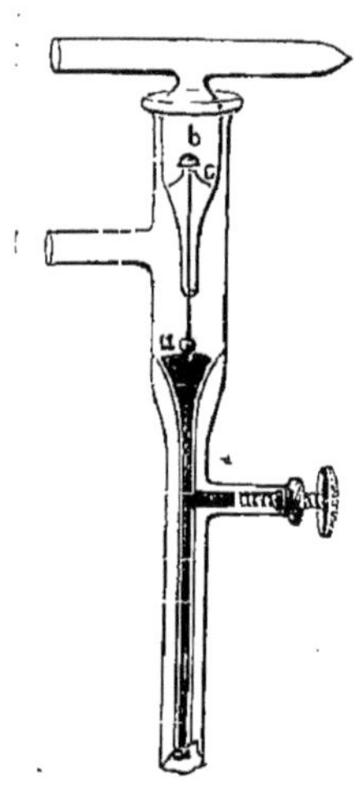

. 30. — Thermo-régulateur avec soupape de sûreté.

gaz arrive en M et sort en N ar un tube qui le conduit à a lampe qui chauffe l'étuve. Si la température de l'étuve st élevée, le mercure lève la etite boule en verre ou flotteur *a* reliée par une tige à a soupape *b* qui ouvre le diaphragme c percé d'un trou. e gaz passe alors et sort en . Si l'étuve se refroidit, le iercure baisse et la soupape obturant l'orifice c ferme accès du gaz.

Pour obvier aux inconvénients qui résultent de l'arrivée du gaz après qu'il s'est éteint, on peut se servir de l'appareil de Koch; mais il est préférable d'employer l'appareil déjà décrit et représenté dans la fig. 30. Le gaz arrive par le tube M et se rend par le tube N à la lampe qui chauffe l'étuve. Si la lampe s'éteint, l'étuve se refroidit, le mercure en se refroidissant lui-même descend et fait fermer la soupape. L'arrivée du gaz est alors interrompue. Par exemple, si l'appareil est réglé pour 38° on élève la colonne de mercure de sorte qu'il ne supporte plus la boule à 37°, 5; si l'appareil se refroidit à ce degré, l'arrivée du gaz est fermée.

Méthodes pour cultiver les bactéries anaérobies. — our produire le développement des microbes anaérobies, il suffit souvent d'inoculer la partie profonde des tubes ou bien de placer une mi lame de verre de Moscovie sur la plaque de gélatine ou d'agar-a inoculée au préalable. Certains microbes anaérobies germent sous lamelle de verre, tandis que les aérobies se développent mal ou ne viv point.

On peut aussi verser sur la gélatine ensemencée profondément avec bactérie à examiner une couche d'huile pure et stérilisée qui doit av au moins quatre centimètres de hauteur. *Esmarch* étale et fait rouler da un tube de la gélatine ensemencée au préalable avec des microl anaérobies de façon à ce qu'elle s'étale en une couche mince à la surf interne du verre. Après que la gélatine est prise, il remplit complètem ce même tube avec de la gélatine qui se prend à son tour. On peut rec vrir enfin cette gélatine avec une couche d'huile.

Pour étudier la vie des bactéries dans des liquides privés d'oxygè l'appareil le plus simple consiste dans un petit ballon contenant une so tion nutritive ensemencée avec les bactéries qu'on veut étudier. On ada le col du ballon à un aspirateur (pompe à mercure ou aspirateur par courant d'eau). On place le ballon dans un bain d'eau à 40°. Le liqui entre en ébullition. Au bout d'une demi-heure, pendant cette aspiration, ferme le col du ballon qui a été étiré d'avance à la lampe à émailleur.

Mais ces méthodes sont insuffisantes pour faire germer les bactéri que tue l'oxygène, comme celles du vibrion septique de Pasteur, il est nécessaire de chasser complètement l'air du tube, soit en faisa le vide, soit en remplaçant l'air par des gaz tels que l'acide carboniq l'hydrogène ou l'azote. C'est par ces procédés que Pasteur a cultivé vibrion butyrique (*Comptes rendus*, t. LII, p. 1260, 1861) et le vibrion se tique. Il se servait de tubes à double tubulure (fig. 11) en adaptant au c du tube un ajutage pourvu de deux robinets qui le mettaient en comm nication l'un avec la pompe, l'autre avec un gazomètre contenant de l'aci carbonique. On faisait le vide d'abord, puis on faisait passer l'acide carb nique. En répétant deux ou trois fois l'opération on était sûr d'avoir chas tout l'oxygène et on fermait à la lampe.

M. Pasteur et ses collaborateurs Joubert et Chamberland se servaient bouillon. Pour cultiver les anaérobies, et surtout pour les isoler, il e préférable d'employer les substances gélatinisées.

On opère de la façon suivante : La substance nutritive est introdui dans un tube à double effilure ; on stérilise à la fois le contenant et le co tenu. On met une effilure latérale en rapport avec un gazomètre ou appareil de Deville générateur d'acide carbonique. Ce dernier appare est composé, comme on le sait, de deux vases en verre unis par un tu de caoutchouc. L'un des vases contient du marbre concassé, l'autre de l'aci chlorhydrique dilué. Le gaz acide carbonique passe par l'une des effilur dans le vase et s'échappe par l'autre en chassant l'air qui y était conten Ce dernier est bientôt remplacé complètement par l'acide carbonique. C laisse encore passer pendant un quart d'heure l'acide carbonique, apr quoi on ferme à la lampe l'effilure communiquant avec l'air et celle q s'abouche avec l'appareil de Deville.

Pendant que l'acide carbonique passait dans le vase, on le maintenait a température de 30° environ afin que le gaz pût agir sur la substance tritive liquide à cette température. Pour y arriver encore plus sûrement peut faire partir l'une des effilures près du fond du vase contenant la latine liquéfiée de façon à ce que le gaz passe au milieu même de cette bstance. Pour empêcher l'ébullition et l'entrée de la substance nutritive ns le tube aspirateur, on chauffe un peu la partie du tube au-dessus de substance nutritive.

Liborius a observé que l'acide carbonique n'est pas tout à fait indiffént pour les bactéries anaérobies et il emploie de préférence l'hydrogène i est tout aussi facile à manier.

Dans ce but on fabrique de l'hydrogène en plaçant du zinc dans un des ses de l'appareil de Saint-Claire Deville, de l'acide chlorhydrique dans utre. La petite quantité d'hydrogène sulfuré qui peut se dégager est tenue dans un ballon contenant une solution d'un sel de plomb, tandis ie les mélanges d'oxygène sont arrêtés par un flacon contenant de l'acide rogallique. L'hydrogène doit passer par ces deux flacons avant d'arriver t tube à double effilure contenant la substance nutritive. Dans le maniement de l'hydrogène il faut se garder des explosions qui se produisent irfois si ce gaz est mêlé avec l'oxygène.

Pour arriver à isoler des bactéries anaérobies dans des substances qui ntiennent un mélange de plusieurs variétés de bactéries, il est nécessaire les ensemencer sur des plaques. C'est pourquoi Liborius a tenté de faire river des gaz irrespirables autour de plaques couvertes d'une substance itritive. Son appareil est des plus simples. Il met les lames à examiner us une cloche en verre qui repose sur un anneau de caoutchouc. La cloche t percée de deux ouvertures dont l'une laisse arriver l'hydrogène et l'autre isse passer d'abord l'air qu'elle contient, puis l'hydrogène. Dans ces oches on peut aussi cultiver les bactéries sous une plus haute pression i appliquant un manomètre à l'une de leurs ouvertures; mais il vaut ieux alors se servir d'une cloche en métal plutôt que d'une cloche en rre qui pourrait éclater. Au lieu de gélatine on peut se servir d'agar-jar qu'on verse dans des chambres humides, cristallisoirs plats fermés par i anneau de caoutchouc et pourvus de deux effilures opposées par où issent les gaz irrespirables. On met le tout dans des étuves à la température de 37°. Par ces méthodes, les anaérobies typiques ne se développent is à la surface de la plaque, mais seulement dans la profondeur de la iuche de substance nutritive gélatinifiée. Aussi est-il nécessaire de faire es plaques sur lesquelles la gélatine est très épaisse et d'ensemencer les ictéries dans la profondeur. Pour absorber les traces d'oxygène qui resnt dans les cloches dont il se sert, Liborius y cultive des bactéries avides air.

On a modifié ces méthodes. Ainsi Grüber propose la suivante qui est ès simple mais en même temps insuffisante. On se sert d'un tube dont la irtie supérieure est étirée. On y verse de la gélatine ensemencée des bacries à examiner. On bouche ensuite l'extrémité supérieure du tube à la iate, et on le recouvre d'un bouchon de caoutchouc traversé par un petit tube de verre. Ce dernier communique avec une pompe. On fait le vi dans le tube en le maintenant dans un bain à 35°. On chauffe douceme la partie supérieure du tube avec une lampe à alcool afin d'empêcher q la ouate se mouille par les bulles qui éclatent à la surface de la gélati liquide. L'extrémité supérieure du tube est ensuite fermée à la lamp Pendant que la gélatine se solidifie, on l'étale contre la paroi interne tube en imprimant à ce dernier un mouvement de rotation horizonta La gélatine tapissera ainsi la paroi du tube, ce qui permettra de bien obs ver les colonies qui s'y développeront.

Nous avons obtenu des résultats plus sûrs que par la méthode de Grüb en agissant de la même façon, mais en nous servant de tubes à double e lure, où l'on fait passer un courant d'hydrogène qui chasse l'air. Ce procé remplace avantageusement aussi la culture des anaérobies sur plaques.

Pour s'assurer si l'oxygène est bien réellement chassé dans ces app reils, on peut se servir de différents réactifs. On met dans les vases cyanure de fer, ou une solution d'acide pyrogallique dans une solution potasse, ou bien on ajoute une solution d'indigo à la substance nutriti additionnée de dextrine et de quelques gouttes de potasse à 10 p. 100.

Le mélange bleu devient incolore par l'ébullition. Si on l'expose à l' il reprend sa couleur bleue. Si l'on empêche la pénétration de l'oxygè par les procédés ci-dessus, le mélange reste blanchâtre. L'ébullition, s tout dans le vide, la substitution de l'acide carbonique et de l'hydrogèn l'air s'opposent à la coloration bleue du réactif. Bien que ce dernier ne s pas assez sensible pour servir à l'étude chimique de la fermentation, suffit pour contrôler les recherches bactériologiques.

Degré d'affinité des bactéries pour l'oxygène. — La culture des bactér par ces méthodes démontre qu'il existe beaucoup de bactéries anaérob dans l'eau, dans le sol, et dans les fermentations. On s'assure aussi qu' grand nombre d'entre elles vivent et se développent aussi bien dans milieux oxygénés que dans ceux qui sont privés d'oxygène. Les bactér aérobies perdent, dans les substances nutritives sans air, certaines leurs propriétés; par exemple des bactéries chromogènes n'auront plus pouvoir d'engendrer des matières colorantes; des bactéries qui liquéfi la gélatine n'auront plus la force nécessaire pour la liquéfier. Les bac ries aérobies typiques comme le bacillus aerophilus de Liborius donner un résultat presque nul si elles sont cultivées sans air. D'autres bacté se développeront beaucoup moins bien.

Certains bacilles aérobies comme ceux de la fièvre typhoïde, de la s ticémie des souris, comme le streptococcus pyogenes se développent t bien sans oxygène, fait dont on peut s'assurer d'ailleurs en voyant q dans les cultures ordinaires par piqûre, ils poussent très bien dans partie profonde de la gélatine. Certaines bactéries anaérobies se dével pent très bien aussi dans les couches profondes de la gélatine exposé l'air, tandis que pour obtenir des cultures d'autres bactéries anaérobie est nécessaire que la substance nutritive soit placée dans une atmosp tout à fait dépourvue d'oxygène.

On peut distinguer : 1° les anaérobies obligatoires, c'est-à-dire ne pouvant vivre s'il y a un atome d'oxygène. Ils déterminent des fermentations; en est qui peuvent vivre sans faire de fermentation (œdème malin).

2° Les aérobies obligatoires.

3° Le groupe le plus considérable des bactéries vit à la fois sans air ou vec de l'air. Il en est qui poussent mal sans air, mais il en est qui vivent ien sans air. Tels sont celles de la pneumonie, le proteus, etc., qui déterninent des fermentations ; mais ces fermentations se font aussi bien avec e l'air que sans air. Le prodigiosus est le seul qui donne des fermentations ans air. Il décompose le sucre en donnant de l'acide carbonique et de l'alool; mais il peut aussi vivre dans un milieu privé d'air sans donner lieu une fermentation.

Liborius n'a pas trouvé une seule bactérie anaérobie qui corresponde xactement au rôle attribué par Pasteur et Nægeli, c'est-à-dire qui puisse ivre sans air en présence de substances à décomposer en donnant lieu à les fermentations. Escherich a trouvé cet exemple dans son bacille qui it sans air en formant des fermentations.

Voici d'après Liborius, le classement des bactéries suivant leur affinité our l'oxygène en commençant par celles qui ont le plus besoin de ce gaz :

1. *Bacillus aerophylus.*
2. *Bacillus fluorescens liquefaciens.*
3. *Bacillus cyanogenus.*
4. *Bacillus aquatilis fuscus.*
5. *Bacillus fuscus.*
6. *Bacillus subtilis.*
7. *Sarcina lutea.*
8. *Rosa hefe.*
9. *Micrococcus tetragenus.*
10. *Bacillus anthracis.*
11. *Spirillum choleræ.*
12. *Spirillum tyrogenum.*
13. *Spirillum Finklerii.*
14. *Streptococcus pyogenes.*
15. *Bacillus typhi abdominalis.*
16. *Staphylococcus pyogenes aureus.*
17. *Bacille de la septicémie des souris.*
18. *Bacillus prodigiosus.*
19. *Proteus vulgaris.*
20. *Bacillus acidi lactici.*
21. *Bacillus pneumoniæ.*
22. *Bacillus crassus sputigenus.*
23. *Clostridium fœtidum.*
24. *Pseudo-œdem bacillus.*
25. *Bacillus polypiformis.*
26. *Bacille de l'œdème malin.* (Septicémie de Pasteur.)

Forme des cultures des bactéries. — Pour étudier le mode d'accroissement les bactéries, on emploie surtout les petites chambres humides (voyez plus haut) et une goutte de bouillon neutralisé; mais il est souvent avantageux le remplacer celui-ci par du sérum de bœuf non gélatinisé. Ces cultures, suivies pendant un assez long temps, permettent parfois d'observer des nodifications dans leur croissance au bout d'un mois ou même plus.

Dans certaines maladies aiguës infectieuses, les bactéries se développent très vite, et ce sont alors souvent celles-là qui forment les premières colonies observées sur la gélatine.

Dans quelques maladies chroniques au contraire, dont les bactéries se léveloppent lentement, les colonies qui apparaîtront rapidement sur la gélatine n'appartiennent pas en propre à la maladie qu'on veut étudier; on peut habituellement distinguer les germes venus de l'air parce qu'ils siègent à la surface de la gélatine. Aussi faut-il, pour l'étude des bacilles des maladies chroniques comme la tuberculose, pratiquer la première cu ture dans un appareil tout à fait stérilisé, comme dans une éprouvette, o dans un matras Pasteur, ou dans une petite cuve bien fermée.

Nous verrons, à propos de chacune de nos monographies sur les ma ladies considérées en particulier, que les colonies des différentes espèce de microbes, pathogènes ou non, se développent d'une façon différent dans les diverses substances nutritives solides. Si la substance inoculé n'est pas pure, la gélatine présentera de petites taches, de grandeur, d forme et de couleur diverses. Auprès d'elles on rencontre aussi des cham pignons de moisissure dont les îlots étoilés gris ou verdâtres sont ordi nairement plus grands que les colonies de bactéries. Celles-ci sont tantô élevées, tantôt plates; elles liquéfient ou non la gélatine. Au lieu de tache ou îlots, on voit quelquefois des pellicules ou des réseaux.

Pour cultiver les micro-organismes, il est nécessaire d'avoir à sa disposition les appareils dessinés dans les figures précédentes. Il faut de plu se prémunir d'une cinquantaine de tubes contenant les substances gélatinisées dont il vient d'être question, et qu'on conserve dans une cloche contenant de l'air humide, de plusieurs aiguilles de platine, d'une cinquantaine de lamelles minces de 10 sur 12 centimètres, et d'une dizaine de chambres humides et de lames excavées.

Filtres. — M. Pasteur a employé autrefois, pour filtrer les bouillons contenant le microbe du choléra des poules, un appareil composé d'un flacon à long col étranglé à son milieu. Au dessous de l'étranglement, il existe deux effilures. L'une de ces effilures est bouchée par un tampon de ouate, l'autre est effilée et fermée à la lampe. On introduit par le col du ballon une petite bougie en porcelaine creuse ouverte par en haut et fermée à son extrémité inférieure. Ce filtre s'arrête au niveau de l'étranglement parce qu'on l'a préalablement entouré de ouate. On stérilise tout l'appareil. Puis on place sur la ouate un mélange de cire à cacheter et de suif à 2 pour 1. On chauffe avec une petite lampe à alcool à travers le verre pour que la cire fonde et obture toute la cavité sauf l'ouverture du filtre.

On verse dans la partie supérieure du col du ballon le liquide qu'on veut filtrer. On fait le vide par l'effilure bouchée à la ouate, et le liquide passe privé de bactéries. Pour se servir de ce liquide on casse la pointe de l'effilure et on souffle par l'autre effilure de façon à soutirer le liquide.

Hesse a montré que pour obtenir à travers les filtres de porcelaine un écoulement constant il était nécessaire de ne pas employer des pressions très élevées. Avec les fortes pressions on obtient le premier jour un écoulement abondant, tandis que les jours suivants le résultat diminue des neuf dixièmes. La pression la plus favorable est d'un mètre d'eau.

Cet auteur a employé avec avantage les filtres d'argile et les filtres d'amiante, mais ceux-ci sont inférieurs aux précédents.

Les filtres dont on se sert doivent être construits de telle sorte que les particules les plus ténues, telles que les bactéries, ne puissent pas passer au travers de la substance filtrante. C'est ainsi que Pasteur, Chauveau, etc., se sont servis de filtres en terre de pipe ou en plâtre. Le plus souvent il est écessaire d'opérer dans le vide, afin d'utiliser la pression atmosphérique our aider à la filtration du liquide. Nous avons employé plusieurs fois et ous recommandons le procédé suivant du professeur Gautier. Gautier stérilise tous ses liquides de culture à froid par filtration sur la porcelaine e Sèvres dégourdie à 1200°, ou mieux sur la faïence non vernissée.

Ses appareils pour séparer les bactéries du liquide qui les renferme nt ceci de particulier qu'ils présentent à la filtration une grande surface ltrante de dehors en dedans et ne comportent aucun ajutage de nature rganique.

Ces filtres ont la forme de bouteilles à goulot allongé, à travers lequel

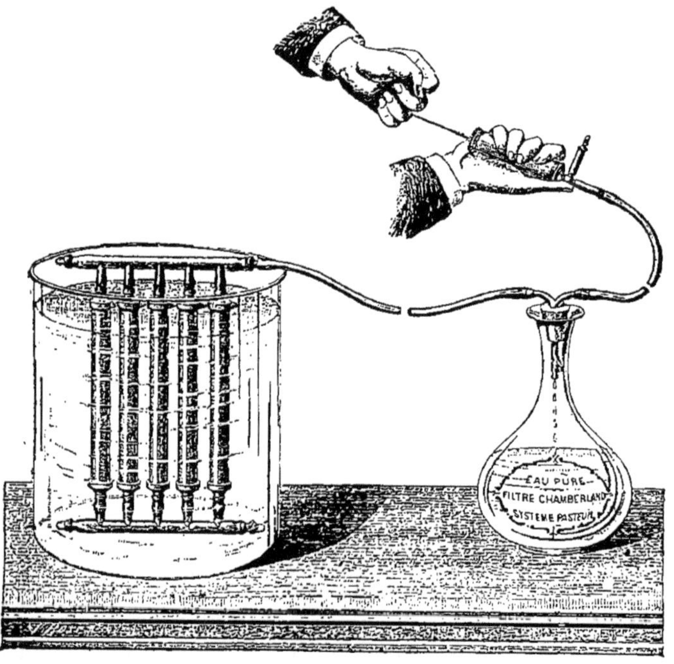

Fig. 32. — Batterie de cinq bougies du filtre Chamberland.

énètre jusqu'au fond un tube demi-capillaire soudé au haut du goulot par n fondant vitrifiable avant le rouge. Ils sont reliés, sans caoutchouc, par n ajutage conique à l'émeri, à un ballon à deux tubulures soudées dans e verre. Par l'une on fait le vide dans l'appareil à travers un tube à amiante, par l'autre on met le ballon en rapport avec le filtre de faïence.

La stérilisation de tout cet appareil où il n'entre que du verre, de la aïence et de l'amiante, est, on le comprend, extrêmement facile.

Gautier a observé que la porcelaine, qui convient particulièrement pour es liquides acides, permet, quand il s'agit de liqueurs neutres ou alcalines, e passage de quelques corpuscules-germes, d'où il résulte une altération ltérieure des liqueurs. Mais avec les liqueurs les plus putrescibles, telles que le sérum, l'infusion de pois, le lait, jamais les liquides filtrés sur l porcelaine ne contractent de fermentation putride.

Toutefois il importe, pour arrêter toute fermentation quelle qu'elle soit de recourir à des filtres en faïence de Creil, assez épais et bien cuits. Gau tier a pu filtrer avec eux plusieurs litres de sérum et de lait qu'il a con servés pendant plusieurs années absolument clairs et inodores. Les liqueur filtrées, conservées dans des flacons bitubulés, peuvent être très facile ment transvasées sans crainte de contamination par l'air, dans les vase habituels de culture.

Les filtres de Chamberland qui sont fabriqués en grand et qui se trou vent partout dans le commerce sont les plu commodes. On les emploie dans les labora toires, soit pour les filtres fixes adaptés au conduites d'eau et filtrant sous pression, soi comme filtres mobiles servant à obtenir e quelques minutes un litre d'eau filtrée. L figure 32 représente un filtre composé de cin bougies qu'on met dans un vase rempli d'eau On fait le vide à l'aide d'une pompe dan une carafe bouchée avec un bouchon d caoutchouc et l'eau qui filtre à travers le bougies de porcelaine remplit bientôt l vase. Wissneg fabrique un appareil très sim ple composé d'une bougie Chamberland pla cée en communication d'une part avec l liquide à filtrer, de l'autre avec le réser voir où le liquide coule goutte à goutt après la filtration. On fait le vide avec une pompe à pédale.

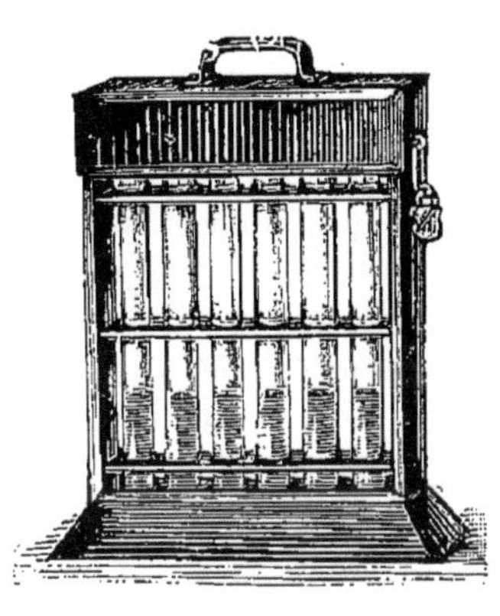

Fig. 33. — Boite fermée contenant des tubes de culture destinés aux démonstrations de cours (Babes).

Conservation des bactéries vivantes. — Pour conserver les cultures obte nues, il suffit souvent de fermer les éprouvettes avec du parchemin ou de bouchons de caoutchouc. On peut aussi garder à l'état pur des parcelles d culture placées entre des lames et lamelles stérilisées en bordant la lamel avec de la cire. La plupart des bactéries peuvent être conservées longtemp dans leur culture sur pomme de terre, même desséchées, comme par exem ple le bacillus prodigiosus ou les bactéries pourvues de spores. Ces der niers se conservent souvent bien sous forme de poudre comme par exem ple ceux du charbon symptomatique, ou sur des fils de soie desséch ensuite (charbon). La plupart des bactéries se conservent le mieux dan leur culture sur agar-agar.

Propriétés chimiques et physiologiques des bactéries. — Pour étudier l propriétés chimiques des bactéries, on les mêle avec différentes substanc gazeuses ou fermentescibles, avec des substances chimiques désinfectant capables de les tuer toutes, etc.

Il existe des appareils, des chambres humides très simples avec d porte-objets en communication avec différentes substances gazeuses qu' ɜut laisser agir immédiatement sur les bactéries, de telle sorte qu'on peut udier sous le microscope l'action de ces substances gazeuses.

Il est nécessaire de se rendre compte des propriétés chimiques des ıctéries, des décompositions qu'elles déterminent et des produits chimiues qui en résultent; c'est une partie de la bactériologie tout récemment ;udiée et qui nous semble appelée à un grand avenir (voyez le chaitre II).

Il n'est pas douteux que certaines espèces engendrent des poisons chiiiques spéciaux : tel est le poison narcotique du choléra des poules; telle ɜt l'action escharotique du bacille du charbon; les bactéries de l'ozène et 'autres bactéries saprogènes produisent à la fois une fermentation putride t une maladie; elles sont à la fois saprogènes et pathogènes. D'après rieger, certains bacilles donnent une fermentation qui dégage de l'acide ropionique, et ils sont en même temps pathogènes pour le cobaye. Il faut ussi savoir si des bactéries données assimilent, dans leur nutrition, l'azote t le carbone par la décomposition des corps simples, ou s'ils décomposent ɜs albuminates et les hydrates de carbone.

Pour constater que certaines bactéries dissolvent l'albumine, on comıence par coaguler de la caséine, de la fibrine, de l'albumine de l'œuf. ʼn en place de petits morceaux dans l'eau distillée, dans l'eau mêlée avec gr,1 p. 100 d'extrait de viande, et dans l'eau additionnée de 0gr, 1 p. 100 de ucre de raisin (Hueppe). On stérilise et on ensemence ensuite les bactéries examiner.

Par une méthode analogue, il est facile de savoir si les bactéries disolvent les dissacharates, et si elles produisent du sucre lorsqu'on les nsemence dans une solution d'amidon.

Pour étudier certaines propriétés des produits résultant du développeıent des bactéries, on les cultive sur de grands cristallisoirs contenant e l'agar-agar, puis, au bout d'un certain temps, cette substance nutritive st employée pour de nouveaux ensemencements de bactéries de diverses spèces. On peut de cette façon constater l'action des corps chimiques roduits par les premières bactéries ensemencées sur le développement e bactéries de la même espèce ou d'espèces différentes (Babes). On peut ussi faire une culture dans un milieu liquide et filtrer ensuite le liquide ar un filtre qui ne laisse pas passer les bactéries (v. page 131). On peut nfin tuer les bactéries par la chaleur. Le liquide modifié par les bactéries ɜrvira aux expériences et aux recherches chimiques (chapitre II).

Culture des bactéries par l'expérimentation chez les animaux. — En ce ui concerne les bactéries pathogènes, la meilleure preuve de leur action ous est donnée par les expériences sur les animaux.

On peut même employer avantageusement le sang, la lymphe ou une artie limitée du corps de l'animal, sa cornée, par exemple, pour isoler ɜl microbe pathogène des autres microbes accidentels. Mais il faut touɔurs se rappeler que les bactéries de l'air, de l'eau, des sécrétions et xcrétions physiologiques et, d'une façon générale, les bactéries accidenɜlles, peuvent produire des maladies faciles à confondre avec celle qu'on a l'intention de déterminer. De plus, si le liquide qu'on inocule renferr des substances irritantes, celles-ci peuvent être la cause de lésions q parfois seront accompagnées d'une invasion de bactéries. Ainsi certain substances, comme la décoction stérilisée du jéquirity, injectées dans sang, favorisent le développement de diverses bactéries pathogènes ou no

Si les instruments avec lesquels on opère ne sont pas propres, s'il produit chez l'animal une inflammation locale consécutive à l'inoculatio cette dernière deviendra souvent la porte d'entrée de différentes bactéri qui se confondent avec celle qui a été inoculée. Si l'on injecte une gran quantité d'un liquide putréfié, ce sont souvent les produits de la putr faction et non les bactéries qui tuent l'animal.

Il faut en conséquence tâcher d'éviter toutes ces causes d'erreur; il fa d'abord s'efforcer de produire la maladie par la plus petite dose possible injecter tantôt superficiellement, tantôt profondément, tantôt dans sang, parfois dans les séreuses ou dans les organes.

Il existe des bactéries qui ne se développent que dans un organisn déjà affaibli ou malade ; il faut commencer alors par mettre l'anim dans des conditions spéciales de réceptivité. Certaines bactéries n'agisse que lorsqu'elles sont injectées en grande quantité ; pour d'autres, il suf d'en introduire une quantité infinitésimale.

En général, la dose des bactéries et le temps nécessaire pour produi la maladie ou la mort sont proportionnés à la grandeur de l'animal. l résultat obtenu est parfois en rapport direct avec la quantité du liqui infectieux qui a été injecté.

Si l'on est arrivé à produire chez un animal une maladie qui ressemb plus ou moins à celle d'où provient le virus inoculé, on cherchera à obten une culture pure avec le sang ou tel autre liquide ou tissu de cet anima Une autre partie du liquide ou du tissu sera inoculée en même temps un second animal qui présentera bientôt la même maladie produite p les mêmes microbes; on en conclura que la maladie est infectieuse.

Si l'on a obtenu une culture pure de bacilles provenant d'un anim malade, il faut faire une série de cultures successives, qui toutes doive produire la même maladie. Nous verrons que les expériences sur l animaux établissent la possibilité de l'atténuation de l'action de certain bactéries pathogènes. Dans l'étude spéciale à chaque maladie, nous appr cierons combien sont variées et compliquées les méthodes qui ont perm d'arriver à transformer les virus en vaccin.

Si, par ces procédés, on a réussi à trouver une bactérie bien caract risée pour une maladie ou pour une fermentation quelconque, on dc démontrer que cette bactérie est bien réellement la cause de la malad ou de la fermentation. Dans ce but on filtre le liquide à examiner et voit si le liquide filtré, qui ne contient plus de bactéries, est capable produire la maladie ou la fermentation; ou bien on chauffe à l'ébullitio le liquide pour voir s'il a conservé une action pathogène après qu'on détruit les bactéries vivantes qu'il contenait. Enfin on étudie l'action d produits d'extraction des cultures.

CHAPITRE V

DESCRIPTION ET CLASSIFICATION DES SCHIZOMYCÈTES

DESCRIPTION DES DIVERSES ESPÈCES DE BACTÉRIES. — Nous avons surtout en ıe la description des bactéries pathogènes; cependant nous la faisons ·écéder, pour chaque genre en particulier, par celle de quelques-unes :s principales espèces non pathogènes les plus connues et les mieux :terminées.

Nous ne ferons qu'indiquer ici, dans cette classification, les espèces de ıctéries qui entrent dans l'étiologie des maladies, car nous les étudions us spécialement dans la seconde partie de ce livre consacrée aux mala-es infectieuses prises en particulier.

Nous décrirons plus tard succinctement toutes les espèces pathogènes qui ıt été signalées par les auteurs dignes de foi et accoutumés aux méthodes :actes de la microbiologie. Nous avons laissé de côté plusieurs espèces ·étendues pathogènes, sans en faire mention, car dans l'énorme masse : travaux publiés sur cette question depuis quelques années, il en est ıi ne méritent aucune confiance. Cependant, parmi les nombreuses pèces qui sont relatées par nous dans ce chapitre, nous ne voudrions ıs affirmer qu'il n'y en ait pas dont le temps ne fasse justice. Souvent, ı effet, un micro-organisme parfaitement observé par un excellent obser-.teur dans une maladie donnée, et qui est même d'une façon certaine la use de cette maladie, sera désigné du nom de cette maladie, et nous le ınnons comme tel d'après le savant qui l'a découvert. Mais ce même icro-organisme pourra se retrouver dans une autre maladie ; il avait par ınséquent été mal nommé d'abord. Par exemple, les microcoques décou-:rts dans l'ostéomyélite par Pasteur et appelés micrococci de l'ostéomyé-:e, peuvent se retrouver dans des abcès qui n'ont aucun rapport avec s os, d'après les travaux de Rosenbach. Ce dernier leur a donné le nom : *staphylococcus aureus*. De même le microbe du choléra des poules paraît re identique avec celui de la septicémie des lapins. Les formes et les mensions des micro-organismes décrits par les premiers observateurs sont tellement rapprochées dans un même genre, qu'on les a surtou caractérisés par la maladie avec laquelle ils sont en relation de cause effet.

Nous ne nous dissimulons pas les critiques que l'on peut faire à la cla sification que nous avons adoptée et nous sommes loin de la regarde comme définitive. Nous ajouterons aux caractères morphologiques ceu tirés des cultures. Nous sommes persuadés que de nouveaux travaux rédui ront à une seule plusieurs des espèces considérées aujourd'hui comme dis tinctes, en même temps qu'on en ajoutera de nouvelles.

Classification des bactéries. — Nous donnons ici les classifications d Cohn, de van Tieghem et de Rabenhorst qui sont le plus récemment pro posées :

Classification de Cohn [1]. — *Schizophytes*. — Thallophytes se développan par division ou par cellules germinatives endogènes.

1re Tribu. — *A*. Cellules libres réunies par deux ou par quatre.

Cellules sphériques. . . . . *chroococcus* (Nægeli).
Cellules cylindriques. . . . . . . *synechococcus* (Nægeli).

B. Cellules réunies en zooglœes par une substance amorphe.

a. Membrane cellulaire confondue avec la substance intercellulaire :
Cellules sphériques. . . . . *micrococcus* (Hallier).
Cellules cylindriques. . . . . . . *bacterium* (Dujardin).

b. Substance intercellulaire disposée en couches concentriques.
Cellules rondes. . . . . *glæocapsa*.
Cellules cylindriques. . . . . . . *glæothece*.

C. Cellules formant des zooglœes circonscrites, à forme définie
a. Familles disposées en plaques dans une seule couche. . . *merismopedia*
b. Cellules rondes disposées dans une zooglœe en réseau. . . *clathrocystis*.
c. Cellules cylindriques, cunéiformes, familles divisées par étranglement . . . . *cœlosphærium*
d. Cellules formant des familles à plusieurs couches réunies en corpuscules cubiques, incolores, à arrangement quaternaire. *sarcine*.
Nombre indéterminé et très grand de cellules incolores. . . . *ascococcus*.

2e Tribu, nématogènes. — Cellules en filaments.

A. *Sans ramifications :*

1° Cylindriques, incolores, à division peu prononcée, très fines, courtes, *bacillus*; — longues, *leptothrix*.

2° Filaments cylindriques, plus épais, longs, *beggiatoa*.

3° Fragmentés, à conidies incolores, *crenothrix*.

4° Filaments spiralés, courts, ondulés, *vibrion*; — courts, à spirales rigides, *spirillum*; — longs, à spirales flexibles, contenant du phycochrome, *spirochète*; — filaments longs et spiralés flexibles, *spirulina*.

5° Filaments en chapelet sans phycochrome, *streptococcus*.

6° Zooglœes cylindriques, incolores, *myconostoc*; — en chapelet, *nostoc*; — filaments amincis à une extrémité, *rivolaria*.

B. Filaments avec fausses ramifications, *cladothrix*; — filaments cylindrique incolores, *streptothrix*.

1. *Beiträge zur Biologie der Pflanzen*, t. II.

Classification de Van Tieghem. — Van Tieghem[1] range tous les schizo-ycètes dans la famille des bactériacées, famille voisine des nostocacées et is oscillariées.

Les individus composés de petites cellules rondes appartiennent au :nre *micrococcus*.

Ceux dont les cellules sont cylindriques appartiennent au genre *bac-·ium*.

Ceux dont les cellules sont en forme de baguettes appartiennent au :nre *bacillus*.

Les filaments indéfiniment longs, sans gaine, constituent le *leptothrix;* s filaments engainés, le *crenothrix;* les filaments engainés avec des rami-:ations, le *cladothrix*.

Le genre *vibrio* est formé de filaments enroulés qui se dissocient; le :nre *spirillum*, de filaments plus longs disposés en hélices; les *spiro-œtes* sont plus longs et offrent de nombreux tours de spire.

Les bactéries agrégées ou zooglœes, constituées par des cellules rondes, iies par une couche épaisse de gélatine, ont reçu le nom d'*ascococcus;* ;glutinées entre elles sans gélatine, elles prennent le nom de *punctula;* rsque des cellules cylindriques sont unies par de la gélatine, on les)pelle *ascobacteria;* sans gélatine *polybacteria;* les bactéries ayant la rme de baguettes spirales et agrégées s'appellent *myconostoc*.

Au point de vue de leurs propriétés, Van Tieghem les divise en chromo-:nes, ferments et pathogènes.

Au point de vue de la direction du cloisonnement de la cellule ou alle, il distingue trois tribus qui sont:

1° Les bactériées, dans lesquelles le thalle se cloisonne dans une seule rection, comprennent les micrococcus, bacterium, bacillus, leptothrix, enothrix, cladothrix, vibrio, spirillum, spirochæte, ascococcus, punctula, cobacteria, polybacteria, myconostoc.

2° Les mérystées, dans lesquelles le thalle membraneux se cloisonne .ivant deux directions. Elles forment des tétraèdres carrés.

3° Les sarcinées, qui présentent trois directions de cloisonnement et ii sont cubiques.

Classification de Zopf. — Zopf divise les schizomycètes en coccacées, .ctériacées, leptotrycées et cladothrycées.

1° Les coccacées présentent des cellules rondes et des filaments compo-s de ces éléments. Genre leuconostoc.

2° Les bactériacées offrent quatre formes dans leur évolution : des cocci, s bacilles courts, des bacilles longs et des filaments. Dans ces dernières, ne peut distinguer ni sommet ni base. Elles ne sont pas disposées en ires. Genres bacterium et clostridium.

3° Les leptotrycées possèdent les formes de cocci, de bâtonnets et de fila-:nts. Ces derniers ont une base distincte de leur sommet et offrent des spi-les. Les genres sont : leptothrix, beggiatoa, crenothrix et phragmidiothrix.

1. *Traité de botanique*, fasc. VII et VIII, p. 1109, 1884.

4° Les cladothrycées se présentent sous forme de cocci, de bâtonnet de filaments et de spirales. Les filaments ont de fausses ramification Genre : cladothrix.

Classification de Winter. — Winter a donné, dans l'ouvrage de Rabe horst, une classification suivie par Flügge et que nous reproduisons ici, c elle sert de cadre commode aux bactéries pathogènes qui nous intére sent tout spécialement. Nous devons toutefois faire remarquer que, da ce système, basé sur la forme des cellules, on ne tient pas compte d modifications morphologiques que subit une bactérie déterminée dans s développement, si bien que telle bactérie donnée devrait appartenir à pl sieurs groupes suivant qu'elle présente dans son évolution des spores, d bâtonnets courts, des bacilles ou des filaments. Mais on classe alors l bactéries dans le groupe qui correspond à la forme qu'elles présentent plus ordinairement.

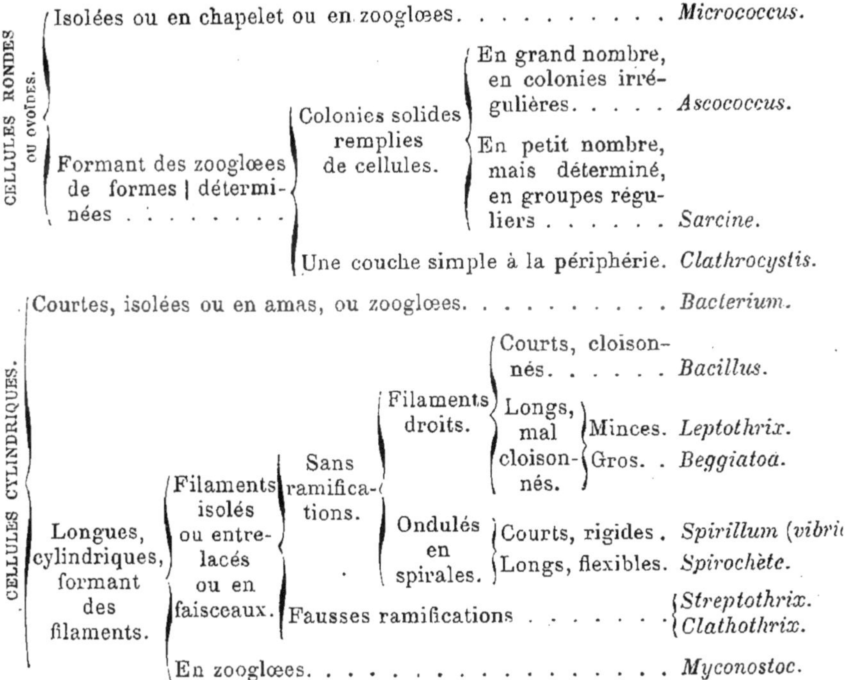

Il nous paraît impossible de donner aujourd'hui une classification nat relle et définitive des schizomycètes. Nous suivrons d'une façon générale classification de Rabenhorst, surtout dans les espèces que nous ne faiso que mentionner succinctement dans ce chapitre. Mais pour les espèces path gènes que nous avons étudiées complètement et qui constituent le fond mêm de ce livre, elles se réduisent à quatre groupes, qui sont les suivants :

1° Les micrococci, qui comprennent les *streptococci* (Billroth) dont l cellules sont disposées en chaînettes le plus souvent sinueuses ; les staph

cocci (Ogston), dont les cellules sont agglomérées en grappes; les *asco-*
cci, qui constituent des zooglœes gélatineuses, les *tetrageni* et les *sarcines*, qui forment des groupes carrés ou cubiques.

2° Les BACTÉRIACÉES, qui se présentent ordinairement sous la forme typique de bâtonnets très courts, mais qui, dans le cycle de leur développement, peuvent être ovoïdes ou disposés en bâtonnets plus ou moins longs et en filaments. Ces bactéries sont droites ou courbées.

3° Les BACILLES, constitués par de longs bâtonnets possédant ordinairement des spores. Dans ce groupe, certaines espèces comme les bacilles

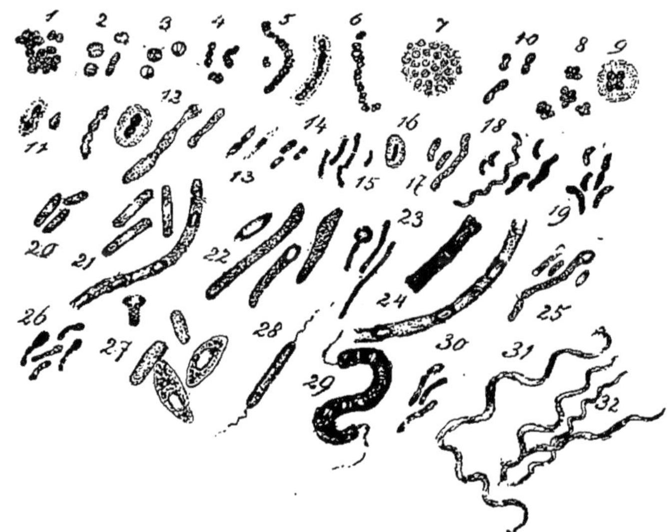

FIG. 34. — Formes des bactéries dessinées au même grossissement de 1000 diamètres.

staphylococcus; 2, diplococcus de la gonorrhée; 3, grand coccus avec des cloisons; 4, streptococcus (gangrène); 5, streptococcus (érysipèle); 6, streptococcus (septicémie); 7, zooglée; 8, cocci formant des groupes en 4; 9, micrococcus tetragenus (capsulé); 10, bactérie à vésicule terminale (de l'eau); 11, diplobactérie lancéolée (de la pneumonie); 12, diplobactérie ovoïde (de Friedländer); 13, bactérie avec des prolongements (kératomalacie); 14, bactérie avec des extrémités foncées (choléra des poules); 15, petit bacille mince (rouget du porc); 16, petit bacille capsulé (de l'air); 17, court bacille (de l'eau); 18, bacille virgule (choléra); 19, bacille courbé (Finkler); 20, bacille droit (de l'eau); 21, bacille du foin; 22, bacille du charbon symptomatique; 23, bacille en bâton de tambour (des selles); 24, grand bacille à sporulation longitudinale (charbon); 25, petit bacille à vacuoles ou parties colorées terminales (fièvre typhoïde); 26, petit bacille avec épaississements (diphthérie); 27, bacille sporulé en clostridium (bacille butyrique); 28, bacille cilié; 29, spirille cilié (undula); 30, bacilles résistants (tuberculose); 31 et 32, spirochètes.

de la tuberculose, de la lèpre, ceux qui ont été décrits dans la syphilis, sont très voisins les uns des autres. Les bacilles sont droits ou courbés; ces derniers sont les vibrions.

4° Les SPIROBACTÉRIES sont caractérisés par des filaments en spirales.

Dans la description que nous donnons des schizomycètes, nous nous sommes efforcés de bien distinguer les bactéries qui précèdent des espèces plus élevées, comme les cladothrycées, les beggiotoa, etc.

Ces quatre groupes constituent essentiellement, sinon absolument, toutes les bactéries proprement dites.

La planche 1 et la figure 33 présentent à peu près toutes les formes des bactéries qui nous intéressent.

PREMIER GROUPE. — MICROCOCCI.

Cellules petites, globulaires, qui se divisent transversalement p donner des chapelets, des amas sans ordre ou des zooglœes.

Ier Genre. — Streptococcus (Billroth). — Micrococci en chapelet.

Streptococci non pathogènes. Streptococcus des selles. — A l'état norm les matières fécales de l'homme et des animaux renferment assez souv

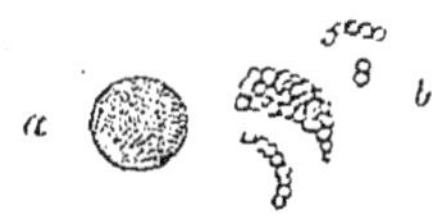

Fig. 35. — Streptococcus des selles à l'état normal.

a, culture sur la gélatine; *b*, chapelets.

et en quantité un streptococcus dont la culture ne liquéfie pas la gélati et forme sur elle des colonies brun foncé, grenues. Ce streptococcus r semble à celui du pus (fig. 35).

Streptococci zymogènes. — *Micrococques du vin filant* (maladie de la grais vins filants, vins huileux). — Le vin blanc devient parfois trouble et fil comme de l'huile. On y trouve de petits micrococci de 2μ, formant de lo gues chainettes (Pasteur).

La bière malade, caractérisée par une acidité particulière et une od spéciale, renferme des micrococques ronds, un peu plus petits que précédents, isolés, groupés ou en chaînettes (Pasteur).

Le *micrococcus ureæ* (ferment urique, Pasteur) est formé de microcoq ronds, de 0μ,8, en chaînettes ou en groupes à la surface de différe liquides, surtout de l'urine. Il est la cause de la fermentation ammon cale. Il est aérobie et il aime la lumière. Il se développe jusqu'à ce q y ait 13 p. 100 de carbonate d'ammoniaque dans l'urine. On peut sépa le ferment des microcoques.

Leube[1] l'a cultivé sur la gélatine sous la forme d'une tache blanc brillante, un peu saillante comme une goutte de stéarine. Il ne liqu pas la gélatine, et sa culture a l'odeur de l'empois.

D'après Jacksch, ces mêmes microcoques se montrent dans les p mières vingt-quatre heures dans l'urine sous forme de bâtonnets, obs vation que nous acceptons sous toutes réserves. Nous verrons que Le a décrit des bactéries qui jouissent de la même propriété.

On trouve constamment diverses espèces de micrococci *dans l'air*, ai que l'a démontré Pasteur dans les expériences que nous avons relat

1. Les indications bibliographiques relatives à la découverte et aux notions plus importantes des espèces des bactéries se trouvent dans notre index bibliog phique, à la fin du second volume.

plus haut. Ces espèces ne sont pas encore bien spécifiées. L'une d'elles donne sur la gélatine des cultures jaunes, rondes, développées lentement sans produire de liquéfaction ni de putréfaction, où l'on voit des chainettes de cellules de 0μ,2 et qui présentent ce caractère spécial de ne se colorer qu'à peine ou pas du tout par les couleurs d'aniline.

Le *leuconostoc mesenteroïdes* (Cienkowski), microbe rond isolé ou en chai-

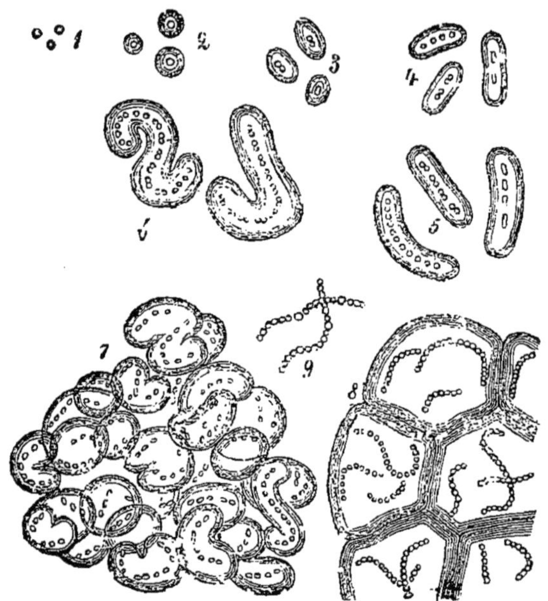

Fig. 36. — Leuconostoc mesenteroïdes ou champignons en œuf de grenouille (d'après Van Tieghem et Cienkowski).

1, spores ; 2, spores entourées d'une membrane gélatineuse épaisse ; 3, 4, 5, 6, différents états du développement de l'enveloppe et des spores ; 7, amas de petites zooglœes ; 8, zooglœe plus ancienne dont les œufs contiennent des chainettes ; 9, chainette isolée.

nettes, ou en zooglœes, est entouré d'une substance gélatineuse très épaisse (fig. 36). La masse zooglœique se dissout et les chainettes restent libres. Elles contiennent des spores de 0μ,6 à 0μ,2. Ces bactéries se développent très rapidement dans les liquides contenant du sucre, de telle sorte que 50 hectolitres de solution de sucre à 5 p. 100 deviennent gélatineux en 12 heures, si l'on y sème ce parasite.

Streptococci pathogènes. — Le *micrococcus de la nécrose progressive des tissus de la souris* (Koch) (voyez page 264).

Microcoques de la septicémie consécutive au charbon (Charrin) (voyez page 273).

Le streptococcus de la mammite des vaches laitières (Nocard).

Le streptococcus de l'adénite du cheval (Schütz).

Le microbe pyogène de Pasteur (voyez le chapitre des maladies consécutives aux plaies).

Le streptococcus pyogenes (Ogston, Rosenbach) (*id.*).

Le streptococcus erysipelatis (Nepveu, Œrtel, Fehleisen) (*id.*).

Les streptococci de la fièvre puerpérale (Pasteur, Doléris) (*id.*).

Les streptococci observés dans le noma (*id.*).

Un *streptococcus trouvé dans les abcès de l'amygdale* (Cornil). — On o serve quelquefois au niveau de l'amygdale ou de l'un des piliers antérieu du voile du palais, de petits abcès superficiels, chroniques, situés a dessous de la muqueuse et faisant une saillie un peu aplatie. Lorsqu' sont anciens, ils présentent à travers la couche de la muqueuse soulev une teinte jaunâtre. Incisés, ils laissent échapper un liquide jaunâtre épa dans lequel on trouve très peu ou pas du tout de globules de pus et revanche une quantité colossale de bactéries allongées, mobiles, saprogèn et des chaînettes de streptococci. La culture de ces derniers sur la gélo et la gélatine peptone donne des colonies qui ne dissolvent pas cet dernière et qui poussent lentement. Ce streptocoque (fig. 37) est forn

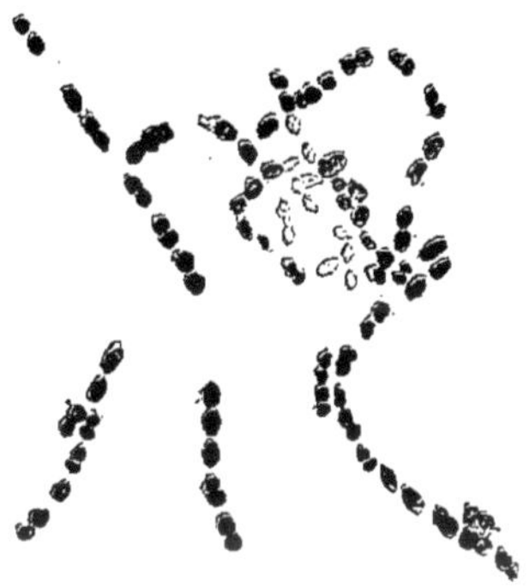

Fig. 37. — Streptococcus des abcès chroniques de l'amygdale.

d'articules volumineux, inégaux, de 1 μ de diamètre environ ; certain cellules sont plus petites, ovoïdes, terminées parfois en pointes ; d'autr fois les cellules sont aplaties l'une contre l'autre comme deux disques disposées deux par deux. Il n'est pas pathogène pour le cobaye et le lapi

Le *streptococcus giganteus* (Babes).

Le *streptococcus perniciosus* de l'homme.

Le *streptococcus pyogenes malignus* (Flügge).

Le *streptococcus trouvé dans la gangrène pulmonaire.*

Le *streptococcus liquefians perniciosus trouvé dans la dilatation putride d bronches* (Babes).

Le *streptococcus septicus* trouvé dans le sol (Nicolaier).

Le streptococcus trouvé dans les organes d'individus morts de fièv jaune (Babes).

Le streptococcus trouvé dans les organes dans la fièvre typhoïde bilieu (Babes).

Les streptococci trouvés dans les organes d'individus morts de scarlati (Babès, Fränkel, etc.), de rougeole (Babes), de diphtérie (Löffler), etc.

Il est difficile, dans l'état actuel de nos connaissances, de différenci solument plusieurs de ces variétés de streptococci les unes des autres.

On observe dans les viandes et dans le sang en putréfaction des microques et des chaînettes. F. Ludwig (*Centralbl. f. Bacteriol*, 1887) a isolé des icrocoques ronds formant des chaînettes, qui se cultivent sur la gélatine caline et salée. Les colonies y donnent au début de leur germination des ints phosphorescents quand on les examine à la loupe dans l'obscurité. a phophorescence n'est plus visible quand les colonies ont dissout la latine, mais elle reparaît quand on étend la gélatine liquéfiée sur un orceau de viande.

IIe Genre. — Staphylococcus. — Micrococci groupés.

Le *micrococcus de la phosphorescence* forme de grandes zooglœes arrondies. n le trouve sur les poissons ou sur les viandes en voie de putréfaction.

Les *microcoques de la putréfaction* se rencontrent, en général, dans toutes s putréfactions peu avancées, si la température est basse ; ils se développent toujours dans le sang putréfié.

Des bactéries de l'air, qui se développent sur la gélatine en forme de etites colonies brunes, ne liquéfient pas la gélatine et sont formées de ros microbes ronds souvent disposés deux par deux de 0μ,8 à 1μ. D'autres actéries de l'air sont caractérisées par des colonies blanches, jaunes ou sées, qui liquéfient ou non la gélatine. Elles sont constituées tantôt par es staphylococci, plus rarement par des streptococci, tantôt par des tetraeni ou des sarcines.

Plusieurs espèces de ces microbes *de l'air* ont été décrits par Flügge [1]. ais comme cette description est peu complète et n'a pas un grand intérêt u point de vue de la pathologie ni de la bactériologie en général, nous e relaterons que les suivantes :

Le *micrococcus cinnabareus*, qui revet la couleur du cinabre dans les colonies ensemencées sur la gélatine et les pommes de terre. Il ne liquéfie par la élatine. La couleur se développe seulement à la surface. Les colonies sont aillantes, elles sont formées de grands micrococci ayant jusqu'à 1 μ. Nous avons rencontré souvent sur de vieilles plaques de gélatine laissés à l'air.

Le *micrococcus radiatus* forme des colonies qui s'étendent très rapiement en surface avec des radiations rayonnées. Par piqûre dans la prondeur de la gélatine il se forme aussi des rayons comme dans le charbon. liquéfie très lentement la gélatine en forme d'entonnoir.

Le *micrococcus viticulosus*, constitué par des micrococci ovoïdes de μ, ou même plus, en zooglœes denses. Il se développe très différement à la surface ou à la profondeur. Dans la profondeur, il se montre n longs filaments ondulés constitués par des zooglœes en chapelet. A la urface on voit un réseau très dense et régulier.

Il existe aussi plusieurs espèces de microcoques et de grandes zooglœes

1. *Die Microorganismen*, 1887, 2e éd.

dans la bouche, dans le nez, dans la sécrétion nasale, dans la sueur, à surface de la peau et des poils. Ils forment sur les poils des aisselles d masses assez volumineuses pour être visibles à l'œil nu. Dans le nez il exis aussi des diplococci. Au rebord des ongles et quelquefo dans la gaine des poils il y en a aussi un très grand nombr Sur les préparations colorées, il est essentiel de ne pas co fondre avec eux les grains d'éléidine de l'épiderme qui colorent par l'aniline. Cette erreur est journellement con mise par ceux qui débutent dans l'histologie pathologiqu

Parmi les microbes qui ne sont pas pathogènes ma qu'on trouve dans les produits de la suppuration, on do noter le *micrococcus cereus albus* et le *micrococcus cereus fl vus* de Passet.

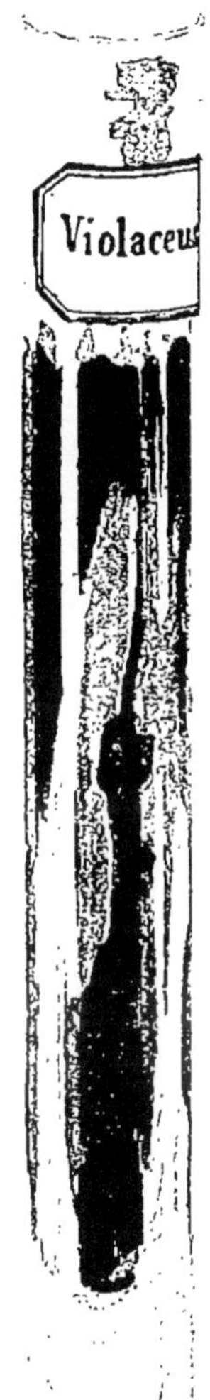

Fig. 38. — Micrococcus violaceus cultivé sur agar.

Micrococques colorés et chromogènes. — Presque tout les substances alimentaires, albuminoïdes, amylacée comme l'albumine, les pommes de terre, le pain, se re couvrent de bactéries colorées. La substance colorante e tantôt soluble, tantôt insoluble.

Le micrococcus *orangé* forme de petits grains ovoïdes d 1µ,5, isolés ou accolés par deux, par quatre ou en zooglœes il donne des taches orangées sur l'albumine cuite. Le pig ment en est soluble dans l'eau.

Le *micrococcus chlorinus* forme des zooglœes jaunes vertes, sur des solutions nutritives ou sur l'albumine. S matière colorante est soluble dans l'eau et se décolore pa les acides; elle possède les mêmes réactions que le tour nesol vis-à-vis des bases.

Le *micrococcus violaceus* (Cohn), constitué par des cel lules elliptiques, souvent en chaînettes, forme un pigmen violet. Il vit aussi sur les pommes de terre, où il a ét observé par Schneider et par Schrœtter (fig. 38).

Le *micrococcus fulvus* est formé de cellules rondes d 1µ,5, associées deux par deux; il donne des gouttes d couleur de rouille observées par Eidam, puis par Kirchner sur le crottin de cheval.

Staphylococci déterminant une fermentation. — Le *mi crococcus ureæ* se montre tantôt en zooglœes, tantôt en di plococci et en chaînettes.

Le *micrococcus ureæ liquefaciens* (Flügge) est long, d 1µ,25 à 2µ; il forme des plaques jaunâtres sur la gélatin et présente un noyau central. Il liquéfie lentement la gélatine. Il déter mine une fermentation très énergique.

Staphylococci pathogènes. — Le *micrococcus de la formation progressive de abcès chez le lapin* (Koch). — Voyez *Maladies expérimentales*.

Le *micrococcus de la pyémie du lapin* (Koch). — Voyez *Maladies expérimentales*.

Microbe de la salive (Pasteur). — Pasteur a décrit un microbe provenant de la salive d'un enfant mort de la rage. Ce microbe est mortel pour les lapins, mais non pour les poules et les cobayes. Il est probable que ce microbe est le même que les bactéries que Sternberg et Fraenkel ont décrites dans la salive et dans la pneumonie.

Micrococcus d'une maladie du perroquet (Eberth).

Le *micrococcus de l'ozène* (Lœwenberg) est formé de grandes cellules souvent associées de 0μ,5 à 0μ,8. Sa culture sur la gélatine liquéfie rapidement cette substance et donne l'odeur de l'ozène. Il est pathogène pour les souris et les rats, qui succombent souvent de un à deux jours après l'opération avec les symptômes de la saprémie. On trouve très peu de microbes dans les organes. Les cobayes semblent être réfractaires à cette intoxication (Babes et Lœwenberg).

Le *staphylococcus pyogenes aureus* (Pasteur, Rosenbach).

Le *staphylococcus pyogenes citreus* (Passet).

Le *staphylococcus pyogenes albus* (Rosenbach).

Le *staphylococcus pyogenes flavescens* (Babes). Probablement identique à celui qui a été décrit plus tard sous le nom de *staphylococcus pyogenes sputigenus* par Biondi.

Le *micrococcus pyogenes tenuis* (Rosenbach).

Microsporon septicum (Klebs). — C'est, d'après Klebs, un microcoque de 0μ,5 formant des amas, des filaments et des zooglœes. On a, depuis le travail de Klebs, donné la description exacte accompagnée de cultures pures de plusieurs micro-organismes qui se trouvent dans le pus, et les premières recherches de Klebs ont par suite perdu de leur valeur.

Microcoques de la gangrène. — Dans la gangrène, on trouve diverses espèces de bactéries, les unes rondes, les autres en forme de bâtonnets.

Dans la profondeur des tissus gangrenés, les microcoques forment souvent de grandes zooglœes dont les cellules sont vivaces et se colorent bien, tandis qu'elles sont difficiles à colorer en d'autres points, parce qu'elles sont moins vivantes ou mortifiées; on y trouve aussi presque constamment des streptococci.

A la suite des infections consécutives aux plaies, on trouve des abcès métastatiques, des myocardites, des néphrites, des ostéo-myélites, des inflammations des séreuses, etc., qui sont en relation avec diverses espèces de microcoques. Souvent il existe plusieurs espèces de microcoques chez un même malade. C'est ainsi qu'on a décrit :

Des *micrococci dans l'endocardite* (Klebs).

Dans l'*athrophie jaune du foie.* — Klebs, Waldeyer et Eppinger ont trouvé des microcoques dans les vaisseaux du foie atteint d'atrophie jaune aiguë. Cette espèce n'est pas encore bien établie.

Dans *la diphthérie* (Œrtel, Letzerich, Klebs, Cornil),

Dans *la scarlatine* (Coze et Feltz, Pohl Pincus),

Dans *la rougeole* (Hallier).

Des microcoques et des diplocoques dans *la variole et la vaccine* (Chau veau, Kohn, Keber, Zuelzer, Werzesteter).

Broncho-pneumonies. — Dans les pneumonies consécutives aux maladi virulentes et exanthémiques, on trouve un grand nombre de bactérie tantôt rondes, streptococci et straphylococci, tantôt ovoïdes, dans les a véoles et quelquefois dans les vaisseaux. (Voyez le chapitre consacré à l pneumonie.)

Microcoques de la gonorrhée (Neisser). — Voyez le chapitre BLENNORRHAGI

Microcoques de l'hémoglobinurie épizootique du bœuf (Babes). — Voyez c chapitre.

Dans la blennorrhagie, on rencontre des microcoques indépendants d gonococcus et que Bumm a désignés sous les noms de *micrococcus cereus con glomeratus, micrococcus lacteus faviformis, microccus albicans amplus,* et le *di plococcus albicans tardissimus.* Ils ne sont pas pathogènes.

Parmi les bactéries qu'on trouve dans la *carie des dents* (Miller), il e

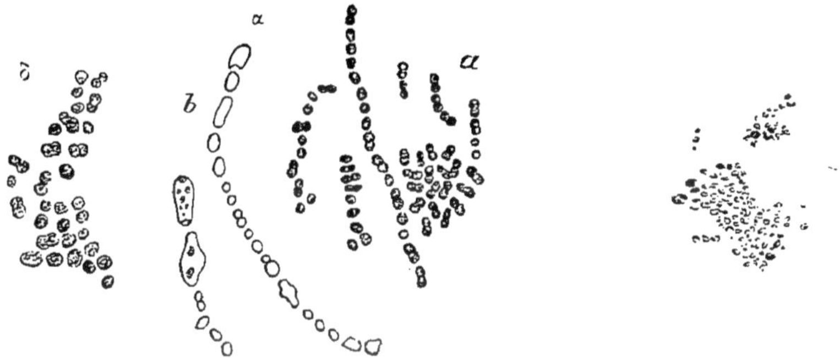

FIG. 39. — Microcoques de la carie dentaire, d'après Miller. α, a, microbes ronds et en chaînettes ; b, formes d'involution ; δ, cocci réunis en petits amas.

FIG. 40. — Cocci d'une cultur de la carie dentaire (d'aprè Rosenbach).

est de rondes, en chaînettes; telles sont celles que l'on trouvera décrites propos de la carie dentaire, sous les noms de α, γ et δ (fig. 39 et 40). Le bactéries α forment des chaînettes, ou des diplococci de moyenne gran deur; elles donnent très rapidement lieu à la formation de l'acide lactique qui est le facteur principal de la carie des dents. Les bactéries γ et δ son aussi des cocci réunis en petits amas. (Voyez le chapitre consacré aux micro organismes de la bouche).

Biondi a décrit trois microcoques pathogènes qu'on trouve parfois dan la bouche sous les noms de *coccus salivarius septicus, streptococcus sep topyemicus, staphylococcus salivarius pyogenes*; nous les retrouverons dan le chapitre consacré aux microbes de la bouche.

IIIe GENRE. — ASCOCOCCUS.

Billroth a donné le nom d'ascococcus aux curieuses colonies de micro coques qu'on trouve dans différents liquides nutritifs, et qui sont en tourées d'une capsule gélatineuse très résistante (fig. 41).

IVe GENRE. — SARCINES ET TETRAGENI.

La *sarcina lutea* qu'on rencontre dans l'air; elle forme sur la gélatins ›s cultures jaunes, saillantes, un peu lobulées.

La *sarcina aurantiaca* (Koch), qui existe aussi dans l'air, forme des co- nies de couleur orange.

La *sarcine blanche* de l'air forme des colonies très saillantes, blanches ır la gélatine. Les cellules ont de 1μ à 1μ,5; elles sont entourées d'une .psule commune.

La *sarcine de l'estomac* (Goodsir) possède des cellules rondes ou un peu ıbiques de 4 μ. Elles sont au nombre de 4 à 16 dans les groupes qu'elles rment (fig. 41).

Elles contiennent une substance verdâtre, jaunâtre ou rougeâtre. On

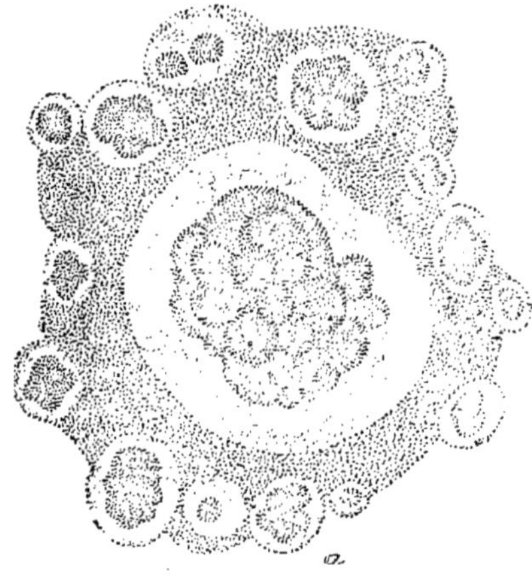

Fig. 41. — Ascococcus Billrothii (Cohn), familles réunies en zoogl{oe}es (figure empruntée à la *Botanique cryptogamique* de Marchand)[1].

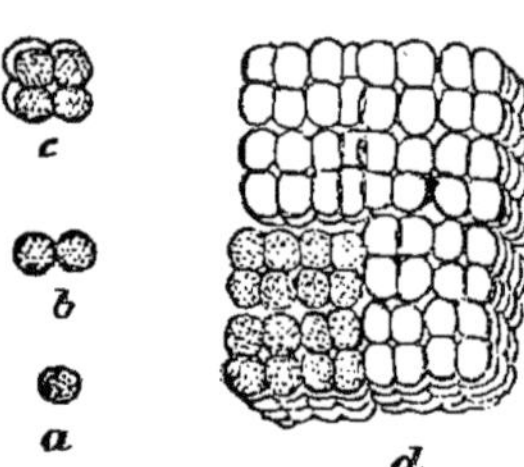

Fig. 42. — Sarcina ventriculi provenant du contenu de l'estomac d'un enfant, à ses divers degrés de développement.

a, cellule isolée; *b*, deux cellules accouplées; *c*, cellules par quatre; *d*, agglomération cubique de cellules (d'après Zopf).

s trouve dans l'estomac de l'homme et des animaux, surtout dans les aladies de l'estomac. On peut en faire des cultures qui paraissent comme es masses jaunes, sèches, sur les pommes de terre. Pasteur a cultivé ce .icro-organisme dans l'eau de levure de bière.

La *sarcine de l'urine* est formée de cellules de 0 μ,1 à 0 μ,2, dont les roupes ont jusqu'à 60 individus.

La *sarcine du poumon* décompose aussi l'urine, d'après Hauser et Fischer. lle a de 2 μ,7 à 3 μ de diamètre. Sa culture forme des colonies très sail- ntes, sans odeur, ne pénétrant pas dans la profondeur de la gélatine, ui reste solide.

La *sarcina littoralis*, constituée par des cellules rondes de 2μ, formant

1. Les figures 37, 41, 42, 56 et 57, 93, 94, 112 et 113, sont empruntées à la *Botanique yptogamique* de M. Léon Marchand, que nous remercions, ainsi que son éditeur . Doin, de l'obligeance avec laquelle ils ont bien voulu les mettre à notre disposi- on.

des colonies incolores, possède de 1 à 4 grains rouges de soufre dan chaque cellule. On la trouve dans l'eau de mer putréfiée.

La *sarcina Reitenbachii* ressemble à la précédente; les cellules s'al longent un peu avant leur division. Leur membrane présente une subs tance rosée. On les trouve sur les plantes aquatiques.

Comme presque toutes les bactéries, les sarcines ont leurs analogue dans la famille des algues; elles se développent, par exemple, de la mêm façon que les merismopedia (fig. 43).

Sarcina hyalina (merismopedia hyalina). — Le bacterium merismope diodes est constitué par des filaments et des chaînettes; mais, s'il se dé veloppe à la surface des masses vaseuses, il forme des lamelles cubique comme les sarcines (voy. fig. 43).

Parmi les bactéries disposées en tétraèdres il faut noter le *micrococcu*

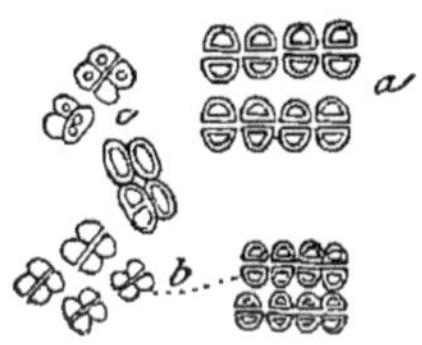

Fig. 43. — Merismopedia glauca (Warming). Algue verte.

tetragenus (Gaffky, Koch) et la sarcina intestinalis de Zopf qu'il a trouv dans le cæcum des poules. Cette dernière peut en effet donner lieu à d grandes agglomérations en forme de sarcine.

Ve Genre. — Clathrocystis (Cohn).

Le clathrocystis, de couleur fleur de pêcher (*bacterium rubescens peachcoloured bacterium*, Ray Lankaster), est composé d'individus coloré en rouge, ayant jusqu'à 2 μ,5. Ils forment des zooglœes gélatineuses qu s'excavent plus tard. On les trouve dans la vase.

Rouge de morue. — Les morues salées sont souvent altérées et deviennen rouges en même temps qu'il s'y développe des ptomaïnes toxiques qui don nent des accidents chlériformes à ceux qui les consomment. Éd. Heckel[1] constaté que cette adultération de la chair de la morue était due au déve loppement du clathrocystis roseo-persicina qui se fait lorsqu'elle est placé dans certaines conditions de chaleur et d'humidité. Il est vraisemblabl que cet organisme provient du sel qui renferme aussi souvent des sarcines tous organismes qui existent dans l'eau de mer et les salines. Heckel trouvé un remède préventif et curatif du rouge de morue dans le sulfo benzoate de soude.

1. *Société nat. d'agriculture*, 6 avril 1887.

SECOND GROUPE. — BACTÉRIACÉES.

On peut distinguer des bactéries zymogènes, pigmentaires et pathogènes.

Bactériacées zymogènes. — Le *bacterium termo* est la plus répandue des bactéries zymogènes. Il est oblong, cylindrique, court, de 0 μ,5 de diamètre à 1μ de longueur. Il constitue des amas disposés sans ordre, ou en séries, parfois des zooglœes rondes. On a vu des cils à l'extrémité des bâtonnets. Ceux-ci s'allongent parfois en bâtonnets et en filaments.

Leur mouvement est très varié. On les trouve dans toutes les matières putréfiées. On peut les isoler par la culture. Celle-ci a l'odeur du fromage.

Le bacterium termo liquéfie rapidement la gélatine en formant sur les plaques des colonies blanches au centre desquelles on aperçoit un petit point blanc opaque; dans les tubes, au bout de 48 heures, une petite cupule de gélatine ramollie blanchâtre occupant toute la largeur du cylindre

Fig. 41. — Bacterium termo.

de gélatine qui se termine en entonnoir. Au bout de trois ou quatre jours, la couche superficielle de gélatine est devenue opalescente, irisée, de couleur verte d'abord, puis jaunâtre. La culture répand parfois une odeur de putréfaction.

Ce n'est pas le seul bacille de la putréfaction, ainsi qu'on le verra à propos des bactéries saprogènes décrites par divers auteurs. Autrefois on donnait le nom de bacterium termo à toutes les bactéries de la putréfaction. D'après les récents travaux on a isolé une série de bactéries, les proteus, les saprogènes qui possèdent des propriétés distinctes et dont quelques-unes sont pathogènes.

Proteus. — Hauser a décrit, parmi les bactéries de la putréfaction, une espèce, le *proteus*, qui présente des cocci, des bâtonnets courts et des bacilles, des filaments, des spirales, des spirulines et des spirochætes. Ces formes sont en rapport avec le mode de nutrition, de telle sorte que sur une substance acide il ne se développe que des cocci et des bâtonnets courts. Ces bactéries présenteraient des cils à un moment donné de leur développement et jouiraient de mouvements. Ce sont des anaérobies facultatifs. Les variétés de l'espèce proteus donneraient toutes lieu au phénomène de la putréfaction, surtout le proteus *vulgaris* et le *mirabilis*.

Le proteus *vulgaris* est formé par des bâtonnets de 0 μ,6 d'épaisseur et de longueur très variée; parfois on ne trouve que des microbes ronds, ou au contraire on a affaire à des bâtonnets ciliés dont les cils sont bien visibles, ou à des spirilles. Les formes d'involution sont très variées; elles présentent des renflements analogues à ceux que nous avons décrits dans les bacilles du choléra.

Dans la gélatine à 6 p. 100, le proteus vulgaris donne sur les plaques une liquéfaction très rapide au milieu de laquelle il y a une grande quantité de bactéries. Autour du point liquéfié, la gélatine offre un bord saillant en escaliers. Autour de ce bord, on voit des prolongements en languettes. Ces prolongements périphériques envahissent la gélatine, se déplacent, se détachent et s'avancent soit en rayonnant, soit en formant des cercles.

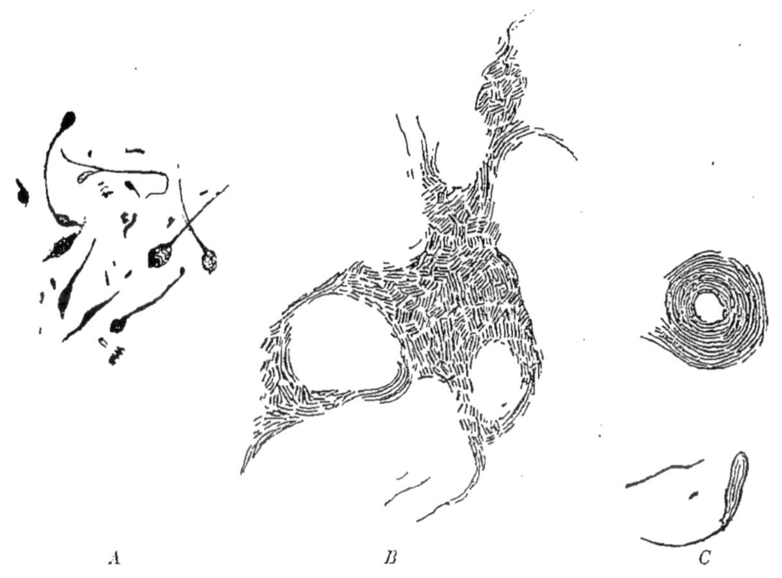

Fig. 45. — Proteus vulgaris.

A, formes d'involution; *B*, culture à la surface de la gélatine; *C*, commencement du développement de la culture avant liquéfiation de la gélatine.

Dans la gélatine à 10 p. 100, ces mouvements sont beaucoup plus lents. Les mouvements de la colonie sont plus actifs à 22°.

Les cultures desséchées sont encore vivantes. On tue les animaux quand on en injecte une grande quantité. On produit ainsi parfois des abcès qui ne sont pas mortels si la quantité injectée est minime.

Ils ne se cultivent pas sans air.

Le *proteus mirabilis* ressemble beaucoup au précédent. Il en diffère parce qu'il montre très rapidement des formes d'involution ressemblant à des boules, à des bouteilles. La gélatine se liquéfie beaucoup plus lentement. Il donne aussi sur plaques des prolongements périphériques qui sont très longs et dans lesquels on trouve des bactéries en involution. Le réseau superficiel de la gélatine ne se liquéfie qu'après quelques jours.

Un autre proteus qui est plus mince, de 0μ,4 de diamètre, rond ou long, a été décrit par Zenker. Inoculé sur la gélatine, qui reste solide, donne une tache circulaire. Après 24 heures, on voit des bacilles qui tendent à la surface. Ils ne donnent pas d'odeur de putréfaction.

Des microbes anaérobies produisent aussi une putréfaction et il est obable que beaucoup des microbes de la putréfaction sont anaérobies. ı ne les connaît assurément pas tous, mais on est certain qu'ils existent, r beaucoup d'espèces observées dans les matières putréfiées ne poussent s à l'air sur la gélatine. On doit supposer que les bactéries aérobies ment alors à la surface une couche qui soustrait l'oxygène en donnant l'acide carbonique et favorise la vie des anaérobies dans les couches us profondes. Les aérobies préparent le terrain aux anaérobies.

Comme la plupart des anaérobies produisant la putréfaction sont des cilles, nous en parlerons à propos de ces derniers.

Leube (*Virchow's Archiv*, t. C, 3e fascicule, 1885) a signalé une bac- ie zymogène formée par de très petits diplocoques ayant 0 μ,4 de dia- ètre et se cultivant en plaques jaunes sur la gélatine qui n'est pas liquéfiée. après Leube, ce microbe peut se présenter aussi sous la forme de bâ-

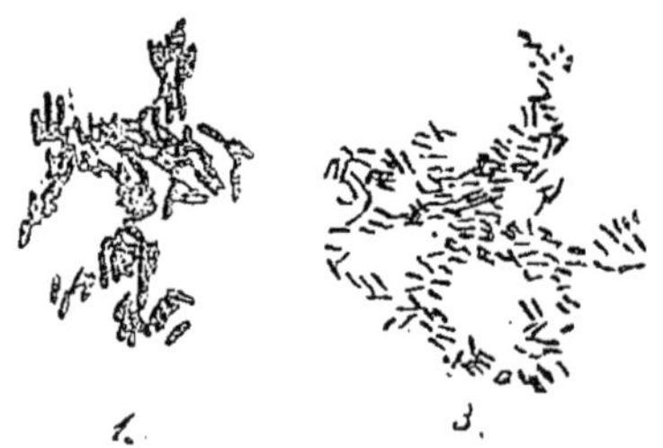

FIG. 46. — Coccobacillus zymogène de Leube.

nnets (fig. 46). Si, par exemple, il se développe beaucoup de cultures ır une même plaque de gélatine, on ne voit que des diplococci; mais si s cultures sont rares, on trouve des bâtonnets épais de 0 μ,9. Par la con- ıuation des cultures sur une plaque de gélatine, on réussit à obtenir une rme de cocci stable et qui fructifie de nouveau par une piqûre unique ıns un tube de gélatine. La détermination de cette espèce nous paraît suffisante.

Beaucoup de micro-organismes d'espèces différentes peuvent produire *fermentation lactique*. On trouve cette fermentation dans les con- mbres devenus acides, dans le malt de bière, dans le fromage, etc. ısteur a donné le nom de ferment lactique à une bactérie ovoïde ou ı forme de diplocoque de 0 μ,3 à 0 μ,4 de largeur et de 0 μ,8 de longueur, ès mobiles, en chaînettes (fig. 48).

Hüppe décrit des bactéries en diplocoques de mêmes dimensions, im- obiles, qui présentent des spores. Ils forment sur la gélatine des colonies anches qui ne la liquéfient pas et qui sont entourées d'un cercle mince. rec ces bacilles à l'état de pureté on peut produire la fermentation lac- ıue dans les solutions de mannite, de sucre, de dextrine; il se produit ors de l'acide carbonique qui arrête à un moment donné la fermentation.

En mettant cette culture dans du lait, il se coagule en l'espace de 15 24 heures. Ces bactéries transforment l'amidon en sucre.

Le *bacterium lactis aerogenes de* **Escherich** a été trouvé dans les selles d enfants nouveau-nés nourris seulement avec du lait. Il mesure 0 μ,5 largeur et 1 μ,4 à 2 μ de longueur. Il croît sur la gélatine à peu près de

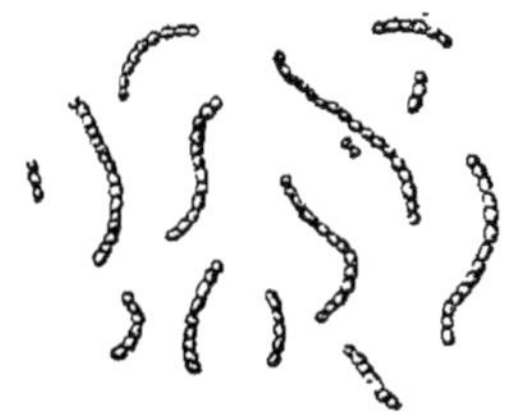

Fig. 47. — Ferment lactique d'après Schutzenberger.

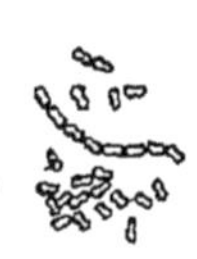

Fig. 48. — Ferment lactique d'apr Pasteur (500 diamètres).

même façon que le diplocoque de Friedländer. Il pousse bien dans la pr fondeur. Sur la pomme de terre il donne une couche épaisse confluent molle, avec des bulles de gaz. Il donne lieu aussi à la fermentation la tique.

Plusieurs espèces de bactéries de la bouche décrites par Miller, d

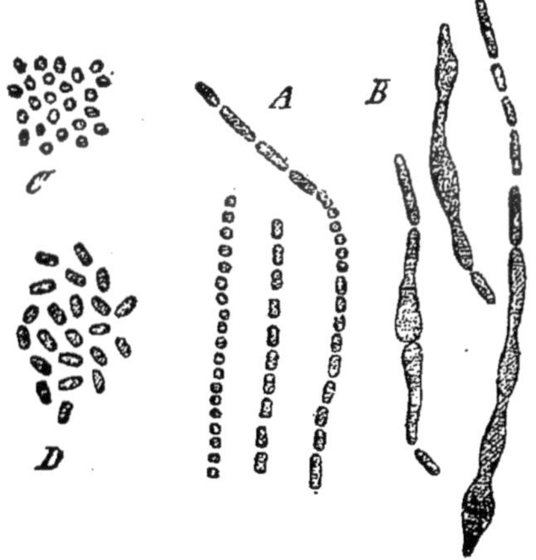

Fig. 49. — Bacterium aceti (900 diam.).

A, filaments normaux ; bâtonnets longs, courts et cocci ; *D*, bâtonnets courts ; *C*. cocci ; *B*, filaments gonflés en involution (d'après Zopf).

bactéries des selles et des bactéries pathogènes, en particulier celles de pneumonie et celles de la mammite contagieuse de Nocard, donnent aus lieu à la fermentation lactique.

Beaucoup de bactéries coagulent également le lait sans donner lieu de l'acide lactique.

Le *mycoderme du vinaigre* (Pasteur) possède des cellules plus petit que le ferment lactique. Dans son développement, on rencontre des mi crocoques, des bâtonnets, des chaînettes, des filaments. Toutes ces form disposent en zooglœes et en couches à la surface du liquide. D'après fon y trouve aussi des zoospores. Les formes en bâtonnets présentent des flements qu'on peut regarder comme dus à une involution (fig. 49, B). ransforme l'alcool en acide acétique. Une autre bactérie semblable à précédente a été décrite par Hansen et désignée sous le nom de *ba-us pastorianus*. Elle possède la propriété de se colorer en bleu par l'iode.

Bactéries de l'air. — Parmi les nombreuses bactéries de l'air dont nous rivons ici quelques-unes, on n'a isolé qu'ici qu'une espèce pathogène, le eptococcus de l'érysipèle isolé par

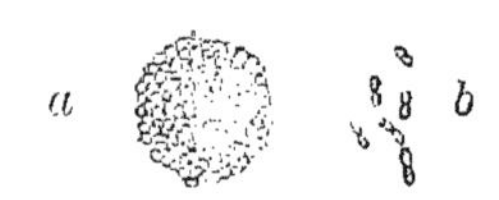

Fig. 50. — Bactérie de l'air.

a, colonie examinée à 80 diamètres et *b*, bactéries à 800 diamètres.

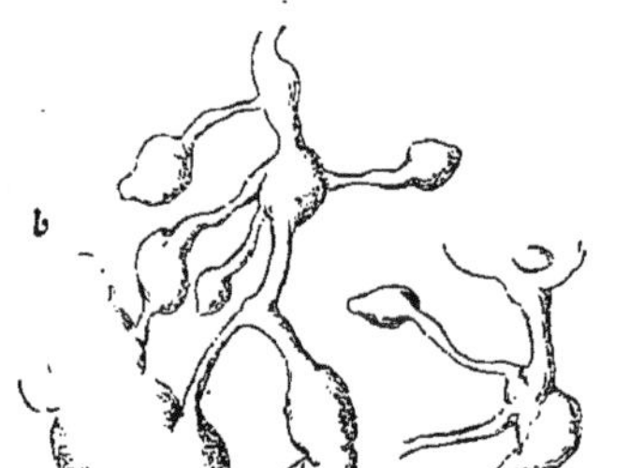

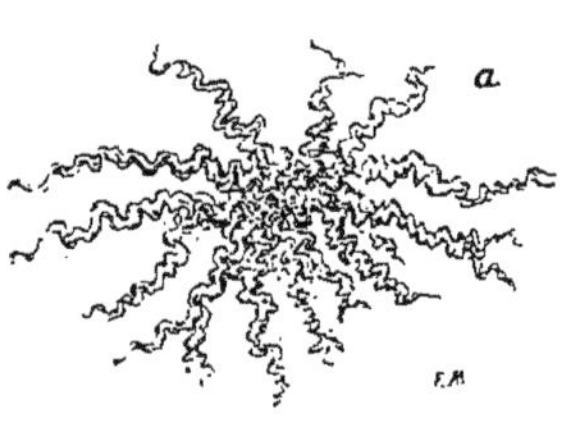

Fig. 51. — Bactérie de l'air.

, colonie avec un faible grossissement, 20 diam. ; *b*, une partie de cette colonie avec un grossissement de 100 diam. ; *c*, bactéries de cette colonie, 800 diam. environ.

mmerich et par Babes. L'air contient d'une façon générale les bactéries i peuplent les infusions.

1° Une bactérie qui se développe en quarante-huit heures et qui est mée de grains ronds de 0 μ,5 à 0 μ,6 un peu allongés, et souvent sous me de bacilles ou de chaînettes qu'on peut regarder aussi comme des illes (fig. 50). Les colonies brunâtres, rondes, saillantes et grenues, ne uéfient pas la gélatine.

2° Des bactéries formant sur la gélatine des réseaux saillants, spiralés, onnant d'un centre ; ce sont des diplococci un peu pointus à leurs rémités. Ils ne liquéfient pas non plus la gélatine (fig. 51).

3° Bactéries dont la culture offre des travées ramifiées blanches qui se eloppent lentement et liquéfient lentement la gélatine. Les bactéries t allongées d'un diamètre 0 μ,5 sur 0 μ,8 à 1 μ de longueur (fig. 53).

Ascobacterium luteum (Babes). — Cette bactérie est assez commune dans aboratoire de Budapest et dans l'eau de la Dumbivotza. Elle forme sur gélatine (A, *a*, *b*, fig. 54) des saillies très prononcées, transparentes, jau-res. Autour de la colonie, il se développe dans la gélatine un cercle blan-tre, trouble. Deux jours après, la gélatine se liquéfie lentement. A la surface de la colonie jaune, on voit à l'œil nu, ou avec un faible grossiss ment, un réseau formé par des grains oblongs conglomérés formant un 1 seau. La colonie est formée à sa périphérie de bacilles droits de 0 μ,4

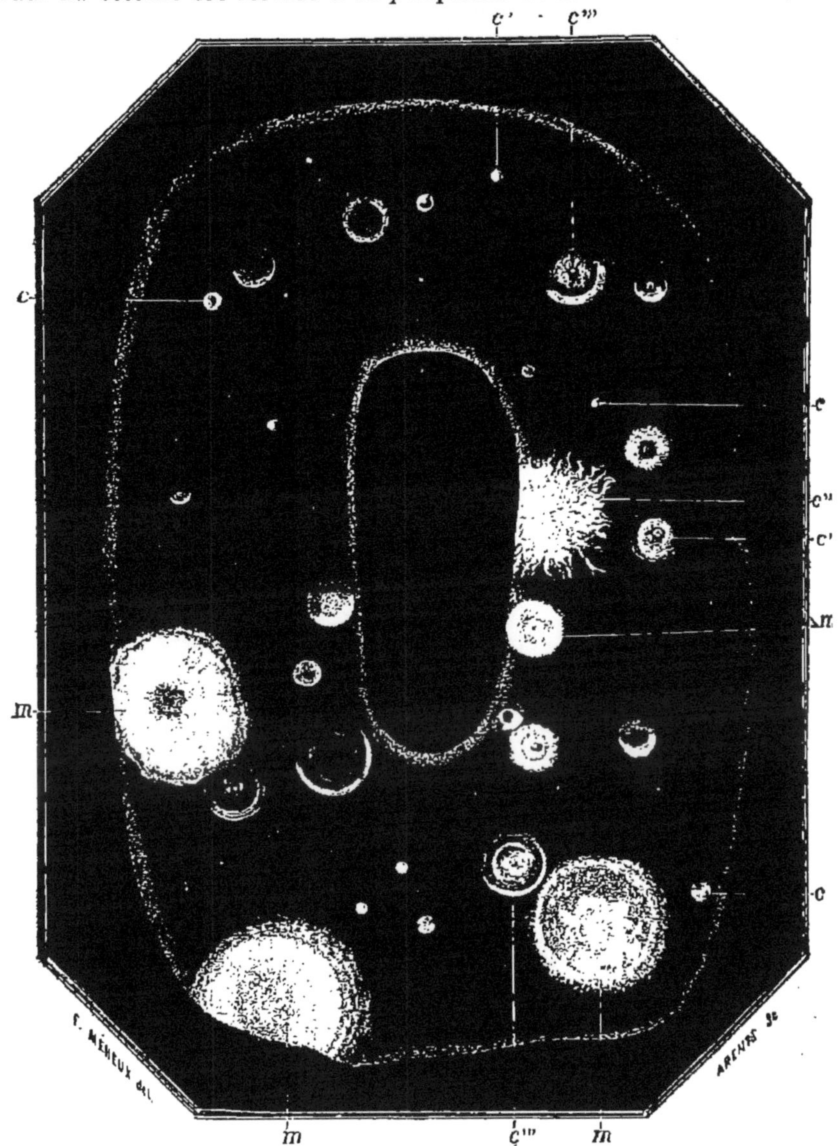

Fig. 52. — Bactéries de l'air. Plaque couverte de gélatine et exposée pendant quelques minutes à l'air.

Cinq jours après on y trouve des moisissures qui liquéfient la gélatine comme en m, ou qui ne la liquéfie pas m; des bactéries en partie colorées c, c', c'', en partie blanches c'' '''; ces colonies sont, les ur rondes c', c'''. les autres floconneuses c'', tantôt elles liquéfient en partie la gélatine c', c''', c''' tantôt elles la laissent solide c, c', c''''.

largeur sur 2 à 3 de longueur, entourés d'une grande capsule ovalaire. I se colorent facilement. Le centre de la culture montre de grandes capsul ongues presque visibles à l'œil nu. Dans ces capsules (B, fig. 54), il y a masses ovoïdes ayant jusqu'à 10 à 20 μ qui semblent être constituées des bacilles agglomérés. Plus tard la capsule est remplie de bacilles

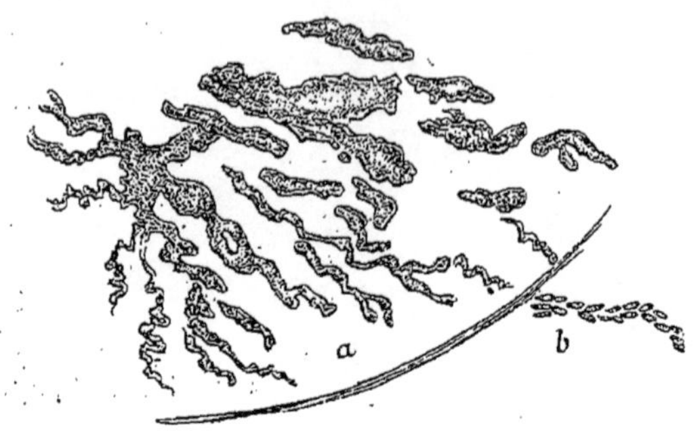

Fig. 53. — Bactérie de l'air.

a, colonie avec un grossissement de 100 diamètres ; b, bactéries à 1 000 diamètres.

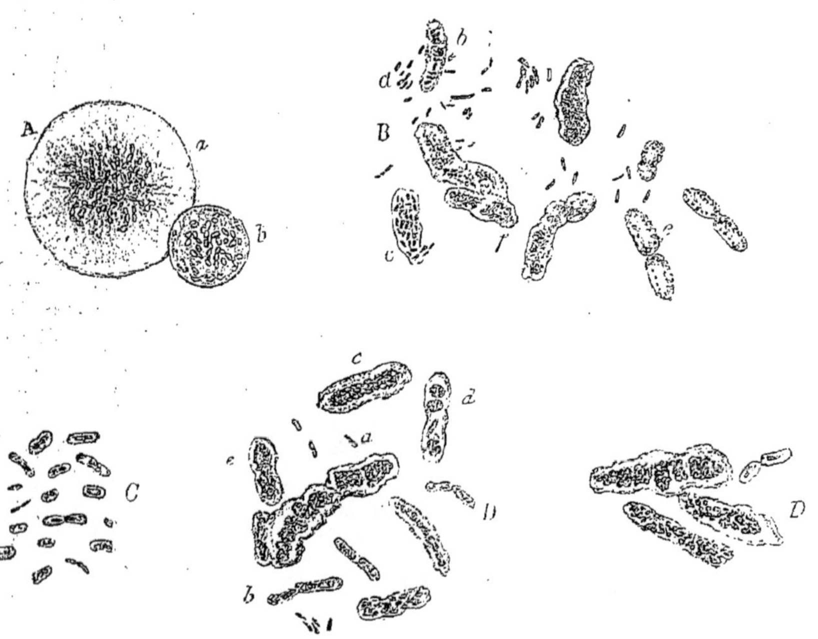

Fig. 54. — Ascobacterium luteum.

eux colonies de deux jours avec le réseau des capsules au milieu ; a, colonie superficielle ; b, profonde. Grossissement de 60 diamètres. B, forme des grandes capsules et des bacilles avec un grossissement de 800 diamètres ; a, bacilles capsulés ; a, bacilles sans capsule ; b, grande capsule avec des bacilles formant des éries parallèles ; c, f, capsule de laquelle sortent des bacilles libres ; d, grandes capsules contenant des masses rondes en voie de division ; e, réseau de grandes capsules avec un contenu foncé sous forme des masses sphériques ou hémisphériques. D, grandes capsules contenant des bactéries. C, bactéries capulées.

en reconnaissables, mais sans capsules propres ; ces bacilles sortent de grande capsule, deviennent libres et s'entourent de capsules propres fig. 54). En suivant le développement des grandes masses capsulaires, on peut se convaincre qu'elles proviennent de bacilles. Ces bacilles se g(flent en même temps que leur capsule. La substance du bacille gonflé divise dans l'intérieur de la capsule. De là viennent de grands amas de b; téries uniformes (fig. 54).

La figure 55 montre les cultures de ces bacilles dans des tubes de gé tine. Ils ne sont pas pathogènes.

Le *bacterium lineola* possède des cellules de 3 μ,8 à 5 μ,2 de longueur ε 1μ, 5 de largeur, isolées ou deux à deux, contenu granuleux; il se trouve dans l'eau. I cellules ont un mouvement analogue à ce du bacterium termo. Il se cultive à la surfa des pommes de terre. (Voyez fig. 56 et 5'

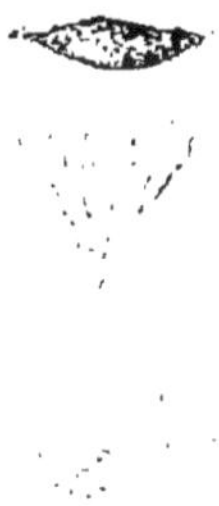

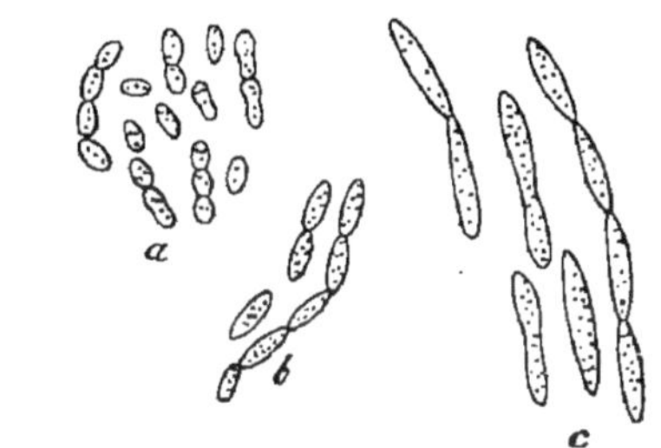

Fig. 56. — Bacterium lineola, d'après Warming.

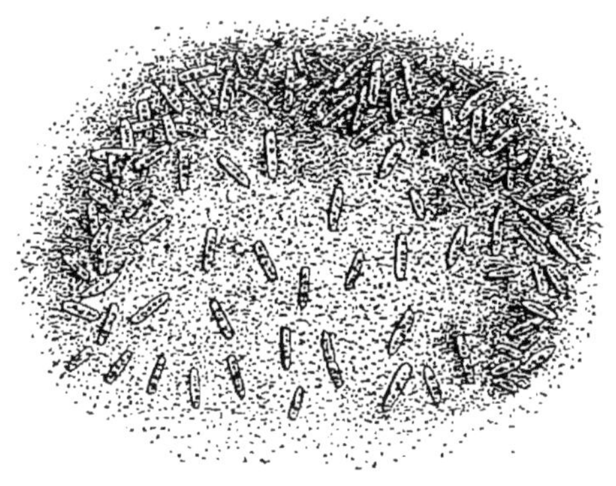

Fig. 55. — Culture sur gélatine de l'ascobacterium luteum. A gauche, culture de 2 jours ; à droite, colonie de 4 jours avec liquéfaction et une zone de gélatine troublée.

Fig. 57. — Zooglœe du bacterium lineola, d'après Coh

Le *bacterium de l'eau de mer*, ellipsoïde, de 2 à 6 μ de longueur, mesur 1μ,2 à 2μ,4 en largeur.

Le *bacterium fusiforme*, de 2 jusqu'à 5 μ de longueur, de 0 μ,5 d'épais seur, forme des couches sur l'eau de mer.

Bactérie indigogène (Alvarez). — Alvarez a isolé, dans la fermentatio feuilles de l'*Indigofera*, un bacille qui a la propriété de produire cette nentation d'où résulte l'indigo du commerce.

Ce microbe est un bâtonnet capsulé, ayant la plus grande ressemblance c celui de la pneumonie et du rhinosclérome. Il est très mobile dans les tures anciennes, moins dans les cultures récentes parce qu'il y est ouré d'une matière visqueuse.

Ce micro-organisme se cultive facilement sur les divers terrains nutri- employés pour la culture des microbes. Des tubes d'agar-peptone, semencés et placés dans l'étuve à 37°, montrent, au bout de quatre à q heures, une culture qui se développe rapidement et devient très ondante en peu de temps. Elle se fait surtout en surface, sous forme ıne matière blanc jaunâtre, très saillante à la surface de la substance tritive. Dans les parties profondes de la ponction faite pour l'ensemenment, elle est beaucoup moins abondante. Il y a production de gaz qui terminent parfois des bulles dans la culture et qui infiltrent les parties ofondes, en produisant une fragmentation de l'agar.

Cultivée dans une décoction stérilisée de feuilles d'*Indigofera*, cette ctérie détermine rapidement l'apparition d'indigo bleu; cette substance lore la bactérie elle-même au bout d'un certain temps, de manière que xamen microscopique peut se faire très bien sans employer de réactifs lorants. On voit alors les microbes colorés en bleu, vivants et mobiles.

Les microbes du rhinosclérome et de la pneumonie déterminent aussi fermentation indigotique; ils prennent la coloration bleue et la même parence que la bactérie indigogène. Il en est de même d'une bactérie ouvée dans les selles normales.

Ce microbe est pathogène. Inoculé à des cobayes, par des injections traveineuses ou dans des organes très vasculaires comme le poumon, il étermine une mort rapide. Après trois ou douze heures, selon la quantité l'endroit de l'inoculation, l'animal est abattu, marche difficilement, araît hyperesthésié et crie au moindre attouchement; il montre une certaine élévation de température et il a des selles difficiles, qui paraissent brineuses à leur sortie. L'abattement s'accentue et la mort survient au out de huit à quarante-huit heures. En ponctionnant un endroit quelonque du corps, on obtient des cultures pures de la bactérie indigogène.

A l'autopsie, on trouve le tube digestif congestionné et la muqueuse ecouverte d'une matière épaisse, blanchâtre et contenant des microbes. e foie, la rate et surtout les reins sont congestionnés. Le calice, les basinets et les uretères sont parfois remplis d'une masse fibrineuse, solide, ui les dilate comme une forte injection. La vessie, ordinairement dilatée, ontient une urine trouble avec dépôt blanchâtre et beaucoup de microbes. es ensemencements faits avec le sang du cœur ou des viscères donnent es cultures de bactérie indigogène. A l'examen microscopique, on trouve, n général, les vaisseaux du rein dilatés et remplis de bactéries.

Si l'on fait l'inoculation dans des endroits peu vasculaires, dans le tissu ellulaire sous-cutané, on n'obtient qu'une inflammation locale, avec gonlement, rougeur et élévation de température disparaissant au bout de uelques jours sans laisser de traces.

Bacterium Zopfii[1]. — Kurth a décrit une bactérie mobile provenan l'intestin de la poule et qui se développe sur la gélatine sous la fo: d'une couche épaisse blanc jaunâtre. Après 24 heures, sa culture sur g tine détermine une légère saillie, et émet des prolongements radiés dessus de la surface. Ce microbe ne pousse pas sur le sérum du bœu 33°, les mouvements des bactéries cessent et elles montrent à 37° figures d'involution. Les colonies présentent des filaments spiralés et

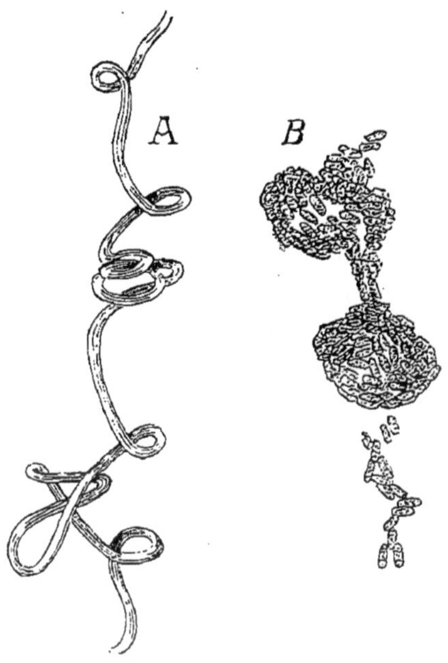

Fig. 58. — Bacterium Zopfii.

A, filaments; pelote au début de sa formation. B, division du filament en bâtonnets et en éléments ovo

diés. Ces bactéries sont formées d'abord de filaments allongés et contour en écheveaux qui se transforment en bâtonnets et en cocci (fig. 58). forme des cocci est la plus résistante.

Bactériacées pigmentaires. — Le *bacterium prodigiosum* (Cohn) est for de cellules ovoïdes ou lancéolées, amincies à leurs extrémités de 0 μ,5 à composant des couches de la couleur du sang, sur les pommes de te cuites, sur la gélatine (voyez planche V, fig. 19, et fig. 59), qu'il liqu rapidement; sur le lait, la culture prend avec le temps une odeur putréfaction. Les organismes ne sont pas colorés. La couleur est insolu dans l'eau et un peu soluble dans l'alcool. Par l'analyse spectrale, observe une série d'absorption dans le vert et le bleu. Les hosties viennent quelquefois rouges ou se couvrent de gouttelettes de la mê couleur que le sang qui ont fait crier au miracle. On le cultive m

1. Zopf. *Die Schimmelpilze*, 3e édit., 1885, p. 65.

nt pour faire des expériences, car sa forme et sa couleur sont carac- ;tiques.

;i l'on cultive ce microbe dans le bouillon de bœuf, dans la chambre ·e, on peut voir se former des bâtonnets plus longs ayant jusqu'à 4 μ, ·bés, peu mobiles, qui ressemblent un peu aux bacilles du choléra »es). Dernièrement, Wasserzug, Char- ·t Guignard ont décrit le polymor- me de ce microbe en rapport avec livers milieux où on le cultive.

.es *bactéries de la sueur rouge* (Babes) tent surtout dans les aisselles. Les s sont couverts de grandes zooglœes. ubstance intermédiaire aux cellules rouge. (Voyez fig. 60.)

)ans la sueur jaune, la couleur est aussi à des zooglœes du *micrococcus ıs* (Cohn). — Les cellules sont ellip- .es, un peu plus grandes que celles micrococcus prodigiosus. On le ıve très communément dans les ımes de terre où il forme de pe- ; gouttes jaunes. Le pigment en est luble dans l'eau.

.e *micrococcus indicus* a été trouvé par a, dans les Indes, dans l'estomac d'un ·e; il pousse sur la pomme de terre,

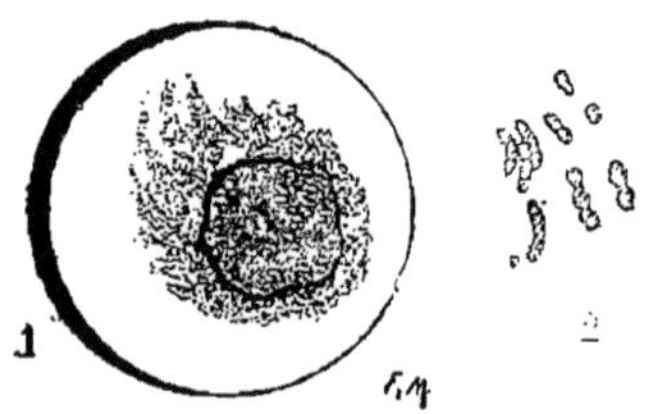

Fig. 59. — Bacterium prodigiosum.

1, culture ; 2, bactéries.

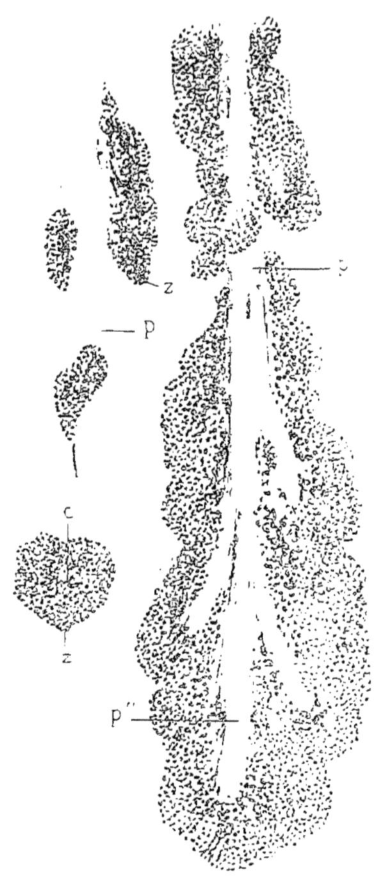

Fig. 60. — Microbes de la sueur rouge.

z, zooglœe adhérente au poil ; *p*, poil entouré de masses zooglœiques ; *p′*, dissociation du poil sous l'influence des microbes.

a gélatine qu'il liquéfie rapidement, sur l'agar-agar (fig. 61), etc. Il forme groupes composés de grains ovoïdes de 0 μ,3 à 0 μ,7 de diamètre; les ns sont incolores et la substance colorante, qui est la même que celle nicrococcus prodigiosus, se trouve entre les cellules; la couleur produite ce microbe est cependant un peu plus vermillon que celle du micro- us prodigiosus, mais par l'action des alcalis elle devient aussi foncée celle de ce dernier. En le cultivant à une basse température et à i de la lumière, il perd avec le temps sa couleur.

Le *bacterium synxanthum*, formé de cellules de 0 μ,7 à 1μ, semblabl celle du *bacterium termo*, disposées en petites chaînettes, se trouve d le lait devenu jaune après la cuisson. Le lait est d'abord acide, puis calin. La couleur qu'il développe autour de lui est soluble dans l' insoluble dans l'alcool ; elle n'est pas modifiée par les bases, mais disparaît dans les acides.

Le *bacterium pyocyaneum* (micrococcus pyocyan de Gessard) bactérie incolore, produit une couleur bleuâtre dans le pus (voy. le chapitre consacré au p Il en existe plusieurs variétés (Ernst).

Le *bacterium cyanogenum* (champignon du lait bl

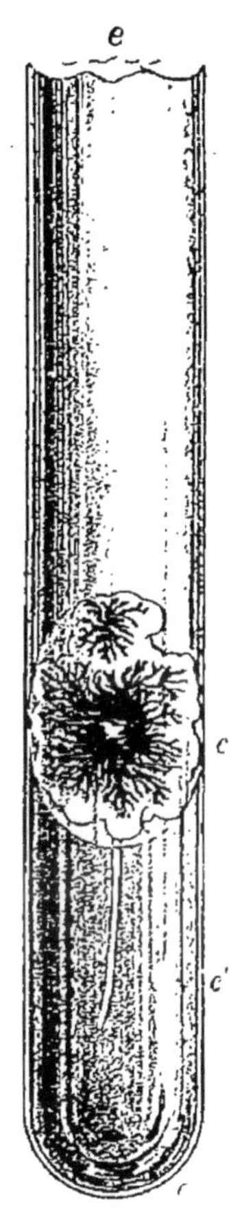

Fig. 61. — Micrococcus indicus (Koch) cultivé sur de l'agar-agar ;

c, partie superficielle : c', culture le long de la piqûre.

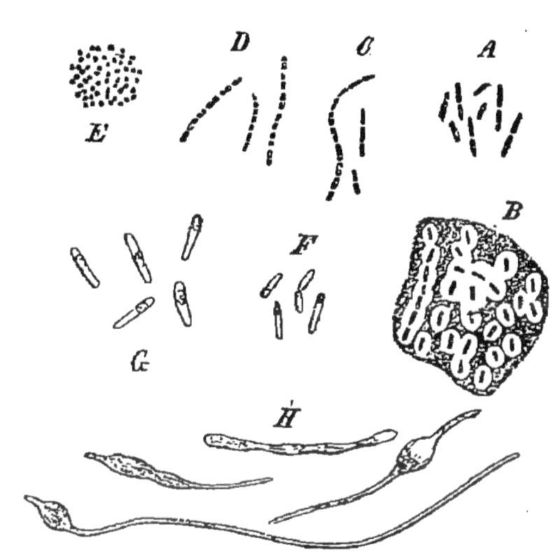

Fig. 62. — Bacterium cyanogenum.

A, bâtonnet du lait bleu : *B*, zooglœe formée de bâtonnets du lait bleu ento eux-mêmes d'une capsule gélatineuse : *C*, chaînettes formées de bâto courts du lait bleu ; *D*, chaînette de cocci du lait bleu ; *E*, amas de ces pris dans le liquide de culture ; *F*, bâtonnets en voie de formation de sp dans la solution nutritive de Cohn : *G*, bâtonnets avec spores bien for *H*, formes d'involution dans le liquide de Cohn au nitrate de potasse. (I douteux que toutes ces formes dessinées par Neelsen appartiennent à la u bactérie.)

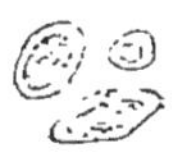

Fig. 63. — Culture du lait bleu sur la gélatine, après deux jo

qui donne au lait bleu sa coloration, se trouve aussi dans l'air, dans glycérine, etc. Dans celle-ci, il ne donne pas de couleur bleue, mais si en inocule une goutte sur l'amidon, la coloration d'amidon bleu repar Fuchs (1841) l'a découvert et donné comme un vibrion.

On l'isole très bien sur des plaques de gélatine. Il est constitué de minces bacilles de 0 μ,3 à 0 μ,4 et de longueur variée. Il est un peu n

e. Il forme dans la gélatine et dans le lait des spores un peu plus aisses que les bacilles et qui se montrent surtout aux extrémités des cilles. Sur la gélatine, il donne des colonies blanchâtres ou jaunâtres i brunissent ensuite. La gélatine et l'agar deviennent de la couleur de fumée. Il se développe peu à la profondeur. Si on le cultive plusieurs s de suite sur la gélatine, il peut perdre sa propriété colorante. Dans lait il donne une couleur gris bleuâtre. Si l'on ajoute un acide, la uleur devient franchement bleue. Si le lait n'est pas stérilisé et connt de l'acide lactique, la couleur est très bleue.

Si le milieu de culture est devenu moins favorable pour son développment, il perd sa propriété colorante.

Sur les pommes de terre, il détermine une couche jaunâtre d'abord et pomme de terre présente au-dessous une couleur bleu foncé. A la temrature de 37° il ne produit plus de couleur. Il n'est pas pathogène.

Bactériacées pathogènes. — 1° *Pneumococcus de Friedländer* (voyez rticle Pneumonie).

2° *Le microbe capsulé de la salive* (Pasteur) qui est probablement celle Talamon, Sternberg, Fränkel, Babes et Weichselbaum.

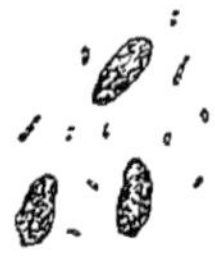

Fig. 64. — Septicémie du lapin (d'après Koch).

a, microcoques; *b*, globules rouges.

3° Le *bacillus* (*bacterium*) *pneumonicus agilis*, consécutive à la section nerf vague (Schou) (voyez la pneumonie).

4° Le *bacterium crassum sputigenum* (Kreibohm) (voyez maladies expérintales).

5° Le *bacterium septicum sputigenum* (voir la pneumonie).

6° La *bactérie des tumeurs infectieuses* (Manfredi) (voyez les maladies érimentales).

7° La *bactérie pseudo-pneumonique*. — Passet a décrit un micro-organisme semblant à celui de la pneumonie et qu'il a retiré du pus. Ce microbe sulé pseudo-pneumonique, donne sur la gélatine des cultures dont les ments sont moins ovoïdes que ceux de la pneumonie. Ses propriétés hogènes sont plus prononcées que celles de la pneumonie vraie. Il tue lapins, tandis que le micrococcus de Friedländer ne les tue pas. Inoculé souris il se retrouve dans le sang avec des capsules parfaitement nettes.

Les cultures sur gélatine de cet organisme sont les mêmes que celles de pneumonie; mais, sur les pommes de terre, il ne se développe pas de ni de bulles, ce qui arrive ordinairement dans la pneumonie vraie.

L'un de nous a vu un microbe semblable, rhombique et capsulé, dans selles.

8° *Bactérie de la septicémie des lapins* (fig. 64) (voyez les maladies expérimentales).

9° *La bactérie septique trouvée dans un cas de keratomalacie* (Babes).

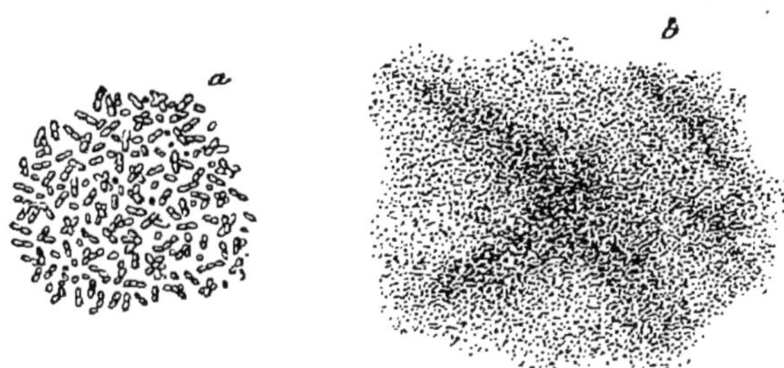

FIG. 65. — Microbes du choléra des poules (d'après une préparation de Pasteur reproduite dans *la Nature*).

10° *Le microbe du choléra des poules* (voyez le chapitre consacré à cette maladie), figures 65 et 66.

11° *Le microbe du choléra des canards* (Cornil et Toupet), voyez le chaitre consacré à cette maladie.

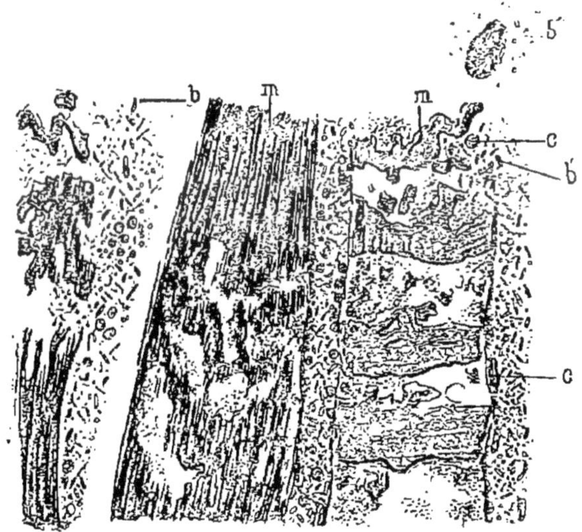

FIG. 66. — Bactéries du choléra des poules dans es muscles.

m, *m'*, faisceaux musculaires dissociés en disques ; *c*, noyaux des cellules lymphatiques; *c'* noyaux des cellules fixes; *b*, bâtonnets; *b'* bâtonnets de la même pièce figurés à un plus fort grossissement

12° Les *bactéries de la maladie des porcs* (Schweine-seuche, hog choléra), pneumo-entérite (Löffler et Schütz, Salmon, Cornil et Chantemesse). Voyez le chapitre consacré à cette maladie.

13° *Les bactéries de la septicémie du gibier* (Kitt).

14° *Les bactéries du barbone des buffles* (Oreste et Armani).

15° *Le microbe trouvé dans le scorbut septique* (Babes).

16° *Les bactéries de l'acné contagieuse du cheval* (voir cette maladie).

17° *Bactéries des abcès pyémiques.* — *Bacille* de Clado. — *Bacille pyogène* Albarran et Hallé. — *Bacille de la néphrite ascendante* de Doyen (voyez phrites).

18° *Proteus septique de l'homme* (Babes).

19° *Proteus hominis* (Bordoni Uffredizzi), etc.

20° *Proteus gangrænæ* (Babes); différentes formes de Banti.

TROISIÈME GROUPE. — BACILLES

Bacilles zymogènes. — Le *bacillus subtilis* (bactérie du foin), aérobie, ssède des spores ellipsoïdes de 1μ,2 de longueur sur 0μ,6 de largeur, s réfringentes. Ces spores se tuméfient en s'accroissant; leurs pôles de- nnent plus foncés, leur capsule se rompt et il se développe un petit tonnet allongé. L'épaisseur du bâtonnet est de 1 μ, sa longueur est de 5 à . Il se divise de telle sorte que la reproduction par division dure vingt nutes. Les bâtonnets formés pendant la fermentation du foin sont ciliés. ıs tard les bâtonnets deviennent des filaments qui présentent des spores ns leur intérieur. On peut produire facilement une culture pure de ce cille, parce que l'ébullition de l'infusion du foin tue tous les microbes ıf le bacillus subtilis dont les spores résistent à 100°. L'un de nous[1] a servé trois espèces différentes de bacilles du foin. Les spores des pre- ers résistent à l'ébullition, les seconds se développent après avoir subi e température de 115°. Les spores qui résistent à 100° se rapportent à s bacilles plus fins qui forment à la surface de l'infusion une pellicule. chner a remarqué que les caractères de ces bactéries sont modifiés si n fait varier les conditions chimiques du milieu de l'infusion. Il a ob- vé ainsi cinq types qu'il regarde comme des espèces différentes. S'il ste beaucoup de sucre dans l'infusion, 10 p. 100 par exemple, on observe s formes involutives avec des irrégularités et des gonflements des bac- ies. Les cils sont influencés aussi par la nature de l'infusion. Avec une usion d'asparagine, les cils disparaissent. Les spores existent au fond liquide. S'il survient une couche superficielle, cela montre que les cilles se sont déplacés et qu'ils ont été pourvus de cils à un moment nné. Ces bactéries, qui sont morphologiquement très voisines des bacilles charbon, en diffèrent parce que les bâtonnets, quand ils sortent de la ore, affectent une direction perpendiculaire au grand diamètre de la ore tandis que dans le charbon la direction du bâtonnet est celle de ce même de la spore.

La sporulation du bacillus subtilis s'observe en examinant dans une ambre humide l'infusion du foin qui a subi l'ébullition ou une culture.

Cultivé sur la gélatine, il forme une tache ronde, brune, en relief, qui ntoure d'une zone plissée envoyant au loin des prolongements grêles. iquéfie lentement la gélatine. Sur l'agar-agar, il donne en 24 heures des

1. Babes, *Journal d'anatomie*, numéro de janvier 1884.

taches blanches en relief qui s'étendent à toute sa surface comme ı membrane ridée.

Sur la pomme de terre, il donne en 48 heures une membrane bleu j nâtre parsemée de grains blancs secs. Les jours suivants cette membr s'épaissit beaucoup et sa couleur se fonce un peu.

Le bacillus subtilis constitue un ferment qui dissout l'albumine c gulée et la transforme en peptone. Ce bacille ne contient pas de cellulo Il renferme 5,37 à 11,15 pour cent d'azote.

Le *bacillus fitzianus* (Fitz) ressemble au bacille du foin. Ses spores développent de la même manière. Sur la gélatine il forme des colon

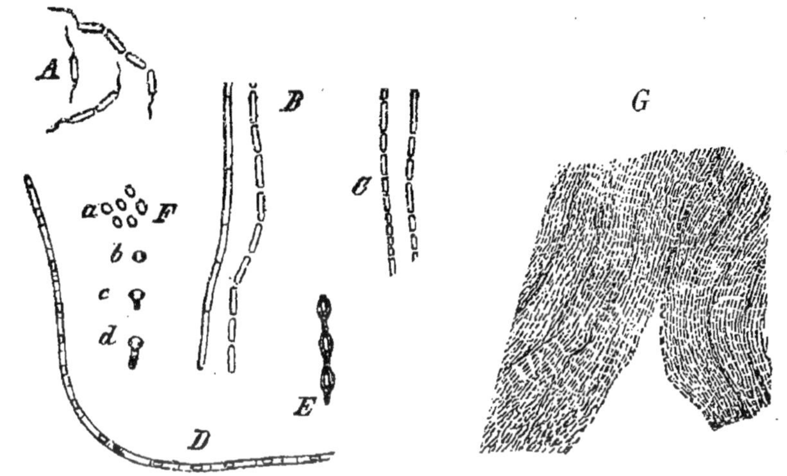

Fig. 67. — Bacillus subtilis.

A, bâtonnets possédant des cils; *B*, filaments divisés en longs bâtonnets; *C*, filaments divisés en bâton et en cocci; *D*, filaments dont les bâtonnets possèdent des spores; *E*. spores avec une enveloppe gélatine *F*, *a*, spores avant la germination; *b*, *c*, *d*, différents états de la germination; *G*, une partie de zoogl Grossissement de 600 diamètres de *A* à *F*; de 200 diamètres en *G* (d'après Zopf).

brunes; la surface de la colonie ressemble à une goutte de mucus. Il pı duit de l'alcool éthylique dans un milieu contenant de la glycérine.

Le *bacterium ureæ* (Leube) décompose très énergiquement l'urée et transforme en carbonate d'ammoniaque. C'est un petit bâtonnet dont l extrémités sont arrondies, de 2 μ à 2μ,5, de longueur sur 1μ d'épaisseı présentant un étranglement en leur milieu. Il se développe très lenteme sur la gélatine en formant un voile mat à bords irréguliers. On le trou presque toujours dans l'urine exposée à l'air. Leube suppose que c'ε l'énergie vitale seule des organismes indiqués à la page 153 qui prodı la fermentation ammoniacale.

Bacillus amylobacter (*bacillus butyricus, clostridium butyricum*). — existe plusieurs espèces de bacilles qui produisent la fermentation but rique. On les rencontre surtout dans les carottes, les pommes de terre, ı ils sont la cause d'une maladie de ces tubercules, dans la choucroute, da les concombres, l'infusion des petits pois, dans le fromage, et partout la cause de fermentations. Van Tieghem l'a trouvé, dans la période ›logique du charbon, en bâtonnets de 3 à 10 μ de longueur, de 0 μ,6 à ,8 d'épaisseur.

Pasteur a montré que ces bacilles sont les agents de la fermentation tyrique et qu'ils sont anaérobies.

Parmi les bacilles qui déterminent la fermentation butyrique, on peut ›r celui du pus bleu qui sera décrit avec la suppuration.

Le bacille butyrique décrit par Prazmowsky est caractérisé par sa me. C'est un bacille de 3 μ de longueur, de 1 μ d'épaisseur. Souvent il ›sente des chaînettes et des filaments. Il est très mobile et forme des ›glœes. Il présente quelquefois un épaississement en son milieu qui lui ›ne la forme d'un fuseau ou d'un rhomboïde (clostridium). Cet épaississ›nent peut atteindre 1 μ,6 à 2 μ. Il est réfringent et paraît être le point de ›art des spores. Celles-ci ont 1 μ de largeur sur 2 μ à 2 μ,5 de longueur.

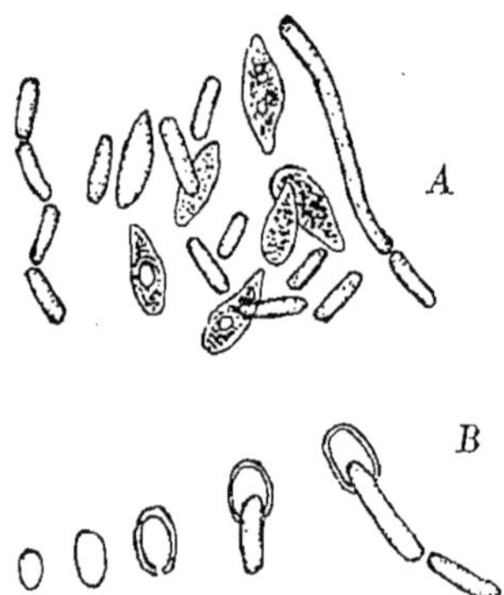

FIG. 68. — Bacillus amylobacter.
A, sa forme bacillaire, le clostridium, ses filaments ; *B*, sa sporulation.

développement des bacilles se fait de telle sorte que l'extrémité munie la spore perd sa membrane et il en sort un bacille. On voit souvent la mbrane de la spore sur le bâtonnet. Les bacilles sont anaérobies.

Si l'on chauffe les spores pendant cinq minutes à la température de 100° ›s se détruisent.

Ce micro-organisme vit aussi dans un milieu en fermentation lactique, il se forme de l'acide carbonique et de l'hydrogène. Il produit un fer- nt qui dissout la cellulose et l'amidon. Il absorbe ce dernier corps et par te il se colore en bleu avec l'iode. Cette coloration caractéristique est ›tout bien nette pendant la sporulation. Mais cette absorption n'est pos- le que si la fermentation est lente. La température la plus favorable à ı développement est de 35 à 40°.

Dans les solutions hydrocarbonées, il développe de l'acide butyrique même temps que de l'acide carbonique et de l'hydrogène.

Il fructifie sur les milieux devenus acides par suite de la fermentation tique, comme cela a lieu pour le fromage et la choucroute. Si, par suite de la fermentation, il existe une trop grande quantité d'acide butyriq le champignon ne se développe plus.

Le *clostridium fœtidum* de Liborius consiste en des bacilles de 1 μ. d'épa seur, de longueur variable, souvent en filaments. Ils offrent des spo qui apparaissent dans la partie renflée des bacilles, qui sont ovoïdes grain de citron.

Ils ressemblent aux bacilles butyriques de Prazmowski.

Ils croissent sur la gélatine, l'agar-agar, le sérum. Ils ne sont pas au anaérobies que ceux de l'œdème malin, mais cependant on peut les culti aussi sur des plaques, dans le vide ou dans une atmosphère d'hydrogè Les colonies, sur plaques d'agar-agar, sont ramifiées à la périphérie. Da la gélatine, qu'ils liquéfient, ils donnent lieu à des globes liquides et tro bles. Ils dégagent beaucoup de gaz, surtout si l'appareil est tout à fait pri d'oxygène. Ce gaz a une odeur extrêmement fétide. Ils décomposent au le sérum du sang et l'agar-agar.

D'après Gruber (*Centralblatt f. Bacteriologie*, 1887, n° 12) il y aurait tr bacilles qui produisent la fermentation butyrique : 1° la première espè est constituée par des bacilles de 0,6 de largeur sur 0,8 de 3 à 5 de lo gueur, ayant des extrémités arrondies, ou par de petits chapelets ou d filaments un peu courbés. S'il se forme des spores ils deviennent pl épais, jusqu'à 2 μ. Dans cet état ils se colorent aussi par l'iode, mais n en entier, car la partie qui contient la spore ne possède pas de gran lose. Les spores ont 1μ,2 d'épaisseur sur 3 μ de longueur. Elles sont réfr gentes et un peu verdâtres, bien colorées par la méthode de Ehrlich. I colonies sur gélatine sont en forme de citron de couleur brun fon presque noirâtre. 2° La seconde forme est plus mince, 0,5 d'épaisse les bacilles sont courbés comme ceux du choléra. Si les spores se dé loppent, une extrémité du bâtonnet s'épaissit jusqu'à 2 μ, et la spore montre bientôt. Le bâtonnet très épaissi se présente sous la forme d'u massue. La spore possède 1 μ de largeur et 1,5 de longueur; elle est e tourée d'une membrane gélatineuse. Pendant la sporulation, ces bâtonn donnent aussi la réaction de l'amidon : la partie colorée montre des ban transversales. Les colonies sur gélatine sont rondes, jaunâtres, trans rentes, plus tard muriformes. 3° La troisième espèce diffère des précéden en ce qu'elle peut vivre dans l'oxygène, et la sporulation nécessite l'int vention de ce gaz. Elle ressemble d'ailleurs à la première espèce. bâtonnet prend la forme de citron (clostridium) comme dans la premi espèce. A la surface du milieu nutritif, les spores sont grandes, tan qu'à la profondeur elles sont très petites. Ces bactéries ne présentent la réaction caractéristique de l'amidon. Les colonies rondes, jaunât liquéfient la gélatine. D'après Gruber, c'est cette dernière espèce qu été décrite en 1884 par Hüppe comme bacillus butyricus (*Mittheilungen K. Gesundheitsamtes*, *t.* III).

Ces trois espèces déterminent la fermentation butyrique et donn de l'alcool butylique avec les hydrocarbures.

Le *bacillus polypiformis* (Liborius) est constitué par des bacilles assez lo

: 1 μ d'épaisseur (fig. 69). Les filaments sont très peu mobiles. Les spores, ès longues, occupent les deux tiers du bâtonnet. Ce bacille tout à fait naérobie se développe dans les parties les plus profondes du tube de gétine où il a été inoculé; il ne liquéfie pas la gélatine. Les colonies sont bulées, ramifiées, en tire-bouchon, à extrémités minces d'abord, plus

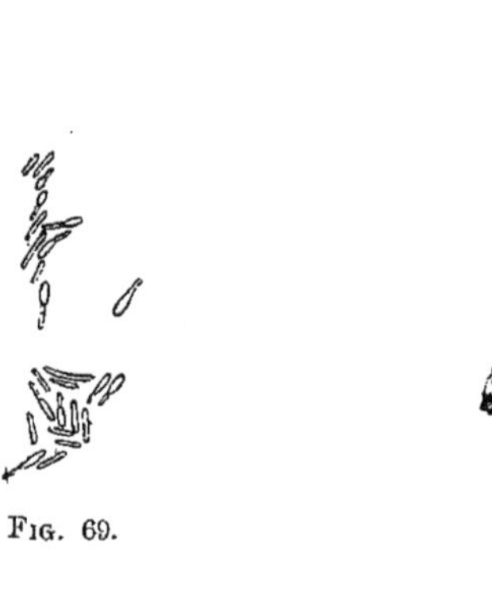

Fig. 69.

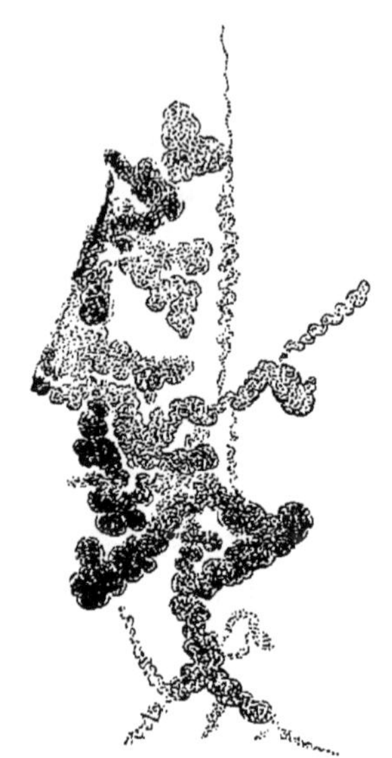

Fig. 70.

G. 69. — Bacillus polyformis, grosisssement de 700 diamètres.

G. 70. — Culture du bacillus polyformis avec un faible grossissement.

paisses plus tard (fig. 70). Sur l'agar-agar, il donne des grains uniformes. croît mieux si l'on ajoute du sucre à l'agar-agar.

Le *bacillus muscoïdes* (Liborius). — Bacille peu mobile de 1 μ d'épaisseur, rmant rarement des filaments, possédant des spores ovales très brillantes l'extrémité des filaments. Les colonies ne liquéfient pas la gélatine. Les mifications de ces colonies sont très fines et ressemblent à une mousse. lles ne se développent qu'à la partie profonde des tubes de gélatine.

Bacille analogue à celui de l'œdème malin. — Liborius l'a recueilli dans une ouris inoculée avec de la terre de jardin (pseudo-œdem-bacillus, Liborius). est plus épais que celui de l'œdème malin. Il est entouré d'une partie réingente comme une capsule. On trouve toujours deux spores dans un acille. Les cultures se développent sur la gélatine qui est liquéfiée sous rme de boules avec production de beaucoup de bulles de gaz. Au fond de gélatine liquéfiée, on voit un précipité blanchâtre et une bulle de gaz tuée à la surface supérieure de la partie liquide. Dans l'agar-agar les culres sont aussi rondes, à bord inégal. Si on ouvre un tube fermé à la lampe, gaz se dégage en détonant. Ce microbe est pathogène, mais il est nécesire d'employer un demi-centimètre cube de la culture pour tuer les aniaux. Il forme une ptomaïne, mais il semble qu'il ne se multiplie pas ins le corps.

Bacillus mycoïdes (Flügge). — C'est le bacille qu'on trouve le plus souvent dans le sol. Il est mobile, forme souvent des filaments, présente des spore brillantes au milieu des filaments. Sur les plaques de gélatine, il détermin un état trouble de la gélatine avec des filaments. Au bout de vingt heures, i donne dans la profondeur une colonie de un centimètre qui ressemble à u mycelium de champignon. S'il vient à la surface, la gélatine se liquéfie. C'es probablement le même que celui que nous avons décrit dans l'air (bacill *h*). Sur les pommes de terre, il forme une couche muqueuse qui croît lente ment. En inoculant un tube par piqûre, on a des raies et prolongement comparables à ce qu'on observe dans le charbon. Il liquéfie la gélatin dans les tubes.

Bacillus ramosus liquefaciens (Flügge). — Il ressemble au précédent. I est constitué par de gros bacilles dont les extrémités sont arrondies. Dan la gélatine, il donne des plaques munies de prolongements comme des soie de porc, plus tard la gélatine se liquéfie en entonnoir. Cet entonnoir es entouré de couches concentriques opaques. L'inoculation par piqûre montr cet entonnoir et des rayons qui pénètrent en s'effilant dans la gélatine.

Le *bacillus aerophylus*, trouvé par Liborius, est plus mince que le *bacillu subtilis ;* il a 0 μ,5 de largeur et une longueur variable, jusqu'à former de filaments. Il présente souvent une capsule très mince. Sur l'agar-agar il donne des spores brillantes, ovales. Sur la gélatine, il pousse, au bout de 20 heures, en petites colonies jaunâtres qui liquéfient très vite la gélatine. Il se développe seulement à la surface. Les bactéries ne siègent qu'à la surface et la partie liquéfiée de la gélatine reste claire. Sur les pommes de terre, il pousse comme une couche brillante jaunâtre semblable à de la paraffine qui se dessèche ensuite. Il est très aérobie.

Bacilles de l'air. — Si l'on expose une plaque de gélatine à l'air, il se développe des colonies de bacilles non pathogènes, parmi lesquelles nous décrivons les suivantes qui nous paraissent intéressantes (Babes) :

a. Vibrio liquefaciens albus (Babes). Une colonie qui ressemble par sa forme à celles du choléra et qui liquéfie la gélatine plus rapidement que les bacilles du choléra ; mais elle est blanche et non jaunâtre comme celle du choléra. Ce sont des bacilles en virgule plus gros et plus courts que ceux du choléra (fig. 71).

b. Des plaques blanches, saillantes, lisses, un peu transparentes, à contour irrégulier, qui ne liquéfient pas la gélatine. Les bacilles sont courts, arrondis à leurs extrémités, parfois un peu courbés, d'une largeur de 0 μ,5 à 0 μ,6, de longueur variable ; ils peuvent offrir la forme de petits filaments ondulés (fig. 72).

c. Bacillus granulatus roseus (Babes). Des cultures dont la surface est chagrinée, rosée, et les bords frangés ; elles ne liquéfient pas la gélatine et sont composées de bâtonnets droits assez longs, de 0 μ,3 à 0 μ,4 d'épaisseur (fig. 73).

d. Une autre culture également chagrinée à sa surface, blanche, qui ne liquéfie pas la gélatine ; elle est composée de bacilles et de filaments dont les extrémités sont un peu amincies.

e. Une culture également chagrinée à sa surface, de couleur jaune, ui liquéfie la gélatine et qui est composée de filaments et de bacilles.

f. Bacillus gyratus albus (Babes). Des colonies blanches, lentes à se dévepper, dont la surface présente des circonvolutions comparables en petit

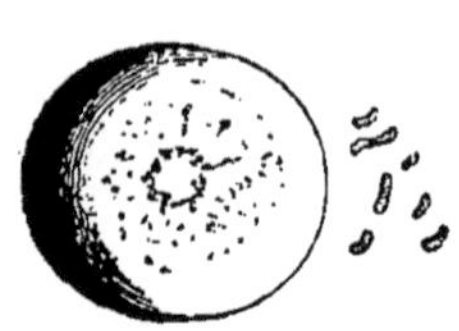

FIG. 71. — Bacilles de l'air analogues à ceux du choléra, culture vue à un grossissement de 60 diamètres et bacilles dessinés à 1 000 diamètres.

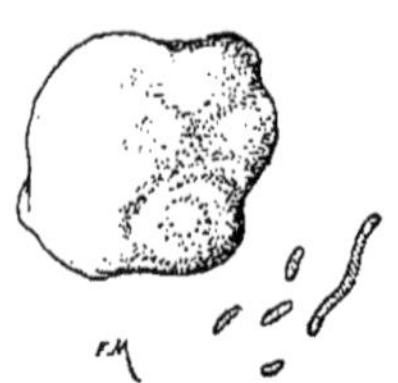

FIG. 72. — Bacilles de l'air. culture vue à un grossissement de 60 diamètres bacilles à 1 000 diamètres.

:elles du cerveau, constituées par des bacilles plus épais, de 0 μ, 7 d'épaisur, à extrémités coupées et montrant des spores dans leur intérieur g. 74). Elles ne liquéfient pas la gélatine.

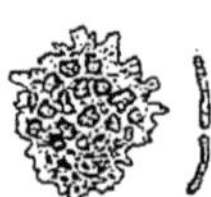

FIG. 73. — Bacillus granulatus roseus (Babes).

g. Des colonies qui liquéfient la gélatine, et présentent une couleur brutre. Elles forment une boule granuleuse, composée de bacilles un peu urbés à extrémités arrondies, d'une épaisseur de 0 μ, 4 à 0 μ, 5 (fig. 75).

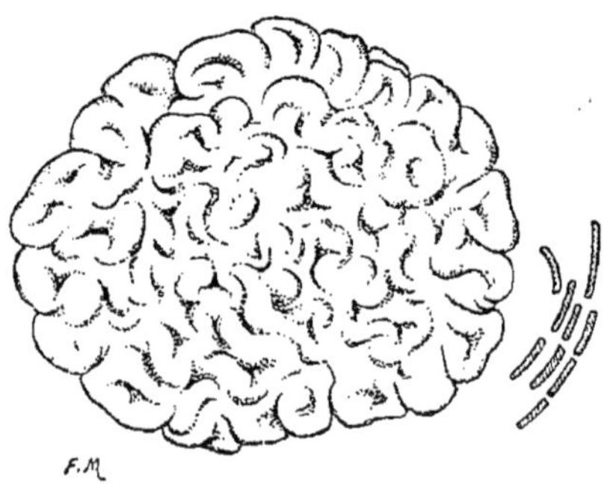

FIG. 74. — Bacillus gyratus albus.

h. Bacillus arcadiformans liquefaciens (Babes). Colonies présentant des 'ons et des arcades, un peu jaunâtres à leur centre, et liquéfiant la gélae. Elles présentent de grands bacilles dont les extrémités, coupées usquement, ressemblent aux bacilles du charbon (fig. 76).

i. Une autre colonie dessinée dans la planche V, fig. 13, qui ne liquéfie pas la gélatine, qui se présente sous la forme de racines et dont les éléments ressemblent aux précédents.

j. Colonie qui liquéfie la gélatine, dont la partie centrale jaunâtre est entourée d'un réticulum régulier laissant entre ses mailles des espaces arrondis; elle est composée de bâtonnets minces, longs, un peu courbés (fig. 77).

k. *Bacille de l'air* qui ne liquéfie pas la gélatine dont la culture sur

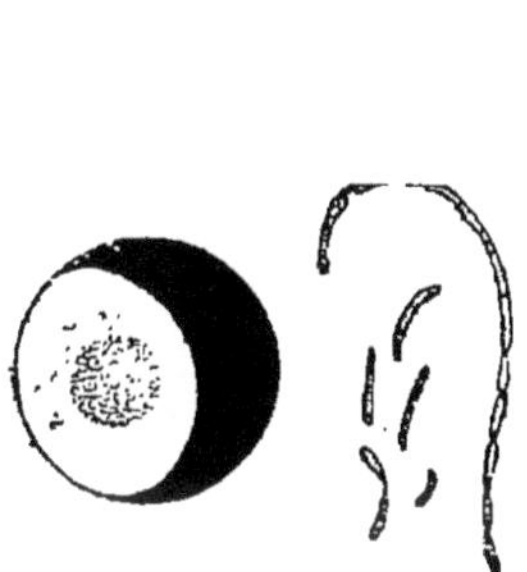
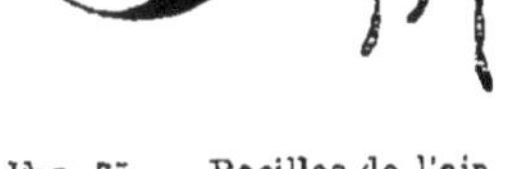

Fig. 75. — Bacilles de l'air.

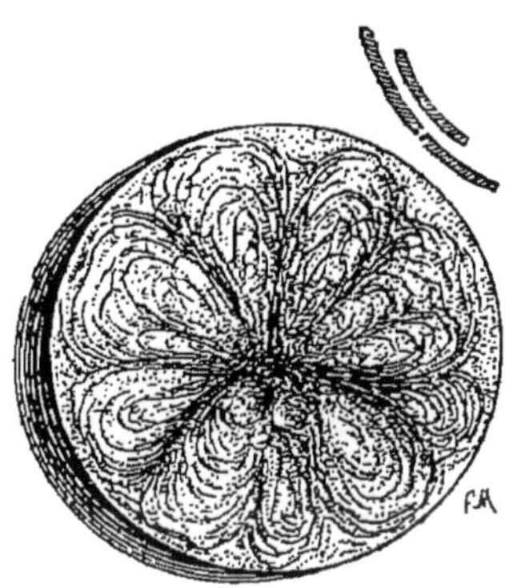

Fig. 76. — Bacillus arcadiformans liquefaciens.

gélatine, sur agar-agar, sur sérum de bœuf et sur pommes de terre est blanche, étendue, réticulée, et dont les bacilles immobiles ressemblent comme forme et comme dimensions à ceux du charbon (fig. 78).

Bacillus multipediculus (Flügge). — Bacille assez long qui provient de l'air. Ses colonies sur plaques de gélatine forment des plaques ovales qui

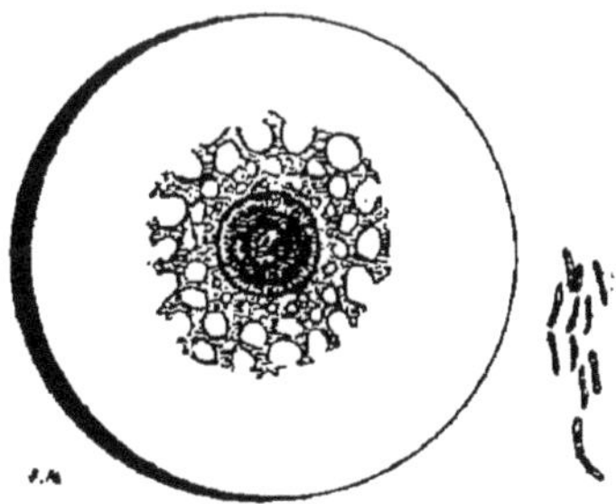
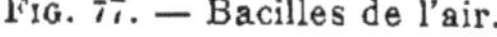

Fig. 77. — Bacilles de l'air.

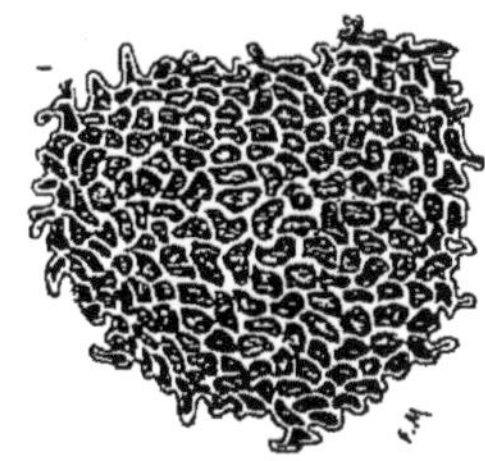

Fig. 78. — Bacilles de l'air.

émettent à la périphérie des prolongements rayonnés épais formés de colonies rondes. Ces prolongements donnent l'apparence des pieds d'un insecte. Sur la pomme de terre il présente une couche d'un jaune sale, lisse.

Bacillus ulna (Cohn, Prazmowsky). — On l'a trouvé dans la décoction de l'albumine de l'œuf et dans l'œuf lui-même. Bacilles assez longs, de 3 à 12 μ, de 1 μ,5 à 2 μ, de largeur ressemblant au *bacillus subtilis*. Ils ne se développent que sur les substances albumineuses. A la surface de ces substances on voit une pellicule sèche qui consiste en filaments contournés.

Bacillus polymixa (Prazmowsky). — Ce bacille se rencontre sur les betteraves sous forme de zooglœes dures comme du cartilage qui ressemblent au leuconostoc. Dans les zooglœes, il existe des bâtonnets. Leurs spores sont semblables à celles du *bacillus butyricus*; l'oxygène est nécessaire à leur reproduction. Il produit dans les infusions de pommes de terre une fermentation. Dans les substances contenant de l'amidon, il se colore en bleu.

Le *bacillus dysodes* (Zopf) constitué par des bacilles et des filaments courts. Il possède des spores. Il est la cause d'une fermentation avec ramollissement du pain. Il développe en même temps une odeur désagréable.

Le *bacillus tremulus*, plus fin que le *bacillus subtilis*, possède deux cils; les spores sont plus grosses que le bâtonnet lui-même; il en existe deux ou trois par bacille et ces spores déterminent des gonflements sur les bâtonnets. On le trouve sur les infusions des plantes où il se dispose en une couche mucilagineuse.

Bacterium merismopedioïdes (Zopf). — Bactérie formant des filaments de 1 à 5 μ; des cocci mobiles viennent à la surface où ils se réunissent en agglomérations par quatre. Il est entouré d'une membrane gélatineuse. On le trouve sur l'eau contenant des substances en putréfaction.

Bacillus Hansenii (Rassmussen). — Bacilles mobiles de 3 μ à 6 μ de longueur et de 0 μ,06 à 0 μ,08 d'épaisseur. Ils contiennent des spores plus épaisses que le bâtonnet. Ils forment des couches minces, jaune de chrome, à la surface des infusions de viande. Cette couche devient plus tard orangée. Elle a l'odeur du fruit.

Les trois bacilles suivants poussent sur la pomme de terre; ils sont contenus dans l'air et sur le sol.

Le *bacillus mesentericus fuscus* se trouve dans la poussière du foin, dans l'air, à la surface de la terre. Bacilles courts, petits, avec de petites spores brillantes. Il donne des colonies blanchâtres rondes sur la gélatine, qui présentent plus tard des prolongements fins. Il liquéfie la gélatine. Sur la pomme de terre, il présente une couche superficielle jaunâtre, plissée le premier jour et qui se ride très vite.

Le *bacillus liodermos* (Flügge) pousse aussi sur la pomme de terre en formant une couche lisse brillante comme si la pomme de terre était couverte d'un sirop. Après quelques jours, la surface devient un peu trouble. Il ne forme pas de plis comme le dernier. Il liquéfie la gélatine.

Bacille des pommes de terre (*bacillus mesentericus vulgatus*). — Bacille épais, un peu mobile, avec des mouvements oscillatoires lents. Ses spores sont rondes. Sur la gélatine, ses colonies sont blanc bleuâtre, transparentes avec un centre opaque. Il liquéfie rapidement la gélatine dans toute l'épaisseur du tube. A la surface, il y a une pellicule ridée. Sur les pommes de terre, il forme assez vite une pellicule ridée, sèche, blanche, qui s'enfonce à une certaine distance dans la pomme de terre. Si on l'enlève, on voit qu'il existe une couche muqueuse intermédiaire entre la colonie et la pomme de terre. Il coagule le lait. Il ne donne pas de masse muqueuse gélatineuse dans les solutions sucrées, mais il dissout la caséine en la rendant gélatiniforme.

Bacilles de l'eau. — Les plus connus sont :

Le *bacillus aquatilis viridis* (Babes). — Colonies un peu grenues, rondes, de couleur jaune, qui se développent très rapidement sur une plaque de gélatine en la liquéfiant. Elles atteignent en vingt-quatre ou quarante-huit heures 1 centimètre de diamètre. La partie liquéfiée de la gélatine devient verte. Sur la pomme de terre, il donne une couche jaunâtre, sale. Autour de cette couche, la pomme de terre se colore en brun. La colonie est constituée par des bacilles de 0 μ,3 à 0 μ,4 d'épaisseur, plus longs que ceux du choléra, et parfois par des filaments courbés. Ces bacilles sont très communs dans l'eau.

Le *bacillus aquatilis citreus*. — Un autre bacille, qui se trouve très communément dans l'eau, forme des colonies arrondies, de couleur jaune citron, et liquéfie aussi rapidement la gélatine. Il est rectiligne, de 0 μ,5, à 0 μ,6 de largeur sur 2 à 4 μ de longueur. Il forme sur la pomme de terre une couche jaune citron. Ses extrémités sont pointues (pl. V, fig. 1).

Le *bacille violet*, mince, bâtonnet mobile, fluidifiant la gélatine en forme d'entonnoir et communiquant au milieu de culture, gélatine, agar, pomme de terre, une magnifique couleur violette (voyez figure 79).

Le *bacille rouge*, un peu plus gros que le précédent, très mobile, fluidifiant lentement la gélatine et donnant à tous les milieux de culture une teinte rouge brillante.

Le *bacille vert*, fin bâtonnet très mobile, fluidifiant la gélatine et possédant la qualité de ferment, puisqu'il fait naître des bulles de gaz autour de la piqûre, donne sur la pomme de terre une teinte jaune brunâtre. Ces trois organismes ne produisent pas de couleur dans le vide.

Parmi ceux qui ne fluidifient pas la gélatine :

Le *bacille vert de l'eau*, bâtonnet petit et mince, mobile, donnant sur la gélatine de fines colonies à bords découpés, rappelant un peu l'apparence des colonies du bacille typhique. Sur la pomme de terre, il donne au point d'inoculation une luxuriante culture rosée, tandis que le reste de la surface prend une teinte d'un vert pâle.

Le *bacille fluorescent*, petit bacille à extrémité arrondie, immobile, qui donne sur la gélatine et l'agar une couleur verdâtre fluorescente. Ses colonies sur plaque de gélatine ont l'apparence de feuilles de fougère; elles sont brillantes et un peu nacrées.

Le *bacille blanc*, petit bâtonnet court, produisant sur la gélatine de petites colonies blanches et sur la pomme de terre une végétation d'un blanc jaunâtre.

Des bactéries phosphorescentes. — Dans un voyage aux Indes occidentales, Fischer (*Zeitschr. f. Hygiene*, I, 421) a étudié des bacilles phosphorescents de l'eau de mer. Ce sont de petits bacilles épais d'un diamètre de 0 μ,5 environ, d'une longueur de 1 μ,2, possédant des extrémités amincies et arrondies. Ils sont très mobiles, forment parfois des filaments ondulés, parfois des zooglœes; ils se colorent bien par les couleurs d'aniline. On n'a pas encore constaté chez eux la formation de spores. Ces bacilles croissent rapidement sur la gélatine qu'ils liquéfient, sur le bouillon, sur l'agar

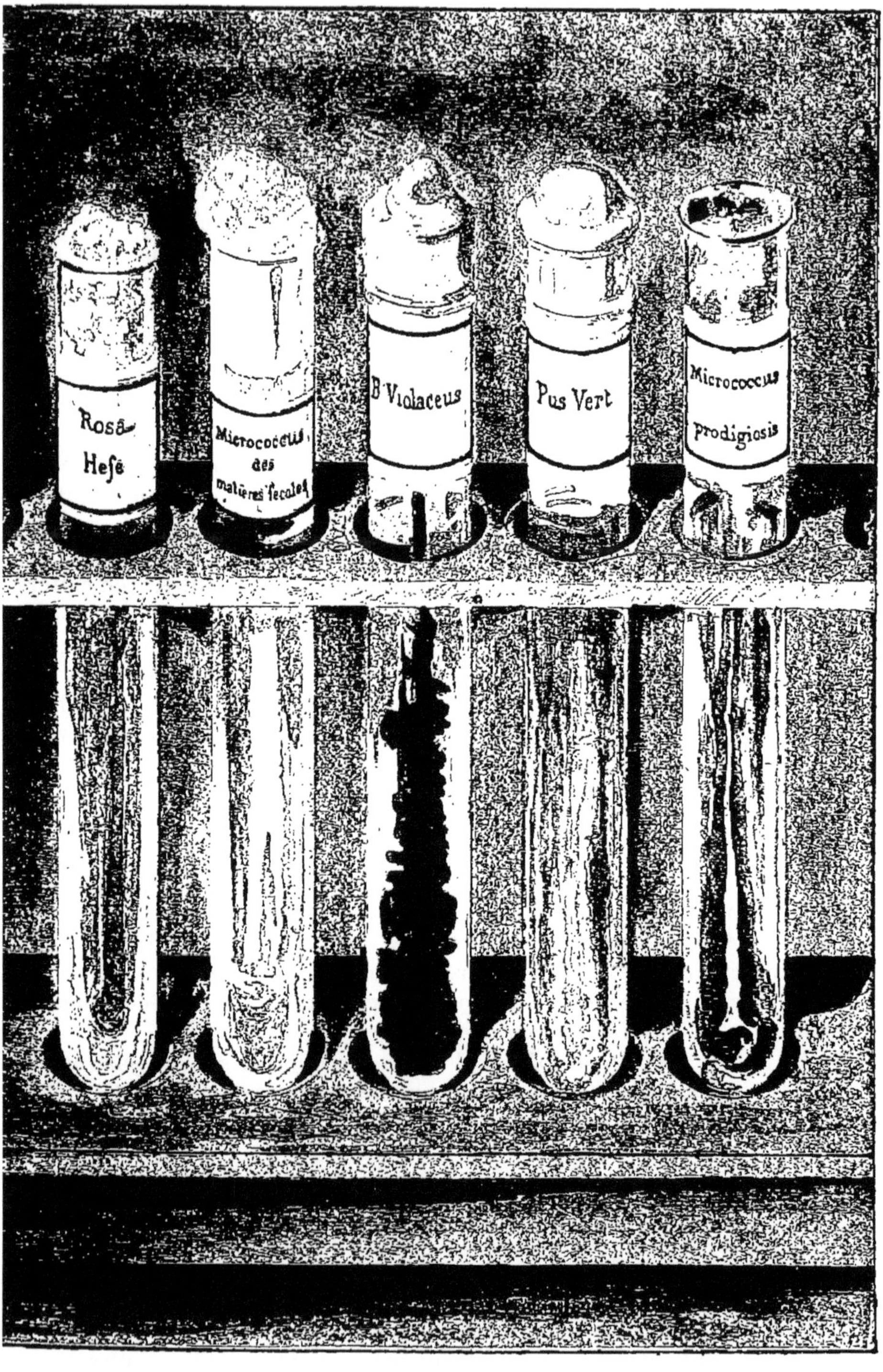

FIG. 79. — Culture de bactéries chromogènes sur l'agar-agar.

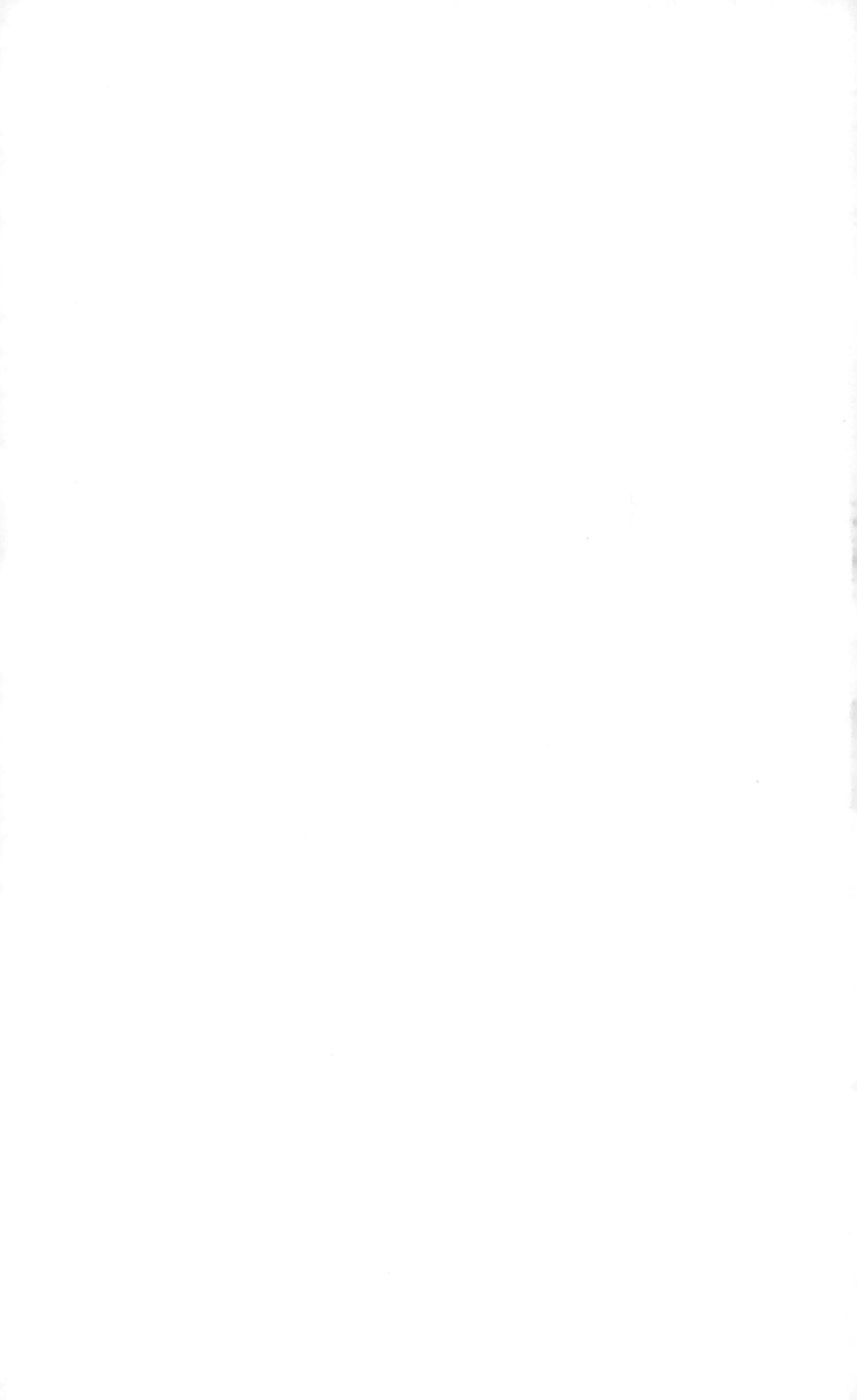

t sur le sérum. Leur meilleure substance nutritive est la chair cuite des oissons de mer ; ils croissent aussi bien sur les viandes additionnées e sel de cuisine. En général ils se développent mal ou pas du tout sur les ubstances végétales, tandis qu'au contraire ils vivent bien sur les subtances animales, surtout quand elles sont additionnées de certains sels e soude. Ce sont des aérobies, mais ils ne meurent pas dans un milieu rivé d'air, tandis que la dessiccation les tue rapidement. La température la plus favorable pour leur développement est de 20-30°. A 55°, ils ont tués en quinze minutes, tandis qu'ils supportent le froid. Dans les ultures, on observe leur phosphorescence à l'obscurité. Au commencenent, toute la culture dans le bouillon est phosphorescente; plus tard es couches supérieures présentent seules cet aspect. Les cultures sur gélatine acquièrent leur maximum de phosphorescence quinze jours après 'inoculation. En filtrant la culture, le liquide filtré n'est plus phospho·escent. Cette propriété de luire dans l'obscurité dépend de l'oxydation, aquelle atteint son maximum à 30°, et elle disparaît pendant le refroidis;ement.

Fischer décrit encore un autre bacille qui se développe facilement sur lifférentes substances nutritives. Il l'a trouvé sur un poisson d'aquarium levenu luisant. Il ressemble comme forme au bacterium prodigiosum ; nais il ne liquéfie pas la gélatine, sa lueur possède un reflet verdâtre; le naximum de lumière qu'il dégage est atteint de 15 à 24°. Ses propriétés)iologiques ressemblent à celles du premier.

Raphaël Dubois a décrit deux micro-organismes phosphorescents exis;ant à l'état normal chez les animaux lumineux.

Le *bacterium pholas* habite en toutes saisons le siphon du *Pholas dac'ylus* (mollusque lamellibranche des côtes de l'Océan), et le *bacillus pélagia* ɿui vit dans le mucus sécrété par la surface ectodermique de la *Pélagia Noctiluca* (Villefranche, Méditerranée).

Le bactérium pholas mesure de 1 à 3 μ en longueur sur 1 μ en largeur; .l se colore facilement par les réactifs ordinaires et très rapidement par le réactif d'Ehrlich. L'acide azotique, au tiers, le décolore difficilement. Il est légèrement renflé à ses deux extrémités, qui présentent un point brillant; il fluidifie rapidement la gélatine peptone. Cette bactérie développe une belle lumière dans le bouillon de pholade, mais on peut éteindre et rallumer à volonté la phosphorescence en modifiant le degré de salure et l'alcalinité du milieu. Pendant ces variations d'activité physiologique, les caractères morphologiques ne varient pas.

Le *bacillus pélagia* est au contraire très polymorphe : cultivé dans la gélatine pure, où il ne développe pas de lumière, il se présente sous la forme de filaments plus ou moins longs renfermant de petites spores arrondies, régulièrement espacées, seules colorables, au bout de plusieurs heures, par le réactif d'Ehrlich. Ces filaments, transportés dans des bouillons de gélatine alcalins et salés, contenant des matières azotées phosphorées (lécithines, nucléines), disparaissent en mettant les spores en liberté : celles-ci donnent naissance à de petits bâtonnets mobiles. En même temps, on voit apparaître une belle lumière, semblable à celle de la *pélagia nıctiluca :* elle est due à l'oxydation d'une substance phosphorée, formée au dépens des matières azotées et phosphorées du bouillon, sous l'influence du ferment. On trouve dans les bouillons qui ont brillé un abondant dépôt de phosphates ammoniaco-magnésien et calcaire et des phosphates alcalins en dissolution. On y rencontre également en abondance un produit cristallisé, très réfringent, que Dubois a rencontré dans tous les tissus lumineux des animaux qu'il a étudiés. La lumière, chez les animaux porteurs de ces micro-organismes, résulte d'un phénomène de symbiose. La phosphorescence ne se produit qu'autant que l'animal fournit à son associé végétal un milieu convenable, variable d'ailleurs suivant l'état de repos ou d'excitation.

Les mêmes conditions se trouvent réalisées quand les tissus de certains animaux marins des côtes de la Méditerranée se désagrègent. Les micro-organismes rencontrent, comme dans la sécrétion, les matériaux nécessaires pour la production de la lumière, qui paraît ou disparaît, augmente ou diminue sous l'influence des plus légères variations d'alcalinité, de salure et de température.

Bacilles des selles à l'état normal. — Le méconium ne contient pas de bactéries. Bienstock, en cultivant les selles sur l'agar-agar, a isolé six espèces différentes de bacilles. Il n'y a pas rencontré de micrococci. Les bactéries si nombreuses qu'on trouve dans la bouche, telles que le *bacterium termo* et les spirochætes, ne passent pas dans l'intestin, car le suc gastrique les tue, ce dont on peut s'assurer en les plaçant dans une solution de pepsine. Voici ces six espèces décrites par Bienstock :

On trouve d'abord deux grandes espèces correspondant comme grandeur au *bacillus subtilis*, mais qui en diffèrent par la forme de leur culture, par leur sporulation qui se fait suivant l'axe des bacilles, et par l'absence de mouvements.

1° Le premier de ces bacilles, cultivé sur l'agar-agar, croît en surface suivant la forme d'un mésentère avec des rayons anastomosés. Il semble identique avec celui que Koch a nommé bacille des pommes de terre (page 173).

2° La culture du second présente sur l'agar-agar une surface lisse, brillante, avec des gouttelettes à la périphérie. Il se développe si vite qu'un tube en est tout à fait couvert en dix heures. On le rencontre constamment dans les selles. Il ne détermine aucune maladie chez la souris.

3° Le troisième se développe très lentement. La culture n'a encore que 2 millimètres de diamètre au bout de deux semaines. Elle a l'apparence d'un voile. Il n'est pas mobile, il est beaucoup plus petit que les deux précédents. Son épaisseur est de 0 μ,04. Avec l'objectif $\frac{1}{12}$ de Zeis et l'oculaire 2, on le prendrait pour un microcoque; il faut un plus fort grossissement pour en spécifier la forme. Il n'existe pas constamment dans les selles. Il est pathogène; son inoculation à la souris donne en dix heures un œdème, et la mort en vingt-quatre heures.

4° et 5° Les deux derniers bacilles sont très importants au point de vue des phénomènes digestifs. On ne les trouve qu'à partir du moment où l'enfant a été sevré. Leur grandeur très différente autorise à en admettre deux espèces. L'un décompose l'albumine, l'autre les substances hydrocarbonées. Le premier ne se trouve pas dans les selles des enfants nourris seulement avec du lait. Sénator n'a jamais vu de phénol, ni d'indol, produits de la décomposition de l'albumine, dans les selles de ces enfants.

Ces deux derniers bacilles, inoculés sur l'albumine stérilisée, la décomposent, tandis que les trois premiers ne la décomposent pas. Les deux derniers bacilles donnent lieu à des produits de dissociation de l'albumine et à des hydrates carbonés. Enfin il est possible de les cultiver à l'état de pureté avant et après la décomposition de l'albumine.

Par l'action du bacille n° 4 sur l'albumine, la gélatine et les peptones, on obtient les produits décrits par Nencki, Bauman, Salkowski, etc. Avec le cinquième employé avec les substances hydrocarbonées, il s'est formé de l'alcool et de l'acide lactique. Si on changeait les bactéries, si on plaçait le quatrième bacille sur les hydro-carbures, il ne se produisait rien.

Il paraît donc certain, d'après Bienstock, que la décomposition de l'albumine et des hydro-carbures est causée par des bactéries. On doit admettre que, dans les selles, les divers procédés de décomposition répondent à des bactéries spéciales qui agissent simultanément sans se gêner ni se nuire.

6° *Bacilles en baguettes de tambour.* (*Bacillus putrificus coli*, Bienstock.) — Ce sont de très minces bâtonnets très mobiles de 3 μ de long, disposés

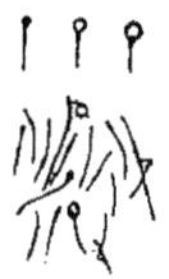

Fig. 80. — Bacille en baguette de tambour, grossissement de 800 diamètres.

souvent en filaments. Les spores sont caractéristiques en ce qu'elles deviennent rondes, plus épaisses que le bâtonnet lui-même, en sorte que les bâtonnets offrent l'aspect de baguettes de tambour. Dans le mouvement du bâtonnet, la spore est toujours en avant. Le bâtonnet disparaît à un moment donné et il ne reste que les spores libres. D'après Bienstock, la spore s'allonge et devient un nouveau bâtonnet court qui forme des chaînettes. Sur la gélatine il se développe une couche blanchâtre opalescente. Ces bacilles se trouvent toujours dans les selles, excepté chez les enfants nouveau-nés en lactation. L'albumine est dissociée par ces bacilles en peptone, ammoniaque, et bases d'amine, acide gras, tyrosine, phénol, indol, scatol, etc. Si l'on place les bacilles dans un liquide contenant ces substances, elles sont décomposées de nouveau. Il ne dédouble pas les albuminates.

Bacillus coprogenus fœtidus (Schœttelius). — Schœttelius a trouvé d'abord, en inoculant sur la gélatine les organes de porcs atteints de rouget, des cultures rondes formées de bacilles aussi gros que le *bacillus subtilis*, plus courts, à extrémités arrondies, remplis de spores.

Le bâtonnet se développe perpendiculairement à l'axe de la spore, de sorte que les bâtonnets sont parallèles les uns aux autres en séries. Ils sont aérobies. Ils forment à la surface de la gélatine une couche transparente grisâtre. Ils sont saprogènes. Sur les pommes de terre, ils donnent aussi une couche mince grisâtre. Ils ne sont pas pathogènes à moins qu'on ne les inocule en grand nombre. La même bactérie a été trouvée dans l'intestin du porc où elle vit normalement. Elle pénètre probablement dans les organes à la faveur de l'ulcération intestinale produite par le rouget.

Le *Bacillus neapolitanus d'Emmerich* a été trouvé dans les selles des individus morts du choléra. Bacilles courts de 0 μ, 9 d'épaisseur ovoïdes ou un peu allongés. Ils donnent des filaments dans certains liquides nutritifs. Ils présentent des formes involutives dans la gélatine glycérinée. Leurs colonies sur gélatine sont brunâtres dans la profondeur. A la surface elles sont opalines, mal limitées ou sinueuses à la périphérie; elles forment deux zones, une centrale grenue, une périphérique plus mince et transparente. Sur la pomme de terre elles se développent à 35° comme une couche brun jaunâtre muqueuse. D'après Emmerich, si l'on en inocule une grande quantité dans la peau du cobaye, les animaux meurent, mais Weisser a vu que cet effet pathogène est très inconstant. A l'autopsie des animaux qui en meurent, on reconnaît une tuméfaction de la muqueuse intestinale et surtout des plaques de Peyer. Gruber et Babes ont trouvé dans l'intestin du cobaye et de l'homme, dans diverses maladies, des bacilles identiques à ceux d'Emmerich.

Weisser l'a trouvé à l'état normal. Ce bacille d'Emmerich peut devenir saprogène et donner des bulles d'air dans certaines gélatines (Babes). Il est possible que ce soit le même que le suivant :

Bacillus coli communis d'Escherich. — Escherich a trouvé dans les fèces des enfants nourris exclusivement au lait maternel des bâtonnets de longueur variable et de 0,3 à 0,4 de largeur. Ils se colorent bien par les couleurs d'aniline, mais non par la méthode de Gram. Les colonies sur gélatine sont jaunes, grenues à la profondeur, tandis qu'elles montrent des plaques blanches, parfois radiées, ridées à la surface. Ce bacille ne liquéfie pas la gélatine. Sur l'agar-agar il donne une couche blanche. Sur la pomme de terre il offre une culture jaune couleur de maïs et un peu humide. Il coagule le lait en donnant de l'acide lactique. Avec une solution de sucre de raisin fermentescible, il produit une fermentation. Si l'on injecte une parcelle de culture dans les veines du cou, le lapin et le cobaye meurent deux ou trois jours après avec de la diarrhée et une élévation de la température. On observe alors une hypérémie de l'intestin grêle et une tuméfaction des plaques de Peyer. Il en est de même si l'on inocule une plus grande quantité sous la peau du cobaye.

Bacille de la diarrhée verte infantile. — Damaschino et Clado ont signalé une bactérie de la diarrhée verte non bilieuse que Lesage a étudiée dans tous ses détails. Ce bacille, mobile, mesure 2 à 4 μ de longueur sur 1 μ de large, donne sur plaques de gélatine de petites colonies verdâtres, granuleuses, ne liquéfiant pas la gélatine; par piqûre sur le même milieu, il donne une mince ligne blanchâtre et un disque verdâtre à la surface; en strie, un voile verdâtre, translucide, à bords frangés. Sur gélose, sur le sérum et le blanc d'œuf cuit, mêmes colonies verdâtres. Il croît plus rapidement à la température de 30 à 35°. Il possède des spores dans les bâtonnets. Il se montre aussi sous la forme de filaments dont les spores sont plus volumineuses. Les cultures sur pommes de terre qui donnent des colonies luisantes, grasses, au-dessous desquelles la pomme de terre se colore en vert, présentent des bacilles plus courts. Il est aérobie. Il se colore bien par les couleurs d'aniline simples, mais non par la méthode de Gram. Son injection sous-cutanée n'est pas pathogène. En injectant dans les veines du lapin une seringue de Pravaz de bouillon de culture, on détermine des convulsions passagères et une diarrhée verte dont le liquide contient les bacilles précédents. Les animaux en guérissent. La même diarrhée s'obtient par l'ingestion des cultures. Il ne croît pas dans les milieux de culture acides, d'où le traitement de la diarrhée par l'acide lactique formulé par Hayem.

Bacille de Brieger. — Cet auteur a décrit dans les selles normales de l'homme un petit bâtonnet mince et rectiligne de 0 μ,4 à 0 μ,5 d'épaisseur qui est pathogène pour le cobaye. Inoculé à cet animal, il le tue dans les vingt-quatre heures avec des symptômes de diarrhée profuse et d'inflammation de l'intestin; ce bacille se développe bien sur la gélatine sous la forme d'une masse épaisse blanche, concentrique, jaunâtre; il ne la liquéfie pas. Il forme une couche jaunâtre sur la pomme de terre. Il dégage une odeur de putréfaction et peut former des bulles dans la gélatine. Il produit dans les hydrates de carbone de l'acide propionique, et dans les albuminates un poison énergique, une ptomaïne cristallisable qui, par son inoculation, même en petite quantité, détermine les mêmes accidents que le bacille lui-même.

L'un de nous (Babes) a cultivé en outre les bacilles suivants pris dans le mucus intestinal normal :

a. — Culture grise qui liquéfie la gélatine. Au milieu de la partie liquéfiée il existe une culture irrégulière; au milieu de cette dernière on voit une partie ronde. La portion liquéfiée de la gélatine est entourée de rayons sinueux. Elle est constituée par des bacilles un peu plus gros que ceux du choléra et parfois courbés. Sa culture par piqûre dans un tube de gélatine ressemble un peu à celle du choléra, à l'exception que la bulle supérieure est très longue et que la partie liquéfiée de la piqûre va jusqu'au fond du tube (fig. 81). Il s'agit là d'une espèce de protéus.

b. — Cultures ovales, jaune foncé, dans la profondeur de la gélatine. A la surface, les cultures sont saillantes, accusées, plus minces à la périphérie où elles ont l'aspect chagriné, leur bord est sinueux; elles ne liquéfient pas la gélatine, elles sont composées de bacilles souvent courbés en virgule beaucoup plus épais que ceux du choléra (fig. 82). L'épaisseur de ce bacille et de 0 μ,7 à 0 μ,8; il forme quelquefois des filaments. C'est un des microbes les plus communs des selles; cultivé dans la gélatine il donne naissance à des bulles d'air. Il est saprogène.

c. — Le *Bacillus cauliculus fœtidus* (en forme de tige), a été trouvé d'abord par Babes dans la rate d'une femme morte de fièvre puerpérale et ensuite plusieurs fois dans les selles. Il est caractérisé par des colonies rondes d'un brun très foncé dans la profondeur de la gélatine. A la surface des plaques de gélatine, il s'élève dans l'air sous la forme de tiges cylindriques un peu épaissies et courbées à leur extrémité, de couleur blanc jaunâtre,

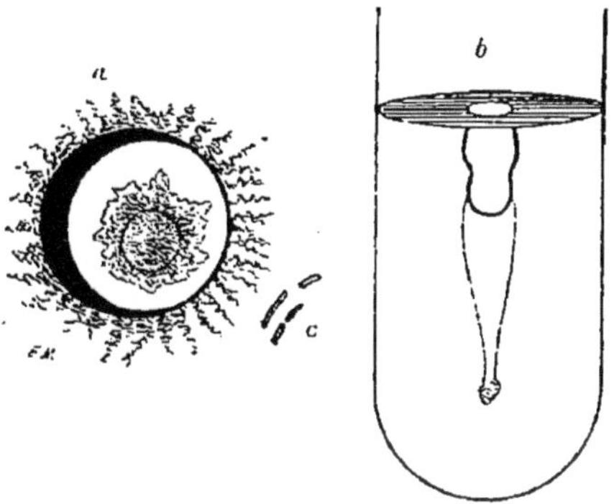

FIG. 81. — Bacilles des selles.

a, culture dans un tube de gélatine; *b*, culture sur une plaque de gélatine; *c*, bacilles.

qui atteignent jusqu'à 3 millimètres de hauteur. Cette tige est entourée parfois à sa base d'une plaque mince, festonnée. La gélatine est troublée au-dessous de la culture. Dans les tubes de gélatine inoculée par piqûre, on voit à la profondeur des bulles de gaz abondantes. Toute la colonie s'élève à la surface de la gélatine, mais sans former une seule saillie isolée comme cela a lieu sur les plaques. Les bacilles ont 0 μ,7 d'épaisseur, ils sont courts et arrondis à leur extrémité. Ils se colorent mal par les

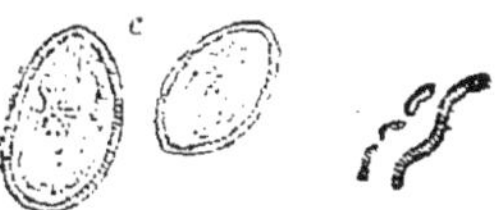

FIG. 82. — Bacillus Vibrio (coprogenus non liquefaciens).

couleurs d'aniline et pas du tout par la méthode de Gram. Ce bacille est saprogène et souvent pathogène pour la souris. Son action nocive s'éteint facilement par des inoculations successives dans la gélatine. Il perd aussi à la longue sa propriété de se développer en tiges.

d. — Culture liquéfiant la gélatine; au milieu de la partie liquéfiée, on trouve la culture sous la forme d'un treillis un peu jaunâtre dont les travées sont séparées par des fentes; les bacilles rappellent comme forme ceux du choléra, mais ils sont plus épais, plus rarement courbés et leurs extrémités sont nettement coupées (fig. 83).

e. — Culture jaune brunâtre, de couleur foncée, formée par des franges sinueuses, et liquéfiant assez rapidement la gélatine, d'une croissance rapide. Elle est composée de petits bacilles très minces, un peu courbés et présentant des grains foncés à leurs extrémités. Cette dernière culture provient de l'intestin du cobaye (fig. 84).

f. — *Bacilles des selles* formant des colonies brunâtres, un peu réticulées à leur surface, qui ne liquéfient pas la gélatine. La culture ressemble à

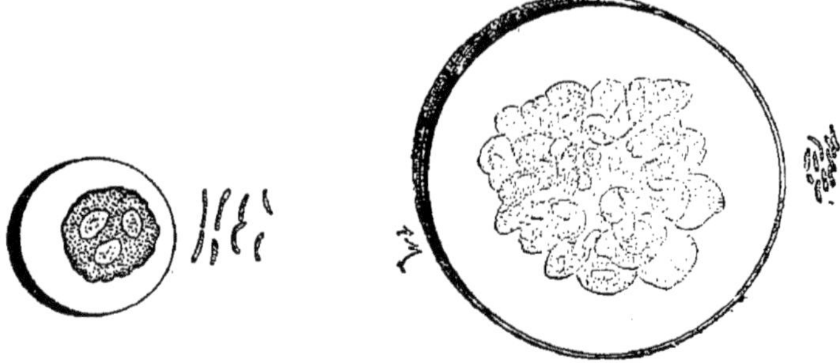

Fig. 83. — Bacille *d* des selles. Fig. 84. — Bacille *e* des selles.

celles des bacilles de la fièvre typhoïde; les bacilles sont seulement à peu près deux fois plus grands (fig. 85).

Le *bacillus fluorescens putridus* se trouve dans les substances en putréfaction qu'il colore en vert. Il a l'odeur de triméthylamine. Les bacilles très mobiles, à extrémités arrondies, ne liquéfient pas la gélatine. Ils forment sur les plaques de gélatine des colonies foncées et à la surface des colonies à contour ondulé. Au centre des cultures, il y a une sorte de noyau entouré d'une masse jaune. Au troisième jour, la colonie est devenue verdâtre et toute la gélatine a pris cette même couleur. Elle possède une odeur très prononcée de hareng. Sur gélatine inoculée par piqûre, la colonie se

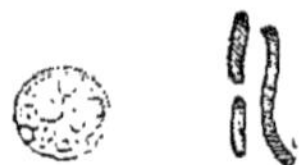

Fig. 85. — Bacille *f* des selles.

développe à la surface. La couleur verte apparait le troisième jour. Sur la pomme de terre la colonie est brunâtre.

Dispora caucasica. — Ce bacille est l'agent de la fermentation spéciale du lait nécessaire pour la fabrication du koumiss ou kéfir; il forme des bâtonnets courts et des bâtonnets longs et montre des spores terminales. Les grands bacilles ont de 3 μ,2 à 8 μ en longueur et 0 μ,8 en épaisseur. Chaque bâtonnet montrant deux spores terminales plus épaisses, prend la forme d'un haltère. Les spores deviennent libres. Dans le lait, il forme de petits amas blancs élastiques. Podwyssowski a isolé deux formes différentes de bacilles dans le kéfir, le grand bâtonnet qui donne sur la gélatine des cultures blanches ne liquéfiant pas la gélatine, et un autre beaucoup plus petit qui donne des cultures liquéfiant la gélatine qui se colore en jaune verdâtre. Il est probable que la couleur jaunâtre des grains du kéfir est due à ce dernier bacille. On trouve aussi dans les grains du kéfir des cellules de levure. L'action chimique n'est autre qu'une fermentation alcoolique par une levure. Mais comme le sucre du lait ne peut donner directement de l'alcool, celui-ci est transformé d'abord en glycose, ce qui peut produire

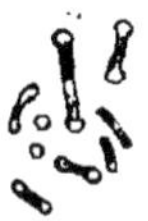

FIG. 86. — Dispora caucasica.

le ferment de l'acide lactique. Il se forme ainsi un liquide à la fois acide et alcoolique. Il se dépose aussi des grains de caséine.

Le *bacillus erythrosporus* se développe sur les substances albumineuses en putréfaction sous la forme de petites pellicules rouge sale; il est constitué par de petits bâtonnets. Les spores sont colorées en rouge et on en trouve souvent un certain nombre dans un même bacille sous la forme de chapelets. Ils forment sur la gélatine des colonies rondes, blanches à l'œil nu; mais au microscope elles ont une couleur brunâtre au centre et une teinte vert jaunâtre à la périphérie. Leur surface périphérique est un peu radiée. Plus tard la colonie devient irrégulière et la gélatine prend autour d'elle une couleur jaunâtre fluorescente; sur la pomme de terre, il donne une couche rougeâtre qui rougit ensuite.

BACILLES VIVANT A DE HAUTES TEMPÉRATURES. — Miquel a déjà signalé un bacille végétant fort bien entre 60 et 70° dans le bouillon neutralisé [1]. Van Tieghem [2] observa encore à 70° le développement d'un micrococcus et constata que plusieurs autres bactéries se développent rapidement et forment des spores à 60, 65 et 70°. Plus récemment, Certes et Garrigou ont trouvé dans les eaux de Luchon des bacilles végétant à 64° [3]. Koch a constaté qu'en ajoutant des traces de terre des jardins à des tubes contenant du sérum de sang liquide stérilisé, et en maintenant ces tubes à 58°, il y a toujours développement après 12 à 24 heures.

Globig [4] a répété ces dernières expériences avec du bouillon et du lait stérilisé et est arrivé aux mêmes résultats; il ne se développe à cette température que des bacilles, jamais de microcoques. En dehors de deux espèces de champignons, Globig cultiva 28 espèces de bacilles se développant sur la pomme de terre à 58°, et il aurait pu facilement augmenter ce nombre. Pour ces cultures on dut renoncer à l'agar et employer soit le

1. *Annuaire de l'Observatoire de Montsouris*, 1881; *Les organismes de l'atmosphère*, 1883.
2. *Bulletin de la Soc. bot. de France*, t. XXVIII.
3. *Comptes rendus de l'Ac. des sc.*, t. III.
4. *Ueber Bacterien-Wachsthum bei* 50 *bis* 70° (*Sur le développement bactérien entre* 50 *et* 70°), par Globig (*Zeitschr. für Hygiene*, III, 2e).

sérum sanguin, soit des pommes de terre ; c'est à ces dernières que Globig donna la préférence. L'ensemencement de la terre était fait avec de minimes quantités que l'on faisait tomber d'une hauteur de 10 centimètres sur des tranches de pomme de terre stérilisées et renfermées dans de doubles godets de verre. Pour empêcher la dessiccation à cette haute température, les godets eux-mêmes sont placés dans des vases cylindriques en verre et à couvercle, dont le fond contient une couche d'eau d'un centimètre de hauteur.

Il faut examiner souvent ces tranches pour saisir les colonies isolées qui peuvent se produire avant leur fusion avec d'autres colonies. Ces premières colonies sont transplantées sur de nouvelles tranches de pomme de terre semblables aux premières, à l'aide d'une tige de platine avec laquelle on trace des traits. Les cultures reconnues pures sont ensuite continuées dans des tubes contenant des pommes de terre cuites en forme de cylindres de dimensions inférieures à la cavité du tube et coupées en deux par une section oblique de façon à avoir une grande surface oblique comparable à celle de l'agar ou du sérum dans les tubes correspondants. Les tubes sont bouchés à la ouate et stérilisés. Ces tubes, pour éviter la dessiccation de la surface de culture, sont aussi introduits dans des vases à couvercle cylindriques et contenant au fond une couche de coton avec de l'eau.

Aucun des 30 microbes ainsi obtenus à la température de 58° n'a eu d'action nocive ni sur les souris ni sur les petits mammifères.

Une même terre donne une flore tout à fait différente quand on tient les pommes de terre à une température notablement plus basse ; à des températures intermédiaires on obtient des végétations intermédiaires. Au delà de 58° le nombre des espèces qui se développent va rapidement en diminuant ; au delà de 70° il n'y a plus aucune végétation.

Sur ses 30 bacilles, Globig en étudia 12 au point de vue des températures maxima et minima de leur développement.

Un seul végétait dans des limites très étendues, depuis 15-20° comme minimum jusqu'au maximum de 68° ; un autre était restreint aux limites de 54 à 65° ; un autre ne commençait à se développer qu'à 50° ; un autre au delà de 50° seulement ; pour les 8 derniers, le minimum était compris entre 40 et 50°. Sauf le premier, aucun de ces bacilles ne croissait donc à la température ordinaire (15-20°).

Dans les déjections de l'homme et des animaux, et aussi dans les différentes eaux, on ne trouve point de bacilles se développant encore à 50°.

Globig a encore soumis aux mêmes expériences des échantillons de terre provenant des petites îles Mole et Bat sur les côtes de la Nouvelle-Guinée, à 4° à peu près de latitude sud, d'un côté, et de l'autre des échantillons des îles Hébrides, à 58° de latitude nord, et de Drontheim, en Norvège, à 64° de latitude nord. Dans la tourbe des Hébrides, formée sous l'eau, il ne trouva point de bactéries végétant au-dessus de 50° ; il en rencontra au contraire dans toutes les autres terres, soit tropicales, soit septentrionales, mais en nombre beaucoup plus petit dans ces dernières. Les espèces étaient les mêmes que dans les terres de Berlin.

Ces bacilles de Globig offrent des cultures blanches, grises, jaunes, brunes, rouges, à surface sèche ou humide, plate ou élevée ; il y en a qui sont très petites, d'autres sous forme de grandes plaques; plusieurs d'entre eux produisent des odeurs spécifiques. Sous le microscope on constate surtout des bacilles de différentes longueurs; plusieurs d'entre eux possèdent des spores. Parfois on constate des colonies rondes, blanches comme la craie, qui sont composées de grands corpuscules ronds de 1μ,5 de diamètre environ, et qui se colorent comme des spores; en effet il semble que ce sont des spores de champignons. Une colonie rouge brunâtre de bacilles commence à se développer seulement à une température de 62°; un autre bacille qui forme des colonies jaunes, grisâtres, plates, finement grenues, qui sont constituées par des bacilles élancés, immobiles avec de grands spores se développent seulement à une température de 56° C. Parmi ces bacilles il y en a qui se développent encore à une température de 70°. Ces bactéries se trouvent seulement à la surface de la terre, ce que Globig a prouvé par l'examen des couches profondes de terre dans une partie qui n'était pas cultivée et où il n'y avait plus de ces bactéries dans une profondeur de 20 centimètres. Il faut se demander par quelle circonstance ces bactéries qui se développent seulement à une température au-dessus de 50° peuvent exister dans la terre de jardin. Il faut supposer que certaines parties de la terre s'échauffent pendant l'été par l'action directe du soleil. En effet, on a observé une température aussi élevée dans les parties qui sont directement exposées au soleil. Cependant les cultures faites au soleil n'ont pas réussi. Globig s'est procuré des échantillons de terre des régions tropiques et d'autre part de la Norvège. La terre de Norvège contient très peu de germes qui se développent à une haute température, tandis que celle des tropiques en renferme beaucoup. Globig décrit un autre bacille qui résiste à une haute température. Celui-ci croît sur la pomme de terre sous forme d'une pellicule rosée, plissée avec une odeur qui ressemble à l'odeur du jambon cuit; il se développe aussi dans la gélatine sous forme d'une colonie radiée, qui liquéfie lentement cette substance en donnant naissance à des spores. Sous le microscope, il se présente sous forme d'un bâtonnet mince avec des extrémités arrondies et des spores assez grandes. Il se développe le mieux à une température de 45°; n'est pas pathogène. Des fils de soie imprégnés avec des spores de ces bacilles résistent pendant cinq quarts d'heure à la stérilisation par la vapeur à 100°. Dans l'autoclave, il est tué en vingt-cinq minutes par une température de 113-116°, et en dix minutes à une température de 122 à 123°. Dans une solution de sublimé à 10 p. 100 il est détruit en quatre-vingt-dix minutes, tandis que dans l'acide phénique à 5 p. 100 il vit encore après quinze jours.

Bacilles pathogènes. — Rosenbach a isolé et cultivé trois bacilles saprogènes dont deux sont pathogènes et qui se développent dans les putréfactions à odeur nauséeuse. Ils sont eux-mêmes le point de départ de cultures qui reproduisent les mêmes odeurs. Nous avons également vu que certaines bactéries des selles sont pathogènes.

Bacille saprogène n° 1. — Il se développe dans les parties putréfiées. Ses ultures successives ont la même odeur que la substance caséeuse des ɔllicules des amygdales. On peut l'obtenir aussi avec le contenu putride des ɔllicules de l'amygdale. Ses cultures sur l'agar-agar, se présentent sous la ɔrme d'un strie gris jaunâtre opaque, élevée, de la consistance d'une urée. Plus tard il se développe des couches successives qui lui donnent ı forme d'une moule. Il fructifie aussi sur le sérum sanguin. Il ne donne as d'odeur s'il est cultivé dans un vase sans air ou dans le jaune d'un ɔuf conservé avec sa coque, bien qu'il se développe dans de pareilles con-

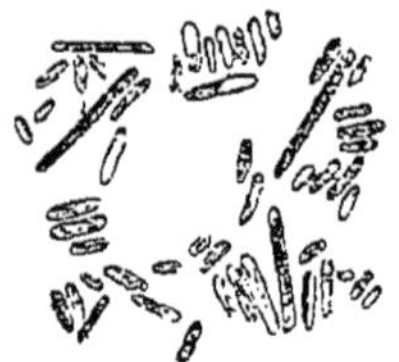

'IG. 87. — Bacille saprogène n° 1 provenant d'une culture sur le sérum gélatinisé.

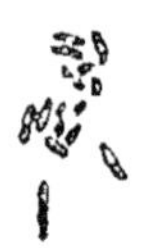

FIG. 88. — Bacille saprogène n° 2 provenant de la sueur de la plante des pieds.

itions. Il est aérobie et anaérobie. Ses bacilles allongés, grands, possé-ant une spore, ne sont pas pathogènes.

Bacille saprogène n° 2. — Cultivé par Rosenbach avec la sueur de la lante du pied. Bacilles courts et gros, anaérobies et aérobies. Il se déve-ɔppe très rapidement sur l'agar-agar, en dix heures, sous la forme de outtes transparentes, épaisses, de consistance muqueuse qui deviennent rises, en un jour. Il reproduit la même odeur dans ses cultures succes-ives. Il est pathogène. Inoculé dans la plèvre du lapin, il produit une

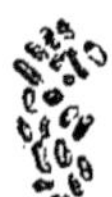

FIG. 89. — Bacille saprogène n° 3.

uppuration de la plèvre et la mort. Les cultures reproduisent l'odeur de a sueur des pieds.

Bacille saprogène n° 3. — Rosenbach l'a isolé en cultivant un fragment e la moelle putréfiée d'un os compris dans une gangrène des extrémités. 'ultivé sur l'agar-agar, il se développe très vite et donne en huit jours une ouche grise presque liquide de 3 millimètres. Il est pathogène, et lorsqu'on 'injecte dans l'articulation du genou ou dans l'abdomen, il produit une ıfiltration de pus jaunâtre; il décompose très rapidement l'albumine.

Le *bacillus pyogenes fœtidus* de Passet est un bâtonnet de 0 μ,58 de large ur 1 μ,45 de longueur; il est très souvent disposé en chapelets de deux ou lusieurs bâtonnets. A l'intérieur du bacille on voit souvent une ou deux laces qui ne se colorent pas et qui sont probablement des spores. Ses mou-ements sont lents. Sur les plaques de gélatine, les cultures grandissent rapidement, deviennent confluentes, grisâtres sur les bords et blanches à leur centre. Ses cultures sur la gélatine, sur l'agar-agar et sur la pomme de terre exhalent une odeur de pourriture; cette odeur ne se reproduit pas dans les cultures sur le lait. Passet a trouvé ce bacille dans un abcès à l'anus d'odeur fétide. Son action pathogène est inconstante.

Bacille du charbon (bacillus anthracis, bactéridie de Davaine). — Voyez Charbon.

Bacille du charbon symptomatique. — Voir le chapitre consacré au charbon symptomatique.

Vibrion septique (Pasteur). — *Bacille de l'œdème malin* (Gaffky et Koch). — Voyez le chapitre qui lui est consacré parmi les maladies expérimentales.

Bacilles de la gangrène gazeuse (Chauveau et Arloing.) — Voir le chapitre de la gangrène gazeuse.

Érysipèle du lapin (Koch). — Voyez les maladies expérimentales.

Bacilles de la septicémie de la souris (Koch). — Voyez les maladies expérimentales.

Bacillus necrophorus (Löffler).

Bacille court des égouts (Mori).

Bacilles du rouget du porc. — Voyez le chapitre consacré à cette maladie.

Bacille des selles ressemblant à celui du rouget (Bienstock).

Bacilles de la diphtérie de l'homme (Klebs et Löffler). — Voyez Diphtérie.

Bacilles de la diphtérie du pigeon. — Idem.

Bacilles de la diphtérie du veau. — Idem.

Bacille pseudo-diphtérique (Hoffmann).

Bacilles de la diphtérie de l'intestin du lapin (Ribbert).

Bacilles de la fièvre typhoïde (Eberth, Gaffky). — Voyez Fièvre typhoïde.

Bacilles de la morve (Schütz et Löffler, Bouchard, Capitan et Charrin, Babes). — Voyez le chapitre consacré à cette maladie.

Bacilles de la malaria (Klebs, Tommasi Crudeli, Rozsahegyi, etc.). — Voyez Fièvres intermittentes.

Bacilles du xerosis conjonctivæ (Neisser et Kuschbert).

Bacilles du tétanos (Nicolaier). — Voyez le tétanos dans les maladies expérimentales.

Bacille fétide trouvé dans la dysentérie (Babes). — Voyez cette maladie.

Bacille trouvé dans la dysentérie (Chantemesse et Widal).

Bacille produisant une septicémie de la souris (Babes).

Bacillus septicus agrigenus (Nicolaier).

Bacille trouvé dans l'omphalite septique (Babes).

Bacilles fins de la pneumonie (Babes).

Bacilles fins septiques de l'homme (Babes).

Bacilles des ulcères gangréneux (Babes). — Voyez Gangrène.

Bacillus alvei (Watson Cheyne). — Voyez la maladie des abeilles.

Bacilles du farcin du bœuf (Nocard). — Voyez cette maladie.

Bacilles résistants. — *Bacilles de la lèpre* (Armauer Hansen). — Voyez le chapitre Lèpre.

Bacilles de la tuberculose (Koch). — Ils se rencontrent dans les tubercules ; l'homme et les animaux, dans des sécrétions et excrétions, dans les ;llules et en particulier dans les cellules géantes et dans le sang en rculation ou coagulé dans les vaisseaux. Leur longueur ;t de 3 à 5 jusqu'à 8 μ. Leur épaisseur est de 0 μ,3 à 0 μ,5. s sont un peu courbés, forment quelquefois des groupes t des arabesques (voy. les figures 90 et 91). Dans les ultures, ils représentent des S par leur agglomération. ur le sérum sanguin gélatiné du bœuf, ils se développent

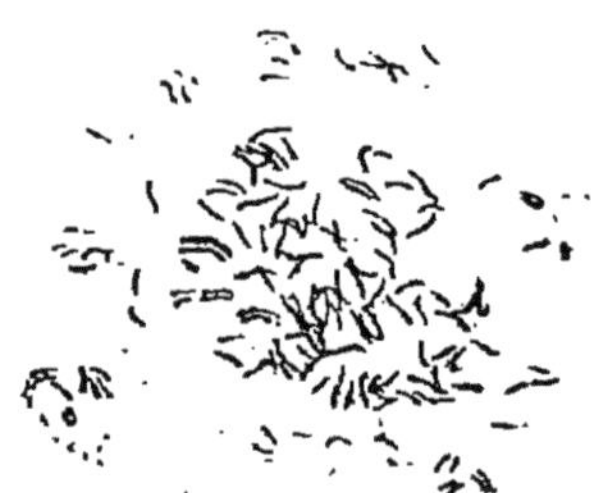

Fig. 90. — Cellule géante avec ses bacilles.

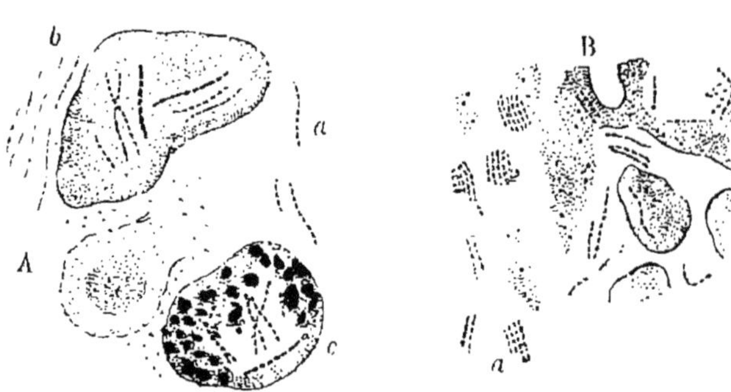

Fig. 91. — Bacilles de la tuberculose observés dans les crachats.

e plus grand nombre d'entre eux est libre dans le liquide, mais quelques-uns sont contenus dans les cellules lymphatiques ou même dans les grandes cellules ; a. La cellule c contient du pigment noir.

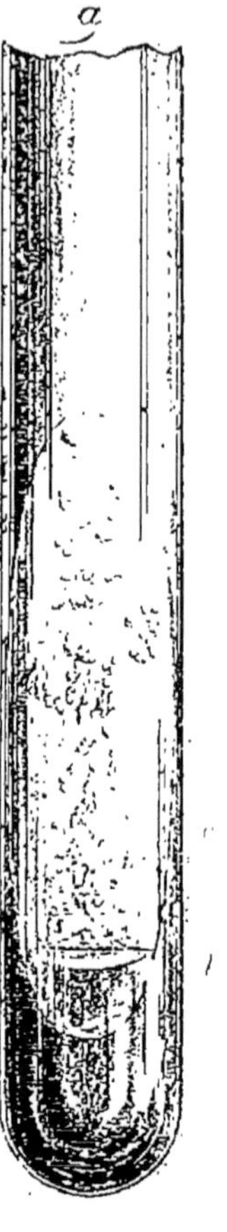

Fig. 92. — Culture du bacille de la tuberculose datant de quinze jours sur du sérum de bœuf gélatinisé.

c, culture en petits grains et pellicules jaunâtres ; l, liquide clair au fond du tube.

près deux à trois semaines sous la forme de petits grains ransparents et de pellicules desséchées. Leurs colonies pparaissent plus tôt et sont beaucoup plus prospères sur 'agar glycériné (Nocard et Roux). Ils se colorent plus ifficilement que les autres bactéries, mais résistent plus nergiquement à la décoloration.

Bacilles de la syphilis (Lustgarten). — Voyez Syphilis.

Bacilles du smegma preputialis (Alvarez et Tavel). Voyez Syphilis.

Parmi les bacilles, il en est qui affectent plus spécialement la forme ourbée des bacilles en virgule. Dans le cours de leur développement, ils evêtent la forme de spirales. Nous les groupons sous le nom de vibrions. ;e sont les suivants :

GENRE VIBRIO. — *Vibrio rugula.* — On le trouve dans les infusions de substances végétales sous forme de petits bâtonnets incurvés qui, à un moment donné de leur développement, sont constitués par des zoospores ciliés. Ils s'allongent en donnant des filaments courbés en spirales. Il est possible qu'ils produisent un ferment qui dissout la cellulose. Ils renferment des spores. On les rencontre dans le mucus buccal et dans les selles. Ils ont en longueur 6 à 16 μ, en épaisseur 0 μ,2 à 0 μ,5; ils offrent

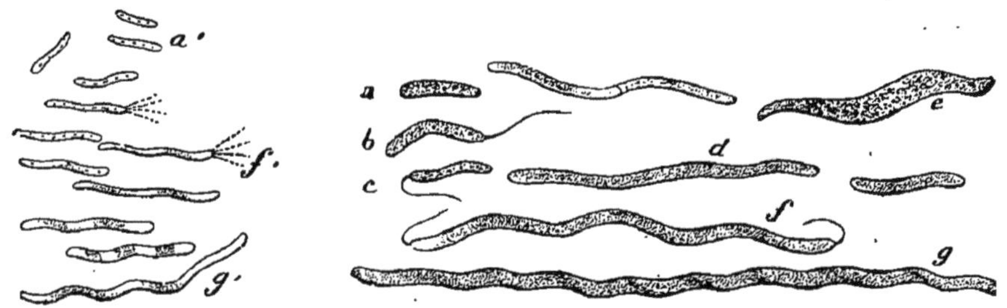

FIG. 93. — Vibrio rugula (d'après Warming).

des spores à l'une de leurs extrémités qui est gonflée en battant de cloche, (fig. 93 et 94). Vignal les a cultivés sur la gélatine où ils forment une tache blanc jaunâtre sphérique en quarante-huit heures; vers le troisième jour, la sphère primitive est entourée par une seconde sphère de gélatine ramollie blanchâtre. Sur les tubes ensemencés par piqûre, la gélatine est ramollie en entonnoir au fond duquel se trouve un léger précipité blanc. Sur la

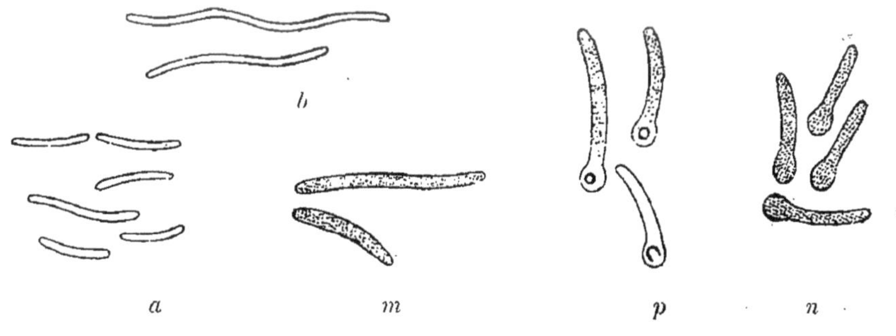

FIG. 94. — Vibrio rugula.

a, bâtonnets; *b*, filaments; *m*, bâtonnets gros et granuleux; *n*, les mêmes se préparant à la formation des spores; *p*, bâtonnets contenant chacun une spore (d'après Zopf).

gélose, il donne un voile blanc légèrement plissé. Sur la purée de pomme de terre, il donne une couche blanche ridée qui devient un peu jaune en vieillissant. Il peut se cultiver dans le vide.

Vibrions de la carie dentaire. — Miller a trouvé dans la carie dentaire des vibrions qui ressemblent beaucoup aux bacilles de Koch, mais qu'on ne peut pas cultiver sur la gélatine.

Miller et Babes ont vu *dans la bouche* un vibrion rare qui liquéfie la gélatine plus vite que le bacille en virgule de Koch, auquel il ressemble beaucoup. Il est aussi très rapproché du suivant.

Bacille de Finckler et Prior. — Ces auteurs ont trouvé, dans la diarrhée du choléra nostras, un vibrion un peu plus gros que le bacille de Koch qui se développe plus rapidement et liquéfie plus vite la gélatine. (V. Choléra.)

Le *bacille de Denecke,* qui se trouve dans le fromage en fermentation, ressemble beaucoup aussi à celui de Koch. Il liquéfie aussi plus rapidement la gélatine.

Nous avons cultivé et nous mentionnons ici un vibrion de l'eau qui est le suivant :

Vibrio brunea umbilicata (Babes). — *Vibrion de l'eau ressemblant à celui du choléra.* Il forme des colonies de couleur jaune brunâtre, fortement déprimées à leur centre. La culture obtenue par piqûre dans un tube de gélatine ressemble beaucoup à celle du choléra, mais elle se développe plus lentement. On y voit dès le début une pellicule blanchâtre à la surface de la partie liquéfiée qui reste toujours claire. Sur l'agar-agar ce microbe donne une culture blanchâtre, fortement plissée, tandis que

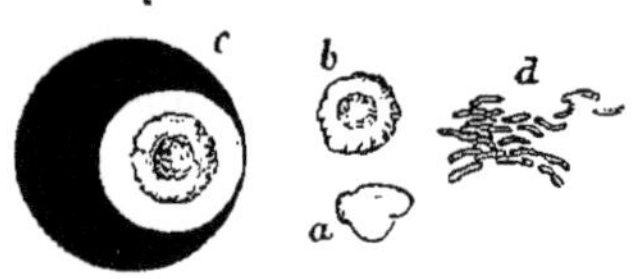

Fig. 95. — Vibrio brunea umbilicata ressemblant à celui du choléra. (Grossissement de 800 diamètres).

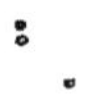

Fig. 96. — Vibrio disciformis (grossissement de 1 500 diamètres, montrant des grains colorés en violet par le bleu de Löffler.

la culture du choléra offre une couche lisse. Sur la pomme de terre on observe une couche mince, brune, brillante, plissée. Les bacilles eux-mêmes, un peu courbés, à peine mobiles et disposés en paquets, sont plus minces que ceux du choléra (fig. 95). Ils résistent à l'ébullition.

Vibrions du choléra (Koch). (Voyez le chapitre Choléra.)

Vibrions du choléra des oiseaux (Gamaleia).

Vibrio coprogenus viridis. — *Vibrions trouvés dans les selles diarrhéiques* (Babes, *Archives roumaines*, 1887).

Il existe souvent dans les selles et dans la diarrhée un bacille courbé, ayant de 5 à 7 μ, plus long que celui du choléra. Il forme parfois des filaments courbés. Il est mobile mais a des mouvements plus lents que celui du choléra. Il se développe plus rapidement sur la gélatine. Après vingt-quatre heures, sa culture ressemble aux plaques du choléra, mais sa périphérie est plus régulière et plus transparente, de coloration teintée en vert. Elle présente des prolongements périphériques un peu radiés. La liquéfaction s'étend très vite et la partie liquéfiée prend une teinte verdâtre. Sur l'agar-agar, elle forme une couche un peu saillante, transparente, mais vingt-quatre heures après l'agar prend une coloration verdâtre.

Sur la pomme de terre, on obtient une couche jaunâtre, épaisse, brillante, qui devient foncée au bout de deux ou trois jours.

Par l'inoculation sous la peau de la souris et du cobaye, on détermine une maladie mortelle avec une seringue entière pour le cobaye, une demi-seringue pour la souris. Une petite dose ne donne pas de maladie.

Vibrio disciformis non liquefians. — Babes a cultivé sur la substance cérébrale impure d'un lapin mort de la rage des vibrions qui forment sur l'agar-agar des disques plats, arrondis, blancs, isolés les uns des autres, consistants, un peu transparents, qu'on peut enlever en totalité. Les colonies poussent aussi à la surface et dans la profondeur de la gélatine qui reste solide, moins bien sur la pomme de terre où elles forment une couche transparente. Les spirilles présentent deux ou trois courbures; elles ont une épaisseur de 0 μ,4 en leur milieu qui est un peu renflé, tandis que leurs extrémités sont amincies. Dans la gélatine elles sont un peu plus courtes. Elles sont mobiles. En les colorant au bleu de méthylène, on voit en leur milieu un ou deux grains arrondis qui ressemblent à des spores et présentent une teinte violacée (fig. 96).

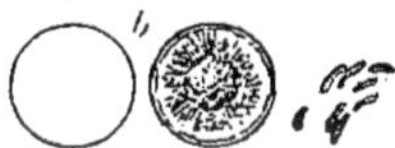

Fig. 97. — Vibrion *b* des selles.

b. Vibrio coprogenes non liquefaciens (Babes). — Ce sont des bacilles dont la culture sur une plaque de gélatine ressemble d'abord à celle du choléra, mais sans liquéfier la gélatine. Les bacilles sont moins courbés et de la même grandeur que ceux du choléra (fig. 97). On les trouve dans les selles.

QUATRIÈME GROUPE. — SPIROBACTÉRIES.

Premier genre. Spirilles. — *Spirillum serpens* (vibrio). — Sa longueur est de 11 à 20 μ; il est souvent en amas; il se meut très rapidement. On le trouve dans les eaux stagnantes (fig. 98).

Le *Spirillum undula* d'une épaisseur de 1 à 1μ,4, de 8 à 12 μ de longueur,

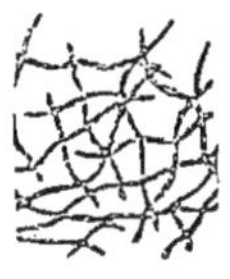

Fig. 98.— Vibrio serpens formant un feutrage.

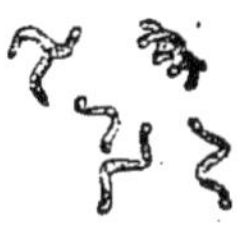

Fig. 99. Spirillum undula (d'après Cohn).

ne possède qu'une à trois courbures. Il est muni de cils très visibles (fig. 99).

Le *Spirillum tenue*, composé de filaments très minces, offre de 2 à 5 courbures. Il se meut très rapidement.

Le *Spirillum volutans* est plus épais, de 1 à 2 μ de largeur, de 25 à 30 μ de longueur; il offre un contenu foncé et possède de longs cils.

Le *Spirillum sanguineum* mesure 3 μ et même plus en épaisseur. Il a leux courbures ou deux coubures et demie. Il porte des grains rouges lans son intérieur. Il s'observe dans les eaux stagnantes et en putré-'action.

Nous avons trouvé dans le mucus intestinal du cobaye un vibrion de

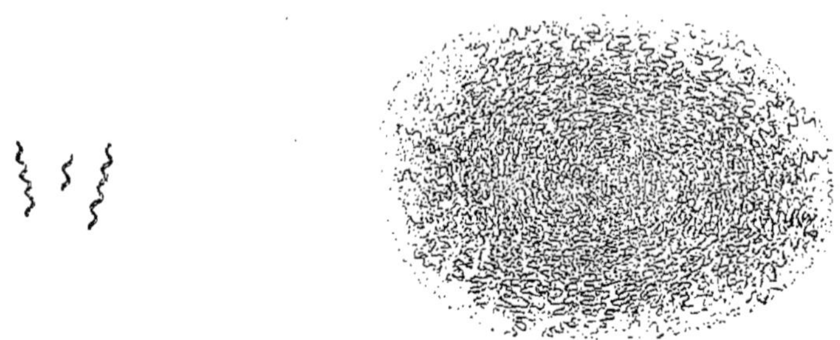

Fig. 100. — Spirillum tenue. Fig. 101. — Zooglœe du spirillun tenue (d'après Cohn).

10 μ de longueur, de 0 μ,8 d'épaisseur, aminci à ses extrémités, ayant la forme d'un S ou enroulé en cercle (fig. 102).

Spirillum rubrum. — Erwin Esmarch a obtenu des cultures pures d'une spirille (*Centralblatt f. Bacteriologie*, 1887, n° 8).

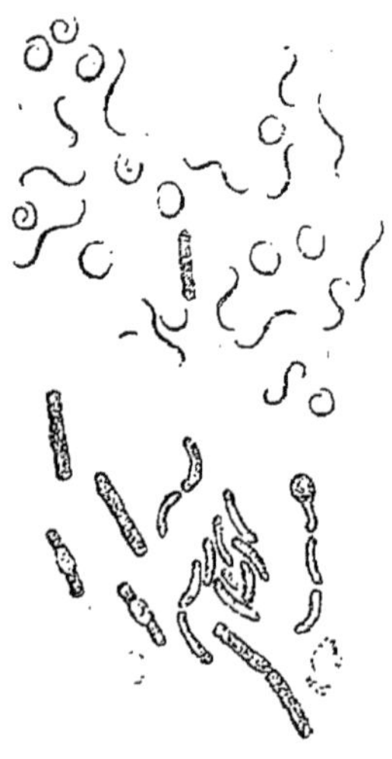

Fig. 102.

, vibrions observés dans l'intestin d'un homme mort du choléra nostras; *c*, spirilles de l'intestin du cobaye à l'état normal.

Dans les organes d'une souris putréfiée, on trouva, trois mois après le début de la putréfaction, à la place des organes internes, une masse cassante, sèche, rougeâtre. Une culture plate en a été faite d'après le procédé d'enroulement de la gélatine dans un tube. Il vint toute espèce de colonies. Quinze jours après l'ensemencement, il se développa de nouvelles colonies, d'abord grises, puis rouges, qui poussaient lentement, en quatre semaines. C'était des colonies de spirilles courtes développées à la température de 37°. Ces spirilles ont une longueur variable; elles sont quelquefois très longues, deux fois plus épaisses que les vibrions du choléra, à mouvements rapides, mais plus lents quand les spirilles sont longues. Elles vivent très bien à la température très basse, sur la glace. Elles meurent à 42°.

Elles se colorent bien avec les couleurs d'aniline.

La couleur rouge se développe dans la profondeur de la gélatine et non à sa surface.

En examinant le développement de ses spirilles, Esmarch vit que les plus longues se divisent en segments plus courts. Ces derniers croissent en s'allongeant les uns près des autres en sorte qu'ils forment des faisceaux épais.

Dans la gélatine on ne trouve pas des faisceaux très longs.

Par l'examen des cultures, on voit dans les spirilles des grains ronds

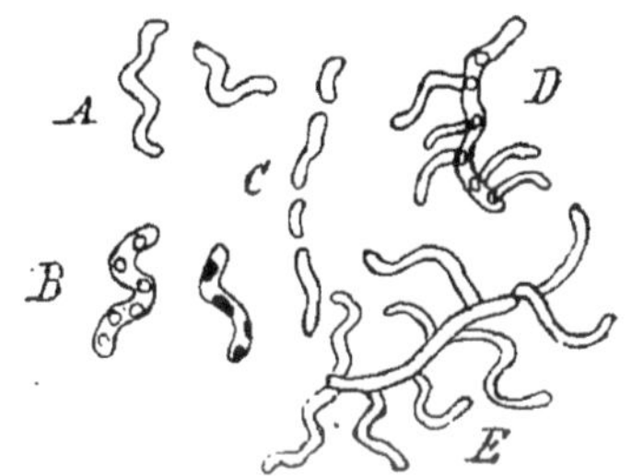

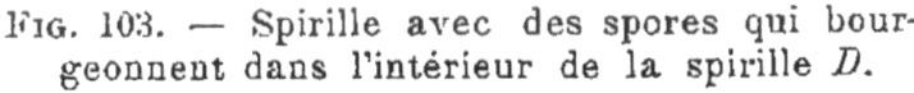

Fig. 103. — Spirille avec des spores qui bourgeonnent dans l'intérieur de la spirille *D*.

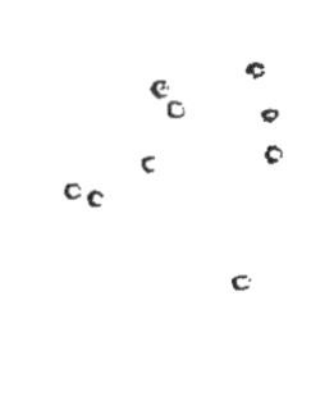

Fig. 104. — Spirille de l'air (grossissement 1500, bleu de Löffler). Formation deglobules rougeâtres. (Noyaux ?)

qui ne se colorent pas par les méthodes employées pour la coloration des spores et qui sont brillants. Esmarch croit néanmoins que ce sont des spores car on peut dessécher les spirilles et les faire germer après la dessiccation.

Sorokin (*Centralbl. f. Bacteriologie*, I. 16, 1887) décrit une forme de spirilles trouvées dans l'excavation du tronc d'un peuplier et dont la sporulation est différente de celle des autres bactéries. A côté de spirilles très mobiles A, il en est d'immobiles B qui renferment des spores, et d'autres qui montrent des divisions en bâtonnets courbes en même temps qu'un gonflement C; on constate que les spores poussent, bourgeonnent dans l'intérieur du corps de la spirille D. Il en naît de jeunes spirilles E qui se détachent plus tard (fig. 102).

Kitasato décrit une autre spirille trouvée dans le sang putréfié, le *spirillum concentricum*, qui forme sur la gélatine des plaques rondes concentriques blanches, comme une cocarde. Sur l'agar, on obtient une couche étendue, résistante. Le bouillon est troublé par cette spirille; elle se développe peu sur la pomme de terre; à la température de la chambre, elle croît mieux u'à celle du corps. Le microbe, un peu plus épais que ceux du choléra, vec plusieurs ondulations, terminé par des extrémités amincies, est très ıobile et non pathogène.

Spirilles de l'air (fig. 104). — Longues spirilles mobiles de 0 μ,8 de diamètre ui se développent sur le sérum de bœuf et sur la gélose sous forme de pe- tes colonies plates et transparentes. Sur le sérum de bœuf on constate es noyaux et des petites spores rondes.

Deuxième genre. Spirochætes. — Le *Spirochæte buccalis* ou *denticola*, de a longueur de 10 à 20 μ, de 0 μ,3 d'épaisseur, est aminci à ses extrémités.

On le trouve dans le tartre dentaire où il existe en quantité variable fig. 105).

Le *Spirochæte intestinalis* (Babes). — On observe parfois, dans le mucus liarrhéique de l'intestin surtout dans le choléra nostras, des spirochætes qui ressemblent au denticola, avec des courbures plus grandes et qui emblent plus épais. Ils sont amincis à leurs extrémités.

On n'a pas réussi à les cultiver.

Le *Spirochæte plicatilis* (fig. 106) offre des filaments très fins de la lon-

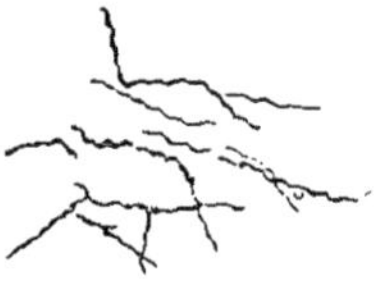

Fig. 105. — Spirochæte de la bouche.

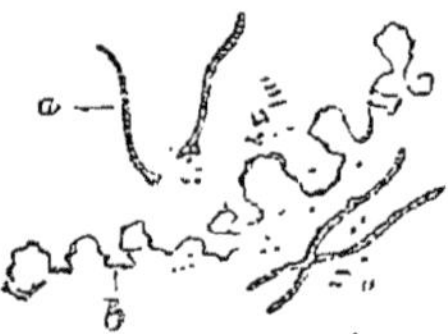

Fig. 106. — Spirochæte plicatilis (*b*) et vibrio rugula (d'après Flugge).

gueur de 110 à 120 μ, avec beaucoup de courbures, les unes grandes, les autres petites; il a des mouvements très rapides; ses extrémités sont mousses. Il vit dans les flaques d'eau stagnante.

Le *Spirochæte Obermeieri*. (Voyez le chapitre consacré à la fièvre récur- rente.)

En outre des espèces que nous venons de décrire et qui sont les bac- téries typiques, il y a des micro-organismes qui sont plus élevés dans la série et qui ne font pas aussi sûrement partie de notre sujet, les lepto- thrix, les streptothrix, etc.

Genre leptothrix. — Le *Leptothrix buccalis* (fig. 107) existe en grande quantité dans la bouche de l'homme et des carnivores. Il est formé de longs filaments et de bâtonnets courts. Ces divers aspects se montrent parfois sur le même filament. On peut constater une différence de structure entre la base et les filaments. Ils se colorent en bleu par l'iode. On a trouvé parfois ces organismes dans la gangrène du poumon. Il existe aussi un leptothrix dans le vagin. Si l'on inocule le leptothrix buccalis sur la muqueuse de la conjonctive, il fait naître la suppuration. La longueur et l'épaisseur des filaments des bacilles du leptothrix sont très variables.

Vignal paraît avoir cultivé le leptothrix buccalis. Sur les plaques de gélatine, on obtient vers le troisième ou le quatrième jour une excroissance ronde d'un blanc grisâtre. Vers le cinquième ou sixième jour, on voit autour de cette éminence un bord irrégulier assez large, à festons arrondis, faisant saillie sur la gélatine ; l'éminence centrale reste blanche, la bordure est grisâtre et demi-transparente. Dans les tubes de gélatine peptone inoculés par piqûre, au quatrième jour, la tête du clou a 5 à 6 milli-

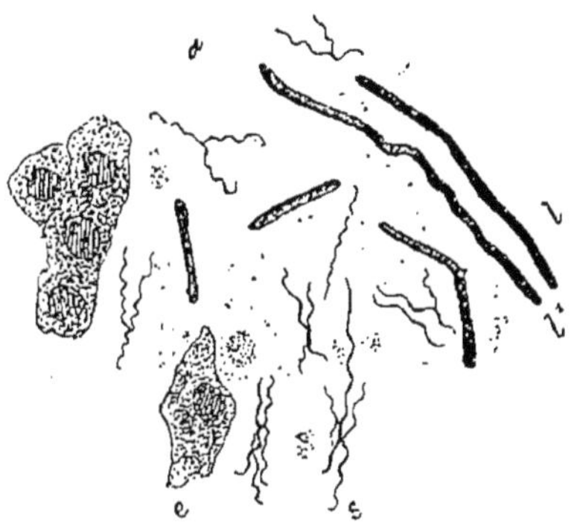

Fig. 107. — Bactéries de la bouche.

l, filaments du leptothrix ; *l'*, filament ondulé de leptothrix ; *r*, spirochæte salivaire ; *v*, spirochæte avec fausses ramifications ; *e*, épithélium buccal.

mètres de diamètre ; il existe au-dessous une cupule de gélatine liquéfiée transparente. La tige du clou est mince, quoique nettement visible. La gélatine continue ensuite à se ramollir lentement et reste claire. Le micro-organisme forme deux membranes blanc bleuâtre, une à la surface et l'autre sur la gélatine non ramollie.

Sur l'agar-agar le leptothrix forme une couche légèrement plissée et d'un blanc transparent, plus tard elle devient d'un jaune transparent et

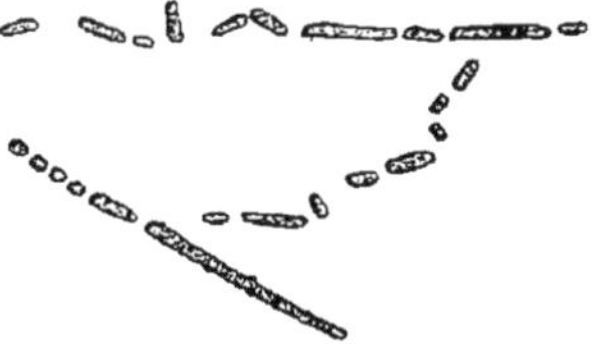

Fig. 108. — B, Leptothrix de la carie des dents avec ses différentes formes de cocci, bacilles et filaments.

prend un aspect sec. Il donne sur le sérum sanguin, qu'il ne liquéfie pas, une membrane blanche, plissée ; sur la pomme de terre, il forme une tache blanc sale, plate, qui s'étend rapidement, en vingt-quatre heures, la périphérie restant plus blanche que le centre.

Comme M. Koch et nous-mêmes, avons échoué en essayant de cultiver le leptothrix buccalis sur la gélatine, il nous reste encore un certain doute sur les résultats obtenus par Vignal.

Genre beggiatoa. — Les beggiatoa sont constitués par de longs filaments plus longs et plus épais que les leptothrix, courbés, situés dans une substance gélatineuse. On les trouve partout où il y a de la putréfaction, dans les cloaques et dans les eaux sulfureuses. Ils forment à la surface de grandes membranes blanches comme la craie ou gélatineuses. On peut les cultiver dans l'infusion des algues. Ils sont caractérisés par ce fait que leur base est tout à fait différente de leurs extrémités. Le filament est cloisonné à la base tandis que l'extrémité plus épaisse renferme des grains de soufre et des cocci qui se développent à l'intérieur des cellules. Il en existe différentes espèces dont aucune n'est pathogène.

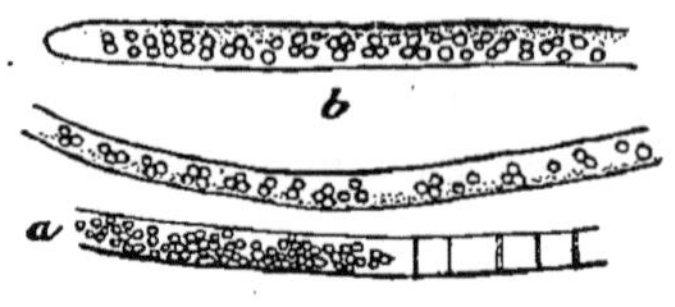

FIG. 109. — Beggiatoa alba (Warming).

STREPTOTHRIX. — Le *Streptothrix Forsteri* forme des concrétions dans les

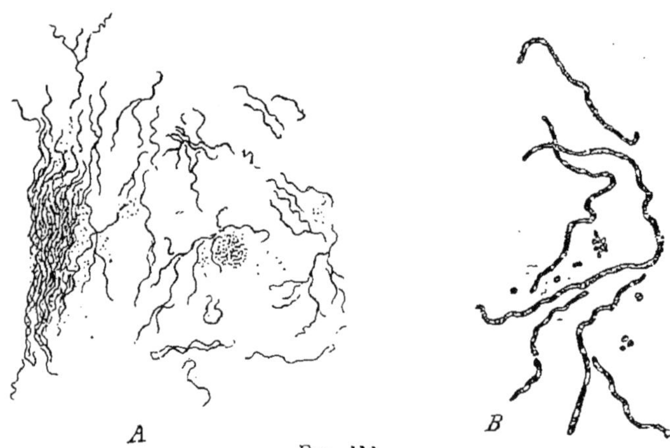

FIG. 110.

A. streptothrix Forsteri, en partie isolé, en partie en faisceaux ondulés, en partie avec de fausses ramifications. On voit des microbes entre les spirales (600 diamètres) ; B streptothrix Forsteri, vu à un plus fort grossissement, avec des parties moins colorées qui correspondent à des divisions.

conduits lacrymaux. (Voyez le chapitre qui lui est consacré.) Il est courbé en forme de spirales et ressemble comme épaisseur et souvent comme longueur aux spirochætes de la bouche ; il présente de fausses ramifications.

L'actinomyces hominis et bovis, caractérisé par des amas composés d'un mycélium ramifié central, et de crosses hyalines à la périphérie des colonies, appartient probablement aux cladothricées. (Voir le chapitre consacré à l'actinomycose.)

MONADES. — Il existe des êtres plus grands que les bactéries, souvent munis de cils, qui sont placés par Ehrenberg dans les monades. Nous représentons ici deux de ces espèces, le monas de Warming (fig. 111) et l'*ophidomonas sanguinea* de Ehrenberg (fig. 112). Ce dernier paraît très rapproché du *spirillum volutans*. Il semble que les monades forment un intermédiaire entre certaines bactéries munies de cils et les infusoires les plus simples.

Koch a trouvé dans le sang des hamsters des corps granulés, fusiformes, qui présentaient un cil à leur extrémité et mesuraient jusqu'à 20 μ de longueur.

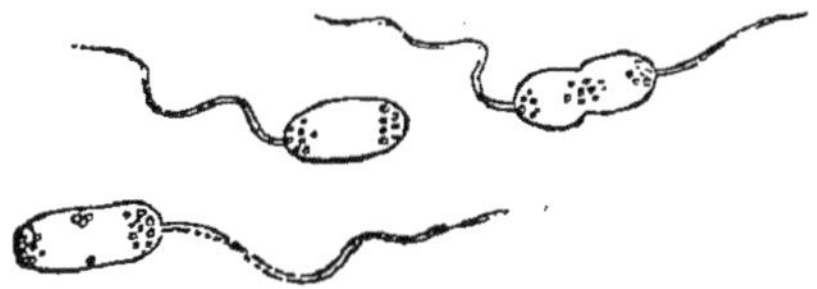

Fig. 111. — Monas Warmingi (Cohn).

Babes a trouvé dans plusieurs cas de fièvre jaune, dans la vessie, entre les cellules épithéliales, des corps ovoïdes de 3 à 5 μ pyriformes, avec des vacuoles dans leur intérieur.

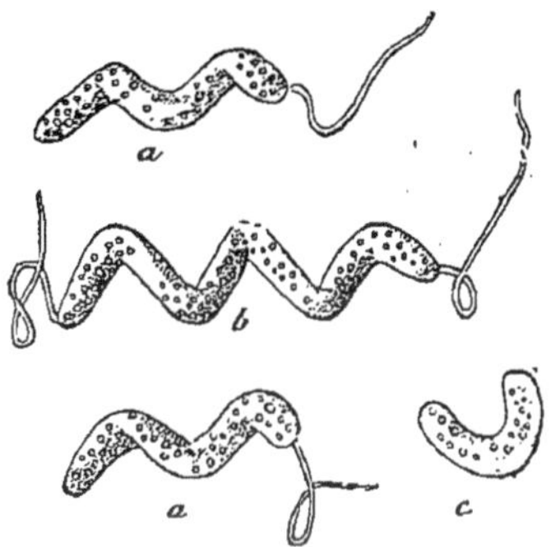

Fig. 112. — Ophidomonas sanguinea (Ehrenberg).

a, a, corps colorés en rouge.

Dans un fait de fièvre typhoïde bilieuse, les ganglions du mésentère étaient remplis de corpuscules ovoïdes et bruns en forme de grains de citron, se colorant bien avec l'aniline et de la grandeur de 2 à 3 μ.

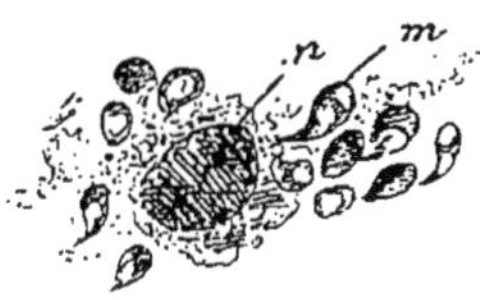

Fig. 113. — Corps ovoïdes trouvés dans la vessie, dans un cas de fièvre jaune.

Les *amibes* qu'on trouve dans certains cas de *dysentérie* (Koch), les *plasmodies* trouvées dans le sang dans la *malaria* (Laveran), et les formations appartenant aux *sporozoaires* qu'on trouve dans les produits pathologiques de la *variole*, du *vaccin*, de la varicelle de l'*herpes zoster*, etc., seront décrits dans les chapitres consacrés à ces maladies.

Le micrococcus ovatus (nosema bombycis). — Voyez les maladies des vers à soie.

CHAPITRE VI

LES MICROBES DE L'AIR, DE L'EAU ET DU SOL

Nous avons déjà indiqué, de la page 19 à la page 25, les données générales sur les microbes de l'air, de l'eau et du sol; ces faits appartiennent déjà à l'historique de la bactériologie. Dans le chapitre précédent, consacré à la description des espèces, nous avons donné les caractères tirés de la morphologie, des cultures et de l'action, pathogène ou non, de la plupart des microbes qui existent dans les milieux qui nous entourent. Mais il est nécessaire de revenir sur ces données, et de les réunir dans un exposé synthétique.

Air. — Nous avons vu que les microbes de l'air sont extrêmement nombreux et qu'ils sont très variables en nombre, suivant le point où on les recueille.

Il est de la plus haute importance de bien connaître les bactéries de l'air que nous respirons, de celui qui se trouve dans nos appartements et qui détermine la putréfaction et les fermentations. Aussi devons-nous consacrer un chapitre spécial aux méthodes employées pour recueillir l'air, l'analyser au point de vue bactériologique, et indiquer les bactéries pathogènes qui s'y trouvent.

Nous avons déjà indiqué quelques-unes des méthodes de Pasteur. Dans son mémoire « sur les corpuscules organisés qui existent dans l'atmosphère[1] », il faisait passer, à l'aide d'un aspirateur, de l'air à travers des bourres de coton nitrique. Celles-ci étaient dissoutes dans un mélange d'alcool et d'éther et donnaient un collodion laissant déposer par décantation les poussières arrêtées au passage. On y trouvait au microcospe des spores de champignons. En mettant ces bourres dans un bouillon nutritif, Pasteur y constata le développement de bactéries et de moisissures. Nous avons indiqué aussi le procédé de Pasteur qui consiste à recevoir dans des ballons stérilisés un volume d'air déterminé. La méthode de Miquel consiste

1. *Annales de chimie et de physique*, t. LXIV, 1862, et *Comptes rendus*, 1863.

à faire barboter une quantité donnée d'air dans une trentaine de ballons à deux tubulures contenant un bouillon de culture. Dans certains de ces bal lons, la culture reste stérile, tandis que dans d'autres le bouillon se trouble Miquel suppose que le nombre des germes correspond au nombre d(ballons qui ont donné lieu à une culture. Cette méthode a l'inconvénien de nécessiter un gros matériel, et de plus on ne peut pas dire que la cultur(d'un ballon ne correspond qu'à un germe, car le plus souvent ceux-ci son groupés et une seule colonie provient alors de plusieurs germes.

Nous avons vu que Koch a employé les milieux nutritifs solides pour cultiver les bactéries de l'air. Sa méthode a été perfectionnée par Hesse.

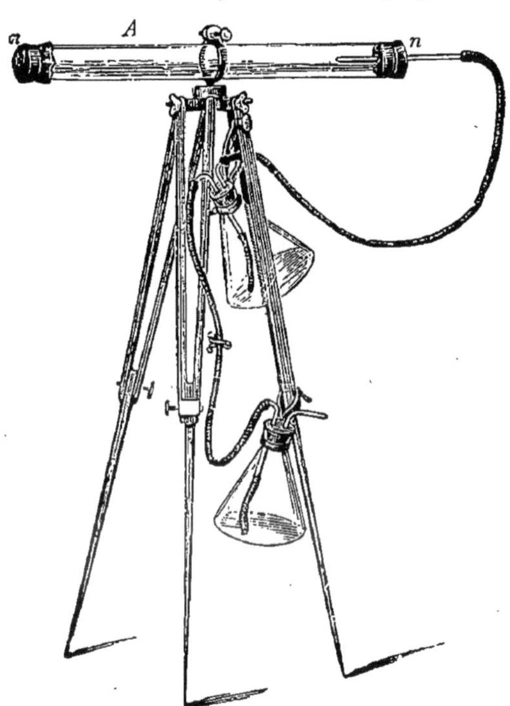

Fig. 114. — Appareil de Hesse pour compter et cultiver les germes de l'air.

a, membrane de caoutchouc fermant l'une des extrémités du tube *A* qui contient la gélatine; *a*, tube de verre servant à l'aspiration de l'air.

Le Dr Hesse (*Mitth. d. k. Gesundheitsamtes*, t. II, 1884) s'est servi, pour compter le nombre des germes fécondants qui se trouvent dans une quantité déterminée d'air, d'un appareil fondé sur l'observation de Koch. Il a pris un tube de verre de 50 centimètres à 1 mètre de long, de 4 à 5 centimètres de diamètre, fermé à l'une des extrémités par deux membranes de caoutchouc, l'une pleine et l'autre perforée. Ce tube communique par l'autre extrémité avec un tube en verre, par où se fait l'aspiration de l'air. Le grand tube, disposé horizontalement sur un trépied, contient une certaine quantité de gélatine peptone dont la surface de niveau est au-dessous du trou pratiqué dans la plaque de caoutchouc par où se fait l'appel. Tout l'appareil ayant été stérilisé par la vapeur d'eau à 100°, on le dispose dans l'atmosphère à étudier; on enlève la plaque de caoutchouc qui le ferme et l'on fait passer sur la gélatine une quantité d'air déterminée. Les germes tombent sur la gélatine. L'entrée de l'air se faisant lentement, la première moitié du tube est seule fécondée, ce qui prouve que tous les germes sont bien tombés sur la gélatine. On a étudié de cette façon la richesse en microbes de l'air d'un certain nombre de milieux. Par exemple, en faisant passer sur la gélatine 25 litres d'air pris sur une place publique de Berlin, l'opération ayant duré six heures, il se développa seulement 3 colonies de bactéries et 16 de champignons. Par contre, 2 litres de l'air ıne école au moment de la sortie des écoliers ont donné lieu à la germi-tion sur la gélatine de 36 colonies de bactéries et de 33 colonies de ampignons.

Gautier a employé un tube rempli de sulfate de soude desséché, pul-risé et stérilisé à travers lequel il aspire une quantité d'air. On met en-ite le contenu de ce tube dans un bouillon de culture.

La méthode de Frankland et celle de Pétri reposent r le même principe. Pétri se sert, pour filtrer l'air, un sable stérilisé par le chauffage au rouge et dont les ains sont de 0 μ, 05 à 0 μ, 25. On prend un tube en verre fig. 115, au milieu duquel on place d'abord deux disques : fils de fer treillagé de 1^{cm},5 à 1^{cm},8 de largeur b^1, b^2. ι longueur du tube et de 8 à 9 centimètres. On introduit ır chaque extrémité du tube le sable stérilisé. On ferme s deux bouts du tube avec des godets de fil de fer et ıfin on bouche à la ouate et on stérilise de nouveau tout ıppareil. Pour s'en servir on enlève les deux bouchons : ouate; on applique, à l'une des extrémités du tube, ı tube de verre qui lui est uni par une virole de caout-ıouc et un tube de plomb assez fort g, h, en communica-ɔn avec une pompe. L'autre extrémité du tube contenant : sable communique avec l'air. On mesure par un comp-ur spécial la quantité d'air qui passe, 10 litres par exem-.e, en une ou deux minutes. Le sable chargé de germes ;t ensemencé le plus tôt possible dans les milieux nu-itifs. On se sert pour cet ensemencement de cristalli-ɔirs plats contenant de la gélatine. Suivant la richesse ı germes de l'air examiné et suivant ce qu'on cherche, n distribue le sable dans plusieurs cristallisoirs où l'on ıet ensuite la gélatine liquéfiée que l'on mêle bien avec : sable.

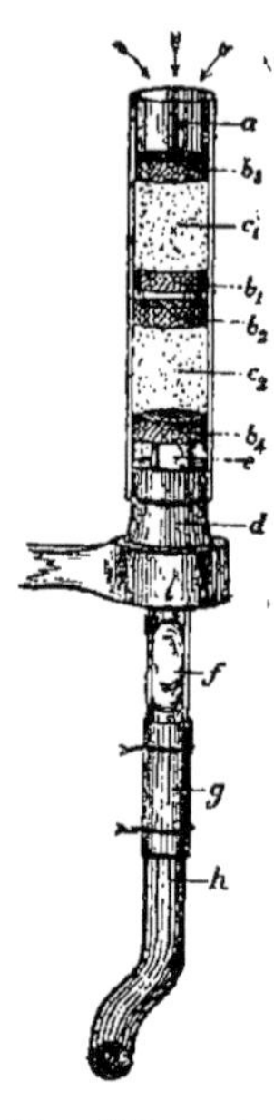

FIG. 115. — Appareil de Pétri pour l'analyse bactériologique de l'air.

L'air pénètre suivant la direction des flèches en a; c^1, c^2, sable fin; b^1, b^2, b^3, b^4, disques treillagés de fil de fer; f, ouate; g, h, tube qui conduit l'air à une pompe.

Le bouchon de sable inférieur ne contient pas de bac-ıries et on l'ensemence pour servir de contrôle.

Si parallèlement à cette méthode on laisse simplement ɜs plaques de gélatine à l'air pour les ensemencer, on ɔit qu'il y a réellement peu de germes.

La méthode de Pétri montre relativement beaucoup plus de spores de ıampignons que de bactéries ce qu'il explique par la légèreté des spores des :emiers.

Straus et Wurtz (*Annales de l'institut Pasteur*, avril 1888) emploient une .éthode qui consiste à faire barboter un volume d'air déterminé dans de . gélatine nutritive. Leur appareil (fig. 116) se compose d'un tube de verre A ʼec un fort renflement cylindrique à sa partie moyenne et mesurant 15 mil-mètres de diamètre à ses deux extrémités. Ce tube reçoit de la gélatine ıtritive. Au fond de ce tube plonge un second tube B, de petit calibre, ɔnt l'extrémité inférieure est finement effilée; à la partie supérieure, il ɔrte latéralement une tubulure de dégagement D, munie d'un étranglement pour maintenir des bourres de ouate. Pour se servir de l'appareil, on garn de ouate l'orifice supérieur du tube B ainsi que la tubulure de dégagement et on stérilise à la chaleur sèche. On retire le tube intérieur B, on vers dans le tube A, 10 centimètres cubes de bouillon gélatinisé à 10 p. 100; c ajoute une goutte d'huile stérilisée pour empêcher la gélatine de mouss pendant le barbotement. On stérilise de nouveau à l'autoclave à 115° pe dant un quart d'heure. Pour faire pénétrer l'air, on relie le tube D à u aspirateur; on enlève la ouate en *e*; on tient l'appareil à la main po maintenir la gélatine à l'état de fusion. On fait passer environ 50 litr d'air qui barbote en passant dans la gélatine. L'op ration terminée, on referme le tube *e* à la ouate; o souffle par la tubulure D de façon à faire remonter gélatine dans le tube A pour entraîner les germ qui ont pu se fixer sur sa paroi. On fait glisser av une aiguille de platine la bourre *g* dans la gélatir afin de recueillir les germes qui s'y sont fixés, pu on agite doucement la gélatine pour bien mélang les germes.

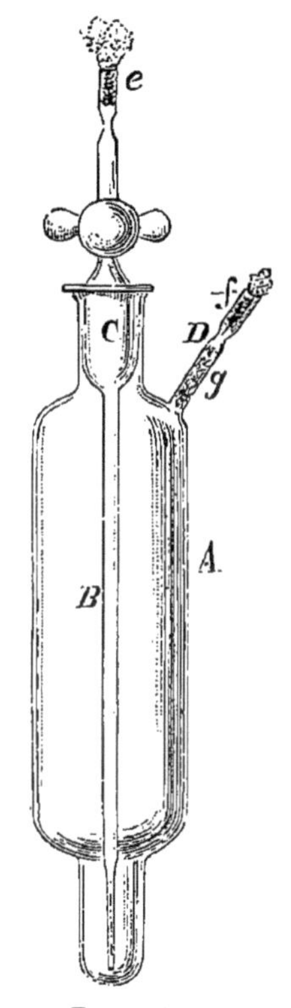

Fig. 116.
Appareil de Straus.

Cette gélatine est répartie en cinq plaques; o cultive et on compte les colonies, ou bien on répan la gélatine à la face interne du tube A en tenant c dernier horizontalement et en le faisant tourner so le jet d'un robinet d'eau froide.

Cette méthode de Straus et Wurtz, comparée dar son fonctionnement avec celle de Pétri, leur a to jours donné beaucoup plus de colonies que la méthod de Pétri.

Avec cet appareil, Straus a pu constater que l'a qui sort des poumons humains ne contient presqu point de germes, même lorsque la respiration s'e fectue dans des salles d'hôpital où l'air en referm une très grande quantité. Les fosses nasales, l bouche, le pharynx retiennent et fixent sur leur mu queuse humide la presque totalité des microbes, l'air expiré n'en contient pour ainsi dire plus. C résultat concorde avec ceux de Grancher, Charrin Karth, etc., qui n'ont pas rencontré de bacilles de Koch dans l'air expi par les phtisiques.

Ullmann a constaté que les salles de chirurgie et d'autopsie contienne presque constamment des staphylococci pathogènes.

L'air de nos cités renferme assez souvent des bactéries pathogènes, e particulier des staphylococci (C. Fränkel), le staphylococcus aureus, streptococcus pyogène. Ce dernier a été trouvé dans les salles de chirurg où il y avait des érysipèles (Eiselsberg et Emmerich, Babes). Il est probab qu'il avait été détaché de la peau avec des squames épidermiques.

Dans les maisons, les microbes se déposent avec la poussière sur to les objets, meubles, rideaux, parquets, papiers de tenture, etc., de mên ls arrivent sur nos vêtements, sur les doigts, au rebord des ongles, etc. st nécessaire de prendre tous les soins de propreté nécessaires pour débarrasser, surtout lorsque des individus atteints de maladies contaises ont séjourné dans un appartement. Babes a constaté des microbes choléra sur le plancher d'une chambre et sur les linges dans une son où il y avait eu des cholériques.

Pour détruire les bactéries des appartements, Koch et Wolffhügel *th. aus d. k. Ges.* t. I), Pasteur et Beaumetz, Fischer et Proskauer *th.* t. II), ont essayé et proposé divers désinfectants : acide sulfureux, le phénique, chlore, etc., soit sous forme de gaz ou de vapeur, soit de ay. Dernièrement Guttmann et Merke (*Virchow's Archiv*, t. CVII, 3) ont lié sur ce sujet un travail d'où ils concluent que le meilleur moyen de infecter les murs et les papiers est de les couvrir avec du sublimé à 1 r 1000, à l'aide d'un pulvérisateur. Pour donner une idée du nombre bactéries qui existent sur les parois des appartements, nous citerons les ffres suivants empruntés à Esmarch (*Zeitsch. f. Hygiene* t. III, 1887) :

25 cent. carrés de papier velouté d'une :hambre, il y avait.	14	bactéries et	31	moisissures.
ıs une autre chambre.	145	—	8	—
un papier lisse.	2	—	26	—
le mur d'une cuisine.	37	—	34	—
le mur d'un water-closet peint à l'huile. .	4	—	9	—
le papier d'une chambre à coucher. . . .	43	—	3	—

Les papiers récemment posés présentent moins de bactéries; les papiers outés en retiennent plus que les lisses; la peinture à l'huile qui peut se er est, à ce point de vue, préférable au papier. Les parties les plus tes d'une pièce contiennent moins de bactéries que les parties basses. près ces recherches on peut dire que les murs d'une chambre de dimenıs moyennes renferment un million de bactéries. Pour les désinfecter, outre du spray de sublimé préconisé plus haut, on peut se servir avaneusement de mie de pain avec laquelle on frotte le mur. On coupe une ıche de gros pain, on se sert de la croûte comme du dos d'une brosse ›n frotte soigneusement le mur avec la mie. Les fragments de pain qui servi à cet usage sont brûlés.

Bactéries de l'eau. — Nous avons vu précédemment que Pasteur et bert ont constaté que l'eau de source prise au point où elle émerge du est, d'une façon générale, pure de bactéries. Ces faits sont d'accord c ce que nous savons sur la pureté des roches composant le sous-sol de orce terrestre.

Toutes les eaux de source ne sont pas cependant infertiles ; elles doit l'absence des germes à la filtration parfaite qu'elles ont subie à tras les couches du sol dont les fines mailles retiennent par adhérence s les microbes.

On comprendra que la nature du terrain traversé par l'eau et la prodeur d'émergence de la source influent nécessairement sur la présence l'absence des bactéries.

Les eaux prises dans la vallée de la Vanne, à 170 kilomètres de Par sont d'une limpidité parfaite. La plupart des sources captées sont presq absolument dénuées de germes ; mais il en est quelques-unes, très li pides comme les autres, ou Duclaux a trouvé jusqu'à 60 000 germes par ce timètre cube. Le mélange de toutes ces eaux, lorsqu'il débouche dans l réservoirs de la ville, contient rarement plus de 100 germes vivants p centimètre cube.

En revanche, les eaux de pluie, qui ont opéré l'épuration de l'atm sphère, sont toujours très chargées de microbes; elles sont toutefois infir ment plus pures que les eaux de rivière.

D'après Miquel, l'eau de Seine, puisée à Bercy contient 4 800 000 n crobes par litre, et la même quantité, prise à Asnières, 12 800 000. Un lit d'eau d'égout en renfermerait 80 000 000. Ces recherches sur la numérati des bactéries semblaient avoir une grande importance au début de n connaissances en bactériologie. On sait aujourd'hui que le nombre des n crobes contenus dans une eau n'a pas une valeur pronostique décisive. (ne pourrait s'appuyer sur ce chiffre pour déclarer qu'une eau a prodi telle ou telle maladie, pas plus qu'on ne pourrait décréter qu'une forêt e plus dangereuse qu'une autre parce qu'elle contient plus de feuilles. C'e la qualité, c'est-à-dire la nature des microbes contenus dans une eau p table qui fait tout le danger. Ainsi, des eaux parfaitement limpides, pauvr en matière organique, peuvent renfermer pendant longtemps des microb du choléra ou de la fièvre typhoïde. Il faut dire cependant que les ea très chargées de germes et de matière organique doivent d'habitude cet qualité aux souillures qui proviennent de la proximité des habitations l'homme, et qu'à ce titre elles renferment souvent, à côté de beauco d'autres, des microbes pathogènes. Aussi ces eaux sont-elles toujours su pectes et doivent-elles être rejetées pour notre usage.

Les recherches de Pasteur et Joubert ne nous permettent pas de di qu'il existe des bactéries appartenant réellement à l'eau ; nous devons a mettre qu'elles ne s'y trouvent que provisoirement par suite de circo stances extérieures.

La fixation des espèces qui y habitent presque exclusivement suppos rait une connaissance très exacte de toutes les bactéries vivantes, et l' conçoit qu'une appréciation dans ce sens ne peut encore être formulée.

L'analyse attentive d'une eau ne donne de renseignements que sur cet eau prise en particulier, mais elle ne permet pas de juger quels doive être les microbes que l'on trouvera dans une autre eau potable qui se également bonne et inoffensive. C'est dire qu'il faut soumettre chaq échantillon d'eau à une étude particulière et s'attendre à trouver soit d micro-organismes connus, soit des microbes étrangers dont il restera déterminer les propriétés.

On ne peut donc aujourd'hui décrire toutes les bactéries de l'eau. Qu ques-unes cependant sont très connues des bactériologistes. Elles doive cette notoriété à ce qu'elles produisent des pigments verts, violets, roug et qu'on a eu la curiosité d'étudier leurs caractères. Les unes fluidifient gélatine, les autres n'amènent pas cette liquéfaction.

Les principales sont les suivantes :

1° *Le bacille violet* (voyez page 173).

2° *Le bacille rouge* (voyez page 147).

3° *Le bacille vert* (voyez page 174).

4° *Le vibrio brunea umbilicata* (voyez page 191).

Ces trois organismes ne produisent pas de couleur quand ils sont cul-rés dans le vide.

Parmi ceux qui ne fluidifient pas la gélatine, notons :

5° *Le bacille vert de l'eau* (voyez page 174).

6° *Le bacille fluorescent* (voyez page 174).

7° *Le bacille blanc* (voyez page 174).

8° *Le bacillus aquatilis viridis* (voyez page 173).

9° *Le bacille blanc saprogène.*

On pourrait décrire dans les eaux ordinaires bien d'autres espèces, vé-tables saprophytes sans caractère pathogène.

Une recherche fort intéressante serait celle qui nous ferait connaître les icrobes qui habitent volontiers dans les eaux minérales de température de constitution diverses.

Il paraît bien certain que les micro-organismes contenus dans l'eau uisée aux griffons de la grande grille, du puits Chomel, à Vichy, ne nt pas les mêmes que ceux qu'on trouve dans l'eau potable ordinaire.

Chantemesse a étudié quelques-uns de ces microbes dans notre labo-toire. Il a pu isoler dans l'eau du puits Chomel un microcoque qui avait ne grande puissance pour fluidifier le lait et le transformer en peptone. Il t possible que les effets thérapeutiques qui résultent de l'absorption eaux minérales pour la cure de la dyspepsie soient intimement unis à la ésence et à la vitalité des microbes contenus dans les eaux. On sait que s eaux minérales transportées loin de la source ne possèdent qu'impar-itement leurs propriétés.

Nos connaissances sur la nature et les propriétés des microbes qui ibitent les différentes eaux minérales sont très imparfaites ; il y aurait là atière à des recherches intéressantes.

Les travaux publiés jusqu'à ce jour ont abouti à ce résultat négatif, l'on ne peut, dans l'état actuel de la science, établir un rapport entre la mposition chimique de l'eau et la quantité des bactéries qui s'y trouvent. n peut dire aussi que les relations entre les éléments chimiques tenus dissolution et la nature des microbes renfermés dans l'eau sont igno-es jusqu'ici. D'après Bolton[1] il n'existe pas de rapport exact entre la

1. Meade Bolton a décrit six espèces de bactéries qui se multiplient dans l'eau, surtout les deux suivantes :

1° Un *micrococcus aquatilis* formant de petites colonies porcelainées saillantes r la gélatine. Ces colonies, vues à un faible grossissement, sont arrondies, mûri-mes, d'un jaune clair. A la surface, leur contour est rond et présente des stries yonnées comme les acini du foie.

2° Le *bacillus erythrosporus.*

Les autres bactéries se multiplient seulement si on en introduit beaucoup, qu'il gisse d'eau distillée ou d'eau de fontaine.

composition chimique de l'eau et la présence et le nombre des bactéri qu'elle contient. D'où la conclusion, si utile en hygiène, que l'analyse cl mique de l'eau offre des renseignements incomplets.

Comment se comportent, les unes vis-à-vis des autres, les bactéries q se trouvent dans l'eau habituellement ou par occasion? Y a-t-il lutte incompatibilité d'existence entre elles et dans quelles mesures s'exer cette rivalité?

Il y a peu de temps encore régnait un axiome qui affirmait que l'e ordinaire était un milieu antipathique aux microbes pathogènes.

Cette hypothèse a été démontrée fausse par des recherches récente Chantemesse et Widal, dans notre laboratoire, ont trouvé un bacille pr bablement identique au bacille typhique dans l'eau d'une borne-fontai alimentée par l'eau de Seine, et ils ont montré que la distribution d'e de rivière à Paris était toujours la cause d'une explosion d'épidém typhoïde. Ces observations sont confirmées par des expériences fait dans divers laboratoires[1].

Meade Bolton a constaté que les bactéries conservées dans l'eau à 2 augmentaient de nombre pendant quelques jours pour diminuer ensuit

Wolffhügel et Riedel ont démontré que, dans les eaux de toute prov nance, eaux de rivière, de source, etc., filtrées ou non filtrées à travers porcelaine, intactes ou mêlées à de l'eau distillée, les bactéries pathog nes les plus importantes, microbes de la fièvre typhoïde, du charbon, d choléra, subissaient une multiplication non douteuse.

Chantemesse et Widal ont ensemencé, avec le bacille typhique, c l'eau de l'Ourcq stérilisée et non stérilisée. Ils ont vu que dans la pre mière eau, au bout de trois mois, les microbes vivaient encore et donnaie des colonies plus vigoureuses et plus belles que si on les avait conservée dans le meilleur bouillon nutritif.

Dans l'eau de l'Ourcq non stérilisée, le bacille typhique persistait u peu moins longtemps.

En Angleterre, Frankland est arrivé aux mêmes résultats en expér mentant sur l'eau de source et sur l'eau de la Tamise. Il vit se développe rapidement le bacille pyocyanique de Gessard quand on l'ensemençait dan l'eau d'égout, dans l'eau distillée ou dans l'eau filtrée. Les eaux d'égou stérilisées offraient au vibrion du choléra un terrain de culture excellen

La multiplication des bactéries dans l'eau dépend beaucoup de la températur A la température de 6° leur multiplication est déjà très grande.

Les bactéries sont toujours plus nombreuses dans les premiers jets de la pomp ou quand on se sert d'eau qui a séjourné dans un puits ou dans un réservoir, qu lorsqu'on a pompé et fait couler l'eau un certain temps.

D'après Meade Bolton les bactéries pathogènes ne se multiplient pas dans l'ea à moins qu'on n'introduise avec elles une quantité notable de substance nutritive.

1. Chantemesse et Widal, *Recherches sur le bacille typhique et l'étiologie de l fièvre typhoïde.* (*Arch. de physiol.*, avril 1887.) — Meade Bolton, *Ueber das Verhalte verschiedener Bacterien im Trinkwasser.* (*Zeitschrift für Hygiene,* Bd. I, 1886.) - Frankland, *On the multiplication of micro-organismes.* (*Proceedings of the roya Society,* London, 1886.) — Kraus, *Archiv für Hygiene,* Band XII, 1887, Heft 2. - Wolffhügel et Riedel : *Arbeiten aus d. k. Ges. zu Berlin,* Bd. 1, p. 455.

‹raus, de Munich, a repris ces différentes recherches, et les résultats es expériences ont été les suivants : La bactérie de la fièvre typhoïde, › du charbon, ensemencées dans l'eau des conduites de Munich, uentent de nombre très rapidement ; en une semaine, elles peuvent ndre un chiffre qui est de cinq fois à cinquante fois supérieur à celui lles présentaient le premier jour.

‚es microbes contenus dans l'eau de source stérilisée et dans l'eau llée, y vivent pendant un temps plus ou moins long, suivant les es- ›s ; beaucoup s'y multiplient et forment des spores. Les expériences de de Bolton, de Wolffhügel et Riedel, et celles plus étendues de Straus et arry[1] ont déterminé la persistance maximum de la vie d'une série pèces dans l'eau. Ainsi, d'après ces deux derniers auteurs, les bacilles ›harbon forment des spores dans l'eau distillée pure et s'y conservent › de 100 jours avec toutes leurs propriétés. Le bacille de la fièvre ıoïde est encore vivant après 30, 40, 69 et 81 jours ; celui du choléra, ›s un temps encore bien plus long (7 mois) ; celui de la tuberculose t vivant après 115 jours, mais il paraît s'atténuer dans l'eau (Chante- ıse et Widal). Les microcoques, pour lesquels on ne connaît pas de ıes durables, résistent moins au séjour dans l'eau (de 8 à 20 jours). La ıposition chimique des eaux ne paraît avoir aucune influence sur la ée de la vie des microbes pathogènes ; ils se conservent aussi bien dans ı chimiquement pure que dans une eau contenant des matières inorga- ıes et organiques.

)ans ces recherches, il faut éviter avec soin d'introduire dans l'eau, › les microbes, de la substance nutritive sur laquelle ils s'étaient déve- ›és, comme la gélatine nutritive. Il y a des espèces qui se multiplient s l'eau (Bolton) et d'autres qui disparaissent et ne peuvent y vivre.

‿a présence de bactéries très pathogènes, choléra, fièvre typhoïde, ıt été constatée, très rarement il est vrai, dans l'eau potable par Koch, rs et Michaël, Chantemesse et Widal, on s'est demandé si la glace faite › de l'eau contaminée pouvait renfermer des microbes pathogènes vi- ›s. La célèbre épidémie typhoïde d'Evesham [2], produite par l'absorp- . de glaces faites avec l'eau d'un puits infecté rendait cette hypothèse vraisemblable.

Chantemesse et Widal ont soumis, pendant plusieurs jours, à la con- .tion, de l'eau qui renfermait des bacilles typhiques, sans altérer en . la vitalité de ces organismes. C. Fränkel a montré d'autre part que la ·e dont on fait ordinairement usage renferme beaucoup de microbes pèces différentes[3]. D'où la nécessité de n'employer que la glace fabriquée › de l'eau distillée et pure de germes.

Prudden Mitchell[4] a repris ces recherches en ensemençant, avec diffé- ›s germes, de l'eau qu'il soumettait ensuite à la congélation. Il

. *Archives de médecine expérimentale*, n° 1, janvier 1889.
. Fosbroke, *Sanitary Record*, 1882.
. *Zeitschrift f. Hygiene*, 1886, 2e fasc.
. *The medical Record*, avril 1887.

conserva celle-ci pendant fort longtemps, jusqu'à 103 jours, à une tem rature variant entre — 1° et — 24°. Il vit que certaines espèces ne rés tent pas très longtemps à l'action d'un froid intense, mais que certai autres, et particulièrement des microbes pathogènes, possèdent une vital puissante. Au bout de 103 jours de congélation, le staphylococcus pyoge aureus et le bacille typhique vivaient encore.

Si les recherches des expérimentateurs précédents sont confirmées p d'autres travaux, on conçoit quelle importance elles peuvent acquérir point de vue de l'hygiène, à notre époque où l'usage de la glace, soit na relle, soit artificielle, mêlée aux boisons, tend de plus en plus à se r pandre. Le meilleur procédé pour avoir de la glace privée de bactér consiste à fabriquer en grand la glace, artificiellement, avec de l'eau qu' vient de distiller.

Nous n'avons jusqu'ici envisagé qu'une partie du problème lié à la pr sence, dans l'eau potable, des microbes indifférents ou pathogènes. Viva à côté des organismes aérobies dont nous avons parlé, il en est d'aut dont le nombre et la nature sont variables sans doute, mais dont l'imp tance n'est pas douteuse. Ce sont les microbes anaérobies.

Quels sont habituellement ces micro-organismes dans les eaux de sour plus ou moins pures et dans les eaux de rivière où les impuretés existe toujours et ne varient que dans leur dose?

La question est d'autant plus importante que la plupart des anaérobi sont ferments pour nos substances alimentaires et que beaucoup d'ent eux sont pathogènes.

On sait reconnaître cliniquement des maladies produites par l'absor tion d'une eau impure, mais l'analyse bactériologique des espèces suspect n'a pas été faite. Signalons toutefois que c'est dans l'eau de la Seine q M. Pasteur a trouvé le vibrion septique de la septicémie expérimenta aiguë (œdème malin de Koch).

Pour se mettre à l'abri des causes d'infection par l'eau et la dépouill des germes vivants, on a eu recours à différents systèmes de filtres.

La plupart clarifient l'eau sans l'épurer. D'autres sont faits de porc laines à mailles assez fines pour retenir les microbes, mais le manieme et le nettoyage de ces appareils demande une surveillance attentive.

Une notion plus utile et plus pratique due aux recherches de labor toire, nous a appris qu'il suffisait de faire bouillir pendant quelques m nutes une eau suspecte pour la dépouiller des microbes vivants path gènes avec lesquels nous avons le plus à compter, ceux du choléra, de fièvre typhoïde, de la tuberculose, etc., etc.

Technique de la culture des bactéries de l'eau. — Pour tout ce qui a tra à la culture des anaérobies, nous renvoyons le lecteur au chapitre où cet question est traitée. Nous nous occuperons ici de la culture des microb connus de l'eau, c'est-à-dire des aérobies, après avoir signalé les méthod d'examen et de numération sur lamelles. Chemin faisant, nous indiqueroi les défauts, les insuffisances et les avantages de ces procédés.

Les échantillons d'eau dont on veut faire l'analyse doivent être cont

dans de petites éprouvettes mesurant environ 20 centimètres, bou-
:s à la ouate, préalablement stérilisées et fermées par un dernier
:hon de caoutchouc légèrement flambé.

.'analyse doit commencer aussitôt que possible après la cueillette de
ı; si elle ne peut se faire le jour même, on entourera les éprouvettes
lace pour éviter que certaines bactéries n'augmentent de nombre.

Cette cause d'erreur a été bien mise en lumière par le travail de Meade
on; il a montré qu'à 22°, certains microbes contenus dans l'eau subis-
nt une multiplication évidente.

Dans l'échantillon d'eau bien agitée, on prend, à l'aide d'une pipette
luée et stérilisée, quelques centimètres cubes pour la culture et pour
amen microscopique direct.

Ce dernier procédé se compose de deux temps :

1° *Examen microscopique simple des bactéries dans l'eau.* — On examine une
tte d'eau recouverte de la lamelle avec un objectif sec pour éviter les
illations qu'un objectif à immersion homogène imprimerait à la goutte
ıu. On doit avoir aussi un oculaire muni d'un micromètre; on fait va-
: la lumière soit à l'aide des diaphragmes, soit par la simple rotation du
oir. Dans la surface sombre de la préparation, les bactéries interceptent
umière et se dessinent soit immobiles, soit douées de mouvements ra-
es. On peut ainsi reconnaître leur présence, leurs mouvements, soup-
ner leur nombre; mais ce procédé ne permet pas de pénétrer bien loin
ıs l'analyse bactériologique.

2° *Coloration et numération des bactéries sur des lamelles.* — On fait tomber
la pipette une ou plusieurs gouttes sur des lamelles qu'on soumet ensuite
ne dessiccation rapide dans l'étuve. Une fois desséchées, on les passe,
tement, trois fois dans la flamme d'une lampe à l'alcool et on les colore
diverses manières, suivant les méthodes connues.

La coloration des lamelles a beau être faite avec soin, on se heurte sou-
ıt à des difficultés d'examen que nous allons signaler. Ces difficultés
ınent aux éléments inorganiques de l'eau qui restent après l'évaporation.
gros cristaux sont facilement reconnus, mais les petites rayures formées
le chauffage, les petits corps sur lesquels s'attache la matière colorante
ıvent en imposer pour des bactéries ou du moins inspirer des doutes à
)servateur. En vain on essaye de faire agir sur la préparation desséchée
ers agents chimiques pour enlever ou l'acide silicique ou les carbonates
sulfates; il faut dire qu'on réussit difficilement à atteindre le but désiré.

Il est bien entendu, d'autre part, qu'on doit se servir d'une solution de
tière colorante fraîchement préparée, totalement exempte de bactéries.

La préparation colorée sert à l'examen et à la numération des microbes.
'on a employé une goutte d'eau pour la préparation, la pipette graduée
ıs indique combien de gouttes d'eau sont contenues dans un centimètre
)e, et la numération des bactéries que renferme cette goutte nous per-
ttra de conclure au nombre total des microbes dans un centimètre cube.

Si l'eau contient peu de bactéries, on peut déterminer leur nombre en
nptant ceux qui existent, dans la préparation tout entière, mais si ce
mbre est très considérable, il faut calculer pour toute la surface sur la

moyenne trouvée pour plusieurs parties semblables. Il est alors préféra de se servir d'un porte-objet pourvu de divisions en carré comme pour numérations de globules de sang, où la grandeur du champ de vision déterminée. On compte le nombre des bactéries contenues dans plusie divisions de la plaque; on prend la moyenne, soit 50. On sait, d'autre pa que la goutte d'eau s'est étalée sur une surface de 5 millimètres carr Si on calcule combien de fois le chiffre mesuré par le champ du mic scope est contenu dans les 5 millimètres carrés, il suffira de multiplier quotient par 50 pour avoir le nombre total des bactéries contenues da une goutte d'eau.

Il est évident que cette méthode de numération n'a pas de grandes pı tentions à l'exactitude. Les causes d'erreurs sont nombreuses et, dans calculs, les erreurs se multiplient énormément.

Si l'eau contient très peu de bactéries, les inconvénients ne cessent p d'exister. Car, si l'on ne compte par exemple que cent bactéries dans centimètre cube, comme dans l'eau des réservoirs de la Vanne, il faudı étant donné le faible diamètre du champ de vision du microbe, multipli les changements de position de la préparation pour apercevoir une seu bactérie. Avec un objectif à immersion homogène et un fort oculaire, il se nécessaire de varier trois ou quatre cents fois le champ visuel pour obse ver un microbe.

Malgré ces inconvénients, on ne peut se passer de pratiquer cet exam tel que nous l'avons dit, parce que seul il nous renseigne sur le nomb approximatif de bactéries contenues dans un échantillon d'eau, sur l microbes vivants et les microbes morts et sur les organismes anaérobies autres comme le crenothrie qui ne se cultivent pas dans les milieux ar ficiels que nous possédons.

3° *Cultures.* — La forme seule ne permettant pas de déterminer nature d'un microbe, il faut en venir aux procédés de culture. On utili ici la méthode de culture sur plaques ou mieux dans les cristallisoirs pla de Babes et Petri.

Les plaques de gélatine ensemencées avec l'eau à examiner[1], conservé à l'étuve dans la chambre humide, ne tardent pas à se couvrir de coloni de diverses espèces. On les examine attentivement à l'œil nu et à la loup Elles fluidifient ou ne fluidifient pas la gélatine. L'observation de toutes c colonies, avec un faible grossissement, 100 diamètres, par exemple, perm de noter les différences de structure, de développement des colonies. Cell

1. Arloing (*Revue d'hygiène,* 20 juin 1888) a imaginé un appareil propre à di perser régulièrement sur la plaque de gélatine tous les microbes contenus dans volume d'eau connu. La gélatine nutritive est étalée sur une plaque de verre qu drillé enfermée dans une boîte fermée à sa partie supérieure par deux vantaux verre. Au milieu de la réunion de ces deux lames de verre, il existe une ouvertu pour laisser passer l'extrémité effilée de la pipette qui contient l'eau à examine Cette pipette est tenue verticalement par une tige métallique. La plaque de gélati se meut suivant sa largeur et sa longueur au moyen de deux vis placées en deho de l'appareil. Pour l'ensemencer, on laisse couler goutte à goutte le liquide conter dans la pipette en même temps qu'on déplace la lame de gélatine, de telle sor qu'une goutte de l'eau tombe sur chaque carré du quadrillage.

. paraissent être de même espèce sont examinées au microscope au yen de préparations colorées; toutes enfin sont prises successivement cultures pures dans des tubes.

On se servira aussi de plaques d'agar-agar dont on examinera les colos au microscope.

Bien que cette méthode, due à M. Koch, soit la meilleure, on y relève sieurs défauts dont il importe de prévenir le lecteur:

1° Il y a des bactéries contenues dans l'eau d'analyse, dont on ne soupmera même pas la présence, parce qu'elles ne croissent pas dans la atine nourricière ou qu'elles ne peuvent y germer qu'au delà des limites température dans lesquelles la gélatine reste ferme.

2° Les bactéries qui demandent un temps assez long pour se développer · les plaques n'ont pas le temps d'apparaître parce qu'elles sont détruites masquées par les bactéries qui croissent rapidement.

C'est le grand défaut qui s'oppose à la recherche de certains microbes ns les eaux potables renfermant beaucoup de bactéries. En trente-six quarante-huit heures, les germes qui fluidifient la gélatine ont liquéfié plaque et empêché toute reconnaissance d'une colonie pathogène. Ce faut de la technique a empêché pendant bien longtemps de trouver dans au potable le microbe de la fièvre typhoïde. En introduisant dans la hnique l'emploi de l'acide phénique qui s'oppose avec efficacité à la idification de la gélatine, et qui, d'autre part, ne gêne pas l'évolution s colonies typhiques, MM. Chantemesse et Widal ont rendu leur recherche aucoup plus facile. Leur procédé consiste à verser préalablement dans tubes où l'on fera les ensemencements d'eau, 4 ou 5 gouttes d'une solun à 1/20 d'acide phénique.

3° Il est des bactéries qui ne croissent pas du tout dans la gélatine oisie, parce qu'elle est trop alcaline ou trop acide, etc.

4° Les anaérobies obligatoires doivent être étudiés avec la technique rticulière des cultures sans air.

5° Sur les plaques de gélatine, il y a des bactéries qui croissent et qui proviennent pas de l'eau à examiner; elles sont, en général, dues à l'air ıbiant, et il est facile d'obvier à cet inconvénient en se servant des istallisoirs plats.

6° Si l'eau contient trop de bactéries, on peut l'étendre avec de l'eau stillée exempte de germes. Ce procédé expose à des erreurs assez grandes, r on n'a pas la preuve que les microbes soient uniformément répandus ns la masse et qu'une partie du mélange puisse servir à établir une oyenne exacte. Il faut, dans ce cas, faire un très grand nombre d'essais contrôle. Pour éviter cette erreur, on ensemence à Bucarest trois tubes gélatine, le premier en y mêlant un centimètre cube de l'eau à examir, le second $0^{cc},5$ et le troisième $0^{cc},25$.

En raison des différentes causes d'erreurs que nous avons signalées et utres encore qui tiennent peut-être à l'inégale répartition des bactéries ns les sources, on ne peut donner des résultats définitifs sur le caractère ctériologique entier des sources avant d'avoir obtenu des chiffres nstants par la répétition de nombreux essais.

L'examen bactériologique d'une eau ne doit pas aboutir seulement à constatation d'un nombre plus ou moins grand de bactéries; le point vue qui entre en considération est celui-ci : les bactéries trouvées sont-ell regardées comme engendrant des maladies? et, dans le cas contraire, que est l'espèce d'influence que nous devons en attendre?

Nous savons que les microbes du choléra (Koch), le vibrion septiq (Pasteur), le microbe de la septicémie des lapins (Gaffky), des microb septiques capsulés (Babes), etc., et celui de la fièvre typhoïde ont é trouvés dans l'eau potable; la connaissance des caractères de la plupa de ces bactéries est assez avancée pour qu'on doive toujours, avec ur technique suffisante, reconnaître leur présence quand elle existe.

Pour les autres microbes non pathogènes, appelés saprophytes, les effe de leur activité vitale consistent dans la création de combinaisons inorg niques et organiques.

Schlœsing et Müntz ont démontré que les procédés de nitrification dar le sol, et que les oxydations des composés du carbone étaient dus à de microbes. Cohn a fait voir qu'à la même cause appartenait la réduction de sulfates en hydrogène sulfuré et en soufre, ainsi que celle des nitrates e nitrite, ammoniaque et azote gazeux.

Malgré la puissance de développement et les effets chimiques que pro duisent les bactéries saprophytes, l'expérience nous enseigne qu'elle n'exercent pas beaucoup d'influence sur la santé humaine. L'eau que nou buvons tous les jours en contient une quantité considérable. Mais parm ces organismes, combien nous sont encore inconnus et mériteraient peut être d'être classés au nombre des microbes pathogènes?

Plagge et Proskauer (*Zeitschr. f. Hygiene*, II. 3, 1887) pensent, qu'un eau peut être regardée comme bonne, si elle ne contient pas plus de 50 150 germes dans 1 centimètre cube. L'eau des couches profondes du sc est toujours dans cette condition, tandis qu'à la surface des puits ouverts l'eau renferme des impuretés provenant de l'air; aussi est-il préférable d se servir de pompes qui puisent l'eau par des tuyaux plutôt que d'em ployer des puits ouverts à l'extérieur. En face de l'examen bactériologique l'examen chimique est de moindre valeur; si l'eau se trouve à la limite d son contenu permis en bactéries, c'est-à-dire si elle renferme à peu prè 300 germes par centimètre cube, il faut tenir compte de sa constitution chimique. Ce sont surtout les chlorures, l'acide nitreux et l'ammoniaque qui constituent une contre-indication pour son usage.

Plagge et Proskauer, ainsi que Koch, proclament la nécessité, pour une grande ville, de faire analyser régulièrement tous les mois l'eau de boisson (eau de sources ou eaux filtrées fournies par la ville) et l'eau des rivière ou fleuves qui la traversent. Au point de vue physique, chimique et bacté riologique des eaux de la ville de Bucarest, l'un de nous a vu qu'à un mo ment donné les filtres avaient cessé de fonctionner et que certaines eaux renommées pour leur pureté, contenaient des masses de bactéries. L'eau de la rivière de Dumbovitza qui renferme 2 000 bactéries par centimètre cube à son entrée dans la ville, en contient 20 000 à 30 000 à sa sortie. Il existe un rapport direct entre l'infection apparente de l'eau et son connu en bactéries saprogènes et pathogènes ayant la propriété de liquéfier gélatine.

Pour examiner si une eau est riche en bactéries pathogènes, on injecte à fois à un lapin, à une souris et à un chien, de 0cc,5 à 1 centimètre cube de tte eau. Si l'un de ces animaux meurt, on pourra réussir à isoler la bactérie les bactéries pathogènes qui auront causé la mort. Il est plus difficile de terminer les bactéries pathogènes d'une eau par la culture sur plaques par l'inoculation, à des animaux, des colonies qui s'y seront développées.

Bactéries du sol. — Il est superflu de faire remarquer que les bactéries l'air, de l'eau et du sol sont jusqu'à un certain point liées par beaucoup rapports ; celles qui se trouvent dans l'air se déposent à la surface de la re et des eaux ; les microbes qui se trouvent à la surface de la terre, sque celle-ci se dessèche et se réduit en particules, seront élevées dans ir par les vents et les courants de l'atmosphère ; le sol reçoit aussi une rtie des microbes qui se trouvent dans l'eau, dans les eaux d'égout et les ux ménagères, et celles qui se trouvent dans les déjections de l'homme des animaux. La quantité des bactéries qui existent et vivent à la sure de la terre est incomparablement plus grande que celle contenue dans eaux les plus sales, les eaux d'égout par exemple.

La répartition des divers microbes dans le sol est variable suivant la ture du terrain dont il s'agit. Les terrains peu fertiles en contiennent une aucoup moins grande quantité que les terres arables, fumées avec les oduits de déjection de l'homme et des animaux ; la terre des forêts en nferme moins que le terrain de nos jardins. L'humus formé à la surface s terres cultivées, et dont la couche est plus ou moins profonde, est formé débris de végétaux mêlés à la terre elle-même et en renferme également très grande quantité. Le sol est donc le réceptacle essentiel des bactés, leur grand magasin. Dans une goutte d'eau mêlée avec une parcelle de reau à peine palpable, on en trouve des milliers. Le sol des rues, constamnt souillé dans les villes par les déjections des chevaux, en est rempli.

La terre arable renferme, en outre de microcoques et de bacilles saproles, une quantité de bacilles pathogènes, les bacilles de l'œdème malin, la septicémie de Pasteur, les bacilles du tétanos infectieux, le bacillus ticus agrigenus, un streptococcus, le staphylococcus aureus, etc. Il fit d'inoculer aux souris, aux cobayes et aux lapins de petits fragments terreau pour obtenir une mortalité supérieure à celle qui résulte de oculation de pareille quantité de viande putréfiée. Avec une plus grande ntité de terreau insérée sous la peau, on détermine chez presque tous animaux une mort rapide, causée soit par les bactéries elles-mêmes, par les ptomaïnes dont l'absorption amène une véritable intoxication. plaies de l'homme, quand elles ont été souillées par la terre, quand un nbre fracturé, par exemple, a traîné sur le sol, quand des fragments de rre ont pénétré dans la plaie, s'accompagneront le plus souvent d'accits graves, d'œdème gangréneux par exemple.

Les légumes destinés à l'alimentation qui sont situés dans la terre ble, comme les pommes de terre, les asperges, les carottes, petites raves, etc., ceux qui peuvent être en contact avec la surface du sol, comme l salades, les choux, etc., certains fruits constamment souillés par la ter comme les fraises, arrivent dans nos cuisines avec une quantité de bact ries à leur surface, quel que soit le mode de fumure employé; les ea ménagères qui emportent les débris de terre après le lavage de ces a ments en contiennent une grande quantité. Les légumes seront mang sans danger après la cuisson. Mais l'hygiéniste doit faire des réserves po ceux qu'on consomme crus comme les salades et les fraises. Ces alimen peuvent amener dans le tube digestif non seulement des bactéries ma aussi des œufs de parasites animaux comme le ténia.

L'étude de la détermination des espèces des bactéries du sol, de le rôle, de leurs propriétés, de la destruction ou de la vie des diverses espèc pathogènes ou non dans ce milieu, de leurs actions réciproques les un sur les autres, est en réalité peu avancée, ce qui tient en partie à le nombre considérable et à la difficulté de les isoler.

Nous avons indiqué déjà que Schlœsing et Müntz avaient démontré q la nitrification de l'ammoniaque, l'oxydation des substances organiques, faisait par l'intermédiaire de microbes qu'ils ont décrits comme des micr coques. Ces expériences répétées avec les mêmes résultats par Warington Dehérain, etc., démontrent que les liquides les plus chargés en matièr organiques comme les eaux d'égout, lorsqu'elles sont épandues à la surfa d'un sol meuble, cultivé et aéré, sont le siège de modifications chimiqu telles que l'eau en est épurée et passe lentement à travers le filtre que l offre la terre de façon à arriver limpide dans les couches inférieures et nappe souterraine. Wolny et Fodor ont attribué à des micro-organismes production de l'acide carbonique dans le sol. Les microbes nitrificateurs d Schlœsing et Müntz ne sont pas les seuls qui jouissent de cette propriét Heraeus (*Zeitschrift f. Hygiene*, 1886) a montré que beaucoup d'autres es pèces, le bacillus prodigiosus, les spirilles du fromage, les spirilles d Finkler, les bacilles du typhus, les bacilles du charbon, les staphylococc possèdent la propriété d'oxyder l'ammoniaque et de le transformer en acid nitreux, tandis que d'autres espèces, deux bacilles de l'eau par exempl réduisent fortement les nitrates. Il est certain qu'à la surface du sol, il s passe surtout des fermentations et oxydations qui sont liées à la formatic de bactéries oxydantes et aboutissent à la nitrification. Cette oxydation e favorisée par les labours et opérations agricoles qui ameublissent la ter humide en la mettant, dans une couche plus ou moins profonde, en conta avec l'air. Il en résulte une disparition extrêmement rapide et complè des matériaux organiques. En un mot, l'épuration par le sol est le pr cédé le plus parfait de clarifier les eaux chargées de matières organique et la filtration de ces eaux à travers la terre les rend pures à la nappe so terraine d'où sortent les sources et où l'on creuse les puits pour l'eau d boisson. Frankland et Schlœsing ont constaté ce mode de filtration dans de tubes en verre ou en fonte remplis de terre argilo-sableuse de 2 à 3 mètre de long et d'un diamètre de 15 à 20 centimètres, à la partie supérieure de quels on versait de l'eau d'égout; on pouvait analyser cette même eau cl rifiée à la partie inférieure du tube.

Nous avons répété ces expériences à l'occasion de la question si impor-
te pour Paris de l'épandage et de l'utilisation agricole des eaux d'égout[1], remplissant des tubes de 2 à 3 mètres avec de la terre de Gennevilliers; us versions sur la surface supérieure de la terre des microbes déterminés, iles à reconnaître, comme le prodigiosus, le bacille typhique, etc., et nais ces organismes ne passaient à l'extrémité inférieure du tube. ancher[2] a fait de son côté des essais analogues avec plusieurs séries de ınds tubes métalliques remplis de terre de Gennevilliers, dont le sable mélangé d'un peu d'argile et de cailloux. Les grands tubes de Grancher ésentent, tous les 20 centimètres suivant leur longueur, petits tubes métalliques horizontaux, sortes de drains rcés de trous et terminés par une extrémité conique creuse l'aide de laquelle on peut retirer un fragment de terre à aminer. En versant d'une façon continue à leur surface périeure des cultures pures d'une bactérie donnée, on suit n passage sur des couches plus profondes, à des distances 20, 40, 60 centimètres au-dessous de la surface à l'aide s drains horizontaux. Grancher a constaté ainsi que les icrobes (bacilles d'Eberth) versés à la surface de la terre descendent pas à une profondeur de plus de 30 à 40 cen- nètres, malgré un arrosage quotidien, pendant trois mois, la surface du tube.

La composition du sol influe beaucoup sur le passage des ctéries. Si le sol est uniquement sableux et pierreux, la tration s'effectue assez rapidement, tandis qu'elle est beau- up plus lente si le sol est argileux. Les conditions du filtre nt très variables. Mais, d'une façon générale, on peut dire l'il n'y a plus de bactéries à 1 mètre de profondeur dans un l tassé. La propagation des bactéries dans le sol se fait non ulement suivant une ligne verticale, mais aussi suivant s directions obliques, lorsqu'une fosse non étanche, par emple, laisse échapper dans son voisinage par infiltration s matières provenant des déjections. La nappe souterraine ut être ainsi souillée par des fosses ou par des puisards ii communiquent avec elle directement ou par des fissures. pendant, à moins de conditions toutes spéciales tenant à composition du sol, la nappe souterraine contient une eau pure. Par emple, un puits de 8 à 9 mètres creusé à Berlin dans la cour de l'institut hygiène, dont la paroi et les tuyaux avaient été stérilisés d'abord à l'acide ténique, a permis d'obtenir, après un pompage de quelques milliers de res, une eau absolument dépourvue de germes.

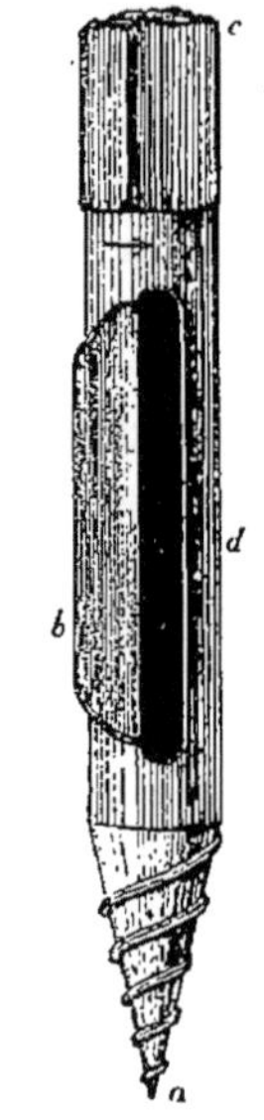

FIG. 117. Perforateur de Fränkel: c, tige; d, capsule; b, aileron de la capsule qui l'ouvre quand on tourne le perforateur: a, pointe de l'appareil.

Pour examiner les bactéries du sol, C. Fränkel se sert d'un perfora- ur (fig. 117) qu'il enfonce dans la terre jusqu'à la profondeur voulue,

1. CORNIL, *Rapport sur l'utilisation des eaux d'égout et l'assainissement de la ine*, 1888.

2. GRANCHER, Comité consultatif d'hygiène, et GRANCHER et DESCHAMPS. *Archives méd. expérimentale*, n° 1, 1889.

puis en tournant le perforateur dans la direction de la flèche, on ou' une petite capsule (*d*) qui se trouve à l'extrémité du perforateur et qui ferme en retournant ce dernier. On retire ensuite le perforateur, on e: mine un cinquantième de centimètre cube de la terre en faisant mélange intime avec la gélatine liquéfiée qu'on solidifie d'après Esmai aux parois du tube d'essai; de cette façon on peut facilement comp le nombre de germes qui y poussent. Par cette méthode qui donne (résultats assez constants, on peut s'assurer du fait connu que, tandis q dans les couches supérieures il y a beaucoup de bactéries, dans les coucl plus profondes il n'y en a souvent point du tout. Il est intéressant de sav que les bactéries ne disparaissent pas peu à peu mais tout d'un cou à une profondeur de 1 mètre à 1 mètre et demi il n'y en a plus. On av supposé que dans les couches profondes du sol il existe des anaérobi et que celles-ci devaient souvent être pathogènes, mais les recherches Fränkel ne confirment pas ces hypothèses. En plaçant des cultures s gélatine de bactéries connues à diverses profondeurs dans un puits, po étudier leur mode de croissance, on constate qu'à 2 ou 3 mètres, les ba téries ne se développent plus. Suivant Fränkel les bacilles du charb cessent de se développer à la profondeur de 1 mètre et demi. Cet auteu déposé, à une profondeur de 3 mètres, une culture de bacilles de la fiè typhoïde, et il a constaté qu'ils s'y développaient et y vivaient pendant plus grande partie de l'année. Grancher et Deschamps ont vu, dans l tubes contenant de la terre arrosée avec des cultures de bacilles de fièvre typhoïde, que ceux-ci étaient vivants à une profondeur de 20 et centimètres, cinq mois et demi après l'ensemencement. Ils se conserve mieux dans le sol que dans une culture sur gélatine-peptone laissée à l' libre.

Au-dessous de la couche de terre arable, le sol n'est soumis à aucu modification, si ce n'est celle qui résulte de la filtration de l'eau. Cel ci filtre avec la plus grande lenteur dans les sols peu perméables, en soi que les bactéries et leurs spores s'y trouvent placées dans de très bonn conditions de stabilité et de conservation. Elles y sont en quelque sorte ens velies, et leur développement, leur multiplication dans les couches pı fondes sont à peu près nuls. Leur transport par les animaux qui viv dans la terre, les vers de terre, larves, taupes, etc., ne s'effectue que da des limites très restreintes.

Il serait on ne peut plus intéressant de savoir ce que deviennent bactéries pathogènes placées dans les couches superficielles de la terre, m nous devons avouer que nous sommes encore peu renseignés sur ce poi L'action de l'air et du soleil interviennent assurément comme agents d'a ténuation. D'après les recherches de M. Bolton et de Heraeus, on sait d'u façon générale que les bactéries pathogènes, accidentellement dépos sur le sol, s'y trouvent en concurrence vitale avec le grand nombre (saprophytes qui y vivent constamment en quantité considérable et qu'el ne tardent pas à succomber faute d'aliments de nutrition. Les bacilles la fièvre typhoïde doivent y disparaître plus ou moins rapidement. Le spores, s'ils en présentent à la surface du sol, sont beaucoup moins rés ıts que ceux du charbon. Nous rappellerons que Koch a essayé de culti- les bacilles du charbon dans le terreau, dans la vase riche en humus ›venant des rives d'un fleuve, dans la boue mélangée d'eau, et qu'il n'a tenu aucun développement. Haussnitz a fait des recherches analogues ıs résultat au laboratoire de Flugge. Encore faut-il remarquer que dans expériences de laboratoire on se sert de terre stérilisée et aérée, con-ions favorables au développement des bactéries pathogènes, tandis que ıs le sol naturel elles ont à lutter contre les saprogènes, dans un milieu ırgé d'acide carbonique.

CHAPITRE VII

EXPÉRIMENTATION SUR LES ANIMAUX

Comme notre but est surtout de décrire les bactéries pathogènes, il convient, avant tout, d'apprécier leur action nocive sur des animaux mi en expérience.

Nous pouvons résumer maintenant la façon de procéder méthodique ment lorsqu'on veut étudier une maladie qu'on suppose produite par de bactéries.

Il importe d'abord de connaître l'histoire complète, les causes et l marche de cette maladie, de savoir si elle est contagieuse, infectieuse, épi démique. Si cette étiologie, si les symptômes généraux, la fièvre, la dé pression des forces, etc., font penser à une maladie d'origine bactérienn il est nécessaire :

1° D'étudier les tissus, les sécrétions et excrétions, les organes, surtou les organes atteints par la maladie, pour savoir s'il s'y trouve des bacté ries. On emploie dans ce but toutes les méthodes de dessiccation de liquides sur les lamelles, de coloration, de préparation de coupes égale ment colorées, d'examen au microscope avec les lentilles à immersio et l'éclairage Abbé que nous avons décrites précédemment (voy. cha pitre III, page 61 et suivantes). Les micro-organismes de certaines mala dies devront être aussi cherchés dans les eaux et dans le sol. On apréc le siège des micro-organismes et les lésions des tissus qui en sont la con séquence.

2° Après cette première constatation, lorsqu'on s'est assuré de la pr sence et de la constance des micro-organismes dans une maladie, on dc s'efforcer de les isoler, de faire des cultures à l'état de pureté du microl ou des microbes qui existent dans les tissus. Les méthodes de culture d'isolement ont été exposées dans le chapitre IV.

3° Lorsqu'un ou plusieurs micro-organismes auront ainsi été obten à l'état de culture pure plusieurs fois répétée et en assez grande quantit on tentera de reproduire chez les animaux la maladie qu'on a en vue. l but de ces recherches, qui sont nécessaires pour établir la contagiosit ectiosité d'une espèce bactérienne donnée, et pour découvrir les moyens hylactiques ou thérapeutiques applicables à l'homme, justifie amplet de pareilles expériences sur les animaux. En règle générale, il faut sir l'animal même où telle maladie donnée se produit spontanément, es animaux qui en sont les plus voisins. C'est ainsi que le charbon inoculé tout d'abord aux moutons, à la race bovine, chez qui il s'obe spontanément, puis aux animaux de laboratoire, au cobaye, au laetc. C'est ainsi que Fehleisen a démontré la réalité du rôle du strepccus de l'érysipèle en inoculant à l'homme des cultures pures. Ces ulations ont mis hors de doute que l'érysipèle était bien une maladie ısitaire.

4° Dans les produits de culture pure des bacilles de certaines maladies, herchera les produits chimiques isolables, les ptomaïnes qui pourront s certains cas reproduire les symptômes généraux de la maladie.

5° On cherchera le vaccin d'un virus après avoir déterminé quelles sont bactéries parasites (voy. le chapitre suivant). Tel est le cycle des opéons qui doit être parcouru pour aboutir à la démonstration complète; e est la marche logique suivie par Pasteur et Koch et que ce dernier a bien formulée[1]. Mais cette excellente méthode n'est pas toujours applile. On peut chercher inutilement les bactéries d'une maladie virulente, ıme par exemple celles de la rage, sans y réussir absolument. Cela npêche pas d'en découvrir le vaccin comme Pasteur l'a fait pour la e. De plus, il est des maladies de l'espèce humaine qui jusqu'ici n'ont d'analogues chez les animaux, comme la scarlatine, la rougeole, la hilis et la fièvre typhoïde. Il manque alors un élément du problème ır que la certitude soit absolue.

Notre but est d'indiquer, dans ce chapitre, les précautions spéciales on doit prendre dans l'expérimentation sur les animaux. Nous renons aux traités de physiologie pour ce qui concerne la technique génée de l'expérimentation, les anesthésiques, le mode de fixation et d'imbilisation des animaux, les appareils et instruments appropriés[2]. xpérimentation varie suivant les maladies ou virus que l'on veut transttre, suivant les organes où l'on doit opérer et suivant les animaux.

Lorsqu'on veut soumettre un animal à des inhalations toxiques ou virutes, on le place dans une boîte en bois dont l'air est rempli de partiés aqueuses tamisées par un appareil à pulvérisation. On peut faire ctionner cet appareil pendant un temps plus ou moins long, une heure exemple ou davantage. Dans le vase de l'appareil on met un mélange ne culture pure avec de l'eau.

Pour introduire dans l'estomac des cultures de bactéries, il est bon mployer, pour les grands animaux, tels que la vache ou le mouton, la

1. *L'Inoculation préventive du charbon*, réplique au discours prononcé à Genève M. Pasteur, 1883.

2. Voir à ce sujet les leçons de Claude Bernard; — Beaunis, *Nouveaux Éléments physiologie humaine*; — Burdon Sanderson, Foster et Lauder Brunton, *Manuel laboratoire*, traduit de l'anglais par Moquin-Tandon, 1884.

méthode de Koch, Gaffky, etc. On place dans un fragment excavé d'u pomme de terre la culture à faire avaler et on met ce morceau de pom de terre à la base de la langue de l'animal.

Pour les petits animaux, un aide maintient un lapin ou un coba entre ses genoux et lui tient la bouche ouverte pendant que l'opérate introduit dans le pharynx une pipette contenant le liquide qu'on veut fai pénétrer dans l'estomac. Le liquide coule lentement et l'animal le déglu à mesure. Les cobayes s'opposent quelquefois à l'introduction de liqui dans l'estomac. On sondera alors l'œsophage avec une sonde très fine forte. Cette sonde sera garantie contre la pression de la bouche par morceau de bois percé d'un trou au travers duquel on la fait passer.

Tous les instruments dont on se sert, dans toutes les opérations (sca pels, aiguilles, pinces, etc.) auront été stérilisés au préalable comme il été dit plus haut. Les seringues de Pravaz à canule tranchante seront co struites de façon à ce qu'on puisse les démonter, les laver et les plac pendant un certain temps dans l'eau bouillante ou dans le chauffoir 150° après chaque opération. On emploie à cet effet des rondelles de caou chouc durci ou une cordelette d'amiante au lieu des rondelles de cuir q ne supportent pas l'ébullition. La seringue de Koch est très facile à stér liser. Elle consiste en une seringue ordinaire dont le piston est rempla par une poire en caoutchouc extérieure à la seringue et qui s'enlève volonté. Clado a fait construire par Colin une seringue de Pravaz tout e verre et facile à stériliser.

La température à laquelle germent les micro-organismes est, d'un façon générale, supérieure à celle de l'atmosphère, et par suite, des an maux à sang froid. Aussi ne se sert-on pas aussi souvent de la grenouil que des petits mammifères. Cependant on l'emploie aussi, et même o peut l'échauffer pour favoriser le développement de certaines bactérie comme le charbon (Gibier). L'injection des virus se fait le plus souve dans la grenouille par le sac lymphatique dorsal; on soulève légèrement l peau du dos avec une pince fine, et on fait entrer la canule tranchante d la seringue de Pravaz avec laquelle on pousse une quantité déterminée d liquide à étudier. Pour certaines maladies, il suffit de piquer la peau et d faire pénétrer dans le sac lymphatique l'extrémité d'une aiguille trempé dans le liquide à examiner pour obtenir le même résultat.

Au lieu du sac lymphatique dorsal on peut injecter, chez la grenouill le tissu cellulaire lâche et lacunaire qui double presque partout la peau sur les cuisses, sur l'abdomen; ou bien on pénètre directement dans l cavité du péritoine, ce qui est très facile sans léser les organes qui y so contenus, pourvu qu'on ait la précaution de prendre entre les doigts et d soulever la paroi de façon à faire pénétrer la canule à travers le pli ain produit ou un peu au-dessous de lui. Il est facile aussi de faire chez la gr nouille une injection dans le tronc artériel. Pour cela, on curarise la gre nouille en inoculant une goutte de solution de curare à 1 pour 100, pui on immobilise les pattes de la grenouille sur un liège avec des épingle on sectionne le sternum avec des ciseaux, on ouvre le péricarde, on sais avec des pinces fines la pointe du cœur qu'on tire un peu par en bas d

on à découvrir le tronc artériel, et on y fait pénétrer la pointe d'une fine
ıule de la seringue de Pravaz.

Parmi les petits mammifères, la souris blanche est l'un des plus sensibles
'action des virus. On peut immobiliser la souris en fixant ses pattes sur
liège percé de trous ou sur une planchette; mais il est plus simple, si
n veut faire une injection sous-cutanée, de la prendre par la queue et de
placer la tête en bas dans un bocal en verre. La tête et le corps sont
ıs le bocal tandis qu'on tient la queue de la main gauche sur le bord du
cal. Pour que la souris ne puisse pas se retourner, on place un couvercle
'fisamment lourd sur l'ouverture du vase. On coupe les poils de la base
la queue ou du dos, on lave la peau avec une solution de sublimé, puis
fait l'injection dans le tissu cellulaire sous-cutané avec la seringue de
ıvaz. Pour certaines maladies comme la septicémie des souris de Koch,
suffit de faire une piqûre avec une aiguille trempée dans le liquide sep-
ue.

Si l'on veut faire une inoculation à la nuque ou à l'oreille d'une souris,
prend dans la main gauche la queue de l'animal et, avec une pince à
ınche recourbée tenue entre les doigts de la même main, on saisit la
que. L'animal étant ainsi immobilisé, on opère la piqûre avec la main
oite.

Pour immobiliser les gros rats, il faut les prendre avec précaution der-
re les oreilles, avec les deux branches d'une longue pince à branches;
les enlève ainsi et on met dans leur bouche un mors, le mors de Ran-
r par exemple, qu'on fixe par une ficelle dans le trou d'une planchette;
pattes sont attachées sur la planchette et le rat est tout à fait immo-
isé pour les opérations longues ou complexes. Mais pour les injections
ıples à la base de la queue, il suffira le plus souvent d'agir comme pour
souris, de les placer dans un grand bocal. Pendant qu'on tient leur
eue de la main gauche, il faut recouvrir le bocal d'un couvercle main-
ıu par un aide, pour qu'ils ne puissent pas se retourner, après quoi on
les opérations préliminaires de lavage de la peau, puis l'injection avec
main droite. Nous recommandons le procédé suivant : on fait pénétrer
ıs la cage du rat une petite caisse grillée, ouverte en bas et munie d'un
g manche. Cette caisse a à peine le volume nécessaire pour contenir
ıimal; celui-ci cependant s'y loge spontanément dès qu'on applique la
sse sur lui, on ferme la caisse avec un couvercle qu'on fait glisser sur
e rainure le long de la caisse. L'animal est ainsi réduit à l'immobilité et
peut faire toutes les opérations, trépanations, etc.

Les mêmes opérations se font avec plus de facilité encore chez le lapin
e cobaye, qu'un aide tient dans ses mains et présente à l'opérateur, ou
e ce dernier tient lui-même sur ses genoux ou sur une table. Il n'est pas
cessaire d'endormir ces animaux pour les petites opérations qu'on leur
subir. L'injection se fait le plus souvent sous la peau du dos ou à la
e de la cuisse. Il faut toujours avoir soin de couper les poils, de laver
surface de la peau avec la solution de sublimé, ou de la brûler super-
ellement dans le point à injecter. On insère souvent dans le tissu con-
ctif sous-cutané de petits fragments de tissu affecté. Il faut alors, après

avoir pris les précautions précédentes, faire une ponction de la peau a un bistouri, agrandir le trou, puis on insère le fragment à greffer avec pince fine, en l'entrant profondément; on pratique ces greffes dans le t conjonctif de la peau du dos ou des aisselles.

Pour injecter dans le péritoine, sans crainte de léser les organes, aide tient l'animal en le courbant de manière à mettre les muscles l'abdomen en relâchement; on saisit entre le pouce et l'index de la m gauche la peau et les plans musculaires de l'abdomen à sa partie médi et on maintient solidement ce pli épais qui est formé seulement pa paroi abdominale. On fait pénétrer la canule de la seringue à la base pli de façon à ce que celle-ci, ayant traversé toute la paroi de la mo du pli, vienne s'implanter par son extrémité dans la seconde partie pli; on lâche alors la paroi qu'on tenait de la main gauche et la car est libre dans le péritoine. Nous recommandons encore pour les injecti dans le péritoine ou dans des vaisseaux, l'emploi d'un très fin tro accommodé à la seringue de Pravaz ou de Koch.

L'insertion de fragments dans la chambre antérieure de l'œil, l'injec du liquide dans cette même cavité ou dans la cornée, ont pour avant de permettre l'observation jour par jour de tout ce qui se passe ap l'opération. Aussi est-il excellent de choisir l'œil du lapin pour ces inc lations, avec ou sans anesthésie préalable par la cocaïne. Il faut d'ab immobiliser le globe oculaire avec un fixateur introduit sous les paupiè On emploie à cet effet une pince dont les deux branches, introduites s les paupières, s'écartent et les fixent en même temps que le bulbe o laire. On fait une incision de la cornée tout près de la circonférence l'iris comme pour une iridectomie. L'ouverture faite, on y introduit a une pince fine le petit fragment de tissu à inoculer. On peut de mo profiter de l'immobilisation pour injecter avec une canule tranchante e seringue de Pravaz. Après l'opération, on peut coudre l'oreille du la sur les paupières, de façon à éviter les traumatismes et toute inflamma consécutive à l'opération.

Nous avons injecté directement des liquides infectieux dans sang des veines de l'oreille du lapin. Le procédé est des plus simples. aide tenant le lapin, on prend l'oreille gauche, on cherche la grosse ve de la base de l'oreille près de la peau du front, on coupe les poils, lave la peau; on coupe un très petit pli de la peau avec des ciseaux co bés; la veine fait alors une saillie très manifeste et elle est rectiligne cet endroit, ce qui est une très bonne condition. On y fait entrer la car fine à pointe courte d'une seringue de Pravaz de façon à ce que cette nule soit bien exactement dans le sens du vaisseau et qu'après son in duction elle s'y meuve facilement. L'injection se fait si bien, lors l'opération a réussi, qu'on injecte ainsi plusieurs centimètres cubes liquide avec la plus grande facilité. Si on a piqué à côté de la veine, i fait simplement un œdème du tissu cellulaire.

Pour le cathétérisme de l'urèthre chez le lapin, on se sert d'une fine bougie en celluloïdine, qu'on a soin de passer dans l'eau bouillant de graisser avec de l'huile phéniquée au moment de s'en servir. On ussi parfois faire la ligature de l'urèthre, ce qui se fait en masse avec un .l élastique, pratiquer la trachéotomie du lapin, le cathétérisme œsophagien our introduire des substances toxiques ou autres, faire des injections dans ; gros intestin par l'anus, dans l'intestin grêle en ouvrant l'abdomen, des noculations dans les articulations, etc. : toutes opérations en général iciles et pour lesquelles il faut toujours s'entourer des précautions les lus rigoureuses de l'antisepsie. Les cobayes sont encore plus faciles à xer. On peut les hypnotiser en recouvrant la tête pendant une minute vec un tablier pendant qu'on les tient immobiles. Ils restent alors comme nesthésiés. S'ils se réveillent on recommence de la même façon.

Presque toujours, pour les opérations sur les chiens, on sera obligé e les anesthésier par le chloroforme ou par la morphine, de les museler t de les attacher sur la table à opérations. Il faut employer beaucoup de récautions pour anesthésier les chiens, en surveillant attentivement la espiration et la circulation. On commence par entourer le museau d'une orde pour empêcher qu'ils mordent. On les fixe sans brutalité sur une lanche qui permette le libre jeu de la respiration. On couvre la face avec ne muselière de caoutchouc largement ouverte devant les naseaux et qui 'attache sur la nuque. L'ouverture grillagée de la muselière reçoit une ponge imbibée de chloroforme. Lorsque l'animal respire très largement ans crier, on constate la perte de la sensibilité de la cornée et on enlève ι grille et l'éponge de chloroforme, quitte à en redonner si l'opération st longue et si l'anesthésie diminue; sans ces précautions, on perdrait eaucoup de chiens en les chloroformisant. Nous employons moins souvent ; chien que les autres animaux. Mais il est une affection où leur emploi st nécessaire : la rage, dans laquelle Pasteur inocule soit le liquide viru-ent, soit le vaccin, dans le cerveau, après avoir pratiqué la trépanation.

Les singes, comme étant les animaux les plus rapprochés de l'homme, nt paru indiqués pour l'inoculation des maladies virulentes exclusivement ropres à l'homme, telles que la syphilis et la fièvre typhoïde. Pasteur a mployé aussi autrefois le singe, comme nous le verrons bientôt, pour ttténuer le virus de la rage. Les singes offrent la plus grande disposition contracter la tuberculose, ce qui en fait de mauvais animaux de contrôle our l'étude de cette maladie.

Les oiseaux, le pigeon, la poule, le canard, sont souvent employés par les xpérimentateurs. Les poules sont des animaux très commodes à manier; n les emploie, non seulement pour le choléra des poules, mais aussi pour eaucoup de maladies infectieuses. Leur péritoine est très peu susceptible inflammation; aussi sont-elles indiquées pour les opérations qui se pra-quent dans le ventre.

Procédés complexes. — Indépendamment des expériences simples dont ous venons de parler, il en est de plus complexes, dans lesquelles on met s animaux dans certaines conditions déterminées avant de procéder à inoculation d'une maladie infectieuse.

C'est ainsi que, pour étudier l'action des bacilles du choléra, Koch 'ait commencé par donner une entérite catarrhale aux animaux. Il n'a pas réussi par ce moyen mais par un autre plus complexe qui consist donner de l'extrait alcoolique d'opium, à neutraliser le suc gastrique enfin à introduire dans l'estomac, avec une sonde, un liquide contena des bacilles virgules.

C'est ainsi que pour bien localiser l'action des micro-organismes s le rein, on pourra donner à des lapins une néphrite parenchymateu avec la cantharidine, ou une néphrite interstitielle par une intoxicati saturnine prolongée. Chauveau a produit primitivement une nécrose testicule par le bistournage avant d'injecter dans le tissu conjonctif ou l veines du cheval le vibrion septique. On arrive au même résultat par ligature des vaisseaux nourriciers d'un organe. De même les fractur les contusions d'un os déterminées au préalable chez des lapins ou d chiens, servent à localiser l'action du micro-organisme de l'ostéo-myéli et à donner des suppurations osseuses et péri-osseuses semblables à cell qu'on observe chez l'homme.

Les exemples de ces procédés complexes d'expérimentation sont tr communs.

Ainsi nous avons injecté de la matière tuberculeuse diluée à un lap chez qui le nerf sciatique avait été coupé. La tuberculose se localisa da l'articulation du genou du côté de la section du nerf, et nous observâm une véritable tumeur blanche fongueuse et suppurative de nature tube culeuse. Une localisation semblable a été produite plus tard par Schülle

De même la section d'un nerf pneumogastrique sera un adjuvant po la localisation des pneumonies et même de la tuberculose pulmonaire[1].

Après qu'on a observé les symptômes des maladies déterminées ch les animaux, ceux-ci meurent spontanément ou sont sacrifiés. On tue l petits animaux en les mettant sous une cloche contenant du chloroform

Avant l'autopsie, on lave et on mouille avec une solution de sublimé 1 pour 1000 la surface de la peau, on étend l'animal sur une plaque bois, à bords un peu relevés, en fixant les pattes avec de grandes épingl ou avec des ficelles attachées à des crochets aux quatre extrémités de plaque; on l'ouvre avec des instruments stérilisés, et on recueille le sa et les liquides. On se sert toujours d'instruments stérilisés. Pour recueil le sang de la grenouille, on enlève le sternum, on sectionne le périca et on introduit dans l'oreillette une pipette effilée et stérilisée ou une s ringue de Pravaz. On opère de même pour les mammifères.

1. Après la section d'un pneumogastrique et la guérison de cette opération, l'i jection sous-cutanée de bacilles de la tuberculose produisit une pneumonie caséeu et des cavernes du côté où la section du nerf avait eu lieu. (Babes, *Société des m decins de Budapest*, 1884.)

CHAPITRE VIII

TECHNIQUE DES AUTOPSIES PRATIQUÉES CHEZ L'HOMME EN VUE DE LA RECHERCHE DES BACTÉRIES.

Toutes les autopsies se rapportant à des individus morts de maladies ectieuses et, pour mieux dire, toutes les autopsies faites pour l'instruction ; élèves, ou pour la recherche complète des lésions, comme on devrait les itiquer dans un laboratoire ou dans un institut d'anatomie pathologique, ivent être conduites suivant une technique spéciale que nous allons poser[1].

La première condition est de prendre pour l'ouverture du cadavre toutes mêmes précautions que lorsqu'on procède dans un laboratoire à l'au- ısie d'un animal chez lequel on veut recueillir dans les tissus et orga- s des micro-organismes.

L'opérateur doit être lui-même d'une propreté scrupuleuse, avoir lavé ; mains ou les gants de caoutchouc dont il se sert dans une solution de olimé et les y tremper souvent pendant l'autopsie, afin de n'apporter cun élément étranger.

Le cadavre aura été convenablement conservé, dans une glacière à 5° 6° en été, en hiver à une température analogue. Il vaut mieux faire nécropsie aussi peu de temps que possible après la mort bien constatée, le règlement le permet. Dans la plupart des États, la loi autorise le pro- ıseur d'anatomie pathologique, sous sa responsabilité, à faire l'autopsie and il est sûr de la réalité de la mort. En France, où l'on n'a le droit de re la section des cadavres que 24 heures après la mort, on donne l'au- ·isation de devancer ce délai pour les malades morts de maladies épidé- ques, du choléra, par exemple. Les enterrements se font alors plus tôt, grand avantage des habitants de la ville éprouvée par l'épidémie.

La surface de la peau du cadavre est lavée avec une solution de sublimé 1 pour 1 000. L'eau dont on se sert pour toute l'autopsie est également .e solution de sublimé à la même dose.

1. Cette technique a été formulée par Babes (*Archives roumaines de méd. et de* 'r. 1887, nº 3).

On se sert d'instruments stérilisés à l'étuve.

Il est évident que les opérations de la nécropsie doivent se faire à pro mité d'un laboratoire d'anatomie pathologique.

La première section de la peau, du menton au pubis, comprenant tissu cellulaire sous-cutané et les muscles, est faite avec un premier coute stérilisé.

On change ensuite de couteau, on en prend un second également st rilisé pour les incisions plus profondes qui ouvrent le péritoine et la cavi thoracique.

On recueille les liquides contenus dans les cavités du péritoine, d plèvres et du péricarde, à une certaine distance de l'incision primitive, e y plongeant un fil de platine stérilisé, mince ou terminé en anse, et c ensemence de suite ces liquides sur des tubes à culture ou des plaqu préparés d'avance. On pratique aussi séance tenante l'inoculation de c liquides à des animaux, en se servant d'une seringue de Pravaz stérilisé

Pour l'examen bactériologique des organes, on brûle, avec un coutea ordinaire ou avec un agitateur de verre chauffés, un point de la surfa de l'organe à examiner, sur une étendue de 2 centimètres environ. On dé chire le tissu sous-jacent à la brûlure. On prend, dans cette solution d continuité, avec un fil de platine préalablement rougi, ou avec des ci seaux stérilisés, une parcelle de la substance à inoculer, et on l'inocule d suite.

Les liquides contenus dans l'intestin, les bronches, la vessie, l'ure tère, etc., sont ensemencés sur des plaques de gélatine.

En même temps on prépare des lamelles pour l'examen microbactério logique en laissant sécher sur elles une gouttelette étalée de ces liquide

On prend ensuite au moyen d'un scalpel affilé et stérilisé des fragment d'organes qu'on place dans l'alcool pour l'examen des coupes.

Il faut ainsi pour le moins, à chaque autopsie, recueillir des liquides o des fragments d'organes sur une vingtaine de lamelles, ensemencer a moins autant de chambres humides contenant différents liquides et de tube à culture remplis de gélatine, d'agar ou de sérum qui seront conservés une température de 20° à 35° ou dans le vide. On doit ensemencer de l manière indiquée à la page 120, par stries multiples, plusieurs tubes substances nutritives pour obtenir des dilutions suffisantes.

On doit pendant l'autopsie inoculer plusieurs cobayes, lapins et souris

Nous avons énuméré, chemin faisant, les appareils et les méthode dont on se sert.

Cette méthode généralisée à toutes les autopsies de maladies infectieuse présente des avantages évidents.

On ne sait pas en effet pourquoi, chez l'homme, le cours des maladie infectieuses est si variable d'un individu à l'autre. Si l'on compare les ma ladies infectieuses produites expérimentalement chez les animaux d'un même espèce, dans les mêmes conditions, on observe une identité absolue Les effets de l'inoculation pratiquée de la même façon, dans les mêmes tis sus, avec une quantité constante de virus, sont tout à fait identiques. Che l'homme, au contraire, la même maladie revêt des formes très variables

On constate, en faisant des autopsies dans les meilleures conditions e récolte des bactéries, que cette variabilité des symptômes des mala-ies infectieuses tient en partie à la virulence différente d'une même es-èce de bactéries; mais elle est le plus souvent due à des complications e la maladie principale par des infections secondaires également causées ar des bactéries.

C'est ainsi qu'on peut s'assurer que les microbes des maladies consécu-.ves aux plaies compliquent le plus souvent les maladies infectieuses et mènent la mort. On trouve le plus ordinairement dans les cadavres des nfants morts de maladies infectieuses, et examinés très peu de temps près la mort, deux espèces de bactéries :

1° Des streptocoques;

2° Plusieurs espèces de bacilles saprogènes dont quelques-uns déter-ninent des accidents toxiques chez les animaux auxquels on les injecte.

Il est vraisemblable que ces bacilles saprogènes agissent surtout par es ptomaïnes qu'ils sécrètent.

Ainsi, dans les broncho-pneumonies consécutives à la coqueluche, à la ougeole, etc. on peut observer des suppurations des ganglions lympha-hiques, des bronchiectasies avec des bacilles saprogènes et des strepto-oques. Dans les abcès du rocher accompagnés de suppuration avec oloration verdâtre du cerveau, on trouve des bacilles saprogènes qui léterminent aussi des abcès par leur injection aux lapins.

On rencontre aussi parfois des staphylocoques en même temps que des acilles saprogènes dans les phlébites et abcès ou infarctus des organes nternes.

Dans beaucoup d'autopsies, on ne s'attend nullement à trouver certaines ésions dont le diagnostic a souvent échappé au clinicien; par exemple, des ndocardites récentes, des péricardites, qui sont liées à la présence de mi-robes, et leur détermination serait impossible si l'on ne faisait pas les utopsies en ayant sous la main tout le matériel nécessaire pour la re-herche de ces micro-organismes.

Il existe en outre toute une série de complications inattendues des bac-éries les unes par les autres, et une association habituelle de plusieurs l'entre elles dans certaines maladies déterminées.

Parmi les nombreux exemples de ces associations bactériennes que ous pourrions citer, rappelons que la gangrène cutanée, dans la pustule maligne, est en relation avec des microcoques qui accompagnent constam-ment les bactéries du charbon.

La fièvre typhoïde, terminée par la mort, présente constamment des ésions de décubitus, parfois des laryngites, des broncho-pneumonies, des nfarctus, des foyers de suppuration dans les organes, qui sont toujours causés par des microbes très variés, différents du bacille typhique. Pour établir la pathologie de ces lésions il faut se mettre dans les conditions l'observation et d'expérimentation nécessaires.

Les maladies infectieuses chroniques comme la phtisie et la lèpre offrent souvent des lésions locales, causées par des bactéries qui diffèrent des bac-téries typiques appartenant en propre à ces maladies. Dans la tuberculose, ce sont surtout le streptococcus pyogenes; le diplococcus de la pneumon et parfois le tetragenus, qui représentent les causes habituelles des divers complications du côté du poumon ou des autres organes. Dans la lèp nous avons constaté la présence des staphylocoques.

L'actinomycose offre souvent, au milieu des abcès, le staphylococcu aureus et le streptococcus pyogenes. Il est donc très probable que la pro duction du pus est causée souvent par les bactéries secondaires entrées à l suite des organismes qui constituent la cause même de la maladie primitiv

Enfin un grand nombre de maladies qui ne sont pas causées par le micro-organismes, des altérations de la moelle épinière ayant occasionn des lésions cutanées, des ulcérations et même de la gangrène, peuven devenir le siège de nombreux micro-organismes. Il en est de même pou certaines tumeurs. Les carcinomes de l'utérus, par exemple, aboutissent une suppuration des reins, à une infection générale semblable à la pyémie Les cancers plus ou moins ulcérés sont envahis par des colonies de bacté ries. Les tumeurs résistent en général moins que les tissus sains à l'invasio des microbes. On les trouve même, sans qu'il y ait d'érosion cutanée o muqueuse, dans les polypes du nez; on a vu des staphylocoques et de streptocoques dans le mycosis fongoïde. On observe alors parfois une infec tion générale comme à la suite de la suppuration des plaies.

Dans la plupart de ces complications dont nous pourrions multiplier à l'infini les exemples, ce sont les diverses bactéries du pus qui pénètren dans les organes et qui déterminent une septicémie analogue à cell qu'on observe à la suite des plaies. Souvent ce sont des bactéries sapro- gènes, ou certaines bactéries de l'intestin qui sont en jeu. Parfois on y rencontre aussi des bactéries spéciales septiques.

CHAPITRE IX

ONCURRENCE VITALE DES BACTÉRIES. — ATTÉNUATION DE LEURS PROPRIÉTÉS DANS LES MILIEUX NUTRITIFS MODIFIÉS PAR D'AUTRES BACTÉRIES. — TENTATIVES DE THÉRAPEUTIQUE BACTÉRIOLOGIQUE.

Nous avons déjà parlé, à propos des expériences de Raulin et de Pasteur, e la concurrence vitale qui s'établit entre les mucédinées et les bactéries.

Des phénomènes analogues s'observent entre les bactéries d'espèce ifférente. Le résultat de la lutte pour l'existence qui s'établit entre elles épend de nombreuses conditions tenant au terrain ou à l'espèce de bac- ;ries sur lesquelles porte l'expérience. Un milieu nutritif déjà modifié arce qu'il a servi à nourrir telle espèce déterminée, ne sera plus favorable la germination de bactéries de la même espèce ou d'une espèce diffé- ente. La force germinative, l'énergie spécifique d'une bactérie, seront iminuées si elle a été affaiblie d'abord par une nutrition spéciale ou par action trop intense de la chaleur. On diminuera progressivement les pro- riétés spéciales, chromogènes ou pathogènes d'une bactérie, en en faisant es cultures successives dans un milieu peu favorable. Ainsi le micrococcus rodigiosus, cultivé plusieurs fois de suite sur la gélatine, continuera à ousser, mais ses cultures successives seront de moins en moins rouges. a propriété spécifique de ce microbe diminuera de plus en plus et il arri- ;ra un moment où sa culture sera tout à fait blanche. Il suffira alors, our lui rendre sa propriété première, de l'ensemencer sur la pomme de ;rre.

De la même façon, par exemple, la propriété saprogène de certains acilles se perdra sur la gélatine.

Pour conserver les propriétés spéciales des bactéries, on doit les cul- ver sur leur milieu le plus favorable. On a utilisé les cultures inverses our les atténuer. Pour arrêter le développement des bactéries, un des ıoyens les plus répandus dans la nature consiste dans la concurrence de ;rtaines autres bactéries. Ainsi, par exemple, des bactéries d'une espèce donnée épuisent toujours le milieu sur lequel elles poussent, et par la d composition de ce milieu, elles donnent naissance à des corps chimiqu qui arrêtent leur développement et empêchent d'autres bactéries de se d velopper à côté d'elles. Mais leur action même a souvent préparé le terra pour d'autres bactéries, pour des anaérobies, par exemple.

C'est ainsi que la nature pose une barrière au développement indéfi des bactéries et c'est ainsi que l'on peut concevoir l'immunité acqui contre certaines d'entre elles.

L'un de nous[1] a tenté d'étudier expérimentalement comment des bact ries d'une espèce bien déterminée peuvent fabriquer des substances chim ques ou modifier le milieu de culture de façon à nuire à d'autres bactérie Si l'on était très avancé dans l'étude expérimentale du conflit des bactéri entre elles, on arriverait vraisemblablement à traiter certaines maladi bactériennes par d'autres bactéries.

L'action réciproque de deux bactéries l'une sur l'autre diffère suiva qu'on les sème simultanément ou successivement, sur un terrain nutri donné.

Si l'on ensemence en même temps deux bactéries sur une plaque d gélatine, les deux espèces se développent assez bien. Il est vrai que l'une s'accroît plus vite que l'autre, la seconde sera supprimée au bo de peu de temps. Dans cette culture simultanée, certaines bactéries n touchent jamais les colonies des espèces ensemencées à côté d'elles et l évitent. Si l'on ensemence beaucoup de germes à la fois, les colonies q se développent dans le même laps de temps sont beaucoup plus petit que si l'on en avait ensemencé un petit nombre. Cela se conçoit sans pei puisque chaque germe trouve pour se développer un terrain plus restrein

L'action réciproque des bactéries l'une sur l'autre est beaucoup pl manifeste si on les ensemence l'une après l'autre. La bactérie inocul la première sur la gélatine agit de deux manières sur celle qui est in culée ensuite : 1° par son action chimique; 2° par son action vitale. O s'assure de la réalité de ces deux actions distinctes en stérilisant la sul stance nutritive contenant une culture donnée. Si, sur ce milieu stér lisé on inocule une autre bactérie, celle-ci se conduit tout autrement q si on l'eût semée sur une substance nutritive contenant la première ba térie vivante et en voie de germination.

On prend, par exemple, des tubes contenant de vieilles cultures data d'un mois, du choléra, du charbon, des microbes de la pneumonie, d bacterium prodigiosum et du lait bleu, de la putréfaction, du staphylococc aureus de Friedländer. On stérilise ces tubes par la chaleur, puis on ens mence des bactéries du choléra. Sur les tubes qui contenaient une cultu du choléra, l'ensemencement des bacilles du choléra donne une cultu normale et bien développée. La germination du choléra n'est point chang sur les tubes qui ont déjà servi aux cultures du choléra lui-même[2]. I

1. Babes, *in Journal des connaissances médicales* (oct. 1885).

2. Buchner a fait la même expérience et il a utilisé cette propriété pour isol les bactéries du choléra. Il a cultivé pendant huit jours le choléra dans du bouill peptonifié. Il le stérilise ensuite par la chaleur, et il ajoute cinq fois autant

me on observe très peu de ralentissement de la culture du choléra dans tubes qui ont déjà servi aux cultures du charbon, du lait bleu, de la ɜumonie, et du staphylococcus aureus. Au contraire une vieille culture micrococcus prodigiosus dans un tube stérilisé empêche presque totaɪent le développement du choléra. De même une culture sur gélose des ɜtéries de la putréfaction provenant de selles normales empêche aussi développement des bacilles du choléra. Cependant les bactéries ensencées restent vivantes pendant longtemps, un ou deux mois, dans la ofondeur. Si on emploie la gélatine ensemencée par les bacilles de la tréfaction, et qu'on inocule ensuite le choléra, le développement des ɜilles du choléra est à peu près nul et la gélatine n'est pas liquéfiée.

Après cette première série d'expériences, Babes a essayé l'action des illes cultures vivantes sur les micro-organismes qu'on ensemence à é d'elles. Pour y arriver, il était impossible d'employer les plaques, rce qu'après un certain temps elles sont couvertes d'impuretés. On peut servir avantageusement de larges cristallisoirs en verre couverts par couvercle (voyez page 117). Ces appareils ont été stérilisés, puis remplis gar-agar. L'appareil, stérilisé de nouveau dans l'étuve, est entouré d'un neau de caoutchouc pour le bien fermer.

Pour ensemencer l'agar-agar, on retourne l'appareil de façon à ce que surface de l'agar-agar soit retournée par en bas, on l'inocule suivant un ɜmier grand cercle avec le fil de platine chargé de la substance à enseɜncer. On referme le cristallisoir et on l'expose à la température nécesɜe par les bactéries inoculées. On peut observer, à travers le verre, les ɔgrès du développement avec une faible lentille, sous le microscope. La ture pousse en faisant un cercle complet et très net. On la laisse ainsi ɪdant huit jours, quinze jours ou un mois. Après quoi on inocule la cul-e d'un second microbe suivant des stries peu étendues parallèles au preer grand cercle et occupant un segment rayonnant de son centre à sa riphérie.

On trace ensuite à côté une nouvelle strie d'inoculation avec une bacie d'une autre espèce, et ainsi de suite pour huit ou dix espèces de ɜtéries, ou davantage. Si la première strie, la plus voisine du grand cle occupé par la culture circonférentielle, se développe comme à l'état rmal, cela indique qu'elle n'est ni gênée ni influencée par la première ture développée suivant le grand cercle inoculé en premier lieu. Si elle ermine, au contraire, une influence nocive sur la culture semée dans stries, on pourra juger à quelle distance cette influence s'exerce par nombre de stries dont la culture aura échoué. De plus, dans cette ɔérience, on pourra juger de l'influence de la première culture en grand cle suivant son âge, suivant qu'elle datera de huit jours, de quinze jours d'un mois, en pratiquant des stries à ces différentes époques avec les tres bactéries qu'on veut expérimenter.

Voici quelques résultats de ces recherches :

uillon contenant 6 p. 1000 de sel de cuisine. Puis, il ensemence un flocon de selles formes. Le lendemain, il se développe à la surface du liquide une pellicule mée de bacilles du choléra. (*Aerztl. Intelligenzbl.*)

En traçant un premier cercle circonférentiel avec la pneumonie et ensemençant d'autres microbes quatre jours après, on ne put consta aucune influence exercée par le cercle de la pneumonie. En ensemenç par stries des microbes de la pneumonie quatre jours après l'ensemen ment du premier cercle, les stries se développaient de telle sorte que premières, étroites, gênées les unes par les autres, s'étendaient bientôt leurs extrémités qui présentaient comme un bourgeon de culture, et dernière, la plus rapprochée du centre, était très étalée en forme de pla parce qu'elle pouvait se développer en liberté. De nouvelles stries p tiquées huit jours après, avec la pneumonie, se développèrent beauc moins bien; les stries étaient plus étroites auprès du grand cercle de c ture pneumonique et ne se développaient convenablement que dans strie la plus rapprochée du centre. Si l'on faisait, auprès de ces derniè stries, des stries avec des cultures de charbon, la strie de charbon la p rapprochée du grand cercle pneumonique se développait très bien n'était nullement gênée par elle; la strie la plus rapprochée du centre développait aussi d'une façon exubérante; mais les stries intermédiai se gênaient les unes par les autres et restaient minces.

En traçant le premier grand cercle avec le charbon, on constate les stries de charbon les plus rapprochées du grand cercle de charbon donnent presque plus rien. Mais les stries du pneumococcus de Friedlän voisines du grand cercle charbonneux ne peuvent se développer.

Ainsi l'on voit, par cette double série d'expériences, que le microbe Friedländer inoculé le premier ne peut pas soutenir la concurrence cor celui du charbon. Les cultures du charbon sont gênées par le voisinage unes des autres de même que celles de la pneumonie.

Si l'on inocule, auprès du charbon, du micrococcus prodigiosus, i développe assez bien et n'est pas influencé par le cercle de charbon.

Si, dans un grand cercle de pneumonie datant de trois semaines, ensemence de la pneumonie sur des stries, les cultures de ces derni restent toutes minces et peu développées. Des inoculations faites ave choléra auprès du grand cercle de la pneumonie se sont aussi très développées. On peut très bien observer que le développement des b téries du choléra est empêché par le voisinage de la pneumonie.

Si, dans un cercle pneumonique datant de quinze jours, on inocul bactérie du pus bleu, elle se développe facilement, mais sans sa coul typique. Le bacille du lait bleu se développe partout sans être gêné pa pneumonie; les stries du lait bleu se gênent seulement les unes par autres, mais ils ne donnent lieu à aucune couleur. Le micrococcus indi au contraire produit sa couleur caractéristique.

Dans un grand cercle du microbe du lait bleu, quinze jours après l' semencement, le bacille du lait bleu se développe lentement et san couleur. Le micrococcus indicus se développe mal et reste tout à fait bl

Lorsqu'on a tracé un grand cercle avec le staphylococcus aureus, si fait six jours après des stries de staphylococcus, celles-ci donnent cultures très malingres et à peine colorées, tandis que le pus bleu, le bleu, la pneumonie se développent très bien. Le staphylococcus empê tout le staphylococcus. L'indicus se développe, mais sa couleur n'appa-; que du côté du centre; le charbon est aussi empêché par le staphylo-cus. Dans un cercle de micrococcus indicus, datant de vingt jours, l'in-us n'est empêché que dans le voisinage du grand cercle, mais il est olore. Le prodigiosus se développe bien, mais il est seulement un peu geâtre dans le centre. Les microbes du pus bleu et du lait bleu ne ntrent plus leur couleur.

En faisant un cercle avec du pus bleu qu'on ensemence huit jours ·ès par des stries de pus bleu, celles-ci se développent à peine dans le sinage. Il en est de même des stries du lait bleu, du choléra, de la ımonie et du charbon, dont la germination est empêchée tandis que dicus se développe bien quoiqu'il reste tout à fait blanc.

Une bactérie de la putréfaction constituée par des bâtonnets courts, ıt les cultures ne liquéfient pas la gélatine, et qui dégage une odeur de ırriture, empêche presque absolument la germination de toutes les res, par exemple, de celles du choléra, du charbon, etc.; elle a une indre influence sur l'indicus.

Si l'on fait un grand cercle avec le bacille du choléra et que huit jours ·ès on fasse des stries avec le même bacille, les stries sont gênées par voisinage du premier cercle. Si on ensemence de nouveau du choléra, ınze jours après l'ensemencement du premier cercle, il ne se développe s qu'à peine. Le lait bleu et le pus bleu sont aussi très peu développés.

Ces recherches doivent être répétées souvent pour donner des résultats tains, car la strie faite avec une culture ne contient pas toujours une ıntité égale de microbes et ces microbes ne poussent pas toujours éga-ıent bien.

Pour être sûr du résultat, il faut surtout tenir compte de la première .e qui contient constamment le plus grand nombre d'organismes et qui la plus voisine du grand cercle.

Par ces expériences, on peut s'assurer que les bactéries ont les unes les autres une action réciproque très intense. On peut être sûr que si terrain est depuis longtemps occupé par une bactérie, une nouvelle ıue trouvera pour s'y développer des conditions tout autres que si elle it portée sur un terrain neuf.

Nous avons vu que la plupart des bactéries placées sur un terrain occupé à depuis longtemps par une bactérie de même espèce s'y développaient c difficulté. Dans une vieille culture de charbon, par exemple, un nou-ensemencement réussit très difficilement.

D'autres bactéries, par exemple certaines bactéries de la putréfaction, pêchent le développement de la plupart des microbes pathogènes et omogènes. Le développement des bactéries n'est pas seulement retardé modifié par les modifications du terrain, mais elles perdent aussi en me temps leurs propriétés spécifiques, par exemple leur fonction de oration. L'indicus, le prodigiosus, ne donnent plus de couleur.

L'ensemencement dans une autre culture empêche parfois les proprié-pathogènes d'autres microbes.

Une vieille culture de charbon sur l'agar-agar étant donnée, on fit un ensemencement de charbon; celui-ci se développa, mais son inoculati aux animaux ne donna pas le charbon, ou bien elle donna un charb atténué.

En ensemençant une culture modifiée de cette façon sur un mili nutritif normal, on obtient de nouveau une culture possédant toutes : propriétés pathogènes.

Une culture du charbon ainsi atténuée par l'appauvrissement du mili nutritif, inoculée à une souris, ne donna la mort que cinq jours après. U seconde souris inoculée avec le sang de la première mourut le troisièı jour; la troisième souris mourut du charbon typhique après vingt-qua heures.

Est-ce de cette façon que se produit l'immunité? Doit-on supposer q l'organisme envahi d'abord par une bactérie se conduit ensuite comme milieu de culture dans lequel un nouvel ensemencement ne donne pl qu'une culture atténuée?

Sans nier d'une façon absolue qu'il en soit ainsi, nous pensons qı s'agit d'ordinaire, dans l'organisme vivant, de modifications vitales c cellules résultant de la première invasion. Quoi qu'il en soit, on dev chercher quelles sont les modifications chimiques que la germination c premières colonies détermine dans le milieu nutritif employé.

Babes (*Rapport sur le choléra* présenté au congrès d'hygiène de Vien en 1887) a constaté que le bacille du choléra qui se développe très n auprès de certaines bactéries, ou sur un terrain modifié par cette ba térie, ne perd pas pour cela sa vitalité. Ainsi ces bacilles inoculés dans u gélatine qui a servi pour la culture du prodigiosus ou de certains bacill saprogènes se développent très mal et seulement dans la profondeur de gélatine comme des anaérobies et sans liquéfier la gélatine, mais ils reste vivants encore après plusieurs mois.

De toute façon ces recherches sont intéressantes, car elles montre qu'une bactérie donnée arrête la germination d'une autre espèce. Aiı les produits du micrococcus prodigiosus s'opposent au développement bacille du choléra. Certaines bactéries, ne gênant pas le développement telle autre espèce, lui enlèvent néanmoins ses propriétés chromatiques pathogènes.

Ces expériences de Babes ont été répétées avec d'autres méthodes p Garré, Manfredi et Freudenreich qui n'en avaient pas eu connaissan Voici les résultats qu'ils ont obtenus :

Garré (*Correspondenzblatt f. Sch. Aertzt*, 1887) a étudié l'antagonisı de certaines bactéries par des ensemencements en stries sur la gélatine, s vant la même méthode que nous avons employée. Après avoir obtenu u première culture sur gélatine, il la raclait, stérilisait à nouveau la gélatine y ensemençait une autre espèce de bactéries. Il a surtout étudié ainsi bacillus fluorescens putridus. Après la culture de celui-ci, la gélatine devi alcaline et elle sent la triméthylamine. En enlevant la culture qui y a pou: et en ensemençant à la place le staphylococcus pyogenes aureus, le baci de Friedländer, le bacille de la fièvre typhoïde, la levure rose, etc., n'observe aucun développement. Avec le bacille mycoïde, avec le baci oléra asiatique ensemencés après le fluorescens, on a une culture , tandis que le bacillus anthracis et celui de Finkler prennent un développement. En inoculant en stries parallèles sur plaques de ne le bacille fluorescent, et le staphylococcus pyogenes, il a vu que nier était gêné et empêché par les stries du phosphorescens.

Manfredi (*R. C. d. R. Acad. de Lincei*, vol. III, fasc. 12, 1887) a réussi inuer la virulence du bacillus anthracis en le cultivant dans de la ne ou de la gélose additionnées de matière grasse. En ajoutant un le matière grasse, le bacille du charbon se développe bien et liquéfie atine. Avec une plus grande quantité de graisse, la gélatine ne se ie plus. Avec deux tiers de graisse, le développement ne se fait plus. rulence de ces cultures diminue et disparaît. L'action de la chaleur aussi en ligne de compte dans cette atténuation. La virulence dispa- effet en 2 à 3 jours à 37°; en 20 à 30 jours, à 28-30°; en 25 à 45 jours 20°. Ainsi, au 10e jour, à 28-30°, elle tue tous les cobayes et la moitié pins inoculés; au 20e jour, elle ne tue plus les lapins et les gros es; au delà du 25e jour, elle ne tue plus que les souris; au 30e jour, perdu tout pouvoir pathogène. Mais il ne s'agit pas là d'un vaccin qui rve son degré de virulence atténué, comme le vaccin de Pasteur, Roux mberland, lorsqu'on le porte sur un autre milieu de culture. Il reprend ôt sa virulence première. Duclaux, en rendant compte de cette expé- e de Manfredi (*Annales de l'Instit. Pasteur*, août 1887, p. 404) explique ésultats de la culture dans un milieu riche en graisse, parce que celui- ntient peu d'oxygène et que, de plus, la saponification le rend acide.

eudenreich (*Annales de l'Institut Pasteur*) a étudié l'antagonisme de nes bactéries en cultivant pendant 4 à 6 semaines une série d'entre sur des bouillons de bœuf, dans du bouillon contenant 200 à 300 gram- Ces bouillons sont filtrés plus tard sur un filtre Chamberland. Les lons liquides, modifiés par la première culture, clairs, limpides, sont is à une nouvelle stérilisation à l'étuve, puis ensemencés avec une d'autres bactéries. Il résulte de ces expériences qu'un certain nombre icrobes exercent, à l'égard des autres, un pouvoir réellement nocif. le bacillus pyocyaneus et le bacterium phosphorescens entravent une notable mesure, s'ils ne l'empêchent pas complètement, la sance des microbes; d'autres, comme le bacille typhique, le bacille arbon, le microbe du choléra des poules, le spirille de Deneke, ent sur le bouillon où ils ont vécu une influence très faible. Le sta- coccus pyogenes fœtidus entrave la croissance du spirille du choléra que, du micrococcus roseus et du tetragenus, sans qu'il ait d'ailleurs on sur la plupart des autres bactéries expérimentées.

n certain nombre de microbes sont peu difficiles dans le choix de leur iture. Le bacille du charbon surtout, le bacillus pyocyaneus, le prodi- s, et en général les espèces saprophytes s'accommodent assez bien de les bouillons modifiés par la culture première. Par contre, le microbe oléra des poules, le bacille typhique, celui du rouge de morue, le genus, sont plus délicats et résistent moins bien à une altération du lon.

Sirotin a constaté que l'arrêt du développement des bactéries est la production d'acides ou des sels ammoniacaux, ou bien à l'épuiser de la substance nutritive par le microbe ensemencé le premier. (*Zeitsc f. Hyg.*, 1888, IV, 2.)

L'étude continuée et généralisée de cette action réciproque des bacté les unes vis-à-vis des autres, pourra conduire à des données théra tiques.

Cantani[1] a essayé de neutraliser les bacilles de la tuberculose pa bacterium termo en faisant inspirer à ses malades des pulvérisation liquide contenant le bacterium termo. Avant de faire ces essais, qui n pas abouti à un résultat probant, il eût été bon d'expérimenter avec cultures pures de ces deux microbes pour étudier d'abord leur ac réciproque sur le sérum gélatiné et sur des animaux. Babes a communi au Congrès pour l'étude de la tuberculose quelques résultats obtenu cette manière. En inoculant différentes espèces de bactéries, le sta lococcus aureus, des bacilles saprogènes, des bactéries du choléra poules, le prodigiosus, de grands bacilles possédant des spores su gélose glycérinisée, ces bactéries empêchent le développement du bac de la tuberculose inoculé plus tard auprès d'elles. Les streptoc et la bactérie lancéolée capsulée au contraire n'empêchent pas sa lulation. Le milieu nutritif modifié par la culture du bacille de la tu culose favorise plutôt qu'il n'empêche le développement de la plupart bactéries.

Fehleisen a réussi à guérir des lapins tuberculeux par l'inoculat des cultures de l'érysipèle.

Emmerich a vu que les cobayes inoculés avec les microbes de l'ér pèle résistaient à d'autres bactéries injectées plus tard. A l'autopsie de animaux on trouvait les streptocoques de l'érysipèle dans les orga tandis que les bactéries injectées avaient disparu. C'est ainsi qu'il inoc tantôt des bacilles du charbon mêlés aux microbes de l'érysipèle, ta les bactéries de l'érysipèle d'abord, puis celles du charbon. Sur neuf lap inoculés avec ces deux micro-organismes, soit en même temps, soit s cessivement, deux d'entre eux ont succombé à l'érysipèle et les s autres ont survécu; neuf animaux de contrôle inoculés en même te par le charbon ont tous succombé. Le même auteur a essayé de guérir lapins au début de l'intoxication charbonneuse en leur injectant dans veines les microbes de l'érysipèle. Sur dix animaux ainsi traités, qua sont morts et les six autres ont guéri.

Paulowsky n'a pas obtenu des résultats aussi avantageux[2]. En opér par l'injection sous-cutanée de l'érysipèle, sur neuf lapins, deux ont s combé. Les sept survivants inoculés plus tard avec le charbon ont succom Il a cherché parmi les bactéries non pathogènes s'il y en avait qui fuss de meilleurs antagonistes du virus charbonneux. Il a d'abord expérime la levure de bière qui n'a pas donné de bons résultats, puis le *pro*

1. *Centralblatt f. d. med. Wissenchaften*, 18 juillet 1885.
2. *Virchow's Archiv*, 1887.

. Il a fait un mélange de bacilles du charbon avec le *micrococcus pro-us* et il l'a injecté sous la peau d'un lapin. L'animal n'eut aucun ac-t, si ce n'est un petit abcès au niveau de la piqûre.

.ns une série de dix lapins, il injecta d'abord du charbon dans le tissu aire sous-cutané. Deux heures après, il injectait, à côté de la première e, du *prodigiosus*. Le lendemain, il injectait de nouveau un centimètre de culture du *prodigiosus* sous la peau ou dans le sang. Sur ses dix ıux, huit présentèrent des abcès et guérirent; les deux autres qui .ent pas eu d'abcès ont succombé.

. survie des animaux paraissant liée à la suppuration du lieu inoculé, wsky a injecté sous la peau le *staphylococcus aureus* après l'inoculation arbon, et les animaux ont survécu après avoir eu des abcès. S'il injec-la fois dans le sang les deux micro-organismes, les animaux mou-t toujours, mais sans présenter de bacilles du charbon dans leurs .

ımme il y a toujours du danger à produire des suppurations avec le */lococcus*, Paulowsky a expérimenté avec le *pneumococcus* de Friedlän-.près avoir injecté sous la peau les bacilles du charbon chez le lapin, ːcte autour de la piqûre le microbe de Friedländer. Les animaux ont ırs guéri, la seconde inoculation étant faite même trois heures après ːmière. Il y avait parfois de petits abcès sous-cutanés. Si l'on injecte ɔis dans le sang le charbon et le pneumocoque, les lapins guérissent arement.

CHAPITRE X

ATTÉNUATION DES VIRUS

On a depuis longtemps essayé de prévenir certaines maladies virule par l'inoculation, pratique dans laquelle on donnait la maladie virul elle-même, mais dans des conditions où l'on espérait la voir se dévelo] sans gravité sur la personne inoculée. Telle a été pendant le si dernier la pratique de l'inoculation variolique. Après l'inoculation d variole, il se développait, au lieu inoculé, une pustule ou une érup variolique fébrile plus ou moins répandue sur tout le corps; mais c variole était généralement bénigne, très discrète, et les individus inoc jouissaient d'une immunité relative. Une personne variolisée pouvait en effet atteinte une seconde fois de variole, très rarement il est vrai même que le vaccin ne préserve pas toujours d'une façon absolue contı variole. Malheureusement la variole étant ainsi inoculée était quelqu très grave, et même elle pouvait se terminer par la mort. Malgré ces convénients, la pratique de la vaccination varioleuse était un grand] grès, si l'on se reporte par la pensée aux épidémies de variole si m trières, si générales des siècles passés.

La découverte qui a immortalisé Jenner et sauvé la vie à des mill d'hommes a montré qu'un virus analogue à celui de la variole, transp du pis de la vache (cow-pox) dans l'organisme humain, est capabl préserver de la variole. Ce n'était plus le virus variolique produisant variole moins grave que la variole spontanée, mais bien un virus différ quoique très voisin, pris à une autre espèce animale et qui avait le m effet que la variolisation. Le vaccin de la variole était trouvé.

Les vétérinaires ont inoculé, depuis longtemps, le virus de la p pneumonie contagieuse du gros bétail en vue de prévenir cette mala Ces inoculations sont excellentes pour tout virus qui ne détermine des accidents graves ou mortels, mais naturellement elles devien impossibles quand il s'agit de maladies presque toujours mortelles q que soit la dose du virus injecté, comme cela a lieu pour le charbon. réussit cependant à retarder et à modérer la pénétration du virus inj

içon à ce qu'il n'entre dans l'économie qu'à dose très minime, en
iissant pour lieu d'injection une partie du corps peu vasculaire, moins de que les parties centrales, mal pourvue de lymphatiques, à tissu ;, comme l'extrémité de la queue de certains animaux. Telle fut la que des vétérinaires pour ce qui concerne la péripneumonie conta-se.

e problème des vaccinations et de l'atténuation des virus fit un pas sif lorsqu'il fut démontré que des bactéries étaient la cause essentielle ι virulence de ces liquides. Lorsqu'on put cultiver les bactéries d'un de virulent, étudier la façon dont il s'affaiblissait suivant les modifi-ıns du milieu nutritif, suivant les conditions de température ou ·ation, il vint à l'esprit de Pasteur d'employer ces cultures affaiblies ne vaccins. On chercha le vaccin d'une maladie virulente dans l'atté-ion de l'action des micro-organismes de cette maladie. La première ition à obtenir, si les micro-organismes possèdent des spores fertili-es, c'est d'empêcher leur formation dans les cultures qu'on emploiera ne vaccins. Les recherches de Toussaint, de Pasteur, Roux et Cham-ınd et de Chauveau, relatives au vaccin du charbon, de Pasteur pour ıccin du choléra des poules, de Pasteur et Thuillier pour celui du et du porc, de Chauveau, d'Arloing, Cornevin et Thomas pour le bon symptomatique, de Pasteur pour la rage, ont donné d'admirables ltats et ouvert la voie à de nouvelles découvertes.

.es procédés d'atténuation employés jusqu'ici sont assez variables une même maladie. Il n'est pas sûr que toute maladie virulente se avoir son vaccin préservatif; mais il est probable qu'on arrivera à ·er le vaccin de toute maladie qui n'atteint généralement qu'une fois sa vie un animal d'une espèce donnée, de telle sorte que la première ue confère l'immunité. Il ne faut pas croire non plus que le vaccin e maladie virulente étant connu et appliqué, lui ferme d'une façon lue la porte de l'organisme ; pour certaines maladies comme la variole, nunité donnée par le vaccin se perd au bout de cinq à dix ans ; pour :res, comme le charbon, le rouget du porc, le choléra des poules, nunité ne paraît pas excéder la durée d'une année[1]. Mais ce court ce de temps suffit pour l'élevage et l'engraissement de plusieurs espèces ıales.

asteur[2] a donné la méthode générale d'atténuation des bactéries ogènes par l'action de l'oxygène à propos de sa découverte du vaccin holéra des poules.

our le choléra des poules, Pasteur, en inoculant des cultures qui da-t de quinze jours, d'un mois, de deux mois, de huit mois, de dix mois, que leur virulence diminuait progressivement. Ainsi, en inoculant une de 10 poules avec tel de ces liquides, il en mourait 8 sur 10, avec ıtre 5 sur 10, avec tel autre 1 sur 10, et il arrivait un moment où les

[1] D'après Feltz, l'immunité du lapin à qui l'on a fait l'inoculation préventive e le charbon dure de 17 à 18 mois (*Comptes rendus de l'Acad. des sc.*, 7 août .

[2] *Congrès médical international de Londres,* 1881, vol. I, p. 85.

poules ne mouraient plus. Chacun de ces liquides de culture, pris moment de l'expérience, ensemencé sur un bouillon stérilisé, reprodui des microbes ayant exactement le même degré de virulence que le liqu atténué d'où il provenait. Le liquide non virulent reproduisait un liqu non virulent. Les poules inoculées, qui ne mouraient pas, étaient attein au point lésé, au niveau du grand pectoral et, dans ce muscle, d'ı lésion locale plus ou moins étendue qui guérissait spontanément en temps plus ou moins long. Les poules vaccinées ainsi étaient préserv absolument de toute atteinte du virus le plus virulent, pendant un ten assez long, pouvant excéder une année.

Pasteur croit que cette atténuation est due à l'action de l'oxygène l'air. Pour le démontrer il fait la culture du microbe du charbon dans tube contenant très peu d'air, puis il le ferme à la lampe d'émailleur. microbe, qui est aérobie, prend promptement tout l'oxygène du tube du liquide; à partir de ce moment il ne s'atténue pas sensiblement, mêı après un assez long espace de temps.

On sait, d'après les recherches de Koch, que les bacilles du charb donnent des spores dans les milieux de culture en général et que c spores, très résistantes, conservent leur faculté de germination penda un temps indéfini. Pasteur a observé que les bacilles cultivés dans bouillon de poule à 42° et 43° ne donnaient pas de spores. Ils ne se cult vaient plus à 45°. On peut maintenir au contact de l'air pur, c'est-à-di dans un ballon bouché à la ouate, et à la température de 42° à 43°, uı culture de bacilles entièrement privée de germes. Au bout d'un mois six semaines ils meurent et ne peuvent ensemencer un nouveau bouillo Mais pendant tout le temps qu'ils vivent, on constate qu'ils ont perdu tou virulence, bien qu'ils soient encore cultivables. Pendant toute cette pe riode, la culture représente une série de virulences atténuées; chacun c ces états de virulence atténuée peut être reproduit par la culture. Inoculé aux animaux susceptibles de contracter le charbon, les liquides de cultuı ainsi obtenus constituent un vaccin donnant une maladie plus bénigne qu le charbon et conférant l'immunité pour celui-ci. Tel est le procédé em ployé par Pasteur et dont l'efficacité a été démontrée par des centaines d milliers de vaccinations charbonneuses. Cependant, si l'on observe, chez l cobaye et la souris, un retard de l'action du virus charbonneux après leu vaccination, on ne réussit pas à préserver ces petits animaux contre l'actio du charbon virulent.

Pasteur a tenté de fonder sur ces deux séries de virus atténués un doctrine générale de l'atténuation des virus par l'action toxique de l'oxy gène et il en a déduit une explication de l'atténuation des épidémies par l temps et par l'air. Lorsqu'en effet une maladie infectieuse comme le cholér a été importée dans une ville, étant donné sa cause bactérienne, on n s'explique pas qu'elle puisse cesser autrement que par la mort de tous le habitants, tout nouveau malade multipliant le nombre des microbes patho gènes. Mais, indépendamment des précautions prises pour éviter la pollu tion des eaux et des aliments, abstraction faite aussi des prédisposition et immunités individuelles, il faut faire intervenir l'action de l'air, d siccation (Koch) et des autres agents destructeurs des bactéries, pour [uer l'extinction des germes morbides et la fin de l'épidémie.

loing (*Comptes rendus*, 1887) a constaté l'atténuation de la virulence ıctéries du charbon par la lumière du soleil; tandis que la lumière z ne modifie pas beaucoup les bacilles du charbon, la lumière solaire :he le développement des spores. La lumière du soleil en été diminue ılence des bacilles du charbon, de telle sorte que les cultures peu- ;e transformer en vaccin.

ıction de l'oxygène ne paraît pas le mode d'atténuation le plus actif rus; dans l'atténuation du virus charbonneux, la température agit :mblablement autant que l'oxygène. C'est ainsi que Toussaint avait ś avant Pasteur un moyen d'atténuer la virulence du charbon en fant les liquides virulents à la température de 55°, ou en les modi- par l'addition d'acide phénique. Bien qu'il eût démontré scientifique- la réalité de l'atténuation, son procédé de vaccination offrait une l'aléa trop considérable pour être introduit dans la pratique. Cham- nd et Roux (*Comptes rendus de l'Académie des sciences*, n° 15, 1883) ont ıé le virus charbonneux par l'addition de substances antiseptiques, e phénique et l'acide sulfurique. En ajoutant une partie d'acide que à 1 000 parties du bouillon où sont cultivés les bacilles char- ɜux, ceux-ci vivent encore pendant cinq mois : avec 1 p. 800 il ne se oppe plus de spores. On peut ainsi obtenir une série de liquides d'une ıation différente et déterminée.

s auteurs ont pu atténuer la virulence des spores par l'action de e sulfurique à 2 p. 100. Après huit jours, les spores ainsi traitées ne pas les lapins, mais ils tuent les cobayes. Si l'on cultive ces spores, léveloppe des bacilles qui montrent la même atténuation.

ıauveau (*Comptes rendus*, tome XCVI, p. 553) atténue le virus char- ɜux d'après la méthode de Toussaint, en chauffant le sang charbon- à 42 ou 43° pendant vingt heures. Il se développe habituellement ɔores dans les bacilles du charbon ; on chauffe une deuxième fois ces ères pendant 1, 2 et 3 heures à 47°. Le liquide qui a été chauffé pen- ıne heure tue tous les lapins. Celui qui est resté deux heures à 47°, . moitié des lapins; celui qui est resté trois heures à la même tem- ure ne tue plus les lapins. Les cobayes adultes résistent à l'inocula- le liquide chauffé 1, 2 et 3 heures à 47°. Les cobayes jeunes qui sont sensibles, meurent encore quelquefois avec les liquides chauffés une ıx heures à 47°; mais ils résistent au liquide chauffé trois heures veau, études sur le chauffage des cultures virulentes, Lyon, impri- L. Bourgeon, 1883). En employant cette méthode de chauffage, et en fant en même temps un tube scellé à la lampe, ne contenant point ɜt un tube contenant de l'air, il a constaté que l'atténuation se faisait bien dans l'un que dans l'autre. Chauveau a même montré que ı'on atténue les bacilles du charbon par la chaleur, la présence de ;ène, au lieu de concourir à l'atténuation, la retarde sensiblement (du espectif de l'oxygène et de la chaleur dans l'atténuation du virus char- ɜux par la méthode de Pasteur, etc., Lyon, imp. de L. Bourgeon, 1883).

Tous les bacilles atténués se développent, et forment des générat qui conservent la même atténuation. Les spores des descendants d bacilles chauffés, si on les chauffe pendant une heure à 80°, sont atténu tandis que les spores normales restent virulentes à la même tempéra Pour vacciner des moutons, Chauveau commençait par chauffer pen 20 heures à 43°, une culture de sang charbonneux dans du bouillo poulet faible; cette culture étant ensuite chauffée à 47° pendant heures. Cette culture servait à ensemencer de nouveaux matras qui éta conservés de 5 à 7 jours à l'étuve à 35-37° pour le développement du m lium et sa transformation en spores atténuées; puis il chauffait pen une heure à 80° pour compléter l'atténuation des spores. Ce dernier liq était inoculé comme premier vaccin, le même liquide avant le chauffa 80° servait de second vaccin (*Recherches sur l'application de l'atténuatio virus par la chaleur à la pratique des inoculations préventives*, Lyon 1884

Chauveau (*Comptes rendus de l'Académie des sciences*, 19 mai 1884, 13 juillet 1885) a obtenu l'atténuation des virus charbonneux par la cul des spores sous une pression de neuf atmosphères d'air, ce qui équi à deux atmosphères d'oxygène, à la température de 38 à 39°. Cette mière culture sert à ensemencer une nouvelle culture qui se développe une pression de huit atmosphères. La première était déjà atténuée, la seconde l'est davantage. Une troisième culture, obtenue de la m façon, l'est encore plus. La quatrième culture ne tue plus le cobaye. E ne tuent jamais le bœuf et presque jamais le mouton. Ces cultures fixes, et leur inoculation préserve les animaux du charbon.

Chauveau (*Comptes rendus*, 18 février 1889) a réussi à priver absolum le bacille du charbon de toute virulence; mais bien qu'il soit devenu i fensif, il n'a pas perdu la faculté de récupérer sa fonction virulente.

Pasteur et Thuillier ont atténué le virus du rouget du porc en le sant passer par l'organisme du lapin. Avec le sang du porc, on inocule lapin qui devient malade et meurt. Si on cultive le sang de ce lapin, microbes constituent un vaccin pour le porc. Ces cultures, inoculées porc, lui donnent l'immunité pendant un an, ce qui suffit pour l'évela mais ces cultures ne sont pas fixées dans leur atténuation, car si on inocule en séries successives à des pigeons, qui en meurent, elles ré pèrent leur virulence primitive et deviennent mortelles pour les porcs.

Cornil et Chantemesse (*Comptes rendus*, 27 fév. 1888) ont atténué pa chaleur le virus de la pneumo-entérite des porcs (hog choléra); ce vi chauffé à 43° pendant 74 jours, ne tue pas toujours les lapins; ap 90 jours de chauffage, il ne tue plus ni les lapins, ni les cobayes, et l confère l'immunité.

Il importe d'établir ici une distinction capitale dans l'étude des vi atténués, qu'on emploie comme vaccins. Les uns représentent pour a dire une modification permanente des bacilles et des spores, de telle so qu'un microbe dont la virulence est atténuée se reproduit dans les mili nutritifs où on le sème avec ses caractères morphologiques et son degré virulence atténuée. Ce sont là des microbes et des cultures qui peuven tuer indéfiniment avec leurs caractères propres et se conserver avec ttténuation fixée. Ce sont des variétés d'une espèce microbienne obte- artificiellement, qu'on peut semer de nouveau et voir germer en con- nt leurs propriétés vaccinales. Nous ne connaissons que le vaccin du on de Pasteur et celui de la pneumo-entérite de Cornil et Chantemesse épondent à cette définition. Pour la plupart des vaccins aujourd'hui is et employés, lorsqu'on injecte des microbes, ceux-ci sont atténués es agents physiques ou chimiques, ou injectés à petite dose au moment on s'en sert, mais ce sont bien les microbes virulents de la maladie, uvent récupérer leur virulence primitive lorsqu'on les cultive à nou- dans des milieux nutritifs appropriés. C'est ce qui a lieu pour les ns du choléra des poules, du rouget, du charbon symptomatique, etc.

our ce qui concerne la préservation du charbon symptomatique, Ar- , Cornevin et Thomas ont trouvé que les spores du charbon sympto- ue, maintenues pendant dix heures à une température de 85°, per- leur virulence et peuvent servir de vaccin. Ces auteurs vaccinent contre le charbon symptomatique en insérant la sérosité virulente de maladie au bout de la queue des animaux. Ils injectent 20 gouttes de sérosité; il se développe un œdème localisé sans réaction générale ni té, et les animaux sont préservés de la maladie. La densité du tissu et npérature moindre que celle des parties centrales constituent des cles à la pullulation des micro-organismes. Chez le bœuf, il est même saire d'entourer de ouate la partie inoculée, afin d'obtenir l'échauffe- nécessaire à la production de l'œdème; cette précaution est superflue le mouton. Il faut choisir pour les inoculations préventives une tem- ure moyenne de l'air ambiant.

en que le micro-organisme de la rage n'ait pas été reconnu d'une absolument certaine, ni isolé ni cultivé, Pasteur a pu trouver le n d'atténuer son virus. Il inoculait, dans ce but, un fragment de la ance cérébrale d'un chien enragé dans le cerveau d'un lapin, faisait r ce même virus provenant du lapin par l'organisme du singe, où ttténuait et devenait un vaccin pour le chien (congrès de Copen- , 1884). Pasteur a depuis modifié complètement sa méthode de vac- on (*Acad. des sc.*, nov. 1885) applicable non seulement à la vaccina- les animaux contre la rage, mais aussi à l'homme. Pour cela, on dessécher à l'air des parties de la moelle de lapins morts de la plus la moelle est desséchée, plus le virus de la rage est atténué. On ence à inoculer à l'animal mordu et infecté depuis quelques jours le 1 le plus faible et successivement des vaccins plus forts qui seront rtés sans que la rage se développe.

us traiterons, dans un chapitre spécial, de la méthode des inocula- préventives contre la rage et nous entrerons plus en détail dans ication de la possibilité de détruire le virus rabique déjà entré l'économie. On peut supposer que les symptômes de la rage sont sur les centres nerveux du virus qui s'est d'abord généralisé sans produire de symptômes. L'action du virus atténué aboutit à empêch localisation du virus primitif sur les centres nerveux ; il est probabl le virus atténué agit sur certains éléments de telle sorte qu'à un ment donné, le virus rabique soit détruit avant de produire son local sur les centres de l'innervation.

Dans l'ordre des bacilles zymogènes, on connaît des faits d'atténua qui rendent certaines bactéries incapables de déterminer la fermenta Par exemple Fitz, en exposant le *bacillus butyricus*, agent de la ferment butyrique, à une température de 90° pendant cinq heures, ou pendant heures à la température de 80°, a constaté qu'il était incapable de d miner la fermentation, bien qu'il eût conservé la faculté de se reprod

Roux et Chamberland [1] sont arrivés à conférer l'immunité contre l' culation du vibrion septique de Pasteur ou œdème malin de Koch en i tant simplement les bouillons filtrés ou stérilisés qui avaient servi de m de culture à ce bacille. On sait que le cobaye inoculé avec une cultur ce microbe meurt habituellement en moins de douze heures. Si l'on avec la sérosité de l'œdème de cet animal une culture dans le bouillo veau à l'abri de l'air, le bacille cesse de se développer au bout de troi quatre jours, et ce même liquide filtré sur porcelaine ne peut plus se pour une nouvelle culture, car il contient des substances toxiques pou bacille. Roux et Chamberland ont injecté dans le péritoine de cobayes trois fois, 120 centimètres cubes de ce liquide de culture du vibrion s tique bien privé de tous ses microbes, après qu'il eut été chauffé pend dix minutes à la température de 105°-110°. Les cobayes supportèrent b cette injection. Deux jours après, on les inocula avec le vibrion septi virulent en même temps que des cobayes témoins. Les premiers sont re vivants tandis que les seconds mouraient en moins de dix-huit heu

L'organisme de ces animaux, les cellules probablement saturées par produits toxiques créés par la multiplication des bacilles, étaient deve un milieu impropre à leur pullulation nouvelle.

Chantemesse et Widal ont rendu par un procédé analogue les sou réfractaires au bacille de la fièvre typhoïde qui les tue quand on le leur jecte en quantité suffisante (cités par Roux, *loc. cit.* 1887 et *Annales l'Instit. Pasteur*, 1888).

Roux a trouvé, par un moyen semblable, une vaccination préventive c tre le charbon symptomatique. Il injecte dans ce but à des cobayes grandes quantités de cultures du bacille du charbon symptomatique (b terium Chauvæi) stérilisées dans l'autoclave à 115°. Ce liquide est ens injecté dans la cavité péritonéale des cobayes à la dose de 40 centimè cubes. Ces injections sont répétées trois fois à deux jours d'intervalle. animaux ainsi préparés résistent le plus souvent à l'inoculation. Dans u autre expérience, Roux injecte sous la peau, à une série de cobayes, 1 c timètre cube de sérosité de culture stérilisée, pendant douze jours de sui trois jours après on les inocule avec le virus virulent en même temps des témoins. Les témoins meurent en vingt-six heures, les cobayes vac

1. *Annales de l'Institut Pasteur*, décembre 1887.

ainsi pour le charbon symptomatique résistent à l'inoculation du on septique, mais la réciproque n'est pas vraie. Si l'on réussissait à r les principes cristallisés des ptomaïnes qui sont sécrétés dans la ıre de ces organismes du vibrion septique et du charbon symptoma- e, il est probable qu'on pourrait vacciner les animaux avec ces sub- ces cristallisées à l'état de pureté.

ıans un travail remarquable, sur l'immunité acquise et sur l'atténuation bactéries, Flügge (*Zeitschrift für Hygiene*, 1888, IV, 2) distingue deux for- essentiellement différentes d'atténuation des bactéries, l'une produite la culture successive de la bactérie sur des milieux nutritifs artificiels ıar le passage à travers le corps d'un animal peu susceptible, l'autre l'addition des corps chimiques ou par la chaleur. Dans le premier cas agit d'une transformation lente d'une bactérie pathogène, parasitaire, ın saprophyte probablement par une espèce de sélection. Ainsi, dans même culture, tandis que les individus qui sont les plus pathogènes, ont le plus besoin du corps d'un animal propre à leur développement, e multiplient pas bien sur un milieu artificiel, qui ne satisfait pas à conditions, d'autres individus qui ne sont pas aussi accoutumés à vivre s l'organisme y pullulent mieux. Il en résulte que ces microbes moins usifs et par suite moins pathogènes deviennent prépondérants, et en ınt des séries de cultures, on arrive à éliminer peu à peu les individus ; pathogènes. De la sorte, les bactéries s'atténuent et en même temps, ıme elles sont mieux accoutumées aux milieux artificiels, la culture ient de plus en plus abondante par l'élimination d'individus patho- es. Si l'on inocule maintenant cette culture à un animal, elle ne pro- plus une maladie bien prononcée parce que les individus les plus ıogènes ont été éliminés. La seconde méthode d'atténuation par la eur, par exemple, ne s'explique pas par cette hypothèse. Il s'agit sans te alors d'une dégénérescence absolue des bactéries; lorsque celles-ci t atténuées par la chaleur, elles montrent sur les milieux de culture croissance plus faible que le microbe virulent. On trouve en effet que microbes atténués de cette manière sont moins résistants contre l'in- nce des antiseptiques.

Ainsi, après avoir produit une série de plusieurs cultures atténuées du ·bon, si l'on ajoute à la gélatine 1 ou 2 gouttes d'acide hydrochlo- ıe, les bacilles du charbon, même ceux qui ont été exposés pendant te-cinq jours à une température de 42°, se développent bien. Mais, ajoutant à la gélatine 4 gouttes d'acide, les bacilles chauffés préala- ıent pendant trente-cinq jours à 42° ne se développent plus, tandis les bacilles moins atténués se développent bien. En ajoutant à la géla- six gouttes d'acide, les bacilles atténués pendant 30 jours seulement ıullulent plus, et en ajoutant 10 gouttes, le bacille atténué pendant ıu 18 jours ne se développe pas, tandis que le charbon virulent se déve- ıe encore. Les mêmes expériences réussissent aussi avec des spores du ·bon. Les spores du charbon placées pendant 8 jours dans une solution p. 100 d'acide phénique sont encore vivantes, tandis que les spores nuées pendant 18 jours meurent après un séjour de 7 jours dans la même solution. Les spores atténuées pendant 35 jours meurent 5 j après leur contact avec la solution phéniquée.

Smirnow a observé la même chose pour les deux vaccins du rouge porc. Le vaccin I se développe d'une manière très faible dans une géla contenant 8 à 10 gouttes d'eau phéniquée. En ajoutant 10 gouttes de solution, le vaccin I ne croit plus ; le développement du vaccin II retardé et le bacille du rouget virulent se développe encore très bien même chose s'observe dans le choléra des poules.

Les résultats obtenus jusqu'à ce jour par les vaccinations offren horizon tout nouveau à la thérapeutique préventive des maladies in tieuses. Mais ce serait aller trop loin que de supposer, sans preuves e tives, qu'on arrivera à trouver le vaccin de toutes les maladies infectieu En raisonnant d'après ce que nous savons déjà, il ne paraît pas prob qu'un vaccin puisse être jamais un meilleur préservatif que la mal elle-même. Or, dans beaucoup de maladies infectieuses, la prem atteinte de la maladie, au lieu de préserver le malade d'une attaque rieure, crée chez lui un terrain favorable pour les récidives. C'est ce q observe notamment dans l'érysipèle, la pneumonie et la blennorrhagi *priori* on doit penser que la vaccination ferait là plus de mal que de b Il en est de même de la vaccination du chancre mou et de la fièvre in mittente; dans celle-ci, les récidives si fréquentes et si tenaces ont indépendamment de toute contamination nouvelle. Nous pourrions c aussi avec Koch[1] la tuberculose qui atteint plusieurs fois de suite le m individu : une première atteinte de tuberculose locale, de lupus, d'arth tuberculeuse ou d'adénite scrofuleuse, loin de protéger le malade, le dans les meilleures conditions pour être atteint ultérieurement, parfoi bout de dix ou vingt ans, de tuberculose pulmonaire ou généralisée.

Nous avons inoculé, au commencement de l'année 1883[2], une diz de lapins avec des fragments de lupus et de fongosités articulaires d'abcès tuberculeux ; ces lapins, de même qu'un animal qui avait été i culé un an auparavant avec du pus d'abcès tuberculeux, ont reçu d l'œil, dans le péritoine et sous la peau, des masses tuberculeuses fraîc Nous avons répété en même temps ces expériences sur des animaux t à fait sains. Le premier lapin, qui mourut un mois après l'inoculation un de ceux qui avaient été inoculés avec des fongosités ; puis peu de te après un animal de contrôle et successivement tous les autres qui avai été inoculés avec la tuberculose locale succombèrent, de même que animaux de contrôle, avec de la tuberculose généralisée. Falk a fait de temps après des expériences analogues d'où l'on peut conclure, con des nôtres, que l'inoculation des produits de tuberculose locale ne p serve nullement l'organisme de la tuberculose généralisée.

L'un de nous (Babes) a entrepris en 1886 une série d'inoculations p

1. *L'Inoculation préventive du charbon*, réplique au discours prononcé à Ge par M. Pasteur. Berlin, Fischer, 1883.

2. *Société de biologie* et *Progrès médical*.

ves contre la diphthérie, mais sans réussir à prévenir la maladie. Il a ılé d'abord 4 lapins dans la conjonctive avec des membranes diphthéris de deux enfants. Trois des lapins sont morts, le troisième ou le quaιe jour après l'inoculation, avec une diphthérie prononcée de la ›nctive et une espèce de septicémie. Un d'eux a survécu. En répétant eurs fois ces inoculations il s'est convaincu qu'une partie des lapins ılés survit et il a conservé ainsi 4 lapins. Ces lapins ont été inoculés de eau en même temps que 4 animaux de contrôle. L'un des lapins survi- et 3 lapins de contrôle moururent à la suite de la nouvelle inoculation. épétant avec les survivants la même expérience, 2 des lapins qui nt été déjà deux fois inoculés périrent, de même que 2 des 4 lapins de ·ôle. Comme dans un des cadavres il y avait une méningite due au mi- capsulé rhomboïde et dans un autre une pleurésie due à un streptous, il s'est demandé si les insuccès ne sont pas dus à des infections ıgères au bacille de la diphthérie et il a essayé en conséquence de préir les lapins par l'inoculation avec des cultures pures. La culture pure, he du bacille de Löffler, inoculée dans la conjonctive, produit toujours conjonctivite membraneuse, mais rarement la mort; inoculée dans le de l'animal elle produit une fièvre passagère, mais les animaux se ·ttent. On a donc inoculé 4 lapins dans la conjonctive, 4 dans le sang, aussi dans le sang avec une culture du streptococcus pris sur les es membranes de la diphthérie humaine. Un des lapins inoculé avec reptococcus mourut, les autres de même que les lapins survivants ionnés furent inoculés avec les membranes diphthéritiques de l'homme. 14 lapins ainsi inoculés, 8 succombèrent avec diphthérie et ophthal-, de même que 2 des 4 lapins de contrôle. En inoculant les survivants, des cultures du bacille de Löffler en même temps que 4 lapins de ·ôle, les animaux survécurent et les 6 lapins vaccinés montrèrent une onctivite moins prononcée que les lapins de contrôle. Ces recherches ›lent donc montrer que la diphthérie, même plusieurs fois inoculée, ne erve pas contre une nouvelle infection; il semble seulement que les ıaux, plusieurs fois inoculés, deviennent moins sensibles contre la cul- du bacille de Löffler. L'inoculation plusieurs fois répétée de deux ıs avec des cultures atténuées ou faibles du bacille de Löffler et du ›tococcus ne les a pas préservés contre l'action de la culture virulente acille de Löffler. Depuis, MM. Roux et Yersin (*Ann. de l'Inst. Pasteur*, 1888), ont montré qu'on ne réussit pas à garantir les animaux contre on toxique de la diphthérie.

'un autre côté, la pratique des inoculations préventives contre le charn'est pas dépourvue d'inconvénients; elle se heurte en effet à deux ils : si le vaccin est très fort, il peut engendrer le charbon lui-même er l'animal; s'il est trop faible, il ne le protège pas. Koch, qui a anatous les insuccès de la méthode de vaccination charbonneuse de Pasdans sa réplique au discours de Genève, a étudié à ce propos le mode ection charbonneuse des moutons par l'absorption intestinale des spoet montré que les animaux, pour être complètement préservés, doivent être vaccinés avec un vaccin qui se rapproche le plus possible virus charbonneux sans être mortel; autrement ils n'acquièrent pas l'in munité, et c'est précisément alors que les accidents sont le plus nor breux, car un certain nombre d'entre eux succombe à la vaccination. Ko conclut contre l'utilité de la vaccination charbonneuse.

Nous ne pouvons nous associer à cette conclusion. Le nombre immen d'inoculations préventives pratiquées en suivant la méthode de Pasteur, dont on trouvera le relevé dans le livre de Chamberland [1], montre que chiffre des insuccès s'élève seulement à quelques unités pour mille an maux inoculés, ce qui est un avantage incalculable pour l'agriculture si le compare à la moyenne de la mortalité des animaux non inoculés. D' près Eggelin [2], tandis qu'il mourait du charbon en Allemagne une moyen de 17 bêtes à cornes et de 13 moutons p. 100 avant l'inoculation, il n'e mort en moyenne que 4 bêtes à cornes pour 1000 et 13 moutons po 1000 parmi les animaux vaccinés en 1882 et 1883.

Pour vacciner les moutons contre le charbon, un aide tient l'anim par ses deux pattes antérieures en le soulevant de façon à ce qu'il so assis en présentant son ventre à l'opérateur. Celui-ci enfonce la canu tranchante de la seringue de Pravaz à la base de la cuisse qui est glabr Pour les animaux de la race bovine, on fait relever la queue par un aide on vaccine à la base de la partie inférieure de la queue dans une part dépourvue de poils. Cette vaccination s'effectue en deux fois: une pr mière fois avec un vaccin faible, et huit jours après avec un vaccin fort.

Pour bien apprécier l'effet de la vaccination, il faut savoir qu'il est diff rent selon les différentes espèces animales. Ainsi il est facile de prévenir rage chez le chien, tandis que des lapins inoculés de la même maniè contractent souvent la rage par le vaccin même et, s'ils survivent, ordina rement ils ne sont pas rendus réfractaires. De même il est très difficile donner aux cobayes et aux souris l'immunité contre l'infection charbo neuse, et même certaines espèces de moutons sont assez susceptibles vaccin charbonneux, tandis que les bêtes à cornes le supportent sans aucu inconvénient. Il faut se demander comment l'homme se comporte vi à-vis de ces vaccins; on ne peut pas savoir d'avance s'il sera sensible réfractaire aux vaccins, ce qui rend très aléatoires les tentatives d'inocul tion préventives. Aussi les tentatives de vaccination chez l'homme doiven elles être pratiquées avec la plus grande prudence.

Pour expliquer l'atténuation de la virulence des liquides et le mo d'action des vaccins, on peut faire plusieurs hypothèses.

La première qui vient à l'esprit c'est que les tissus de l'individu va ciné ont subi une altération chimique telle qu'ils sont impropres à serv de nourriture aux microbes de la même espèce.

On peut penser :

1° Que les tissus modifiés par une première invasion des microbes vaccin ont été privés des corps chimiques nécessaires pour que les bactéri

1. *Le Charbon et la vaccination charbonneuse*, par Ch. Chamberland. Paris, 188
2. *Deutsche landw. Presse*, n° 42, analysé dans les *Fortschritt d. Medicin*, 18

›uissent trouver leurs conditions de vie les meilleures qui favoriseraient 'invasion totale de l'organisme et la mort.

2° Que les bactéries sécrètent une espèce de poison qui reste dans les issus et qui s'oppose au développement ultérieur des mêmes microbes ou ›mpêche tout au moins ce développement dans ses conditions les plus 'avorables.

Les recherches de l'un de nous, exposées plus haut, ont été entreprises lans le but de vérifier ces hypothèses.

Les bactéries se gênent dans leur développement réciproque. Si l'on nocule un microbe donné dans une substance nutritive, il la modifie de elle sorte autour de lui que la même bactérie inoculée après un certain emps, se développe mal et perd souvent son action spécifique; les bacté-ies pathogènes s'atténuent et les bactéries chromatiques perdent leur pro-›riété colorante.

Comment peut-on expliquer les résultats indéniables de Chauveau, de ‹oux et Chamberland sur l'œdème malin et sur le charbon symptomatique ›t ceux de Chantemesse et Widal sur la fièvre typhoïde? Ces dernières ›xpériences s'expliquent en supposant que ce n'est pas le bacille qui est ›athogène pour la souris, mais seulement la ptomaïne produite par le ba-ille. L'organisme s'accoutume aux poisons et l'animal ne meurt plus après inoculation d'une plus grande quantité de la culture. Dans les expériences e Roux et Chamberland on a affaire à des bactéries qui produisent aussi es substances très toxiques, de sorte qu'on pourrait supposer que l'im-ıunité se produit là comme pour les poisons. Il faut donc compter avec action toxique des bactéries. Mais, comme l'a démontré Sirotinin, ce ne ont pas les matières toxiques des bactéries qui empêchent les bactéries e se développer, mais bien la production d'acides ou un épuisement de ı matière nutritive. Les substances qui empêchent les bactéries de se dé-elopper ne sont donc pas toujours celles qui peuvent donner l'immunité.

En ce qui concerne l'hypothèse d'un épuisement par le vaccin (Pasteur, lebs) des substances propres au développement des bactéries pathogènes, est sûr que dans un terrain artificiel les bactéries épuisent la substance utritive; mais il est très peu probable que cet épuisement ait lieu dans animal vivant, surtout d'après les expériences de Better. D'après cet auteur : vaccin charbonneux ne se répand pas dans l'organisme, mais il reste ›calisé à l'endroit de l'inoculation; dans le sang et les tissus des ani-aux vaccinés, les bacilles se développent aussi bien que dans le sang et s organes des animaux non vaccinés. On ne peut donc généraliser cette ypothèse.

D'après Buchner la cause de l'immunité serait une modification réactive : l'organe qui est surtout atteint de la maladie. Cette hypothèse n'est pas ›plicable aux maladies généralisées, et même pour des maladies localisées serait difficile de l'admettre. Le vaccin en effet se trouve seulement ıns des endroits très limités autour du lieu d'inoculation, tandis que les ıctéries virulentes inoculées ensuite se répandent dans tout le corps et trouvent, longtemps après l'inoculation, dans le foie et la rate des animaux; la distribution du virus et du vaccin ne sont pas les mêmes et on ne peut pas supposer que le vaccin qui existe dans la peau ait une influence sur le virus qui se trouve dans la rate.

Flügge (*Zeitschrift für Hygiene*, 1888, IV, 2), en exposant les différentes hypothèses émises pour expliquer l'immunité donnée par la vaccination, les soumet à de nouvelles recherches et à une critique approfondie. L'hypothèse de Chauveau suivant laquelle il faut supposer la rétention dans l'organisme des substances chimiques produites par les bactéries atténuées qui sont nuisibles aux mêmes bactéries, ne possède pas, d'après Flügge, une base solide, parce que, comme nous l'avons indiqué dans la deuxième édition de ce livre, les produits connus de certaines bactéries ne séjournent pas longtemps dans l'organisme. Il est vrai qu'une assez petite quantité de ces substances suffirait pour atténuer le virus et pour aider l'organisme dans sa lutte contre la bactérie virulente. Nous avons entrepris une série de recherches répétées plus tard par Garré, Freudenreich, Pawlowsky, Sirotinin, etc., pour voir si les produits de certaines bactéries empêchent le développement d'autres bactéries, et Sirotinin a cherché à déterminer la nature de ces produits. Il a vu que le développement des bactéries est gêné par d'autres et surtout par la production d'acides ou de carbonate d'ammoniaque, ou bien par l'épuisement du terrain de culture. Si on neutralise de nouveau ce terrain ou si on lui ajoute de nouvelles substances nutritives, les bactéries ensemencées plus tard se développent de nouveau.

Mais on doit se demander si ces expériences sont applicables à l'homme parce que le développement d'une bactérie dont l'action dure si peu de temps ne peut pas donner lieu à un changement de tous les tissus tel qu'on puisse croire à une influence comparable à celle observée sur une plaque de gélatine.

Peu de temps après une inoculation et une généralisation des bactéries dans un organisme, les tissus sont en continuelle mutation et ne peuvent vraisemblablement par rester longtemps sous l'influence d'une action chimique.

Sans vouloir nier totalement cette modification chimique, il faut cependant faire intervenir un autre facteur, qui ne peut être autre chose que l'action vitale de l'organisme.

Il faut se rendre compte que l'organisme est composé de cellules vivantes. On peut attribuer aux cellules les mêmes propriétés qu'à l'organisme entier, c'est-à-dire l'énergie dans la lutte pour l'existence, l'accoutumance aux agents nuisibles, etc. On peut penser, en effet, que les cellules s'accoutument à une lutte victorieuse contre des agents nocifs en contact desquels elles se trouveront ultérieurement.

Plusieurs faits en faveur de cette hypothèse démontrent qu'il existe dans l'organisme une pareille lutte entre les cellules et les bactéries. Metchnikoff[1] a décrit une maladie parasitaire produite par des mucorinées chez les daphnides. Ces petits animaux sont très faciles à examiner

1. *Ueber eine Sprosspilzkrankheit der Daphnien, Virchow's Archiv*, t. XCVI, Heft 2, p. 177, 1884.

ants sous le microscope. On connaissait beaucoup de maladies produites ez eux par les coccidies, les champignons, les levures. Dans la maladie ısée par la levure, les animaux deviennent blancs. Les cavités de leur ps sont remplies de spores. En même temps, on peut observer que cernes cellules, les globules du sang par exemple, renferment aussi des ores. Tandis que certaines de ces cellules pâlissent et meurent, les res restent vivantes en même temps que les parasites qu'elles connnent dégénèrent et se détruisent. Les spores sont détruites par les lules que Metchnikoff appelle phagocytes. Si la maladie s'accomgne d'une grande quantité de parasites, sous forme de spores et de filants, les cellules ne sont plus capables de les manger. La maladie guérit devient mortelle suivant que les cellules sont ou non capables de déire les parasites. On peut observer dans cette maladie que le point où bactéries ont pénétré d'abord et se sont accumulées, est le siège de cette te entre les cellules et les parasites. Les cellules s'accumulent dans même point pour lutter contre les parasites. Dans un autre travail *irchow's Archiv*, t. XCVII, p. 503 1888), le même auteur entre plus avant ns l'étude détaillée de cette lutte entre les bactéries et les cellules. On t que la grenouille ne prend pas le charbon à l'état normal. Metchniff, en inoculant des bacilles charbonneux sous la peau de la grenouille, vu que les bacilles pénètrent dans les tissus de la grenouille, mais 'il se forme autour des bacilles un amas de cellules lymphatiques qui issent par les manger facilement. Cette observation avait du reste été jà faite par Koch. On peut observer en effet que les cellules absorbent bacilles. Il suffit de déposer un peu de la lymphe d'une grenouille sous microscope avec des bacilles du charbon. Ceux-ci deviennent granuleux disparaissent sous le microscope. Si un globule blanc a absorbé ainsi bacille, il en englobe bientôt un autre, et ainsi de suite. S'il y a beauıp de bacilles, les globules blancs s'amassent autour d'eux pour ce nbat. On peut prouver que les bacilles du charbon injectés à une greuille sont bien mangés et détruits par elle, car, si l'on inocule quelques ırs après à un cobaye la partie inoculée de la grenouille, le cobaye ite sain. Si l'on inocule, à une grenouille chauffée, suivant le procédé Gibier, les bactéries du charbon, la grenouille meurt, et les bacilles au u de siéger dans les cellules lymphatiques, se trouvent dans le sang. Si en trouve un petit nombre dans ses cellules, ils y sont en voie de struction. La température plus élevée favorisant la multiplication des cilles, les cellules ne sont plus assez nombreuses pour les manger.

En général, les bactéries possèdent leur maximum d'énergie à la temrature des mammifères. C'est là qu'ils se développent le mieux; au conire, l'énergie des cellules de la grenouille est plus grande à une basse npérature, tandis que l'échauffement la diminue. Ainsi, dans cette expénce de l'échauffement, tout favorise l'intoxication, la force du dévelopnent des bacilles est augmentée et la force des cellules diminuée.

Si les grenouilles possèdent une immunité contre le charbon, c'est que cellules sont plus fortes que les bacilles du charbon à la température linaire des animaux à sang froid.

Metchnikoff fait l'hypothèse que les bactéries sécrètent un liquide q les entoure et qui empêche l'action destructive des cellules. Il a vu en eff une partie claire qui entoure quelquefois les bacilles; mais peut-être cet apparence est-elle artificielle.

Metchnikoff a pris des bactéries du charbon atténuées par une ten pérature de 41 à 42°; il les a mises dans un petit tube de verre capillai qu'il a introduit sous la peau de l'oreille d'un lapin et il en a cassé pointe sous la peau. Il a vu qu'il se formait bientôt en ce point un nodu inflammatoire composé de cellules migratrices. Celles-ci montraiei bientôt dans leur intérieur des bacilles granuleux en voie de dégénére cence, ce qui prouve, d'après lui, que les cellules étaient en train de l manger.

Il a reproduit la même expérience avec le charbon virulent. Dans c cas, il y avait très peu d'inflammation au point inoculé, et un tout pet nombre de cellules contenant des bacilles. Ces derniers au contraire s trouvaient en grand nombre et libres dans le sang.

Metchnikoff conclut de ces expériences que les bacilles atténués soi devenus granuleux et trop faibles pour résister aux cellules. Au contrair dans le virus le plus actif, les bacilles sont assez forts pour se développe rapidement.

Sans vouloir contredire cette hypothèse, nous remarquerons que l'ét granuleux des bacilles atténués dépend peut-être uniquement de l'actio des procédés employés pour l'atténuation elle-même, de la chaleur pa exemple.

Metchnikoff a pris des animaux vaccinés contre le charbon par le pro cédé de Pasteur. Puis il a inoculé le charbon le plus virulent et examin le sang à divers moments après l'inoculation. Seize heures après, il y ava des bacilles libres dans le sang, mais en même temps les cellules lympha tiques du sang en contenaient beaucoup. Vingt-deux heures après l'inocu lation, il n'y avait plus de bacilles libres, mais les cellules lymphatique étaient remplies de bacilles. Si l'on trouvait par hasard dans le sang u amas de bacilles, ceux-ci étaient entourés d'une masse de cellules lympha tiques. L'animal ayant été sacrifié trois jours après, il n'y avait plus d bacilles nulle part.

Chez les animaux inoculés avec le virus du charbon pur, il n'y avait pa de bacilles dans le sang.

On pourrait conclure de cette expérience que la vaccination préalabl a habitué les cellules à manger les bactéries.

La théorie générale de Metchnikoff concernant l'immunité donnée pa les inoculations préventives est que les cellules s'habituent à dévorer un espèce particulière de microbes qu'elles évitaient auparavant. Il appelle ce cellules microphages. Ces idées générales ne sont pas en contradictio avec l'action préventive des liquides contenant des produits toxiques formé par la culture des bactéries. Ainsi, lorsque par le procédé de Chamberlan et Roux on a vacciné contre le vibrion septique en injectant un liquide d culture stérilisé et privé de germes, les liquides de l'économie contienner des substances qui empêchent la multiplication des bactéries du vibrio ptique. Lorsque, après avoir ainsi préparé l'animal, on lui injecte ces bac-:ies, celles-ci ne peuvent se produire et elles sont prises et mangées par ; microphages.

Ces recherches très intéressantes de Metchnikoff nous montrent des .ts positifs qu'on peut appliquer en partie pour expliquer l'immunité; ıis, d'un autre côté, pour expliquer la production de certaines maladies, est nécessaire de supposer que les bactéries se développent dans les llules et peuvent être transportées par elles. La preuve en est dans les ıladies comme la tuberculose, où l'on trouve un grand nombre des bac-ries dans l'intérieur des cellules migratrices. Si les cellules détruisaient talement les bactéries, la tuberculose n'existerait plus comme maladie et .e serait rayée du cadre pathologique.

Dans la fièvre puerpérale et beaucoup de processus aigus, les leucocytes ınsportent aussi une partie des bactéries. Nous pensons donc que la éorie de Metchnikoff est trop schématique. Il faut admettre que dans aucoup de maladies les bactéries contenues dans les cellules sont vivantes actives, mais tant que la cellule même est vivante, elle lutte contre la .ctérie qu'elle contient. On peut admettre que souvent la bactérie reste :torieuse et que la cellule dégénère; il serait même possible que la cel-le, qui contient une bactérie, puisse acquérir plus tard la propriété de :truire cette bactérie, ou des bactéries plus actives de la même espèce. :s recherches prouvent que l'activité des cellules joue le principal rôle .ns la lutte de l'organisme contre les virus.

Dernièrement Baumgarten et Weigert ont fait les mêmes objections la théorie de Metchnikoff; ces auteurs en suivant systématiquement les sions des tissus et des cellules qui renferment des bactéries et en ouvant souvent des bactéries mortes dans leur intérieur, surtout dans s cellules observées dans des faits de guérison d'une maladie bactérienne, nt arrivés à infirmer l'hypothèse de Metchnikoff. Ils considèrent que :st justement aux endroits où il y a le plus grand danger qu'il n'existe .s de phagocytes. On ne trouve de bactéries dans les cellules que lors-l'on en injecte de grandes masses; malgré les essais de coloration de :tchnikoff pour prouver que les bacilles renfermés dans les cellules nt vivants, Bitter a constaté que ce sont surtout les bactéries dé-ıites hors des cellules qui sont ensuite mangées par les cellules. Il ne i paraît pas prouvé que les phagocytes mangent réellement les bactéries :antes et énergiquement pathogènes. Il n'est pas douteux enfin que le ng vivant qui a la faculté de détruire d'une manière énergique les bac-ries qui y entrent ne joue pas aussi un rôle très important dans la des-ıction des bactéries virulentes. Il serait bien possible que ce soit juste-ent la vitalité du sang et peut-être aussi celle de certains liquides du rps qui, d'après les recherches de Nuttall, possèdent la faculté de dé-ıire les bactéries entrées dans l'organisme. On pourrait même supposer .e la vaccination empêche les bactéries virulentes de se déposer dans les droits où elles sont à l'abri de cette action destructive des humeurs. ıelque séduisante qu'elle soit, l'hypothèse de Metchnikoff n'est pas encore ıt à fait prouvée, et il existe sans doute d'autres éléments qui concourent dans la lutte de l'organisme contre l'action des bactéries virulentes

Les recherches récentes de Babes sur l'atténuation du virus rabiqu ont montré que les substances chimiques produites par le virus rabiqu ne vaccinent pas les animaux contre la rage. Il est vraisemblable d'en con clure que la préservation à la suite de la vaccination, est due, dans cett maladie, à l'activité vitale des cellules et du sang.

Les expériences d'atténuation des virus ont pour but de donner aux ce lules et tissus des animaux une force plus grande qui les arme pour la lutt contre les microbes. Inversement, si l'on diminue artificiellement la résis tance des cellules et des tissus, on renforce les microbes et on leur donn plus d'avantages pour lutter contre l'organisme. Il semble alors qu'on a renforcé la virulence des bactéries quand au contraire on n'a rien fa autre chose que d'affaiblir l'organisme. Ces propositions résultent des expé riences suivantes :

Arloing, Cornevin et Thomas, dans leurs études sur le bacterium Chauvæi[2] l'ont atténué par la dessiccation à 100-104°; mais ils ont rendu à ces pous sières desséchées leur virulence primitive en les mettant en contact pen dant 5 à 6 heures avec de l'acide lactique ou un sucre fermentescible. L liquide ainsi obtenu se comporte comme le plus virulent lorsqu'on l'inject au cobaye. Roux et Nocard, pour analyser et expliquer ce phénomène, on inoculé aux cobayes le virus atténué et l'acide lactique en même temps puis, dans une autre expérience, ils ont injecté séparément le virus atténu et l'acide lactique, et ils ont vu les animaux mourir constamment comm avec le virus le plus actif. Ils en concluent que l'acide lactique agit no sur le virus pour le renforcer mais sur les tissus de l'animal pour e affaiblir la résistance. Pour compléter cette démonstration, Roux et Nocar ont fait agir d'abord, à la place de l'acide lactique, l'acide acétique, l'alcoo étendu, le chlorure de potassium, etc., sur les muscles avant d'injecter l virus atténué et ils ont vu que les microbes avaient une action trè intense entraînant la mort de l'animal. Une simple contusion de la parti où l'on fait l'injection produit le même résultat. En prenant pour anima d'expérience le lapin qui est réfractaire au charbon symptomatique et e injectant d'abord de l'acide lactique dans les muscles de la cuisse, puis l virus du charbon symptomatique, Roux et Nocard ont déterminé la mor de cet animal.

1. Nous étudierons plus en détail, à propos du rôle des cellules vis-à-vis de bacilles de la tuberculose, les dégénérescences de ces bacilles au milieu des cellule géantes et les curieuses et importantes découvertes de Metchnikoff publiées dans l tome CXIII des *Archives de Virchow*.

2. Le nom de Chauveau a été donné par ces auteurs au microbe du charbon symptomatique.

CHAPITRE XI

LÉSIONS DES TISSUS EN RAPPORT AVEC LES BACTÉRIES PATHOGÈNES

Bactéries pathogènes et non pathogènes. — Un exemple bien mple nous fera comprendre tout d'abord la différence qui existe itre les bactéries inoffensives, heureusement les plus nom'euses, et les bactéries pathogènes, c'est-à-dire celles qui engen'ent les maladies.

Lorsqu'on injecte dans le tissu cellulaire d'un animal un liiide inoffensif contenant des bactéries non pathogènes, on dérmine un œdème très limité ne dépassant pas en étendue le ılume du liquide injecté et qui se résout en un ou deux jours ns laisser d'induration ni de traces d'aucune sorte, ou simement un noyau un peu induré qui est causé par du sang ıanché dans le tissu cellulaire. Ce noyau se résout spontanément en deux ou trois jours, sans que l'animal ressente aucun alaise général. Au contraire, lorsqu'on injecte un liquide connant une variété donnée de bactéries pathogènes, on se trouve entôt en présence d'accidents variables suivant la bactérie inctée. Il s'agit tantôt d'œdèmes qui se généralisent à tout un embre et qui gagnent le tronc, comme dans le charbon symptomatique, tantôt d'un œdème généralisé, de gangrène au point oculé ou d'accidents généraux de septicémie, de pyémie accomıgnée de la formation d'abcès dans les organes, de maladies ı un mot aiguës ou chroniques, généralisées, se terminant le us habituellement par la mort des animaux. L'injection de ces diverses bactéries reproduit toujours une maladie identique dar la même espèce animale.

Portes d'entrée des bactéries. — Les portes d'entrée des ba(téries pathogènes sont en premier lieu les surfaces qui commı niquent avec l'air extérieur, la peau, les orifices des muqueuse: la muqueuse naso-buccale et pharyngienne, les bronches et l poumon et l'orifice des organes génitaux. Leur cause la plı commune consiste dans les plaies. Il est très vraisemblabl aussi que certains agents septiques pénètrent par les glandε sébacées; telles sont les pustules anatomiques qui viennent a poignet et à l'avant-bras, sur le dos des doigts et de la main, lε chancres folliculaires, les inflammations périfolliculaires (l'acné.

C'est surtout alors le staphylococcus aureus qui pénètre fa cilement sans aucune lésion de la peau, par le simple frottε ment avec le liquide des cultures; il donne naissance à de pustules et des furoncles (Garré).

D'autres bacilles peuvent aussi pénétrer dans la peau, l'épi derme étant intact. Tels sont les bacilles de l'acné contagieus du cheval qui donnent au cobaye une maladie infectieuse à l suite de l'onction simple de la peau de ces animaux (Dieckerhoı et Grawitz, *Virchow's Archiv*, t. 102, oct. 1885) [1].

La constatation des bactéries dans les follicules pileux dan plusieurs maladies virulentes, et en particulier dans la lèpre e

1. Les recherches de Roth (*Zeitschr, für Hygiene*, t. IV, 1) ont montré qu certaines bactéries peuvent pénétrer à travers la peau et la muqueuse des animaux Ainsi, tandis qu'une culture placée sur la muqueuse buccale reste sans effet, l même virus inséré dans le sac conjonctival ou sur le nez, occasionne une inflan mation locale avec tuméfaction des ganglions voisins et des symptômes généraux En mélant une culture avec de la graisse et en frottant avec le mélange la pea des cobayes, il se développe une inflammation de la peau et souvent un abcès dan la partie frottée. Les animaux ne meurent pas, mais si on les sacrifie, on constat souvent des nodules contenant des bactéries dans les organes internes. Si on frott la peau d'une souris blanche avec une culture du bacille de la septicémie de souris, l'animal meurt souvent des symptômes de la septicémie et avec un peu d rougeur à la place frottée. En frottant la peau avec des cultures de charbon, l plupart des cobayes montrent un œdème local et meurent souvent avec le charbo typique. Si l'on met la culture simplement sur la peau, les animaux restent sains si l'on frotte la peau avec une culture sans addition de graisse, le résultat rest incertain.

Roth pense que les bactéries pénètrent directement par le réseau de Malpighi mais ses examens ne sont pas probants, et bien qu'il trouve rarement les bactérie dans la gaine des poils, il nous semble probable que la pénétration se fait souven par cette voie.

ns la morve (Babes), établit la facilité de communication des ctéries entre le milieu extérieur et l'organisme. On trouve ssi toujours, à leur début, des microcoques dans les petites stules périfolliculaires de la main chez les anatomistes.

Les orifices des muqueuses sont naturellement les plus expos à l'action des bactéries de l'air; souvent ils présentent des coriations, des rhagades ou des déchirures inappréciables qui cilitent l'inoculation.

La muqueuse buccale, qui renferme beaucoup de bactéries nant de l'air ou développées sur place, est souvent aussi le siège excoriations, de petits abcès qui peuvent devenir le point entrée d'un agent infectieux. Il en est de même des lésions des ents (carie). Les cryptes de l'amygdale peuvent loger des bacries pathogènes; on y a trouvé des bacilles de la tuberculose. ertains individus ont constamment dans la salive le microbe udié par Pasteur, Sternberg, Fränkel, etc., et qui est la cause plus commune de la pneumonie. Les muqueuses buccale et asale présentent souvent à leur surface le staphylococcus ureus et le streptococcus pyogenes. Si ces muqueuses sont tteintes par une lésion ou un trouble de nutrition qui les renent plus vulnérables, elles se laisseront pénétrer par ces bacries. De plus, la muqueuse du voile du palais, des amygdales, u pharynx, est atteinte par l'influenza, par la diphthérie, etc., aladies qui n'ont pas besoin d'une excoriation pour se produire. 'après les recherches de Löffler et les nôtres, la diphthérie est plus souvent précédée par une inflammation de la muqueuse haryngienne déterminée par le streptococcus pyogenes qui répare ainsi la voie d'introduction du bacille de la diphthérie. es inflammations profondes et les érosions consécutives à la iphthérie deviennent elles-mêmes le point de départ d'une infecon ganglionnaire et généralisée.

Les microbes de plusieurs fièvres éruptives, la rougeole, la carlatine, qui débutent par une inflammation de la muqueuse asale, de la conjonctive ou du pharynx, pénètrent très vraisemlablement par les orifices muqueux de la face. L'érysipèle surient généralement chez des personnes qui ont des excoriations es membranes muqueuses ou cutanées, excoriations qui sont la orte d'entrée du virus. Les maladies chroniques bactériennes énètrent peut-être aussi de la même façon: par exemple, le lupus, dont le lieu d'élection siège au pourtour du nez et de la bouche.

Il est probable que l'air transporte directement dans le poumon les germes morbides de plusieurs maladies. La tuberculose pulmonaire semble être souvent une maladie d'inhalation d'autres fois les bacilles pénètrent par les voies digestives. Pour bien comprendre l'étiologie de la tuberculose des adultes, il est important de savoir que la plupart des enfants, morts dans les villes, possèdent des ganglions scrofuleux à la racine des poumons ou dans le mésentère. Cette tuberculose ganglionnaire doit avoir été acquise dans l'enfance et le plus souvent par les voies digestives. Il est aussi probable qu'une grande partie des tuberculoses des poumons est la suite de cette tuberculose des ganglions bronchiques. Pour la pneumonie, l'air peut servir de véhicule aux diplococci ; mais celle-ci peut aussi résulter de la propagation de l'inflammation des bronches et des lymphatiques. La muqueuse gastro-intestinale, même intacte, sert de porte d'entrée à certaines bactéries. Koch a montré que les spores du charbon pouvaient pénétrer dans la muqueuse intestinale intacte avec les aliments. Il en est probablement ainsi du choléra et de la fièvre typhoïde. Peut-être aussi le contage de la fièvre paludéenne, de la fièvre typhoïde bilieuse et de la fièvre jaune pénètre par la même voie.

Les orifices muqueux des parties génitales peuvent être contaminés par le simple contact pour ce qui est de la transmission de la syphilis; mais le plus souvent il y a de petites excoriations imperceptibles sur la peau et sur la muqueuse.

Les doigts, habituellement souillés par des corps étrangers, et qu'on porte instinctivement et constamment aux orifices muqueux, aux commissures des paupières et des lèvres, sont sans doute aussi très souvent les agents de transport des bactéries.

Pour ce qui concerne la pénétration des virus qui entrent par la peau, il existe souvent à sa surface de petites excoriations il s'agit aussi quelquefois de piqûres de mouches, de rhagades ou de fissures causées par le frottement dans les plis muqueux, de talures de la plante du pied ou des orteils occasionnées pendant la marche par des souliers mal faits, etc. Beaucoup de ces lésions très minimes passent inaperçues, bien qu'en réalité elles puissent avoir de graves conséquences.

La mortification des tissus ouvre souvent une porte à la pé-étration des bactéries, lorsque des ulcérations superficielles es muqueuses ou de la peau se sont produites par suite d'un aumatisme ou d'une action nerveuse. Les substances septi-ues, la putréfaction qui se forment dans ces plaies deviennent lles-mêmes le point de départ d'une multiplication des bactéries.

DIVERSITÉ DU MODE D'ACTION GÉNÉRALE DES BACTÉRIES PATHOGÈNES. – Introduites dans l'économie, les bactéries pathogènes se con-uisent très différemment suivant le terrain sur lequel elles 'implantent, suivant les conditions d'hygiène, de faiblesse ou e force et de morbidité inhérentes à chaque individu.

Ainsi, telle espèce de bactéries septiques, introduite dans économie, détermine la production de ptomaïnes, qui entrent our une grande part dans les symptômes observés (voy. hap. II).

Dans le cours d'une maladie infectieuse, les bactéries sont ouvent expulsées ou détruites, et il n'en reste, à un moment lonné, aucune trace visible, bien que les accidents d'intoxica-ion putride (saprémie) ou septique (septicémie) continuent à voluer et entraînent la mort des malades. Certains micro-rganismes se trouvent en si petit nombre dans l'économie qu'il aut leur supposer une action chimique très énergique, pour omprendre leurs effets.

D'autres bactéries, au contraire, tout en produisant des ma-ières toxiques et des alcaloïdes, se multiplient dans le sang et lans toute l'économie, de façon à ce qu'on puisse supposer u'elles tuent par l'absorption de l'oxygène du sang comme le harbon aigu, ou en oblitérant la circulation d'un organe essen-iel à la vie, et l'on suppose alors qu'elles amènent la mort en ertu d'un action essentiellement mécanique.

D'autres encore, comme celles de la lèpre, commencent par e localiser dans un tissu, le tissu nerveux par exemple ou la eau, s'y logent à poste fixe, s'y multiplient et s'étendent des oints primitivement envahis sans se détruire, sans être expul-ées, de telles sortes qu'elles s'accumulent et persistent indéfini-nent dans toutes les parties envahies par elles.

Enfin il est des bactéries comme celles de la tuberculose qui envahissent d'abord un point restreint de l'économie, qui y restent souvent latentes pendant un certain temps ou même un grand nombre d'années, et qui se développent ou s'étendent avec une plus ou moins grande énergie si l'organisme est affaibli et dans de mauvaises conditions de résistance.

Certains individus surmenés par un excès de travail manuel ou intellectuel, mal nourris, exposés à des causes de refroidissement, de chagrin, de tristesse, etc., sont influencés ou gravement atteints par un petit nombre de bactéries qui laisseraient tout à fait indemnes des individus solides et dans de bonnes conditions de nutrition. Ceux-ci résisteront jusqu'à ce que la dose des bactéries absorbées soit devenue considérable. Tel est, croyons-nous, le secret de l'action si différente des bactéries et de l'immunité relative ou complète de la majorité des hommes vis-à-vis de la tuberculose. Dans d'autres cas il faut invoquer des propriétés variables suivant le degré du développement des bactéries, pour expliquer pourquoi une épidémie se localise puis s'éteint, et pourquoi certains individus seulement gagnent une maladie donnée.

Les bactéries introduites dans le sang et dans les tissus produisent des accidents généraux et locaux. Les premiers sont la fièvre et tout son cortège; ils sont surtout en relation avec l'entrée dans le sang des bactéries ou des poisons sécrétés par elles. Les seconds constituent les lésions histologiques variables que nous allons exposer dans ce qu'elles présentent de plus général.

Lésions déterminées par la présence des bactéries pathogènes. — Il y a quelques années, l'histologie pathologique consistait tout entière dans les modifications des cellules, noyaux et fibres des tissus. Mais les méthodes, les instruments, les réactifs, se sont tellement perfectionnés, et certaines parties de l'anatomie pathologique ont pris une telle ampleur qu'elles nécessitent des monographies spéciales. On doit aujourd'hui consacrer dans l'exposé de cette science un long chapitre aux maladies infectieuses d'origine bactérienne. Ce chapitre est d'autant plus important que l'étude histologique complète de leurs lésions nous mène tout droit à la connaissance de l'étiologie. Le mode de pénétration des agents infectieux, la voie qu'ils ont parcourue, leur multiplication et leur élimination, la nature des lésions, ous expliquent la série des phénomènes qui ont amené la mort. our comprendre pleinement un pareil processus, il faut d'abord nnaître les lésions histologiques des organes, consécutives à pénétration des bactéries, et apprécier leur rôle dans les troues locaux de la fonction des organes et dans l'état général des alades.

Quelles sont les preuves qui établissent que des parasites ouvés dans un organe sont la cause des lésions anatomiques? n peut dire en général que les lésions observées dans les aladies infectieuses appartiennent à l'hypérémie, à l'inflamation, aux dégénérescences, en un mot qu'il n'y a pas là de ocessus spécial. Ces lésions sont semblables à celles qui sucdent à l'action d'un poison, d'un traumatisme ou de corps rangers agissant mécaniquement. Si l'on observe les effets certains poisons, on remarque en effet que leur mode de pétration et de propagation est comparable à celui d'un virus.

Toutefois, les effets des virus diffèrent essentiellement de ux des agents traumatiques et toxiques. Les microbes qui aprtiennent aux virus, se multiplient en effet dans l'organisme l'on trouve toujours le résultat de cette multiplication. Dans n grand nombre de cas on a constaté que les propriétés supsées du virus d'une maladie infectieuse concordent avec les opriétés d'une bactérie qu'on a trouvée plus tard dans cette aladie. Ainsi Raspail, Henle, sans connaître les bactéries, supsaient que les maladies infectieuses étaient dues à des êtres ganisés auxquels ils attribuaient les propriétés dont jouissent s bactéries.

Lésions de la circulation. — Des troubles de la circulation du ng et de la lymphe s'observent habituellement dans les males infectieuses. Il s'agit tantôt d'hypérémies locales ou génés, tantôt d'anémies. Telles sont les hypérémies de la peau ns les fièvres éruptives, les anémies locales causées par des inrctus ou des embolies en rapport avec des bactéries, par exemple ns les maladies consécutives aux plaies et dans la tubercuse.

Dans d'autres cas, l'oblitération des vaisseaux capillaires est conséquence, soit d'une pression qui s'exerce autour d'eux, mme cela a lieu dans la pneumonie, soit de modifications profondes causées par un tissu pathologique extérieur aux vaisseaux ainsi qu'on l'observe dans la tuberculose.

Des œdèmes inflammatoires sont dus à la présence des micro organismes, comme cela a lieu dans l'érysipèle, le phlegmon des hydropisies sont amenées par une compression des veines ou une phlébite; dans les phlegmons du médiastin, par exemple il se développera un hydrothorax ou une pleurésie.

Les troubles les plus prononcés succèdent aux embolies, à l'inflammation et aux profondes modifications que subissent les parois des vaisseaux.

Ces diverses lésions de la circulation s'expliquent parce que beaucoup de micro-organismes pénètrent et se multiplient dans le sang en circulation. Certains microbes, siégeant primitivement dans des foyers périvasculaires, traversent les parois des vaisseaux. La coagulation du sang, l'inflammation et le ramollissement des parois vasculaires favorisent ce passage des bactéries. De toute façon, à un moment donné, par suite de ces altérations des tuniques vasculaires, les globules rouges et blancs passent de l'intérieur des vaisseaux dans les tissus voisins par le mécanisme bien connu de la diapédèse.

On peut saisir ici la différence manifeste qui existe entre les oblitérations vasculaires causées par un corps étranger ou par un agent infectieux. Tandis que l'oblitération due à un corps étranger se borne simplement à une coagulation fibrineuse suivie d'une cicatrice et d'une organisation fibro-vasculaire du caillot celle qui succède à un agent virulent donne des produits spéciaux, du pus, des inflammations caséeuses nodulaires, etc.

Des lésions analogues surviennent à la suite de l'entrée des bactéries dans les vaisseaux lymphatiques.

Le sang en circulation joue un grand rôle dans le transport et la généralisation des micro-organismes, ainsi que cela est établi pour beaucoup de maladies virulentes, le charbon, la septicémie, la pyémie, la fièvre récurrente, l'érysipèle, les fièvres éruptives, la tuberculose, etc.

Troubles de la nutrition des tissus. — Parmi les lésions causées dans les tissus mêmes par les agents virulents, on doit placer au premier rang les troubles de la nutrition des cellules On observe d'abord un état granuleux des cellules parenchyma ıses, plus tard des dégénérescences graisseuses qui sont parfois ·conscrites ou plus ou moins généralisées. Dans les maladies fectieuses chroniques, il survient des dégénérations amyloïdes, ıreuses, calcaires, liées au siège des bacilles spéciaux à ces aladies. Telle maladie amène à sa suite telle dégénérescence, .le autre maladie une dégénérescence tout à fait différente. nsi la fièvre intermittente déterminera une formation exarée de pigment, tandis que les dégénérescences graisseuses, séeuses, calcaires et amyloïdes prédomineront dans la tuberlose.

Une mortification localisée est souvent la suite de l'action s bactéries. On peut même dire qu'une mortification limitée cause interne est le plus souvent d'origine bactérienne. Les .lules deviennent alors colloïdes, se confondent entre elles. Il forme des réseaux granuleux ou vitreux. Une autre altération, e aux maladies infectieuses, consiste dans la nécrose de coalation, c'est-à-dire dans une mortification circonscrite des tiss dans laquelle l'albumine des cellules mortifiées se concrète un réticulum qui ressemble à de la fibrine coagulée. Ce rétilum a d'autant plus de ressemblance avec la fibrine qu'il se nollit en présentant l'apparence du pus, et qu'il renferme ssi dans ses mailles, comme la fibrine, de nombreuses celes lymphatiques dont les noyaux ne se colorent plus.

Dans une autre forme de mortification, les cellules deviennent .es, s'agglomèrent, se colorent mal, et leurs noyaux ne ent plus les substances colorantes. C'est ce qu'on observe ıs la diphthérie, dans le noma, dans la dysentérie, le choa, etc.

Ces lésions sont distinctes de la dégénérescence hyaline, car te dernière se caractérise par des masses isolées, brillantes, ringentes, ou un réticulum de fibrilles rigides. Dans les rtifications que nous avons en vue, les cellules ne sont pas ·ingentes, mais elles ont le même aspect que si elles avaient modifiées et pâlies par une solution de potasse.

Dans la plupart des maladies infectieuses chroniques, la ;énérescence caséeuse joue le principal rôle et termine la ne. Il semble que l'oblitération des vaisseaux en soit la prinale cause. On observe l'anémie, la nécrose de coagulation, légénérescence graisseuse, la désintégration granuleuse des cellules, la décomposition totale du tissu. Ces masses peuvent se ramollir et disparaître dans une fonte puriforme ou ichoreuse.

Les lésions précédentes sont tantôt isolées, tantôt unies, les plus anciennes siégeant toujours au centre des foyers, tandis que les plus récentes les entourent d'une zone circonférentielle. Celle-ci offre toujours plus ou moins les caractères de l'inflammation. Toutes ces lésions s'observent le long du trajet qu'ont suivi les bactéries dans leur propagation. Dans les périodes avancées du processus on ne rencontre pas toujours des micro-organismes.

Les micro-organismes se comportent d'abord comme des corps étrangers; leur action est en rapport direct avec leur nombre et leur diffusion. Mais souvent ils agissent aussi d'une façon spéciale sur les éléments qui sont en contact avec eux. La mortification des cellules est souvent le résultat de cette action qui transforme en de véritables corps étrangers inertes les éléments qui entourent les bactéries. Cette mortification devient le point de départ d'une inflammation périphérique.

Les bactéries possèdent en même temps une action chimique qui se manifeste par la mortification, la liquéfaction, par la destruction et la putréfaction des tissus avec lesquels elles sont en contact. Les substances chimiques nouvelles qui en résultent varient suivant les espèces; elles se comportent souvent comme de véritables poisons (infection putride, septicémie).

L'inflammation qui entoure les parasites présente parfois les caractères d'une inflammation éliminatrice; elle aboutit alors à une élimination complète ou à un isolement des parasites qui s'entourent d'une sorte de capsule. D'autres fois l'inflammation a pour conséquence la résorption du tissu altéré.

Suivant la rapidité du développement des bactéries, les lésions des tissus offrent un aspect très variable. Si elles s'accroissent avec une grande rapidité, elles donnent simplement lieu à une mortification des tissus. Si leur marche est moins rapide, il se développe autour d'elles une inflammation.

Dans la pullulation de certaines bactéries dont l'invasion est foudroyante, on observe souvent des hémorrhagies ou une véritable putréfaction. Dans ce cas il est difficile de différencier l'action propre des bactéries de celle des principes chimiques

. prennent naissance. Si la mort n'arrive pas rapidement, tissus enflammés sont mal limités, et infiltrés de sang.

Souvent il survient une liquéfaction putrilagineuse des tis- ; d'autres fois des abcès comprennent toute la partie morti- atteinte par les bactéries, et le foyer est limité par les tissus sins enflammés. Les bactéries pénètrent alors facilement ıs les vaisseaux et vont généraliser la pyémie.

Cette action foudroyante des bactéries s'observe surtout à la te des plaies, soit dans les membres, soit dans les organes ernes. La limitation de ces grands foyers, si la mort n'en est la conséquence immédiate, est possible. Il faut supposer rs que l'agent virulent a perdu de son intensité ou qu'il ste un obstacle à sa diffusion. Plus tard, les produits de l'in- nmation, les liquides sanieux ou puriformes, se condensent, lessèchent ou sont éliminés.

Si les foyers inflammatoires, déterminés par une maladie ulente, se forment rapidement, les vaisseaux n'ont pas le ıps de s'y constituer et de s'y organiser. On y observe cepen- ıt parfois des cellules embryo-plastiques et des bourgeons culaires; la masse cellulaire accrue, mais ne recevant pas de tériaux suffisants à sa nutrition, se mortifie rapidement. Si processus est plus lent, les vaisseaux bourgeonnent et s'orga- ent; le sang pénètre le tissu morbide dont la réparation, la parition, seront facilitées par un réseau sanguin de nouvelle mation. Si les noyaux d'inflammation sont moins étendus, is voués néanmoins à une dégénérescence et à une mortifi- ion, les vaisseaux se formeront à sa périphérie et il en résul- a un nodule cicatriciel.

Dans les affections virulentes chroniques, l'inflammation dé- ninée autour des parties altérées pourra servir à propager la ladie. On peut étudier alors le rôle des cellules vivantes vis- is des bactéries. Il se forme d'abord de petites cellules. Le ıs contenu dans des espaces ou fissures du tissu est en con- t avec des cellules endothéliales ou des cellules migratrices. cellules fixes se multiplient et plus tard dégénèrent. Il se eloppe autour du foyer primitif une zone inflammatoire. Les ules migratrices qui y abondent servent à résorber le tissu ruit et à propager ses agents virulents. Elles entrent dans vaisseaux lymphatiques, s'accumulent dans les ganglions et peuvent produire, tout le long de leur trajet, des nodules inflammatoires ou spécifiques. Les îlots altérés peuvent être isolés par une coque inflammatoire ; mais, même dans ces nodules isolés, le virus n'est pas détruit, et si des cellules lymphatiques contaminées en partent, il peut se produire une généralisation.

Dans le chapitre précédent nous avons vu que les cellules n'étaient pas toujours de complicité avec les bactéries pour généraliser la maladie, mais que souvent les cellules avaient assez de force pour les absorber et les détruire (Metchnikoff). Souvent, dans des noyaux isolés, les cellules ont une vitalité suffisante pour détruire les bactéries et pour absorber, en même temps que les bactéries, les parties mortifiées par leur contact.

C'est une règle que l'organisme fasse toujours effort pour éliminer les bactéries ou pour les isoler et les enfermer dans une capsule fibreuse. On observe cette triple action dans la tuberculose : les cellules se multiplient, grossissent, se tuméfient sous l'influence des bacilles. Dans les cellules endothéliales des voies lymphatiques ou des capillaires sanguins on note un accroissement avec multiplication des noyaux ou bien les cellules fixes et les cellules migratrices devenues confluentes constituent les cellules géantes. Presque toujours, à un moment donné, l'îlot tuberculeux est isolé et enfermé dans une coque fibreuse. De même, dans la lèpre, on observe une hyperplasie des cellules sous l'influence des bactéries. Il est probable que les cellules géantes ont souvent une vitalité suffisante pour absorber et détruire les bactéries qu'elles englobent. Mais cependant, dans la tuberculose, les cellules géantes se mortifient souvent elles-mêmes et se caséifient les premières.

Les nodules inflammatoires, classés autrefois dans les tumeurs et décrits par Virchow sous le nom de tumeurs de granulations, tels que les nodules du tubercule, du lupus, de la lèpre, de la morve, de l'actinomycose, etc., doivent être aujourd'hui rangés dans les inflammations chroniques bactériennes. Leur tissu est constitué surtout par de petites cellules analogues aux leucocytes ; il est peu vasculaire ou privé totalement de vaisseaux ; il se détruit en totalité ou se transforme en un tissu cicatriciel. C'est par son centre qu'il se mortifie en subissant la dégénérescence caséeuse. En même temps il s'étend à sa périphérie et ne lieu à de nouveaux groupes de granulations ou à un tissu nuleux. Les lymphatiques qui en partent sont le point de art de la généralisation du processus. Leur tissu est inocu-.e, sauf celui des nodules lépreux qu'on n'a pas réussi à ino-er jusqu'ici. Chacune de ces maladies possède sa caractéris-ue dans la façon dont se comportent ses tumeurs nodulaires. ir siège, leur disposition, le groupement de leurs éléments, aspect à l'œil nu, leur terminaison, leurs dégénérescences èrent en effet pour chacune d'elles. Elles présentent aussi, ime nous le verrons, des différences tirées des propriétés siologiques et pathologiques des bactéries qu'on y rencontre.

Nous ne pouvons terminer ce chapitre sans remarquer que présence des bactéries, même présentant autour d'elles des ons caractéristiques, ne suffit pas pour établir leur rôle dans naladie où on les observe. Nous avons vu en effet que des téries ayant pénétré dans l'économie, se déposent bientôt s les organes et surtout dans la rate, en particulier dans les ndes cellules de la pulpe. On a souvent affaire alors à une asion de bactéries inoffensives. Mais des microbes pathogènes pliquent aussi assez fréquemment une maladie bactérienne établie. Ainsi dans la diphthérie, dans la scarlatine, dans èvre jaune et bilieuse comme dans beaucoup d'autres mala-, on trouve souvent des streptococci dans les vaisseaux des anes atteints; mais comme ces streptococci, très voisins uns des autres, répondent en général au streptococcus pyo-es, on suppose généralement que ce microbe pénètre par les sions et pertes de substance causées par la maladie primitive l complique, en déterminant lui-même des lésions généra-es ou locales.

CHAPITRE XII

MALADIES EXPÉRIMENTALES

Nous décrivons dans ce chapitre quelques maladies purement expérimentales d'origine bactérienne, c'est-à-dire déterminées artificiellement par l'expérimentation chez les animaux et qui ordinairement n'ont pas d'analogues parmi les maladies qui surviennent spontanément dans les mêmes espèces animales. Telles sont certaines affections générales provoquées chez les animaux par des liquides en putréfaction ou par diverses autres substances contenant des bactéries.

Nous allons étudier successivement un certain nombre de ces maladies artificielles, pyémiques, érysipélateuses, œdémateuses, gangréneuses, septiques, etc.

Septicémie expérimentale. — On donne généralement le nom de septiques aux maladies générales infectieuses dans lesquelles il n'existe ni pus ni métastases, par opposition avec la pyémie, empoisonnement général de l'économie dans lequel on trouve du pus au lieu primitivement inoculé et dans les inflammations secondaires métastatiques. Les affections septicémiques, assez nombreuses, dues à divers micro-organismes, sont déterminées dès leur origine par la présence de ces parasites, mais les accidents généraux consécutifs paraissent ensuite dépendre essentiellement d'une intoxication par des substances chimiques (alcaloïdes, ptomaïnes), qui se développent dans le sang. Il en résulte que l'action initiale des micro-organismes est souvent sur le

ond plan dans l'évolution des accidents ultimes qui se termi-
ıt par la mort.

Coze et Feltz ont fait les premières tentatives exactes pour voquer la septicémie chez les animaux en leur injectant des ıides septiques. Ils ont injecté sous la peau des lapins et des ens des matières animales en putréfaction, et vu se dérouler effets pathologiques et toxiques accompagnés de fièvre. Ils produit les mêmes accidents en injectant le sang d'individus ɔints de fièvre typhoïde et de variole [1]. Plus tard ils ont ıérimenté de la même façon avec le sang d'individus atteints fièvre puerpérale et de scarlatine [2]. Dans ces expériences, inoculant successivement une série d'animaux avec le sang premier qui mourait de l'inoculation, ils ont vu que la mort ivait de plus en plus vite bien qu'on diminuât la quantité du g inoculé. Pour eux, la virulence devenait de plus en plus nde par ces inoculations en série. Ils ont décrit dans le sang animaux des points mobiles (microcoques), des chaînettes biles et des bâtonnets. Clementhi, Béhier, Liouville, Colin, obtenu les mêmes résultats. Davaine a étudié aussi la septi- ıie chez les animaux. Klebs a mis en usage, pour faire naître septicémies expérimentales, sa méthode des cultures frac- ınées : il plaçait des fragments de tissus dans des liquides culture, et lorsqu'un organisme s'y était développé, il le cul- ıit de nouveau, puis il l'inoculait. Il a produit ainsi des septi- ıies expérimentales. Eberth a vu des septicémies sans bacté- et il est de fait qu'on n'en trouve pas toujours à un moment ıné.

Koch [3] a produit une série de maladies infectieuses septicé- ues, pyémiques et gangréneuses en agissant de la même ɔn que Coze et Feltz, c'est-à-dire en injectant des liquides rides, du sang, une infusion de viande putréfiés. Il a montré la supposition erronée de ces auteurs relative à l'accroisse- ıt de la virulence par les inoculations en série, provenait de u'ils ne connaissaient pas la dose pathogène minimum des ıs qu'ils employaient (voyez aussi Gaffky, *Mitth. d. k. Gesun-*

Académie des sciences, 1865.

Recherches expérimentales sur la présence des infusoires et sur l'état du sang les maladies infectieuses, Strasbourg, 1869.

Wundinfectionskrankheiten, 1876.

dheitsamtes, t. I). Voici les maladies expérimentales que Koc a décrites et très bien spécifiées.

Septicémie expérimentale des souris. — Koch a injecté d'abor à une souris de maison cinq gouttes d'un sang putréfié pendan deux ou trois jours. La souris mourut au bout de quatre à hui heures. Dans le tissu cellulaire de la peau du dos où il injectai le sang putréfié, il y avait des bactéries de diverses formes. Le organes étaient sains et le sang de cette souris, injecté à un autre souris, ne produisit rien, de telle sorte que Koch conclu que la première était morte d'une intoxication septique. Koch : répété l'expérience en injectant à une série de souris une à deu: gouttes de sang putréfié. La plupart d'entre elles restèrent saines mais un tiers environ devinrent malades au bout de 24 heures Il se développa d'abord une conjonctivite, puis les mouvement des animaux devinrent plus lents, le dos se courba, les extrémi tés se contractèrent ; les animaux ne mangèrent plus, leur res piration devint très lente ; ils s'affaiblirent progressivement e moururent. On obtient le même effet avec $\frac{1}{10}$ de goutte du li quide putride. La mort survient de 40 à 50 heures après l'opéra tion. Après la mort, les animaux restent dans la même situation tandis qu'une souris morte du charbon est toujours couchée su le dos avec les extrémités rigides et étendues. A l'autopsie, le: organes internes paraissent sains ; la rate est cependant un pei augmentée de volume. Si l'on fait une injection à une souri: saine avec $\frac{1}{10}$ de goutte du sang d'une des souris précédentes, la même maladie se développe, et la souris meurt en 50 heures. Koch, dans la première série de faits publiés par lui en 1878, avait répété cette expérience sur 54 souris avec le même succès.

La mort arrive encore plus sûrement par cette intoxication que par l'inoculation du charbon, car pour cette dernière mala die il faut prendre le sang dans des organes déterminés, tandi: que, dans la septicémie de la souris, on peut prendre le sang dans n'importe quel vaisseau. Il suffit de tacher la pointe d'ur scalpel ou de tremper le bout d'une fine aiguille dans le sang e de piquer la peau d'une souris saine pour obtenir le même ré sultat. Il s'agit donc bien d'une affection essentiellement infec tieuse et d'une septicémie typique. Sa virulence extrême affir mait *a priori* son origine bactérienne. Cependant Koch ne déıvrit pas d'abord les bactéries en raison même de leur ténuité. ıe les vit qu'en les colorant et en employant l'éclairage Abbé 'objectif $\frac{1}{12}$ à immersion homogène de Zeiss. Ce sont toujours mêmes organismes qu'il a vus partout et en grand nombre ıs le sang, entre les globules rouges. Leur longueur est de ; leur épaisseur à peu près 0µ,1. Ils sont quelquefois associés. ont l'aspect de petits cristaux ; mais leur coloration et la posilité de les cultiver les font reconnaître pour des bactéries

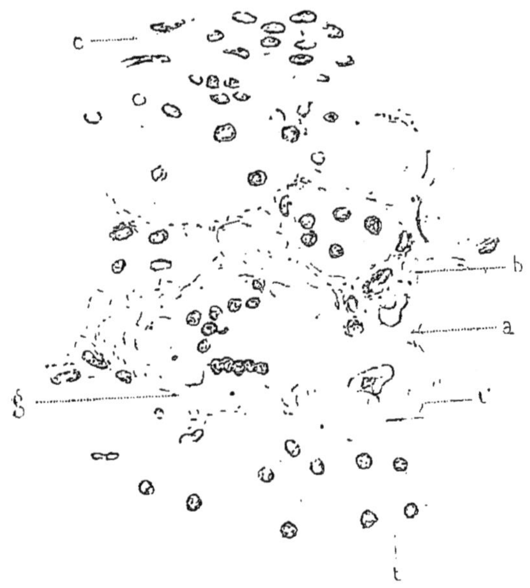

Fig. 118. — Rein dans la septicémie des souris (Koch).

sule fibreuse du rein ; *t*, tube dont l'épithélium est granuleux ; *t'*, tube avec une dégénérescence vitreuse l'épithélium ; on voit des gouttes hyalines dans sa lumière ; *g*, glomérule ; *b*, bacilles circulant dans le ıg des capillaires ; *a*, artère (400 diamètres).

yez pl. I, 4e rangée). Ces bacilles ne pénètrent pas dans les ɔules rouges, mais ils entrent facilement dans les globules ıcs. Certains leucocytes en renferment plusieurs ; d'autres sont complètement remplis et ne représentent plus qu'un ıs de bacilles. On peut suivre, chez la souris, la marche de vasion des bactéries à partir du point inoculé ; si l'inoculation é faite au niveau de l'oreille, par exemple, il y a un grand ıbre de bacilles sur les cartilages ; on voit des globules blancs es globules rouges épanchés autour des vaisseaux. Dans les niers ganglions, ils siègent seulement dans les vaisseaux, s ils existent aussi dans l'œdème du tissu conjonctif qui, de l'oreille, se continue au cou et même dans le médiastin. Dan les vaisseaux, les bactéries sont en général disposées suivant l cours du sang; on n'observe jamais d'oblitération totale de vaisseaux par leur présence, bien qu'elles tapissent souvent l paroi vasculaire.

Cette affection se comporte comme le charbon; le rôle de bacilles y est le même.

Nous avons obtenu par le procédé de Koch la même septicé-mie; nous avons représenté ces bacilles dans un globule blan (planche I, 1re rangée). Dans la figure 118, nous avons dessin une coupe du rein qui montre les bacilles de la septicémie de souris dans les vaisseaux. Ces micro-organismes nous ont paru présenter une plus grande épaisseur que celle qui leur est assignée par Koch. Nous l'estimons à $0\mu,2$. Koch les a cultivées sous forme de petites stries irrégulières sur des plaques de gélatine; ces stries extrêmement fines irradient du point qui a été piqué et sont visibles deux ou trois jours après l'inoculation dans les tubes à gélatine (voyez pl. V, fig. 14 et 20).

Koch a constaté que les souris des maisons sont les seules qui soient susceptibles de contracter cette septicémie. Les souris des champs (mulots) en sont indemnes de même que les rats. A propos de cette immunité, il fait remarquer que le sang des premières diffère de celui des secondes en ce qu'il ne présente pas de cristaux par la dessiccation, tandis que le sang des premières montre des cristaux d'hémoglobine quand il se dessèche.

NÉCROSE PROGRESSIVE EXPÉRIMENTALE DE LA SOURIS. — En opérant sur l'oreille des souris pour produire la septicémie qui précède, Koch a trouvé une autre lésion en rapport avec un micrococcus en chaînettes. Ordinairement, quand on injecte à la souris du sang putréfié, on n'observe, si le résultat de l'injection est positif, qu'une seule espèce de bactéries, les autres étant incapables de vivre dans le sang : mais il y a souvent, au niveau et autour de la petite plaie qui a été faite à l'oreille, un peu de liquide qui contient d'autres espèces de bactéries. Aussi quand on prend de ce liquide et qu'on l'inocule sur l'oreille d'une autre souris saine, on obtient le développement d'un micrococcus. On peut faire l'expérience suivante : on inocule le virus septicémique de la souris sur une oreille, pendant que sur l'autre on ıocule le liquide qui contient à la fois les bacilles septiques et ;s microcoques. Dans la première oreille, on observe bientôt n œdème hémorrhagique; dans l'autre, le tissu normal est emplacé par de grandes masses de chaînettes d'un microcoque ont les cellules mesurent 0μ,5 (fig. 119). Dans toute la région nvahie par ces chaînettes, on ne trouve ni globules blancs mirateurs, ni cellules de nouvelle formation; on ne voit même lus bien les cellules préexistantes du tissu conjonctif parce u'elles sont mortifiées et pâlies. C'est comme si l'on avait :aité le tissu avec de la potasse. Tout le tissu est nécrosé. Les ıigro-organismes, bacilles de la septicémie et chaînettes de ıicrocoques, ont pénétré dans les vaisseaux sanguins et lym-

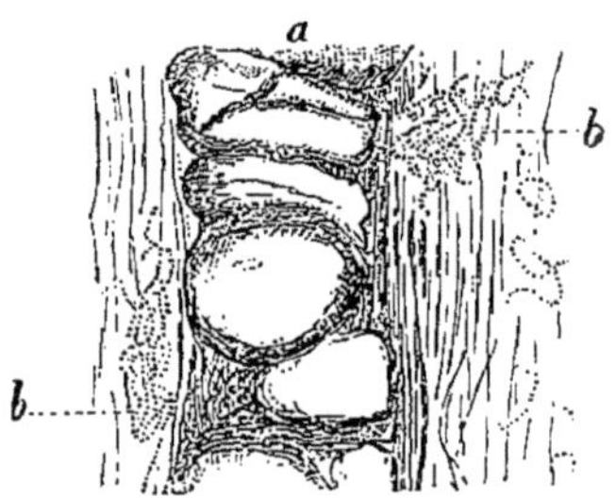

Fig. 119. — Nécrose progressive ou gangrène de la souris.

a, tissu cartilagineux de l'oreille; *b*, tissu conjonctif rempli de chaînettes (d'après Koch).

ıhatiques. Les vaisseaux sanguins ne contiennent plus de sang; es bacilles de la septicémie ont pénétré dans leurs cavités et s'y ont accumulés. De là ils ont été charriés avec le sang dans oute l'économie et ils ont produit une infection septique générale. Mais les microcoques en chaînettes restent localisés à l'oreille .ans le lieu où ils ont été inoculés. A la limite de la région ocupée par ces derniers, on trouve une zone inflammatoire caracérisée par la présence de cellules rondes migratrices. Entre ette zone inflammatoire et les micro-organismes, on observe .es grains formés par des débris de noyaux mêlés aux microbes, e qui prouve que les cellules migratrices de nouvelle formation ui confinent à la partie mortifiée ont elles-mêmes été attaquées, nvahies progressivement et mortifiées par les micro-organismes vec lesquels elles sont en contact. Quant à la portion centrale, lle ne contient plus, à un moment donné, ni bactéries ni noyaux. l est évident que les microbes, en se développant, en s'étendant progressivement à la circonférence de la partie affectée, déte minent une mortification de tout le tissu qu'ils envahissen tissu qui est limité par une zone d'inflammation périphériqu

Par l'expérience précédente faite sur une souris de maisor Koch avait produit à la fois chez le même animal deux affec tions, la septicémie généralisée et la gangrène de l'oreille loca lisée. Pour isoler et étudier complètement cette maladie gangré neuse, il a eu l'idée de se servir de la souris des champs qui es réfractaire à la septicémie et qui par suite ne devait contracte que la gangrène. La nécrose progressive s'est en effet dévelop pée très bien sur l'oreille des mulots, et comme les animaux n mouraient plus de septicémie, il a pu suivre chez eux le déve loppement complet du processus gangréneux. La gangrène s'es étendue progressivement de l'oreille à la peau du cou et a tronc, si bien qu'en trois jours elle atteignait la paroi du ventre Les animaux mouraient avec un ramollissement de la peau e la chute des poils, qui contenaient beaucoup de microbes. Il n' avait pas de péritonite, mais seulement des chaînettes de mi crococci sur le péritoine.

Après avoir isolé les microbes de la gangrène progressive pa leur culture dans la souris des champs, il les a reportés par ino culation sur l'oreille des souris de maison, et il a ainsi reprodui la gangrène progressive sans septicémie chez ces derniers animaux.

Abcès progressifs expérimentaux du lapin. — Par l'injectior du sang putréfié dans le tissu cellulaire sous-cutané du lapin Koch a déterminé des abcès progressifs à contenu caséeux Après l'injection, les animaux ne présentaient d'abord qu'un tuméfaction locale. Quelques jours plus tard, les abcès se généralisaient et les animaux succombaient au bout d'une quinzain de jours. A l'autopsie, on trouvait des abcès caséeux, sinueux communiquant les uns avec les autres. Il n'y avait pas de bactéries généralisées dans le sang, mais seulement une multiplication de globules blancs. Dans le contenu caséeux central de abcès, on ne trouvait pas non plus de bactéries; mais en pratiquant des coupes de la paroi des abcès après leur durcissemen dans l'alcool, et en les colorant, il a vu que ces parois étaien formées presque uniquement par des bactéries. Celles-ci, trè etites, mesurant 0μ,1 à 0μ,15, constituaient des zooglœes, où les étaient tellement nombreuses qu'on pouvait les comparer un nuage (*a*, *d*, *g*, fig. 120). Ces microcoques ne se multiplient ue sous la forme de zooglœes. A la limite des abcès, les zooglœes e prolongent dans le tissu conjonctif voisin, jusque dans le ssu sous-cutané; c'est à la limite des abcès que les zooglœes ont les plus nettes et constituent les masses nuageuses représentées dans la figure 120. Dans le tissu conjonctif périphérique, es colonies sont moins volumineuses, les plus petites d'entre lles semblent occuper les espaces lymphatiques. Il n'y a pas

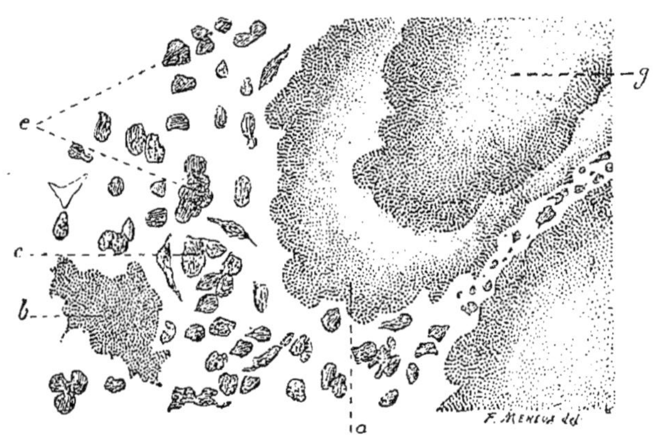

Fig. 120. — Coupe de la paroi d'un abcès progressif du lapin.

e, cellules et débris de cellules lymphatiques ; *a*, partie périphérique d'une zooglœe dont les micrococci sont très bien colorés et relativement gros : *g*, partie centrale de la même zooglœe où les micrococci ne se colorent plus et sont plus petits ; *b*, zooglœe plus petite (d'après Koch).

e connexion entre ces microcoques et les cellules du tissu conjonctif. Lorsque l'abcès arrive à une aponévrose, il est arrêté ar la résistance du tissu fibro-élastique.

Dans toutes les grandes zooglœes, la périphérie festonnée ffre des micrococci bien distincts qui se colorent fortement et u'il est facile de voir, tandis que la partie centrale constitue ne masse nuageuse uniforme, où les individus sont plus petits t ne se colorent pas, où ils sont presque indistincts. Au milieu e l'abcès, on trouve de semblables masses sphériques, homogènes, et il paraît certain que ce sont des zooglœes dont les ndividus sont morts, atrophiés et impossibles à colorer. Ces ooglœes mortifiées sont mêlées avec des noyaux ou fragments de noyaux et de cellules. C'est là ce qui forme le pus caséeu: contenu dans les abcès.

Koch a inoculé des lapins en séries avec le contenu et l: paroi de ces abcès progressifs du lapin. Il a toujours réussi : reproduire la même maladie. L'inoculation à d'autres espèce: animales a donné des résultats négatifs.

Pyémie expérimentale du lapin. — Koch n'est pas arrivé : déterminer chez le lapin une maladie générale avec le san; putréfié. Mais, en faisant macérer dans de l'eau distillée ur morceau de la peau d'une souris morte de septicémie, il : obtenu un liquide qu'il a injecté sous la peau du dos d'un lapin celui-ci s'est affaibli et il est mort cent cinq heures après l'injection avec une infiltration purulente du tissu conjonctif dı dos s'étendant en surface jusqu'à la ligne blanche de l'abdomen, en profondeur jusqu'au péritoine. La séreuse était enflammée et contenait des pseudo-membranes fibrineuses dans une sérosité trouble. La rate était tuméfiée. Sur une coupe du foie, or notait des taches grises, quelquefois sous la forme de cônes dont la base répondait à la surface de l'organe. Le poumon présentait de petits lobules d'hépatisation rouge. Une seringue dc Pravaz remplie du sang de cet animal, injectée à un autre lapin, a déterminé la mort en quarante heures. A l'autopsie, on observa un léger degré de péritonite, des ecchymoses, des îlots gris du foie et des points d'hépatisation du poumon semblables à ceux du premier lapin. Koch a inoculé de la même façon du sang à une série de lapins qui ont toujours présenté les mêmes lésions. Ce sont les mêmes faits que ceux observés par Coze et Feltz et Davaine.

Les microbes caractéristiques de cette pyémie, qui se trouvent dans le sang et dans les parties affectées, consistent en des microcoques isolés ou associés deux par deux, du diamètre de 0μ,2. Ils sont un peu moins petits que ceux des abcès caséeux précédents. On peut bien apprécier leur disposition surtout dans les vaisseaux des glomérules du rein. Ils s'attachent aux globules rouges, et ceux-ci adhèrent les uns avec les autres de façon à déterminer par places l'arrêt du sang et une thrombose. Dans les vaisseaux capillaires ainsi thrombosés, les microcoques forment des amas qui les remplissent plus ou moins complèteent. Au milieu d'eux on voit de petits corps circulaires plus airs qui ne sont autres que des globules rouges entourés d'une asse de microbes. Dans les petits îlots métastatiques du foie et poumon, on rencontre une grande quantité de ces microbes ns les vaisseaux. Il y en a aussi un grand nombre à la surface péritoine. Dans le tissu conjonctif, au niveau du point d'inolation, on en trouve beaucoup autour des vaisseaux qui sont mplis de sang. Ils pénètrent ainsi dans l'intérieur des cavités sculaires. Ce qui caractérise surtout cette pyémie du lapin, est la pénétration des micro-organismes dans les vaisseaux l'agglutination des globules sanguins, les thromboses qu'ils terminent et qui sont la cause des noyaux et abcès métastaques observés dans divers organes.

Septicémie expérimentale du lapin. — Koch a déterminé une tre maladie expérimentale infectieuse du lapin, qui n'est pas compagnée de la présence d'abcès et que pour cette raison il signe du nom de septicémie. Il a observé d'abord deux fois cette

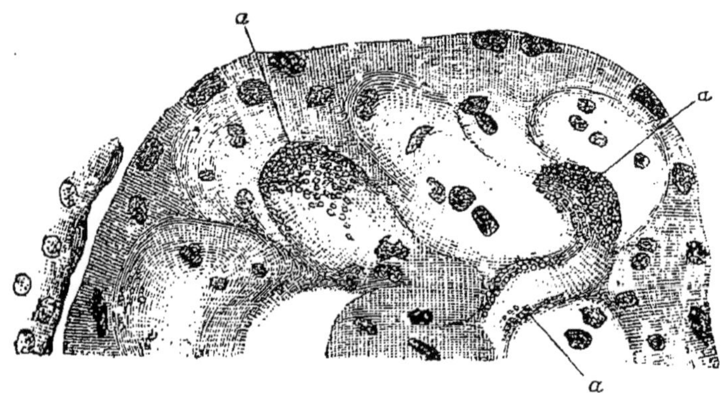

Fig. 121. — Section d'une partie d'un glomérule du rein dans la septicémie du lapin. a, vaisseaux glomérulaires remplis de bactéries ovoïdes (d'après Koch).

sion à la suite d'une injection avec une infusion de viande tréfiée sous la peau du dos du lapin. Il se produisit un phlegon putride très étendu et l'animal mourut trois jours et demi rès l'injection. Il y avait beaucoup de bactéries dans l'abcès dans l'œdème périphérique; un petit nombre de bactéries se ntraient dans le sang, dans la rate en particulier et dans les pilles du rein. Il injecta deux gouttes de l'œdème périphérique de l'abcès sous la peau du dos d'un autre lapin, qui mouru vingt-quatre heures après. L'autopsie révéla un peu d'œdème a point d'inoculation, des ecchymoses de la peau et des muscle des cuisses. Les organes parurent normaux, sauf des ecchy moses de la surface du péritoine, du poumon e une tuméfaction de la rate. Le liquide œdéma teux montrait un grand nombre de micro-orga nismes ovoïdes assez volumineux. Quelques ve nes étaient remplies de bactéries. Il y en ava aussi un grand nombre dans les vaisseaux capi laires des ecchymoses du péritoine et du poumo Les vaisseaux des glomérules du rein étaient to particulièrement le siège de ces bactéries. Ell tapissaient la surface interne des capillaires gl mérulaires et les remplissaient presque complèt ment par places. Le tissu conjonctif qui entoure l glomérules était normal ; les bactéries n'avaie pas pénétré dans les tubuli rénaux. Les vaisseau de la rate présentaient aussi quelques colonie Les capillaires de l'intestin en contenaient su tout au pourtour des glandes. Il n'y en avait p dans le foie. Ces microbes mesurent en longue de $0\mu,8$ à 1μ. Ils sont par conséquent beauco plus gros que ceux de la pyémie du lapin. Ils différent aussi par leurs propriétés, car ils n'o aucune tendance à déterminer la coagulati du sang et des embolies métastatiques. La for de leur culture sur gélatine est représentée da la figure 122.

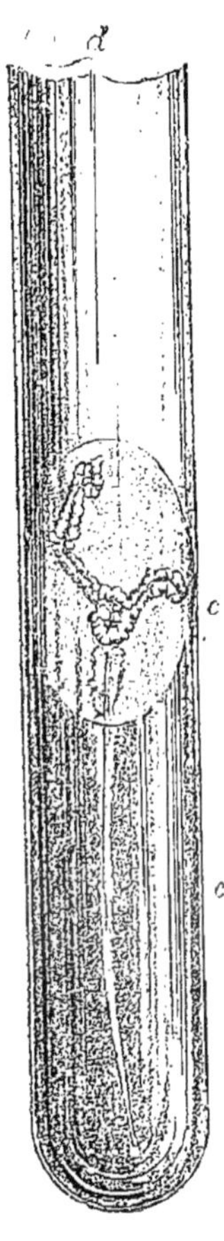

FIG. 122. — Culture du microbe de la septicémie du lapin sur gélatine (en outre de l'inoculation par piqûre, il y a deux stries à la surface de la gélatine.)

Koch a déterminé chez les lapins une sé de septicémies analogues en injectant le mê microbe, mais il a toujours été obligé d'emplo une assez forte dose du liquide de l'œdème.

Gaffky (*Mittheilung. a. d. K. Gesundh.*, t. 1881) a produit une septicémie du lapin tou fait semblable en injectant de l'eau de la Panke au lapin. Se lement il lui sembla que ces bactéries étaient différentes com forme de celles de la septicémie du lapin de Koch. Nous verr que plusieurs maladies sont causées par des microbes analog e choléra des poules, celui des canards, la maladie des buffles, a pneumo-entérite des porcs, l'épizootie des bêtes à cornes, et u gibier, etc.).

Érysipèle expérimental du lapin. — Koch a essayé, mais sans rand résultat, de produire des lésions en injectant au lapin le ang provenant de la septicémie de la souris. Une fois cependant il obtint un érysipèle de la peau du lapin, érysipèle qui 'étendit du dos jusqu'à l'oreille. Celle-ci était tuméfiée, lourde t pendante. L'animal mourut au septième jour. L'injection de on sang faite à un autre lapin ne donna aucun résultat. Le

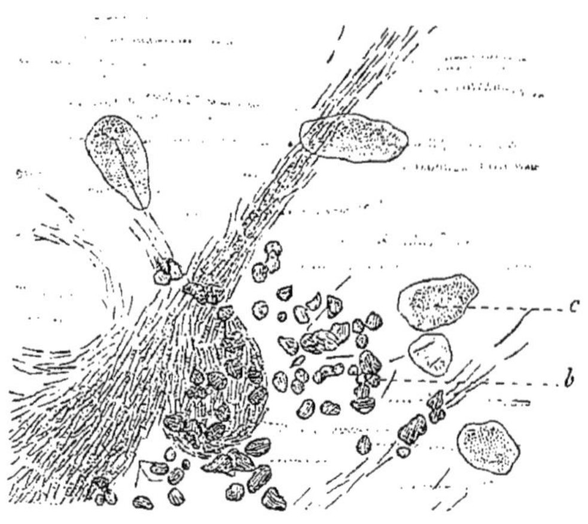

Fig. 123. — Lésion semblable à l'érysipèle. Coupe de l'oreille du lapin.

a, bacilles; b, petites cellules migratrices et noyaux; c, noyaux des cellules du cartilage (d'après Koch).

ang ni les organes internes du premier lapin ne contenaient e bactéries. Son oreille seule avait été atteinte d'une lésion 'origine bactérienne. Les coupes de l'oreille ont montré une istension des vaisseaux qui contenaient un assez grand nombre e globules blancs. Les cellules migratrices formaient une ouche épaisse autour du cartilage. Entre cette couche de cellules et la capsule du cartilage, il y avait une grande quantité e petits bâtonnets. Ceux-ci étaient tantôt isolés, tantôt situés arallèlement les uns aux autres comme des bandes ou des ouffes assez volumineuses. Ils n'existaient qu'au voisinage du artilage. Par leur disposition, ils ressemblaient aux bacilles du harbon inoculé sur la cornée. Ils ne contenaient pas de spores.

Leurs dimensions étaient de 3 à 10 μ en longueur, de 0μ,3 en épaisseur. Ils étaient par conséquent beaucoup plus petits que ceux du charbon et beaucoup plus gros et plus longs que ceux de la septicémie de la souris.

Cette affection érysipélatoïde du lapin ne ressemble nullement à l'érysipèle de l'homme par ses symptômes, ni par sa marche, ni par la forme des micro-organismes.

En résumé on voit que Koch, dans ce premier travail, par lequel il s'est révélé comme un expérimentateur de premier ordre, a décrit six maladies nouvelles purement expérimentales provoquées par l'injection de substances organiques (sang et viande putréfiés) ayant chacune leur bactérie spéciale : deux septicémies : la septicémie de la souris avec ses fins bacilles, la septicémie du lapin avec ses bactéries ovoïdes; deux pyémies, les abcès progressifs et caséeux du lapin caractérisés par leurs zooglœes nuageuses; la pyémie du lapin avec ses fins microbes ronds; une affection analogue à l'érysipèle observée chez le lapin et caractérisée par de longs bacilles, et une sorte de gangrène progressive des souris due à des microcoques en chaînettes. Nous avons reproduit avec des détails suffisants ces diverses maladies expérimentales, parce qu'elles permettent de se rendre compte du nombre de bactéries pathogènes différentes qui peuvent se rencontrer dans des substances putréfiées. On y voit l'excellente méthode suivie par Koch pour isoler les diverses bactéries, pour obtenir la culture pure dans le corps de l'animal et démontrer leur action, action variable suivant les espèces animales en expérience. Bien qu'elles n'aient pas de rapports immédiats, au point de vue de la forme des micro-organismes, avec les maladies similaires de l'homme, elles n'en sont pas moins très utiles à connaître au point de vue des lésions qu'elles déterminent et du plan qu'on doit suivre pour étudier les affections bactériennes spontanées de l'homme et des animaux. Elles peuvent ainsi servir d'exemple pour chercher et déterminer d'autres maladies expérimentales. La première publication de Koch dans laquelle elles ont été insérées date de 1878, époque qui nous paraît déjà bien éloignée en face des progrès qu'ont faits depuis les études bactériologiques. A ce moment, Koch faisait peu de cultures, mais il a, depuis ce temps, cultivé à tat de pureté les différentes bactéries dont nous venons de rler et sur lesquelles nous reviendrons (*Mittheilungen aus dem esundheitsamte*, t. I, 1882).

Septicémie consécutive au charbon. — Charrin a constaté ociété de biologie, séance du 2 août 1884) que sur le cadavre lapins morts du charbon bactéridien, il peut se développer, elques heures après la mort, un microbe particulier. Inoculé

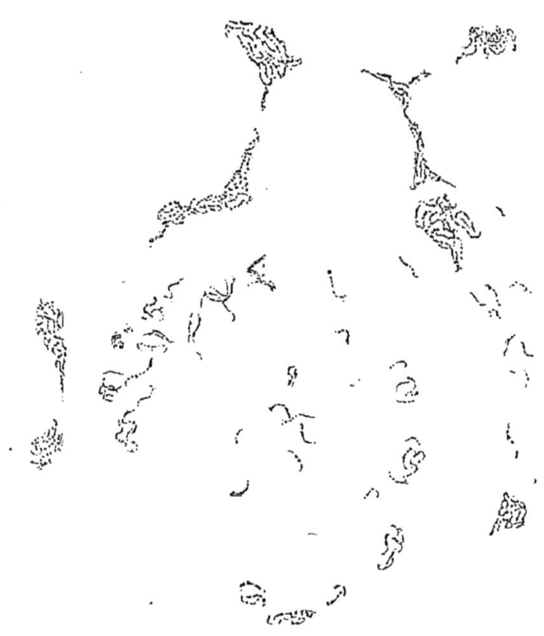

Fig. 124. — Coupe du rein dans la septicémie de Charrin.

lapin, il le tue en un temps qui varie de 18 à 48 heures. On serve de la fièvre, de l'albuminurie, une accélération de la culation et des convulsions. A l'autopsie, les reins, le foie et ntestin sont congestionnés. La rate est augmentée de volume de couleur bleuâtre; le point où l'on a fait l'inoculation est touré d'un œdème rougeâtre.

Ce micro-organisme, qu'on l'examine dans les cultures pures dans le sang de l'animal ou sur les coupes des viscères, pré- nte une forme arrondie ou légèrement ovoïde; il est disposé chapelets à grains très nombreux pouvant atteindre le nom- e de vingt. Son diamètre est de 1 à 2 μ; il est d'autant plus petit que les grains qui composent les chapelets sont plus nom breux. Il est légèrement mobile dans les cultures. Il existe dan la sérosité au lieu d'inoculation et dans le sang de tous les vis cères. Charrin l'a vu en grande quantité dans les vaisseaux d foie, des reins, des muscles, de la rate, du myocarde, du bulbe et de la moelle des os, et dans la sérosité du péritoine. L'urin et les matières fécales ont transmis la maladie. L'inoculatio peut être faite avec succès par les veines, le tissu cellulair sous-cutané, la trachée, le péritoine, le tube digestif. L'inocu lation réussit chez le lapin, le moineau, quelquefois chez le rat Le chien, la poule et la grenouille ont résisté. Il s'agit probablement là du streptococcus du pus ayant une virulence plu grande qu'à l'ordinaire.

Septicémie de Pasteur, œdème malin de Koch et Gaffky. — Pasteur a observé, dans le liquide musculaire ou dans la sérosité péritonéale des animaux morts de septicémie, des vibrions mobiles, quelquefois très allongés, en forme de filaments ou de battants de cloche, et même de grands vibrions flexueux dans le sang. Par des cultures successives, Pasteur, Joubert et Chamberland ont isolé en dernière analyse un vibrion allongé qu'ils ont appelé vibrion septique. Si l'on injecte une goutte de culture à un animal, on détermine sa mort, tandis que le liquide filtré sur un filtre de porcelaine est presque inoffensif. Ce microbe est anaérobie ; dans son développement chez les animaux, il met en liberté de l'acide carbonique et de l'hydrogène qui se trouvent mélangés à des gaz putrides, de telle sorte que cet empoisonnement peut être comparé à une putréfaction chez l'animal vivant. D'un autre côté, l'exposition à l'air, en couche mince, du liquide de culture contenant ces vibrions, les rend inoffensifs. Pasteur a constaté aussi, dans les expériences faites sur les animaux avec le terreau des fosses où l'on avait enseveli les animaux charbonneux, qu'à côté des bacilles du charbon il y avait des bactéries capables de donner simplement une septicémie.

L'inoculation aux lapins et aux cochons d'Inde de la poussière, contenant des germes, qu'il a retirée du sol, détermine aussi souvent la septicémie que le charbon, et quand on a pris l'échantillon du terreau loin des fosses, le charbon disparaissant, la septicémie s'observe fréquemment.

Les recherches de Koch et de Gaffky sur les propriétés paıogènes des micro-organismes du sol parlent dans le même ɜns que celles de Pasteur.

En examinant les couches supérieures du sol, le terreau, :och a trouvé un bacille avec des spores. Les mêmes bactéries ɔnt très répandues partout dans la nature, dans les poussières u foin, dans les cadavres d'individus morts par asphyxie, surɔut s'ils ont été soumis pendant un certain temps à une tempéıture élevée. Si l'on injecte ces substances à des cobayes, on déɜrmine une maladie mortelle. L'injection des poussières du foin, e la terre, etc., sous la peau d'un cobaye le fait mourir en 24 ou 8 heures. A l'autopsie on observe un œdème sous-cutané comıençant au point inoculé. Il existe là un liquide rougeâtre transarent, avec des bulles de gaz dans le tissu sous-cutané, et dans

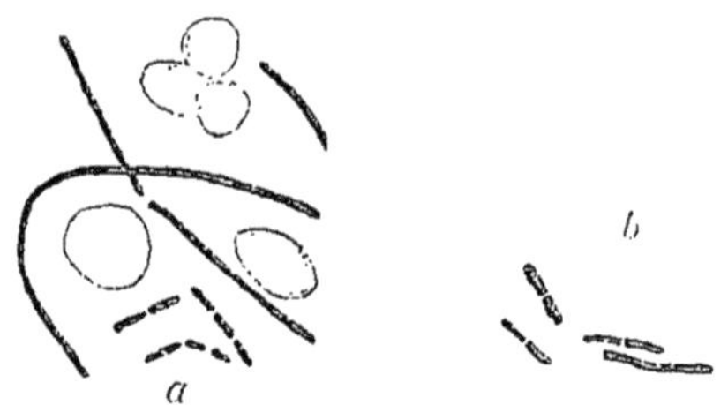

Fig. 125. — Vibrion septique; bacilles de l'œdème malin (d'après Koch).
a, provenant de la rate du cobaye; *b*, du poumon d'une souris.

e liquide on voit des bacilles, des filaments, des bâtonnets diviés en deux, de longueur variable, de 4 μ en moyenne, et de μ d'épaisseur. Les filaments sont rigides, quelquefois articulés, ranuleux après la coloration, plus petits que ceux du charbon; ɜurs extrémités ne sont pas épaissies ni coupées comme celles e la bactéridie charbonneuse, leurs articulations sont différɜntes. Ils n'existent dans le sang que longtemps après la mort ous forme de longs filaments (voyez la figure 125). Ces bacilles ɔnt mobiles et anaérobies. Les organes des animaux inoculés ɔnt peu changés. Cependant la rate est foncée. Les poumons ɔnt de couleur gris rougeâtre; ces microbes se trouvent en bondance à la surface des séreuses et dans le suc des tissus. Le ontraire a lieu dans le charbon.

Si l'on ne fait pas l'autopsie de suite après la mort, les bailles se développent et vont partout, dans le sang du cœur, etc. Si l'on fait la même expérience chez les souris, les bacilles se trouvent de suite après la mort dans le sang du cœur, en sorte qu'il serait difficile de les reconnaître de ceux du charbon. Mais on ne peut pas donner la mort par l'injection des vibrions septiques dans le sang; il faut opérer dans le tissu cellulaire.

Il est difficile d'obtenir leur culture en dehors du corps des animaux. Pasteur les a cultivés à l'abri de l'air dans une atmosphère d'acide carbonique; Gaffky a obtenu aussi des cultures très nettes en plaçant des poussières du foin dans l'intérieur d'une

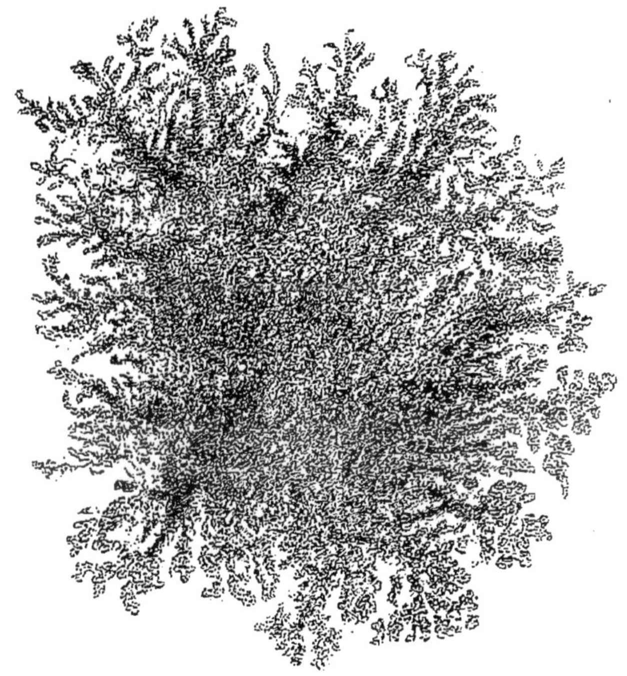

Fig. 126. — Culture du bacille de l'œdème malin obtenue par Liborius sur une plaque de gélatine dans le vide, grossissement 80.

pomme de terre à 38°. On peut faire ainsi une série de cultures. La culture devient souvent impure parce qu'il se développe en même temps des bacilles butyriques. A l'extrémité des bâtonnets se forment les spores de ces bacilles (Voyez à la page 129 les travaux de Liborius.)

D'après la comparaison des caractères morphologiques et des propriétés pathogènes des vibrions septiques de Pasteur et des bactéries de l'œdème malin de Gaffky, il est certain qu'il s'agit du même micro-organisme.

Nous avons vu précédemment les curieux résultats obtenus ar Roux dans la vaccination des animaux contre la septicémie l'aide des produits chimiques solubles résultant de la filtration es bouillons de culture de ce microbe. Nous verrons bientôt que 'hauveau et Arloing attribuent à ces bacilles la propriété de roduire la septicémie gangreneuse (gangrène gazeuse) et ils nt donné aux animaux l'immunité contre cette maladie en njectant le microbe directement dans le sang.

Pétri (*Centralblatt f. med. Wissensch*, nov. 1884) a observé, hez les lapines enceintes et à la suite de l'accouchement, une naladie spontanée caractérisée par un œdème étendu de la peau t de la péritonite. Le liquide de l'œdème sous-cutané et du éritoine était rempli de bacilles caractéristiques de l'œdème nalin ou septicémie de Pasteur. Ces bacilles, portés des liquides athologiques sur la gélatine, se cultivent facilement ; les cul-ures pures, injectées dans le tissu sous-cutané des lapins, léterminent toujours un œdème mortel.

La maladie du blaireau, décrite par Eberth, se rapporte vraisemblablement à l'œdème malin.

Tétanie infectieuse expérimentale des animaux. — Nicolaier[1] a observé que la terre recueillie à la surface des rues et des champs possède des propriétés infectieuses différentes de celle des jardins et des forêts. Les symptômes observés à la suite de l'injection de ces deux espèces de terres aux animaux et les micro-organismes trouvés dans les organes ne sont pas les mêmes. Tandis que le sol des jardins, injecté en quantité suffisante dans le tissu conjonctif sous-cutané, produit l'œdème malin (voyez plus haut), la maladie déterminée par l'injection du sol des rues urbaines aux souris, aux lapins et aux cobayes, présente souvent des symptômes comparables au tétanos traumatique de l'homme. Cette terre des rues contient souvent aussi des spores ou des bacilles de l'œdème malin, et les animaux meurent alors de cette dernière maladie qui est plus rapidement mortelle que le tétanos. Si l'on insère dans une poche creusée dans le tissu cellulaire sous-cutané de la racine de la queue un morceau de terre de la rue gros comme un petit pois, les animaux

1. *Deutsche med. Wochenschr.*, 25 décembre 1884.

deviennent souvent malades de deux à quatre jours après l'opération. Un des membres postérieurs se raidit et reste paralysé ; son congénère subit bientôt le même sort et, au bout de dix heures, les extrémités postérieures sont contracturées et immobilisées, si bien que l'animal ne peut plus se mouvoir que lentement à l'aide de ses pattes antérieures, en traînant le train postérieur. Quelques heures plus tard, les pattes antérieures et la nuque se raidissent à leur tour et tout le corps est arqué d'une façon comparable à ce qui se passe dans le tétanos de l'homme. Le lapin offre aussi les signes d'un trismus très manifeste. La température est peu élevée pendant le temps que dure cette maladie.

A l'autopsie, on trouve très peu de lésions dans les organes. La poche sous-cutanée est remplie de pus parfois décomposé, putride, contenant diverses espèces de micro-organismes. On peut facilement reproduire, par l'inoculation de ce pus, la même maladie à d'autres animaux qui meurent plus vite que si on les inoculait avec la terre elle-même. La culture pure de ces micro-organismes n'a pas encore complètement réussi; mais on les obtient dans un état de pureté relative sur le sérum gélatinisé. A la température du corps, le sérum se trouble par le développement de très fins bâtonnets longs, un peu plus gros que ceux de la septicémie des souris.

Comme Carle et Ratone [1] ont produit, par l'inoculation des produits du tétanos de l'homme, une maladie semblable chez le lapin, il est probable que le tétanos humain est le résultat de l'action du même parasite qui détermine la tétanie expérimentale des animaux. Rosenbach a pu isoler, en effet, le même microbe anaérobie en même temps qu'un gros bacille saprogène dans les organes de l'homme mort de tétanie traumatique. (Voyez le chapitre sur les maladies par plaies.)

En inoculant de la poussière de foin à des cobayes, Rietsch (de Marseille) [2] a donné le tétanos à ces animaux qui sont morts le quatrième ou cinquième jour sans présenter de lésions caractéristiques à l'autopsie; le pus formé au point d'inoculation a servi à inoculer d'autres cobayes qui sont morts après 30 heures,

1. *Studio experimentale sull' etiologia del tetano* (*Giornale della Acad. di med.* Torino, 1884, n° 3).
2. *Compte rendu de l'Acad. des sciences*, 6 août 1888.

ec les mêmes phénomènes tétaniques que les premiers. Le .s des seconds cobayes a été employé à faire des cultures en rum dans lesquelles foisonnait le bacille décrit par Nicolaier,)senbach, Beumer, etc. L'une de ces cultures, encore impure, ème après avoir été chauffée cinq minutes à 100°, a été injectée podermiquement à un âne de 10 ans, sur lequel on n'a observé ıbord qu'un abcès au point d'inoculation, mais qui, après une riode d'inoculation de 15 jours, a présenté tous les symptômes piques du tétanos des équidés : trismus, opisthotonos, contracre de tous les muscles de la face, de la musculature dorsale pectorale, raideur progressive des jambes postérieures. La ɔrt est survenue le vingt-deuxième jour. Les organes internes présentaient rien d'anormal. Le pus et les parois de l'abcès, ɔculés à des lapins, ont donné le tétanos à ces animaux ; pareil sultat n'a pu être obtenu ni avec le foie, ni avec le sang, ni ec le cerveau. Chez les équidés aussi, le tétanos expérimental mble donc identique au tétanos spontané.

Maladies provoquées par la salive. — Pasteur a isolé, par la lture de la salive d'un enfant mort de la rage, un micrococcus i n'avait pas de relation avec la rage, mais qui, inoculé au ɔin, lui donnait une maladie infectieuse rapidement terminée r la mort (Académie de médecine, séance du 18 janvier 1881). tte maladie nouvelle, non décrite et essentiellement expérientale, détermine un état congestif apoplectique des organes spiratoires ; les micro-organismes injectés se généralisent dans sang. La poule et le cobaye ne sont pas sensibles à ce microganisme.

Ces microbes de la salive présentent, suivant la description Pasteur, une bordure claire qui a été reconnue par Fränkel par Sternberg comme une capsule semblable à celle des microganismes de la pneumonie. Sternberg assimile complètement organisme de la salive à celui de la pneumonie. Frankel du diplococcus de Friedländer une variété de l'organisme la salive. Nous y reviendrons à propos de la pneumonie.

Sternberg, Fränkel, Biondi, etc., ont prouvé que le microbe Pasteur se trouve souvent dans la salive et que c'est celui qui ise le plus fréquemment la pneumonie de l'homme.

Biondi décrit aussi d'autres bactéries pathogènes de la salive, le micrococcus tetragenus, un streptococcus et un staphylc coccus, qui d'ailleurs se trouvaient dans la bouche de malade présentant des inflammations des muqueuses de la bouche e des amygdales.

Nous y reviendrons à propos de la pneumonie.

Septicémie produite avec les crachats de la pneumonie. — Klein[1], en inoculant des crachats de pneumonie aiguë au lapin a produit deux sortes de maladies expérimentales : dans la pre mière l'animal meurt au bout de deux jours avec de la fièvre des exsudats inflammatoires des séreuses, de la diarrhée, des hé morrhagies pulmonaires, et avec des micrococci en chaînette dans le sang. Dans la seconde, la fièvre manque; la rate es tuméfiée. Les capillaires contiennent une masse énorme d diplococci. Le sang des animaux morts de ces deux maladie possède la propriété de les reproduire avec les mêmes symp tômes et les mêmes lésions.

Ces expériences de Klein ne nous paraissent pas démonstra tives; car, en inoculant les crachats, il a dû introduire auss tous les micro-organismes de la salive, et en tout cas, le liquid d'inoculation était chargé d'impuretés, de telle sorte qu'il es impossible de juger quels sont les microbes qui ont causé la maladie expérimentale.

Maladies expérimentales produites par les bacilles saprogènes. — Rosenbach a étudié les propriétés pathogènes des ba cilles saprogènes qu'il a isolés (voy. plus haut, page 155). Le ba cille saprogène n° 1 n'est pas pathogène. Le bacille n° 2 inject dans le genou et dans la plèvre détermina un épanchement, un inflammation, dans laquelle on retrouva une grande quantit de ces bacilles. Nous y reviendrons au sujet des maladies pa plaies.

Maladie produite par le micrococcus tetragenus (Koch). — On trouve parfois, dans la paroi des cavernes des tuberculeux de grands microbes ayant 1μ de diamètre environ, formant de groupes cubiques comme les sarcines, entourés de capsules

1. *Centralblatt f. med. Wiss.*, 1884, n. 30.

›rsqu'on inocule une très petite partie du contenu de la ca-
›rne à des souris, elles meurent au bout de trois ou quatre
urs, avec des symptômes de septicémie ou de pyémie et des
›cès métastatiques de la rate et des reins. On trouve partout,
ıns les vaisseaux et dans la pulpe de la rate, des masses
ıormes de ces microbes disposés quatre à quatre dans une capıle commune. On peut cultiver ces micro-organismes sur la
élatine et sur l'agar-agar. Ils constituent des masses épaisses,
anchâtres, très élevées sur l'agar-agar. On ne sait pas si ces

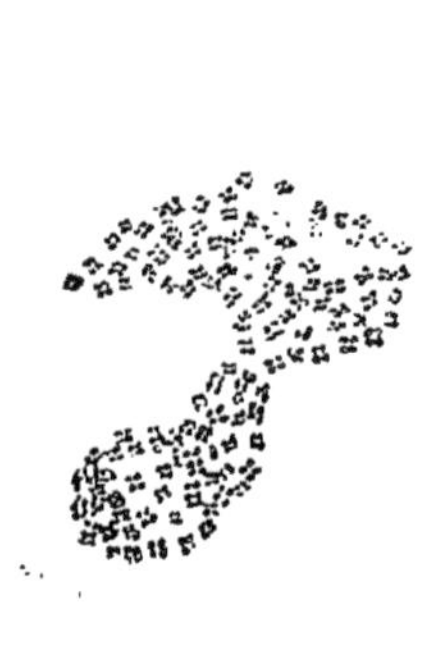

FIG. 127. Tetragenus provenant de la rate d'une souris.

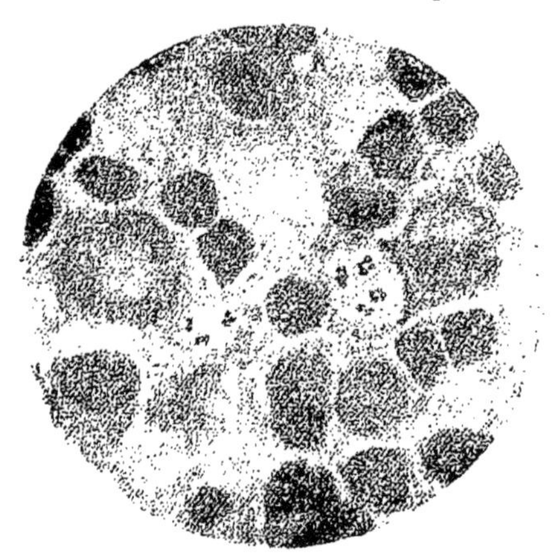

FIG. 128. — Coupe de la rate contenant des microbes tétragènes et reproduite par la photographie (800 d.)

, petit vaisseau ; c, cellules de la pulpe splénique ; b, bactéries ; r, tissu réticulé.

ıctéries sont pathogènes pour l'homme. C'est sans doute ce
icrobe que l'un de nous a trouvé dans un abcès syphilitique
›us forme de groupes carrés entourés d'une capsule et qui était
énéralisé dans des abcès pyémiques. (*Les bactéries*, 1re édition,
385, p. 667).

TUMEURS INFECTIEUSES. — Luigi Manfredi a publié dans les *Fort-
hritte der Medicin* (15 novembre 1886, p. 713) ses recherches
ır un nouveau microcoque qui a la propriété de déterminer des
ımeurs infectieuses.

Dans deux cas de pneumonie fibrineuse, consécutive à la
›ugeole, il a trouvé dans les crachats, mêlé aux pneumocoques
› Friedländer, un microcoque spécifique auquel il a donné, à
 suite d'une série d'expériences, le nom de « microcoque du
mphome ou de la granulose progressifs des animaux ».

Ce microcoque est ovoïde; il se présente souvent sous la forme d'un diplocoque; il a environ 1 μ de long, sur 0μ,4-6. Il se cultive plus ou moins rapidement dans tous les milieux ordinaires de culture. L'accès de l'air favorise son développement. Sur la gélatine en plaque, il se développe sous l'aspect d'une petite perle qui, plus tard, s'étend en formant une plaque opalescente.

Il se montre pathogène pour le chien, le lapin, le cobaye, la souris et les oiseaux. Sur dix expériences qu'il a tentées, il n'a eu que quatre cas dans lesquels il ne s'est pas montré pathogène.

Ce micro-organisme conserve d'une façon remarquable sa virulence; elle résiste au temps; ainsi une culture vieille de quatre mois était encore virulente, et une masse caséeuse sèche l'était également. La virulence résiste aussi au passage successif dans le corps des animaux; ainsi que le démontrent les inoculations en série. Les oiseaux meurent au bout d'un à trois jours.

Les lapins et cobayes, infectés par inoculation sous-cutanée, meurent en général après neuf à douze jours; tous les organes parenchymateux sont tuméfiés, spécialement la rate et les ganglions, et parsemés d'un nombre considérable de petits tubercules gris ou gris jaunâtres. Les poumons en outre sont généralement atteints d'une pneumonie plus ou moins intense qui peut aller jusqu'à l'hépatisation.

L'auteur considère ces petits tubercules comme devant rentrer dans la catégorie des granulomes ou des tumeurs à granulations infectieuses. Ce sont des masses de jeunes cellules sans vaisseaux; elles sont généralement isolées ou réunies par petits groupes, souvent caséeuses au centre des nodules. Elles renferment le microcoque spécifique et sont infectieuses.

Les cellules atteintes subissent la transformation vitreuse.

Il se rencontre rarement en dehors des cellules et plus que rarement dans les vaisseaux. Il continue à vivre dans la matière caséeuse.

Ce micro-organisme paraît se répandre dans l'organisme surtout par le système lymphatique; en effet lorsqu'on l'inocule dans le tissu sous-cutané, il ne tarde pas à se former au point d'inoculation un nodule, qui souvent atteint des dimensions considérables, et d'où s'échappe une matière caséeuse. Du pourur de ce point qui est le siège d'une inflammation intense, les llules lymphatiques portent l'infection dans les vaisseaux lymıatiques. On voit que ce sont eux qui disséminent l'agent congieux lorsqu'on les suit dans le tissu sous-cutané. Ils déterinent, dans les ganglions lymphatiques, une irritation qui entôt se transforme en tubercules.

La marche plus ou moins rapide de la maladie est en rapport 'ec l'arrêt ou le retard des microbes dans les ganglions; lorsque tte barrière est franchie, l'infection gagne tous les organes de la vité abdominale et du thorax.

Cet organisme se colore par les couleurs d'aniline. Dans les ıltures récentes, il a la forme d'un bâtonnet très court. Il ssemble à des diplococci. Sur les cultures anciennes il est plus ıle et ovale.

On peut rapprocher l'action de ce microbe de celle des ›oglœes de Malassez et Vignal.

MALADIE SEPTIQUE PRODUITE PAR UN BACILLE CONSÉCUTIF AU CHAR- ›N (Babes). — En inoculant une culture ancienne du charbon, ı voit parfois les animaux mourir avec des symptômes de la pticémie et on y trouve un bacille assez rigide, uniforme ou enu, de 3 à 4 μ de longueur sur 0 μ, 5 d'épaisseur. Ce bacille se lore bien par les couleurs d'aniline; il se colore faiblement par méthode de Gram. Ce bacille isolé, tue les souris en 24 heures 'ec des symptômes de septicémie foudroyante. A l'autopsie des uris, les organes sont congestionnés, la rate est tuméfiée et de uleur foncée, et l'on trouve une masse de bacilles dans les llules et dans le liquide de la pulpe splénique. Le sang du ›ur et des autres organes en renferme également. Les lapins oculés sous la peau du dos meurent avec un peu d'œdème ›al et une septicémie au bout de 30 à 40 heures. Ce bacille se stingue de celui de la septicémie du lapin par sa longueur ıs grande, sa rigidité, son aspect homogène et par l'uniformité sa coloration. Ces bacilles donnent sur la gélatine une culture u développée sous la forme d'une strie grisâtre transparente, i présente à sa surface un bouton saillant. Sur le sérum du ıg, à la température de 37°, ils donnent lieu à une pellicule isâtre qui couvre toute la surface du sérum en 24 heures. Dans s cultures, ces bacilles se montrent souvent comme des bâtonnets plus courts que sur les animaux inoculés. Ils ne liquéfient ni la gélatine ni le sérum sanguin gélatinisé. Ils ne produisent point d'acide ni d'alcool, ni de fermentation putride. Il semble que leur action s'accuse par la production d'un poison spécial.

Le *bacillus septicus agrigenus,* trouvé dans le sol des champs fumés, par Nicolaier (Flügge, *Die Micro-organismen,* 2e édit. 1887), ressemble beaucoup au bacille précédent qui a été décrit en 1886; comme particularité, le microbe de Nicolaier forme sur les plaques de gélatine des disques arrondis à contour net, finement granulé, dont le centre est jaune brunâtre, la zone marginale gris jaunâtre, le centre de la périphérie étant séparé par un anneau foncé. Ces différences disparaissent plus tard. Dans la culture par piqûre, il se développe une couche mince, peu caractéristique. Ce bacille, qui tue les souris en 15 ou 22 heures, et le lapin en 24 ou 36 heures, avec une septicémie et sans lésions particulières, a une tendance spéciale à se placer contre les corpuscules sanguins; mais il semble qu'il ne pénètre pas dans les cellules elles-mêmes.

Le *bacillus canalicolis brevis* (Mori, *Zeitschr. f. Hyg,* avr. 1888), trouvé dans l'eau des égouts de Berlin, d'une longueur de 25 μ et d'une épaisseur de 0,8 à 1 μ, plus coloré aux extrémités qu'au milieu, ne se colorant pas par le procédé de Gram, se développe mal sur gélatine sous la forme de petits points à peine visibles; sur l'agar-agar et sur le sérum de bœuf, il forme, à la température du corps, des taches sèches jaunâtres ou grisâtres, un peu striées ou dentellées. La culture n'est plus vivante cinquante jours après l'ensemencement. Ce bacille ne croît pas sur la pomme de terre et forme dans le bouillon un précipité nuageux. Les souris inoculées sous la peau avec ce bacille meurent en 16 à 30 heures, un cobaye inoculé de la même manière mourut 45 heures après, et deux lapins 21 à 24 heures après l'inoculation. Les pigeons inoculés restaient réfractaires.

Nous avons relaté surtout, dans ce chapitre, quelques-unes des maladies expérimentales bien connues et définies, étudiées au début des recherches de la micro-biologie et pour ainsi dire storiques, parce qu'elles peuvent servir de modèle à ceux qui udient les bactéries et leurs effets. Mais nous n'avons pas la rétention d'avoir mentionné toutes les maladies expérimentales connues. Il en existe pour ainsi dire autant que de micro-rganismes ayant une action sur les animaux. Chaque fois qu'on étermine l'action d'un microbe nouveau qu'on a isolé, on l'inoule à la série des espèces animales et on produit, s'il est pathoène, des maladies expérimentales.

DEUXIÈME PARTIE

MALADIES INFECTIEUSES PRISES EN PARTICULIER

Après avoir exposé les généralités qui sont l'objet de la première partie de ce livre, nous pouvons maintenant aborder 'étude de chacune des maladies infectieuses ou bactériennes rise en particulier. Parmi ces maladies, les unes ne s'observent ue chez certaines espèces animales, d'autres sévissent à la fois hez l'homme et chez les animaux; d'autres enfin sont propres l'espèce humaine. Nous commencerons par les premières, puis ous décrirons successivement les autres, sans scinder l'histoire les maladies communes à l'homme et aux animaux, tout en lonnant les plus grands développements à celles qui s'observent lans l'espèce humaine. C'est ainsi que nous renvoyons l'étude le la pomelière à notre monographie sur la tuberculose. Nous lécrirons aussi, à propos des maladies de l'homme, celles des nimaux qui s'en rapprochent beaucoup; à propos de la variole, ar exemple, nous indiquerons ce qui concerne la vaccine et la lavelée.

PREMIÈRE SECTION

MALADIES SPONTANÉES D'ORIGINE BACTÉRIENNE APPARTENANT SEULEMENT AUX ANIMAUX

CHAPITRE PREMIER

CHOLÉRA DES POULES ET MALADIES ANALOGUES DES ANIMAUX

Nous consacrons ce chapitre à l'étude des maladies épid(miques les plus répandues des animaux qui se caractérisent pa une septicémie hémorrhagique et qui sont causées par de petite bactéries à extrémités polaires plus colorées (diplo-bactéries Ces bactéries sont très voisines les unes des autres, et mêm identiques au point de vue de leur forme et de leurs dimer sions. Mais ainsi qu'on le verra par leur étude détaillée, leu propriétés physiologiques et pathogènes sur les divers an maux ne sont pas exactement les mêmes. C'est en raison d leur mode d'action différent sur les divers animaux que nou hésitons à les assimiler complètement, ainsi que tend à le fair Hüppe. Ces maladies sont le choléra des poules, celui des ca nards, le barbone des buffles, le choléra Hog (Schweineseuch pneumo-entérite du cochon), l'épizootie des bêtes à cornes, l pleuro-pneumonie du veau, l'épizootie du gibier, la maladie de furets, la fièvre typhoïde du cheval (?) et certaines maladies sep tiques de l'homme (?); ces bactéries sont tout à fait semblabl à celles de la septicémie des lapins.

Historique. — Le typhus des volailles ou choléra des poules fit son app

tion en 1789 en Lombardie[1]. En 1830 la même épizootie parut dans les ıvirons de Paris[2]. En 1832 elle s'étendit à différents départements, puis le s'implanta en 1849 dans le département de la Seine et dans les départements voisins. En 1851 elle fut étudiée à la fois par Renault, directeur Alfort et par Delafond, professeur de pathologie à la même école. Le 'emier conclut de ses recherches que c'était une espèce de choléra ; le cond, une affection charbonneuse (on ne connaissait pas encore la véri- ble nature du charbon). Le mot de choléra a prévalu, bien que la maladie ait aucune affinité avec le choléra de l'espèce humaine. Joannès et égnin[3] en ont publié une étude en 1877 ; Semmer de Dorpat a fait pa- ître un travail sur le même sujet[4]. Perroncito[5], professeur à l'école vé- rinaire de Turin, a découvert et figuré, en 1878, le micro-organisme de tte maladie qu'il a donné comme un micrococcus et qu'il a trouvé dans sang des volailles mortes de cette affection. En 1879, Toussaint, profes- ur à l'école vétérinaire de Toulouse, confirmait cette découverte et dé- ontrait par des expériences positives que les micro-organismes étaient en réellement la seule cause du typhus des volailles et l'agent de sa ntagion et de sa propagation. Pasteur reprit la question en 1880 ; il isola ır des cultures pures, dans le bouillon de poule, le micro-organisme ont il s'agit, pratiqua des inoculations dans le tissu cellulaire au niveau ı muscle grand pectoral et produisit des tumeurs de ce muscle dont il crivit l'anatomie pathologique, et par le procédé que nous avons exposé us haut (voyez page 101), il réussit à obtenir un vaccin, un virus atténué ec lequel les animaux peuvent être préservés.

Définition et symptômes de la maladie. — Le choléra des oules est une affection parasitaire causée par une bactérie spé- ale et caractérisée surtout par des phénomènes généraux et ıe diarrhée profuse.

Les symptômes se déroulent parfois avec une grande rapi- té et passent presque inaperçus ; on trouve souvent l'oiseau ort, sans l'avoir vu malade. Si la maladie marche plus lente- ent, l'oiseau est triste, les ailes tombantes, le plumage hérissé. démarche traînante, la tête basse et rengorgée ; il ne gratte us le sol, recherche le soleil pour se réchauffer, et ne mange us ; sa crête est violacée, puis noire ; enfin il s'éteint sans faire mouvement ou après avoir présenté quelques secousses con-

1. *Dictionnaire des sciences médicales* en 60 volumes et *Instructions vétérinaires* CHABERT, t. IV.
2. *Annales de l'agriculture française*, 1832.
3. Journal *l'Acclimatation*, 1877.
4. *Deutsche Zeitschrift f. Thiermedic. und vergleichende Path. von Böllinger Frank*, février 1878.
5. *Loc. cit.*

vulsives[1]. Pendant que durent ces symptômes généraux et ava leur apparition, les animaux souffrent habituellement d'u diarrhée séro-muqueuse, ressemblant à des crachats muqueu Le liquide de cette diarrhée contient un nombre infini de mic organismes du choléra des poules[2].

Étiologie. — Les recherches de Pasteur sur cette mala fournissent un exemple admirable de l'expérimentation guic par le génie appliqué à la recherche des causes d'une malad Il a commencé par obtenir des cultures pures de micro-org nismes en ensemençant une goutte de sang de poule morte choléra sur un bouillon de poule neutralisé et stérilisé. Il développe une foule de grains ovoïdes animés d'un mouvem

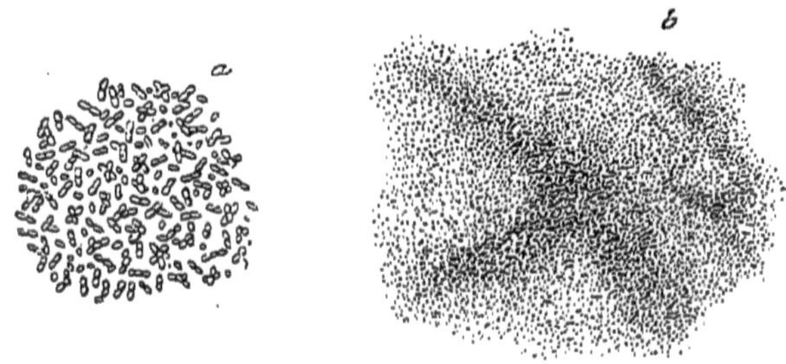

FIG. 129. — Choléra des poules, d'après un dessin fait sur une préparation de Pasteu reproduit dans le journal *la Nature*.

a, diplococci dans une culture récente; *b*, culture ancienne dans laquelle les organismes sont plus pe

rapide, ordinairement liés deux par deux en 8 ou en dou point, ou des éléments allongés montrant un étranglement r dian. Ils sont si petits que le liquide de culture est à peine l teux pendant qu'ils sont en voie de multiplication. Quelq jours après, le bouillon de culture devient presque limpi parce que les micro-organismes deviennent encore plus pet Mais, bien qu'ils soient un peu atrophiés avec le temps, ils n sont pas moins susceptibles de se reproduire quand on en mence avec eux un nouveau bouillon de poule ou une série

1. MÉGNIN, *Maladies des oiseaux,* p. 110, et *Journal des connaissances m cales,* 1880, p. 52.

2. Il survient parfois spontanément, dans les basses-cours, des cas isolés de de poules à l'autopsie desquelles on trouve une congestion et un catarrhe de testin avec diverses lésions, de la péricardite, par exemple. Dans l'exsudat de péricardite il existe des microbes appartenant à la fois à la septicémie et au cho

s mêmes bouillons. Au contraire, leur vitalité s'éteint dans ırine neutralisée, et elle est absolument arrêtée dans l'eau de vure de bière qui est un milieu de culture pour beaucoup autres espèces de bactéries. L'épreuve négative de l'ensemen-ment de la levure constitue un bon moyen de s'assurer de la ıreté d'une culture du choléra des poules.

Pasteur a ensuite inoculé à une poule la culture pure, qui onne lieu à la reproduction de la maladie et démontre sa nature ırasitaire.

En filtrant sur du plâtre ou de la porcelaine dégourdie une ılture pure du choléra, et en injectant le liquide filtré à un ıimal, il a vu qu'on ne lui donne pas le choléra, ce qui prouve en l'action pathogène du microbe, mais cependant on transmet la poule une partie des phénomènes généraux de la maladie.

Nous avons insisté suffisamment sur ce fait, que la présence es micro-organismes pathogènes dans l'économie s'accom-ıgne souvent des phénomènes généraux d'une intoxication oyez chapitre II) et nous avons déjà dit que les accidents d'in-xication du choléra des poules ressemblent à ceux d'un em-oisonnement par l'opium. En effet, si l'on injecte le liquide de ılture fitré ne contenant plus de bactéries, la poule, après une ourte période d'excitation, se met en boule, refuse de manger éprouve une tendance très marquée au sommeil; mais ce ommeil est moins profond que dans la maladie déterminée par njection des microbes et ces symptômes peu graves se ter-inent au bout de quelques heures par la guérison.

La bactérie du choléra des poules est aérobie; elle paraît gir en absorbant l'oxygène du sang, d'où l'asphyxie qui est un es symptômes constants de la maladie et qui se caractérise par s ecchymoses, les épanchements sanguins du péritoine, la rou-eur, l'état violacé de la crête des oiseaux.

L'intoxication n'est pas toujours mortelle dans les vingt-ıatre ou trente-six heures, ce qui est toutefois le cas le plus dinaire. Elle peut se prolonger pendant quelques semaines. es animaux maigrissent, sont anémiques et finissent par suc-ombér à cette émaciation.

L'inoculation dans le tissu cellulaire sous-cutané du virus ıltivé n'est pas sa seule voie d'introduction. On peut l'injecter ıns le sang des veines avec le même succès.

En déposant quelques gouttes d'une culture sur des fra ments de pain ou de viande qu'on donne aux volailles, Paste a fait pénétrer les microbes dans le canal intestinal et détermi ainsi une diarrhée séro-muqueuse très abondante suivie d phénomènes généraux de la maladie et de la mort. Ce liqui diarrhéique qui va sur le sol du poulailler, dans le fumier, da toute la basse-cour, qui tombe plus ou moins sur les grai qu'on y répand pour donner à manger aux volailles, devie lui-même une cause d'infection pour toutes celles qui s'y tro vent. On sait en effet que les poules grattent avec leurs pat et piquent le sol avec leur bec pour prendre les grains qu'on répand. Des poules peuvent infecter pour longtemps toute u basse-cour si on n'a pas eu le soin d'isoler les malades et désinfecter complètement les lieux qu'elles ont contaminés.

Le virus du choléra des poules inoculé sous la peau tue lapins en vingt-quatre heures. Ces animaux présentent u généralisation des microbes dans le sang de tous les organes.

Le virus du choléra peut être inoculé avec succès à u série d'autres animaux, en particulier le cobaye; mais chez la maladie n'est pas toujours mortelle et elle peut rester à l'é d'abcès qui servent précisément à isoler et à cultiver les mici organismes. « Chez les cobayes, dit Pasteur, d'un certain â surtout, on n'observe souvent qu'une lésion locale au poi d'inoculation, qui se termine par un abcès plus ou moins vo mineux. Après s'être ouvert spontanément, l'abcès se refer et guérit, sans que l'animal ait cessé de manger et d'avoir tou les apparences de la santé. Ces abcès se prolongent quelquef pendant plusieurs semaines avant d'abcéder; ils sont entou d'une membrane pyogénique et remplis de pus crémeux où microbe fourmille à côté des globules de pus. C'est la vie microbe inoculé qui fait l'abcès, lequel devient, pour le pe organisme, comme un vase fermé où il est facile d'aller puiser, même sans sacrifier l'animal. Il s'y conserve, mêlé pus, dans un grand état de pureté et sans perdre sa vitalité. preuve en est que si on inocule à des poules un peu du conte de l'abcès, ces poules meurent rapidement, tandis que le coch d'Inde qui a fourni le virus se guérit sans la moindre souffran On assiste donc ici à une évolution localisée d'un organis microscopique, qui provoque la formation du pus et d'un ab

·mé, sans amener des désordres intérieurs, ni la mort de l'ani-ıl sur lequel on le rencontre, et toujours prêt néanmoins à rter la mort chez d'autres espèces auxquelles on l'inocule, ujours prêt à faire périr l'animal sur lequel il existe à l'état ıbcès, si telles circonstances plus ou moins fortuites venaient .e faire passer dans le sang ou dans les organes splanchniques. ɜs poules ou des lapins qui vivraient en compagnie de cobayes ·rtant de tels abcès pourraient tout à coup devenir malades et ·rir sans que la santé des cochons d'Inde parût le moins du onde altérée. Pour cela, il suffirait que les abcès des cochons Inde, venant à s'ouvrir, répandissent un peu de leur contenu .r les aliments des poules et des lapins. Un observateur témoin ; ces faits, et ignorant la filiation dont je parle, serait dans étonnement de voir décimer des poules et des lapins, sans ιuse apparente, et croirait à la spontanéité du mal; car il serait in de supposer que celui-ci a pris son origine dans les cochons Inde, tous en bonne santé, surtout s'il savait que les cochons Inde, eux aussi, sont sujets à la même affection. Combien de .ystères, dans l'histoire des contagions, recevront un jour des ›lutions plus simples encore que celles dont je viens de parler! »

Les oiseaux, tels que les pigeons, faisans, moineaux, canards ɔmestiques et sauvages, contractent, comme les poules, le ıoléra. Un virus atténué qui sert de vaccin à la poule est suf-sant pour tuer un moineau, et la culture, à travers une série ɜ moineaux, de ce virus qui d'abord n'était pas mortel pour la ɔule, a pour effet de lui restituer sa première virulence. Après ɜtte série de cultures chez le moineau, le virus redevient mor-ɜl pour la poule.

Nous avons constaté que leur diamètre longitudinal est de μ,6 à 0μ,8; leur épaisseur de 0μ,3 à 0μ,4; qu'ils ont la forme voïde ou de bacilles possédant deux pôles colorés, qu'ils pos-ɜdent, dans certaines cultures, des globules colorés en violet ›ncé quand on les colore au bleu de méthylène et qu'ils ne ɔnt pas colorés sur les coupes par le procédé de Gram.

Pasteur a, de plus, transformé le virus du choléra des poules n vaccin par l'action de l'oxygène, ainsi que nous l'avons xposé (voyez page 191). Ces microbes paraissent se reproduire niquement par scission. On n'a donc pas à se préoccuper d'em-êcher la formation des spores comme on le fait pour le charbon.

Lorsqu'on abandonne une culture de choléra dans un flac bouché à la ouate, le microbe meurt au bout d'un temps ass long. Avant ce moment, sa virulence est atténuée et cette vir lence atténuée peut être reproduite par la culture. On utili cette atténuation pour la vaccination, et les poules vacciné sont préservées du choléra.

Les tubes inoculés par piqûre donnent une série de très petit colonies grises le long de la piqûre, tandis qu'à la surface colonie se développe sous la forme d'une pellicule ronde, sai lante, transparente. La culture ne liquéfie pas la gélatin (Voyez page 146 et pl. IV, fig. 16 et 21.) Sur l'agar-agar inocu par strie on obtient une strie avec des colonies analogues.

Sur la pomme de terre, ce microbe se cultive mal ou mên pas du tout. Lorsque la culture a réussi, elle est à peine visibl Elle est alors un peu brillante et entourée d'une zone grisâtr Il s'y développe mieux à une température supérieure à 20°.

Ce microbe s'accroît pour le mieux à la température du corp c'est un aérobie facultatif, mais il pousse plus vite en présen de l'oxygène. Il se développe dans l'eau et dans la terre d jardins. Si on le dessèche il meurt en quelques jours; il pe exceptionnellement résister pendant quinze jours à la dessiccatio A la température de 50° il meurt en quinze minutes, à 80° meurt en dix minutes. L'ébullition le tue en quelques minute

Le sublimé le tue en une minute dans une solution à $\frac{1}{500}$ Il vit six heures dans l'acide phénique à $\frac{3}{100}$. Le suc gastriq est sans action sur lui.

Pasteur choisit pour l'inoculation du choléra aux poules tissu conjonctif sous-cutané qui recouvre le muscle pectoral, il détermina ainsi une tuméfaction inflammatoire, non seul ment du tissu conjonctif, mais aussi et surtout du muscle pe toral. Il est facile d'apprécier la lésion pendant la vie et apr la mort par la comparaison avec le côté sain, l'injection aya été faite d'un seul côté. Des tuméfactions inflammatoires mu culaires du même genre s'observent aussi chez les gallinac à la suite de l'injection de divers micro-organismes conten dans les liquides septiques, ainsi que l'a montré Colin et q nous l'avons vu dans l'injection de l'infusion du jéquirity.

Pasteur a décrit ces lésions du muscle pectoral sous le no de séquestres, car la partie du muscle altérée à la suite d'u ction faite avec le liquide vaccinal s'isole bientôt au milieu muscle normal dont elle est séparée par une membrane génique. Ce séquestre se résorbe spontanément plus ou ins vite, suivant l'intensité de l'inflammation primitive, et il paraît quelques semaines ou quelques mois après l'inocu- on.

Anatomie pathologique. — A l'autopsie d'une poule morte c les symptômes du choléra intestinal, les muscles sont nor- ux. Le foie est volumineux, de couleur rouge brun, ou rbré de jaune, ordinairement très friable. L'intestin contient liquide muqueux plus ou moins abondant, quelquefois ma- é de sang; la muqueuse est congestionnée si la maladie s'est longée, et elle offre des pétéchies en pointillé et même des érations.

Le cerveau est fréquemment le siège de petites ecchymoses; poumons sont aussi souvent ecchymosés. Le cœur offre des hymoses le long du sillon coronaire. Le sang contenu dans cavités de cœur est poisseux et noir. Il suffit de l'inoculer à autre animal pour transmettre la maladie. Souvent on serve en même temps de la péricardite et de la pleurésie. La ritonite présente des infiltrations sanguines.

Nous avons examiné, au point de vue de l'anatomie et de istologie pathologique, un certain nombre de séquestres[1], terminés par injection dans le muscle pectoral suivant la mé- ode de Pasteur, sur des pièces que cet illustre savant a bien ulu mettre à notre disposition. Nous reproduisons ici cette scription comme un exemple des lésions locales causées par bactéries pathogènes.

Infiltration du muscle pectoral. — Si l'on injecte une goutte de liquide de ture très virulente dans le tissu conjonctif au niveau de l'un des mus- s grands pectoraux, l'animal succombe vingt-quatre heures après. Par dissection, on voit que la peau est doublée d'un tissu conjonctif infiltré : un exsudat gélatiniforme, de couleur jaune, semi-transparent, ayant friabilité de la fibrine. Entre la peau mince de la poule et l'aponévrose perficielle du grand pectoral, on trouve, au milieu du tissu conjonctif

1. CORNIL, *Observations histologiques sur les lésions des muscles déterminées par jection du microbe du choléra des poules, sur le séquestre et sur la poche qui contient* (*Archives de physiologie*, t. X, 1882, p. 615).

lâche, une masse plus ou moins considérable de cet exsudat gélatinifoi jaune, qui se laisse facilement dissocier en membranes minces ou fibrilles lorsqu'on le déchire avec une pince ou avec des aiguilles. Ses chirures présentent des cassures nettes comme celles de la fibrine. examinant un fragment de cette fibrine dissociée dans l'eau avec addi de violet de méthyle, on voit les microbes colorés et en mouvement, is ou associés deux par deux, ou en série de trois ou quatre.

Sur les lamelles où l'on a fait sécher ce liquide, puis coloré au viole on obtient des préparations montées dans le baume qui donnent des sultats analogues.

Sur les coupes colorées, on voit la fibrine et les microbes. Les fibri

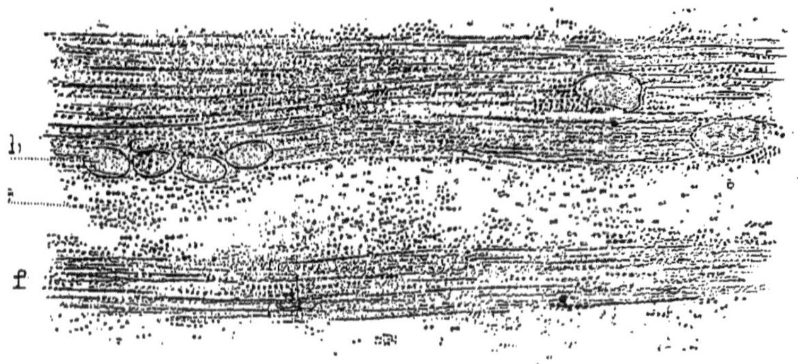

Fig. 130. — Préparation du tissu conjonctif infiltré de cellules migratrices et de bacté obtenue par l'extension et la semi-dessiccation.

f, faisceaux conjonctifs ; *a*, micro-organismes ; *b*, cellules. Grossissement de 600 diamètres.

de fibrine *b*, sont minces et présentent entre elles des microbes *c* et cellules lymphatiques *a*.

Une inflammation très intense existe aussi dans le tissu conjonctif p fond de la peau et dans tout le tissu cellulo-adipeux.

Ainsi que le montre la figure 156, les faisceaux du tissu conjonctif s dissociés ; leurs fibrilles sont séparées par une quantité incommensura de micro-organismes et par quelques cellules lymphatiques migratric Les cellules fixes du tissu conjonctif sont aussi augmentées de volume, leurs noyaux ovoïdes sont plus gros qu'à l'état normal.

La surface du muscle de l'aponévrose du muscle pectoral est tend de couleur jaunâtre, et le muscle sous-jacent est épaissi, saillant, ce est très manifeste lorsqu'on le compare à celui du côté opposé.

On reconnaît que l'aponévrose est épaissie, opaque, recouverte à surface de dépôts pseudo-membraneux jaunes. Le muscle a perdu caractères physiques normaux. Au lieu d'être pâle, blanc, ou légèrem rosé, semi-transparent et d'une mollesse élastique toute particulière est devenu gris, opaque, d'aspect lardacé, dense et dur en apparence, b que friable en réalité. Il a doublé ou même triplé d'épaisseur dans sa pa la plus saillante. C'est au voisinage de la piqûre que le muscle est le p ıissi. La tumeur qu'il forme va en s'atténuant, de ce point pris comme ıtre, jusqu'à la périphérie. Elle envahit ainsi la moitié ou les deux tiers l'un des muscles pectoraux. Dans la masse centrale de la tumeur, cette ıltration grise est à son maximum d'intensité ; cependant le muscle éré a conservé son aspect fasciculé et il est facile de voir à l'œil nu, sur s sections parallèles à la direction des faisceaux, des bandes plus opaes et jaunâtres séparant les faisceaux gris.

Les bandes opaques répondent à une inflammation du tissu conjonctif ué entre les faisceaux secondaires du muscle ; les faisceaux gris ne ıt autres que les faisceaux musculaires. La lésion est moins intense à périphérie de la tumeur, de telle sorte que les faisceaux gris et opaques ıt irrégulièrement séparés par des faisceaux musculaires rosés ou blancs semi-transparents. On observe en effet à la périphérie une congestion, remplissage des vaisseaux par du sang qui n'existent pas au centre de tumeur.

Fragmentation des faisceaux primitifs du muscle. — Pasteur a examiné s muscles en les dissociant avec les aiguilles ; en même temps qu'il y yait en grande quantité l'organisme du choléra des poules, il a constaté e les faisceaux musculaires se fragmentaient avec la plus grande facié.

Ce procédé de dissociation d'un muscle à l'état frais par les aiguilles est pas suffisant pour en apprécier les lésions ; les tiraillements qui en sultent peuvent en effet occasionner artificiellement des cassures diffies à distinguer de celles qui sont produites pendant la vie. Les coupes tes sur la pièce durcie par l'alcool, examinées sans coloration, présenıt une fragmentation transversale des muscles aussi caractérisée que ssible. Chacun des petits fragments paraît homogène, brillant, transpant; il représente un disque transversal, comprenant toute l'épaisseur faisceau primitif, et ces faisceaux sont tous divisés en une quantité nsidérable de blocs minces séparés par des interstices obscurs dans lesels on voit les bords irréguliers des fragments continus. Ces fragments sont généralement pas plus épais que le faisceau primitif qu'ils remıcent ; mais cependant il n'est pas rare d'en trouver qui sont gros, d'un ımètre supérieur à celui du faisceau primitif et aux deux extrémités squels on observe un resserrement du sarcolemme qui les contient.

Sur les coupes colorées au picrocarminate d'ammoniaque, les blocs ısculaires sont colorés en rouge (voyez fig. 131). Cette lésion ressemble aucoup à l'état cireux ou vitreux des muscles tel qu'on l'observe, par emple, dans le muscle droit de certains malades atteints de fièvre phoïde (dégénérescence cireuse de Zenker). Mais il n'y a jamais d'épanement sanguin dans les parties altérées, ainsi que cela s'observe quelefois dans la fièvre typhoïde. Il est facile de se rendre compte de cette férence qui tient à ce que tout le tissu conjonctif situé entre les faisıux primitifs et secondaires du muscle est enflammé de la même façon e le tissu conjonctif sous-cutané et qu'il est le siège d'un phlegmon ec oblitération des vaisseaux et arrêt de la circulation. Les faisceaux musculaires primitifs, *a*, *b*, sont divisés transversalement en une infin

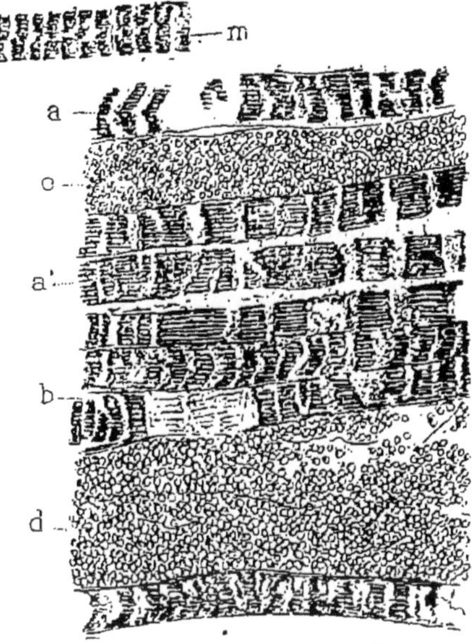

Fig. 131. — Section à travers le muscle enflammé et infiltré de micro-organismes vin quatre heures après l'injection sous-cutanée.

a, *a'*, *b*, faisceaux musculaires primitifs dissociés et remplacés par de petits disques transversaux ; *c*, *d*, lar bandes occupées par des cellules lymphatiques et de la fibrine ; *m*, faisceau primitif isolé par la di ciation. Grossissement de 40 diamètres.

de petits fragments. De larges bandes moins colorées *c*, *d*, représentant tissu conjonctif qui sépare les faisceaux secondaires, sont occupées p

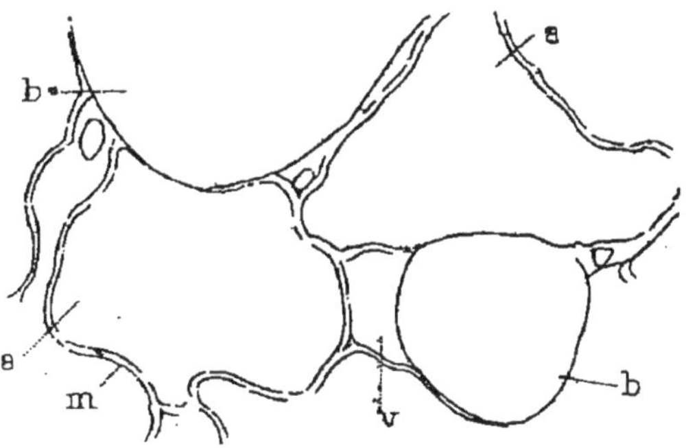

Fig. 132. — Section transversale du muscle.

b, *b*, coupe transversale des faisceaux primitifs ; *a*, *a*, coupe transversale de faisceaux dont le sarcolemme, est seul conservé et rempli de microbes ; *v*, vaisseau (500 diamètres).

des cellules lymphatiques et des micro-organismes situés au milieu du r ticulum de fibrine.

Les fragments des muscles possèdent encore par places leur striatic ınsversale. La fragmentation est due à l'entrée des micro-organismes ns le sarcolemme et à l'atrophie, à la disparition par places de la subınce musculaire qui en est la conséquence. Dans la figure 149, où les isceaux musculaires *b*, *b* sont coupés en travers, on constate la présence bactéries dans les gaines sarcolemmiques vides *a*, *a*.

Il n'est pas rare de voir, sur les sections longitudinales de ces muscles térés, des faisceaux primitifs remplacés complètement, dans une certaine endue, par des cellules lymphatiques et des microbes. Ils ressemblent ors au tissu conjonctif enflammé. On reconnaît qu'il s'agit bien de faisaux musculaires parce que leur diamètre est régulier et le même que lui des faisceaux voisins plus ou moins fragmentés. De plus, on retrouve

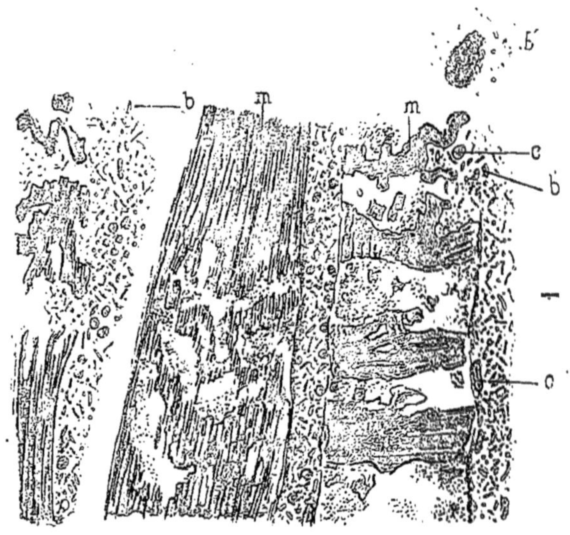

G. 133. — Section longitudinale des muscles fragmentés et infiltrés par les micro-organismes du choléra des poules (coloration à la safranine).

m, *m'*, faisceaux musculaires ; *c*, noyaux des cellules lymphatiques ; *c*, noyaux des cellules fixes ; *b*, bâtonnets ; *b'*, bâtonnets dessinés à un plus fort grossissement.

e distance en distance, au milieu de l'exsudat, des fragments du faisceau rimitif homogène, réfringents ou finement striés.

La circulation est arrêtée dans toutes les parties du muscle ainsi altéré. es vaisseaux capillaires sont distendus par des cellules lymphatiques, des ıicrobes et de la fibrine.

Dans ces tissus pathologiques, la forme des bactéries n'est pas toujours ı même que dans les cultures dans du bouillon [1]. Leur épaisseur, de ^{m},25 en moyenne, reste la même, mais ils sont devenus des bâtonnets ɔurts de 1μ,5 à 2 μ de longueur. Les extrémités de ces bâtonnets sont plus

1. Babes, *Observations sur les bacilles du choléra des poules* (*Archives de phy-ologie*, 1er juillet 1883).

fortement colorées que leur corps, si bien qu'elles sont seules colorées si coloration obtenue est peu intense. On croirait avoir affaire à des grai ronds; mais, après un séjour de vingt-quatre heures dans une soluti concentrée de violet B ou de safranine, on voit que les extrémités foncé sont liées par un bâtonnet dont les contours seuls sont nettement coloré Le bâtonnet est souvent un peu plus épais à son centre qu'à ses extrémité Auprès de ces bâtonnets on voit aussi des grains ovoïdes ou ronds, mais est difficile de décider si ce ne sont pas en grande partie des bâtonne situés perpendiculairement à la surface de la préparation (voyez fig. 13

Mortification et séquestration du muscle. — A la suite de ces lésions, muscle altéré, comme solidifié, devenu compact, lardacé, opaque, est co damné, dans sa partie centrale, à une mortification locale. La circulatic ne s'y faisant plus, son tissu propre est étouffé par une quantité d'org nismes trop pressés les uns contre les autres pour pouvoir trouver des m tériaux suffisants à leur nutrition.

La mort (nécrose) frappera par conséquent à la fois la substance musc laire, les cellules lymphatiques et les microbes; ces derniers deviennent e effet les victimes du mal qu'ils ont causé, car en obturant les vaisseaux, e interrompant la circulation du sang, ils se coupent les vivres et meure d'inanition.

Il en résulte un séquestre, une portion mortifiée que M. Pasteur a tr bien décrite à l'œil nu, qui s'isole des parties voisines dont la circulatio et la vie ont été conservées.

Les phénomènes ultérieurs dont ces séquestres sont le siège ne peuve s'observer que sur les poules qui survivent plusieurs semaines ou plusieu mois à l'injection des cultures atténuées n'entraînant pas la mort de l'an mal.

La partie centrale la plus altérée de la tumeur musculaire conser d'abord, à peu de chose près, la même apparence que le premier jour; ell devient seulement plus sèche, tout à fait opaque et grise, et elle se tass Sur une section, elle présente toujours ses lignes opaques en faisceaux plu ou moins accusés; la périphérie du tissu musculaire altéré se déterge pe à peu et présente des vaisseaux dilatés et une coloration rouge. Du qua trième au sixième jour, on aperçoit, sur une section, des fentes qui séparen par places la portion mortifiée d'avec la partie vivante. Des faisceau musculaires, opaques et mortifiés, se continuent directement encore ave des faisceaux rouges ou bruns dans lesquels la circulation sanguine es parfaitement rétablie. Peu à peu la séparation s'effectue partout autour d séquestre qui est complètement isolé au bout d'une quinzaine de jours. L séquestre est alors de plus en plus tassé, desséché et durci. Il est sépar des tissus vivants par une sorte de membrane mince vascularisée qui fai corps avec ces derniers et qui joue un rôle essentiel dans la résorption Entre le séquestre et cette membrane, il existe une sorte de détritus opaque blanchâtre, grumeleux, qui n'a nullement l'apparence du pus.

La forme du séquestre est variable suivant son siège. Quelquefois, e effet, la portion mortifiée du muscle est tout à fait superficielle et comènd seulement l'aponévrose doublée d'une couche plus ou moins épaisse tissu musculaire. Ces séquestres superficiels, minces, ayant de 1 à 2 ou nillimètres d'épaisseur, s'étalent dans une étendue variable sur le muscle i se répare et se reconstitue très rapidemement au-dessous d'eux.

Plus souvent, le séquestre siège au milieu du muscle pectoral et il s'en- ıre complètement d'une membrane qui est de toutes parts limitée à sa riphérie par des faisceaux musculaires. Lorsque cette membrane est nstituée, c'est-à-dire trois semaines ou un mois, par exemple, après noculation du virus, le tissu musculaire qui l'environne paraît absolu- ent normal. Le séquestre, emprisonné ainsi de toutes parts dans le muscle, et beaucoup plus de temps à se résorber que le séquestre superficiel, i, lui, est en dehors du muscle au milieu du tissu cellulaire sous-cutané.

Structure du séquestre. — A l'examen microscopique du séquestre au itième jour, fait sur des coupes, on voit, dans la partie centrale mor- iée, des bandes granuleuses plus ou moins épaisses constituées par l'in- tration du tissu cellulaire interposé aux faisceaux secondaires des muscles. ı reconnaît très bien, dans ces bandes, l'apparence fibrillaire du tissu njonctif et de la fibrine, et les cellules lymphatiques. Celles-ci sont atro- iées, serrées les unes contre les autres, irrégulièrement sphériques. Leur yau n'est plus visible. Ces travées sont parsemées de petites granulations illantes qui ne sont autres que les micro-organismes du choléra des poules.

Les faisceaux musculaires présentent des blocs réfringents de substance usculaire, placés bout à bout, plus ou moins étroits, transparents et vi- eux avec des cassures nettes. Lorsqu'on les examine avec un fort grossis- ment, on peut encore reconnaître, sur la majorité d'entre eux, la striation ıe, transversale et longitudinale. Les stries transversales sont très rap- ochées.

Isolement du séquestre et formation de la membrane périphérique. — Entre partie mortifiée et la partie vivante du muscle, on voit presque cons- mment une zone de gouttelettes de graisse, et, en dehors de celle-ci, des isseaux sanguins généralement très dilatés.

Le picro-carminate teint en rose pâle les fragments musculaires et le su conjonctif enflammé et mortifié du séquestre, tandis qu'il teint d'une çon intense le tissu vivant périphérique qui est enflammé.

Un certain nombre, tout au moins, des faisceaux musculaires primitifs lû être détruit dans la zone périphérique du séquestre, car on y trouve, quatre à huit jours après l'inoculation, des faisceaux primitifs grêles, en striés, riches en noyaux, n'ayant que le tiers ou le quart du diamètre s faisceaux primitifs normaux.

Parfois le hasard de la préparation montre un faisceau musculaire secon- ire dont une portion mortifiée, appartenant au séquestre, se continue ns interruption avec le même faisceau de la zone vivante. On voit alors s faisceaux primitifs fragmentés faire suite aux faisceaux normaux. Entre s derniers, il existe des vaisseaux capillaires dilatés et des cellules lym- atiques vivantes bien colorées par le carmin.

La fente, ou espace vide, comprise entre le séquestre et le tissu vivant est comblée en partie par des gouttelettes de graisse, dont le diamètre variable est en moyenne de 10 à 15 μ. Ces gouttelettes de graisse sont contiguës les unes aux autres, mais elles n'appartiennent pas à un tissu cellulo-adipeux vivant. Quelques-unes adhèrent au bord plus ou moins régulier du séquestre, qui est formé par des blocs vitreux musculaires et par du tissu conjonctif mortifié. D'autres gouttelettes confinent à la paroi du tissu vivant. On y trouve aussi quelques cellules lymphatiques libres ou accolées à cette paroi.

Ces fentes ou lignes de clivage qui séparent le séquestre de la membrane qui s'organise autour de lui se réunissent et forment peu à peu une cavité continue dont la paroi est irrégulière. Elle présente en effet souvent des dépressions, dans lesquelles s'enfoncent des arêtes ou des prolongements du séquestre.

Le séquestre, une fois qu'il est isolé et libre dans la poche qui le contient, diminue progressivement jusqu'à sa résorption complète. On peut s'assurer de ses progrès par la palpation, car il est le plus souvent situé à la surface du muscle pectoral, c'est-à-dire sous la peau, et il est facile d'apprécier ses dimensions.

Pasteur a constaté que le séquestre se résorbe toujours spontanément. Comme il est libre dans une cavité tout à fait superficielle, il suffit de faire une incision à la peau, et d'enlever la partie mortifiée avec une pince, pour que la cicatrisation et la réparation s'effectuent très rapidement. Abandonnée à elle-même, la résorption du séquestre est lente. Deux, trois, quatre mois après l'inoculation, on trouve encore des fragments du tissu mortifié entourés d'une membrane qui s'est resserrée autour d'eux. Ces fragments sont devenus plus friables, ils se dilacèrent facilement, et constituent en partie une sorte de magma caséeux. La membrane interne de la poche est couverte par une couche mince, grise, semi-liquide, qui n'a nullement les caractères du pus à l'œil nu ni au microscope.

Structure de la membrane résorbante. — Cette poche, qui est vascularisée, irrégulière, car elle présente des plis et des dépressions pour loger les arêtes et saillies du séquestre, est mince mais partout continue. C'est un sac sans ouverture à travers la paroi duquel doivent passer tous les éléments du séquestre, à mesure qu'il se résorbe. Il est par conséquent intéressant d'examiner la structure de cette membrane, comme nous l'avons fait sur une série de séquestres anciens.

Plus le séquestre est ancien, plus les blocs musculaires tendent à perdre leur striation. Ceux-ci sont toujours anhistes, réfringents et transparents; ils deviennent libres lorsque le séquestre se fragmente et se ramollit, pour constituer le magma grisâtre, semi-liquide, interposé entre lui et la membrane du kyste.

Dans ce magma, on trouve des granulations et fragments qui proviennent des cellules lymphatiques, et de très nombreuses et très fines granulations sphériques, qui ne sont autres que les microbes du choléra des poules. Ces organismes sont très petits, immobiles et morts. Il y a aussi une grande quantité de granules et de gouttelettes de graisse, et quelquefois des lames de cholestérine. Une seule fois nous y avons trouvé des sels de chaux.

Cette espèce de détritus, provenant du ramollissement de la couche superficielle du séquestre, est étalée en une couche mince à la surface de la membrane de la poche. Il est remarquable de n'y pas voir de cellules lymphatiques libres et vivantes. Cette membrane ne sécrète pas de pus, ce qui la différencie complètement des membranes à bourgeons charnus qu'on trouve sur les plaies, ou dans les trajets fistuleux communiquant avec la surface de la peau.

La *membrane du kyste*, qui en revêt toute la surface, est composée primitivement, ainsi que nous l'avons vu plus haut, par du tissu embryonnaire. Mais à mesure qu'elle vieillit, elle présente des cellules volumineuses, fusiformes, à prolongements multiples, possédant un ou plusieurs noyaux ovoïdes, cellules qui existent à sa surface interne, tandis que, dans la profondeur, on rencontre une couche de tissu embryonnaire en rapport avec les muscles normaux.

La membrane kystique, complètement développée, présente habituellement trois couches:

1° Une couche interne, en rapport avec les débris du séquestre, et dans laquelle on trouve des *cellules géantes de forme spéciale;*

2° Une couche moyenne composée de grandes cellules fusiformes ou étoilées;

3° Une couche externe formée de tissu conjonctif embryonnaire, qui est uni au muscle pectoral. Cette couche profonde est parcourue par de nombreux vaisseaux sanguins.

Dans les deux premières couches, les cellules et les interstices situés entre les cellules et les fibrilles du tissu sont remplis de granulations graisseuses.

La *couche interne*, vue sur les coupes de pièces durcies par l'acide osmique, montre à sa surface des débris *a* (fig. 134), des granulations graisseuses *c*, et des microbes *b*. Immédiatement au-dessous de ces granulations provenant du séquestre, on observe une couche de cupules et de cavités, dont le squelette est formé par des fibrilles *f* appartenant au tissu conjonctif de la membrane, et qui présentent, dans leur intérieur, un protoplasma cellulaire grenu parsemé de deux, trois ou un plus grand nombre de noyaux ovoïdes. Dans ces cupules généralement parallèles entre elles, perpendiculaires à la surface de la membrane et ouvertes du côté du séquestre, on voit habituellement de grosses gouttelettes de graisse *c*. Les cellules, à noyaux multiples, contenues dans ces cupules, sont de véritables cellules géantes. Dans cette même figure, on voit en *m* une cellule géante de même siège, qui possède un assez grand nombre de noyaux. Cette figure est relative au séquestre d'une poule sacrifiée trois mois après l'inoculation.

Dans ces cavités, on trouve des granulations fines ou des gouttelettes assez grosses, constituées par de la graisse.

La couche interne de la poche kystique présente quelquefois, en contact avec les débris du séquestre, des cellules volumineuses, irrégulières, à plusieurs noyaux, ou des cellules géantes multinucléées analogues aux myé-

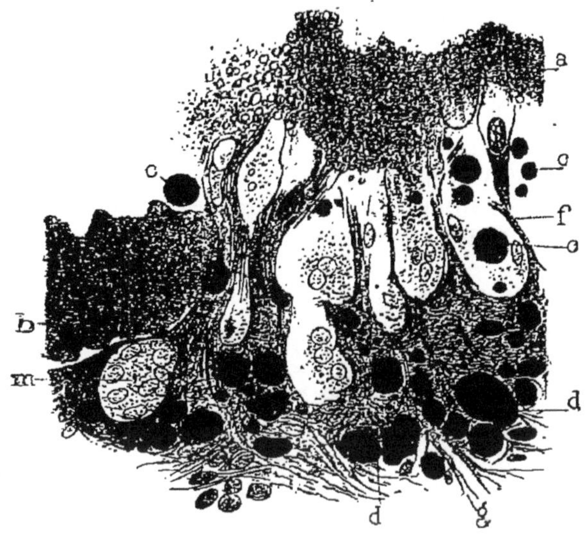

FIG. 134. — Section à travers la membrane du kyste trois mois après l'inoculation.

a, granulations et débris provenant du séquestre; à ces débris se trouvent mêlés de la graisse *c* et des microbes *b*. La surface interne de la membrane présente, entre les fibres du tissu conjonctif, des cellules géantes pourvues de noyaux ovoïdes *m*. Ces cellules contiennent parfois de la graisse, *c*; *f*, *g*, fibrilles de tissu conjonctif renfermant dans ses mailles de grosses granulations graisseuses *d*. (Préparation colorée par l'acide osmique et dessinée à 400 diamètres.)

loplaxes ou aux cellules géantes de la tuberculose. Telle est, par exemple, la cellule dessinée dans la figure 135. Cette cellule *a*, très volumineuse, possède des noyaux multiples *b*, *b*. Elle est comprise dans un réticulum

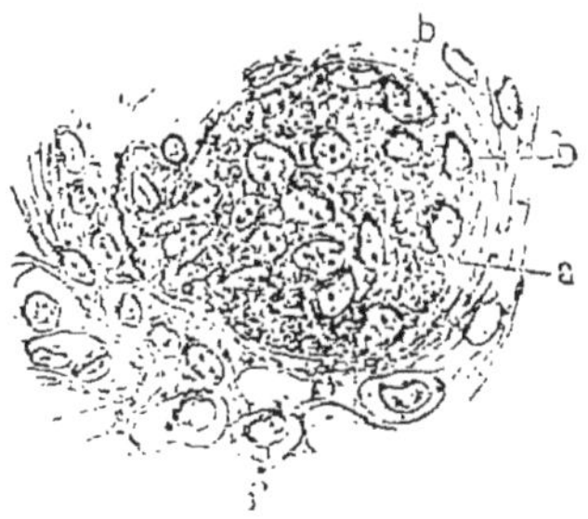

FIG. 135. — Cellule géante à noyaux multiples de la face interne de la poche.

a, protoplasma; *b*, noyaux de la cellule géante; *f*, tissu conjonctif voisin (400 diamètres).

de fibres de tissu conjonctif qui enserrent des cellules lymphatiques ou des cellules fusiformes.

Nous avons observé, en outre, une forme tout à fait curieuse, qui doit être rapprochée des cellules géantes. Voici dans quelles conditions: Nous avons dit, déjà, que des pointes ou arêtes de la surface du séquestre pénètrent dans des enfoncements de la membrane du kyste. Ces parties du séquestre peuvent s'isoler, rester enfermées dans une dépression, et, là, être résorbées peu à peu. Les coupes passent donc quelquefois à travers un de ces replis de la membrane contenant à son centre un petit fragment du séquestre.

Ces coupes présentent alors l'aspect que nous avons dessiné dans la figure 136. Le fragment du séquestre, *a*, situé au centre de la figure, est entouré de toutes parts par une masse protoplasmique grenue *b*, *b*, possédant elle-même une quantité considérable de noyaux ovoïdes semblables, par leur disposition et par leur nombre, à ceux qu'on trouve dans les cellules géantes. Cette masse protoplasmique et ses nombreux noyaux

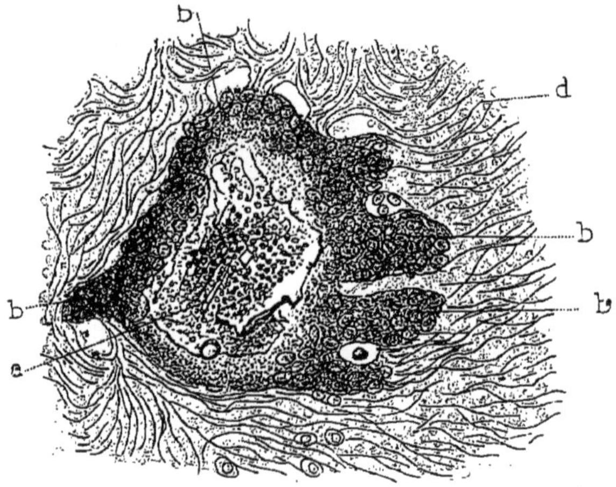

Fig. 136. — Section de la membrane de la poche du séquestre au niveau d'une dépression.

a, fragment du séquestre situé au centre d'une masse protoplasmique *b*, *b*, *b*, qui l'entoure de toutes parts. Dans ce protoplasma granuleux on voit une quantité considérable de noyaux ovoïdes volumineux, et le tout constitue une immense cellule géante : *d*, tissu embryonnaire (250 diamètres).

représentent une seule et unique cellule géante de dimension colossale, entourant de toutes parts un fragment de séquestre. A son pourtour, il existe une zone de tissu conjonctif embryonnaire *b*.

L'origine et le rôle de ces grandes cellules à noyaux multiples sont faciles à expliquer, d'après nos connaissances actuelles en pathologie générale. On sait, en effet, que lorsque des cellules lymphatiques sont longtemps en contact avec des matières nutritives qu'elles absorbent, elles se gonflent, leur protoplasma devient très volumineux et leurs noyaux se multiplient. C'est ce qui résulte des expériences de Ziegler, Cohnheim, etc. On peut aussi rapprocher ce rôle des cellules, dans l'absorption des débris du séquestre musculaire, de ce qui se passe lorsqu'un fragment d'os mort ou même d'ivoire se trouve en contact avec les éléments vivants (cellules ostéophages de Kölliker). Les cellules que nous venons de décrire pourraient par analogie être appelées *myophages*. Nous n'avons trouvé de cellules géantes que dans les séquestres datant de deux et trois mois.

En résumé les grandes cellules de la couche interne ne sont autres que des cellules lymphatiques probablement fixes qui ont grossi démesurément en se nourrissant des débris du séquestre, avec lequel elles sont en contact, et dont les noyaux se sont multipliés.

Immédiatement au-dessous des cellules géantes, on trouve des cellules étoilées ou rameuses, assez volumineuses, situées au milieu des fibrilles qui composent la charpente et la membrane. Cette couche est représentée dans la figure 137. Ce qu'il y a de plus remarquable, c'est la quantité de graisse qui s'y trouve, soit dans le protoplasma des cellules, soit dans les interstices qui séparent celles-ci des fibrilles du tissu conjonctif. Les cellules sont de forme très irrégulière, bipolaires, à prolongements multiples présentant un, deux ou trois noyaux. Toutes possèdent dans leur protoplasma des gouttelettes plus ou moins volumineuses de graisse, ou des granulations

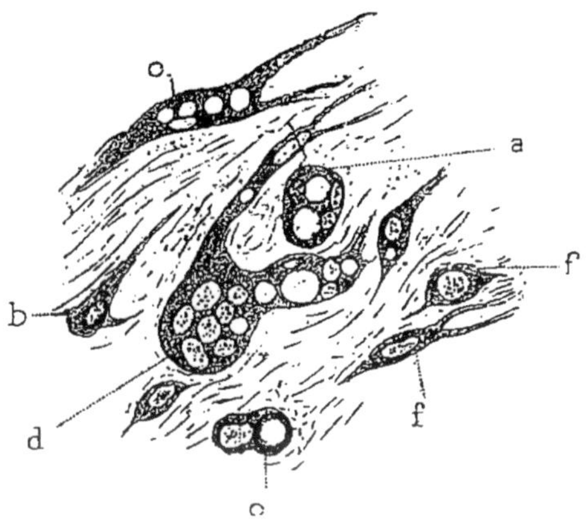

Fig. 137. — Cellules de la membrane moyenne de la poche présentant plusieurs noyaux et des gouttelettes de graisse.

a, cellule à trois noyaux contenant des gouttelettes de graisse; *d*, cellule géante; *c*, cellule étoilée avec des granulations graisseuses; *b*, *f*, *f*, cellules étoilées à un seul noyau (400 diamètres).

fines qui remplissent le corps cellulaire et ses prolongements. A côté de ces cellules, on trouve quelques éléments lymphatiques.

Les molécules de graisse sont de plus en plus fines et divisées, à mesure qu'on va de la couche interne, en rapport avec le séquestre, à la couche externe, c'est-à-dire du débris du séquestre aux vaisseaux sangins et lymphatiques qui doivent les emporter.

Le mécanisme de la résorption du séquestre peut donc se résumer ainsi : il se fragmente au contact d'une membrane qui l'enserre de toutes parts. Les particules qui le constituent passent toutes à travers cette membrane. Elles sont assimilées et absorbées par des cellules géantes, rameuses ou embryonnaires qui les divisent en molécules assez fines, pour qu'elles puissent entrer dans la circulation sanguine et lymphatique.

Cette membrane ne ressemble nullement aux membranes pyogéniques. Elle possède une structure propre, adaptée à sa fonction spéciale. On pourrait lui donner le nom de *membrane résorbante*.

Lorsque le séquestre est complètement résorbé, la cicatrisation de la poche s'effectue très rapidement.

Le muscle présente encore, à son voisinage, pendant un certain temps, des dépôts rouge brun constitués par du pigment jaune d'origine hématique; mais, à un moment donné, l'ouverture de l'animal ne fait apprécier dans le muscle aucune lésion histologique.

Choléra des canards. — Cornil et Toupet[1] ont étudié une épidémie développée sur les canards du Jardin d'acclimatation, caractérisée par la diarrhée, un affaiblissement progressif tel que les animaux ne pouvaient rester sur pied, et mouraient après avoir présenté des tremblements musculaires.

Cette maladie, dans laquelle il se fait une généralisation dans le sang de micro-organismes spéciaux, est contagieuse, épidémique et transmissible à toutes les races de canards domestiques et exotiques, soit par l'alimentation, ce qui engendre les épidémies, soit par l'inoculation expérimentale. En raison de ces symptômes nous donnons à cette maladie le nom de *choléra des canards*.

Étiologie. — Cette maladie est causée par des micro-organismes très voisins comme forme et comme dimension de ceux du choléra des poules et de la septicémie des lapins. Ils appartiennent à la catégorie des microbes allongés, petites bactéries ovoïdes ou bâtonnets, terminés par des

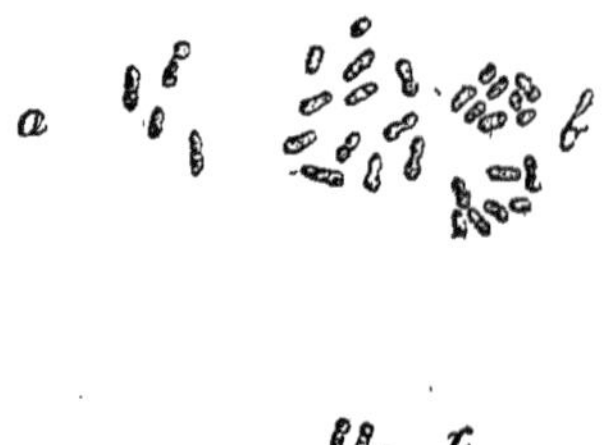

Fig. 138. — Bactéries du choléra des canards examinées dans une culture colorée au violet 6 B, et conservées dans l'eau additionnée d'acétate de potasse.

a, b, bactéries du choléra des canards. — c, bactéries du choléra des poules. Grossissement de 800 diamètres. (Objectif apochromatique de Reichert, oculaire compensateur n° 8.)

extrémités arrondies, possédant souvent deux points polaires plus colorés.

La forme et les dimensions de ces bactéries varient suivant qu'on les examine à l'état vivant, dans l'eau, ou contractées par l'action de l'alcool et des divers réactifs employés pour éclaircir les coupes.

Ainsi, dans le sang des animaux examinés à l'état frais, après coloration par une solution légère de violet de méthyle 6 B, ou dans un liquide de culture traité de la même façon, ils mesurent en longueur de 1μ à 1μ,5 ou

1. *Bulletin bimensuel du Jardin d'acclimatation,* 30 juin 1888, et *Comptes rendus de l'Acad. des sc.* 18 juin 1888.

2μ, et en largeur, 0μ,5. Sur les coupes après durcissement dans l'alcool et coloration par une solution légère de violet de méthyle, de bleu de Löffler ou de safranine, ils paraissent beaucoup plus grêles, leurs extrémités sont toujours colorées quand ils sont allongés et ils répondent à la description des microbes en 8 de chiffre ou en points doubles de Pasteur (fig. 138).

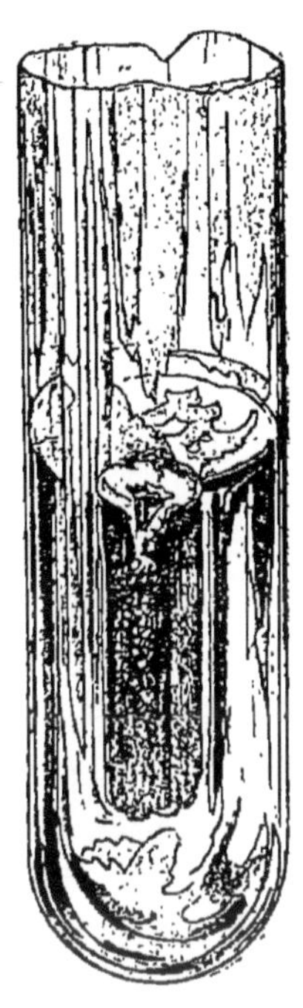

Fig. 139. — Culture de choléra des canards sur gélatine, deux jours après la culture.

Comparés aux microbes du choléra des poules, il serait à peu près impossible de les distinguer au microscope, cependant ces derniers présentent plus souvent un espace tout à fait clair, entre les extrémités foncées.

Examinés dans l'eau teintée par le violet de méthyle ou la safranine, ils sont animés de mouvements très vifs et les plus longs paraissent même se déplacer suivant leur longueur. Mais comme ces mouvements s'observent avec les mêmes caractères pendant plusieurs semaines dans les préparations colorées conservées dans l'acétate de potasse et même dans celles obtenues sur des coupes durcies par l'alcool, nous sommes convaincus qu'il ne s'agit pas de mouvements spontanés.

Les micro-organismes existent en quantité très considérable dans le sang du cœur, du foie, de la rate, dans la moelle des os, dans le sang, l'intestin, et généralement dans tous les organes, ainsi que dans les sécrétions intestinales. Dans cette sécrétion ils sont associés à d'autres espèces de bactéries. Ces micro-organismes se cultivent sur la gélatine, l'agar glycériné et la pomme de terre.

Les cultures réussissent avec le sang du cœur, le suc du foie et de la rate et l'on obtient généralement ainsi des cultures pures.

Sur les tubes de gélatine, ensemencés par piqûre, on observe au niveau de celle-ci, le second jour, une tache superficielle mince et grise et en même temps de petits grains semi-transparents un peu jaunâtres, parfaitement arrondis, ayant un quart de millimètre environ, plus ou moins nombreux suivant la trace de la piqûre. Ces grains, visibles à l'œil nu, sont entourés d'une infinité d'autres petites colonies sphériques visibles seulement à un grossissement de 40 diamètres, grenues et comme pulvérulentes. Le troisième jour après la culture (fig. 139), les grains, visibles à l'œil nu, sont plus gros, mais ils restent longtemps petits, ils ne dépassent pas un demi-millimètre de diamètre après huit jours. La surface forme une pellicule grise un peu enfoncée. La gélatine reste solide. Ces tubes présentent, au bout d'un mois, des colonies un peu plus grosses. A l'extrémité inférieure de la piqûre d'ensemencement, la colonie terminale est plus volumineuse que les autres, sphérique, et elle mesure de 2 à 3 millimètres.

Sur les tubes d'agar, solidifié en surface oblique, ensemencés par stries et placés dans l'étuve à 38 degrés, on voit déjà au bout de douze heures, tout le long de la strie, des îlots transparents, arrondis, lenticulaires, ressemblant à des taches de cire à peine jaunâtres ayant près de 1 millimètre. Ces taches s'étendent de façon à avoir 2 ou 3 millimètres (fig. 140) le second jour; elles ne changent pas sensiblement les jours suivants.

Les quelques gouttes de liquide qui se trouvent parfois au fond des tubes d'agar, sont troublées par une masse muqueuse de culture qui s'y est développée.

Avec l'agar glycériné on ne réussit pas, dans plus de la moitié des cas, à obtenir une culture. Celle-ci est presque transparente, mince, sous forme d'une assez large bande luisante, qui occupe toute la strie d'inoculation et la déborde en s'étendant irrégulièrement partout où le liquide qui existait à la surface de l'agar l'a entraînée. Aussi y en a-t-il davantage au fond du tube qu'à sa partie supérieure.

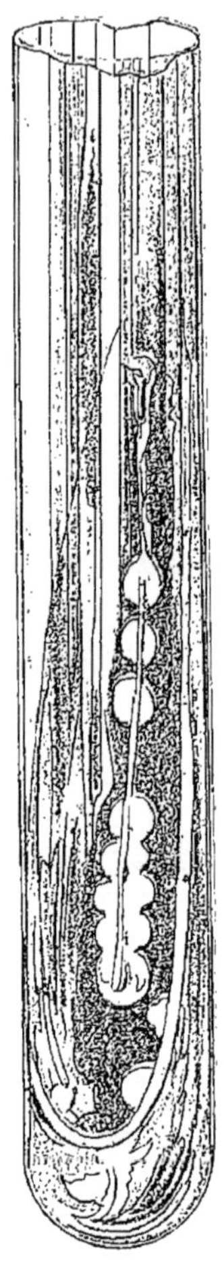

FIG. 140. — Culture du choléra des canards sur l'agar, deux jours après l'ensemencement.

Sur la pomme de terre ensemencée par une strie, on voit se développer, dès le lendemain, des colonies qui s'étendent suivant une largeur de 1 à 2 centimètres sous forme lenticulaire, et ayant un diamètre de près de 1 millimètre. Ces colonies un peu jaunâtres s'unissent le second jour en une plaque dont le bord est festonné. Elles prennent alors une couleur jaunâtre un peu plus foncée. Vers le cinquième ou le huitième jour, la plaque se déprime et sa couleur devient jaune foncé, chamois. Cette plaque déprimée est alors limitée par un feston jaunâtre; la partie de la pomme de terre qui entoure la plaque est d'abord légèrement violacée, elle devient rouge brun plus tard.

Dans le bouillon ensemencé avec le sang, on observe déjà au bout de 12 heures un trouble pulvérulent très marqué. Ce trouble s'accentue les jours suivants, et il se développe à la surface du bouillon des pellicules blanchâtres qui finissent par tomber au fond du tube.

Le liquide intestinal cultivé sur de la gélatine offre, en outre des colonies précédentes situées le long de la piqûre, des colonies développées à la surface de la gélatine qui la liquéfient en lui donnant une teinte verdâtre. Sur l'agar le liquide intestinal donne aussi plusieurs variétés de colonies.

Si l'on compare ces cultures avec celles du choléra des poules, on verra qu'il existe une certaine différence. En effet, les cultures par piqûre sur gélatine du choléra des poules sont plus grêles, composées de toutes petites colonies qui restent petites, tandis que celles du choléra des canards sont plus volumineuses, surtout la masse située à la partie inférieure de la piqûre. La pellicule superficielle est aussi beaucoup plus mince sur le cultures du choléra des poules que sur celui des canards. Les cultures sur agar sont beaucoup plus épaisses avec le choléra des canards qu'avec celui des poules. Enfin le caractère distinctif le meilleur est donné par la culture sur pommes de terre, qui est presque invisible ou nulle pour le choléra des poules, très caractéristique pour celui des canards.

Lésions anatomiques. — A l'autopsie des animaux morts spontanément, nous avons vu, avec M. Ménard, sous-directeur du jardin, des ecchymoses constantes du péricarde viscéral, et une congestion du foie qui présente souvent de petites taches jaunes dans lesquelles les cellules hépatiques sont en dégénérescence graisseuse. La surface péritonéale de l'intestin est très congestionnée, souvent avec de petites ecchymoses. La séreuse péritonéale est parfois enflammée, et même lorsqu'elle paraît normale à l'œil nu, on y trouve, par la coloration en vue de la recherche des microbes, des bacilles divers provenant probablement d'une migration à travers les parois de l'intestin.

La muqueuse de l'intestin est congestionnée, le gros intestin contient habituellement un liquide muqueux sanguinolent qui le distend. La rate est assez grosse et gorgée de sang veineux.

On observe des micro-organismes de la maladie sur les coupes des organes, à l'intérieur des vaisseaux. Mais il faut être prévenu qu'après le durcissement dans l'alcool, les procédés ordinaires de coloration des microbes, le procédé de Gram, ceux de Weigert et de Kühne ne réussissent nullement; les organismes se décolorent aussi lorsque, après avoir coloré la préparation, on la traite par l'alcool et l'essence de girofle pour enlever le surplus de la couleur. Nous avons réussi, en colorant des coupes très minces du foie avec une solution aqueuse légère de violet 6 B ou de safranine ou de bleu de Löffler pendant quelques minutes sur la lame porte-objet. On lave ensuite à l'eau, puis on dessèche la coupe avec une feuille de papier Joseph. La dessiccation étant complète, on traite par une goutte de xylol, et on monte enfin dans le baume. On voit ainsi très nettement que les vaisseaux du foie présentent partout des microbes et que ceux-ci forment de véritables accumulations par places dans les capillaires. Les cellules du foie sont souvent en dégénérescence graisseuse.

On obtient aussi de très bonnes préparations en colorant sur la lame de verre une coupe avec le bleu de méthyle pendant quelques minutes; on dessèche avec le papier Joseph; on traite ensuite par l'huile d'aniline, puis par le xylol, et on monte dans le baume.

L'examen des coupes de l'intestin ne montre que de la congestion; les cellules épithéliales sont en place, et il n'y a pas de prolifération bien accentuée. Le mucus qui se trouve à la surface contient beaucoup d'organismes de diverses espèces.

Expérimentation sur les canards domestiques. — Cornil et Toupet ont reproduit l'affection chez les animaux qui la contractent spontanément en faisant manger à un canard de la pâtée de son, à laquelle était mêlé un tube de bouillon contenant la culture du virus. Cet animal a succombé avec tous les symptômes et les lésions caractéristiques, au bout de deux jours et demi. Le sang du cœur et du foie ensemencés a reproduit les microbes du choléra des canards.

Sur ces canards, comme sur plusieurs autres qui avaient pris spontanément la maladie, on a constaté les *symptômes de la maladie*, l'affaiblissement progressif précédant une période dans laquelle l'animal s'isole dans un coin reculé, reste immobile en s'appuyant sur le ventre et la queue, et présente des secousses de tremblements musculaires qui agitent ses ailes et ses plumes. Cet état de tremblement dure plusieurs heures ou même toute une journée. Lorsqu'on s'approche du canard, il ne se déplace pas, ses yeux sont ouverts ou à moitié fermés; quand on le touche, il se déplace un peu, puis se remet dans la même situation, et l'on constate alors, à la place qu'il quitte, une large flaque liquide de diarrhée gris verdâtre; comme les plumes de la queue et du ventre et d'une partie de la poitrine baignent constamment dans ce liquide, elles en sont mouillées et tachées.

La transmission par les aliments et l'infection du sang qui en résulte étant bien constatées, Cornil et Toupet ont reproduit des phénomènes analogues par l'inoculation dans le tissu conjonctif sous-cutané, en introduisant sous la peau, au niveau du muscle pectoral, un demi-centimètre cube de culture dans le bouillon. Les canards domestiques meurent constamment au bout de 30 à 48 heures; ils présentent alors un œdème inflammatoire avec gonflement étendu de la peau au lieu d'inoculation, une coloration gris jaunâtre du tissu cellulaire sous-cutané et de l'aponévrose du muscle pectoral étendue à une plaque de 7 à 8 centimètres de diamètre et dans tous les cas, sauf un, un infarctus du muscle pectoral de la même dimension, tout à fait semblable à celui que l'on observe dans le choléra des poules. Cette lésion du muscle est caractérisée à la surface par une teinte gris jaunâtre ou grise, par des ecchymoses et par une opacité toute spéciale. On y voit le relief des faisceaux musculaires séparés par des lignes opaques. Sur une coupe comprenant tout le muscle jusqu'au sternum et pratiquée suivant la direction des fibres, on voit des stries opaques grises suivant la direction des faisceaux musculaires. Cette lésion s'étend à presque toute l'épaisseur du muscle; elle ne siège que du côté où l'on a pratiqué l'inoculation. Au lieu d'envahir le muscle pectoral dans une grande étendue, la lésion peut se limiter à la surface ou même seulement à l'aponévrose. Celle-ci se présente alors avec un épaississement très notable, avec une opacité et une teinte jaunâtre. Elle est couverte de fibrine.

Le raclage de cette espèce de séquestre donne une quantité prodigieuse de micro-organismes du choléra des canards. On peut les colorer sur des lamelles par les mêmes procédés qui réussissent pour le sang (coloration au violet 6 B, etc.). Sur les lamelles où l'on a étalé, desséché et coloré du suc raclé à la surface du séquestre, les organismes résistent à la décoloration après l'action de la liqueur de Lugol.

Sur les coupes, on constate, du côté des faisceaux musculaires, les mêmes lésions que dans le séquestre du choléra des poules. Lorsqu'on a réussi à colorer les micro-organismes par la méthode des colorations simples, avec le violet de méthyle en solution légère, ou la safranine également très étendue d'eau, on peut les conserver dans l'eau additionnée d'acétate de potasse ; on les colore également bien par la solution du bleu de Löffler, et par le procédé indiqué plus haut. Mais dans les coupes ils ne résistent pas à la décoloration par les procédés de Gram, de Weigert ou de Kühne. On constate que les micro-organismes siègent en quantité innombrable dans le tissu conjonctif intermusculaire infiltré de fibrine, dans les vaisseaux et dans les faisceaux musculaires qui en sont comme vermoulus. Le sang du cœur contient des micro-organismes en quantité égale à ce qu'on trouve dans le choléra contracté par la voie digestive. Le péricarde offre les mêmes ecchymoses : le sang du cœur, celui du foie et de la rate donnent les mêmes cultures. L'intestin est congestionné et il renferme aussi un liquide diarrhéique; ce dernier cependant n'est pas sanguinolent.

Canards d'espèces sauvages et exotiques. — Cornil et Toupet ont expérimenté par la voie d'injection sous-cutanée sur diverses espèces données par M. Geoffroy Saint-Hilaire, directeur du Jardin d'acclimatation; sur deux sarcelles, deux siffleurs, deux canards pilets. Dans la même expérience ils ont inoculé un canard labrador. Les quatre premiers et le labrador sont morts dans un temps qui a paru être proportionnel à leur volume. Ils avaient reçu sous la peau la même dose de virus, un demi-centimètre cube environ. Les sarcelles sont mortes en 12 heures, les siffleurs en 48 heures et le labrador en 3 jours.

Les deux canards pilets ont survécu l'un pendant 12 jours, l'autre pendant 15 jours. Ils avaient maigri beaucoup, mais ils n'ont été malades en apparence que pendant une journée. Ils avaient tous les deux un infarctus musculaire atrophié, sec, ratatiné, dur, jaunâtre, absolument comme celui des poules qu'on a inoculées avec un virus peu actif de choléra des poules. Ils présentaient des microbes vivant dans le sang et dans le séquestre. Un troisième canard pilet inoculé avec du virus provenant des précédents a survécu. Le virus de cette maladie s'atténue donc en passant par les canards pilets.

Le choléra des poules tue, comme nous l'avons précédemment indiqué, tous les canards, mais le virus du choléra des canards possède une innocuité complète à l'égard des poules et des pigeons.

Le virus du choléra des poules est donc plus actif que celui des canards. Le premier tue à la fois les poules et les canards, le second ne tue que les canards et est inoffensif pour les poules. On peut donc, malgré toutes leurs analogies, différencier et distinguer absolument ces deux virus; il existe cependant un terrain commun où ils se développent l'un et l'autre, c'est l'organisme du lapin. Cependant là aussi le choléra des poules paraît plus actif, plus virulent que celui des canards.

Dans une première expérience, en effet, nous avons inoculé (dans le péritoine) à la fois un demi-centimètre cube de culture du choléra des canards à un cobaye et à un lapin; ces deux animaux ont survécu.

Dans une seconde expérience, nous avons injecté 2 centimètres cubes de culture du choléra des canards sous la peau de deux lapins ; ils ont succombé en 20 heures.

Dans une troisième expérience, nous avons injecté un tiers de centimètre cube de culture du choléra des canards sous la peau de deux lapins, ils n'en ont rien ressenti.

Le choléra des canards n'est donc pathogène qu'à haute dose pour les lapins.

Le choléra des canards n'est-il qu'un choléra des poules très atténué ? Rien jusqu'ici, dans nos expériences, ne nous autorise à nous rattacher à cette opinion, car les animaux, poule et pigeon, qui avaient résisté à une inoculation faite avec du virus du choléra des canards n'ont pas été vaccinés contre le choléra des poules ; une injection dans le grand pectoral du virus du choléra des poules les a tués en moins de 24 heures.

Babes a constaté une maladie analogue des canards à Bucarest.

Barbone des buffles. — On désigne ainsi en Italie une maladie épidémique et contagieuse épizootique qui est très meurtrière pour les buffles, et qui se caractérise par une infiltration du tissu cellulaire sous-cutané et intermusculaire, par des ecchymoses de la muqueuse du tube digestif et par la congestion de la plupart des organes.

Oreste et Armanni (*Atti. d. r. institute d'incorragiamento*, vol. VI, n° 1) ont constaté que cette maladie est due à la présence, dans le sang et dans tous les tissus, d'un parasite qu'ils ont cultivé en dehors de l'organisme et dont l'inoculation après culture reproduit la maladie chez les buffles avec tous ses symptômes et sa terminaison fatale.

Les micro-organismes du barbone ressemblent beaucoup à ceux du choléra des poules et des canards que nous venons de décrire et à ceux de la pneumo-entérite (hog choléra) que nous décrirons bientôt. Ils se présentent sous la forme de petits bâtonnets à extrémités polaires plus colorées, séparées par un espace central incolore.

Ce microbe se cultive facilement dans le bouillon pur, sur la gélatine et l'agar. Il donne sur la gélatine, qui n'est pas liquéfiée par lui, des colonies rondes. Sur les cultures, il est surtout ovoïde et petit, tandis que dans le sang des lapins, des cobayes et des rats de maison, animaux qui sont tués par son injection, les bâtonnets sont plus évidents, plus allongés et présentent des pôles colorés.

Un jeune buffle meurt en 14 heures de l'injection du sang d'un buffle mort du barbone. Un porcelet, un poulain, une velle, des moutons inoculés sous la peau, sont morts en présentant d'abord un œdème douloureux au point d'inoculation. Les rats et les souris, les cobayes meurent en 24 heures ; le lapin est tué en 9 à 12 heures. Les pigeons et les poulets meurent en 24 à 72 heures ; cependant on trouve chez eux des faits d'immunité individuels. Le chien et la grenouille sont réfractaires. L'œdème et la réaction inflammatoire au lieu inoculé manquent chez le cobaye et le lapin. Le sang des fœtus chez les mères mortes de cette affection contient des bactéries.

Les matières fécales et l'urine des buffles atteints de barbone sont virulentes, ce qui explique la facilité de sa transmission, soit par l'alimentation, soit par les excoriations accidentelles de la peau.

Oreste et Armanni ont pu atténuer ce micro-organisme par la chaleur.

Manfredi a réussi à atténuer la virulence du microbe du barbone en le cultivant de 18 à 20° dans un milieu nutritif contenant un tiers de matière grasse. Après 15 jours, la culture, très virulente à l'origine, ne donne plus aux cobayes adultes qu'un œdème local et une maladie bénigne. Elle tue encore les jeunes cobayes et les rats. Au vingtième jour elle est inoffensive pour ces animaux, mais elle tue encore tous les lapins. Cette culture atténuée reprend sa virulence si on la ramène dans un bon milieu nutritif.

Maladie des perroquets. — Nous plaçons, à côté du choléra des poules, une affection bactérienne du perroquet qui paraît s'en rapprocher beaucoup.

Eberth (*Archives de Virchow*, t. LXXX) décrit une maladie du perroquet caractérisée par de la diarrhée intestinale, une grande faiblesse, des

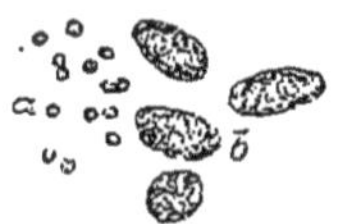

Fig. 141. — Maladie du perroquet (Eberth).

a, microbes ronds et diplocoques du sang ; *b*, noyaux des globules rouges.

convulsions et la mort, et par la présence d'un micro-organisme rond (fig. 141).

Wolff (*Archives de Virchow*, t. LXXXII) a donné aussi une description de cette mycose intestinale qui tue des centaines de perroquets pendant leur traversée, lorsqu'on les amène en Europe. A l'autopsie on trouve une entérite. Dans les poumons, le foie, la rate et le rein, on observe des nodules grisâtres, de la grosseur d'une graine de chènevis, assez durs et qui s'étalent à la surfaces de ces organes. Dans les vaisseaux des nodules et dans le sang du cœur, il existe une zooglœe de micro-organismes. Ceux-ci consistent en micrococci de grandeur moyenne 0μ,4 à 0μ,6. Le tissu dans lequel ils siègent n'est pas notablement altéré, si ce n'est qu'on y trouve parfois une dégénérescence amorphe. Ce processus de mortification ne s'étend pas, et se limite par des tissus sains. Il n'y a pas non plus de réaction inflammatoire. D'après l'opinion de Wolff, il s'agit là d'une affection intestinale bactérienne qui ressemble un peu au choléra des poules.

Grun (*Die gefiederte Welt*, 1877) a étudié aussi une maladie du perroquet avec des inflammations des séreuses, des ecchymoses, un catarrhe intestinal, des caillots fibrineux dans le foie, etc. Le sang contenait des cocci, des chaînettes et des bâtonnets. Il est douteux que cette maladie soit la même que celle d'Eberth.

MALADIE SPONTANÉE DES OISEAUX CAUSÉE PAR LE MICROBE DE LA SEPTICÉMIE DU LAPIN. — Les oiseaux de basse-cour peuvent être atteints d'une maladie spontanée causée par le microbe de la *septicémie du lapin* (voyez le chapitre consacré aux maladies expérimentales). Le liquide contenant les micro-organismes de la septicémie du lapin produit très facilement une maladie expérimentale chez les oiseaux. La figure 142, qui représente ces bactéries, montre précisément le sang d'un moineau inoculé.

Petri (*Centralblatt f. die med. Wissenschaft*, nov. 1884) a observé, dans une basse-cour, une épidémie survenue spontanément chez une centaine d'oies, de canards et de poules qui ont succombé dans l'espace d'une huitaine de jours. La maladie durait de 12 à 20 heures. Les extrémités inférieures de ces animaux se refroidissaient; il survenait des convulsions, puis la mort. A l'autopsie, le tissu cellulaire sous-cutané et les séreuses présentaient des ecchymoses; on notait un épanchement liquide dans les membranes séreuses et parfois une exsudation gélatiniforme, incolore, de la plèvre. Les poumons étaient œdémateux et les bronches remplies de mucus spumeux. La muqueuse intestinale était ecchymosée. Au centre de ces lésions, peu caractéristiques par elles-mêmes, le sang contenait des bacilles de la septicémie des lapins, dont les extrémités

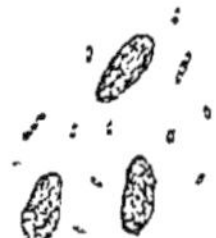

FIG. 142. — Septicémie du lapin (d'après Koch).

a, microcoques; *b*, globules rouges.

étaient bien colorées. Le sang de ces oiseaux, cultivé sur la gélatine peptonifiée, donnait des cultures qui, inoculées aux lapins, même par une piqûre très superficielle de la cornée, produisaient infailliblement la septicémie. Petri a observé aussi un œdème autour de la piqûre.

Cette observation confirme la grande ressemblance, sinon l'identité du choléra des poules et de la septicémie des lapins. Rien ne prouve que dans ces observations il ne s'agissait pas simplement du choléra des poules.

CHAPITRE II

PNEUMO-ENTÉRITE DES PORCS. — EPIZOOTIE DU GIBIER, DES VACHES, DES FURETS

PNEUMO-ENTÉRITE DES PORCS. (*Schweineseuche, swine plague, cholera hog, pneumo-entérite, schwine-pest,* etc.) — En 1882, Löffler[1] ayant pratiqué l'autopsie d'un porc considéré comme atteint de rouget, trouva des bactéries ovoïdes immobiles, rappelant l'aspect de celles de la septicémie du lapin et en fit des cultures qui différaient tout à fait de celles du rouget. Il les inocula à des souris, à des lapins et à des cobayes qui en moururent. Eggeling observa aussi la même maladie. Schütz, en 1885, eut l'occasion d'examiner les pièces d'un porc sur lesquelles il constata les mêmes bactéries ovoïdes et diplo-bactéries que Löffler. Il inocula des souris, des lapins, des pigeons et des cobayes. Les souris moururent le lendemain avec de l'œdème sous-cutané, une hypertrophie de la rate, une hyperémie du poumon. Elles montraient, dans le sang et dans tous les organes, les mêmes bactéries. Les lapins mouraient en 2 jours. Les pigeons inoculés n'en éprouvaient aucun trouble, ce qui distingue bien nettement cette maladie du rouget. L'examen microscopique montrait dans le sang et dans les organes des animaux ayant succombé une quantité énorme de bactéries immobiles de dimensions variables, ovoïdes, ou en petits bâtonnets, souvent en 8 de chiffre avec des extrémités polaires colorées. Les poumons des cochons présentaient les signes anatomiques de la pneumonie, des noyaux rouge jaunâtre de broncho-pneumonie, farcis de bactéries qui existaient aussi dans la plèvre, le péricarde et le péritoine. Avec une grande quantité de culture il a pu tuer aussi des pigeons. Schütz conclut de ces observations qu'il s'agissait d'une maladie infectieuse du porc, n'ayant aucune relation avec le vrai rouget. Elle apparaît aussi épidémiquement, si bien qu'une seule porcherie perdit 200 porcs.

Pour étudier le mode de contagion, il pulvérisa, dans une grande cage où il avait mis des porcs, des fragments d'organes atteints et mêlés au

1. *Arbeiten aus dem kaiserlichen Gezundheitsamte*, Berlin, t. 1, 1886.

liquide pulvérisé. Beaucoup de porcs ainsi traités moururent de pneumonie; d'autres succombèrent avec des ganglions lymphatiques hypertrophiés, en partie caséeux, de la racine des bronches ou avec des tumeurs caséeuses, semblables à des masses tuberculeuses, dans d'autres organes, et même dans les jointures. Dans ces nodules caséeux, il ne découvrit pas de bacilles de la tuberculose, mais bien des masses du petit bacille ovoïde. Les cultures qu'il en fit sur la gélatine et l'agar reproduisaient le même bacille et les mêmes accidents chez les animaux auxquels il les inocula. Les cultures faites à la température de la chambre possédaient les mêmes propriétés que celles faites sur sérum à 37°; cependant ces dernières offrirent un affaiblissement de leur virulence au bout de trois semaines, si bien que les souris ne mouraient que 4 à 5 jours après l'inoculation.

La conclusion de ce premier travail de Schütz est qu'il avait affaire à une maladie nouvelle des porcs, une pneumonie infectieuse, *schweineseuche;* il avait constaté que le vaccin du rouget ne possède aucune action préservatrice vis-à-vis de cette affection.

Salmon[1] a eu l'occasion de voir, sur le vaste champ d'observation des États-Unis d'Amérique, une quantité de faits de maladies épidémiques du porc qu'il a désignées en 1885 sous le nom de *swine plague,* peste porcine. Il a isolé et cultivé un microbe semblable à celui de Löffler et Schütz. Il a décrit excellemment les lésions observées, portant non seulement sur le poumon, mais aussi sur l'intestin qui présente des ulcérations plus ou moins considérables limitées surtout au-dessous de la valvule iléo-cæcale, dans le cæcum et dans le gros intestin. L'année suivante, en 1886, Salmon et Smith ont donné le nom de hog choléra, choléra des porcs, à la maladie surtout localisée sur l'intestin qu'ils avaient englobée d'abord sous le nom de *swine plague* et ils réservent cette dénomination de *swine plague* à la maladie appelée *schweineseuche* par Schütz. Le hog choléra étudié par les auteurs américains, est une maladie essentiellement contagieuse et épidémique caractérisée par la diarrhée, l'amaigrissement, la faiblesse croissante terminée par la mort dans un temps très variable, suivant des conditions qui paraissent tenir surtout à des variations de degré de virulence, car la maladie prise spontanément peut durer de quelques jours à plusieurs semaines et même à plusieurs mois. Il est difficile de diagnostiquer cette maladie d'avec le rouget par les seuls symptômes, car là aussi la peau présente souvent, plus ou moins régulièrement, une couleur rouge disséminée soit sur le cou, soit sur le ventre, soit ailleurs, soit généralisée. Les animaux ont parfois une véritable jaunisse à la fin de la maladie. En général la marche du rouget est plus rapidement terminée par la mort lorsqu'on a affaire à des cas mortels et elle est moins lente que celle du hog choléra.

Salmon a très bien décrit à l'œil nu les lésions de l'intestin qui prédominent en général sur les lésions du poumon dans le hog choléra. A la diarrhée souvent sanguinolente correspondent des lésions de l'intestin

1. *Reports of the commissioner of agriculture*, 1885.
2. *Ibid.*, 1886.

caractérisées par des ulcérations nécrosiques au niveau de la muqueuse du cæcum et du gros intestin, un épaississement inflammatoire de la muqueuse, une infiltration et des extravasations sanguines de la séreuse du gros intestin, un épaississement hémorrhagique de l'estomac, une congestion hémorrhagique de la rate, des lésions inflammatoires et ecchymotiques du rein, une congestion du foie, un gonflement inflammatoire des ganglions lymphatiques du mésentère et des méso. Du côté du poumon, des noyaux d'hépatisation qui surviennent d'habitude à la fin de la maladie.

D'après Salmon, l'examen du sang et des organes, dans les cas chroniques, est souvent négatif ou douteux, mais dans les cas aigus on trouve à peu près partout, et surtout dans la rate, un petit bacille ayant la forme ovale, facile à colorer par la solution aqueuse de violet de méthyle. Le centre est toujours plus pâle que le contour et les extrémités. Sa longueur, un peu variable suivant les milieux de culture, est d'environ 1μ,2, à 1μ,5. Sa largeur est de 0 μ,5 à 0 μ,6.

Ce bacille est mobile, ce qui le différencie de celui de Löffler-Schütz, des bacilles du rouget et d'un certain nombre d'autres maladies du porc. Il se développe assez péniblement sur la gélatine qu'il ne liquéfie pas. Après 48 heures, il forme à la surface des plaques de colonies visibles à la loupe, d'aspect pâle, à bords nettement définis, mais irréguliers, avec une légère saillie vers le centre. Dans les tubes à gélatine ensemencés par piqûre, il donne de petites colonies qui n'atteignent jamais, même là où elles sont le plus écartées, la grosseur d'une tête d'épingle. Les cultures dans les meilleurs liquides, bouillon, lait, lui conviennent mieux. Il se multiplie aussi dans l'eau. Sur la pomme de terre, il donne un enduit qui est d'abord de couleur chocolat et qui finit par se foncer en recouvrant toute la surface. Il ne résiste pas à l'action de la chaleur, et lorsqu'on chauffe une culture liquide pendant 15 à 20 minutes à 58°, elle est stérilisée. Il n'y aurait par conséquent pas de spores. La dessiccation le tue difficilement; il résiste en effet à la dessiccation de 10 jours à 2 mois. Les antiseptiques proposés et recommandés par M. Salmon sont : l'acide phénique, l'acide sulfurique et le sulfate de cuivre.

Salmon a expérimenté sur beaucoup d'animaux. La souris meurt rapidement avec une légère réaction locale au point d'inoculation, et l'on retrouve les bactéries dans le sang et dans tous les organes. On peut aussi la faire mourir en lui faisant absorber des bacilles par le tube digestif. Un lapin est mort en 4 jours avec congestion de la rate et de l'estomac et des bacilles dans tous les organes. Les cochons d'Inde sont très sensibles. Inoculés avec une faible dose de culture, ils meurent en 8 à 10 jours, et plus tôt si la dose est plus considérable. Le foie et la rate sont remplis de bacilles. Il y en a moins dans les reins et les poumons, et encore moins dans le sang du cœur.

Le pigeon est à la limite des animaux sensibles et insensibles à ce virus. Avec une dose moyenne 0^{cc},50 à 0^{cc},75, il ne meurt qu'une fois sur quatre. Avec une dose plus considérable on parvient à le tuer.

Les poules sont réfractaires, l'injection de cultures ne produisant chez elles qu'une légère réaction locale.

. Salmon a inoculé, en 1885, par la voie sous-cutanée, les cultures à une remière série de porcs qui ont tous succombé. En 1886 il a inoculé sous ı peau, en vue de la vaccination préventive, une seconde série de porcs, une remière fois avec une faible dose de culture virulente, une seconde fois avec ne dose plus forte. Sur le grand nombre de porcs de cette seconde série, seulement sont morts. Mais les animaux de cette seconde série n'avaient as été réellement vaccinés, car tous ont péri plus tard lorsqu'on les eut lacés dans les mêmes étables que des porcs malades, lorsqu'on leur eut ıit manger des intestins de porcs ayant succombé à la maladie. Si l'inocuıtion sous-cutanée des cultures est rarement mortelle, l'inoculation praquée avec le sang d'un animal mort du choléra semble l'être davantage. e tous les modes d'infection, le plus actif est celui qui consiste à faire ıanger aux animaux des fragments d'intestin altéré provenant de porcs ıalades, en même temps que les animaux en expérience cohabitent avec :s malades. Salmon a tenté plusieurs modes de vaccination, en donant des doses d'abord faibles puis plus considérables du virus le plus ctif; mais toutes ses tentatives ont échoué; aucun de ses animaux n'a ésisté à l'épreuve de l'alimentation avec des débris d'intestin malade. Le eul résultat auquel il soit arrivé dans cette voie de la vaccination a été e rendre les pigeons réfractaires en leur faisant une première injection 'une faible quantité de virus chauffé à 58°. Mais on sait que les pigeons ont très résistants et ne deviennent malades qu'avec une grande quanté de virus.

Une maladie du porc analogue, sinon absolument identique avec celles écrites en Allemagne, existe en France depuis 1883 et a fait de grands ıvages dans les porcheries des nourrisseurs de Gentilly. Tous les efforts :ntés contre elle, et en particulier le vaccin de rouget, ont été infructueux.

Au printemps de 1887, Cornil et Chantemesse ont étudié cette maladie ans les étables de M. Gourbeyre, à Gentilly. Voici la description qu'ils ı ont donnée sous le nom de pneumonie contagieuse ou pneumo-entéte. (Acad. des Sciences, décembre 1887 et Soc. de biologie, 24 déc. 1887.)

Au début de la maladie, les animaux sont fatigués et restent couchés; ı même temps apparaissent la toux et la gêne respiratoire. La fièvre élève, l'appétit diminue et l'amaigrissement fait des progrès. La peau du :ntre et du flanc présente souvent une teinte rougeâtre qui a fait conındre la maladie avec le rouget; la peau du cou offre des plaques noirâtres ues à l'accumulation de poussières et d'impuretés, au niveau desquelles :s poils tombent ou s'arrachent facilement. Les animaux sont couchés, lencieux, et ne poussent des grognements plaintifs que lorsqu'on les éplace. Dès le début, on observe de la diarrhée muqueuse, blanchâtre, tide, qui tantôt persiste jusqu'à la fin de la maladie, tantôt est remplacée ır de la constipation. La durée totale de la maladie varie de 20 à 30 urs. Elle se distingue du rouget par sa lenteur, par la prédominance des mptômes pulmonaires et par les caractères des micro-organismes qui la ıusent. Tous les animaux sont malades, mais quelques-uns n'en meurent ıs et contractent dès lors l'immunité.

A l'autopsie, on trouvait dans les deux poumons des noyaux de broncho-pneumonie et des ulcérations du gros intestin. Les ensemencements faits avec le suc du poumon, du foie, de la rate et du sang ont été stériles avec le sang et la rate, fertiles avec le suc du poumon et du foie. La culture ne liquéfie pas la gélatine. Elle donne sur la surface une tache transparente, tantôt épaisse et ramassée et tantôt étalée. Lorsque les colonies sont clair-semées, elles prennent sur la gélatine une apparence très élégante, rappelant un ouvrage de ciselure formé de cercles concentriques reliés par de fines dentelles (fig. 144). Sur l'agar, tache laiteuse bordée d'une dentelle; dans le bouillon, pas de caractères particuliers; sur la pomme de terre, culture abondante de couleur grise. Toutes ces cultures contiennent à l'état de pureté le même microbe. C'est une petite bactérie ovale, ou un bâtonnet terminé par des extrémités ovalaires. Il mesure 1 μ à 2 μ de longueur, sur 0 μ,3 à 0 μ,4 de diamètre. Il est mobile, aérobie et facultativement anaérobie.

Nous avons inoculé avec ces cultures des porcs, des lapins, des cobayes, des souris, des pigeons.

Le 1er juillet 1887, un porc reçut dans le poumon droit 1 centimètre cube d'une culture récente dans le bouillon, injectée avec la seringue de

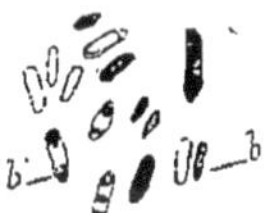

Fig. 143. — Microbe de la pneumo-entérite des porcs provenant du sang d'une souris inoculée.

Pravaz. Le 2 juillet, l'animal paraît manifestement malade, il mange peu, reste couché, la température marque 40°. Les jours suivants, l'animal est pris de diarrhée, il maigrit et la respiration est plus rapide que normalement. Au point d'inoculation, on entend dans le poumon de petits râles crépitants et sous-crépitants qui n'existent pas du côté opposé. La peau se recouvre de plaques noires dues à des impuretés. L'animal succombe le 28 juillet. A l'autopsie, le poumon droit est atteint de broncho-pneumonie généralisée. Le poumon gauche présente quelques lobules hépatisés. Les reins sont atteints d'une néphrite intense. L'urine est albumineuse. Le gros intestin est parsemé d'ulcérations et de tumeurs solides variant du volume d'une petite noix à une lentille. La plupart des ganglions lymphatiques sont tuméfiés. Dans le suc obtenu par le raclage du poumon, des ganglions, des tumeurs intestinales, du foie, de la rate, des reins, dans l'urine, la bile et le sang, on trouve à l'état de pureté le microbe inoculé. Il se montre en abondance dans les matières fécales.

Les mêmes cultures tuaient en peu de jours les lapins, les cobayes, les souris. Les pigeons se montraient réfractaires. Dans le sang des souris, le microbe pullule abondamment. Il y prend des dimensions un peu plus grandes et montre un espace clair à son centre, quand il est coloré avec le bleu de méthylène (fig. 143). Il se voit dans le plasma sanguin et dans les globules blancs où l'on découvre parfois cinq ou six bâtonnets ou même plus.

Le micro-organisme isolé dans le virus des porcs de Gentilly se cultive à la température de 18° à 45° sans produire de *spores*. Ces cultures meurent, en effet, lorsqu'elles sont chauffées pendant un quart d'heure à la température de 58°.

La *dessiccation* ne détruit que très difficilement ce virus. Deux gouttes de culture étalées dans un tube de verre stérilisé, desséchées rapidement et maintenues à 20° pendant quinze jours, sont encore fertiles lorsqu'on les sème dans un milieu nutritif. La *congélation* des cultures ne les tue pas.

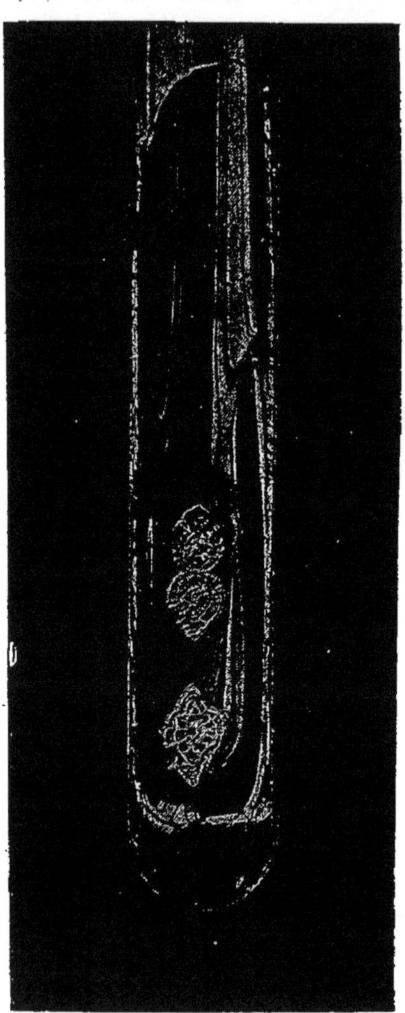

Fig. 144. — Culture du microbe de la pneumo-entérite sur gélatine.

Le microbe se cultive et se reproduit très facilement dans l'*eau distillée*, où il vit pendant plus de quinze jours.

Pour essayer l'action des *antiseptiques* sur ce virus, Cornil et Chantemesse ont ajouté à une quantité donnée de culture virulente dans du bouillon une quantité égale de la solution antiseptique à étudier. Ils faisaient ensuite, avec ce mélange, des ensemencements sur différents milieux nutritifs, au bout de quelques minutes, d'un quart d'heure ou d'une heure. On constatait ainsi la fertilité ou l'infertilité du mélange.

Les solutions aqueuses saturées de fer, de chlorure de zinc, d'eau de chaux, d'acide picrique, d'ammoniaque, de phénol et de sel marin, n'ont aucune action après une heure de contact.

L'essence de térébenthine pure, le sublimé à $\frac{1}{1000}$, seul ou additionné d'acide chlorhydrique à $\frac{5}{1000}$, le biiodure de mercure à $\frac{0,5}{1000}$ additionné d'acide tartrique à $\frac{5}{1000}$, l'acide phénique à $\frac{1}{40}$, l'acide salicylique à $\frac{1}{1000}$, les acides sulfurique, nitrique, chlorhydrique à $\frac{1}{100}$ ne détruisent pas l'activité de ce microbe après une heure de contact.

L'alcool absolu et la solution de sulfate de cuivre à $\frac{1}{5}$ arrêtent tout développement au bout d'une heure.

L'acide oxalique en solution aqueuse saturée, la soude caustique, l'iodoforme en solution alcoolique saturée, les acides chlorhydrique, nitrique et sulfurique à $\frac{1}{5}$ tuent ce micro-organisme en un quart d'heure.

Les vapeurs de chlore détruisent ce virus en moins d'une heure.

Le sublimé à $\frac{1}{1000}$, agissant en dehors d'un milieu albuminoïde, par exemple sur des cultures développées à la surface des pommes de terre, les stérilise en deux minutes. Mais nous devons faire remarquer que ce microbe, considéré comme agent de la contagion, est presque toujours protégé contre le sublimé par les substances albuminoïdes qui l'entourent.

Aussi de toutes les substances antiseptiques, celle qui paraît la plus efficace, et que nous recommandons, consiste dans le mélange suivant : eau, 100 grammes; acide phénique, 4 grammes; acide chlorhydrique, 2 grammes. Ajouté en parties égales à une culture, celle-ci est stérilisée en moins d'une minute.

Pour obtenir une *atténuation* du virus, Cornil et Chantemesse ont fait agir simultanément l'air et la chaleur à une température un peu supérieure à celle de son développement normal. Ils cherchaient à obtenir des modifications lentes pour qu'elles fussent durables. Ils ont choisi la température de 43°, en faisant des réensemencements fréquents des cultures.

Au bout de 30 jours de chauffage constant, les cultures paraissent n'avoir perdu aucune de leurs qualités virulentes; elles offrent seulement cette particularité de ne plus donner de matière colorante sur la pomme de terre. Ensemencées sur des milieux favorables laissés à l'étuve, elles donnent des cultures filles qui tuent en quelques jours les cobayes et les lapins. Les animaux meurent avec une infiltration de sang et de fibrine au lieu d'inoculation, des noyaux de broncho-pneumonie, des plaques fibrineuses sur le foie et la rate, une diarrhée abondante et des lésions rénales. Le sang et l'urine contiennent beaucoup de microbes. Il en est de même après 54 jours de chauffage.

Après 74 jours, le virus est notablement modifié. Les cultures se développent avec les mêmes caractères morphologiques, mais elles ne tuent pas toujours les lapins. Il apparaît, au point d'inoculation, au bout de 2 ou 3 jours, une tuméfaction accompagnée de rougeur; la peau se perfore, laisse échapper un magma caséeux et la plaie se cicatrise. Quelquefois, cependant, les animaux finissent par succomber avec une infection liée à la présence de micro-organismes dans le sang.

Au bout de 90 jours de chauffage, l'atténuation est suffisante pour que le virus ne tue plus les cobayes et ne leur donne qu'un abcès sous-cutané. Les lapins ne présentent pas toujours cette lésion locale.

Les cultures filles de ce virus se développent très bien et se transmettent les unes aux autres leurs qualités. On a donc un virus fixé dans son atténuation. Avec ce virus atténué, il est facile de donner aux cobayes et aux lapins l'immunité contre le microbe virulent.

Un cobaye qui a reçu 0,5 d'une culture de 90 jours dans le tissu cellulaire présente une tuméfaction qui se remplit de pus caséeux et se vide. Quelques jours plus tard, une culture de 74 jours produit le même effet. Désormais l'animal résiste au virus de 54 jours et au virus le plus virulent. On réussit donc à vacciner sûrement les cobayes et les lapins contre le virus de la pneumo-entérite.

Se basant sur l'immunité donnée aux cobayes et aux lapins par les virus chauffés pendant 90 et 70 jours, Cornil et Chantemesse ont tenté de vacciner les porcs. Nous donnons le résumé de leurs recherches à ce sujet, bien qu'ils ne soient pas arrivés encore à des résultats complets. Quatre porcs ont reçu successivement, à 8 jours d'intervalle, sous la peau, à la dose de 2 cc., du bouillon de culture du virus de 90 jours, de 74 jours, de 54 jours, de 8 jours et enfin le virus virulent. Pendant les jours qui suivaient les inoculations, les animaux ne présentaient qu'un léger malaise. Deux mois après le début de l'expérience, au commencement de mars, les animaux ont reçu dans leur alimentation quotidienne un litre de culture virulente dans du bouillon. Les deux premiers buvaient de la culture du virus de Gentilly, les deux autres celui de Marseille. Deux porcs témoins, non vaccinés, ont subi le même traitement.

Dix jours après, les animaux témoins succombaient avec des lésions intestinales caractéristiques.

Les porcs vaccinés ont continué à se bien porter. Au commencement du mois de mai, un des animaux qui avait bu du virus virulent de Gentilly et un qui avait été alimenté avec du virus de Marseille ont succombé. L'autopsie a montré des lésions intestinales très développées à marche chronique et des altérations pulmonaires insignifiantes.

Les deux autres porcs vaccinés ont résisté et se portent très bien au mois de septembre 1888. Ils ont engraissé normalement.

Il résulte de ces premières expériences que les porcs contractent plus difficilement l'immunité que les autres espèces animales; la maladie peut évoluer chez eux pendant plusieurs mois et se terminer par la mort. Les tentatives d'inoculation faites par Cornil et Chantemesse sur un nombre d'animaux insuffisant, il est vrai, a retardé la marche de la maladie chez la moitié d'entre eux, et a vacciné complètement les autres, pendant que les porcs témoins mouraient en dix jours.

Rietsch et Jobert ont comparé des cultures que leur avait envoyé M. Salmon, avec le résultat obtenu par eux sur les porcs de Marseille, et relevé des différences telles qu'ils hésitent à identifier le hog choléra avec l'épidémie marseillaise. Nous n'hésitons pas, pour notre compte, à regarder la maladie de Marseille comme étant la même que le hog choléra, avec les petites différences qui peuvent toujours survenir dans une maladie épidémique donnée. Tel est aussi l'avis de Duclaux, dans une revue critique très intéressante des *Annales de l'Institut Pasteur* (juillet 1888).

Il convient aussi, croyons-nous, d'assimiler à cette maladie celle qui est décrite en Suède et en Danemark sous le nom de Schweinepest (*Centralblatt f. Bakt.* t. III, p. 361).

On voit que l'on connaît aujourd'hui en microbiologie une série de bacilles très voisins les uns des autres par leur forme, leurs caractères de culture sur les milieux artificiels et qui tous sont pathogènes pour le porc et pour d'autres espèces animales. Ces divers microbes ont été isolés et décrits dans divers pays et par des auteurs différents. On ne doit donc pas s'étonner que les caractères qu'on leur a attribués soient quelque peu variables. Dans cette série de bacilles ovoïdes, petits, prenant mieux la matière colorante à leurs extrémités qu'à leur centre, se développant lentement dans la gélatine sans la fluidifier, on peut faire entrer le microbe du choléra des poules, le microbe de la septicémie des lapins de Koch, le Sweine-seuche de Löffler et Schütz, le swine-plague de Salmon, le hog choléra du même auteur, le microbe de la pneumo-entérite des porcs de Cornil et Chantemesse, le microbe de l'épidémie de Marseille des mêmes auteurs, le Wild-seuche de Bollinger, et probablement le bacille du barbone décrit en Italie par Oreste.

Faut-il dire avec Hueppe que toutes ces maladies sont produites par un seul microbe dont la virulence et par conséquent l'action pathogène sont variables ? Nous ne pouvons souscrire à l'opinion de Hueppe et faire entrer toutes les affections que nous venons d'énumérer sous la rubrique de septicémies hémorrhagiques. On ne peut pas, croyons-nous, dans l'état actuel de la science, dire que le microbe du choléra des poules qui meurt instantanément par la dessiccation est le même que celui de la pneumo-entérite des porcs qui peut résister à la dessiccation près de deux mois.

En ce qui concerne les maladies dont nous avons donné l'énumération en tête du chapitre, nous croyons que le microbe du choléra hog et celui de l'épidémie de Nebraska, décrits par Salmon d'une part, et d'autre part ceux de la pneumo-entérite des porcs observés par Cornil et Chantemesse à Gentilly et à Marseille, ont les plus grandes analogies. Leurs caractères principaux, qui se retrouvent dans tous ces cas, sont la forme, la mobilité, le mode de développement sur la gélatine, la pomme de terre, la manière de prendre les matières colorantes, l'action pathogène vis-à-vis du porc et d'autres espèces animales. On peut noter çà et là, à propos de tous ces caractères, de légères différences, mais elles peuvent s'expliquer par les variations de virulence et les variations des milieux de culture.

Il semble qu'on puisse distraire de ce premier groupe les deux maladies appelées Sweine-seuche par Löffler et Schütz et swine-plague par Salmon. En effet, nous avons ici un micro-organisme qui ressemble beaucoup par sa forme aux précédents, mais il diffère d'eux par trois caractères importants.

1° Inoculé aux porcs, le microbe de la Sweine-seuche et de la swine-plague ne donnerait que de la pneumonie et pas ou très peu de lésions intestinales.

2° Dans les milieux de culture et dans le sang des animaux atteints, il serait immobile.

3° Il ne donnerait pas de cultures sur la pomme de terre.

4° Il tue plus rapidement le lapin.

Pendant toute la seconde partie de l'année 1887, une épizootie très meurtrière sévit sur les porcs de l'arrondissement de Marseille et fit périr environ 25 000 de ces animaux. La relation en a été donnée par M. Fouque, vétérinaire à Saint-Louis, Queirel, Rietsch et Jobert. Les bacilles que Cornil et Chantemesse ont observés les premiers dans les organes (intestins, rate, foie, ganglions mésentériques) des porcs de Marseille[1] ne présentent que des différences minimes avec les microbes de l'épidémie de Gentilly. Ces différences portent sur la virulence, les bacilles de Gentilly paraissant plus rapidement infectieux pour le cobaye et le lapin, et sur le mode de déve-

1. *Société de biologie*, décembre 1887.

oppement des deux micro-organismes dans la gélatine. On sait que le bacille de Gentilly, retiré du sang du porc, donne sur la gélatine des colonies qui dessinent de fines dentelles, ce qui n'existe pas au même degré avec le microbe de l'épidémie de Marseille; mais lorsque les cultures sont faites depuis longtemps dans la gélatine, ce caractère s'efface un peu. Sur la pomme de terre, les cultures des deux microbes ont des ressemblances très étroites. Ils sont mobiles tous deux. Pour ce qui concerne leur action pathogène, et les symptômes observés dans les épizooties, l'entérite était plus fréquente et prédominante à Marseille; mais il est probable que la pneumonie ou l'entérite, proviennent du mode de pénétration du virus et de son action prédominante, tantôt sur le poumon, tantôt sur l'intestin suivant que la contagion se fait par l'air ou par les aliments. Les porcs de Gentilly avaient vraisemblablement contracté leur mal par l'air du marché de La Villette où les animaux séjournent sans manger.

Anatomie pathologique[1]. — Les lésions observées portent sur le poumon, le foie, les reins, l'intestin et les ganglions lymphatiques. Le *poumon* présente rarement une pneumonie lobaire fibrineuse; cependant nous avons vu, dans les porcs de Gentilly, et nous avons reproduit par inoculation, de la pneumonie fibrineuse lobaire d'un côté, lobulaire de l'autre, la première accompagnée d'un exsudat fibrineux de la plèvre; le plus souvent, dans les porcs observés à Marseille, il y avait des noyaux, tantôt de broncho-pneumonie fibrineuse disséminés en plus ou moins grand nombre dans les deux poumons, tantôt limités et petits; ou bien des nodules durs, rouge violacé, dus à une inflammation congestive à tendance hémorrhagique. Dans tous les faits, on rencontre dans les bronches un mucus plus ou moins abondant qui contient les microbes spécifiques.

Les coupes du poumon ont montré, dans les cas de pneumonie fibrineuse, les alvéoles remplis de filaments très nombreux de fibrine, bien colorés par la méthode de Weigert. Par cette même méthode, nous avons pu voir des amas de petits micro-organismes spécifiques bien colorés au milieu de la fibrine ou libres dans les alvéoles. Il y en avait également de très visibles dans les bronches, accolés contre le revêtement épithélial (voyez fig. 11, pl. IV). Les vaisseaux, artérioles, veinules et capillaires en contenaient aussi parfois un grand nombre; il y avait par place de véritables thromboses bactériennes.

Le *foie* est congestionné; le suc obtenu par raclage contient des microbes de la maladie. Nous avons vu une fois un grand nombre d'îlots caséeux dans cet organe. Ces îlots irréguliers, ronds ou polyédriques ou angulaires, de couleur blanc jaunâtre, opaques, étaient constitués histologiquement par des îlots hépatiques formés de cellules mortifiées : il y avait aussi dans ces îlots beaucoup de bactéries spécifiques. Dans deux autopsies de porcs dont la peau était jaune, nous n'avons pas vu d'autre lésion du foie que de de la congestion.

1. Les planches II, III et IV sont relatives à l'anatomie pathologique de la pneumo-entérite.

Les reins sont atteints d'une dégénérescence parenchymateuse et ils donnent aussi des cultures lorsqu'on inocule le suc de leur surface. Les urines des animaux malades contiennent les microbes spécifiques.

La rate donne rarement des cultures, et il en est de même du sang du cœur.

Les intestins présentent constamment des lésions; mais celles-ci sont très variables, tantôt très peu accentuées, tantôt au contraire arrivant à la dernière limite d'altérations compatibles avec la vie. Ces lésions sont très variées et d'apparence tout à fait dissemblable, suivant les faits observés. Elles portent surtout sur le gros intestin à partir de la valvule iléo-cæcale, mais elles peuvent aussi, et c'est même le cas habituel, envahir, à un degré moindre il est vrai, les plaques de Peyer ou les follicules isolés de l'iléon.

C'est ainsi qu'on trouve tantôt un épaississement marqué des plaques de Peyer de l'intestin grêle, plaques qui sont minces et longues de plusieurs mètres chez le cochon. Ces plaques sont recouvertes d'une fausse membrane mince, adhérente et faisant corps avec la surface irrégulière et mortifiée de la plaque de Peyer; les plaques de Peyer situées à l'extrémité inférieure de l'iléon sont alors plus tuméfiées que celles situées au-dessus. C'est une localisation analogue à celle de la fièvre typhoïde. Dans ces faits, la valvule iléo-cæcale est plus ou moins tuméfiée, la muqueuse du cæcum est tomenteuse, couverte partout ou par places d'une fausse membrane fibrineuse gris jaunâtre, adhérente, ou bien elle présente des ulcérations plus ou moins étendues et profondes (voyez pl. II, fig. 5). Les ulcérations sont aussi tapissées d'une fausse membrane ou d'un détritus jaune verdâtre ou brunâtre ou noirâtre, pultacé, gangreneux. Les ulcérations présentent un diamètre de 1 à 2 ou 5 centimètres (fig. 2 et 3, pl. II); leur bord est élevé, car la muqueuse est très épaissie, sinueuse et forme des plis épais à leur pourtour; elles sont circulaires, plus ou moins rapprochées; nous n'avons jamais observé de perforations, ce qui est en rapport avec un épaississement très intense de toutes les parois du gros intestin et du tissu conjonctif sous-péritonéal. Ces ulcérations de la muqueuse se continuent parfois dans toute la longueur du gros intestin dont les anses sont adhérentes par du tissu conjonctif de nouvelle formation si la maladie a duré longtemps.

Dans une de nos observations où nous avions inoculé d'abord du virus atténué par la chaleur, puis fait manger du virus le plus virulent et des fragments de la muqueuse intestinale et où la maladie ainsi retardée avait duré trois mois, nous avons constaté le maximum des lésions locales. La muqueuse de l'iléon était épaissie partout mais surtout au niveau des plaques de Peyer, et l'intestin grêle offrait une paroi rigide; la muqueuse boursouflée, dure, couverte d'une pseudo-membrane formait au niveau de la valvule iléo-cæcale, une véritable tumeur saillante dans l'intérieur du cæcum et grosse comme une noix (*o*, *v*, fig. 5, pl. II); il était presque impossible de faire pénétrer un stylet à travers l'orifice de l'intestin *o* rétréci en ce point et le porc, arrivé au dernier degré de la maigreur, était près de mourir d'inanition au moment où il a été sacrifié. Le cæcum tout entier et la plus grande partie du gros intestin de ce porc présentaient un épaississement considérable de la paroi et surtout de la muqueuse, des ulcérations étendues et profondes séparées par la muqueuse épaissie et recouverte de pseudo-membranes.

A côté de ces faits où la lésion est généralisée à tout l'intestin, il en est d'autres où l'on trouve seulement quelques ulcérations dans le cæcum, quelquefois une seule, ou deux, ou trois ulcérations n'ayant pas plus de 1 à 1 centimètre et demi de diamètre. L'altération peut être encore plus restreinte, très limitée, bien qu'ancienne. Ainsi nous avons vu, une fois, de petits foyers caséeux sous-muqueux occupant vraisemblablement la place de follicules clos, ayant la grosseur de grains de chènevis, sans qu'il y eut d'ulcération à leur niveau. La figure 10 de la planche IV représente à un grossissement de 10 diamètres ce foyer caséeux *n*, qui est situé au-dessous d'une muqueuse *g* tout à fait normale et possédant ses glandes en tube, intactes. Le processus intestinal paraissait très insignifiant et ancien, mais il n'en était pas de même des ganglions mésentériques qui étaient très volumineux et altérés comme ils le sont toujours dans cette maladie.

Ce qui frappe souvent dans l'étude de cette anatomie pathologique, c'est l'induration des parties atteintes. Ainsi les plaques de Peyer de l'intestin grêle sont indurées et épaissies au point d'être rigides, si bien qu'après qu'on a fendu l'intestin, elles conservent leur forme de tuile creuse et empêchent l'intestin de s'étaler. Dans la plupart des faits, cette induration n'est qu'apparente. La fausse membrane pulpeuse superficielle et la muqueuse infiltrée sont en réalité friables, si bien que par la traction sur les bords de l'intestin épaissi on produit des déchirures profondes. D'autres fois on a affaire à un tissu véritablement induré. Lorsqu'on l'incise, on lui trouve parfois une consistance fibreuse et une couleur blanche comme aux tissus fibreux. Deux fois nous avons constaté que les plaques et les follicules isolés de l'intestin grêle et du gros intestin étaient épaissis, blanchâtres sur une coupe, et saillants du côté de l'intestin comme s'il se fût agi de tumeurs marronnées de la grosseur d'une noisette (voyez *a*, *b*, fig. 4, pl. II). A leur surface, du côté de l'intestin, leur saillie était couverte d'un dépôt noirâtre, car l'ulcération superficielle de la muqueuse permettait au liquide intestinal coloré en noir, parce qu'il contenait du sang, de tacher et d'imbiber le tissu de ces tumeurs. Les petits follicules isolés, *p*, *p*, fig. 4, étaient aussi colorés en noir à leur surface. On aurait cru, au premier abord, avoir affaire à des tumeurs mélaniques marronnées; mais après avoir incisé ces tumeurs, on constatait que leur tissu (*c*, fig. 4) était blanc et que le dépôt superficiel du mucus intestinal noirâtre était très mince.

Dans ce cas les ganglions lymphatiques étaient aussi blancs et durs. L'inoculation du suc contenu dans le tissu fibroïde des tumeurs intestinales et des ganglions lymphatiques du mésentère a donné des cultures et des bactéries tout à fait caractéristiques.

Cette production de véritables tumeurs fibreuses en rapport avec les bactéries de la pneumo-entérite est très curieuse. Fouque nous a envoyé les pièces d'un porc chez qui il s'était développé, autour des côtes et dans la paroi costale, des tumeurs dures, saillantes sous la peau, lobulées, de la grosseur des deux poings, formées d'un tissu blanc, avec des îlots caséeux durs. Cette tumeur avait évolué en deux mois environ, Son tissu se continuait avec le tissu conjonctif de la plèvre pariétale extrêmement épaissi. Cornil et Chantemesse ont obtenu, par la culture du suc de ce tissu, des cultures pures du microbe spécifique de la pneumo-entérite.

La maladie se transmet toujours aux ganglions lymphatiques abdominaux, aux ganglions du mésentère, aux ganglions inguinaux, de même qu'à ceux du médiastin. Ces glandes sont très volumineuses, rosées ou rouges, ou ecchymosées, ou pleines de suc blanchâtre. Souvent elles présentent des îlots plus ou moins étendus, jaunâtres, secs, caséeux. La partie caséeuse peut comprendre presque toute une glande grosse comme un œuf de pigeon, ou même davantage, et alors cette partie caséifiée est entourée d'une coque fibreuse, absolument comme s'il s'agissait de productions scrofuleuses ou tuberculeuses. Cependant le suc de ces îlots caséeux ne contient point de bacilles de la tuberculose; il donne au contraire des cultures pures de bacilles du hog choléra. Ce sont ces lésions que nous avons vues dans les ganglions, dans l'intestin et dans le foie qui ont été signalées par Schütz comme pouvant être confondues avec les tubercules.

La lésion intestinale, lorsqu'elle est intense, se propage toujours au péritoine. Sa surface est rouge, ecchymosée, couverte d'une couche de liquide qui la mouille, ou bien elle est simplement humide. Dans ce liquide on trouve constamment une quantité de bactéries venues de l'intestin. Si la lésion est ancienne, on voit des adhérences fibreuses agglutinant entre elles les anses de l'intestin, surtout celles du gros intestin.

L'histologie pathologique et les relations réciproques de ces lésions variées de l'intestin, des ganglions mésentériques et du péritoine ont été étudiées par l'un de nous[1], et comme elles se retrouvent, dans leurs manifestations variées dans un certain nombre d'inflammations bactériennes de l'intestin, dont elles éclairent la pathogénie, nous croyons utile d'en donner ici le résumé.

Au début de l'inflammation de la muqueuse, on voit des fausses membranes superficielles (*a*, fig. 1, pl. II) qui sont formées par de la fibrine et du mucus englobant dans leurs mailles des cellules migratrices, des cellules épithéliales mortifiées et une quantité colossale de micro-organismes divers. Ceux-ci appartiennent en partie aux bacilles qui vivent dans le mucus intestinal et en partie aux bactéries du hog choléra. Une part importante de la fibrine de ces fausses membranes superficielles provient du contenu des glandes. Sur les coupes colorées doublement par le picrocarmin et par le violet 6B suivant le procédé de Weigert, le tissu conjonctif et les cellules épithéliales des glandes sont colorés en rouge, tandis qu'on voit le canal des glandes de Lieberkühn rempli et distendu depuis son orifice jusqu'au cul-de-sac glandulaire par des filaments de fibrine colorés en violet foncé. La figure 6 de la planche III montre à un grossissement de 10 diamètres ce contenu fibrineux des glandes, coloré en bleu, *a*, *a*, *a*.

1. Cornil, Communication à l'Académie de médecine 6 août 1888. *Des inflammations pseudo-membraneuses et ulcéreuses de l'intestin en général.*

PLANCHE II

PNEUMO-ENTÉRITE DU PORC

1. — Muqueuse de l'intestin grêle couverte de pseudo-membranes récentes (grandeur ıaturelle).

La surface de la muqueuse épaissie présente des plis transversaux dont la partie saillante *a* est couverte de fausses membranes jaunâtres ou verdâtres adhérentes. Les plis ongitudinaux *b* sont tapissés par les mêmes exsudations.

2. — Deux ulcérations de la muqueuse du gros intestin (grandeur naturelle).

a, a, partie centrale excavée des ulcérations dont le fond est occupé par une fausse nembrane verdâtre et gangrenée. *b, b*, bord élevé des ulcérations. *c*, muqueuse voisine ļui est épaissie et plissée.

3. — Une ulcération plus étendue du gros intestin (grandeur naturelle).

m, fond de l'ulcération qui est déprimé et couvert d'une fausse membrane jaunâtre ; *n*, ord élevé de l'ulcération ; *p*, plis de la muqueuse.

4. — Tumeur ovoïde marronnée, saillante, du gros intestin (grandeur naturelle).

a, b, les deux moitiés de la tumeur qui a été sectionnés en *s*.

La surface de la tumeur est noire, mais cette couleur est due seulement à un enduit uperficiel très adhérent, car les deux faces opposées de la section, *c, c*, sont blanches et lonnent l'apparence d'un tissu fibreux.

5. — Cette figure représente la muqueuse du cæcum après l'ouverture de cette partie u gros intestin (grandeur naturelle réduite d'un tiers).

La muqueuse du cæcum, qui forme la valvule iléo-cæcale, est épaissie de telle sorte que ette valvule *v* est transformée en une tumeur hémisphérique saillante grosse comme une ıoix, tapissée par une fausse membrane adhérente, et que l'ouverture *o* de la valvule est éduite à une fente qui laisse passer à peine un stylet.

p, paroi du cæcum très épaissie. En *s* et en *h* on voit la coupe de la fausse membrane ui recouvre la muqueuse du cæcum ; *g*, plis, ulcérations et fausses membranes de la muueuse ; *i*, bout inférieur de l'iléon.

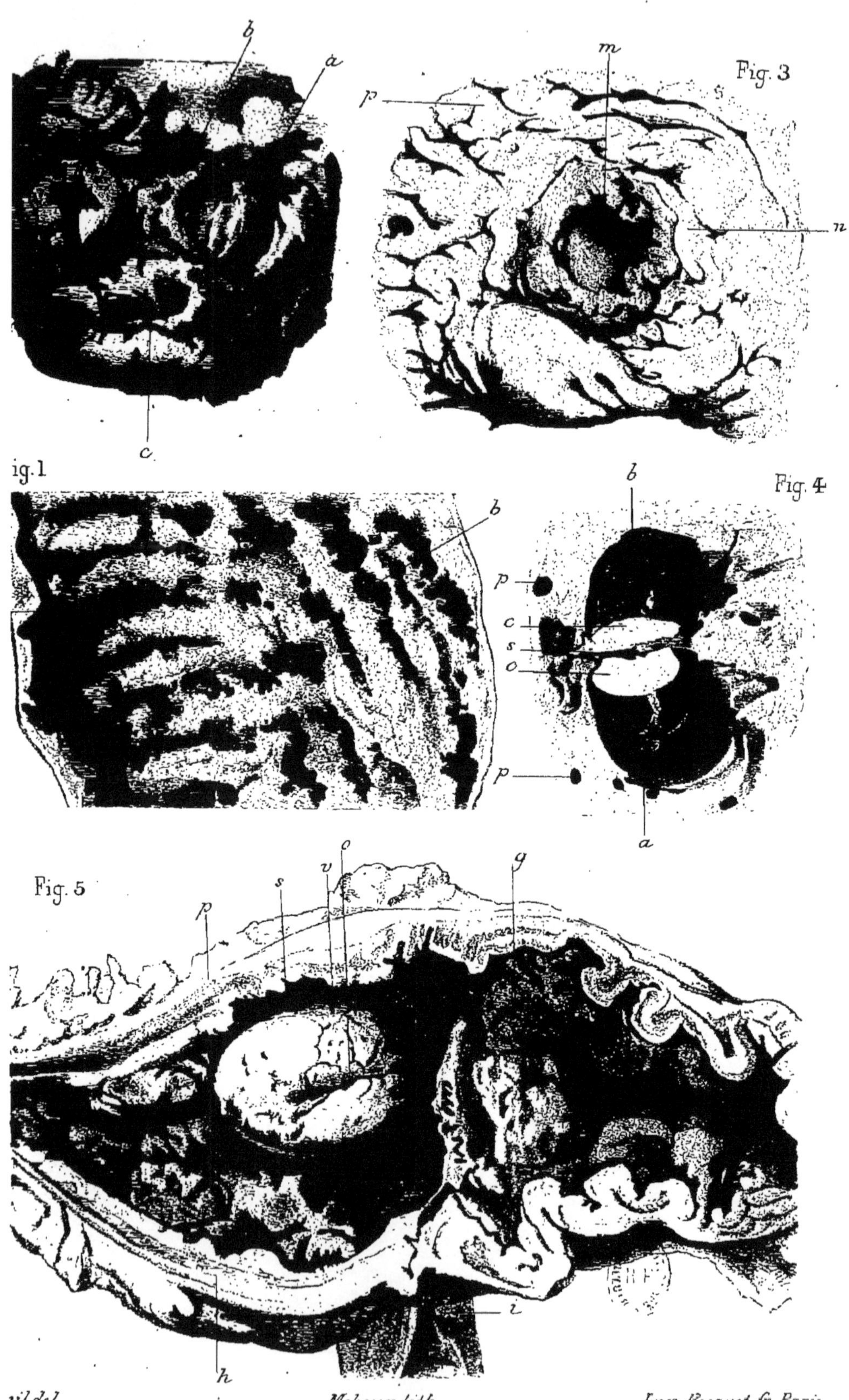

vil del. Meheux lith. Imp. Becquet fr. Paris.

PLANCHE III

PNEUMO-ENTÉRITE DU PORC

Fig. 6. — Coupe de la muqueuse du gros intestin dans un point où elle est couverte d'une fausse membrane mince de formation récente (grossissement de 40 diamètres).

La préparation a été doublement colorée au carmin et au violet 6 B, et traitée par la méthode de Weigert.

a, a, a, fibrine exsudée à l'intérieur des glandes en tube de Lieberkühn et colorée en violet bleu ; *b, b, b,* revêtement formé par les cellules cylindriques des mêmes glandes coloré en rouge : *e,* culs-de-sac glandulaires ; *m,* fausse membrane superficielle ; *s,* surface de la muqueuse irrégulière et mortifiée ; *t,* tissu conjonctif de la muqueuse ; *v, v,* vaisseaux qui présentent dans leur intérieur un réticulum de fibrine coagulée et colorée en violet bleu.

Fig. 7. — Coupe de la muqueuse de l'intestin grêle au niveau d'une plaque de Peyer (grossissement de 40 diamètres).

s, surface de la muqueuse ; *m,* fausse membrane et partie mortifiée de la surface de la muqueuse ; *g, g,* glandes en tube dont la partie superficielle est détruite et le cul-de-sac seul reconnaissable ; *t,* tissu conjonctif sous-glandulaire ; *p, p, p,* deux moitiés de follicules clos enflammés, séparées l'une de l'autre par la bande de tissu conjonctif *b.* Dans le tissu enflammé et mortifié de ces follicules, on voit des fentes ou pertes de substances *f.*

n, tissu conjonctif profond du chorion muqueux ; *c,* couche de fibres musculaires transversales, et *d,* faisceaux musculaires longitudinaux ; *a,* péritoine.

Fig. 8. — Coupe de la muqueuse dans un point où elle est mortifiée, dessinée au grossissement de 600 diamètres. La préparation a été colorée d'après la méthode de Weigert.

g, g, les culs-de-sac de deux glandes en tube de Lieberkühn. Leurs cellules cylindriques sont détruites, et il ne reste plus que quelques cellules déformées et mortifiées *m.* La cavité des glandes est remplie de bactéries petites et ovoïdes *a* et de bâtonnets volumineux *b.* Dans le tissu conjonctif *t,* situé au-dessous des glandes, on voit beaucoup de cellules migratrices *n* et des cellules contenant des grains hyalins fortement colorés en bleu violet, *c, c, c.* En *v,* on voit un vaisseau dont la cavité est remplie d'un réseau mince de fibrine dont les filaments sont colorés en bleu violet.

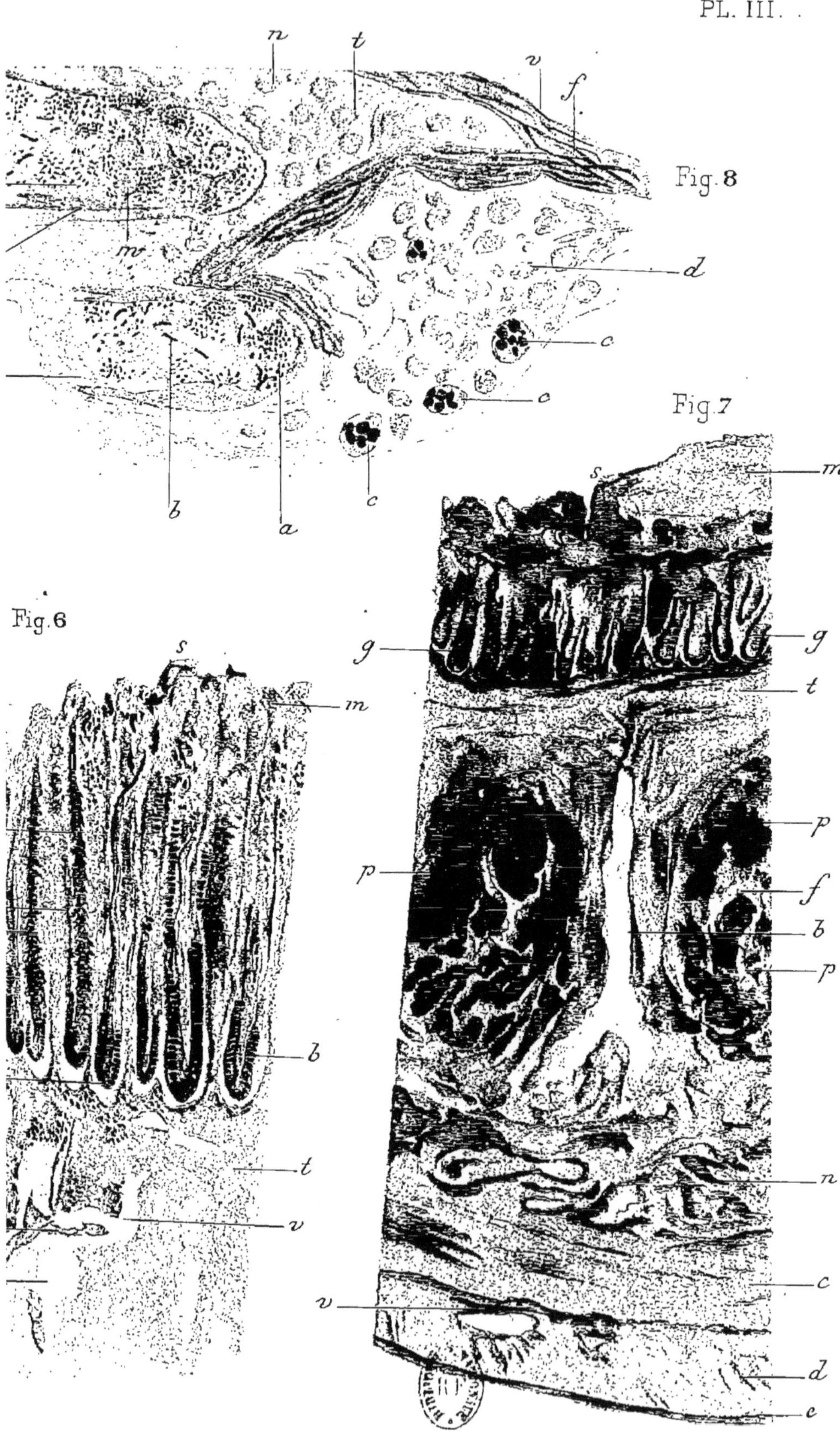
n
t
v
f
Fig. 8
m
d
c
c
c
b
a
Fig. 7
s
m
g
g
t
p
p
f
b
p
n
c
v
d
e
Fig. 6
s
m
b
t
v

PLANCHE IV

PNEUMO-ENTÉRITE DU PORC

FIG. 9. — Portion inférieure et cul-de-sac d'une glande de Lieberkühn analogue à celles de la figure 6 (grossissement de 800 diamètres).

p, paroi de la glande ; *g*, son cul-de-sac ; *c*, cellules cylindriques formant le revêtement épithélial ; *n*, noyau de ces cellules ; *f*, filaments de fibrine coagulée disposés en faisceaux dans l'intérieur de la lumière de la glande. Ces filaments partent des cellules vésiculeuses *a* contenant aussi de minces filaments de fibrine et les cellules vésiculeuses sont colorées en violet intense par le procédé de Weigert.

FIG. 10. — Elle représente, à un grossissement de 10 diamètres, une coupe passant à traver un îlot caséeux situé au-dessous de la surface de la muqueuse de l'intestin grêle, sans qu'il y ait d'ulcération.

g, couche des glandes de Lieberkühn ; *n*, *n*, îlot caséeux ; *p*, paroi du chorion muqueux séparé de l'îlot mortifié par une fente *f*.

FIG. 10 *bis*. — Microbes contenus dans l'îlot caséeux (grossissement de 800 diamètres).

FIG. 11. — Coupe du poumon au milieu d'un nodule de broncho-pneumonie (grossissement de 500 diamètres).

Le centre de cette figure est occupé par une bronche.

p, *p*, paroi de la bronche qui est remplie d'îlots bleus violets *a*, *a*, *a*, qui ne sont autres que des amas de petites bactéries ovoïdes et de ces mêmes bactéries isolées plus ou moins groupées *b*, *b* ; *t*, tissu conjonctif qui entoure les bronches.

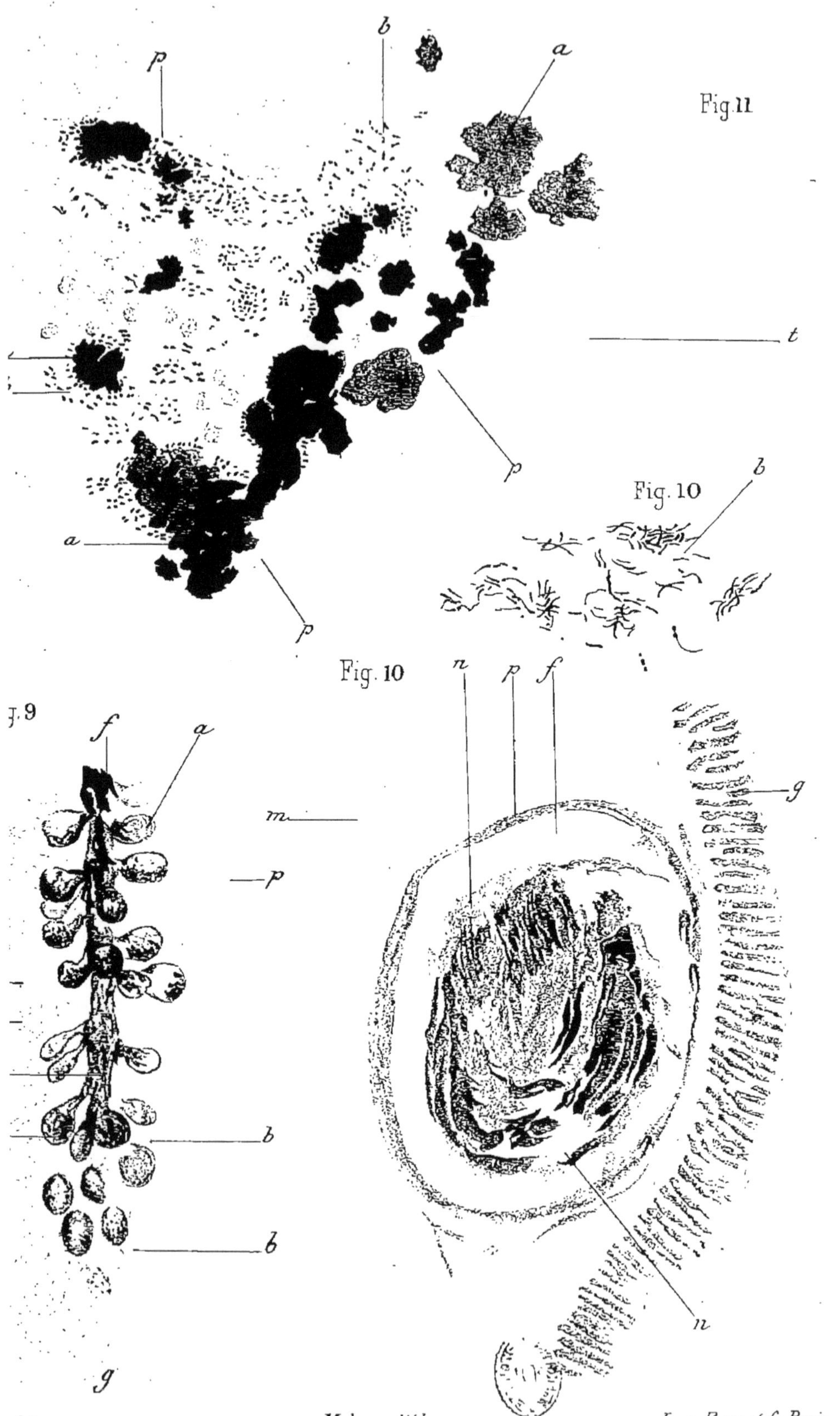
Fig. 11
p
b
a
t
p
a
p
Fig. 10
b
Fig. 10
n
p
f
g
m
p
f
a
b
b
n
g

es filaments de fibrine se divisent dans le canal des glandes et se ren-
ent à des cellules épithéliales muqueuses caliciformes qui contiennent ussi dans leur intérieur de petits filaments colorés en violet. Telle est la isposition dont on peut se rendre compte à l'inspection de la figure 9, lanche III. Les filaments bleus de fibrine *f* se terminent dans les cellules ilatées et muqueuses *a*. Il en résulte que les altérations muqueuses et légénératives des cellules épithéliales des glandes entrent pour une part ans la production des filaments fibrineux de la fausse membrane. Les ellules de revêtement subissent les mêmes altérations dégénératives. On eut suivre aussi dans la lumière des glandes les mêmes micro-organismes ui existent dans la fausse membrane superficielle. Lorsque la nécrose le la surface de la muqueuse est plus avancée, les cellules épithéliales le la surface et des glandes sont toutes dégénérées; elles ont perdu leurs oyaux et l'intérieur des glandes est rempli de micro-organismes. (Voyez, lans la figure 8 de la planche IV, les glandes *g* remplies de microbes *a*, *b*). Dans leurs culs-de-sac prédominent les petites bactéries du hog choléra.

Les plaques de Peyer hypertrophiées montrent à leur surface la couche les villosités et des glandes de Lieberkühn mortifiées (*g*, fig. 7, pl. III), recou-ertes de la fausse membrane, remplie de bactéries, et au-dessous les follicules los hypertrophiés *p*, *p*, bourrés de cellules, présentant par place des fentes *f*, omme il s'en produit dans les tissus en voie de nécrose. La périphérie des ollicules se confond avec le tissu du chorion muqueux également rempli de ellules. Les vaisseaux sanguins *b* sont extrêmement dilatés. Sur les coupes olorées par le procédé de Weigert, on voit des bacilles dans les fentes et lans le tissu mortifié des follicules lymphatiques, mais ces organismes ont moins nombreux dans les couches profondes que dans les couches uperficielles. Sur les coupes, les organismes propres au hog choléra se olorent mal par le procédé de Weigert. Les lésions de la muqueuse du gros ntestin présentent les mêmes modifications histologiques que les précé-lentes. Les parties mortifiées, en se détergeant, produisent les ulcérations.

Dans le cas où nous avons eu affaire simplement à des nodules caséeux itués sous la muqueuse, et ressemblant à des tubercules qui se seraient éveloppés dans des follicules clos, nous avons vu, sur des coupes, que la ouche superficielle des glandes était parfaitement conservée (fig. 10, pl. IV). a portion nécrosée formée par des faisceaux de tissu conjonctif et des cel-ules mortifiées était enfermée dans une cavité kystique. La paroi interne e cette cavité était tapissée par place de cellules cylindriques et montrait eaucoup de bactéries diverses semblables à celles de la surface de l'in-estin; dans la partie centrale caséeuse, on trouvait des bacilles très minces, ongs, ondulés, enchevêtrés en broussailles les uns avec les autres (*b*, fig. 10).

Les coupes du mésentère, perpendiculaires à sa surface et comprenant le éritoine surperficiel, ses vaisseaux sanguins et lymphatiques et en même emps les ganglions situés entre les deux lames péritonéales, sont instruc-ives en ce qu'elles montrent la répartition des microbes dans ces diverses arties. A la surface du péritoine, on trouve une quantité de bactéries de iverse nature, des bacilles longs et gros, des bacilles fins et très longs emblables à ceux qui existent dans la pseudo-membrane de l'intestin et qui appartiennent sûrement aux espèces qui vivent dans le mucus inte tinal ; ils s'y trouvent en même temps que les bactéries spécifiques. Da le tissu conjonctif du mésentère on trouve aussi des bacilles analogues da l'intérieur des vaisseaux lymphatiques distendus et remplis de cellules. L mêmes bactéries se rencontrent avec celles du hog choléra, au milieu d vaisseaux lymphatiques des ganglions et dans le tissu réticulé de ces de niers. Mais ils y sont beaucoup moins nombreux qu'à la surface du péritoin

Il résulte de ces faits histologiques que les bactéries vulgaires du muc intestinal passent, à la faveur de l'inflammation et des ulcérations de muqueuse intestinale, dans les vaisseaux lymphatiques, dans les ganglion mésentériques et à la surface du péritoine, en même temps que les bac téries propres à la maladie. La marche des lésions intestinales est tell qu'elles débutent à la surface de la muqueuse sous l'influence des bac téries spéciales de la pneumo-entérite apportées avec les aliments. Elle commencent par l'inflammation nécrosique et la formation d'une fauss membrane superficielle et elles gagnent successivement en envahissan les couches profondes de la muqueuse.

Épizootie du gibier. — En 1878, Bollinger a décrit une maladie du gibie qui peut se transmettre aux animaux domestiques. Il existe deux forme de cette maladie, l'une exanthématique, l'autre pectorale, et enfin des forme ntermédiaires. La maladie ressemble au charbon, mais on n'y trouve pa les bacilles caractéristiques.

Kitt a trouvé que cette maladie est causée par des bactéries qui ressemblent à celles de la septicémie du lapin. Cette affection est transmissible aux chevaux, aux porcs, aux chevreuils, aux moutons, aux lapins aux souris et aux pigeons. Le cobaye et les poules semblent être réfractaires. Le lapin meurt 6 à 8 heures après l'injection (d'après d'autres aueurs, après 15 à 30 heures). Les plus susceptibles de ces animaux sont les cerfs, les sangliers, les porcs, tandis que les lièvres et les cobayes son plus résistants. Les bacilles se trouvent surtout dans le sang et dans le liquide de l'œdème ; ils se colorent bien avec les couleurs d'aniline ; on les trouve rarement dans les cellules. Le sang restait virulent pendant trois mois. La forme des bactéries ressemble beaucoup à celle du bacille de la septicémie du lapin ; il y a des formes plus allongées, d'autres presque rondes. Le microbe se développe bien sur la gélatine, l'agar, le sérum, le bouillon, la pomme de terre ; sur cette dernière il forme des couches assez épaisses, gris jaunâtre ; il ne croît plus à une température inférieure à 13°, tandis qu'il se développe bien à la température du corps ; il se multiplie même dans l'eau de puits. Dans une solution de $\frac{1}{5000}$ de sublimé, il meurt en une minute, tandis que dans l'eau il est détruit en 10 minutes à une température de 80° ; il supporte cette température pendant une heure, s'il se trouve dans la viande. Ces bactéries se rencontrent dans les différentes formes de la maladie. Hueppe croit, d'après ses études comparatives, que la septicémie du lapin, le choléra des poules et l'épizootie du porc sont les différentes expressions de la même maladie causée par le même microbe. Nous avons dit plus haut les raisons qui nous empêchent de souscrire à son opinion.

ÉPIZOOTIE DES VACHES (Rinderseuche). — Cette maladie, accompagnée parfois d'un œdème et d'un pneumo-entérite hémorrhagique, présente deux formes : la forme pneumonique et la forme intestinale commune avec un œdème local au niveau de la porte d'entrée du virus; la pleuro pneumonie, l'entérite, sont toujours hémorrhagiques. Les animaux succombent rapidement. Hueppe a inoculé les bacilles de cette maladie au porc, au lapin, au pigeon, et produit des maladies qui ressemblaient tout à fait à la maladie du porc, à la septicémie du lapin, et il a donné au pigeon une maladie qui ressemble à ce qu'on obtient avec le choléra des poules. Les cobayes qui sont réfractaires à la septicémie des lapins gagnent cette maladie et encore plus facilement la maladie des porcs.

L'ÉPIZOOTIE BACILLAIRE DES FURETS. — Beaucoup de ces animaux furent décimés dans les environs de Halle par cette épizootie. Ils présentent à l'autopsie une pneumonie lobaire ou lobulaire, et en même temps une tuméfaction de la rate. Eberth et Schimmelbusch (*Fortschritte der Medicin*, 1888, t. 6), en examinant les liquides et les coupes microscopiques des organes, ont constaté la présence d'un petit bacille qui se colore avec le violet de méthyle ou avec le bleu de Löffler; on observe dans le poumon des groupes de bacilles, surtout dans l'intérieur des alvéoles. Il y avait une agglomération et tuméfaction des cellules alvéolaires et une prolifération cellulaire dans le tissu interstitiel. Sur l'agar-agar à 39°, il se développe après 24 heures des plaques blanches nettes, larges; dans les cultures sur gélatine on voit après 5 jours un voile grisâtre dans la profondeur, tandis qu'à la surface on constate une colonie mince, plate, blanchâtre, irrégulière, plus mince à la périphérie qu'au centre. Sur les pommes de terre il se développe très vite à 37°; on voit, au bout de 24 ou 36 heures, des colonies grises, blanchâtres, épaisses; le bouillon est troublé en 24 à 48 heures; les bacilles sont arrondis à leur extrémité, deux fois plus longs que larges, d'un tiers plus petits que les bacilles de la fièvre typhoïde; rarement on observe des formes ovoïdes ou des pseudo-filaments; souvent on voit, à l'extrémité des bacilles, des corpuscules ronds, de sorte qu'on pourrait croire qu'on a affaire à des microcoques. Ils ne se colorent pas par la méthode de Gram. Ils sont mobiles. Ils se développent aussi sous une couche d'huile. Ils ne résistent pas à la température de 100°; ils sont surtout très pathogènes pour les moineaux; inoculés avec une aiguille, ces oiseaux meurent en 24 ou 36 heures; à l'endroit de l'inoculation, il y a du pus en même temps qu'une coloration jaune du muscle. On constate encore une péricardite, une pleurite et une hypérémie de l'intestin. Il y a beaucoup de bacilles dans le sang; les pigeons ne meurent pas toujours par l'inoculation, et les poules sont tout à fait réfractaires. Les lapins montrent des inflammations, de l'œdème local autour du point de l'inoculation ; les cobayes offrent très peu de réaction. Comme ces bacilles sont très mobiles et inoffensifs pour les poules, on ne peut pas les identifier avec ceux du choléra des poules.

*

CHAPITRE III

CHARBON SYMPTOMATIQUE

Cette maladie, qui a été longtemps confondue, avec Chabert[1], dans le groupe des maladies charbonneuses, n'en a été séparée que depuis quelques années. Böllinger et Feser[2] proposent pour le désigner l'appellation de tumeur emphysémato-gangréneuse; Arloing, Cornevin et Thomas ont établi, par l'expérimentation, qu'il différait totalement du sang de rate ou charbon (novembre 1879 et janvier 1880); ils ont étudié complètement l'histoire de cette maladie dans une série d'articles[3] de la *Revue de médecine* et dans une monographie spéciale[4].

Définition et symptômes. — Le charbon symptomatique est une affection causée par des bacilles bien définis et caractérisée par des tumeurs gangréneuses accompagnées d'emphysème qui siègent dans les muscles et le tissu cellulaire.

Elle sévit principalement sur les jeunes bovidées âgées de six mois à quatre ans et sur les agneaux. Elle débute par de la tristesse, de l'inappétence et une boiterie causée par une tumeur qui apparaît bientôt sur l'un des membres, autour des épaules ou du bras, de la croupe, de la cuisse ou de la jambe. Cette tumeur se montre parfois sur le tronc ou au cou, dans l'auge, dans la région lombaire ou même sur le sternum.

1. *Traité des maladies charbonneuses,* 1782.
2. *Wochenschrift fur Thierheilkunde und Viehseuchen,* août et sept. 1878.
3. *Revue de médecine,* janvier 1881, sept. et nov. 1883, et janvier 1884.
4. *Le charbon symptomatique du bœuf,* 2e édit., in-8o, 1887. Paris, Asselin et Houzeau.

Cette tumeur, irrégulière, mal circonscrite, progresse dans tous les sens avec une rapidité étonnante ; en huit ou dix heures elle a acquis un énorme développement. Elle devient peu à peu insensible, crépitante et sonore dans sa partie centrale. Tous les tissus qui la forment sont noirâtres, friables, faciles à écraser. Incisés, ils laissent échapper, au début, du sang rutilant, puis, plus tard, un liquide noirâtre ou spumeux. Dans d'autres faits, la tumeur est cachée, profonde, située dans l'épaule, dans le diaphragme, inaccessible à la vue, si bien que les symptômes généraux, la fièvre, la difficulté de la respiration, frappent seuls l'attention. La mort arrive en général dans les quarante-huit heures. La terminaison en est toujours fatale.

Le micro-organisme du charbon symptomatique, le *bacillus Chauvœi,* est un bacille anaérobie, tandis que celui du charbon est aérobie. Il est formé par des bâtonnets droits et mobiles de 0μ,5 à 0μ,6 d'épaisseur, de 3μ de longueur. Le plus souvent ces bâtonnets sont renflés en battant de cloche à l'une de leurs extrémités, qui est pourvue d'un épaississement ovoïde décrit comme une spore et qui se colore mieux avec le violet de méthyle que le reste du bacille (voyez la figure 145 et la planche I, première rangée). Certains de ces bâtonnets, un peu plus longs, présentent, dans leur protoplasma, des parties foncées alternant avec des parties pâles. On voit qu'ils diffèrent complètement par leur forme, par leur mobilité, par leurs diamètres, de ceux du charbon. Ils sont beaucoup moins longs et moins épais que ces derniers, et ne présentent jamais de longs filaments articulés. Aussi doit-on regretter que le mot de charbon symptomatique ait été conservé, car il prête à confusion avec le véritable charbon.

Lorsqu'on a inoculé, à un cobaye, un dixième de goutte de la sérosité sanguinolente provenant des parties profondes d'une tumeur charbonneuse spontanée du bœuf, ou un peu de cette sérosité sanguinolente desséchée, conservée à l'abri de l'humidité, puis dissoute et broyée dans l'eau distillée, on produit un œdème qui va en augmentant de volume pendant deux ou trois jours, et l'animal finit par succomber. Le lieu le plus convenable pour cette injection est la partie musculeuse de la fesse ou de l'épaule. A l'autopsie, le tissu conjonctif sous-cutané est infiltré d'un liquide rosé ou sanguinolent et les muscles sont devenus bruns, opaques ou jaunâtres, comme dans un infarctus musculaire. Si l'on a injecté une trop faible quantité du liquide, l'animal, bien qu'ayant une petite tumeur œdémateuse, ne meurt pas et il est vacciné.

Étiologie. — Arloing, Cornevin et Thomas ont essayé de cultiver et d'isoler ce micro-organisme, mais il n'est pas de ceux qu'on cultive aisément. Plusieurs essais dans le sérum sanguin, le bouillon de bœuf ou de veau ont donné des résultats nuls ou incomplets. Ils ont mieux réussi en cultivant dans une atmosphère d'acide carbonique ou dans le vide, et ils ont obtenu ainsi trois générations virulentes suivies de deux générations de cultures atténuées. Ils ont ensuite essayé comme liquide nutritif le bouillon de poulet additionné d'une petite quantité de glycérine et de sulfate de fer, et ils ont ainsi obtenu douze générations successives dans le vide. Les microbes de ces générations successives étaient fins, mobiles, composés d'une sorte de noyau sombre ou clair, fort semblable à la spore des bactéries des tumeurs musculaires, et d'un protoplasma effilé à l'un de ses pôles, comparable à un clou de girofle. Ces cultures, qui ne reproduisent pas complètement la forme du bacille du charbon symptomatique, en avaient les propriétés actives, produisaient des tumeurs musculaires chez le cobaye avec une activité progressive et restaient inactives vis-à-vis des animaux indemnes de la maladie.

Semmer de Dorpat dit avoir obtenu des cultures pures de bactéries rondes. Les essais de culture sur la gélatine ne nous ont donné que des microbes ronds, en sorte que nous les considérons comme insuffisants[1].

Arloing, Cornevin et Thomas ont essayé l'action antiseptique de divers agents, et constaté par exemple que l'alcool à 90°, l'alcool camphré, l'alcool phéniqué à $\frac{1}{200}$, la glycérine, les sels d'ammoniaque, la chaux vive, le sulfate de fer à $\frac{1}{5}$, le sulfate

1. D'après Ehlers (*Untersuchungen uber d. Rauschbrandpilz, Dios. Mang.* 1884 et Neelsen (*Sitzungsberg. d. Natur. Ges. Rostock*), le bacille du charbon symptomatique n'est pas un bacille, mais un clostridium à forme irrégulière. On peut produire la maladie chez le cobaye, qui meurt avec un œdème gazeux. En cultivant ce clostridium il ne se forme plus de spores, mais il se divise en cocci; dans le corps de l'animal à qui on l'injecte, les cocci deviennent des bâtonnets. Ce microbe a une grande faculté d'accommodation. De l'animal on peut l'inoculer seulement sur l'albumine coagulée, après quoi il végète sur n'importe quelle substance nutritive. Par la culture on n'arrive pas à atténuer le virus.

e quinine à $\frac{1}{20}$, l'eau oxygénée, le chlorure de zinc, etc., ne étruisent pas la virulence du micro-organisme.

Au contraire, l'eau phéniquée à $\frac{2}{100}$, l'acide salycilique à $\frac{1}{1000}$, acide azotique à $\frac{1}{20}$, l'acide sulfurique dilué, l'acide chlorhy-rique, l'acide oxalique à saturation, l'alcool salicylique à satu-ation, la soude et la potasse à $\frac{1}{5}$, l'eau iodée, le salicylate de oude à $\frac{1}{5}$, le permanganate de potasse à $\frac{1}{20}$, le sulfate de cuivre $\frac{1}{5}$, le nitrate d'argent à $\frac{1}{100}$, le sublimé corrosif à $\frac{1}{5000}$, le chloral $\frac{3}{100}$, l'acide picrique saturé, l'acide benzoïque à $\frac{2}{100}$, l'essence 'eucalyptus et de thym à $\frac{1}{800}$, la décoction de feuilles de noyer, rrêtent et détruisent la virulence. Il en est de même du brome, lu chlore et de l'iode en vapeurs. L'action de ces substances ur le virus desséché est à peu près semblable. Ces expériences vec les désinfectants sont le résultat de 24 heures de contact vec le virus.

On remarquera que l'alcool et la chaux vive sont absolument nefficaces. En tête des substances actives se trouve le sublimé.

Nous avons déjà vu, page 254, qu'Arloing, Cornevin et Thomas vaient obtenu, en mêlant le virus avec l'acide lactique, une plus grande intensité de son action pathogène et que Chamberland et Roux ont montré qu'il s'agissait, non d'un accroissement de orce du virus, mais d'une diminution de la résistance des tissus.

Essais de vaccination. — Les physiologistes lyonnais ont rouvé et proposent plusieurs moyens de préservation par l'ino-ulation, soit du virus naturel, tel qu'il est extrait d'une tumeur harbonneuse, soit du virus atténué transformé en vaccin.

1° *Inoculation du virus naturel.* — On peut l'inoculer à faible lose dans le tissu conjonctif du derme ou dans le tissu cellulaire ous-cutané, mais on s'expose ainsi à des accidents. Il vaut nieux l'inoculer à l'extrémité de la queue en vertu des raisons ue nous avons exposées plus haut (voyez pages 239 et 243). Tou-efois, l'inoculation d'une forte dose, même dans cette région, eut s'accompagner du développement de tumeurs éloignées et le la mort de l'animal.

Les injections intraveineuses du virus frais, ou même du irus desséché, constituent un meilleur moyen de vaccination. l est exceptionnel qu'on ait ainsi des accidents graves terminés par la mort, pourvu qu'on ne dépasse pas la dose de 3 à 5 gouttes de virus frais chez les jeunes animaux de l'espèce bovine et $\frac{3}{10}$ de goutte chez les moutons. Quand l'inoculation est faite avec ces faibles quantités, on détermine des troubles généraux insignifiants de la santé des animaux et on n'en confère pas moins l'immunité. Cependant le microbe vit et se multiplie au milieu de la masse sanguine, mais s'il ne fait pas effraction hors des vaisseaux, il est inoffensif. Il n'en serait pas de même si les tissus ou un organe de l'animal étaient le siège d'une contusion ou d'une inflammation.

Seulement, l'opération de l'injection intra-veineuse nécessite beaucoup de précautions pour que le liquide injecté pénètre bien sûrement dans la veine sans faire fausse route dans le tissu conjonctif. Arloing, Cornevin et Thomas insistent sur la description de l'opération qui doit être faite de telle sorte que la canule ne contienne pas de virus à son extrémité, qu'elle soit bien lavée, que la veine soit complètement dénudée, etc.

2° *Atténuation du virus.* — Après avoir essayé diverses méthodes d'atténuation du virus frais, soit par les agents désinfectants, soit par la chaleur, Arloing, Cornevin et Thomas se sont servis du virus desséché rapidement, avant toute putréfaction, à la température de 32° à 35°. Ce virus desséché se conserve très bien. Le virus sec est humecté et mélangé dans un mortier avec deux parties d'eau, puis versé en couche mince dans une soucoupe. Celle-ci est portée à 100° à l'étuve pendant sept heures. Ce virus desséché est conservé à l'abri de l'humidité pour servir de vaccin faible. On prépare de la même façon un virus qui est soumis à l'action de la chaleur dans l'étuve à 85° et qui sera utilisé comme vaccin fort.

Pour s'en servir, on prend une partie du virus atténué par la chaleur, on la triture soigneusement avec 100 parties d'eau; on filtre, et on fait une injection sous-cutanée avec la seringue de Pravaz. Pour vacciner le cobaye, il suffit de faire une seule injection, sous la peau, d'un centimètre cube de virus atténué à 100°. Pour le mouton et le bœuf, on fera une première injection avec le virus le plus atténué, puis une seconde, huit à dix jours après, avec le virus atténué à 85°. Pour le mouton, on inocule à la face interne de la cuisse: pour le bœuf à la face interne de ı queue, à deux travers de main au-dessus de l'extrémité libre u au milieu du toupillon.

Les résultats de la vaccination qui se fait surtout en France t en Suisse sont très favorables, ainsi que cela résulte du apport lu au congrès d'hygiène à Vienne, en 1887 par Cham-erland.

Anatomie pathologique. — A l'autopsie des animaux morts u charbon symptomatique, le ventre est ballonné; des gaz se ont accumulés dans l'abdomen, dans le tissu cellulo-adipeux ous-cutané et intramusculaire de la région envahie par la umeur, et jusque dans les vaisseaux. Un liquide sanguinolent t spumeux s'échappe des naseaux et de l'anus. Le système mus-ulaire présente une ou plusieurs tumeurs sanguinolentes; les nuscles qui y sont compris offrent à leur surface une teinte ıoire très foncée, caractéristique, qui justifie le nom de char-on donné à l'affection par les anciens observateurs; plus pro-ondément, ces muscles ont la couleur lie de vin, rosée, ou aunâtre. Les faisceaux musculaires se dissocient aisément; la ibre musculaire n'a cependant pas perdu ses stries, mais elle st devenue friable et facile à écraser. Les gaz contenus dans es tumeurs consistent en acide carbonique et gaz des marais.

La plupart des ganglions lymphatiques sont malades, mais eux de la région ou du côté où siège la tumeur sont plus rouges, lus hypérémiés, plus infiltrés que ceux du côté sain. L'appa-eil digestif est le plus souvent intact; cependant le grand épi-loon, la paroi de l'estomac et celle de l'œsophage peuvent être nfiltrées, congestionnées; le foie et la rate, bien que renfer-nant beaucoup de micro-organismes, paraissent normaux; le ein est souvent hypérémié.

Le liquide, mêlé de sang, contenu profondément dans les nuscles et dans le tissu conjonctif altérés, est inoculable aux nimaux chez lesquels cette maladie se développe spontané-nent. Il suffit d'en injecter une certaine quantité, à l'aide d'une eringue de Pravaz, dans le tissu conjonctif ou musculaire d'une égion assez rapprochée du tronc, et dont la chaleur soit voi-ine de la chaleur centrale. Toutefois, les veaux à la mamelle nt une réceptivité moindre que les adultes. La chèvre et le ochon d'Inde sont très susceptibles au virus; les cobayes à la mamelle sont très faciles à infecter. Le rat blanc, l'âne et le cheval résistent ordinairement à l'injection; le porc, le chien, le chat et le rat d'égout sont absolument hors des atteintes de la maladie.

Dans les examens que nous avons faits[1] de coupes des muscles et du tissu conjonctif colorées au violet B, puis décolorées par l'alcool et l'essence de girofle, nous avons toujours constaté que les faisceaux musculaires sont cassés transversale-

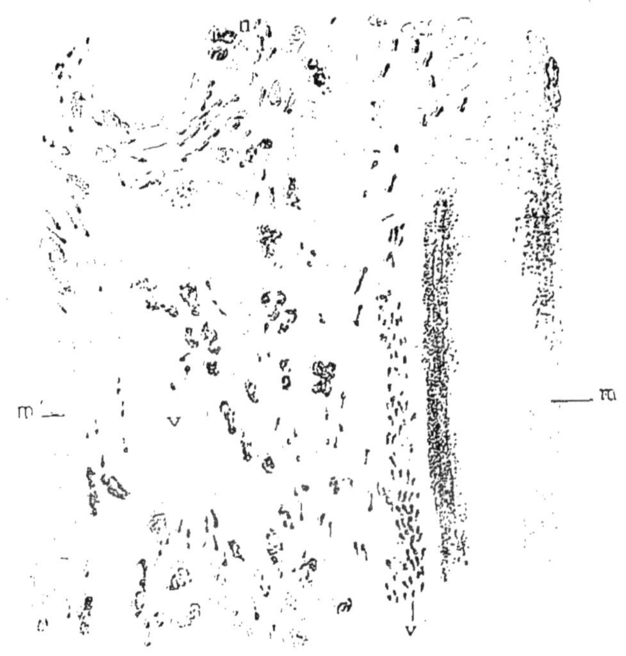

Fig. 145. — Œdème intermusculaire dans le charbon symptomatique.

m, fibre musculaire dissociée dans la partie supérieure; *m'*, fibre musculaire devenue pâle et homogène; *v*, espaces lymphatiques dilatés dans le tissu intermusculaire; *c*, noyaux des cellules fixes; *n*, noyaux des cellules migratrices; *v'*, petit vaisseau rempli de bâtonnets en battant de cloche.

ment, vitreux, hyalins, réfringents, bien que finement striés en travers, absolument comme cela a lieu dans le choléra des poules (voy. fig. 131). Le tissu conjonctif œdémateux montre des espaces lymphatiques agrandis. Il contient deux espèces de cellules, les unes grandes, à noyaux pâles et un peu altérés (fig. 145), les autres consistant en cellules migratrices à noyaux foncés ou réduites à de petits amas de débris de noyaux. Les

1. Babes, *Journal de l'anatomie*, janvier 1884.

acilles siègent entre les faisceaux du tissu conjonctif et souvent ussi entre les faisceaux musculaires; ils sont très nombreux, ous forme de bâtonnets bien colorés. On en voit parfois en deans du sarcolemme des faisceaux musculaires, et surtout au iveau de leurs cassures transversales. Ces bâtonnets sont accomagnés de quelques cellules migratrices épanchées et d'une ceraine quantité de fibrine fibrillaire. Certains bâtonnets ont la forme e battants de cloche, avec une partie épaisse, décrite comme une pore fortement colorée dans le renflement terminal; d'autres sont omogènes et en filaments dans lesquels des parties foncées alterent avec des parties claires. On les trouve parfois dans les caillaires des parties malades; mais, d'une façon générale, il est are qu'ils existent dans les vaisseaux, et la circulation de ces arties n'est pas complètement obstruée. Tous ces bacilles ont ne épaisseur de 0 μ,5 à 0 μ,6; ils sont de 3 à 10 fois plus longs ue larges (voyez pl. I, 1re rangée et fig. 1, p. 29, n° 22).

Rogowitsch (*Beitr. z. path. Anat. de Ziegler,* 1888, IV) a onfirmé nos recherches sur l'anatomie pathologique du charbon ymptomatique. Pour lui, les microbes de cette maladie déterninent une dilatation des vaisseaux et une altération de leurs arois, d'où résultent les exsudations et les hémorrhagies. Les eucocytes prennent souvent les bactéries dans leur intérieur orsque celles-ci sont atténuées.

Il est très difficile de distinguer du charbon symptomatique a maladie produite par l'œdème malin. Les bacilles sont très oisins comme forme, et les lésions produites par eux préentent une grande analogie.

D'après Arloing, Thomas et Cornevin, les microbes ne pénèrent dans les vaisseaux et dans le sang qu'à la période ultime le la maladie.

CHAPITRE IV

PESTE BOVINE. — HÉMOGLOBINURIE BACTÉRIENNE DU BŒUF MALADIE DU TEXAS

La peste bovine, peste du gros bétail (Lancisi, Ramazzini), peste varioleuse (Ramazzini, Vicq d'Azyr), fièvre continue, typhoïde avec redoublements (Girard et Dupuy), tchouma des Russes, Rinderpest des Allemands, cattle-plague des Anglais, typhus contagieux, est une maladie infectieuse et contagieuse extrêmement rare en France depuis que la frontière en est gardée, très commune au contraire dans les steppes de la Russie et en Autriche. L'histoire générale de cette maladie est très bien exposée dans le *Traité de police sanitaire* de Reynal[1].

Ses symptômes consistent dans un état général de prostration, de lassitude avec perte d'appétit; les poils sont ténus et piqués; la sécrétion lactée diminue. Ces signes s'accentuent les jours suivants; la prostration est extrême, la démarche chancelante; les yeux pleurent, le dos se voûte; il y a de la fièvre et des sueurs, du jetage par les naseaux et un écoulement de salive. Les déjections, entourées de mucosités grisâtres, deviennent bientôt liquides et fétides, de couleur jaune verdâtre, mousseuses, muqueuses, mêlées de sang; l'animal éprouve et manifeste de la douleur pendant les efforts souvent infructueux de la défécation. Le ventre, qui était ballonné pendant les premiers jours, et qui donnait lieu à du gargouillement, se déprime. Les muqueuses de la bouche, de la pituitaire, de la conjonctive, du vagin, offrent une tuméfaction, une rougeur avec des ecchymoses et même des éruptions aphtheuses; la langue est pendante, bleuâtre avec des érosions saignantes. On constate des secousses convulsives, des soubresauts des membres. La prostration et la stupeur s'accentuent, l'animal maigrit rapidement, l'œil s'enfonce dans l'orbite, et la mort arrive dans l'espace de quatre à huit jours.

A l'autopsie, on trouve surtout des lésions inflammatoires de la muqueuse gastro-intestinale; les plis de l'intestin grêle et de la caillette sont

1. Paris, Asselin, 1875.

ısés, le tissu sous-muqueux est infiltré par un liquide jaunâtre ou géiniforme; il est ecchymosé et présente des extravasations sanguines. muqueuse buccale, celle du vagin, sont également congestionnées et ématiées. Le mucus intestinal est glutineux, grisâtre ou rougeâtre; les licules isolés et agminés sont hypertrophiés, ulcérés parfois et couverts fausses membranes grises, diphthéritiques. Les plaques de Peyer gones et congestionnées sont infiltrées par une substance jaunâtre, comme rulente; les fausses membranes qui se développent à leur surface sont rfois enchatonnées dans leur tissu; elles se détachent ou restent adhéıtes et ressemblent par leur couleur et leur aspect à une eschare ganѐneuse. Les plaques de Peyer elles-mêmes sont quelquefois frappées de ngrène, si bien qu'elles se réduisent par la pression en une pulpe noiıre et ramollie. Les ganglions lymphatiques du mésentère sont rouges hypertrophiés.

Ces lésions, qui ont été étudiées surtout par Gerlach, Ravitsch[1], ale[2], Haubner, Roel[3], Bruchmüller[4], paraissent ressembler à celles de fièvre typhoïde de l'homme.

On a eu depuis longtemps l'idée d'employer un vaccin pour préserver cette terrible affection : le virus pris dans les excrétions et sécrétions ıté inoculé à des animaux de l'espèce bovine, mais il a produit purement simplement le typhus contagieux avec toute sa gravité. On a essayé noculer le vaccin de la variole dans l'espoir de préserver du typhus, et uley[5], qui a été mêlé à ces expériences faites à Londres avec des vaes qu'on avait inoculées et saturées de vaccin à Paris, nous raconte chec complet de ces essais. Le gouvernement russe, qui s'était prêté à grandes tentatives d'inoculation, y a renoncé depuis longtemps.

Pour ce qui concerne la nature du micro-parasite de la maladie, Semer[6] avait trouvé, dès 1874, dans les organes glandulaires des animaux ıeints de la peste, des micrococci. En 1883 il a inoculé, avec Archangelski, mouton qui gagna la peste. En cultivant les microbes trouvés dans les ganons lymphatiques de ce dernier, il obtint une culture formée d'une masse micrococci, quelques-uns en chaînettes. Ce liquide de culture a été inolé au mouton qui est resté bien portant, et au veau. Ce dernier animal ırésenté les symptômes de la peste et il a succombé au bout de sept jours.

Metchnikoff (*Centralblatt für Bacteriologie*, 1887) a examiné beaucoup de s de peste bovine. On y trouve toujours des bacilles courts à extrémités rondies dans les ulcérations de la caillette. Il y a une quantité de bacies dans l'ulcération, parfois même on trouve des filaments. Les para-

1. *Nouvelles recherches sur l'anatomie pathol. du typhus.*
2. *Recherches microscopiques sur la cattle-plague,* 3e rapport de la commission glaise, Londres, 1868.
3. *Anatomie path. du typhus,* traduit par A. Zundel; *Journal de médecine érinaire de Lyon* et *Manuel de pathologie,* traduit par Deroche et Wehenkel, 1863.
4. *Magasin de Gurlt et Hertwig,* 30e année, 3e cahier, et *Annales de médecine érinaire belges,* 1865.
5. Bouley, *le Progrès en médecine par l'expérimentation,* Paris, 1882, p. 456.
6. Semmer et Archangelski, *Sur la contagion de la peste* (*Centralblatt fur die d. Wissensch.*, nº 18, p. 306, 1883).

sites existent aussi dans le sang des animaux, mais en beaucoup plus petit nombre, et ils peuvent même manquer. On les cultive bien sur la gélatine. Ils ressemblent tout à fait à ceux de la fièvre typhoïde.

Gamaleia a fait les mêmes observations et a cultivé les microbes sur des plaques de gélatine. En inoculant les bacilles chez le veau, on peut reproduire les symptômes de la peste bovine. A l'autopsie on rencontre les mêmes ulcérations de la caillette, des tuméfactions des plaques de Peyer et des ganglions.

Le lapin ne gagne pas la maladie, tandis que le cobaye montre des ulcérations de l'estomac et la tuméfaction des plaques de Peyer lorsqu'on a inoculé les cultures ou le sang des animaux. En filtrant le sang sur les filtres Pasteur, on n'obtient plus rien sur ces animaux.

HÉMOGLOBINURIE BACTÉRIENNE DU BŒUF

Cette maladie, étudiée par l'un de nous (Babes, *Comptes rendus*, 29 oct. 1888 et *Virchow's Archiv*, 1889, t. CXV), est endémique en Roumanie, surtout dans les parties basses et marécageuses, près du Danube. Elle a été confondue avec la peste bovine et présente beaucoup de ressemblance avec la maladie du Texas. Mais, après l'élimination de la peste du territoire roumain, cette maladie a résisté aux mesures de la police sanitaire. Elle ne s'étend pas rapidement, d'un bout à l'autre du pays, comme la peste; elle est endémique, pendant l'été dans certains districts, d'où elle se propage dans un rayon bien limité en faisant des ravages considérables. En certaines années, des milliers de bœufs vigoureux succombent à la maladie, tandis que les vaches résistent ordinairement et que les veaux sont tout à fait réfractaires. Babes a constaté des foyers d'infection autour de puits mal tenus et autour du foyer primitif de la maladie. Elle se termine peu de jours après son apparition.

Les symptômes consistent dans de la prostration, des frissons, la perte d'appétit, la tête basse, la difficulté de la marche, assez rarement de l'ictère et toujours de l'hématurie. La fièvre est élevée, la respiration et le pouls fréquents; l'urine rougeâtre contient de l'albumine et de l'hémoglobine; il existe tantôt de la constipation ou des matières brunes, dures, accompagnées d'hémorrhagie, tantôt de la diarrhée avec du ténesme.

A ce degré de la maladie, quelques-uns des animaux se remettent; d'autres, plus nombreux, continuent à s'affaiblir, maigrissent, restent couchés, présentent un accroissement des phénomènes fébriles, une urine de couleur rouge foncé, presque noire, des tremblements musculaires, du larmoiement et un peu d'œdème sous-cutané.

A l'autopsie, on trouve souvent des hémorrhagies cutanées, une légère hypérémie du pharynx et du larynx, une congestion accompagnée de catarrhe et d'ecchymoses des muqueuses gastro-intestinales.

Dans la caillette, près du pylore, il y a toujours, ou des érosions hémorrhagiques ou de petits ulcères superficiels, souvent couverts d'un séquestre gangréneux. La muqueuse du duodénum est très hypérémique

›nflée et souvent ecchymosée, couverte d'un mucus épais brunâtre. L'in-stin grêle contient habituellement beaucoup de liquide brun rougeâtre et ›s noyaux hémorrhagiques avec des pertes de substance de la muqueuse. n y trouve le *pentastoma denticulatum*. La muqueuse du gros intestin est ›uvent ecchymosée et couverte d'un mucus gélatineux : sa cavité contient ›s masses fécales sèches, comme brûlées. Les follicules des intestins ›nt peu modifiés; le tissu sous-péritonéal, au niveau des parties altérées ›s intestins, est œdémateux et hémorrhagique. Les ganglions péritonéaux ›nt tuméfiés, injectés, mous. Le tissu périrénal est toujours hémorrhagique ; œdémateux. Les reins sont grands, d'une couleur rouge noirâtre, fra-les, souvent tachés d'ecchymoses. La muqueuse des bassinets est ecchy-osée et couverte de mucus jaunâtre. La vessie est toujours pleine d'urine ; couleur rouge foncé. Le foie, augmenté de volume, pâle, marbré, fragile, ›t aussi atteint de dégénérescence parenchymateuse. La rate est gonflée, ›irâtre, à pulpe diffluente.

On voit que, malgré la ressemblance de certains symptômes avec ceux ; la peste bovine, de la fièvre du Texas, ou de la fièvre catarrhale ma-gne, il s'agit bien d'une maladie spéciale.

Dans cette maladie, Babes a toujours trouvé une bactérie caractéris-que, d'un diamètre de 0 μ,5 à 0 μ,7 environ, divisé en deux par une strie

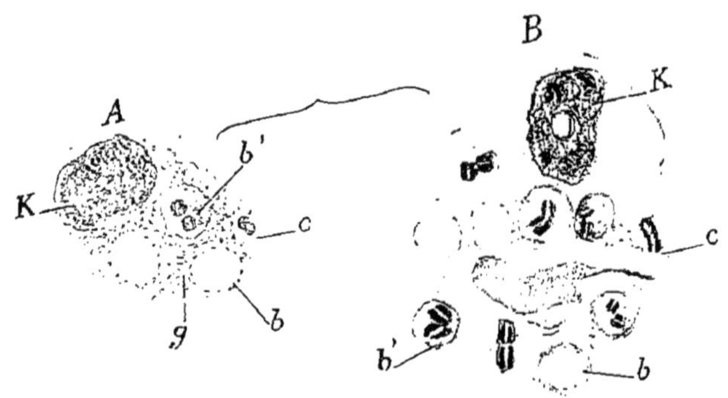

Fig. 146. — Microbes de l'hémoglobinurie provenant du suc des reins.

dessiu coloré avec le bleu de Löffler; B, figure colorée avec le violet de méthyle; K, noyaux des globules blancs ; *b*, globules rouges ; *b'*, globules rouges présentant des microbes dans leur centre ; *c*, microbes libres.

ı son milieu et souvent en quatre par une strie transversale. Ce mi-›obe se colore bien par les couleurs basiques d'aniline, très mal par la éthode de Gram, et il se décolore si on le traite par l'alcool. Il est bien sible dans des préparations desséchées ou bien sur les coupes colorées abord avec le bleu de Löffler, puis avec une solution alcoolique concentrée ; la même couleur, et enfin avec l'huile d'aniline et le xylol. Par cette éthode, il apparaît arrondi, ordinairement comme un diplococcu-g. 146, B). Si on le colore avec le violet de méthyl, il est plus grand, de μ environ, d'une forme plutôt carrée; les deux individus formant un *di-ococcus* sont liés à leurs angles par un filament intermédiaire (voir *fig.* 146).

Dans le cœur et les grands vaisseaux, les organismes sont libres, adhérents aux globules rouges ou bien situés dans leur intérieur. Dans les œdèmes hémorrhagiques et dans le rein ils sont beaucoup plus nombreux et l'on constate aussi leur présence dans l'intérieur des globules rouges. En même temps ces globules rouges sont modifiés, moins colorés et très peu résistants. Sur les coupes de l'estomac, surtout au niveau des petits ulcères, le tissu superficiel, nécrosé, ne se colore plus. De nombreux bacilles d'espèces différentes existent dans l'intérieur des glandes. Les diplocoques siègent dans les petits vaisseaux superficiels dilatés, qui en sont remplis. Dans les ganglions mésentériques, de grandes masses de bactéries, plus petites que celles des vaisseaux, siègent dans le réseau plasmatique en formant de petits groupes de quatre ou d'un plus grand nombre d'individus. Le foie ne contient pas ordinairement de bactéries. Dans les parties centrales des lobules, les cellules hépatiques sont homogènes, jaunâtres, et les capillaires intra-lobulaires sont remplis de débris de cellules fortement colorées. Le tissu interlobaire est aussi le siège d'une infiltration cellulaire autour des vaisseaux.

Dans la rate, on constate une dégénérescence ou une infiltration hyaline uniforme de la périphérie des follicules, et une hyperplasie considérable de la pulpe. Il existe là des cellules mono et polynucléées qui contribuent sans aucun doute à l'hypertrophie de l'organe, et de grandes cellules, parfois en multiplication indirecte, renfermant souvent des globules rouges ou des masses de pigment jaune ou brun. Les bactéries siègent souvent dans l'intérieur des globules rouges, à la périphérie des veines capillaires.

Les glomérules sont atteints d'une glomérulo-néphrite très prononcée. Les cellules de revêtement de la capsule sont multipliées et leurs noyaux ne se colorent plus. Les vaisseaux capillaires des reins et des glomérules sont très dilatés, et, tandis qu'on n'y trouve plus de globules rouges intacts, ces vaisseaux sont pleins de bactéries entourées d'une zone qui correspond, comme forme et comme grandeur, aux globules rouges. Le protoplasma des cellules épithéliales des tubes est jaunâtre, souvent rempli de pigment; les noyaux sont peu colorés ou bien ils ont même disparu. Les tubes contiennent des masses grenues fortement colorées.

Enfin, d'après l'examen bactériologique qui a été fait par Babes et Starcovici, les bactéries sont fréquentes dans les petites artères et dans les capillaires des autres organes et des muscles. La figure 147 présente des lésions des reins dans cette maladie. Il suffit de voir, dans les globules rouges des vaisseaux et des glomérules, les nombreuses bactéries qui s'y trouvent pour comprendre leur action.

Quand on inocule une faible dose du sang d'un bœuf malade à un bœuf sain, celui-ci ne gagne pas ordinairement la maladie. L'alimentation du bœuf avec les produits de la maladie n'occasionne qu'une indisposition passagère avec de la fièvre. L'inoculation du sang, du liquide œdémateux, de l'urine ou bien des cultures du microbe aux brebis, aux porcs, aux cobayes, à la poule ou au pigeon, ne donne pas de maladie, tandis que le rat et la souris sont plus susceptibles à l'inoculation. La souris meurt deux ou

›is jours après l'inoculation sans avoir présenté de symptômes bien prononcés. Mais c'est surtout le lapin qui, par l'inoculation du sang ou du uide œdémateux, de même que par l'alimentation avec les produits de maladie ou avec des cultures, prend une maladie fébrile, souvent morle. L'inoculation à l'oreille d'un lapin produit un œdème et une rougeur ssagers. L'animal meurt, après la disparition de cet œdème, avec des mptômes de septicémie. A l'autopsie, on constate une hypérémie, de

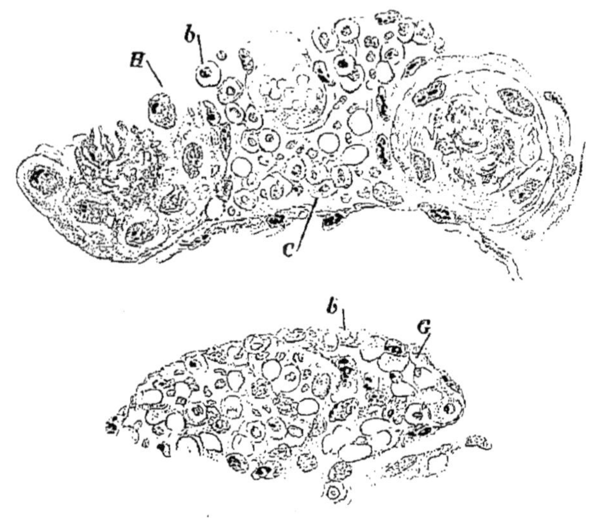

FIG. 147. — Rein du bœuf dans l'hémoglobinurie bactérienne. Gross. 600 diam.

glomérule montrant une dilatation des vaisseaux remplis de globules rouges contenant des microbes et des microbes libres; C, capillaire dilaté plein des hémotococci (*b*); H, canalicules remplis d'une exsudation jaunâtre. (Préparation traitée avec le bleu de Löffler.)

edème et des ecchymoses du péritoine et des parois de l'intestin, de la arrhée et souvent de la péricardite et de la pleurésie fibrineuse. Les bacries siègent dans les petits vaisseaux, surtout dans ceux du foie et dans s exsudats et œdèmes; elles sont souvent enfermées dans des globules ésentant les caractères des globules du sang altérés. Ce siège dans les obules rouges explique leur action qui consiste dans la destruction de ces éments et dans la mise en liberté de l'hémoglobine, d'où cette subnce passe dans l'urine. Ce sont d'ailleurs les seuls microbes connus qui ègent dans l'intérieur des globules rouges du sang.

Les bactéries ont été cultivées sur des substances nutritives, à la temrature du corps. Elles se développent sous forme d'une fine pellicule à surface du sérum du bœuf; la culture inoculée donne la maladie et oduit souvent la mort des lapins au bout de 6 à 10 jours. Ces animaux rent dans le péritoine un liquide rougeâtre sanguinolent qui se coagule pidement, mais il n'y a ni péritonite, ni pleurésie.

Sur la gélatine, à la température de 18°, le développement reste très faible; on constate une strie le long de la piqûre et une petite colonie gr sâtre à la surface. La gélatine n'est pas liquéfiée. Sur agar, le microbe s développe sous forme d'une bande à bords arrondis, plate, transparent brunâtre dans la profondeur.

Quelquefois on trouve encore dans les organes des animaux morts d cette maladie un autre microbe sous forme de diplo-bactérie de 0 μ,6 d diamètre, ou des bacilles courts dont les extrémités sont arrondies e présentent des vacuoles. Ce microbe se colore mal par la méthode d Gram. Il se développe bien sur l'agar-agar.

La culture assez abondante, semi-transparente, dégage une odeu faible mais désagréable qui ne se produit pas sur la pomme de terre. Su celle-ci, la culture est abondante, formée de plaques rondes, très élevée pâteuses, grisâtres à leur périphérie, blanches et lisses à leur centr Plus tard la colonie devient un peu jaune verdâtre.

Quoique nous n'ayons pas réussi à déterminer, chez le bœuf, une mal die mortelle par l'injection du sang de bœuf malade, il ne nous paraît pa douteux que les diplococci ci-dessus décrits ne soient l'agent pathogèn de cette maladie.

MALADIE DU TEXAS

Cette maladie des bêtes à cornes, qui s'observe dans les contrées tro picales, basses et humides, infestées de fièvre jaune, présente une stad d'incubation de deux semaines. Elle attaque surtout les bœufs et respec les veaux. Elle se caractérise par la fièvre, accompagnée de frissons, pa une incurvation du dos, de l'ictère, de l'hématurie, des diarrhées hémor rhagiques. Les animaux meurent au bout de dix jours en moyenne. l'autopsie on note une couleur laque du sang, un état catarrhal des voie biliaires et du tube intestinal, des hypérémies et ecchymoses des organe une dégénérescence parenchymateuse du foie et des reins, une tuméfac tion et un ramollissement de la rate.

Les bœufs du Texas appartiennent à une vieille race espagnole qui es plus ou moins réfractaire à la maladie; mais si ces animaux sont transpo tés dans le nord de cet État où il existe d'autres races améliorées, ces de nières peuvent gagner la maladie et en mourir rapidement. C'est surtout l litière souillée par les bêtes malades qui paraît être l'origine de la contagion

Cette maladie, qui est endémique au Texas, ressemble à la peste bovin mais elle est plus lente dans son évolution.

Billings (*The southern cattle plaque*, Lincoln, Neb. 1888) a trouvé dans l sang, les matières fécales et la bile, un bâtonnet court, dont la longueu est environ le dixième du diamètre d'un globule rouge, et qui se colo d'une façon intense à ses extrémités. Il a rencontré en même temps de microbes ronds et des bâtonnets assez longs qu'il regarde comme appar tenant à la même espèce, et il assimile ces microbes à ceux des septic mies hémorrhagiques de Hueppe. Nous ne pouvons nous défendre d'un certaine réserve à l'égard de ce microbe, car Billings a décrit des mass onsidérables du même organisme dans les viscères des individus atteints .e fièvre jaune, tandis que nous n'avons rien vu de pareil.

La maladie du Texas montre beaucoup de ressemblance avec l'hémo- ;lobinurie du bœuf. Il serait par conséquent intéressant de chercher s'il :xiste dans la maladie du Texas des microbes analogues se localisant dans es globules du sang; peut-être les microbes décrits par Billings sont-ils les bactéries associées, comme celles que Babes a signalées dans l'hémo- ;lobinurie bovine.

CHAPITRE V

ROUGET DU PORC

Le rouget du porc (érysipèle malin, mal rouge, fièvre entérique, pneumo-entérite, choléra des porcs) est une maladie infectieuse et contagieuse caractérisée par une éruption cutanée exanthématique superficielle, par des ulcérations de la valvule iléo-cæcale et du côlon, par des péritonites, des pleurésies, des péricardites, des pneumonies exsudatives ou fibrineuses. Cette affection ressemble beaucoup, par ses symptômes et son anatomie pathologique à la pneumo-entérite ou hog choléra qui est décrit précédemment. Elle évolue seulement d'habitude plus rapidement, si bien que beaucoup de cas sont mortels en vingt-quatre ou quarante-huit heures.

Klein[1] a décrit, dans les exsudats de cette maladie, des bacilles qu'il a comparés à ceux du charbon. Ils ont, d'après cet auteur, dans leur plein développement, dans les cultures, jusqu'à 5 μ de longueur, et leur épaisseur est presque celle des bacilles du foin ou du *bacillus anthracis*. Il compare même au leptothrix buccalis les bâtonnets qu'il a trouvés dans un abcès du porc artificiellement provoqué par l'inoculation du sang d'un porc atteint de rouget.

Le sang frais, d'après Klein, ne contient pas toujours des bacilles, mais bien de nombreux corpuscules incolores.

Les liquides exprimés du poumon, d'après le même auteur, renferment des micrococci, des bactéries et des bacilles. Les abcès consécutifs à l'inoculation offrent à la fois une quantité de bacilles et de spores. La sérosité séro-sanguinolente de la trachée offre surtout des bacilles. Les cultures donnent lieu à un grand développement de micrococci.

1. Klein, *Communication à la Société royale de Londres*, 1878, traduction analytique par Bouley dans le *Recueil de médecine vétérinaire*, 1881.

Dans son premier mémoire dont nous venons de donner l'analyse, Klein considérait le micro-organisme caractéristique du rouget comme un bacille. Detmers[1] croit au contraire que Klein s'est trompé en regardant comme des bacilles les micro-organismes du rouget, et il décrit ces parasites comme se présentant sous les trois formes de zooglœes, de corps sphériques isolés de 0 μ,7 à 0 μ,8, souvent étranglés à leur centre en 8, et de petites chaînettes des mêmes éléments.

Pasteur, qui n'a trouvé d'abord que des micro-organismes ronds, en 8, dans le sang et les liquides d'exsudation pathologique de cette maladie, a annoncé, le 4 décembre 1882, à l'Académie des sciences, qu'il avait découvert le vaccin de cette maladie.

Pasteur et Thuillier[2] ont réussi à atténuer le virus du rouget des porcs en le faisant passer par l'organisme du lapin. Cet animal, inoculé avec le sang du porc atteint de rouget, succombe. Si l'on cultive alors le sang du lapin, les propriétés pathogènes des micro-organismes sont modifiées de telle sorte que l'inoculation de ces cultures aux porcs leur donne une maladie dont ils ne meurent pas et qui leur confère l'immunité[3]. Cette immunité dure pendant un an, ce qui suffit à l'élevage des animaux. Tel est le vaccin du rouget, mais il est possible que les différentes races de porcs ne se comportent pas de la même façon vis-à-vis du virus-vaccin ainsi obtenu.

Pasteur et Thuillier ont inoculé le virus du rouget à d'autres espèces animales. Ils ont vu que le micro-organisme inoculé aux pigeons leur donne une maladie mortelle au bout de six à huit jours. Un second pigeon inoculé avec le sang du premier meurt plus rapidement en présentant des symptômes qui se rapprochent de ceux du choléra des poules. Si on inocule le sang de ce dernier à un porc, celui-ci meurt plus rapidement que par l'inoculation directe de porc à porc. Le virus du rouget deviendrait donc plus virulent en passant par l'organisme du pigeon.

Comme, dans ces vaccinations, c'est le virus même du rouget

1. METCHNIKOFF (*Annales de l'Institut Pasteur*, n° 6, 1889) a cherché à expliquer l'immunité des lapins vaccinés par les liquides vaccinaux de Pasteur. En introduisant dans le tissu cellulaire de ces lapins vaccinés des systèmes de lamelles de verre trempés dans une culture de rouget virulent, il a constaté que les cellules migratrices englobaient très rapidement, une ou deux heures après, les bacilles du rouget et que ceux-ci présentaient bientôt des signes de destruction. En opérant sur des lapins non vaccinés, les bacilles englobés par les cellules restaient au contraire vivants, bien colorés et actifs.

2. Mémoire lu à l'Académie des sciences de Chicago (*Americ. nat.*, mars 1882), et *Journal de micrographie*, 1882.

3. PASTEUR et THUILLIER, *Acad. des sciences*, t. XCVII, 1883.

qui est inoculé aux porcs après qu'il a passé par l'organisme du lapin, et que ce n'est pas un virus réellement différent, on est exposé parfois à des mécomptes. Les porcs adultes sont beaucoup plus sensibles que les animaux jeunes; aussi est-on exposé à tuer les porcs adultes avec le vaccin du rouget et on ne doit vacciner que les jeunes porcs.

Klein a repris la question du rouget du porc[1]. Il reproche à Pasteur de n'avoir pas donné les détails sur les lésions histologiques de la maladie qu'il a observée sur les lapins, les pigeons et les porcs, et il croit que Pasteur a donné aux lapins une septicémie et non le rouget, et aux pigeons une affection analogue au choléra des poules. Il maintient que l'affection des porcs est due à des bacilles, et que les bacilles cultivés avec les ganglions de porcs malades ne sont nullement pathogènes pour les pigeons.

Klein décrit de nouveau les lésions observées sur les organes des porcs. Il a retrouvé ses bacilles dans les exsudats des séreuses, du poumon, dans les coupes de l'intestin, dans la profondeur des tissus ulcérés. Ces bâtonnets ont de 1 à 5 μ de longueur; leur épaisseur représente le quart de leur longueur. Ils sont arrondis à leurs deux bouts, quelquefois disposés en chaînettes, quelquefois groupés les uns près des autres d'une façon irrégulière. Sur les coupes des ganglions lymphatiques, ces bâtonnets se trouvent dans les vaisseaux capillaires. Vus de profil, ils paraissent allongés; vus de face, ils paraissent ronds, ce qui peut les faire prendre au premier abord pour des micrococci. Dans les alvéoles pulmonaires, ils existent soit dans les cellules épithéliales, soit dans les parois des alvéoles et dans les vaisseaux capillaires. Les vaisseaux sanguins du poumon et des plèvres en sont remplis par places. Il y en a aussi dans le tissu qui forme la paroi des ulcérations de la langue. Tandis qu'à la surface des ulcérations de la langue et de l'intestin il existe des micrococci, la coupe de leur paroi ne montre que des bacilles.

L'inoculation du rouget aux lapins et aux souris a déterminé des maladies mortelles chez ces animaux dont les organes, le poumon, le foie, la rate présentaient des bacilles situés dans les vaisseaux et même dans les cellules. Mais s'il y avait des infarctus et des modifications du tissu, on trouvait en même temps des micrococci.

Les cultures de Klein ont été faites avec du bouillon de lapin, du liquide d'hydrocèle, de la gélatine peptone et de l'agar-agar. Elles ont donné des bâtonnets jouissant d'un mouvement propre. Les bâtonnets sont d'abord courts et associés deux par deux ; ils pourraient être pris pour le bacterium termo, mais on voit, en suivant leur développement, que ce sont bien des bacilles. Ces cultures ont été inoculées avec succès aux lapins, aux souris et au porc. Mais l'auteur n'a jamais pu produire de maladies chez le pigeon.

1. *Virchow's Archiv.*, 1884.

A l'autopsie des porcs morts de cette maladie[1] on trouve, du ôté de la peau, des taches rouges persistantes et quelquefois ıême des eschares. Les ganglions inguinaux sont tuméfiés, ɔuges par places ou décolorés; le péritoine est plus ou moins nflammé; sa surface est couverte, par places, d'une exsudation brineuse, et sa cavité contient un liquide troublé par des ɜllules lymphatiques et endothéliales. Lorsqu'on a ouvert l'in-ɜstin, on rencontre presque toujours, au niveau de la valvule éo-cæcale, de petites ulcérations à l'orifice des glandes et ıême de petites eschares. Dans le côlon, les follicules clos se résentent sous la forme de grains transparents avec une tache entrale opaque, et en même temps on observe des ulcérations lus ou moins profondes de la muqueuse. Cette apparence pré-ente quelque analogie avec les ulcérations de la fièvre typhoïde.

La rate est habituellement saine en apparence; mais comme e sang contient les micro-organismes de la maladie, ainsi que ıous le verrons bientôt, il doit y avoir aussi des micro-organismes ans le sang de la rate.

Dans les cas légers de la maladie, la plèvre est normale; lle est au contraire couverte de fausses membranes fibrineuses ans les cas graves. Il en est de même du péricarde qui pré-ente quelquefois une véritable péricardite fibrineuse.

La surface du cœur est tachetée d'ecchymoses.

Les poumons sont constamment lésés; on y trouve des cchymoses sous-pleurales, de la congestion, des infarctus, une épatisation avec production de fausses membranes à la surface e la plèvre viscérale et épaississement de celle-ci.

Klein a décrit toute l'anatomie pathologique de cette affec-on à l'œil nu et au microscope; il a inoculé les divers exsudats e la plèvre, du poumon, le sang, etc., à des porcs sains à qui il a onné tous les symptômes et toutes les lésions du rouget spontané.

L'examen histologique de la peau montre une distension des aisseaux par le sang, et une infiltration œdémateuse des papilles, ui sont augmentées de volume et transparentes. Les espaces lym-hatiques interfasciculaires et les vaisseaux lymphatiques du cho-ion et du tissu sous-cutané sont distendus par un plasma. Cette lé-ion s'observe bien au niveau du lobule de l'oreille. Les vaisseaux,

1. KLEIN, *loc. cit.*

les petites veines surtout, sont entourés de cellules migratrices

Nous avons examiné de notre côté des pièces de la peau qu nous avaient été données par Nocart, professeur à l'École vétérinaire d'Alfort. Nous avons vu, sur les coupes colorées par l violet B ou par la safranine et surtout par la solution aqueus de fuchsine, que le corps muqueux et l'épiderme corné étaien sains. Les vaisseaux des papilles hypertrophiées étaient rempli de sang et dilatés. Il n'y avait pas de cellules migratrices dans le papilles (voy. fig. 148). Dans l'intérieur des vaisseaux et dans le espaces lymphatiques, entre les faisceaux des fibres du tissu con

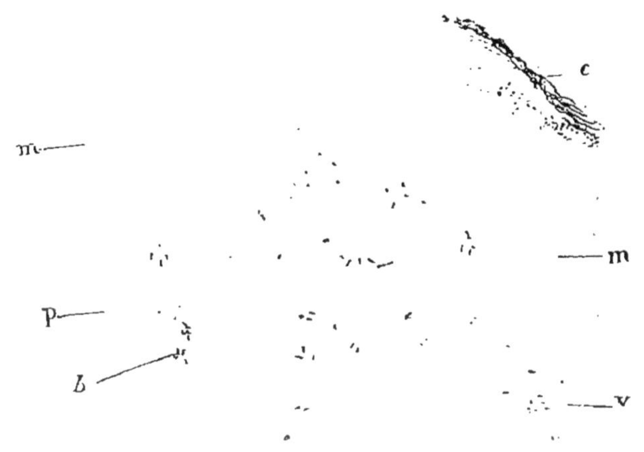

FIG 148. — Coupe des papilles du derme dans le rouget du porc.
v, vaisseaux contenant les bactéries du rouget; *m*, corps muqueux; *c*, couche cornée.

jonctif, on voyait un assez grand nombre de micrococci de 0μ,2 de diamètre associés deux par deux en 8, ou disposés en groupes.

Peut-être s'agissait-il de petits bâtonnets dont les extrémités étaient seules colorées, comme cela a lieu dans la septicémie du lapin. M. Koch ayant communiqué à l'un de nous qu'il avait trouvé des bacilles dans les produits de cette maladie, nous les avons recherchés et trouvés, dans un autre cas examiné dans le laboratoire de Virchow. Il y avait dans les tissus et dans le sang, surtout dans le poumon (fig. 150), de petites bactéries terminées par des extrémités foncées. Ces bacilles sont tout à fait différents de ceux que Klein a décrits. Ils sont beaucoup plus petits et plus difficiles à colorer.

Le tissu conjonctif que nous avons représenté dans la

gure 148 offre aussi des micro-organismes isolés ou deux ar deux, dans un vaisseau et dans les voies lymphatiques. ıtre les faisceaux du tissu conjonctif[1]. Aussi cette lésion cutaée nous a-t-elle paru surtout causée par la présence de microrganismes dans le sang et la lymphe, par une distension des aisseaux et un peu d'œdème inflammatoire comparable aux :ythèmes aigus fébriles des fièvres exanthématiques telles que ι scarlatine et la rougeole.

Les travaux tout récents de Cornevin, de Löffler et de chütz ont fait avancer la question de l'étiologie et de l'anatomie athologique du rouget.

Cornevin[2] a trouvé dans ses cultures les microbes très

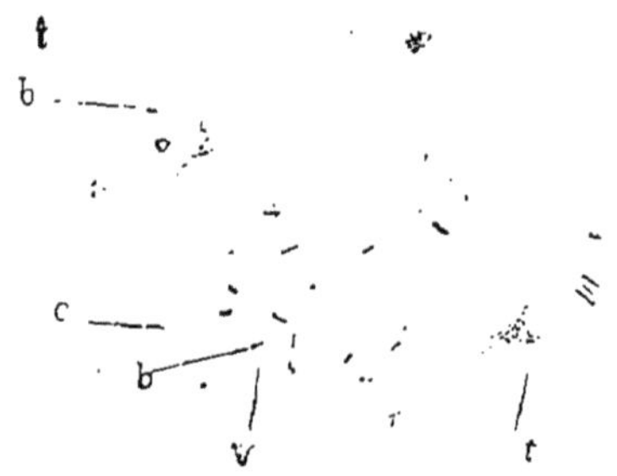

Fig. 149. — Coupe du derme dans le rouget du porc.

v, section d'un vaisseau dans lequel il y a des bacilles b.

etits, en 8, brillants, un peu mobiles, que Pasteur a décrits.)ans les cultures récentes il a vu des bâtonnets mobiles, courts, rrondis à leurs extrémités, dont il ne donne pas la dimension.

Löffler[3] a trouvé dans la peau des porcs atteints du rouget, urtout dans les vaisseaux des papilles, une grande masse de acilles qui ressemblent beaucoup aux bacilles de la septicémie es souris. Seulement ils sont plus courts et un peu plus gros.)n les voit bien en colorant les coupes par la méthode de Gram t ensuite au picro-carminate. Les cobayes inoculés avec le ɔuget du porc restent sains tandis que les souris meurent deux u trois jours après l'inoculation, avec une tuméfaction de la ate, et une infiltration hémorrhagique des poumons. Les

1. Cornil et Babes, *Archives de physiologie*, n° du 15 août 1883.
2. *Première étude sur le rouget du porc.* Paris, Asselin et Houzeau, 1885.
3. *Arbeiten aus d. Kaiserl. Gesundheitsamte,* 1885).

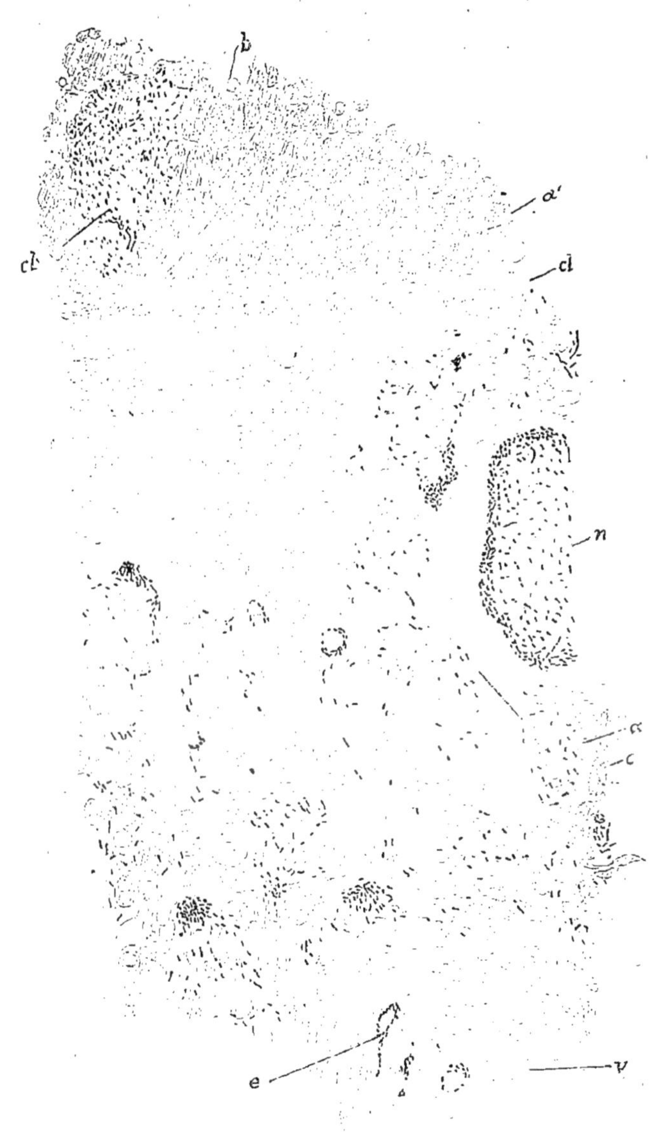

Fig. 150. — Coupe du poumon dans le rouget du porc.

n, vaisseau rempli de bactéries ; *c b*, coupe d'une bronche dont l'épithélium est en partie détaché et qui contient des bactéries du rouget au milieu de mucus. Autour de la bronche, il existe une zone dans laquelle le tissu conjonctif et les alvéoles sont remplis de cellules rondes migratrices *a'* ; *a*, alvéole contenant beaucoup de bacilles. Autour des vaisseaux *v*, on trouve un tissu inflammatoire souvent œdémateux. Les bacilles du rouget existent dans le tissu interlobulaire, autour des vaisseaux, parfois dans les alvéoles et dans l'intérieur des petits vaisseaux, parfois dans les globules blancs du sang.

rganes renferment une quantité de bacilles qui ressemblent out à fait à ceux de la septicémie des souris. En les cultivant ur la gélatine, dans un tube, ils se comportent à peu près omme les bacilles de la septicémie des souris. La gélatine est roublée d'abord et seulement le long de la piqûre. Cependant, andis que ces derniers déterminent rapidement un état trouble, omme nuageux de la gélatine, les premiers ne troublent la gélaine qu'autour du point qui a été inoculé et leur culture pousse ous forme de rayons très fins ou de nuages partant de la piqûre.

Les lapins à qui l'on injecte une quantité suffisante de ces

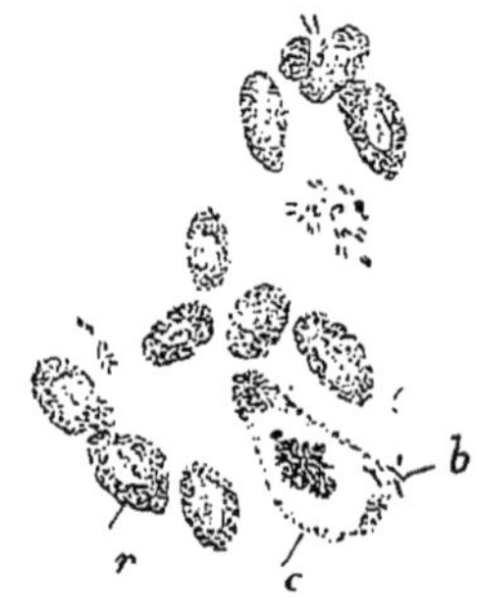

Fig. 151. — Bacilles du rouget du porc dans le sang du pigeon.

b, bacilles; *c*, cellule blanche du sang; *x*, globule rouge (d'après Schütz).

ultures meurent quatre ou cinq jours après avec une tuméfac-on de la rate et du foie, et des ecchymoses du poumon. Le sang st rempli de ces mêmes bâtonnets. Les porcs à qui Löffler a ıjecté ces cultures n'ont rien éprouvé d'anormal. Il croit que es résultats négatifs tiennent à ce que les porcs dont il s'est ervi n'appartiennent pas à la race anglaise, car ce sont surtout s races les plus perfectionnées qui sont décimées par cette maıdie.

Lorsqu'un lapin a survécu à une première inoculation il agne l'immunité pour une inoculation ultérieure. Il en est de ıême d'ailleurs pour la septicémie des souris.

Schütz[1] en étudiant à Bade le rouget du porc a vu qu'il agissait des mêmes bacilles que Löffler avait découverts, il les

1. *Arbeiten aus d. Kaiserl. Gesundheitsamte*, 1885.

a également cultivés. L'inoculation des cultures faite avec la seringue de Pravaz à des porcs de race semi-anglaise a donné lieu au rouget qui déterminait la mort des animaux en trois ou quatre jours.

Plus récemment Pampoukis (*Archives de physiologie*, janvier 1886) a constaté, sur des pièces du laboratoire de Pasteur et du nôtre, la constance des petits bacilles du rouget.

D'après ces travaux, de même que d'après nos propres examens, et ceux de Roux[1] il n'est pas douteux que Klein, Pasteur et Thuillier, Detmers, Baillet et Jolyet, Cornevin n'avaient pas vu le véritable microbe du rouget du porc qui est le bacille décrit dans la première observation de Löffler et dans les faits de Schütz. Klein a vu en effet de gros bâtonnets analogues au leptothrix ou au bacterium termo, Pasteur des microbes en 8, et Detmers des microcoques, tandis que le bacille de Löffler et de Schütz est très grêle (de 0µ,1 à 0µ,2 de largeur sur 1µ de longueur), comme celui de la septicémie des souris. Ce bacille mince est le seul qui produise le rouget. Il se trouve en abondance dans le sang, surtout dans les vaisseaux des parties malades du poumon (voyez la fig. 150), de la plèvre, du péricarde; dans les ganglions lymphatiques, la rate et les reins. Il se colore par le procédé de Gram sur les lamelles et sur les coupes. On le voit admirablement dans les vaisseaux, sur les coupes colorées par le procédé de Weigert; la membrane interne des vaisseaux en est tapissée, et les corpuscules lymphatiques en renferment un nombre plus ou moins considérable.

Les cultures faites par piqûre dans un tube de gélatine ensemencée avec le sang ou les liquides d'exsudation sont, comme nous venons de le dire, tout à fait caractéristiques en raison des faisceaux soyeux, nuageux, qui s'étendent dans toutes les directions perpendiculairement au trait d'inoculation. Dans le bouillon il se forme d'abord un léger trouble, plus tard un dépôt gris blanchâtre, sans qu'il y ait de pellicule superficielle.

L'inoculation aux souris est suivie de la mort des animaux en deux ou quatre jours; les pigeons meurent dans l'espace de trois à quatre jours. Les lapins sont moins sensibles; s'ils son

1. Soc. de biologie, 1886. Dans les photographies de Roux, faites avant la publication de Löffler, on peut aussi constater la forme bacillaire et les autres caractère du microbe du rouget.

ıoculés à l'oreille, on voit s'y développer une inflammation rysipélateuse semblable à ce qui s'observe avec la septicémie es souris. La mort s'ensuit le plus souvent après cinq ou six ɔurs. Les cobayes et les poules sont réfractaires.

Si l'on rapproche les caractères du bacille du rouget et ceux e la pneumo-entérite ou choléra-hog décrits précédemment voyez pages 324 et suiv.), on verra qu'ils sont tout différents, ındis que les symptômes et les lésions de ces deux maladies ourraient prêter à confusion. Aussi le meilleur, et l'on peut ıême dire le seul moyen absolu de diagnostic entre ces deux ıaladies consiste dans l'examen histologique et bactériologique es organes affectés. Il suffirait de faire un ensemencement du uc du foie ou des ganglions ou des exsudats pleuro-pneumo- iques sur des tubes de gélatine peptone pour obtenir les cul- ures caractéristiques tout à fait dissemblables dans ces deux ıaladies. Comme le cobaye est réfractaire au rouget et très sen- ible à la pneumo-entérite, une injection à cet animal suffirait our faire le diagnostic, surtout si l'on inoculait en même temps n pigeon qui est très sensible au rouget et non à la pneumo- ntérite.

Les vétérinaires et les agriculteurs sont très intéressés à faire diagnostic différentiel entre ces deux maladies, car le vaccin u rouget, efficace pour cette maladie, n'est d'aucune utilité pour révenir la pneumo-entérite. Aussi recommandons-nous aux ersonnes qui n'ont pas l'outillage nécessaire pour faire le dia- nostic par l'examen microscopique et par les cultures, d'en- oyer les pièces d'organes altérés aussi fraîches et aussitôt que ossible à un laboratoire de bactériologie, celui de la Faculté de ıédecine par exemple, en les entourant simplement avec un nge imbibé d'acide phénique. On peut aussi inoculer, avec une ringue de Pravaz chargée d'un liquide d'exsudation patholo- ique ou du suc du foie, un cobaye et un pigeon, et envoyer de uite ces animaux vivants à un laboratoire de bactériologie.

CHAPITRE VI

PNEUMONIE DU CHEVAL (INFLUENZA) — FIÈVRE TYPHOÏDE DU CHEVAL

La pneumonie du cheval, surtout commune en France dans certaines écuries, atteint les jeunes chevaux, par exemple les jeunes chevaux de l'armée. Elle se caractérise par les mêmes lésions que la pneumonie humaine, hépatisation fibrineuse lobaire ou lobulaire le plus souvent hémorrhagique, pleurésie fibrineuse, péricardite, etc.

Une certaine obscurité a régné sur la cause bactérienne de cette maladie qui était regardée par les vétérinaires comme ayant plusieurs formes et des micro-organismes différents. Ainsi Piedamgrotzky (*Deutsch. med Wochenschrift*, 1882) distinguait la pneumonie simple et la pneumonie hémorrhagique qu'il regardait comme infectieuse ; d'après Friedberger (*Jahresbericht der Konigl. centr. Thierh.* 1882, 83, 84, 85), on devrait séparer les pneumonies à foyers multiples (broncho-pneumonies) de la pneumonie lobaire. Cet auteur a trouvé des streptococci dans l'exsudat pleural.

Lustig, de Hanovre, a isolé six microbes dans le suc pneumonique du cheval par la culture en plaques. Il considère l'un d'eux dont les colonies sont jaune clair, dont les éléments sont allongés, ovoïdes, comme étant l'agent pathogène. Il a réussi à produire avec lui chez le cheval un œdème douloureux qui s'est abcédé.

Perroncito (*il Pneumococco del cavallo, il Bacterium pneumoniæ crouposæ, Ac. d. med.* d. Turin, fév. 1885) a trouvé dans l'hépatisation, à l'aide du violet de méthyle et de la méthode de Gram, un coccus un peu ovoïde ou sous la forme de diplococci, rarement en chaînettes, dont les articles sont souvent entourés d'une capsule comme le microbe de Friedländer. Parfois il a vu un bâtonnet entouré d'une capsule claire. Le microbe de Perroncito a présenté un godet à la surface de la piqûre sur un tube de gélatine. Avec ce microbe, il a fait mourir, en 30 à 48 heures des lapins et des cobayes inoculés dans la plèvre et dans le péritoine; les animaux succombaient avec de la pleurésie, ou de la péritonite. Il a fait des cultures avec le liquide de ces affections et il a inoculé des mulets et des ânes qui ont présenté des noyaux de pneumonie croupale. Ce bacterium était à la fois pathogène pour le lapin et le cobaye.

Schütz (*Archives de Virchow*, février et mars 1887) a étudié un grand ombre de chevaux atteints de pneumonie. Il a observé, au centre de foyers unâtres entourés d'hépatisation pneumonique, dans l'exsudat pleuré-que, aussi bien que dans d'autres observations où il y avait seulement de hépatisation lobaire, des bactéries ovoïdes, capsulées, se présentant aussi ous forme de diplobactéries et de chaînettes. On y voyait tous les inter-iédiaires entre les bactéries allongées et rondes. Beaucoup d'entre elles ègent dans l'intérieur de cellules; on en trouve par exemple 8 à 10 dans ne même cellule ronde de l'exsudat. Elles peuvent aussi être libres dans s alvéoles. Dans la plèvre elles sont également très nombreuses. Elles ffrent leur maximum en nombre dans les foyers à contenu jaunâtre; iais elles y sont aussi plus petites; leur minimum dans l'hépatisation ouge. Elles existaient aussi dans les bronches. Pour Schütz, les foyers unes des poumons sont les premiers formés, et les points où le microbe développe le plus activement.

L'inoculation par piqûre, dans un tube de gélatine, du suc du poumon onna, au troisième jour, à la température de 17°, de petites colonies rondes, lanches qui s'agrandirent jusqu'au sixième jour. Elles ne liquéfient pas la élatine et ne s'agrandissent pas à la surface. Elles montrent au micro-ope des éléments isolés et quelques petites chaînettes. La culture dans le ouillon présente des flocons qui se déposent au fond du ballon. On y ouve des chaînettes assez longues.

Sur l'agar, on obtient des colonies grisâtres peu apparentes à l'œil nu. u fond du tube, on voit aussi un précipité nuageux.

Ce microbe est surtout pathogène pour la souris; il lui donne une sep-cémie qui entraîne la mort en vingt-quatre ou quarante-huit heures, ême si l'on a simplement fait une inoculation sous-cutanée. Les bacté-es se rencontrent partout dans les organes de la souris, mais il y a par-is une inflammation du poumon avec des bactéries dans les alvéoles, et s noyaux inflammatoires dans le foie et le rein, contenant une quantité bactéries; d'autres fois on a simplement une congestion hémorrha-que.

Le lapin et le cobaye sont moins sensibles; un lapin à qui on avait jecté les microbes dans les veines de l'oreille a cependant succombé; mais cobaye ne meurt pas, à moins qu'on n'inocule une grande quantité de lture; la poule n'est pas sensible. Deux porcs ont été inoculés sans effet obant.

Les inoculations faites par Schütz sur le cheval ont donné des résultats obants. Par injection, dans le poumon, de 4 centimètres cubes de bouillon différents points, le cheval est devenu malade; deux jours après il pré-ntait de la matité et de la toux, et en même temps un écoulement par naseaux contenant ces mêmes bactéries ovoïdes. Le jour suivant il avait une matité très étendue du thorax, l'état général était meilleur, is la toux était très douloureuse; le lendemain, bruits d'auscultation actéristiques et cylindres de l'urine. A l'autopsie, on trouvait une in-mmation étendue des poumons avec des foyers jaunes mortifiés autour squels il existait de l'hépatisation rouge. Chaque injection avait été le point de départ d'un foyer jaune. Les préparations sur lamelles montraient que tout était plein des mêmes microbes. La culture sur gélatine a reproduit les cultures précédemment décrites. Les souris inoculées sont mortes un, deux, trois jours après. Dans un autre cas, autour de l'injection dans le poumon, il se forma des foyers localisés; un troisième cheval eut aussi des foyers jaunes autour d'une pneumonie très étendue en même temps qu'une inflammation très intense de la plèvre qui contenait 20 litres de liquide fibrineux. Le poumon était comprimé, mais il offrait en même temps des foyers jaunes; on constata une dégénérescence parenchymateuse des organes.

Un autre cheval a été rendu malade par inhalation. Schütz commença par le trachéotomiser. Après la guérison de la trachéotomie, il pulvérisa de la culture dans la trachée par la canule. Le second jour il y avait déjà une pneumonie, le cinquième jour l'animal fut tué. On a vu, dans la partie inférieure du poumon droit, une hépatisation gris rougeâtre avec des taches blanches, entourées d'un tissu engoué.

Schütz a vu que ces bactéries n'ont pas toujours le même degré de virulence et que leurs effets sont plus ou moins intenses. Si la pneumonie dure longtemps, elles sont moins virulentes. Il pense que la putréfaction les modifie en les rendant moins fortes.

Schütz a examiné en effet une pneumonie du cheval dans laquelle il s'était déjà produit de la putréfaction. La mort d'une souris inoculée s'est fait attendre plus longtemps que d'habitude.

Les bactéries de Schütz ne se colorent pas par la méthode de Gram. La capsule ou partie claire qui les entoure ne se colore pas toujours. Il emploie comme matière colorante le violet de gentiane ou la fuchsine.

Comme il a trouvé ces mêmes bactéries dans toutes les pneumonies qu'il a étudiées, il pense qu'elles sont la cause des pneumonies lobaires, lobulaires, hémorrhagiques, etc., et que la pneumonie du cheval est causée par elles.

Ce n'est pas à dire cependant qu'il ne puisse pas y avoir de complications bactériennes dans ces pneumonies. C'est ainsi qu'il a trouvé des streptocoques dans le pus d'un épanchement pleural et dans la plèvre, dans un fait où la pneumonie était compliquée d'une gangrène pleurale.

Schütz compare les bactéries de la pneumonie du cheval avec celles de la pneumonie humaine, avec les bactéries de Friedländer, Talamon, Fränkel; il croit que la bactérie lancéolée de Talamon-Fränkel est la cause unique de la maladie chez l'homme. Cette bactérie capsulée est très voisine de celle également capsulée qu'il a décrite. La bactérie de Fränkel diffère de celle de Schütz en ce qu'elle se colore par la méthode de Gram et en ce qu'elle pousse seulement à 36°, tandis que, comme nous l'avons vu, celle de Schütz végète déjà à 17°. Celle de Fränkel est pathogène pour les lapins et moins pour les souris, celle de Schütz est plus pathogène pour les souris que pour les lapins. Ni Friedländer ni Fränkel n'ont réussi à produire constamment une pneumonie chez les lapins ou les cobayes, tandis qu'avec le microbe de la pneumonie des chevaux, Schütz a ujours réussi à donner une pneumonie à ces animaux par l'injection dans poumon.

FIÈVRE TYPHOÏDE DU CHEVAL. — Le cheval est le seul animal qui pré-nte une maladie fébrile à symptômes typhoïdes comparable au typhus testinal, et encore cette maladie spéciale est-elle loin de posséder des ractères qui puissent l'assimiler complètement à la fièvre typhoïde de homme. En 1881, les chevaux de Paris, de certains régiments et sur-ut de la Compagnie des omnibus, ont été décimés par une épizootie la maladie connue sous le nom de fièvre typhoïde du cheval. Cette aladie fébrile, dans laquelle la température atteint au bout de quatre u cinq jours un maximum de 40 à 41 degrés, puis descend après une ériode d'état de quelques jours pour se terminer en un espace de temps ès variable, de dix, quinze, à vingt ou vingt-cinq jours, présente des ymptômes qui prédominent, tantôt du côté du poumon, tantôt du côté u cerveau ou des intestins. La fièvre n'a pas les mêmes allures que elle de la fièvre typhoïde de l'homme, en ce sens qu'elle est beaucoup oins longue et moins continue dans sa courbe élevée. A l'autopsie des nimaux, on ne trouve pas non plus de lésions qui soient identiques à elle de l'homme. Servoles[1], qui a établi ce parallèle en soutenant l'as-imilation complète de la fièvre typhoïde de l'homme et du cheval, rap-orte des autopsies dans lesquelles il y avait des congestions et même uelquefois des ulcérations des plaques de Peyer, avec une sorte d'énu-léation des follicules clos, avec une congestion très marquée et une sécré-ion catarrhale de toute la muqueuse intestinale; mais nous n'avons pas u dans sa description, non plus que dans l'examen histologique fait par émy, cet épaississement considérable des plaques de Peyer qui présen-ent, dans la fièvre typhoïde de l'homme, un aspect médullaire grisâtre, ui sont infiltrées de liquide louche, qui se gangrènent par places, etc., on plus que l'hypertrophie des ganglions lymphatiques et de la rate. 'rasbot a noté dans cette maladie une infiltration séreuse du tissu cellu-aire et en particulier du mésentère (*Recueil de médecine vétérinaire*, 1880). es ulcérations surviennent si la maladie est d'assez longue durée. De 'examen histologique de Rémy, il résulte que les follicules clos des pla-ues de Peyer peuvent s'ulcérer, mais l'ulcération des plaques de Peyer 'appartient pas en propre à la fièvre typhoïde, et elle se montre aussi uelquefois dans les diarrhées intenses, le choléra, l'urémie intestinale, etc. a marche très variable de la maladie, qui se termine quelquefois en vingt-uatre ou quarante-huit heures, diffère essentiellement de la fièvre ty-hoïde de l'homme. Aussi ces différences expliquent-elles parfaitement la iversité des opinions émises par les vétérinaires; les uns, comme Servoles, ffirment l'identité; les autres, comme le professeur Schütz, de Berlin, éclarent qu'ils n'ont jamais observé, chez aucun animal, de fièvre et de ésions intestinales assimilables à celles de l'iléo-typhus de l'homme. Il est

1. SERVOLES, thèse de doctorat, Paris, 1881. — *La Fièvre typhoïde chez le cheval t chez l'homme*. Paris, Asselin, 1883.

vrai que parmi les maladies les mieux connues au point de vue de leur étiologie, comme par exemple le charbon et la morve, nous voyons de grandes dissemblances dans les diverses espèces animales; mais là, nous affirmons l'identité de nature des lésions et des symptômes différents, en nous fondant sur la notion démontrée du même micro-parasite. C'est précisément ce qui nous manque, pour adopter l'assimilation au typhus abdominal de la maladie connue sous le nom de fièvre typhoïde du cheval, car la monographie du Dr Servoles ne contient pas de recherches sur le micro-organisme de cette affection. Il faudrait établir l'identité du microbe de cette maladie du cheval avec celui de la fièvre typhoïde de l'homme.

Pasteur[1] a inoculé à des lapins la matière écumeuse sortant par les naseaux, au moment de la mort d'un cheval atteint de la maladie dont il s'agit; les lapins périrent et leur sang présenta un microbe en forme de huit, avec un étranglement allongé. Inoculé à d'autres lapins, ce microbe les faisait périr en moins de vingt-quatre heures, avec une hépatisation pulmonaire, une pleurésie, et une tuméfaction des plaques de Peyer qui avaient un aspect framboisé et qui étaient hémorrhagiques. La dernière plaque, au niveau de la valvule iléo-cæcale, était toujours la plus altérée[2].

De la lecture des observations de la pneumonie contagieuse d'une part et de celles données par les vétérinaires de Paris et en particulier Brun, Butel[3], Benjamin[4], Delamotte, il nous semble qu'il est très difficile de séparer de la pneumonie contagieuse le syndrome décrit sous le nom de fièvre typhoïde du cheval. Celle-ci nous paraît être une forme de la première dans laquelle les symptômes généraux deviennent prédominants. Il régnait néanmoins sur les microbes de cette fièvre typhoïde du cheval un doute qu'il importait de résoudre.

Ces incertitudes ont engagé l'un de nous[5] à étudier la fièvre typhoïde du cheval en Roumanie où elle est assez fréquente. Huit observations ont été prises au triple point de vue de la clinique, de la bactériologie et de l'anatomie pathologique. La symptomatologie qui se rapproche beaucoup de ce qui est décrit par les vétérinaires français, diffère complètement de l'influenza de Schütz. On notait, dans les prodromes, la perte de l'appétit, l'affaiblissement, le décubitus, puis, dans la maladie confirmée, la tête basse, les yeux larmoyants, la somnolence, l'affaiblissement du train postérieur, l'injection et l'état ictérique des muqueuses, des pétéchies multiples. Le pouls, petit, battait de 70 à 80 fois à la minute; 25 à 30 inspirations par minute; la température rectale dépassait 40°. On constatait

1. Pasteur, *Communication au congrès d'hygiène de Genève, sur l'atténuation des virus. Comptes rendus*, t. I, p. 137, 1883.

2. Koch assimile complètement la maladie du lapin déterminée par Pasteur à la septicémie du lapin dont nous avons donné une description, d'après Koch, à la page 178, mais il est difficile de l'affirmer; peut-être s'agissait-il du même microbe que Schütz a décrit dans la pneumonie équine.

3. *Soc. de méd. vét. pratique,* 1886.

4. *Essai clinique de la pneumonie du cheval,* 1888.

5. Babes, *Bullet. du service sanit.*, fév. 1889 et Thèse de Calinescu, 1888.

signes d'un catarrhe bronchique et souvent d'une pneumonie lobaire et ıne pleurésie. Souvent il existait une diarrhée accompagnée de mucus, pseudo-membranes ou de sang. Plus tard les pétéchies s'étendent et se .nsforment même en ulcères à tendance gangréneuse de la peau, la npérature s'abaisse et la mort arrive après des sueurs profuses.

A l'autopsie des animaux on distingue deux catégories de lésions : les .érations pulmonaires où domine la pleuro-pneumonie fibrineuse avec tarrhe bronchique, correspondant à la description de l'influenza; en ;ond lieu on rencontre des complications soit de gangrène pulmonaire it de lésions périphériques caractérisées par de grands infarctus hémorragiques ou des ulcères mycosiques de la muqueuse stomacale et intesıale avec hémorrhagie et œdème et enfin une dégénérescence du foie et s reins. Les ulcères de l'estomac et des intestins ne sont pas toujours loca-:és dans les glandes folliculaires; on les trouve tout particulièrement dans ;stomac et à la partie supérieure de l'intestin grêle. Ils sont caractérisés .r de petites pertes de substance rondes ou irrégulières, situées le plus uvent sur les plis de l'intestin : la base des ulcères est élevée et infiltrée, uvent hémorrhagique, couverte souvent d'un séquestre rougeâtre ou le; les bords en sont injectés, souvent œdématiés, hémorrhagiques, habituellement couverts d'une couche mince nécrosée, jaunâtre et grenue. : foie est hypertrophié, jaune, flasque; les reins sont volumineux; leur psule se détache facilement; leur surface est injectée, parfois ecchymosée .r un fond jaunâtre; la substance corticale est plus épaisse qu'à l'état ›rmal, jaunâtre, fragile. A l'examen microscopique, on constate les lésions .ractéristiques de la dégénérescence parenchymateuse des organes. Les ›umons offrent, avec une infiltration du tissu interstitiel, une exsudation : sang et de fibrine dans les alvéoles et en même temps on y observe des plococci correspondant aux microbes décrits par Schütz. Mais, dans les ırties hémorrhagiques et nécrosées, on constate en outre la présence d'une asse de petits bâtonnets avec des points plus colorés aux extrémités, ı diamètre de 0 μ,3 à 0 μ,4, et qui sont localisés surtout à la paroi des foyers ulcères et dans certains petits vaisseaux du territoire enflammé. Le tissu ıi est le siège de ces microbes ne se colore plus avec les couleurs d'aniıe. Dans les ulcérations intestinales, il existe une masse de microbes ıriés parmi lesquels on constate aussi les petits bacilles précédents. Les êmes microbes se trouvent encore souvent dans certains petits vaisseaux ›s organes internes. Enfin nous les avons parfois constatés dans les œdèmes dans les hémorrhagies. En même temps on a trouvé parfois dans les ›umons et dans des ulcérations de la peau, des streptocoques du pus qui aient parfois septiques pour de petits animaux, et 2 fois le microbe du ıs bleu.

Les lapins inoculés à l'oreille avec les liquides provenant des exsudats : la maladie du cheval, succombent souvent et leurs organes renferment de ›tits bacilles qui se comportent dans leurs cultures comme les microbes : la septicémie des lapins de Koch. En les faisant passer plusieurs fois par ›rganisme du lapin, ils acquièrent une plus grande virulence et déterinent la mort en un ou deux jours. Les souris blanches meurent aussi rapidement avec un peu d'œdème un peu teinté de sang au lieu d'inoculation, tandis que les poules résistent parfois, bien que présentant un séquestre à la place où elles ont été inoculées.

Le cheval inoculé avec ce microbe prend une maladie septique avec l'ictère et les autres symptômes du typhus, mais souvent sans lésions pulmonaires. Cependant, s'il est infecté par injection dans le poumon, il meurt avec des foyers de pneumonie ayant de la tendance à se terminer par la gangrène.

Par la recherche bactériologique des produits de la fièvre typhoïde spontanée du cheval, on isole souvent dans le poumon les microbes capsulés de Schütz. On y trouve en même temps un bacille de 0 μ,2 à 0 μ,3 qui ne se colore pas par la méthode de Gram, qui se colore peu par les méthodes simples et qui est plus foncé à ses extrémités. Il donne sur la gélatine une petite plaque transparente et sur agar-agar, le long de la piqûre, de petites colonies peu saillantes, transparentes, brillantes d'abord, puis mates, un peu saprogènes; sur le sérum de bœuf, on obtient une couche à peine élevée, mate, difficile à voir; rien de visible sur la pomme de terre. Après plusieurs passages sur les substances nutritives, les colonies deviennent plus abondantes et moins pathogènes. La première culture tue en effet rapidement, par une septicémie souvent hémorrhagique, non seulement le lapin et la souris, mais aussi le cheval. On peut isoler de plus, chez le cheval, le streptococcus pyogenes, le microbe du pus bleu, et souvent des bacilles courts saprogènes, moins pathogènes que le bacille septique et produisant la mort par l'inoculation d'une grande quantité de culture.

Ces recherches montrent que la fièvre typhoïde du cheval présente les lésions caractéristiques de l'influenza de Schütz, mais que ces lésions sont compliquées d'ulcères du tube gastro-intestinal digestif, d'hémorrhagies, d'ictère, d'une véritable septicémie, de sorte qu'on peut regarder cette maladie comme une pneumonie avec une septicémie hémorrhagique. En effet l'analyse bactériologique nous a montré que la fièvre typhoïde du cheval résulte de l'action de plusieurs bactéries, le plus souvent celle de Schütz associée tantôt avec un microbe qui présente tous les caractères de celui de la septicémie des lapins, tantôt avec un streptococcus assez virulent décrit aussi par Chantemesse, tantôt enfin avec des microbes saprogènes. Ces constatations nous expliquent les différences dans la description et dans l'interprétation de la maladie qui se complique d'une septicémie hémorrhagique causée le plus souvent par les bacilles de la septicémie du lapin, et il est probable que Pasteur a eu affaire à la même complication dans l'épidémie examinée par lui, car il avait isolé dans le mucus nasal un microbe septique pour le lapin qui est probablement le même que celui de Koch.

CHAPITRE VII

ADÉNITE PURULENTE DU CHEVAL

Schütz (*Der Streptococcus der Druse der Pferde, Zeitschr. für Hygiene*, III, , 1887) a décrit cette maladie connue sous le nom de lymphadénite aposèmateuse du cheval, dans laquelle on observe une suppuration des ganlions lymphatiques de la tête, en même temps qu'un catarrhe du nez, u pharynx et du larynx, terminée souvent par une inflammation chroique fibreuse autour des ganglions lymphatiques.

La maladie, qui évolue assez rapidement, peut être confondue parfois vec la morve. En examinant au microscope le pus des abcès, Schütz a u constater une grande masse de chaînettes très longues et ondulées. ar la solution aqueuse de violet de gentiane, les chaînettes se colorent en leu rougeâtre; on peut constater que ce streptococcus est composé de dilococci aplatis ou de diplococci ovales. La plupart des membres de la ıaînette sont pâles, tandis que quelques-uns prennent une coloration .us rougeâtre que les autres. Schütz regarde ces cellules rouges comme ɜs arthrospores. Le microbe se développe seulement à la température du ɪrps, surtout sur le sérum de bœuf, sous la forme de petites gouttes ansparentes et confluentes, tandis que sur l'agar-agar on voit seulement liquide devenir trouble au fond du tube. On constate que les cultures ınt formées de streptococci autour desquels il existe une espèce de capıle. Par l'inoculation du pus sous la peau d'une souris, on la tue en trenteıatre heures, et on trouve autour du point de l'inoculation une infiltraɔn purulente; les ganglions lymphatiques sont infiltrés, suppurés, la rate t agrandie, et il existe des abcès métastatiques dans les organes. Ceux-ci ıntiennent une grande quantité de streptococci et les cultures faites avec ur suc reproduisent les mêmes microbes. On obtient un résultat semblable ı inoculant des cultures pures aux souris. Le lapin, le cobaye et le pigeon nt réfractaires. En inoculant avec une culture un cheval, il se développe la place de l'inoculation de grands abcès accompagnés de fièvre. Les :eptococci inoculés dans les cavités nasales, sans lésions de la muqueuse, :terminent de la fièvre, un catarrhe naso-pharyngien, et enfin des lymphadénites suppuratives des ganglions voisins. Il est des cas où le dia gnostic est plus difficile, parce que la maladie peut se localiser aussi dar d'autres parties du corps, par exemple dans l'intestin.

Nous pensons que les bactéries découvertes par Schütz sont en effet l cause de la lymphadénite du cheval; mais cependant il serait possible qu ce parasite ne fût pas uniquement lié à la maladie décrite par Schütz. Nou avons en effet trouvé des microbes semblables dans d'autres maladies d cheval, comme la morve, le typhus du cheval. Il est même probable qu le streptocoque de Schütz est identique avec un streptococcus qu'on ren contre parfois dans des maladies pyémiques ou septiques de l'homme Nous verrons en effet que certains streptocoques septiques ensemencé dans la gélatine s'y développent d'abord à peine à la température d 18° à 20°. Les cellules plus brillantes et rougeâtres décrites par Schütz s rencontrent aussi dans certaines cultures de streptocoques. Il exist enfin, dans d'autres maladies, des streptocoques qui donnent naissance des septicémies et à des abcès chez les souris comme chez le cheval. Ce pendant nous n'osons pas identifier complètement le microbe de Schüt avec le streptococcus septicus, à cause de la confluence des cultures d premier sur le sérum coagulé, et surtout en raison de son action patho gène en vertu de laquelle il détermine un catarrhe et une adénite pa son introduction simple sans lésion sur la muqueuse nasale du cheval.

CHAPITRE VIII

FARCIN DU BŒUF

Cette maladie, caractérisée par l'inflammation suppurative des vais-
ɜaux et des ganglions lymphatiques superficiels du bœuf, amenant l'amai-
rissement et des symptômes de phtisie tuberculeuse, assez rare en France,
st plus commune à la Guadeloupe. Elle n'a aucun rapport étiologique avec
farcin ou la morve des équidés, ni avec la tuberculose.

C'est surtout sous le ventre, suivant le trajet des vaisseaux lymphatiques
ous-cutanés, qu'on voit des cordes ou tumeurs dures ou fluctuantes qui
étendent à l'avant-bras ou à l'aine. Ces abcès s'ouvrent quelquefois au
li du genou ou au jarret. Ils renferment une matière blanchâtre ressem-
lant à de la crème épaisse. La durée de ces tumeurs est très longue.
ans une autopsie faite par Cousin, il y avait dans le poumon, le foie, la
ite et les ganglions, des pseudo-tubercules dont la partie centrale avait
ıbi la transformation caséeuse ou purulente.

Sur les pièces envoyées par Cousin à Nocard, le savant professeur d'Al-
rt a déterminé la cause de cette maladie[1]. Nous lui empruntons la rela-
on suivante. Les préparations du pus, colorées par la méthode de Gram, ne
onnent rien ; par la méthode de Weigert avec l'huile d'aniline, on trouve
ıns le pus, dans la partie caséeuse des nodules des ganglions lymphatiques
des organes, une quantité d'amas de bacilles enchevêtrés d'une façon inex-
icable en fagot épineux ou en broussaille. Ces bacilles en amas ressem-
ent à la fibrine qui se colore aussi par la même méthode. Ces bacilles
uvent être comparés à ceux du rouget au point de vue de leurs dimen-
ons. Le pus recueilli au centre d'un abcès ne contient pas d'autres microbes
ıe celui qui vient d'être décrit.

La culture de ce microbe se fait sur tous les milieux liquides ou solides,
ıne température variant de 30 à 40°.

Sur la gélose, le microbe se développe en petits amas irréguliers, arrondis,
illants, opaques, plus épais sur les bords, d'une teinte blanc jaunâtre, à

1. Nocard, *Annales de l'Institut Pasteur*, 25 juin 1888.

surface mamelonnée, terne et comme poussiéreuse ; à la longue, ces pl ques, d'aspect lichénoïde, se réunissent et se confondent, donnant à l'e semble de la culture l'apparence d'une membrane épaisse, grossièreme plissée. Sur la pomme de terre, la culture se fait rapidement, sous forn de petites plaques écailleuses, très saillantes, sèches, jaune pâle, dont l bords semblent se soulever.

Sur le sérum gélatinisé, la culture est moins rapide, mais elle a les mêm caractères que sur la gélose : elle est seulement plus humide.

Dans les bouillons, la culture se développe sous forme d'amas blan châtres irréguliers dont les uns tombent au fond du liquide, les autres re tant à la surface, comme des pellicules lenticulaires de couleur gris sal d'aspect poussiéreux.

Cet organisme est exclusivement aérobie.

Dans toutes ces cultures, il offre le même aspect de filaments enche vêtrés ; ce ne sont pas de véritables ramifications dichotomiques, ma une fausse dichotomisation analogue à celle des cladothrix. Les coloni anciennes paraissent riches en spores, surtout celles développées à la su face des bouillons glycérinés : les spores, extrêmement petites, résiste à l'imprégnation par les matières colorantes ; elles apparaissent comme d petites lacunes ovoïdes incolores, à l'extrémité des segments bacillaires, a niveau des points où semble s'opérer la dichotomisation.

Les cultures conservent longtemps leur virulence. Après quatre mois d séjour à l'étuve à 40°, elles poussent avec la même vigueur, et les cobay qu'elles servent à inoculer meurent aussi rapidement qu'au début.

A 65°, le chauffage pendant quinze minutes ne tue pas le microbe, mai dix minutes à 70° en détruisent la virulence et la végétation.

L'injection intrapéritonéale et l'injection intraveineuse d'une cultur provoquent constamment, chez le cobaye, dans un délai de neuf à ving jours, des nodules comparables aux tubercules, confluents surtout dan l'épiploon, présentant à leur centre quelques gouttelettes de matière pur forme, et contenant une quantité considérable d'amas bacillaires en brou saille. La surface des viscères abdominaux, foie, rate, rein, intestin, offr les mêmes pseudo-tubercules. Par l'injection intraveineuse, on observe l mêmes nodules pseudo-tuberculeux dans tous les viscères. Le résultat e le même, qu'on injecte le pus ou les cultures.

Chez la vache et le mouton, l'injection produit les mêmes lésions, mai évoluant lentement, sans causer la mort.

Le lapin, le chien, le chat, le cheval et l'âne sont réfractaires ; il se fai simplement un petit abcès au lieu inoculé.

L'inoculation sous-cutanée, pratiquée sur les cobayes, leur donne un tuméfaction cutanée considérable suivie d'un phlegmon suppuré ; l'anima maigrit beaucoup, semble devoir succomber, mais il se rétablit cependan en conservant une induration des lymphatiques et des ganglions. Su 16 cobayes inoculés sous la peau, Nocard n'en a vu qu'un seul succombe avec une pseudo-tuberculose miliaire généralisée.

CHAPITRE IX

TUMEUR CONTAGIEUSE MYCOSIQUE DU CHEVAL

Rivolta et Micellone ont décrit en 1870, dans les bourgeons inflammaoires qui se développent au niveau du cordon spermatique après la castration des chevaux, un champignon différent de l'actinomyces; il est radié ;omme l'actinomyces, mais composé de groupes ressemblant à des grappes le raisin sans tige; les grains eux-mêmes sont granuleux. Ils ont donné à ;e parasite le nom de *dicomyces equi*.

En 1884, Johne décrivit quatre cas de la même affection; trois d'entre :ux présentaient des organismes semblables à l'actinomyces, tandis que le [uatrième offrait, au milieu de nodules composés de cellules embryonıaires, des formations muriformes composées d'amas de grains de 5 à 10 μ le diamètre. Chaque grain est entouré d'une membrane homogène brilınte. Ces grains résistent aux acides et à l'action de la potasse, et ils ressemblent à l'ascococcus Billrothii; c'est pourquoi Johne l'appelle micro-·occus ascoformans. On pourrait croire et on suppose que la capsule ı'appartient pas aux parasites mais seulement aux tissus conjonctifs. Ce-ıendant cette capsule est plus adhérente aux parasites qu'au tissu conjonctif.

Le travail le plus important sur ce parasite est celui de Rabe (*Ueber ıycotische Bindegewebswucherungen bei Pferden, Deutsche Zeitschr. f. Thierıed.* XII, p. 138) qui l'a trouvé dans différentes tumeurs du cheval caracérisées par une excroissance chronique, ou des tuméfactions ramollies à eur centre. Dans le contenu muqueux, friable ou purulent de ces parties, y a de grandes colonies des microbes précédemment décrits. Il a cultivé es microbes sur la gélatine sous la forme de colonies globulées qui sont 'abord de couleur blanc d'argent, plus tard jaune grisâtre avec un reflet ıétallique. Dans la culture par piqûre, il se développe une traînée filiorme gris blanchâtre le long de la piqûre; peu à peu la gélatine se liquéfie, ındis qu'il se forme à la partie supérieure une bulle d'air et que le filaıent descend au fond de la piqûre. Sur la pomme de terre, la culture onne une couche d'un jaune pâle. Les souris inoculées avec la culture : sont montrées réfractaires, tandis que les cobayes mouraient avec une espèce de septicémie. Chez le mouton, on détermine un œdème inflammatoire autour du lieu de l'inoculation. Chez le cheval on observe d'abord un œdème inflammatoire passager; quatre à six semaines plus tard on voit, à l'endroit de l'inoculation, une tumeur sur laquelle siègent des nodules mous de la grosseur d'un pois; ceux-ci présentent à leur centre ramolli des grains jaunâtres comme des grains de sable composés de microbes. Ces derniers se colorent bien avec les couleurs d'aniline. Les colonies plus anciennes sont parfois radiées et peuvent se calcifier.

CHAPITRE X

MAMMITE CONTAGIEUSE DES VACHES LAITIÈRES[1]

Nocard a décrit, en 1885[2], une maladie bactérienne de la mamelle de ı vache caractérisée par une induration nodulaire, arrondie ou ovoïde, e la grosseur d'un œuf de poule, mal limitée, siégeant dans la glande, et ar une modification de la sécrétion lactée. Le lait est en effet rendu acide, u moment même de la traite, par la présence de l'acide lactique; il se oagule très rapidement, devient séreux, grumeleux, parfois d'odeur fétide. on mélange avec du bon lait suffit à coaguler presque aussitôt la masse ›ut entière. Cette affection est contagieuse pour les vaches réunies dans ι même écurie. Il ne paraît pas douteux que ce soit la main des trayeurs ui porte la contagion d'une vache à l'autre.

Dans le lait des glandes malades recueilli avec toutes les précautions ntiseptiques, après avoir lavé avec soin le trayon de la glande malade, ocard a trouvé un nombre considérable de leucocytes, parfois agglutinés ar un réseau très fin de filaments muqueux ou fibrineux, et des parasites ı chapelets ou en chaînettes dont chaque grain, ovoïde ou arrondi, mesure μ de diamètre. Les chaînettes sont d'autant plus longues qu'on a affaire une lésion plus rapprochée de son début.

Ces bactéries se colorent facilement par l'action du bleu de méthylène ı solution aqueuse, du violet de gentiane ou de la fuchsine.

Les préparations lavées à l'eau distillée, séchées ensuite, sont éclaircies ır l'essence de girofle, le xylol, et montées dans le baume. La méthode Ehrlich avec l'action d'un acide ne colore pas ces bactéries; la méthode de ram donne des résultats peu satisfaisants. On ne trouve jamais d'autres ganismes que ces chaînettes sur les lamelles colorées et en particulier il y a jamais de bacilles de la tuberculose, quoique les caractères à l'œil nu l'induration glandulaire aient pu faire penser à la tuberculose mammaire.

1. *Sur une mammite contagieuse des vaches laitières,* par MM. Nocard et Mal-reau, *Annales de l'Institut Pasteur,* t. I, p. 109, 1887.
2. *Bulletin de la Société centrale de médecine vétérinaire,* 12 et 22 nov. 1885.

La lésion histologique de la mamelle, qui a été très bien étudiée pa Nocard et Mallereau, consiste dans une infiltration inflammatoire d tissu conjonctif de la glande qui devient scléreux au point d'acquérir un dureté presque ligneuse. Les lobules de la glande sont conservés dans leu forme et indurés. Sur les coupes, on observe : 1° une hypertrophie avec infil tration cellulaire de tous les éléments du tissu conjonctif; 2° une prolifé ration abondante des cellules épithéliales des acini glandulaires qu remplissent leur cavité; 3° une desquamation très accusée des cellule des canaux excréteurs dont la paroi est considérablement épaissie et don la cavité apparaît çà et là comblée de débris cellulaires. Sur les coupe minces, colorées au bleu de méthylène, soit dans une solution aqueuse soit suivant le procédé de Löffler, on constate, au milieu des masses cel lulaires contenues dans les canaux excréteurs, les chaînettes pelotonnée des microbes précédents.

Nocard et Mallereau ont cultivé ces organismes sur divers milieux dans le lait, dans le bouillon de poule, de veau, de porc, de cheval, dan la levure de bière, etc.

Ce streptococcus se cultive facilement dans les milieux liquides, lait bouillon de poule, de veau, de porc, de cheval, levure de bière, etc. Il es nécessaire que le bouillon soit neutre ou alcalinisé. Il forme au fond d ballon de culture un léger dépôt blanchâtre, opaque, uniquement compos de chaînettes, ou de flocons soyeux et fragiles; l'addition au bouillon d sucre, glycose, lactose, sucre de canne, mannite et de glycérine est favo rable à la croissance du microbe, tandis que l'addition de chlorure d sodium et de peptone lui sont défavorables.

Aux second, troisième et quatrième jours de la culture, le bouillon devien de plus en plus acide, et le microbe qui produit cette acidité cesse de s développer. Mais il pullule de nouveau si on le change de bouillon ou s l'on ajoute au bouillon acidifié par lui du carbonate de chaux qui le neu tralise. La base est prise par l'acide développé dans la culture et il s forme, dans le ballon de culture, un sel cristallisé qui est du lactate d chaux (Roux).

Le microbe se développe moins vite sur les milieux solides : dans u tube de gélatine inoculé par piqûre, on a, le troisième jour, une pellicul arrondie à la surface et un léger trouble le long de la piqûre; bientô apparaissent de petits points blanchâtres, opaques, granuleux, formant un ligne dentelée.

La gélatine n'est pas liquéfiée.

L'agar donne une culture analogue, mais encore moins abondante Inoculé par strie sur gélatine et agar, il donne une infinité de petites colo nies arrondies, translucides, blanchâtres, qui se confondent parfois en un mince pellicule à bords un peu plus épais et opaques que le centre.

Sur des plaques de gélatine peptone, à 18°, les colonies n'apparaissen que le 3e ou 4e jour. Transparentes d'abord, elles prennent sous le micro scope une teinte jaune clair qui brunit peu à peu quand elles sont anciennes

Nocard a reproduit la maladie en injectant, dans la mamelle de vache et de chèvres, 1 à 2 centimètres cubes de bouillon de culture. Il a vu s oduire l'induration de la glande et il a constaté la présence de strepto-cci dans le lait. Il est nécessaire, pour obtenir ces résultats positifs, de servir d'une culture récente.

Le lait souillé par la présence du streptococcus de Nocard est altéré et de auvais goût, mais il n'est en réalité pas nuisible. Les animaux, chiens, pins, veaux et chevreaux nourris avec ce lait, ne paraissent pas en souf-ir dans leur nutrition générale.

Si l'on injecte dans la cavité péritonéale un centimètre cube de culture des chiens, chats, chevreaux, cobayes et lapins, les animaux n'en souf-ent pas et les résultats de leur autopsie sont négatifs. Comme prophy-xie, Nocard conseille de ne traire les vaches malades qu'en dernier lieu ıns la vacherie, afin que le trayeur ne transporte pas avec sa main la ıaladie aux vaches saines, et il recommande que les personnes chargées e la traite se lavent les mains avec de l'acide phénique à $\frac{3}{100}$.

Si la maladie est récente, il suffira pour la guérir de faire, après la aite, une injection par le trayon, de 100 à 150 grammes d'acide borique ı solution à $\frac{4}{100}$. Le noyau induré diminuera peu à peu et disparaîtra omplètement; mais ce moyen simple est insuffisant si le tiers ou la ıoitié de la glande est envahi depuis longtemps par l'induration.

CHAPITRE XI

MAMMITE GANGRÉNEUSE DES BREBIS LAITIÈRES (ARAIGNÉE, MAL DE PIS)

Cette maladie, qui se caractérise par un gonflement et une inflammation très aiguë de la mamelle, terminée par une gangrène, par une infiltration séreuse de la peau du ventre et qui marche parfois avec une rapidité telle que les animaux meurent en 24, 36 ou 48 heures, avait été signalée autrefois par Hurtrel d'Arboval. Elle fait souvent de grands ravages parmi les brebis laitières des fromageries de Roquefort. Nocard a de nouveau étudié cette maladie et il en á déterminé la cause et la pathogénie.

La maladie débute par une mamelle qui se tend, devient dure, chaude, douloureuse, et se tuméfie de façon à acquérir le double ou le triple de son volume; la peau est violacée, le mamelon noirâtre et comme mortifié. La coloration de la peau s'étend en avant sur la paroi abdominale, en arrière jusqu'auprès de la vulve; l'affection peut gagner la mamelle de l'autre côté. Le lait sécrété est aqueux, roussâtre, avec une réaction nettement acide. La peau devient œdémateuse, froide et se gangrène. L'état général est grave, l'animal est couché, la fièvre dépasse 39°. La mort en est presque constamment la terminaison.

Le lait modifié, le liquide œdémateux de la mamelle et de la peau voisine montrent, en quantité prodigieuse, un microcoque extrêmement petit, isolé, ou associé en zooglœes, comme cultivé à l'état de pureté.

A l'autopsie des animaux, on trouve une infiltration du tissu cellulaire sous-cutané, au niveau des parties malades, par un liquide séreux, inodore, de teinte rougeâtre; les lobules de la glande mammaire sont disséqués par cette sérosité comme par une hydrotomie; pas de pus. La cavité péritonéale renferme une petite quantité de sérosité roussâtre; les autres organes offrent seulement de la congestion.

Nocard a étudié complètement les caractères physiologiques du microbe qui cause cette maladie. Il existe dans le lait et la sérosité de l'œdème mais non dans le sang du cœur ni des autres organes. Il est souvent associé en zooglœes, mais jamais en chaînettes ou en chapelet.

Sa culture est des plus faciles; tous les milieux connus semblent lui ıvenir, pourvu qu'ils soient neutres ou alcalins. Dans les différents uillons, il se multiplie avec une prodigieuse rapidité : en moins de ıgt-quatre heures, le liquide est trouble, presque lactescent; après quaıte-huit heures, le fond du vase est couvert d'une épaisse couche blanâtre, pulvérulente, résultant de l'accumulation d'un nombre infini de crocoques. Dès le premier jour aussi le bouillon, neutre ou alcalin au ıment de l'ensemencement, est devenu franchement acide, moins acide pendant que s'il avait été ensemencé avec le streptococcus de la mam.te des vaches.

Si l'on a le soin de faire chaque jour une nouvelle culture, en prenant mme semence une gouttelette de la culture de la veille, le microbe conrve à peu près intacte sa puissance de pullulation, comme sa virulence; ıis si on laisse la culture à l'étuve sans la renouveler, rapidement elle se lentit pour cesser bientôt; rapidement aussi le microcoque perd la proiété de se reproduire. Pour lui, comme pour le streptocoque de la mamite des vaches, il semble bien que l'acidité qu'il provoque dans le bouillon it la cause de sa mort, car si l'on s'oppose à cette acidification en ajount au liquide un peu de carbonate de chaux stérilisé, la culture se pronge et le microbe conserve très longtemps la propriété de se reproduire.

Ensemencé dans du lait, il s'y multiplie avec une grande vigueur; en oins de vingt-quatre heures, le lait est coagulé en masse et le coagulum posde une fermeté extrême. La rétraction du coagulum en exprime peu à peu le tit-lait incolore et transparent. Coagulum et petit-lait sont très acides et nferment en abondance le microcoque ensemencé.

Les bouillons sucrés favorisent beaucoup le développement du microbe, .cidité y apparaît plus vite et plus intense; la culture s'arrête bientôt et ırganisme meurt, à moins que l'on ait eu soin d'ajouter au liquide une :tite quantité de carbonate de chaux stérilisé.

A mesure que la culture augmente, le sucre diminue de quantité; toufois, il ne disparaît complètement que si la quantité initiale de glycose : de lactose est très faible (environ 1 pour 100).

Ce microcoque est tout à la fois *aérobie* et *anaérobie*; il se cultive égaleent bien au contact comme à l'abri de l'air. Les cultures faites dans le le présentent les mêmes caractères, la même intensité que les autres.

Inoculé par piqûre dans la gélatine peptone, le microcoque se déveppe rapidement tout le long du trajet de l'aiguille, et dès le deuxième ur, à 18°-20°, la gélatine se liquéfie à la surface et dans une profondeur riable. La liquéfaction augmente assez vite en profondeur et en surce, si bien qu'au cinquième jour elle a envahi une grande partie de la latine, dessinant dans l'axe de la piqûre une sorte de cône renversé de bonnet de coton, au sommet duquel s'accumulent les microbes. ıns toute la partie liquide, la gélatine a perdu sa transparence : elle est ıuble, un peu acide, et fourmille de microbes.

Après huit ou dix jours, toute la partie supérieure de la gélatine est ıuéfiée et la liquéfaction continue lentement en dessinant un cône à rge base.

Inoculée par strie à la surface de la gélatine, la culture s'accuse encore par un large sillon qui augmente plus en surface qu'en profondeur et dans lequel la gélatine est également liquéfiée.

La culture sur plaque donne aussi de bons résultats : dès le deuxième jour, la gélatine est farcie de colonies régulièrement arrondies, blanchâtres, qui se développent aussi bien à la surface que dans la profondeur.

Si l'on inocule par piqûre un tube de gélatine solidifiée dans une atmosphère d'acide carbonique, suivant le procédé de Roux, la culture s'effectue tout le long du trajet de l'aiguille sans que la gélatine se liquéfie.

Sur la gélose, qui ne se liquéfie pas, on voit une traînée blanchâtre, à bords festonnés, — et à la surface opaque, une pellicule épaisse qui s'étale peu à peu jusqu'aux parois de l'éprouvette.

Sur la pomme de terre, la culture, peu abondante, affecte la forme d'une mince couche grisâtre, visqueuse, qui s'étale lentement en surface et dont les bords festonnés sont plus épais que le centre. Elle y prend peu à peu une teinte jaune.

Injectés dans les conduits galactophores d'une brebis saine, à la dose de cinq gouttes, le lait altéré ou la culture du micro-organisme reproduisent exactement la même maladie : dès le lendemain, la mamelle est gonflée, rouge, tendue, douloureuse, la température est élevée à 39°.

La rougeur envahit l'autre mamelle, le périnée et la face interne des cuisses.

Le deuxième jour, la bête est étendue sur la litière, incapable de se tenir debout, refusant toute nourriture. Les oreilles sont froides, l'engorgement plus étendu, la rougeur plus foncée, l'œdème plus intense; les mamelles sont froides, mortifiées, les mamelons ratatinés et flasques, et le tout se termine par la mort.

L'injection du microbe dans le tissu cellulaire de la glande et dans le tissu cellulaire sous-cutané de la brebis produit les mêmes lésions gangréneuses.

Mais si l'on frotte simplement la peau de la mamelle avec le virus, on n'obtient aucun effet pathogène.

Ce virus paraît exclusivement actif chez les brebis.

L'injection d'un centimètre cube de culture virulente dans les sinus galactophores d'une chèvre laitière ne produit absolument aucun trouble dans la santé de la bête; le lait n'en subit aucune altération; quarante-huit heures après l'injection il ne renferme plus trace du microbe, son ensemencement ne donne pas de culture.

L'injection dans le parenchyme de la glande de la chèvre, à l'aide de l'aiguille de la seringue Pravaz, donne lieu à une tumeur chaude, douloureuse, un peu œdémateuse, qui reste localisée et finit par disparaître en douze à quinze jours sans laisser d'autre trace qu'une légère induration; à aucun moment le lait sécrété par la mamelle inoculée ne semble altéré; les bouillons dans lesquels on l'ensemence restent stériles.

L'injection de cinq gouttes de culture virulente sous la peau d'un chevreau de six semaines ne donne lieu qu'à une tuméfaction œdémateuse, aude et douloureuse, qui se résorbe rapidement sans laisser de trace. Le cheval, le veau, le porc, le chien, le chat, la poule, le cobaye jeunes adultes, n'éprouvent de l'injection sous-cutanée de fortes doses de cul-res virulentes qu'un peu d'œdème et de sensibilité, parfois une petite meur inflammatoire; mais le tout disparaît très vite.

Le lapin supporte moins bien l'action du microbe. En général, il se rme au point de l'inoculation une tuméfaction chaude, douloureuse, ii graduellement augmente, gênant le fonctionnement de la région, et ii, après cinq à six jours, se résout en un abcès chaud dont le pus de nne apparence fourmille littéralement du microcoque; mais l'animal ne raît pas beaucoup souffrir, il continue à manger comme précédemment.

Une fois seulement, un lapin a succombé quatre jours après l'inocula-on de cinq gouttes de culture virulente.

Nocard a donc élucidé complètement la cause microbienne de cette aladie; mais on ne sait pas comment se fait la propagation de son mi-obe aux animaux qui en sont victimes.

Il n'existe pas d'autre remède que de fendre largement la mamelle en oix, en arracher les lambeaux, et panser à l'aide d'une solution saturée e sulfate de cuivre. Lorsqu'on intervient ainsi au début du mal, on réus-t à sauver la brebis; mais celle-ci ne peut plus servir à la production ıdustrielle du lait.

CHAPITRE XII

PÉRIPNEUMONIE CONTAGIEUSE DU GROS BÉTAIL

Historique. — Des micro-organismes ont été pour la première fois signalés dans l'exsudat de la péripneumonie par MM. Willems et Van Kempen en 1852. Plus tard, MM. Bruylants et Verriet[1], professeurs à l'Université de Louvain, les ont décrits et prétendent les avoir cultivés.

Définition et symptômes. — On désigne sous les noms de péripneumonie contagieuse, maligne, épizootique, gangréneuse, exsudative, une affection générale, contagieuse et virulente, transmissible par cohabitation et inoculable, épidémique, localisée sur les poumons et les plèvres quand elle résulte de la contagion par l'air, sur la partie inoculée quand elle a été transmise par inoculation.

Elle est caractérisée par la tristesse, la perte d'appétit et tous les autres symptômes généraux d'une maladie fébrile, et par des symptômes locaux qui sont la toux sèche et douloureuse, l'accélération de la respiration, qui devient plaintive à l'expiration; bientôt la toux s'accompagne d'un jetage blanchâtre et écumeux souvent strié de sang; la douleur provoquée par la palpation ou la percussion, le bruit du souffle bronchique et la matité, si les parties hépatisées sont accessibles à la percussion et à l'auscultation, si la plèvre est le siège d'un épanchement, en constituent les signes caractéristiques[2].

Suivant que la lésion est plus ou moins étendue, la maladie évolue plus ou moins rapidement; elle est toujours grave, lorsqu'elle envahit une localité, elle entraîne la mort du cinquième, du quart et même parfois de la moitié des animaux.

1. Travail analysé dans le *Recueil de médecine vétérinaire,* 1881.

2. Consulter pour les symptômes, la marche, le diagnostic et d'une façon générale l'histoire de cette maladie, la relation faite par Bouley dans le *Recueil de médecine vétérinaire,* 4e série, t. III, p. 801, la chronique du même *Recueil* du 25 avril 1884 et l'article de Trasbot dans la *Police sanitaire* de Raynal, p. 402.

Étiologie. — Poels et W. Nolen, de Rotterdam[1], ont trouvé, sur des pré-
'ations par dessiccation colorées au violet de gentiane, des microcoques
lés, deux par deux ou en chaînettes, avec des capsules, semblables aux
:ro-organismes de la pneumonie humaine (de Friedländer). Ils ont fait,
· le sérum sanguin, des cultures soit à 20°, soit à 37°, qu'ils ont regardées
nme analogues de celles de la pneumonie. L'injection de ces cultures
.r a donné des résultats positifs.

Nous n'avons pas pu confirmer nous-mêmes ces premières recherches
Poels et Nolen.

Nous avons trouvé, dans le liquide contenu dans les cloisons interlobu-
res enflammées et œdémateuses, diverses espèces de microbes et quelefois des bacilles.

Lustig[2] a décrit dans les parties enflammées du poumon et dans le
su interlobulaire œdémateux, quatre espèces de micro-organismes : 1° des
cilles courts et épais, dont les cultures liquéfient lentement la gélatine,
dont les colonies ressemblent à une poudre blanche ; 2° des micrococues
i se cultivent sur la gélatine, sans la liquéfier, et dont les colonies res-
nblent au blanc d'œuf cuit; 3° des micrococues analogues dont la cul-
:e est de couleur jaune d'or; 4° des microbes consistant en très petites
llules rondes formant des cultures orangées, épaisses, ne liquéfiant pas
gélatine.

Plus tard, Lustig a vu, dans une de ses cultures, de gros bacilles courts.
s cultures 1, 2 et 3 ne sont pas pathogènes. Seule la dernière injectée à
base de la queue d'une vache a donné des abcès qui ont guéri rapide-
ent. Les conclusions de ce travail ne sont pas nettes.

Avant de connaître l'histoire bactérienne de la péripneumonie, on avait
jà pratiqué des inoculations en vue de la prévenir. L'inoculation se fait
ec le liquide pneumonique pris à la surface d'une coupe du poumon
patisé; on choisit comme lieu d'inoculation la queue de l'animal qu'on
tourne sur son dos pour faire la piqûre. Cette opération peut ne déter-
iner aucune réaction des tissus, tandis que d'autres fois il se développe,
rès un temps variable, après quinze jours, par exemple, une tuméfac-
›n et de la gangrène localisée ; si la gangrène offre une marche enva-
ssante, on est obligé d'amputer la queue de l'animal pour l'arrêter.
ı'elles aient été atteintes ou non de cette gangrène, les bêtes à cornes
nt généralement préservées de la péripneumonie par l'inoculation ; mais
mmunité est loin d'être conférée ainsi d'une façon absolue et il est utile
faire deux vaccinations successives.

Dans un plus récent travail, Poels et Nolen (*Das Contagium der Lungen-
ıche Fortschritte der Medicin* 1887), prétendent que le microbe de la
ripneumonie diffère des bacilles de Friedländer. Leur bactérie est aussi
psulée, mais elle se colore plus difficilement que celle de Friedländer.
le est formée de cellules rondes de 0μ,9 à 1μ,1 de diamètre, isolées ou
'ubles, ou bien réunies en forme de petites chaînettes. Leur capsule est dif-

1. *Centralblatt f. med. Wissensch.*, 1er mars 1884.
2. *Centralblatt f. d. med. Wiss.*, 1885, n° 12.

ficile à voir. Sur des plaques de gélatine on obtient des colonies rondes blanches, un peu grenues. Dans les cultures par piqûre, il se développ un clou à tête jaunâtre, brillante, de couleur crème. Cette couleur est plu prononcée sur agar-agar. A la température de la chambre la culture se déve loppe lentement. Dans la profondeur, elle forme des globules confluents sur la pomme de terre il se développe en 2 jours des colonies proémi nentes un peu jaunâtres, brillantes; plus tard la couleur jaune est plu prononcée, les colonies restent limitées et d'une épaisseur de 1 millimètre

En injectant des cultures dans le poumon des lapins, on détermin une maladie passagère, et si l'on tue l'animal le troisième ou le quatrièm jour après l'inoculation, on trouve de petits lobules pneumoniques conte nant beaucoup de ces bactéries. Les mêmes lésions sont produites chez l cobaye; un chien inoculé de la même façon eut une hépatisation d'un lob entier. Deux vaches inoculées montrèrent vingt-quatre heures après un température de 40°, mais elles se remirent vite. Une bête tuée trois jour après l'injection présenta dans le poumon des lobules plus durs contenan peu d'air. Chez une autre qui fut tuée une semaine après l'infection, la plèvre du lobe postérieur du poumon opposé était trouble à la surface; i y avait des parties rouge foncé, le lobe lui-même était tuméfié, plus dur, et sa coupe montrait des parties hépatisées étendues. En inoculant 100 bêtes à cornes avec la culture pure de ces microbes, les animaux restèrent sains, et, bien qu'ils vécussent dans un district contaminé, aucun d'eux ne gagna la maladie.

Arloing a bien voulu nous communiquer le résultat, inédit encore, de ses dernières recherches. Il a isolé quatre microbes distincts par leur culture sur la gélatine et par l'ensemble de leurs caractères physiologiques. Le premier (n° 1) fluidifie promptement et complètement la gélatine nutritive; le second (n° 2) fournit des colonies dont la forme et la couleur rappellent des gouttes de bougie; le n° 3 s'étale à la surface de la gelée comme une mince pellicule blanc grisâtre; le n° 4 donne des colonies allongées ou circulaires d'une belle teinte jaune plus ou moins orangé.

Les n°s 1 et 2 sont facultativement aérobies et anaérobies, les n°s 3 et 4 sont aérobies seulement; le n° 3 végète bien dans le bouillon, sur la gélatine et l'agar-agar, mais il ne croît pas sur la pomme de terre cuite. Le n° 1 conserve presque toujours la forme bacillaire; les n°s 2, 3 et 4 revêtent le plus souvent les aspects des microcoques.

Arloing regarde le microbe n° 1, c'est-à-dire le court bacille liquéfiant la gélatine, comme l'agent pathogène de la péripneumonie. On rencontre constamment ce microbe dans tous les poumons malades que l'on étudie, tandis que l'un quelconque des trois autres manque quelquefois; on le trouve aussi exclusivement dans les synovites articulaires ou tendineuses qui compliquent les inoculations de sérosité pulmonaire dans le tissu conjonctif sous-cutané du tronc chez le bœuf; enfin, Arloing l'a rencontré seul dans des lésions inter-musculaires, tout à fait semblables aux altérations interlobulaires du poumon qui s'étaient développées à la suite d'une injection intra-veineuse de virus pulmonaire renforcé. Ce dernier fait a une très ınde importance; aussi, bien que notre savant collègue n'ait pas encore ıssi à produire une véritable péripneumonie avec les cultures de ce mi-ıbe, il n'hésite pas à le signaler comme en étant agent par excellence et ›pose de le nommer *pneumobacillus liquefaciens bovis*.

Le *pneumobacillus liquefaciens bovis* existe dans tous les points des ions pulmonaires et pleurales; mais il est très rare dans les ganglions ıéfiés, même dans ceux qui sont en relation directe avec les organes ılades; on le rencontre dans le lait.

Il sécrète dans le poumon et le tissu conjonctif sous-cutané, et dans le uillon où il végète, une substance soluble dans l'eau et la glycérine, ;oluble dans l'alcool, qui jouit de propriétés phlogogènes; de sorte que ; phénomènes inflammatoires peuvent se montrer à une certaine dis-ıce d'un foyer microbien, surtout dans le système lymphatique.

Emprunté directement au poumon malade, et inoculé par toutes les .es possibles, il ne reproduit pas l'affection du poumon et de la plèvre. se borne à causer dans le tissu conjonctif lâche une tumeur dure dont la ucture est identique à celle des lésions sous-pleurales et inter-lobu-res, qui évolue lentement, envahit les muscles sous-jacents, gagne même face externe des séreuses du tronc, et conduit presque infailliblement nimal à la mort, par la résorption des produits que le microbe y fabrique.

Cultivé, il perd rapidement la plus grande partie de cette activité spé-le; il ne détermine plus dans le tissu conjonctif qu'une petite tumeur lémateuse qui disparaît peu à peu au bout de quelques jours.

Si du poumon malade on le transporte sous la peau du bœuf sain, i ut alors, le plus souvent, déterminer, quand on l'introduit dans le pou-›n et la plèvre, une pleurésie à marche rapide, avec épaississement du ıillet pariétal et formation d'un noyau pneumonique peu étendu, mais ıne texture caractéristique. A ce degré d'activité, il produit sur la chèvre le mouton, animaux plus ou moins réfractaires, des accidents analogues :eux que produit la sérosité pulmonaire sous la peau du bœuf.

Jusqu'à présent, Arloing n'a pas réussi à le maintenir, par la culture, à ; état de renforcement.

Une fois en possession du microbe spécial de la péripneumonie conta-:use, Arloing a tenté de le substituer à la sérosité pulmonaire dans la ıtique de l'inoculation préventive. Mais si la sérosité est parfois trop :ive, les cultures du *pneumobacillus bovis* semblent trop atténuées.

En effet, ayant inoculé ces cultures et leur bouillon filtré par différentes .es et à doses variées, Arloing n'a obtenu qu'une immunité incomplète; st-à-dire que plusieurs sujets ont pu encore contracter des tumeurs ›rtelles à la suite de l'introduction de la sérosité pulmonaire dans le su conjonctif.

Toutefois, il est permis de se demander si ces animaux, qui pouvaient core être infectés par l'inoculation d'une dose relativement considérable sérosité pulmonaire sous la peau, auraient été capables de contracter la :uro-pneumonie dans les conditions de l'infection naturelle.

Anatomie pathologique. — A l'ouverture du thorax, on constate l'existence d'une pleurésie fibrineuse et exsudative plus ou moins étendue; l plèvre viscérale et pariétale sont tapissées d'épaisses fausses membrane fibrineuses; la cavité pleurale contient un liquide séreux, et le tissu con jonctif sous-pleural est épaissi et infiltré de sérosité; les cloisons fibreuse interlobulaires qui en partent sont également épaissies; elles atteignen 2 à 3 millimètres d'épaisseur ou davantage, et sont infiltrées d'une séro sité qui s'écoule en quantité sur une coupe. Au début, le tissu pulmonair est congestionné, de couleur acajou, mais encore crépitant; bientôt il es lui-même engoué et hépatisé, non crépitant, et il revêt alors une couleu rouge ou rosée ou grise, surtout après le lavage. L'épaississement progres sif des cloisons interlobulaires comprime le tissu pulmonaire et rétréci les lobules. A un degré plus avancé, ceux-ci prennent une teinte jaunâtre ou jaune roux. Comme les lésions débutent habituellement par la partie inférieure des poumons et envahissent progressivement les parties moyennes et supérieures, on a souvent, sur une coupe de tout l'organe un aspect marbré caractéristique, les cloisons interlobulaires épaisses e grises entourant, à la partie inférieure, des lobules polygonaux de couleur jaune ou brune, à la partie moyenne et à la région supérieure des lobules grisâtres ou rouges.

Les bronches dilatées sont plus ou moins remplies d'une exsudation fibrineuse grise ou jaunâtre ou de mucus. Les vaisseaux sanguins présentent quelquefois des caillots décolorés et adhérents à leur paroi. Aussi, lorsque la lésion est subaiguë ou déjà ancienne, trouve-t-on assez souvent des îlots du poumon mortifiés, ayant une teinte grise feuille morte, transformés en un séquestre imbibé de liquide grisâtre et siégeant au milieu d'une loge kystique pleine de pus.

Ces loges plus ou moins considérables peuvent exister pendant longtemps après que les symptômes généraux et locaux de la pneumonie ont disparu, et alors les vaches reprennent leur embonpoint et leurs fonctions lactifères. Mais de pareilles poches s'ouvrent parfois dans les bronches, d'où il résulte une vomique, une sécrétion de pus, qui constituent des complications graves suivies de septicémie.

Lorsque le tissu interlobulaire infiltré au plus haut degré subit une liquéfaction purulente, la plèvre est détruite de telle sorte que tous les lobules malades de la pneumonie s'isolent et se nécrosent parfois. Ils pendent alors comme des grappes soutenues par les bronches. Cette lésion, décrite par Rokistansky chez l'homme où elle est rare, est plus fréquente dans la péripneumonie bovine.

Nous avons examiné un assez grand nombre de faits de péripneumonie, grâce à l'obligeance de Bourzès et Laquerrière. Sur les coupes très étendues, examinées à un faible grossissement, on voit, à la partie centrale des lobules, la section d'une bronchiole entourée d'une ou deux branches de l'artère pulmonaire, et à leur pourtour, une zone très large qui représente le tissu conjonctif périlobulaire enflammé. La figure 152 montre, à un très faible grossissement, un segment d'un lobule ainsi altéré. Au centre du lobule se trouve la coupe transversale d'une bronchiole bien caractérisée par le relief comme papillaire de ses plis longitudinaux et par n cartilage *c*; de chaque côté de la bronche se trouvent deux branches de l'artère pulmonaire *v*, *v*. Ces vaisseaux sont entourés de plusieurs

Fig. 152. — Coupe du poumon dans la péripneumonie bovine.

bronche; *c*, cartilage de la bronche; *v*,*v*, vaisseaux entourés de leurs lymphatiques *l*,*l*,*l*. Les vaisseaux lymphatiques sont remplis d'un exsudat contenant de la fibrine et des globules blancs. *b*, bronche remplie de cellules; *v'*, petite artériole entourée de son vaisseau lymphatique *l'''*; *i*, coupe du tissu conjonctif périlobulaire dans lequel on voit, au bord de cette travée, des vaisseaux lymphatiques *l''''*, *l''''* Grossissement de 20 diamètres).

oupes de vaisseaux lymphatiques *l*, *l*, *l*, qui leur forment comme une ouronne.

Ces vaisseaux lymphatiques sont remplis de cellules lymphatiques et de granulations. Autour de ce groupe de vaisseaux coupés en travers, on voit une zone de tissu conjonctif enflammé et ensuite les alvéoles pulmonaires. Dans la bande de tissu conjonctif périlobulaire, extrêmement élargie *i*, on trouve, aux deux bords de cette bande, des vaisseaux lymphatiques *l'''*, *l'''*, qui sont coupés transversalement ou obliquement. Ces vaisseaux sont plus ou moins remplis de cellules lymphatiques et de fibrine. Dans la zone moyenne de cette bande de tissu conjonctif enflammé on voit entre les faisceaux du tissu conjonctif préexistant, des filaments minces de fibrines, des cellules lymphatiques et une grande quantité de fines granulations.

Dans tout le tissu pulmonaire compris entre la bronche centrale du lo-

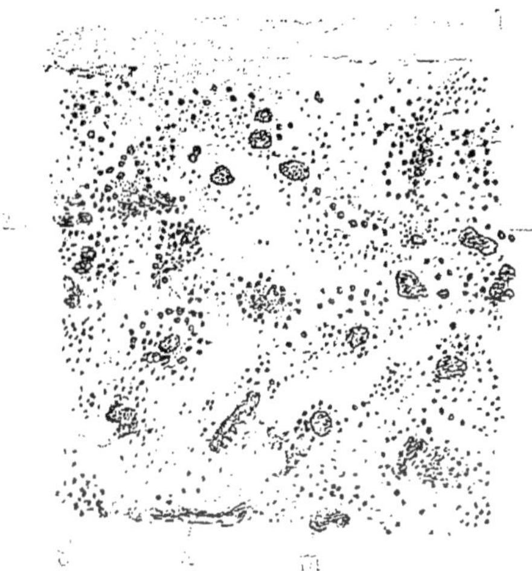

Fig. 153. — Section longitudinale d'un vaisseau lymphatique du poumon dans la péripneumonie bovine.

l, paroi ; *m*, *m*, cellules endothéliales du vaisseau ; *n*, noyau d'une cellule lymphatique ; *a*, amas de granulations provenant de débris de noyaux de cellules lymphatiques ; *b*, granulations colorées rondes et égales entre elles (microbes ?).

bule et sa périphérie marquée par le tissu conjonctif interlobulaire dont nous venons de parler, les alvéoles pulmonaires sont presque tous remplis par un exsudat contenant de la fibrine, des globules rouges et des globules blancs, en quantité variable suivant le stade de la pneumonie. De distance en distance, dans ce tissu pulmonaire du lobule, on trouve soit des bronches remplies d'un exsudat inflammatoire, soit des vaisseaux artériels ou veineux.

Dans la paroi du petit vaisseau représenté en *v'*, on aperçoit le lymphatique *l''* qui lui forme une demi-lune, qui le borde et qui est rempli lui-même par un exsudat. On peut apprécier, même à un faible grossissement, tel que celui employé dans le dessin de la figure 152, que les alvéoles voisins soit des bronches et des vaisseaux, soit des bandes de tissu conjonctif périlobulaire, contiennent plus de cellules migratrices, lus de fibrine, sont plus enflammés que les alvéoles du reste du lobule.

La section de la plèvre viscérale offre les mêmes lésions que le tissu nterlobulaire. Elle est recouverte de couches épaisses de fibrine et de ellules rondes; ses vaisseaux lymphatiques sont également remplis. Ce spect de la péripneumonie envisagée dans son ensemble, à un faible rossissement, est suffisant pour observer la répartition des lésions dans es éléments constituants de chaque lobule. Si l'on étudie les coupes colo-ées au picrocarminate d'ammoniaque avec un grossissement de 300 dia-nètres, les bronches enflammées possèdent encore, en grande partie, leur evêtement épithélial, et elles sont plus ou moins remplies par un exsudat ontenant des cellules rondes et de la fibrine; les vaisseaux lymphatiques éribronchiques et périvasculaires du centre du lobule sont extrêmement listendus et remplis de cellules lymphatiques, de fibrine et de granula-ions arrondies de 2 à 3 et 4 μ, colorées en rouge et résultant de la des-ruction des noyaux. Ces grains arrondis, souvent plus clairs à leur cen-re qu'à leur bord, lequel est plus coloré, sont habituellement disposés par petits groupes, soit allongés dans le sens d'un noyau ovoïde, soit en forme d'amas sphéroïdes ou irréguliers. Il existe, en outre, dans ces vais-seaux lymphatiques, des granulations qui restent incolores sous l'influence du picrocarminate, granulations que nous avons considérées comme des micro-organismes. Ces grains, d'égal diamètre, sont isolés ou groupés en 8 qui sont des microcoques, et il existe aussi des bâtonnets courts.

En résumant tous les travaux faits sur cette maladie, il faut avouer que nous ne sommes pas encore complètement renseignés sur son étiolo-gie et sur sa pathogénie. Les recherches de Poels et Nolen ne nous sem-blent pas décisives, et les travaux d'Arloing, bien qu'approchant plus du but, n'ont pas encore donné la solution définitive.

CHAPITRE XIII

ACNÉ CONTAGIEUSE DU CHEVAL

Il existe plusieurs espèces d'acné du cheval, mais nous n'envisagerons ici que l'acné contagieuse dont l'étiologie a été étudiée par Dieckerhoff et Grawitz (*Virchow's Archiv*. 7 oct. 1885).

Cette acné contagieuse se développe dans la partie du dos du cheval en contact avec la selle. Elle consiste dans une zone inflammatoire circulaire au niveau de laquelle la peau devient humide et se recouvre d'une couche séro-purulente. Il se développe plus tard des pustules qui s'ulcèrent et sont remplacées par une croûte épaisse au niveau de laquelle le chorion est tuméfié, bourgeonnant, congestionné. Cette maladie se guérit en quelques semaines en laissant des cicatrices superficielles.

L'étiologie de cette maladie a été élucidée par les auteurs ci-dessus. Ils ont constaté qu'elle est due à une contagion par la selle, et qu'elle se développe deux jours après le contact. Dans les croûtes épidermiques, il existe toujours une bactérie en forme de petits bâtonnets courts à extrémités arrondies ou de diplococci immobiles.

Dieckerhoff et Grawitz ont isolé ces microbes en inoculant du pus impur sur le cheval, en enlevant l'épiderme corné et en mouillant la surface du chorion avec le pus. La maladie se développe d'après ce procédé et, si on enlève un peu la croûte des pustules, on peut recueillir du pus qui contient les bacilles à l'état de pureté. Avec le pus, on fait des inoculations sur la gélatine et on voit se développer dans la profondeur une culture sous la forme de petits points gris. Il se forme à la surface de l'agar-agar une fine pellicule grise. La gélatine n'est pas liquéfiée et il ne s'y produit point de putréfaction. Le sérum sanguin est le milieu le plus favorable à la pullulation du microbe qui forme à sa surface une pellicule gris jaunâtre composée de petits grains arrondis.

Ces cultures pures peuvent être inoculées avec succès par une friction de la peau dépouillée de l'épiderme chez le cheval, le chien, le mouton et le lapin. Tous ces animaux gagnent la même maladie, l'acné infectieuse. Le cobaye est encore plus sensible. Il suffit de mouiller superficiellement ı peau intacte pour produire une espèce d'empoisonnement en même temps ue la pénétration des bactéries dans le derme et surtout dans les glandes ébacées. Les animaux meurent ordinairement en deux jours. Si l'on inoule la culture pure sous la peau du cobaye, l'animal meurt en vingt-quatre .eures avec les symptômes d'une septicémie foudroyante et l'on trouve les actéries dans tous les organes. Les souris sont peu susceptibles à ce nicrobe. La friction ne produit rien. L'injection sous-cutanée seule donne ıne septicémie mortelle en quelques jours.

Dans un fait d'acné du cheval observé à l'école vétérinaire d'Alfort par Trasbot, et qui était généralisé à tout le thorax, nous avons cultivé le ›us pris sous les croûtes et nous avons obtenu seulement le staphylo-coccus aureus.

CHAPITRE XIV

MALADIES DES VERS A SOIE ET DES LARVES DES ABEILLES

A. Pébrine ou maladie des corpuscules. — Dans l'évolution des graines ou œufs des vers à soie et de leurs mues successives, les vers, au lieu de grossir également et régulièrement, s'inégalisent, cessent de manger, montrent des retards dans les mues et meurent en partie à chacune des périodes de leur développement. Les plus vigoureux réussissent quelquefois à s'encoconner, mais le plus souvent ils n'aboutissent pas à produire une récolte normale. De Quatrefages avait remarqué sur la peau de ces vers et à leur intérieur des taches très petites, comme un semis de poivre noir, d'où le nom de *pébrine* qui leur avait été donné. Guérin-Menneville[1] avait observé pour la première fois de petits *corpuscules* ovoïdes et réfringents

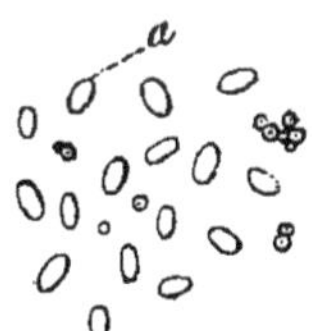

Fig. 154. — Nosema bombycis, 500 diamètres. — *a*, cellules.

que Lebert et Frey[2] avaient donnés comme les parasites de cette maladie. Cornalia (1856) avait aussi entrevu leur importance pathologique. Osimo[3] et Vittadini avaient découvert ces corpuscules dans les œufs et fondé sur l'examen microscopique le diagnostic des bonnes et des mauvaises graines.

Pasteur[4], qui a institué à propos de cette maladie les expériences les

1. Guérin-Menneville, *Études sur les maladies des vers à soie; Mémoires de la Société d'agriculture de France,* 2e série, t. V, 1849.

2. Lebert et Frey, *Annuaire de la Société des naturalistes de Zurich,* 1856; Lebert, *Maladie de l'insecte de la soie,* Berlin, 1858.

3. *Recherches sur les maladies des vers à soie,* Padoue, 1859.

4. *Études sur les maladies des vers à soie,* Paris, Gauthier-Villars, 1870. Voyez aussi : Verson et Vlacovitch, *Recherches sur la gattine et la flacherie.* Traduction

plus ingénieuses, a donné en même temps les moyens d'en préserver les magnaneries. Il a observé que les corpuscules n'existent à aucun moment du développement des vers à soie normaux, tandis que les vers provenant de graines déjà infectées en sont remplis. Lorsqu'un animal succombe à la maladie, son corps tout entier est transformé en une bouillie de corpuscules. Pasteur a constaté que l'inoculation par piqûre à la peau, ou l'absorption de ces corpuscules semés sur une feuille de mûrier, amènent leur généralisation dans tout l'animal, consécutivement à l'envahissement de la peau dans le premier cas, de la tunique intestinale dans le second. Les déjections des vers corpusculeux tombées sur les feuilles du mûrier ont le même effet. Ainsi se trouvait élucidé le mode de contagion. Si le ver à soie est contagionné avant la période d'encoconnement, comme la maladie est assez lente à se développer, il pourra paraître sain en ce moment et les œufs de la chrysalide seront plus ou moins envahis. Les vers qui naîtront d'œufs corpusculeux seront malades dès leurs premières mues et ne pourront pas arriver jusqu'au cocon. La maladie est donc à la fois contagieuse et héréditaire.

Les différents auteurs regardent les parasites de la pébrine, tantôt comme des algues, tantôt comme des bactéries, tantôt comme des psorospermies. Balbiani (*Leçons sur les sporozoaires*, 1884) professe cette dernière opinion; il leur donne le nom de micro-sporidies. Le groupe des microsporidies comprend des parasites moins développés que les grégarines, les coccidies des sarcosporidies et les mycosporidies. Pfeiffer (*Zeitschr. f. Hygiene*, 1888, III, 3) a étudié la maladie des vers à soie, dans une épidémie qui éclata dans la culture des vers à soie en Allemagne, à Nordhausen, à la suite de l'importation des vers de Saturnia Pernyi de la Chine. On distingue dans la maladie des vers à soie une forme durable, les corpuscules de Cornalia, d'une forme ovoïde avec une capsule brillante ; ce sont les corpuscules pâles de Pasteur. Ces corpuscules sont de moitié plus petits que les globules rouges de sang de l'homme. Leur capsule possède un double contour, et dans l'intérieur il y a un embryon amœboïde, offrant d'habitude une ligne au milieu du corpuscule. Vlacovich et Pasteur distinguent des corpuscules brillants et des corpuscules pâles. Les corpuscules brillants sont, d'après Pfeiffer, des corpuscules graisseux (dégénérés ?). Au commencement de leur développement, les corpuscules ont une forme irrégulière, plus tard la capsule s'ouvre et il en sort une formation protoplasmique irrégulière, ce qu'on peut constater surtout en les examinant dans du bouillon placé dans une chambre humide de Ranvier. Ces amœboïdes se développent dans l'estomac des vers à soie, forment des masses sarcodiques beaucoup plus grandes que les corpuscules ovales capsulés ou mûriformes ; ils pénètrent la paroi de l'intestin et on les trouve surtout entre les fibres musculaires, et aussi dans l'intérieur des globules du sang des vers. Dans le développement de ces corpuscules ils ont la forme d'une grande cellule ronde de couleur jaune d'ocre; ils

de M. Maillot (Publication de la station séricicole de Montpellier, 1874. — Duclaux, *Chimie biologique,* dans l'*Encyclopédie chimique* de Fremy, 1883, p. 880.

possèdent une capsule remplie de granulations. Plus tard, dans l'intérieur de cette formation, il se développe des corpuscules de Cornalia. Ces corpuscules deviennent libres par la rupture de la capsule. Au commencement ils forment un groupe compact où ils sont disposés sous forme d'une rosette; plus tard ils se dégagent peu à peu.

Sporidies chez l'homme. — Dans le même article, Pfeiffer décrit un cas de carcinome généralisé chez une jeune fille de quinze ans, qui avait commencé par une plaie de la grandeur d'un pois à la région tibiale; dix semaines après il se développa une tumeur de la grosseur d'un œuf de poule. Dans l'intérieur de cette tumeur il a trouvé des formes semblables aux sporidies de la pébrine. Huit semaines après, la malade mourut avec une masse énorme de nodules carcinomateux et une péritonite. Dans la tumeur, il existait des productions analogues aux précédentes. Il faut se demander si Pfeiffer n'a pas pris pour des sporidies de la pébrine les cellules du carcinome plus ou moins modifiées.

Darier (*Soc. de biologie*, 23 mars 1889) a décrit aussi des psorospermies dans les tumeurs épithéliales et dans l'acné sébacée concrète.

B. Flacherie ou maladie des morts-flats. — La flacherie est une maladie des vers à soie sans aucun rapport avec la précédente, qui est causée par la pénétration, à travers la muqueuse, de vibrions et de micrococci développés dans la fermentation des feuilles de mûrier.

Cette maladie des vers évolue très rapidement; ils cessent de manger, sont immobiles et languissants, et périssent en quelques heures. Après

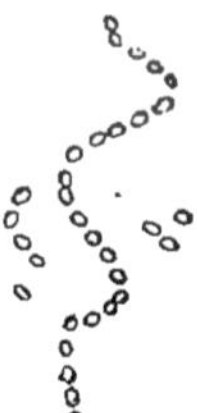

Fig. 155. — Micrococcus bombycis, d'après Cohn, 600 diamètres.

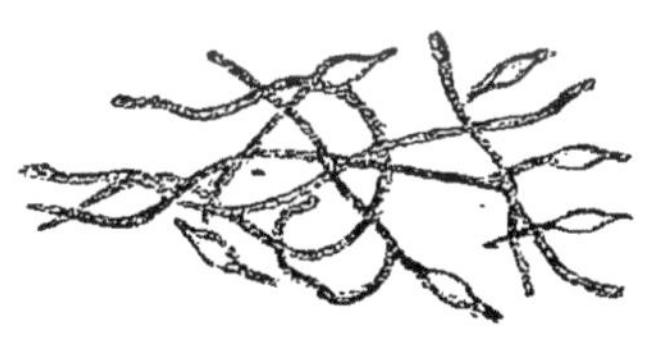

Fig. 156. — Bacille de la « foul-brood » des abeilles, avec des grandes spores.

leur mort ils deviennent bientôt mous, puis ils pourrissent en prenant une couleur noire dans l'intervalle de vingt-quatre ou quarante-huit heures. La maladie attaque à la fois une grande quantité de vers et elle est manifestement contagieuse.

En étudiant le contenu du canal digestif de ces vers, Pasteur y trouva les feuilles de mûrier envahies par les mêmes micro-organismes qui se développent dans la fermentation artificielle *in vitro* de ces mêmes feuilles. Les micro-organismes sont des vibrions, très mobiles, comparables à ceux de la fermentation butyrique ou de la putréfaction, parfois pourvus d'une spore, de très petits micrococci en chapelets et associés deux par deux, et des bactéries moins longues et moins grosses que les premières (fig. 155).

Pasteur et Raulin ont étudié le mode de contagion par piqûre des vers par l'alimentation avec des feuilles contaminées par les produits de dé-ction des vers malades. Dans le premier cas, les vibrions s'introduisent ar la peau et le sang dans toute l'économie jusqu'à l'intestin; ils suivent ne marche inverse, de l'intestin dans le sang et dans tous les organes ans le second. Un papillon contaminé donne, par l'accouplement, la mala-e à la femelle, et on trouve les micro-parasites dans la poche copula-ice (Chiozza).

La marche de la contagion et de la maladie elle-même est variable; le mps qui sépare l'infection de la mort de l'insecte varie de douze heures deux ou trois semaines. Quelques-uns ne sont nullement atteints, ce qui comprend très bien puisque l'organisme du ver est fait pour résister aux icro-organismes de la putréfaction de la feuille de mûrier qui se rencon-ent ordinairement, en petite quantité il est vrai, dans son alimentation.

Les vers inoculés par piqûre meurent plus rapidement et plus sûrement ue lorsqu'on leur fait manger des feuilles putréfiées. Les vers à qui l'on ıjecte par l'anus, dans le tube digestif, une goutte de liquide provenant e la matière intestinale d'un ver mort-flat ou de la fermentation artifi-elle de feuille de mûrier, meurent tous infailliblement en vingt-quatre u trente-six heures (Ferry de la Bellone)[1]. Ce dernier résultat s'explique arce que les microbes introduits par la bouche peuvent être altérés et étruits par l'acidité des sucs digestifs, ce qui n'a pas lieu pour ceux qui énètrent par l'anus. La virulence se renforce par le passage des micro-arasites dans un ver, si bien que lorsqu'ils proviennent d'un mort-flat ils ont plus actifs que ceux qui résultent de la fermentation d'une feuille.

La vulnérabilité, la sensibilité des vers à cet empoisonnement, sont en ıpport avec les périodes de mues successives et surtout avec celle qui pré-ède l'encoconnement, car les vers mangent alors avec une voracité pro-igieuse. L'intoxication sera plus facile si les vers sont affaiblis par les ıues ou si leur tube digestif est surchargé d'aliments. Ces différentes con-itions physiologiques donnent la raison de la diversité d'action de la ause pathogénique et de l'inégale réceptivité des sujets.

Maladie des larves des abeilles. — Les larves des abeilles sont atteintes 'une maladie parasitaire causée par des bacilles. Elles succombent à cette ıvasion et se putréfient. Cette maladie est connue en Angleterre sous le nom e « foul-brood ». Les bacilles ont été isolés par MM. Cheshire et Cheyne[2]. s présentent des extrémités arrondies ou coniques (fig. 156); ils sont ıobiles et donnent sur la gélatine des groupes ovalaires, piriformes. De la artie amincie partent des ramifications. Ils liquéfient la gélatine après avoir troublée. Sur la pomme de terre ils forment de très grandes spores ui ne se colorent pas par la méthode d'Ehrlich. Le bacille se colore assez fficilement par la méthode de Gram. Injectés sous la peau de la souris, s déterminent un œdème et la mort en vingt-quatre heures. Chez le cobaye se développe une nécrose du muscle et l'animal meurt au bout de six jours.

1. Ferry de la Bellone, *Recherche expérimentale sur les causes de la flacherie es vers à soie.* Comptes rendus du congrès international séricicole, 1878.
2. *Journ. Royal microscopical Society*, 1885, p. 582.

DEUXIÈME SECTION

MALADIES SPONTANÉES D'ORIGINE BACTÉRIENNE APPARTENANT A L'HOMME MALADIES SIMILAIRES DES ANIMAUX

CHAPITRE PREMIER

INFLAMMATIONS ET MALADIES INFECTIEUSES CONSÉCUTIVES AUX PLAIES ET LIÉES A LA PRÉSENCE DES BACTÉRIES

§ 1. — Étiologie générale.

Les maladies diverses qu'on peut considérer comme consécutives aux plaies, bien que très nombreuses et variées, appartiennent en quelque sorte à une même famille. Elles sont en effet caractérisées par des inflammations superficielles ou profondes aboutissant pour la plupart à une suppuration limitée ou étendue et diffuse. Elles portent sur le tégument, le tissu conjonctif sous-cutané ou profond, parfois sur le tissu périostique ou sur les articulations. Elles produisent souvent des inflammations des vaisseaux et ganglions lymphatiques, des veines et de l'endocarde, et elles sont alors, suivant leur origine et suivant la multiplication plus ou moins considérable des bactéries, suivant l'état des sujets, accompagnées parfois d'embolies, de pyémie, de septicémie, ou de gangrène. Elles sont le plus communément du ressort de la chirurgie; cependant quelques-unes. qui paraissent au premier abord spontanées comme l'érysipèle, sont placées souvent dans les services de médecine.

La preuve de leur parenté nous est fournie par la connaisınce des micro-organismes; aussi commencerons-nous tout abord par exposer l'étiologie générale des maladies consécuves aux plaies.

Les micro-organismes des inflammations consécutives aux plaies. - Des histologistes, des anatomo-pathologistes et des chirurliens avaient depuis longtemps signalé la présence dans les quides inflammatoires, dans le pus, etc., de micro-organismes onsistant en microcoques disposés isolément ou en amas ou en haînettes. Nous reviendrons sur cet historique à propos de haque maladie prise en particulier. Mais on ne savait pas si ces ıicro-organismes appartenaient à la même espèce ou à des spèces différentes. C'est surtout aux travaux d'Ogston et de .osenbach [1] que nous devons ces nouvelles notions.

Ogston avait déjà différencié les bactéries en amas des bacéries en chaînettes et en faisait deux espèces différentes, les stahylococcus et les streptococcus; avec le staphylococcus injecté ans le tissu cellulaire d'un animal, il avait trouvé, à la limite e la partie ramollie de l'abcès, des masses de microcoques 'apparence nuageuse qui détruisaient le tissu comme par une ıvasion périphérique. Avec le streptococcus, la lésion est moins apide et moins destructive. Il n'y a pas de cocci en nuages, ıais seulement des chapelets entre les éléments du tissu.

Rosenbach a isolé les diverses espèces des bactéries du pus. Il constaté l'existence de ces deux formes principales; mais si l'on ıit des cultures de streptococcus sur la gélatine ou sur l'agargar, il perd sa forme de chapelet, si bien qu'on ne peut plus le istinguer du staphylococcus par l'examen histologique. D'après os recherches personnelles, au contraire, on peut bien distinuer même dans les cultures, dans la gélatine et dans le bouilon, les caractères histologiques de ces deux espèces. Mais c'est urtout à l'œil nu, par la forme des cultures obtenues avec la gélane et l'agar-agar, par leur disposition et leur mode de croisance, que Rosenbach est arrivé à en isoler cinq espèces différens. Les bactéries du pus les plus fréquentes sont les suivantes :

1° Le microbe pyogénique de Pasteur, que notre illustre saant avait trouvé et isolé dans l'eau de Seine. Pasteur l'a cultivé

1. *Mikroorganismen bei den Wundinfections-Krankheiten des Menschen*, Wiesıden, 1884.

et injecté à des animaux chez qui il a produit des suppurations locales. En l'injectant dans la veine jugulaire des lapins, il a déterminé une infection purulente avec des abcès métastatiques. Ce vibrion ou coccus ovoïde a été vu par Ogston et par Rosenbach mais non constamment et seulement dans les premiers faits que celui-ci a observés. Rosenbach ne l'a pas retrouvé par la suite, si bien qu'il subsiste un certain doute sur son existence habituelle dans le pus. En l'absence de caractères morphologiques et biologiques bien déterminés, il ne présente pour nous qu'un intérêt historique.

2° Le *staphylococcus aureus*, caractérisé par des cultures de couleur jaune d'or, opaques, qu'on obtient sur l'agar-agar (fig. 159). Ce microbe est le même que Pasteur a vu dans le furoncle. Il existe dans les abcès de la pyémie et de l'ostéomyélite. Nous l'avons trouvé dans deux cas d'endocardite ulcéreuse, dans deux faits de pneumonie gangréneuse en même temps qu'une bactérie saprogène, dans un cas de méningite cérébro-spinale, de pleurésie purulente, de néphrite parenchymateuse, et dans

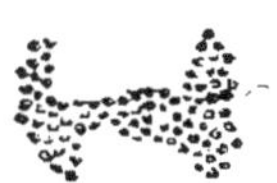

Fig. 157. — Staphylococcus pyogenes aureus, d'après Rosenbach.

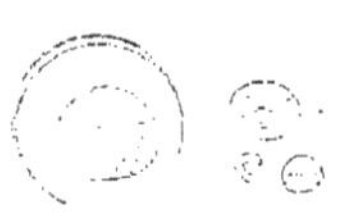

Fig. 158. — Culture, sur la gélatine, du staphylococcus aureus.

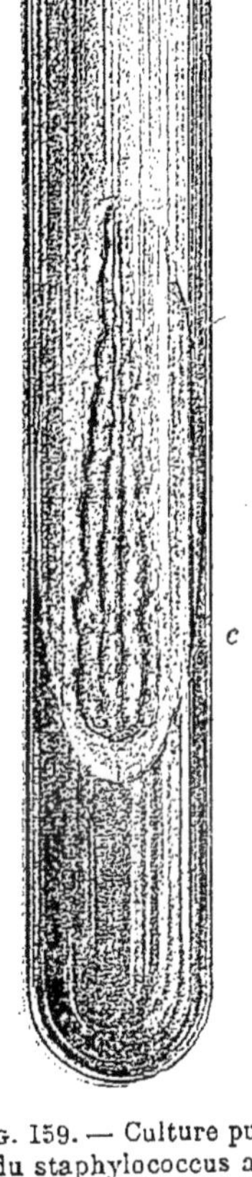

Fig. 159. — Culture pure du staphylococcus aureus sur l'agar-agar; c, culture.

une observation de tétanos traumatique où il existait dans les méninges et le cerveau avec le staphylococcus albus. C'est probablement le microbe observé par Pasteur, par Struck et Fédor Krause dans l'ostéomyélite, par Bouchard dans la néphrite de cette maladie. Sur une lamelle d'agar-agar, à 37°, il se développe suivant une strie opaque qui devient plus tard jaune orange, comme une touche épaisse faite au pinceau avec une couleur à l'huile. La plaque s'élargit ensuite en formant des ettes arrondies de 3 à 4 millimètres de diamètre, et elle se .ce de plus en plus. Elle reste toujours superficielle à la sur-e de l'agar-agar. Elle se développe plus lentement si on ne ıuffe pas la plaque. C'est pour cela qu'il vaut mieux se servir gar-agar que de gélatine. Il liquéfie assez vite la gélatine.

Ce microcoque se développe bien aussi sur les pommes de re et le sérum du sang gélatinisé. On peut faire pendant un et davantage des cultures successives avec les premières.

En examinant les cultures, on voit des microcoques ronds, un peu ovalaires, de 0 μ,5 à 0 μ,8 de diamètre, régulièrement .cés à distance égale les uns des autres dans une masse nogène. Ces microbes se présentent souvent sous la forme de lococci et de chapelets courts. Ils offrent, dans leurs agglo-rations, des cellules plus grandes que les autres et qui ne se

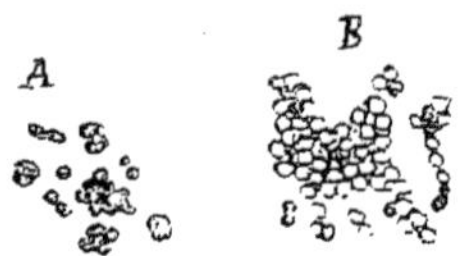

Fig. 159 *bis*. — Formes des microbes dans une culture du staphylococcus aureus.

A. Cellules colorées. — D. Cellules dont la plupart sont incolores.

orent pas par le violet de méthyle B. C'est surtout dans les tures sur l'agar-agar, sur le sérum de bœuf et sur les pommes terre qu'on observe cette particularité caractéristique de mi-bes incolores en plus grand nombre que ceux qui prennent la ıleur violette (fig. 159 *bis*). Avec un faible grossissement, on ırrait prendre ces éléments incolores pour une substance inter-diaire homogène. Les staphylocoques sont tantôt isolés, tôt en groupes de quatre ; ils sont parfois en voie de division ›résentent alors des cloisons suivant différentes directions.

Si l'on injecte les cultures obtenues sur l'agar-agar dans la vre ou dans le genou d'un lapin ou d'un chien, le lapin ırt souvent la nuit suivante. S'il vit vingt-quatre heures, neurt avec de grands abcès. Le chien survit à l'injection .s le genou, mais il présente une suppuration suivie de per-ıtion de la jointure. A la température de 35°, le staphylo-cus aureus se développe bien dans le lait qu'il coagule. Il se ıve assez souvent dans l'eau ménagère, dans le sol (Lübbert), s l'air, et nous l'avons trouvé souvent à la surface de la peau saine, et, de même que Bockhart, sous les ongles. Escherich e Longgard l'ont constaté en masse dans les linges salis par le selles des enfants bien portants. La couleur jaune de sa cultur se développe seulement à la surface, à l'air, mais il faut auss que la culture soit assez fraîche et qu'elle soit régénérée, aprè plusieurs générations de cultures, par son passage à travers u animal. Dans un milieu qui n'est pas favorable à son développement, la couleur caractéristique ne se produit plus.

Nous avons montré que sa couleur fait défaut s'il est cultivé sur des plaques de gélatine qui ont servi déjà pour la culture de certaines espèces de bactéries. De même, les vieilles cultures du microbe deviennent incolores. La liquéfaction de la gélatine par le microbe est due à sa transformation en peptone. En effet, Lübbert a constaté la présence de la peptone dans la gélatine liquéfiée. Il semble que ce microbe donne un ferment peptonifiant qui agit à la fois sur la gélatine et l'albumine. Le staphylococcus aureus ne produit pas de ptomaïnes toxiques, mais il dégage de l'ammoniaque de même qu'il donne de l'acide lactique et butyrique. Quoique le staphylococcus ne forme pas de vraies spores, il est très tenace.

Peut-être que cette résistance tient à la présence des cocci précédemment décrits plus brillants et moins colorés qui se colorent en violet par le bleu de méthylène et qui existent dans des vieilles cultures. Des cultures d'un an et même de seize mois sont encore vivantes; le microbe supporte la dessiccation pendant un jour; l'échauffement à 99°, pendant un quart d'heure, ne le tue pas toujours. Parfois, il résiste même à une température de 110°. La congélation ne le détruit pas. Il est difficile de l'annihiler par des substances désinfectantes. Il faut ajouter, d'après Passet, vingt gouttes d'une solution à 2 et demi p. 100 d'acide phénique, cinq gouttes de solution à 0,1 p. 100 de sublimé sur 10 grammes de gélatine pour les tuer. Les staphylococci desséchés sur un fil de soie résistent plus de cinq minutes à l'action de l'acide phénique à 1 p. 100. L'iodoforme n'a aucun effet sur le staphylococcus; mais en contact avec le tissu vivant, l'iodoforme peut détruire les bactéries de la putréfaction proprement dite.

Le staphylococcus aureus est un des microbes pathogènes les plus répandus dans les maladies humaines. Il existe en effet dans beaucoup de suppurations, dans le furoncle, l'ostéomyélite, dans certains cas d'endocardite, etc. De plus, on l'a trouvé dans ne série d'affections pustuleuses et phlycténoïdes de la peau, es muqueuses, dans la variole, dans l'impétigo, dans le sykosis, ıns la blépharite ciliaire, dans la conjonctivite phlycténulaire, ıns la suppuration des sacs lacrymaux, dans les abcès tonsil-ıires, dans l'angine lacunaire, et même dans l'ophtalmie sym-ıthique. Nous l'avons décrit déjà dans notre dernière édition ıns la méningite cérébro-spinale, dans certaines gangrènes pul-ıonaires, dans un cas de mycose intestinale, dans un fait de pre, dans plusieurs observations de tuberculose, et l'un de nous a trouvé aussi dans l'actinomycose, dans l'œdème malin et dans . plupart des cas de pyémie, même dans les organes en apparence ormaux. Il existe souvent dans les maladies graves comme une es associations bactériennes les plus fréquentes. Ainsi, dans la neumonie fibrineuse, dans la méningite simple ou tuberculeuse, ans la morve, dans la septicémie en général, et en particulier ans celle qui succède à la gangrène de la bouche, dans les hlébites, etc., on trouve très souvent le staphylococcus aureus.

3° Le *staphylococcus flavescens* (Babes), intermédiaire entre aureus et l'albus, possède d'une façon générale les mêmes pro-riétés que ces deux microbes, mais il liquéfie plus lentement . gélatine. Examinées au microscope, ses cellules sont ordi-airement plus petites que celles du staphylococcus aureus. Sur s plaques de gélatine, sa culture, incolore, se présente sous la rme d'une cellule munie de son noyau. Sur l'agar-agar elle onne une couche mince qui devient jaune au bout de huit urs et seulement dans sa profondeur en liquéfiant la gélatine. a surface de la culture présente une couche blanche épaisse. e microbe tue souvent les souris, en donnant tantôt des abcès, ıntôt une espèce de septicémie. Babes l'a trouvé dans un cas de yémie avec le staphylococcus aureus. Biondi, qui n'avait pas onnaissance de cette description (deuxième édition, 1886), a ouvé un microbe analogue et probablement identique dans la ılive. (*Zeitsch. f. Hygiene*, 1887.)

4° Le *staphylococcus pyogenes albus*. — Les cultures formées ır ce micrococcus sont semblables aux précédentes, à l'excep-on de la couleur, qui est blanche comme une tache de couleur l'huile. Il se développe très vite. En général, il faut faire des ıltures successives pour avoir de bons résultats. On peut dis-nguer au microscope les cultures de ce microbe sur agar-agar d'avec celles du staphylococcus aureus. Son action pathogé nique est la même.

5° Le *staphylococcus pyogenes citreus,* trouvé par Passet dan certaines suppurations et dont les propriétés sont semblables à celles du précédent, sauf la couleur de la culture, qui est jaun citron. Il est assez rare.

6° Le *micrococcus pyogenes tenuis.* — Ce microbe est plu rare que les précédents. Rosenbach en a obtenu trois fois des cultures pures. Ces cultures sont tellement fines qu'on les distingue à peine à l'œil nu. Sur l'agar-agar, on voit se développer une couche vitreuse mince comme un vernis. Au microscope, il se présente sous la forme de cocci irréguliers, un peu plus grands que les précédents, un peu plus allongés et présentant à leurs deux pôles des points plus foncés.

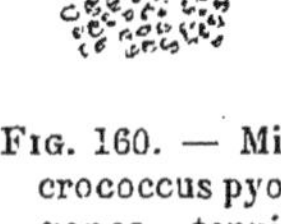

Fig. 160. — Micrococcus pyogenes tenui provenant d'u empyème.

Les abcès causés par ces parasites sont très caractéristiques, car ils sont le plus souvent locaux, sans fièvre ni pyémie consécutive.

7° Le *streptococcus pyogenes.* — C'est l'organisme en chapelet Ordinairement on en distingue plusieurs espèces : celui de l'érysipèle et celui des abcès, ou streptococcus pyogenes. Ce sont là les streptococci de Ogston, les chaînettes de Löffler, le streptococcus pyogène de Rosenbach, les microbes que nous avons dessinés dans le phlegmon. Par l'examen au microscope, Rosenbach n'a découvert aucune différence entre les deux variétés du streptococcus, mais d'après lui, leurs cultures ne seraient pas les mêmes. Il faut avouer que nous n'avons pas trouvé de différence sensible entre le streptocoque pyogène et celui de l'érysipèle. Le streptococcus pyogenes donne parfois sur la gélatine une pellicule ronde un peu blanchâtre et ne liquéfie pas la gélatine; il se développe le plus souvent dans la profondeur sous forme de petits globules blancs qui sont plus grands dans les couches plus profondes que dans les couches superficielles (voyez la figure 161). Sur l'agar-agar, il se développe plus facilement. Si l'on fait une strie de culture sur une plaque de verre couverte de gélose, il s'étale parfois en forme de bande mince et plate avec des centres opaques. Plus tard, la culture s'agrandit, devient saillante et brunâtre, avec un bord plat, quelquefois plus épais, formant une sorte de terrasse ou de talus autour du plaau central. Par les stries à la surface de l'agar-agar en tube »lique, on voit se développer en quelques jours de petites pla- ıes d'un millimètre de diamètre, parfois disséminées et qui res- nt ordinairement isolées, rondes, plates, transparentes, un peu evées et opaques à leur centre. En même temps on constate ›ujours une bande composée de points blanchâtres ıns la profondeur de la strie. Le liquide de con- ensation se trouble un peu et il présente au fond u tube un petit précipité blanchâtre nuageux. omme le microbe lancéolé de Pasteur offre à peu rès le même aspect, il faut toujours ensemencer n même temps sur gélatine, substance sur laquelle e dernier ne se développe pas au-dessous de 20°.

Le streptococcus pyogenes ne produit pas de utréfaction. Il transforme l'albumine en peptone oluble. Si l'on examine les cultures du strepto- occus pyogenes avec un faible grossissement, on oit que leur bord est festonné, frangé, réticulé. 'examen des cultures avec un fort grossissement émontre les chaînettes bien connues.

Les lapins ne sont pas très sensibles à l'injec- on du streptococcus pyogenes; ils ne présentent lors rien de plus que des abcès locaux. Les souris ont plus susceptibles. Elles sont atteintes d'une uppuration avec dissection du tissu sous-cutané, t meurent au bout de trois ou quatre jours. Après lusieurs passages sur des cultures artificielles, il evient toujours de plus en plus inoffensif.

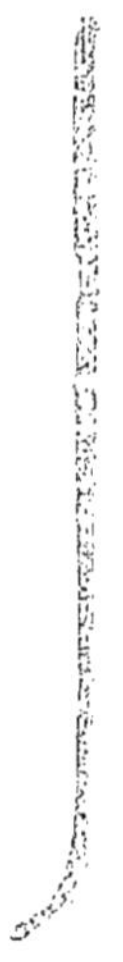

Fig. 161. — Streptococcus septicus dans la gélatine.

8° Le *streptococcus septicus du pus* (Babes, oyez fig. 161) ressemble comme forme et comme ulture au précédent, mais il est très pathogène, ıême en petite quantité, pour le lapin et pour la ouris, qui succombent quelques jours après l'inoculation; les ıpins présentent un œdème très prononcé et un érythème local utour du lieu de l'inoculation. Des streptococci plus virulents nt été trouvés aussi par Krause, Löffler, Flügge, Doyen, 'ehliesen, etc.

Dans les chapitres consacrés à l'érysipèle, au phlegmon, à ı métrite post-puerpérale, etc., on verra que les streptococci trouvés dans les tissus enflammés, dans ces diverses maladies, possèdent une virulence très variable.

L'air et la surface de la peau saine présentent un streptococcus absolument semblable au pyogenes; dans les maladies infectieuses et dans le phlegmon, on trouve des streptoccoci plus ou moins pathogènes. En général, dans les maladies où on ne peut pas constater un effet général du streptococcus, celui-ci est à peine pathogène, tandis que dans la pyémie à lésions multiples et généralisées, le streptococcus est ordinairement virulent; toutefois il devient aussi assez vite inoffensif à la suite de plusieurs cultures successives sur gélatine. Quelquefois le streptococcus avait conservé sa virulence parfaite pendant dix cultures faites pendant trois mois, après quoi il devint moins actif. Ce microbe et celui de Flügge trouvé dans le sol sont les streptococci les plus virulents. Un autre fait non moins remarquable est la grande variabilité de forme du streptococcus. Ainsi nous avons obtenu une culture pure ressemblant tout à fait à celle du streptococcus pyogenes, mais contenant des microbes beaucoup plus grands, de 1 μ, 5 à 2 μ de diamètre, avec des individus petits entre les grands cocci dans la même chaînette ou à ses extrémités (*streptococcus giganteus*, Babes). La première culture de ce microbe était pathogène pour la souris qui mourait avec une septicémie et une quantité de micro-organismes dans ses organes. Les cultures successives devinrent moins pathogènes et perdirent peu à peu leur caractère morphologique spécial, de sorte que dans la cinquième culture on ne trouvait plus que des streptococci de grandeur ordinaire.

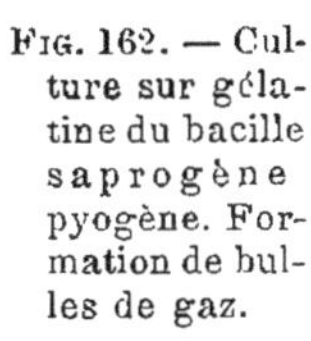

FIG. 162. — Culture sur gélatine du bacille saprogène pyogène. Formation de bulles de gaz.

9° Le *staphylococcus albus cereus*, et le *staphylococcus fulvus cereus*. Ces deux organismes se présentent sur la gélatine sous forme de gouttes analogues à la cire, le dernier de couleur jaune citron. Ils ne sont pas pathogènes.

10° Le *bacillus pyogenes fœtidus* (Passet) se présente sous la forme de petits bâtonnets arrondis à leurs extrémités, ayant 0 μ, 6

. 1μ,45 en longueur, à peine mobiles, se cultivant en plaques »lanches sur la gélatine qui n'est pas liquéfiée. Les cultures épandent une forte odeur de putréfaction. L'injection aux souris :t aux cobayes les fait mourir en vingt-quatre heures. Passet ne es retrouve que dans le sang. Babes a observé et décrit une série le bacilles fétides dans la pyémie et la septicémie; l'un, en tout emblable à celui de Passet, tue les souris seulement en quelques ours avec des abcès du foie. Dans le pus des abcès et dans les peits nodules non encore abcédés, on trouve des bacilles entre les :ellules embryonnaires. Ces bacilles montrent des parties foncées ı leurs extrémités et souvent en leur milieu.

Parmi les microbes décrits par Rosenbach, les plus commuıément observés sont le streptococcus et le staphylococcus.

Rosenbach a comparé ses faits de suppuration avec les orgaıismes qu'il y a constatés; il a tenté de faire une description cliıique du phlegmon basée sur la connaissance des microbes et il a :ssayé de diagnostiquer l'espèce bactérienne productrice de chaque .bcès par ses caractères constatés à l'œil nu, par sa marche, ·on siège et son évolution.

Ainsi, il a vu le staphylococcus aureus dans les abcès où le ›us était en général de couleur jaunâtre, à la tête, au sternum, . la région mentonnière, sous-maxillaire, à l'avant-bras, à la ıamelle, dans les furoncles de la lèvre supérieure, dans l'em›yème, dans un abcès périnéphrétique; le streptococcus, dans le ›hlegmon sous-cutané, au genou, au bras, au menton, etc., et en ;énéral dans les abcès phlegmoneux, dont le pus est blanc. Le taphylococcus et le streptococcus étaient unis dans les abcès ymphangitiques consécutifs aux pustules anatomiques de la ıain, dans les abcès parotidiens; une fois, dans une pleurésie.

Le micrococcus tenuis a été observé dans plusieurs abcès, hez des enfants, sans rougeur ni gonflement des tissus et sans ièvre; ces abcès ont guéri très rapidement après la ponction. Il . été vu dans deux épanchements pleurétiques sans fièvre.

Lorsque les animaux sont tués par une injection de ces mirobes, leur sang peut en fournir des cultures pures.

De ces faits, il est vrai peu nombreux, Rosenbach avait conlu, dans son premier mémoire, que le streptococcus détermine .es phlegmons généralement superficiels, quelquefois sans collection purulente, ou des inflammations érysipélateuses à évolution lente. L'exsudat est d'abord formé de sérum floconneux ; le pus se montre plus tard, après une semaine environ. La fièvre s'allume alors et la guérison est lente.

Le staphylococcus préside aux phlegmons plus aigus qui s'abcèdent plus rapidement en détruisant les tissus.

Les recherches de Rosenbach, que nous venons d'analyser, n'étaient pas complètes. Elles n'en étaient pas moins très bonnes, et elles ont servi de point de départ aux travaux ultérieurs, qui ont apporté beaucoup de documents destinés à les compléter. La méthode employée par Rosenbach a consisté simplement, en effet, à faire des stries avec l'aiguille sur la gélatine ; il n'a pas ensemencé des plaques de gélatine avec les liquides ou les cultures diluées en se servant du procédé d'isolement des bactéries de Koch, qui est assurément bien supérieur. Nous avons contrôlé les recherches de Rosenbach et appliqué la méthode d'ensemencement dilué sur les plaques. Nous avons chauffé l'agar-agar au bain-marie et pratiqué l'ensemencement dans l'agar liquéfié à 40°, que nous avons versé ensuite dans des cristallisoirs plats. Avec cette méthode, on peut bien distinguer les colonies caractéristiques de celles qui appartiennent aux colonies de bactéries accidentelles, ce qui n'est pas toujours possible dans les stries.

Enfin on peut supposer qu'il existe dans le pus, pendant la vie des malades, ou après leur mort, des bactéries accidentelles qui n'ont pas un rapport direct avec la suppuration et qui cependant sont isolables par les cultures et pathogènes pour les animaux à qui on les injecte. Il ne suffit pas en effet qu'une bactérie soit cultivée, isolée, et produise une maladie chez un animal, pour être sûr qu'elle donne à l'homme une maladie déterminée.

C'est pour ces différentes raisons que nous accordons aux recherches d'histologie pure une grande valeur, recherches qui ont été un peu négligées par Rosenbach.

Dans l'étude des différentes maladies consécutives aux plaies, nous procéderons des plus simples aux plus complexes, des moins graves aux plus dangereuses, telles que la pyémie et la septicémie, et nous finirons par des maladies qui sont en connexion intime avec celles qui succèdent aux plaies, comme l'endocardite et les néphrites bactériennes.

2. — Vésico-pustules de la région dorsale des doigts, de la main et du poignet chez les anatomistes.

Les personnes qui ont souvent les mains en contact avec les iquides septiques des cadavres sont sujettes à une éruption du los des doigts, de la main et du poignet, qui commence par ıne petite papule péripilaire, surmontée très rapidement d'une résicule acuminée, très petite, siégeant autour d'un poil et qui s'étend en se remplissant d'une sérosité louche ou puriforme. Le siège de la lésion dans une région pourvue de poils, et autour l'un poil qui en occupe toujours le centre, comme dans toute périfolliculite pilo-sébacée, sa cause qui réside dans le contact prolongé de la peau avec des liquides irritants, nous font penser qu'elle est due à la pénétration de ces liquides à la surface de la peau autour du poil, dans un follicule pileux. D'autres fois ces résico-pustules siègent au poignet dans une zone circulaire en bracelet, et elles paraissent causées par le frottement que produit le bord d'une manchette imprégnée de sang ou la manche du vêtement avec lequel on fait des autopsies et qui est tachée le liquides irritants.

L'évolution de ces vésico-pustules est très rapide : en vingt-quatre ou trente-six heures, elles sont arrivées à leur période d'état. Lorsqu'on les perce et qu'on examine leur contenu à l'état frais, on voit ordinairement, avec des globules de pus, une grande quantité de micrococci isolés, ou deux par deux, ou en chaînettes mobiles, qui répondent à la description du streptococcus (voyez pl. I, les organismes de la tourniole, et fig. 169, ceux du phlegmon). Ces micro-organismes se teignent très bien par les substances colorantes de l'aniline sur des lamelles où on laisse dessécher le liquide de la vésico-pustule. Les cultures permettent d'isoler facilement de ces pustules le staphylococcus aureus et souvent le streptococcus pyogenes.

Au lieu d'une pustule unique qui disparaît en trois ou quatre jours en laissant simplement une tuméfaction limitée de la peau, on peut observer plusieurs pustules développées en même temps ou successivement, et alors le tissu conjonctif environnant, de la surface de la peau aux parties profondes, présente une rougeur et une inflammation œdémateuse diffuse, plus ou moins étendue au pourtour de la plaque que forment ces éruptions. De là les lymphatiques peuvent être enflammés eux-mêmes, et il en résulte des traînées rosées irrégulières, visibles sur la peau de l'avant-bras. Cette lymphangite superficielle se limite spontanément à la région envahie; il est rare qu'elle s'étende jusqu'à déterminer la tuméfaction des ganglions du coude et de l'aisselle. Nous rangeons cette inflammation, habituellement très superficielle et sans gravité, dans les lésions par plaies, car les micro-organismes qui la déterminent pénètrent vraisemblablement par effraction dans l'épiderme autour du collet des poils et de là dans les follicules pileux.

§ 3. — Tourniole.

La tourniole, inflammation superficielle de la peau, limitée au bord de l'ongle et à sa racine, a presque toujours pour cause une piqûre du repli sus-unguéal. Elle survient lorsque ces piqûres sont faites avec des instruments souillés de micro-organismes ou lorsqu'on plonge les doigts dans des liquides septiques ou irritants. Bientôt la peau du pourtour de l'ongle se tuméfie et rougit, l'épiderme est soulevé par de la sérosité qui devient louche ou puriforme. Un œdème inflammatoire s'étend au pourtour. Lorsqu'on examine au microscope la sérosité louche de la bulle, on y trouve, en même temps que des globules de pus et des globules rouges du sang, une grande quantité de micro-organismes en chaînettes (voyez la planche I, en bas et à gauche de la planche). Ils répondent à la description du streptococcus pyogène, et ils existent pendant tout le temps que durent la suppuration et la sécrétion au niveau de l'ongle, c'est-à-dire de quatre à huit jours.

Lorsque la tourniole résulte de l'absorption d'un virus septique, comme cela a lieu par exemple chez les anatomistes, la partie dorsale du doigt qui en est le siège présente parfois des traînées de lymphangite, des pustules et des tubercules anatomiques au niveau de la phalangine ou de la phalange, et il en résulte des lésions plus profondes qui peuvent durer jusqu'à un ou plusieurs mois, s'accompagner de lymphangite, d'adénites, etc.

La tourniole est une affection très commune chez toutes les

ersonnes qui travaillent de leurs mains en maniant des liquides u des poussières plus ou moins irritants.

Rosenbach a décrit sous le nom d'érysipéloïde du doigt (*ery-pelas chronicum, erythema migrans*) une affection *sui generis* ui survient dans les mêmes conditions que la tourniole, à la uite d'une petite plaie au même lieu, et qui est caractérisée ar une infiltration rouge bleuâtre de la peau. Elle se montre ouvent chez les cuisinières qui touchent de la viande crue et es substances irritantes. Elle dure habituellement une semaine, ans qu'il y ait de fièvre ni de réaction générale. Rosenbach vait d'abord cultivé la sérosité de cette affection sur de l'agar-gar et il avait vu se développer une petite culture de micro-occi. Il s'était inoculé cette culture et il avait reproduit sur son loigt la même lésion.

Cependant le même auteur (*Arch. f. klin. Chir.* XXXVI, 2, 1887) a constaté depuis que cette lésion n'est pas causée par les nicrococci précédents, mais par une autre espèce de microbes out à fait spéciale. Cette affection des doigts n'a pas une durée imitée; dans un de ces cas, Rosenbach obtint des cultures sur gélatine sous la forme de légers nuages d'aspect radié, lorsqu'on es regarde de près; les cultures très résistantes prennent plus ard une coloration brunâtre; elles ressemblent à celles de la epticémie des souris. Ce sont des filaments onduleux et dicho-omiques semblables aux cladothrix dichotoma (Cohn). Rosen-ach s'inocula lui-même sur le bras; 88 heures après, il se déve-oppa autour du point inoculé une inflammation insignifiante; u troisième jour, il y avait une rougeur circonscrite; le cin-quième jour, il y avait une zone rouge élevée bien limitée, d'une grandeur de 4 centimètres de diamètre, avec démangeaison; le huitième jour, le centre était devenu pâle tandis que la plaque était entourée d'un anneau rouge et élevé. Plus tard aussi, cet anneau pâlit et la lésion disparut. Il ne put pas reproduire la maladie chez les animaux.

§ 4. — Périfolliculites conglomérées.

Leloir a signalé (Société anatomique, mai 1884) une forme particulière de périfolliculites agminées en plaques, siégeant sur le dos de la main, du poignet et de l'avant-bras, caractérisées par une saillie circulaire de la peau à bords nettement limités. La surface de la plaque, de couleur livide, est criblée d'une quantité de petits trous du diamètre d'une grosse épingle environ. Ces trous occupent la place de follicules pileux dont les poils sont tombés. La pression en fait sortir une rosée de gouttelettes de pus et quelquefois des filaments caséiformes ressemblant à un fin vermicelle. L'examen des coupes de la peau démontre que la lésion siège dans les follicules pilo-sébacés. L'épiderme est conservé à la surface de toute la plaque; la couche épidermique superficielle, la couche granuleuse, avec son éléidine, persistent; le corps muqueux présente entre ses éléments des cellules migratrices. Celles-ci s'accumulent autour des follicules pileux. Ces derniers sont remplis de cellules épidermiques et de corpuscules de pus granulo-graisseux; parfois on y rencontre quelques poils plus ou moins altérés, affectant des dispositions tout à fait irrégulières. Les follicules pileux, quelquefois transformés en kystes, apparaissent à l'œil nu comme des points jaunes, mais le plus souvent ils sont dilatés sur toute leur longueur, et ils s'ouvrent largement, à la surface de la peau, par les orifices signalés plus haut.

Dans le derme enflammé et infiltré de petites cellules rondes, surtout au voisinage des follicules pilo-sébacés et des glandes sudoripares, on reconnaît un assez grand nombre de microbes sur les préparations colorées au violet de méthyle et traitées par la solution d'iodure de potassium iodé. Ces bactéries siègent de préférence au voisinage des vaisseaux, des follicules pileux et des glandes sudoripares, mais on en trouve aussi entre les cellules rondes qui infiltrent le derme et parfois, mais rarement, dans de grosses cellules qui peuvent être regardées comme des cellules géantes. Les microbes qui siègent aussi dans les fentes lymphatiques du derme sont arrondis, isolés ou disséminés sous forme de double point, assez volumineux et parfois un peu inégaux; ils se réunissent en groupes constituant de véritables zooglœes de cellules isolées, ou deux par deux, plus grosses à la périphérie de la zooglœe qu'à sa partie centrale et peu tassées les unes contre les autres. Ces micrococci sont alors masqués et englobés par une masse gélatineuse.

Le sang recueilli, soit au bout des doigts de la main malade, it loin de la lésion, dans la circulation générale, contient des icro-organismes semblables, ce dont Leloir s'est assuré en le ltivant avec l'aide et dans le laboratoire de Duclaux. Les cultres faites dans du bouillon de veau donnent lieu à la pullulan de ce même organisme isolé, en double point, très mobile, en petits amas ressemblant parfois à une chaînette, ou constiant de véritables zooglœes avec une enveloppe gélatineuse. s amas de microbes tombent et se déposent au fond du vase. inoculation de ce liquide aux lapins produit une parésie, des cidents locaux, de la rougeur, de la gangrène, et se termine néralement par la mort des animaux au bout d'une huitaine jours.

Ce micro-organisme ressemble beaucoup, d'après Duclaux, à lui que ce savant a isolé dans le bouton de Biskra et dans le ng d'un malade qui en était porteur.

Ces plaques de périfolliculites agminées guérissent spontament par la simple compression, dans l'espace de six semaines viron.

Cette maladie soulève bien des questions : le micro-orgasme est-il introduit dans les parties enflammées, après qu'elles sont ouvertes à l'air par l'issue du pus à l'orifice des follicules eux, ou au contraire les microbes existaient-ils au préalable ns ces lésions avant qu'elles se soient ouvertes? L'infection sang, le transport par ce liquide des micro-parasites sont-ils mitifs ou consécutifs? La lésion est-elle due à l'introduction micro-organismes par les follicules pileux ou au développent concomitant de ces bactéries et de l'inflammation? Est-ce e ces microbes ne sont pas ceux du pus? Ces diverses quesns ne sont pas encore résolues, et l'étiologie de cette affection st pas encore élucidée.

§ 5. — **Furoncle et anthrax.**

Le furoncle est une petite nodosité inflammatoire, dure, fonde, occupant le derme et le tissu conjonctif sous-cutané, is le centre de laquelle il se produit une nécrose du tissu; portion nécrosée ou bourbillon s'élimine avec le pus lorsque liquide a soulevé l'épiderme et s'est ouvert une voie au iors. Le pus du furoncle contient des micrococci qui ont été étudiés pour la première fois par Pasteur. Ces microbes aérobies, formés de petits cocci sphériques réunis deux par deux, rarement par quatre, fréquemment associés en amas, existent déjà dans la partie de la peau poéminente et rouge où le pus doit apparaître. On n'a jamais rencontré ce micro-organisme dans le sang de la circulation générale. Il se cultive très bien dans l'eau de levure et dans le bouillon de poule (Pasteur)[1]. Nous avons vu déjà qu'ordinairement ce microbe n'est autre qu'un staphylococcus pyogène (voyez plus haut, page 402).

L'anthrax débute par une induration profonde du tissu cellulaire sous-cutané. Il est habituellement précédé par plusieurs furoncles qui se réunissent en une plaque ayant les dimensions d'une pièce de cinq francs, jusqu'à celle de la paume de la main, ou davantage. Son siège le plus habituel est à la nuque.

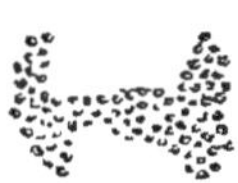

FIG. 163. — Staphylococcus pyogenes aureus (Rosenbach).

A. Dans le pus. — B. Dans une culture sur agar ; là, la majorité du cocci est incolore.

Toute la partie envahie est infiltrée de pus et de fibrine qui distendent le tissu conjonctif du derme ou du pannicule adipeux, si bien que la surface de la peau se nécrose par place ou sur une large surface ; des pertes de substance, souvent taillées à l'emporte-pièce, laissent voir le tissu sous-jacent induré et infiltré par un exsudat gris jaunâtre d'une grande densité. L'élimination du tissu conjonctif étouffé et nécrosé par cet exsudat est lente à se faire, et il en résulte une suppuration sanieuse abondante, que les forces du malade ne supportent pas toujours.

L'anthrax est une inflammation phlegmoneuse circonscrite de la même nature que le furoncle.

Le furoncle et l'anthrax paraissent souvent se développer spontanément chez des individus qui y sont prédisposés par le diabète ou par une nourriture trop succulente ; mais on les voit naître ordinairement dans des régions de la peau qui sont soumises à des frottements habituels, par exemple au cou, sous l'influence du frottement du col de la chemise, au poignet en

1. *De l'extension de la théorie des germes à l'étiologie de quelques maladies communes* (*Comptes rendus de l'Académie des sciences*, 3 mai 1880).

ntact avec les manchettes ou la manche d'habits malpropres, près des vésicatoires pansés sans précaution, ou simplement r la peau irritée par l'action des vésicatoires, en sorte qu'on ut les regarder souvent comme provenant de traumatismes térieurs. Löwenberg, qui a publié une monographie sur le roncle de l'oreille, et qui en a décrit les micro-organismes mblables à ceux qu'avait trouvés Pasteur [1], fait jouer dans tiologie de cette affection un grand rôle aux follicules pilobacés. Il remarque que les poils follets qui fixent à leur surface s micro-organismes de l'air et de l'eau peuvent servir à faire nétrer ces mêmes bactéries dans les follicules pileux, en leur ıçant pour ainsi dire leur chemin. Il insiste aussi sur ce fait, . faveur de la nature parasitaire de l'affection, que le furoncle sème pour ainsi dire à son pourtour, et qu'un premier furoncle t suivi d'une série d'autres qui se développent dans son voiıage.

Comment expliquer cette extension? Pasteur a constaté que micro-organisme du furoncle ne vit pas dans le sang, bien .'il soit aérobie. Inoculé aux lapins, il donne seulement des cès locaux. Cependant on a trouvé souvent le staphylococcus .reus dans le sang dans beaucoup de maladies. Nous serions sposés à admettre que, dans le furoncle, la structure et la vaslarisation des couches supérieures de la peau s'opposent à son trée dans la circulation générale. Garré a montré par ses expéınces la possibilité de la pénétration du staphylocoque dans la au saine. On peut donc admettre son introduction à la surface tanée et son transport par le réseau superficiel des vaisseaux nguins et lymphatiques. Löwenberg s'arrête à l'hypothèse que pus, sorti de l'ouverture d'un furoncle, baignant la peau de rties voisines, la contagionne et détermine de nouvelles lésions, urvu qu'il pénètre dans le derme à la faveur d'un ramollisseınt de l'épiderme, surtout au niveau des follicules pileux.

L'organisme des diabétiques, dans lequel les plasmas connnent du sucre, paraît être un milieu de prédilection pour les .crobes du furoncle. Cependant ils ne se cultivent pas dans au sucrée.

L'anthrax est souvent une maladie grave, en raison de son

1. Löwenberg, *le Furoncle de l'oreille et la Furonculose*, Paris, 1881.

siège ou de l'état général des sujets qui en sont atteints. Celu des lèvres et de la face se termine quelquefois par une phlébit mortelle de la veine faciale et des sinus de la dure-mère.

§ 6. — Bouton d'Alep, de Biskra, de Gassa (bouton d'Orient).

On désigne ainsi une maladie endémique à Alep, Bagdad Biskra, Tunis, etc., et dans les environs de ces villes, caracté- risée par l'apparition aux membres, et surtout à la face, d'un ou plusieurs élevures d'apparence tuberculeuse, qui, dans l durée moyenne d'une année, s'accroissent, s'ulcèrent et se cica- trisent, en laissant après elles une marque indélébile. Cett affection, étudiée au point de vue histologique par Kelsch, a ét inoculée avec succès par le docteur Weber à un de ses collè- gues de l'armée.

Duclaux [1] a pu étudier, dans le service de Fournier, à l'hô- pital Saint-Louis, un malade atteint du bouton de Biskra qu'i avait contracté en Tunisie. Le sang, examiné au voisinage d bouton et dans les vaisseaux de la circulation générale, conte- nait un coccus de moins d'un millième de millimètre se repro- duisant facilement, sous forme de grains doubles ou de zoo glœes, dans du bouillon de veau parfaitement neutre. Introdui dans la circulation du lapin, il provoqua chez cet animal un maladie chronique, caractérisée par des poussées successives dans le derme, de clous gangréneux à leur sommet, quelquefoi irrégulièrement disséminés sur toute la surface du corps, d'au tres fois agminés et même confluents. D'après l'appréciation d Fournier, ces clous rappellent les caractères du bouton d Biskra. Les animaux ont, pendant les trois ou quatre semaine que dure l'éruption, des symptômes généraux, de l'amaigrisse ment, des abcès sous-cutanés; leur poil est hérissé, mais il continuent à manger. L'éruption commence dix jours aprè l'inoculation. Lorsqu'elle a cessé, les animaux se rétablissent On trouve, dans le pus des clous et des abcès, les mêmes mi crobes que ceux qui ont été inoculés.

La culture du microbe dans le bouillon de veau concentré

1. Académie de médecine, séance du 19 juin 1884 et *Archives de physiologie* 1884, t. II, p. 106.

ıjectée à la dose de 20 gouttes, dans le tissu cellulaire sous-utané, détermine à bref délai une lymphangite suivie d'une gan-rène de la largeur de la main. Ce sphacèle guérit et les lapins əviennent à la santé. Duclaux compare cette gangrène à celle e la verge, qu'il a observée aussi dans le service de Fournier.

L'injection, dans une veine de l'oreille, d'une dose plus con-idérable de ce microbe, d'un quart de centimètre cube, déter-ıine la mort en seize heures avec de la péricardite, des épan-hements pleurétiques limpides ou colorés par l'hémoglobine, es infarctus hémorrhagiques du poumon, et le passage des ıactéries dans le sang et dans les urines.

Duclaux a aussi obtenu des effets moins foudroyants avec les cultures plus anciennes. Au bout de dix jours la virulence ı diminué; l'inoculation sous la peau ne donne plus qu'une ılaque de gangrène très limitée; l'injection dans le sang n'amène a mort qu'au bout de quatre, cinq, six jours. La péricardite et la ıleurésie sont alors faibles ou nulles, mais on observe des abcès lans le foie, une néphrite purulente avec du pus et des microbes lans les glomérules de Malpighi et dans les tubes rénaux.

En inoculant une culture vieille de vingt-cinq à trente ours sous la peau du lapin, on obtient seulement un petit abcès Įui s'ouvre spontanément. En injectant dans le sang la même ulture, on détermine une paralysie du train postérieur qui se nanifeste seulement quinze jours ou six semaines après et qui əst suivie de la mort de l'animal. Au bout de deux mois l'ino-ulation de la culture est inoffensive.

Chantemesse (*Annales de l'Institut Pasteur*, 25 oct. 1887) a onfirmé la découverte de Duclaux.

Les liquides recueillis dans un bouton de Biskra non ulcéré ɔnt été fertiles; le sang n'a pas donné de culture.

Les microbes cultivés par Chantemesse présentent les carac-tères suivants :

Le bouillon prend une teinte louche, un peu blanchâtre; la gélatine est liquéfiée lentement, de telle sorte qu'en douze jours la liquéfaction n'attend pas encore le fond du tube. Vers le 6e jour, la partie de la gélatine liquéfiée a la forme d'un enton-noir; on y voit, à la partie supérieure, de petits grumeaux d'un beau jaune orange.

Sur la gélose, la culture offre de petites taches saillantes d'un blanc mat et humide. Au cinquième jour, elles deviennent jaune orange. Même apparence sur la gélose glycérinée.

Sur la pomme de terre, la culture prospère vite et prend dès le premier jour la couleur orangée.

Ces caractères des cultures diffèrent de ce qu'on observe avec le staphylococcus aureus en ce que la culture sur gélatine de ce dernier dissout plus rapidement et plus complètement cette substance, et en ce que la culture sur pomme de terre du staphylococcus ne prend la teinte jaune que quatre ou cinq jours après l'ensemencement.

Le microbe ainsi isolé répond absolument aux caractères morphologiques, biologiques et pathogènes que Duclaux avait publiés.

Examinées au microscope, les cultures contiennent presque uniquement des microcoques ténus se teignant facilement avec toutes les couleurs d'aniline. Ces microcoques mesurent entre 0 μ,5 et 1 μ, ils forment tantôt des points isolés, tantôt des diplocoques ou des masses de zooglœes.

Le bouton du Nil étant chez l'homme une affection bénigne, qui guérit vite lorsqu'elle est convenablement soignée, Chantemesse fit l'expérience suivante. Il trempa une épingle flambée dans une culture sur gélatine du microbe qu'il avait retiré du clou du Nil, et la mit à sécher pendant quelques jours dans une enveloppe stérilisée. Il fit avec cette aiguille une piqûre sur la face dorsale de l'avant-bras d'un homme adulte. Dès le lendemain, on vit apparaître une légère tuméfaction arrondie, rouge, chaude, mesurant 2 centimètres de diamètre.

Le surlendemain, la tuméfaction s'est agrandie et mesurait environ 6 centimètres de diamètre; elle présentait un peu de chaleur, de rougeur et d'induration. Les ganglions sous-axillaires étaient faiblement douloureux et peut-être un peu plus volumineux qu'à l'état normal. Les veines sous-cutanées voisines de la tuméfaction étaient plus gorgées qu'à l'ordinaire.

Le malade n'avait pas de fièvre; il suivait sa vie habituelle et ne ressentait une douleur assez vive qu'à l'occasion des mouvements.

Le cinquième jour, en dessous de la piqûre il s'était formé une petite collection purulente qui, le septième jour, s'ouvrait au dehors. Le pus contenait le même microbe que celui qui avait été inoculé.

Le huitième jour, la perte de substance mesurait environ le quart de l'étendue totale de la tuméfaction. Elle était irrégulièrement circulaire; les bords minces, taillés en forme de cratère, étaient décollés, tomenteux et n'adhéraient pas au tissu cellulaire sous-cutané. La suppuration était peu abondante. Autour de la plaie, la tuméfaction était recouverte d'une peau rouge, lisse, dont l'épiderme superficiel se détachait par lambeaux.

Pansée avec du bichlorure de mercure, la plaie ne tarda pas à se guérir; le douzième jour, la tuméfaction s'était affaissée et la plaie était recouverte d'une croûtelle brune et sèche.

Pendant longtemps, il resta au siège de la tumeur une modification des tissus, la peau était plus lisse que dans les régions voisines et elle était un peu mobile sur les tissus profonds.

Une seconde inoculation faite chez une autre personne avec une culture pure, donna les mêmes résultats.

Duclaux avait établi que le microbe du bouton de Biskra était capable de subir une atténuation très rapide; les expériences de Chantemesse viennent confirmer cette manière de voir. Ainsi il produisit une mort rapide en inoculant, dans la veine de l'oreille d'un lapin, 1 centimètre cube d'une culture du microbe du clou du Nil, et il avait occasionné une maladie chronique accompagnée d'une dermatite spéciale en injectant une dose de culture beaucoup moindre. Dans ce dernier cas, l'animal survivait pendant quinze jours, il ne succombait pas à une septicémie, mais il mourait avec des abcès profonds et cutanés. Les reins étaient atteints d'une néphrite intense qui était la cause principale de la mort, et le sang ne contenait plus de microbes. Duclaux avait vu qu'un quart de centimètre cube d'une culture jeune faisait périr l'animal en seize heures; la même culture inoculée sous la peau amenait une gangrène rapide, large comme la main. Puis le sphacèle s'éliminait et faisait place à un retour complet à la santé.

Avec une culture atténuée, on produisait, suivant le mode de pénétration du virus, soit une gangrène très limitée, soit une maladie chronique caractérisée par des éruptions cutanées de clous gangréneux à leur sommet, qui rappelaient par leurs caractères objectifs ceux du clou de Biskra.

La raison de la différence qu'on observe, dans ces deux séries d'expériences, tient, d'après Chantemesse, à ce que Duclaux s'est servi de bouillons ensemencés et gardés dans une étuve dont la température marquait environ 37°, tandis que lui-même a utilisé uniquement des cultures faites et maintenues à la température de la chambre entre 18° et 22°.

En effet, nous savons que la température, surtout en présence de l'oxygène, joue un rôle important sur la virulence plus ou moins grande des micro-organismes.

D'après ce qui précède, la cause du bouton de Biskra nous paraît élucidée. Il est causé par un microbe analogue et peut-être même identique au staphylococcus aureus. On sait en effet qu'on peut observer certaines différences dans la virulence d'un même microbe suivant leur provenance, et des variations légères dans les cultures suivant la composition des substances nutritives. Nous signalerons néanmoins des dissidences : Riehl[1] a observé un bouton d'Orient dont la structure paraît se rapprocher de celle du rhinosclérome. Poncet (*Annales de l'Institut Pasteur,* n° 11, p. 518) critique l'histologie donnée par Riehl ; il a lui-même trouvé dans le clou de Biskra un microcoque et des bacilles de longueur variable de 1 à 15 μ ; il croit que l'étiologie ne sera complète que lorsqu'on aura fait de nouvelles recherches expérimentales avec les micro-organismes précédents[2].

§ 7. — Érysipèle.

Historique. — Les recherches faites sur l'érysipèle au commencement de ce siècle ont porté surtout sur son anatomie pathologique ; on l'avait considéré comme une phlébite (Ribes, Copland, Cruveilhier) ou comme une lymphangite (Blandin).

On n'a étudié d'une façon précise les lésions de la peau dans cette affection que depuis une quinzaine d'années.

1. Riehl (*Vierteljahrschr. f. Dermat. in Syphilis*) a trouvé, chez un médecin qui avait contracté la maladie à Ofra, un bouton constitué par un tissu embryonnaire, nécrosé au centre et contenant des cellules géantes, entourées de cellules épithélioïdes. Dans les grandes cellules il y avait des globules hyalins comme dans le rhinosclérome. Les vaisseaux de la tumeur étaient sclérosés. Enfin, la tumeur est parsemée des cellules granuleuses d'Ehrlich. Les grandes cellules contenaient un plus ou moins grand nombre de petites bactéries capsulées qui se coloraient, en les traitant avec des couleurs d'aniline et en décolorant le tissu par l'acide acétique. Les essais de culture de ces bactéries n'ont pas réussi.

2. Plusieurs médecins de la marine ont étudié l'*ulcère phagédénique du Tonkin.* Le Dantec et Petit ont observé un grand bacille, Boinet (*Journal des Connaissances*, nos 9 et 10, 1889), des bacilles et des cocci.

Vulpian[1] fit remarquer que, dans les mailles du derme, on rouve une accumulation de cellules lymphatiques. Volkmann et Steüdner[2] montrèrent que la présence des cellules lymphatiques dans les mailles du derme devait être rattachée à la diapédèse. Renaut en a donné une excellente description histologique[3].

Hueter[4] avait déjà signalé la présence de monades dans les plaques de l'érysipèle et les avait identifiées à celles du phlegmon, lorsque Nepveu[5] montra qu'il y avait des bactéries dans a sérosité de l'érysipèle et même dans le sang.

Orth[6] a trouvé aussi des bactéries, et il a expérimenté sur des nimaux, avec le liquide des bulles de l'érysipèle gangréneux. Recklinghausen a constaté, dans deux cas rapides d'érysipèle, que es espaces lymphatiques de la peau étaient remplis de micrococci. Il y en avait aussi dans les capillaires du rein. Lukomski[7], dans un travail fait dans le laboratoire de Recklinghausen, analyse ces aits et donne dans deux planches des dessins représentant des masses de microcoques dans les vaisseaux et espaces lymphaiques. Pour les mettre en évidence, il traitait par l'acide acétique es coupes des tissus. Il a fait des expériences sur les animaux, t reproduit des inflammations diffuses avec des bactéries dans es lymphatiques. Fehleisen a établi l'étiologie de cette maladie ur des données absolument sûres.

Définition et symptômes. — L'érysipèle est une dermite œdémateuse superficielle causée par des bactéries spéciales. Elle est aractérisée par des symptômes généraux et locaux. Les premiers consistent le plus souvent en frissons, céphalalgie, fièvre, mbarras gastrique. Les symptômes locaux, observés du côté de a peau, réalisent les quatre caractères essentiels de l'inflammaion : la rougeur, la chaleur, la douleur et la tuméfaction. La laque érysipélateuse est d'un rouge vif, luisante et saillante, mitée par un bourrelet très net. Elle s'étend rapidement de roche en proche, de l'orifice muqueux ou de la plaie d'où elle

1. *Archives de physiologie*, mars 1868.
2. *Centralblatt für med. Wissensch.*, 15 août 1868.
3. *Dict. encyclop. des Sc. méd.*
4. *Deutsche Zeitschrift für Chirurgie*, t. I, p. 1, 1868. *Centralblatt f. d. med. Wissensch.* 1868, nº 35.
5. *Comptes rendus de la Soc. de biologie*, t. XXII, p. 164, 1870.
6. *Archiv. f. exper. Pathol. und Pharmak.*, t. I, p. 81, 1873.
7. *Virchow's Archiv*, t. LX, p. 418.

est partie, aux régions voisines, à la joue, par exemple, au nez, à l'oreille, au cuir chevelu. La maladie peut rester localisée ou s'étendre par plaques successives continues ou discontinues. Sa durée est en rapport avec son extension.

Étiologie. — Nous plaçons l'érysipèle dans les inflammations bactériennes consécutives aux plaies, parce qu'il n'y a pas lieu de séparer aujourd'hui l'érysipèle spontané de celui qui succède aux traumatismes accidentels ou chirurgicaux. La cause microbienne est la même dans l'érysipèle médical et chirurgical. On sait d'ailleurs que le plus ordinairement, lors même que cette maladie semble naître spontanément, à la face, par exemple, on reconnaît à ses débuts qu'elle s'est étendue en partant d'une petite excoriation du coin des lèvres ou de l'angle de l'œil ou des narines ou d'une lésion des fosses nasales. On peut dès lors penser que ces excoriations légères et superficielles ont servi de porte d'entrée aux micro-organismes, et cette hypothèse est fortifiée par la connaissance du caractère contagieux de la maladie. On la voit en effet très souvent se communiquer par simple voisinage de lits et s'établir à l'état d'endémie dans une salle d'hôpital. Il existe beaucoup d'érysipèles observés à la suite d'opérations chirurgicales et de plaies le plus souvent par contagion, dans les services de chirurgie. Eiselsberg et Emmerich ont trouvé des streptococci dans l'air des salles de chirurgie, l'un de nous l'a constaté dans l'air de son institut, on trouve souvent des streptococci analogues dans toute espèce de substances putréfiées, mais ces streptococci sont exceptionnellement pathogènes.

Fehleisen[1] est le premier qui par des méthodes excellentes a démontré que l'érysipèle est causé par des streptococci en chaînettes ; il les a cultivés à l'état de pureté sur la gélatine et inoculés souvent à l'homme. L'inoculation faite à l'homme reproduit l'érysipèle typique. On peut aussi les cultiver très bien sur la gélose. On obtient en vingt-quatre heures des cultures qui se développent surtout dans la profondeur ; on peut constater en effet qu'elles sont beaucoup plus abondantes dans la profondeur de la strie, de même que dans la partie la plus profonde de la

1. Fehleisen, *Ætiologie des Erysipels*, Berlin, 1883.

qûre sur gélatine qu'à la surface. Souvent on ne trouve pas ême de trace d'un développement superficiel. On peut conater la même forme de culture dans le développement de tous s streptococci du pus et des inflammations chez l'homme, ce ıi est dû à ce que ces bactéries sont surtout anaérobies. Elles développent mieux dans le vide.

Rosenbach a montré que, tandis qu'une culture à l'air du ı.eptococcus ne dissous pas les substances albuminoïdes, le rum coagulé est dissous par sa culture dans le vide.

Si l'on emploie, pour inoculer des animaux, des cultures ıtant de quelques jours, ou bien si on inocule le liquide même : l'érysipèle, on obtient ordinairement une rougeur prononcée ıtour du lieu de l'inoculation et parfois aussi un œdème inflamatoire de la peau; on trouve alors les bactéries dans les vaisseaux mphatiques et entre les fibres du tissu conjonctif. Par l'inocution des streptococci d'autre provenance, on obtient parfois le ême résultat. Des cultures plus anciennes ou bien des généraɔns plus éloignées de la première culture ne produisent habiellement aucun effet autour du lieu de l'inoculation. Or on ɔuve très souvent des streptococci dans des organes d'individus ɔn érysipélateux; la première inoculation sous la peau des pins reste habituellement alors tout à fait inefficace. La forme :s streptococci est tellement variable qu'elle ne donne aucune ıse pour la différenciation des variétés plus ou moins pathoınes de ces microbes. Les cocci sont tantôt petits, tantôt très 'os, les chaînettes tantôt très courtes, tantôt très longues. ɔsenbach assimile, au point de vue de leur forme en chaînettes, s microbes de l'érysipèle au streptococcus pyogène, organisme ı phlegmon. Ils en différeraient d'après lui par les cultures sur gélatine et l'agar-agar. Celles de l'érysipèle seraient blanches, oins épaisses, et donneraient l'apparence de feuilles de fou:res, lorsqu'on a fait une strie sur une plaque de gélatine. La fférence des cultures invoquée par Rosenbach n'est, en réalité, .s appréciable. D'après nos recherches, celles de Passet et celles Doyen, il n'est pas possible de distinguer ces deux organismes ın plus que le streptococcus de la fièvre puerpérale [1].

Dans un fait d'érysipèle phlegmoneux de la jambe et de la

1. Communication à l'Académie de médecine, rapport par CORNIL, juin 1888. yen, en examinant comparativement les streptocoques de l'érysipèle, du phleg-

cuisse où il y avait un abcès profond contenant du pus jaunâtre, la culture de ce pus nous a donné sur l'agar-agar du staphylococcus aureus.

Anatomie pathologique. — Sur les coupes de la peau examinées au microscope, on voit des cellules migratrices infiltrées dans les faisceaux du tissu cellulaire, surtout autour des vaisseaux sanguins et des capillaires lymphatiques, et dans le tissu sous-cutané à la périphérie des lobules adipeux et des vaisseaux lymphatiques. Les cellules migratrices sont plus abondantes dans le

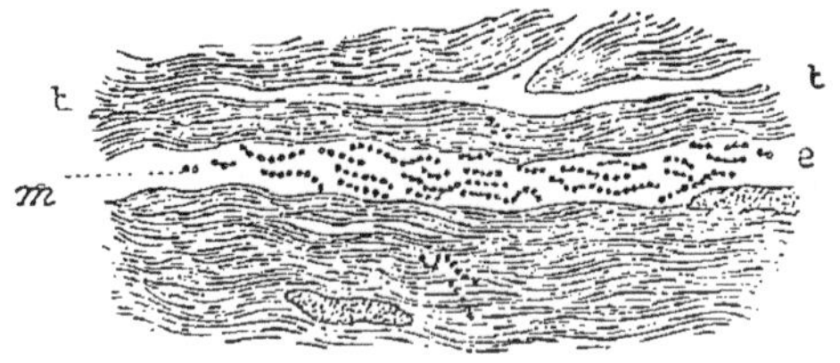

Fig. 164. — Coupe du derme dans l'érysipèle.

e, espace interfasciculaire rempli de diplococci et de chainettes; *t*, *t*, tissu conjonctif. Grossissement de 600 diamètres.

derme que dans les papilles. Les cellules fixes sont tuméfiées et peuvent aussi montrer une division de leurs noyaux. A la diapédèse et à la multiplication cellulaire, il se joint un exsudat séro-fibrineux dans le derme et le tissu sous-cutané. On voit l'endothélium de certaines fentes lymphatiques tuméfié, et quelques vaisseaux lymphatiques sous-cutanés remplis de cellules migratrices.

Les micrococci qu'on observe très facilement sur les coupes colorées au violet de méthyle ont un diamètre de 0 μ,3. Ils sont réunis deux par deux ou en chapelets qui présentent souvent une forme sinueuse. Dans les préparations de la peau érysipélateuse, on voit que ces bactéries forment des groupes qui sont situés dans les espaces interfasciculaires (*m*, fig. 164), dans les vaisseaux lymphatiques (*v*, *v*, fig. 165) et dans le tissu adipeux sous-cutané. On peut reconnaître, dans ce dernier, que les bactéries occupent les cellules adipeuses elles-mêmes et sont

mon, et ceux de la fièvre puerpérale sur les préparations histologiques, dans les cultures et par l'expérimentation, arrive à les assimiler complètement; seulement il a constaté aussi que ces streptocoques possèdent une virulence variable. Les cultures, par exemple, qui proviennent de certaines observations, où la maladie avait un caractère malin et s'était terminée rapidement par la mort, donnaient lieu chez les animaux à des accidents graves et à la mort.

gées dans le protoplasma qui entoure la gouttelette de graisse.

Les bactéries étaient très nombreuses dans les figures 164 et 5, bien que l'inflammation du derme fût peu intense. Il s'agis- it, dans le fait qui a servi à faire ces préparations, d'une plaque érysipèle du cuir chevelu récente, consécutive à un érysipèle la face[1].

Les micro-organismes siègent aussi à la périphérie des folli- les pileux, disposition qui peut nous faire comprendre le mé- nisme de la chute des cheveux presque constante dans les gions du cuir chevelu touchées par l'affection.

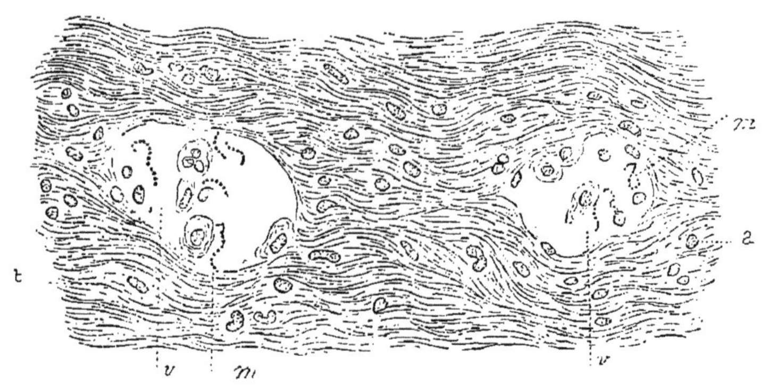

FIG. 165. — Coupe du derme dans l'érysipèle.

, section de deux vaisseaux lymphatiques contenant des globules blancs et des chaînettes *m*, *m*, demi ococci; *t*, tissu conjonctif; *v*, cellules du tissu conjonctif et cellules migratrices. — Grossissement de 0 diamètres,

A un examen surperficiel, on pourrait confondre les bacté- es de l'érysipèle avec les nombreuses granulations albumineuses spendues dans le liquide exsudé autour des cellules adipeuses. ır le procédé de Gram et par la double coloration, au violet méthyle et à l'éosine, les bactéries sont seules colorées en olet, et le doute devient impossible.

Lorsque l'inflammation érysipélateuse est intense, l'épiderme t soulevé par des vésicules, des phlyctènes, des bulles tout à t analogues à celles que l'on peut provoquer sur la peau par pplication d'un vésicatoire.

Le liquide de ces bulles contient une assez grande quantité fibrine et des cellules rondes. Lorsqu'on recherche dans ce uide les microbes de l'érysipèle, par le procédé habituel (des-

1. Nous avons relaté ces faits dans une communication à la Société médicale hôpitaux, en août 1883.

siccation d'une goutte de liquide sur une lamelle et coloration), on ne trouve pas toujours des bactéries. Pourtant, c'est en procédant de la sorte que Nepveu les a observées.

Les coupes de la peau durcie, dans l'érysipèle intense, mon-

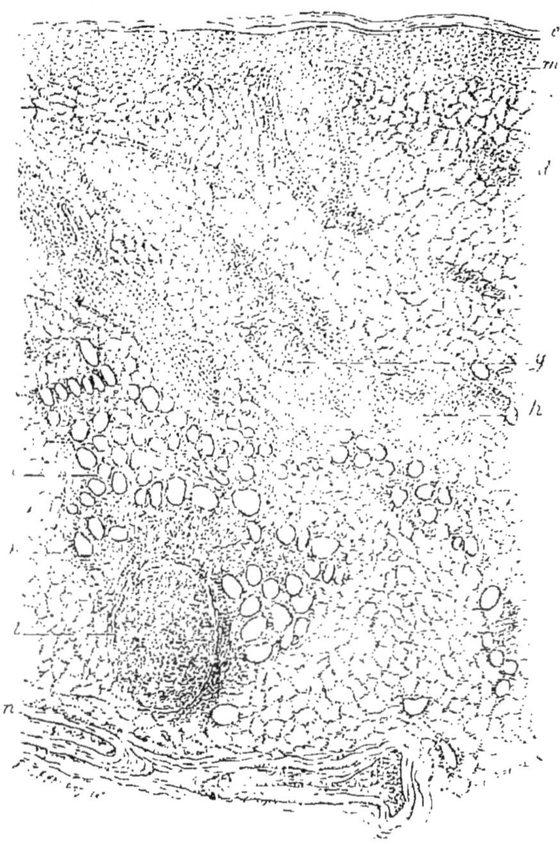

Fig. 166. — Coupe de la peau du lobule de l'oreille dans l'érysipèle.

c, épiderme; *m*, corps muqueux; *d*, capillaires lymphatiques pleins de globules blancs; *l*, lymphatique sous cutané distendu par les mêmes globules; *g*, glande sébacée; *h*, tissu fibreux du derme infiltré de globules blancs; *n*, artérioles. *o*, vésicules adipeuses; *p*, globules blancs compris entre elles.

trent une très grande quantité de cellules migratrices dans le derme et le tissu cellulo-adipeux. Dans les bulles ou phlyctènes, le soulèvement de l'épiderme s'est effectué au niveau du stratum granulosum, de telle sorte que le liquide épanché est limité d'un côté par la couche cornée, et de l'autre par le corps muqueux. Les cellules du corps muqueux sont habituellement séparées les unes des autres par un exsudat séreux et par des cellules migratrices qui sont sorties par diapédèse des vaisseaux nguins du derme, et ont pénétré entre les cellules épidermiques, dans les canalicules intercellulaires notablement distenıs. Les cellules épidermiques subissent en même temps des odifications importantes. Les noyaux de certaines d'entre elles ontrent une dégénérescence vésiculeuse; leur ıcléole distendu, transformé en une vésicule, pousse et distend le noyau; lorsque la vésilation du noyau est complète, sa substance est duite à une petite masse semi-lunaire appliıée sur un des pôles du nucléole (voy. *Manuel hist. path.* de Cornil et Ranvier, t. I, p. 67); ns certaines cellules, il se fait une vésiculation, ɪn plus du noyau, mais du protoplasma cellure lui-même; la cellule perd alors sa vitalité se laisse quelquefois pénétrer par une ou deux llules migratrices que l'on trouve dans son inrieur à côté du noyau. L'évolution épidermique s'effectue plus; les cellules du stratum graılosum ne se chargent plus d'éléidine, les celles épidermiques tombent avant d'avoir paruru toutes les phases de leur évolution rmale, avant la disparition complète du yau, et avant leur kératinisation. La chute égulière des cellules mêlées à des globules ıncs détermine à la surface de l'épiderme, soit s squames, soit des croûtes. Cette modification ns l'évolution épidermique n'est du reste pas éciale à l'érysipèle et elle se rencontre, en ıéral, dans les affections cutanées avec miıtion de leucocytes dans la couche de Malpighi la dégénérescence vésiculeuse des cellules du ps muqueux. Ces troubles de la formation l'éléidine et de la kératinisation des cellules ont été décrits ne façon générale, par Ranvier[1] et par E. Suchard[2].

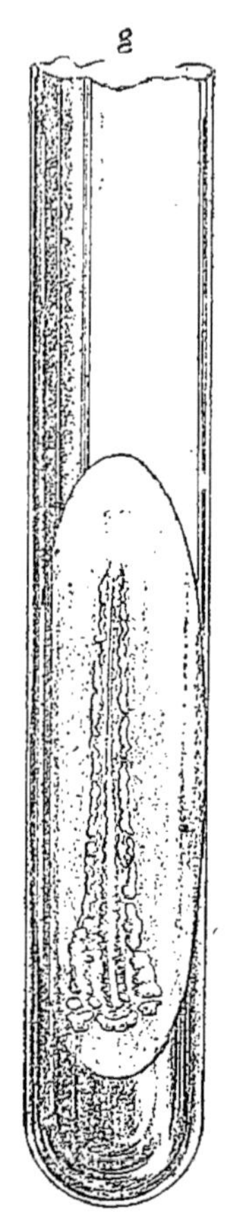

Fig. 167. — Culture du streptococcus de l'érysipèle sur l'agar-agar.

c, culture.

. Ranvier, *Comptes rendus de l'Ac. des sc.*, 30 juin 1879, et *Archives de phy-ɡie*, 3e série, t. III, p. 125, 1884. Voir aussi l'*Histologie normale et path. de eau*, dans le 2e vol. du *Manuel d'hist. path.* de Cornil et Ranvier.

. Suchard, *Des modifications et de la disparition du stratum granulosum de lerme dans quelques maladies de la peau* (*Archives de physiologie*, 2e série, , no 6, 18 août 1882).

Quelquefois l'érysipèle se termine par un phlegmon étendu ou par une suppuration localisée du tissu conjonctif sous-dermique.

L'inflammation érysipélateuse de la peau se propage assez souvent aux muqueuses, à la bouche, au pharynx, au larynx et consécutivement aux bronches et aux poumons.

Doyen a constaté que les érysipèles du sein atteint de cancer se terminent parfois par des métastases, sur les grandes séreuses, la plèvre, le péritoine, et l'on trouve alors les streptocoques

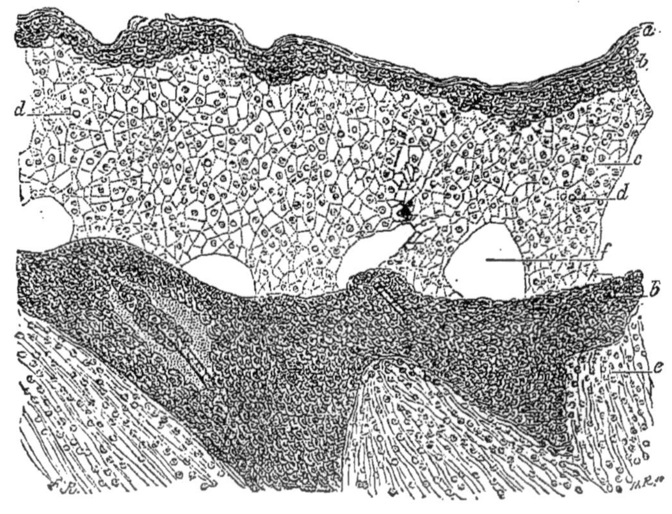

Fig. 168. — Coupe d'une phlyctène dans l'érysipèle.

a, couche cornée ; *b*, couche granuleuse soulevée ; *c*, cellules migratrices englobées dans un réticulum fibrineux ; *d*, globules du sang ; *f*, disposition en arcades du réseau fibrineux ; *b'*, corps muqueux ; *e*, papilles infiltrées de cellules migratrices. — Grossissement de 120 diamètres.

dans le liquide séro-purulent exsudé à leur surface. De même un érysipèle de la face, survenu accidentellement chez un individu atteint d'un cancer de l'estomac ou de toute autre tumeur abdominale, donnera aussi parfois lieu à une péritonite avec des streptocoques dans le liquide inflammatoire.

On a constaté au contraire dans quelques cas une action favorable de l'injection des cultures de l'érysipèle dans le carcinome (Neisser).

Les érysipèles chirurgicaux consécutifs aux plaies ou aux traumatismes, donnent aussi souvent lieu à des pleurésies, des pleuro-pneumonies, à des abcès de divers organes, et à des néphrites dans lesquelles on retrouve habituellement les streptocoques.

Rheiner[1] a décrit un cas de fièvre typhoïde compliqué d'érysipèle. Dans l'exsudat de l'érysipèle cutané, il y avait des bacilles de la fièvre typhoïde.

En résumé on doit admettre que l'érysipèle est causé par le streptococcus du pus ou mieux par une variété de ce microbe dont les cultures sont identiques au streptococcus pyogenes. Il nous semble que pour expliquer l'unité clinique et la localisation de l'érysipèle, on doit faire intervenir la disposition spéciale des vaisseaux dans les couches superficielles de la peau.

Angine de Ludwig. — Ludwig et d'autres auteurs après lui ont décrit une angine à marche très rapide qui s'accompagne d'un gonflement énorme de toute la région sus-hyoïdienne. Cette tuméfaction est très dure et s'étend jusqu'à la partie postérieure des mâchoires; le malade succombe d'ordinaire en 24 heures. On trouve pendant la vie beaucoup d'albumine dans l'urine.

La plupart des auteurs regardent cette angine comme une maladie infectieuse.

Chantemesse et Widal ont fait, quelques heures après la mort, l'autopsie d'un malade du service du docteur Albert Robin qui avait succombé à une angine de Ludwig. Ils ont trouvé dans la sérosité de l'œdème sus-hyoïdien une très grande quantité de chaînettes de streptocoques qui, par leurs caractères de culture et par les résultats de l'inoculation, étaient tout à fait semblables au streptocoque de l'érysipède, avec un degré très élevé de virulence. D'après cette constatation de Chantemesse et Widal, l'angine de Ludwig ne serait pas autre chose qu'un érysipèle très virulent qui envahit la gorge et la région sus-hyoïdienne. Le malade succombe à l'infection générale et surtout à l'œdème de la glotte.

§ 8. — Abcès chauds.

La suppuration rapide, la formation d'abcès du tissu cellulaire sous-cutané ou profond, sont-elles toujours liées à la présence des micro-organismes? Telle est la question qui se pose tout d'abord et qui soulève de nombreux problèmes.

1. *Virchow's Archiv,* t. C, 2e fascicule, p. 185. 1885.

Il est un fait d'observation chez l'homme, c'est que dans tout abcès chaud on trouve des micro-organismes ronds, isolés ou en chaînettes, appartenant au staphylococcus ou au streptococcus ou au micrococcus tenuis. Ainsi Ogston, sur 74 abcès chauds et non encore ouverts, a constamment trouvé, dans le pus examiné sur des lamelles après dessiccation et coloration avec les couleurs d'aniline, des micro-parasites [1]. L'un de nous a vérifié l'exactitude de ce fait sur une série d'abcès dont le pus était examiné au moment de leur ouverture [2]. La question nous paraît donc jugée en ce qui concerne les abcès chauds. S'il se produit des exceptions à cette règle, il faut savoir que le liquide contenu dans un abcès peut, exceptionnellement, ne pas présenter de bactéries, tandis que les parois en sont infiltrées. Les bactéries qui ont existé primitivement au centre d'un pareil abcès ont pu être détruites ou, s'étant mortifiées, n'être plus visibles à l'aide de la coloration par les couleurs d'aniline. C'est par exemple ce que Koch a constaté dans le contenu des abcès progressifs qu'il a déterminés chez le lapin. Les zooglœes en suspension dans le centre de ces abcès ne se coloraient plus, étaient atrophiées, paraissaient formées d'une masse granuleuse, tandis que celles de la paroi des abcès étaient tout à fait caractéristiques. Nous devons dire aussi que les abcès froids et certaines collections spécifiques, celles du bubon chancreux, par exemple, échappent le plus souvent à la règle générale qui est applicable aux abcès chauds. Nous verrons plus loin que les abcès froids sont généralement de nature tuberculeuse.

Si les abcès chauds contiennent des bactéries avant le moment où ils sont ouverts par le chirurgien, on doit néanmoins se demander si les suppurations aiguës, provoquées chez les animaux par l'injection sous-cutanée de substances irritantes chimiques aseptiques, s'accompagnent aussi de la production de micro-parasites, en d'autres termes si cette génération de bactéries est inséparable de la suppuration artificielle produite chez les animaux. Recklinghausen [3], dans son *Traité de patho-*

1. Ogston. *Report upon micro-organismen* in *Surgical diseases* (*The british medical Journal*, 12 mars 1881).
2. Cornil, *Société de biologie*, 22 décembre 1883.
3. Recklinghausen, *Handbuch der allgemeinen Pathologie der Kreislaufs und der Ernährung* in *Deutsche Chirurgie von Billroth und Lücke*, 1883.

gie générale appliquée à la chirurgie, si remarquable par l'érudition et par l'esprit critique, observe que les injections sous-ıtanées ou intracornéennes faites avec des agents antiseptiques ɔncentrés comme l'acide phénique et le nitrate d'argent n'en ɔnnent pas moins lieu à lasuppuration, alors que leur présence əvrait détruire les micro-organismes qu'on suppose présider à formation du pus. Pasteur[1] pensait d'abord lui-même que les ıicro-organismes n'intervenaient pas dans les inflammations anales suppuratives, mais seulement dans les maladies infec-euses. Il avait produit des abcès en introduisant sous la peau es animaux des fragments de laine, etc., préalablement chauffés ; ne contenant pas de germes microscopiques. Uskoff[2] s'est emandé s'il existe une suppuration sans l'intervention des orga-ismes inférieurs. Pour résoudre la question, il injectait sous la eau de l'eau distillée, du lait, de l'huile d'olive, de l'essence de érébenthine, en employant les procédés antiseptiques ordinaires t en bouchant la plaie avec un emplâtre. Il obtenait tantôt un ésultat négatif, tantôt une inflammation plus ou moins marquée ccompagnée d'abcès, avec ou sans micro-organismes. L'injec-on d'huile de térébenthine lui sembla produire presque con-amment une inflammation suppurative sans microbes, d'où il ɔnclut que leur présence n'était pas nécessaire à la suppuration. rthmann[3] n'a pas obtenu de suppuration chez les chiens avec eau, le lait et l'huile injectés sous la peau, mais il a réussi vec l'huile de térébenthine, sans pouvoir déceler la présence de ıicro-organismes dans le pus. Councilman[4] est arrivé à un ésultat analogue avec l'huile de croton et l'huile d'olive injec-ées aux lapins. Il introduisait sous la peau ces substances dans e petites fioles qu'il cassait après la guérison de la plaie par ne pression exercée à travers la peau. Il a vu du pus ne conte-ant pas de micro-organismes.

Straus[5] a fait de nombreuses expériences d'injections d'huile e croton, d'essence de térébenthine, d'huile d'amandes douces,

1. *La théorie des germes et ses applications à la médecine et à la chirurgie,* ıte lue à l'Académie de médecine, le 30 avril 1878.
2. *Virchow's Archiv,* 1881, t. LXXXVI, p. 157.
3. *Ueber die Ursachen der Eiterbildung* (*Virchow's Archiv,* 1882, t. XC. p. 549).
4. *Zur Aetiologie der Eiterung* (*Virchow's Archiv,* 1883, t. XCII, p. 217).
5. *Du rôle des micro-organismes dans la production de la suppuration.* Société biologie, 1884.

d'eau stérilisée bouillante, de mercure, et il a également introduit sous la peau des fragments de corps solides stérilisés, drap, sureau, liège et phosphore. Pour éviter l'entrée des micro-organismes, il rase, puis il cautérise superficiellement la peau du dos des animaux. C'est à travers cette eschare superficielle qu'il fait l'injection à l'aide d'un tube de verre effilé à l'une de ses extrémités, flambé et bouché à la ouate. Il pousse le liquide à injection en soufflant par l'extrémité bouchée à la ouate. Le trou qui résulte de l'injection est fermé ensuite à l'aide du thermocautère, de façon à rétablir la continuité de l'eschare. Pour introduire sous la peau un corps solide, Straus se sert d'une canule dont le trou est également fermé par une cautérisation au thermocautère. Sur 18 expériences faites avec l'essence de térébenthine, il n'y avait pas trace de pus dans 13 cas; le liquide contenu dans le lieu de l'injection présentait des gouttelettes d'essence et quelques cellules migratrices; le tissu conjonctif voisin était ecchymosé, macéré, mais non infiltré de pus. Il n'y avait pas de micro-organismes. Dans les cinq autres cas, on trouva du pus jaunâtre épais, consistant, offrant l'odeur de la térébenthine. Ce pus, coloré par le violet de gentiane ou par une solution faible de bleu de méthylène, offrait un grand nombre de micrococci. Straus en conclut que, malgré les précautions qu'il a employées, il a introduit quelques germes qui ont provoqué la suppuration dans ces cinq dernières expériences, tandis que dans les treize autres où il n'y avait pas de germes, la suppuration ne s'est pas produite.

Sur cinq expériences d'injection d'huile de croton mêlée avec l'huile d'amandes douces, il n'y a eu de suppuration que dans une seule, et le pus contenait des micro-organismes, tandis que dans les quatre injections non suivies de suppuration le tissu n'en renfermait point.

Avec les fragments de drap, de moelle de sureau, de liège stérilisés et de phosphore, Straus n'a jamais obtenu de suppuration.

Il en conclut que les substances considérées comme irritantes ne suffisent pas à elles seules pour provoquer la suppuration, et que celle-ci résulte de l'intervention d'organismes inférieurs. Nous admettons en général le bien fondé de cette conclusion en tout ce qui touche les abcès chauds. Le pus du bubon consécutif au chancre mou fait exception à cette règle, d'après Straus[1]; le pus, recueilli au moment de l'ouverture de l'abcès et examiné sur des lamelles après coloration, ne contiendrait pas de micro-organismes et ne serait pas inoculable; il ne renfermerait de micro-organismes et ne deviendrait inoculable, comme le chancre mou, qu'après avoir été infecté lui-même par ce dernier[2].

Mais il faut ajouter que nous ne connaissons pas le micro-organisme du chancre simple et que s'il existe, comme cela est probable, nous n'avons pas les moyens d'en déceler actuellement la présence dans le bubon chancreux. Il s'agit là d'une maladie spéciale qui est hors du cadre des abcès chauds.

Bien que nous soyons convaincus, avec la majorité des auteurs, de la nécessité de la présence des micro-organismes pour produire la suppuration dans l'immense majorité des cas, cependant il résulte des expériences de Grawitz et de Bary (*Virchow's Archiv*, t. CVIII, 1887) que différentes substances chimiques comme l'ammoniaque, le nitrate d'argent, l'essence de térébenthine, certaines ptomaïnes, surtout la cadavérine, peuvent produire chez des animaux déterminés une véritable suppuration sans le concours des bactéries.

Pour ces auteurs, la suppuration est aussi subordonnée à d'autres facteurs tels qu'une contusion ou attrition des tissus, une plaie, ou une modification chimique des parties qui les préparent à la suppuration. La présence des ptomaïnes dans les tissus aurait ainsi un effet essentiel concourant au même but. Ainsi des bactéries non pathogènes comme le *micrococcus prodigiosus,* des bactéries purement saprogènes déterminent chez les animaux une suppuration, en déposant dans les tissus les produits chimiques qui dérivent de leur multiplication. Au contraire, les microbes spécifiques n'arrivent à donner la suppuration que s'ils sont en nombre suffisant et s'ils germent. On obtient la suppuration en injectant seulement les substances chimiques provenant des bactéries. Une bactérie produira d'autant plus sûrement une suppuration, un phlegmon, que sa culture contient en même temps une masse suffisante de ptomaïnes. On

1. Société de biologie, 24 novembre et 15 décembre 1884.

2. Nous n'avons pas vu non plus de micro-organismes dans les liquides de bubons de chancre mou recueillis par Doyen, et ces liquides sont restés infertiles. D'un autre côté, Gibier, Horteloup, Richelot, Humbert, etc., ont obtenu des inoculations positives avec le pus de bubons (Soc. de biologie et de chirurgie, janv. 1885).

*

peut constater la présence des ptomaïnes par la réaction alcaline prononcée de la culture. Les ptomaïnes obtenues à l'état de pureté, la cadavérine de Brieger, par exemple, donneront lieu à la formation du pus. Les expériences de J. de Christmas (*Annales de l'Institut Pasteur,* nov. 1888) montrent aussi qu'il peut y avoir de la suppuration sans microbes. Cet auteur a constaté de la suppuration à la suite de l'injection de deux gouttes de mercure dans la chambre antérieure de l'œil des lapins. Ce pus ne contenait point de microbes. On s'en est assuré par l'examen microscopique et par le résultat négatif des ensemencements. Les injections sous-cutanées de nitrate d'argent, d'essence de térébenthine et de mercure donnent chez le chien de la suppuration sans microbes. Christmas pense que les microbes produisent la suppuration en déterminant d'abord des lésions chimiques. Il n'en est pas moins vrai que les bactéries du pus injectées, avec toutes les précautions antiseptiques, à des animaux sains produisent la suppuration; mais il semble que la quantité de staphylococcus nécessaire pour arriver à ce résultat chez les animaux doit être plus grande que chez l'homme. Il faut savoir aussi qu'une même espèce de micro-organismes possède des degrés de virulence variables suivant sa provenance et suivant l'âge de la culture employée dans ces expériences.

Les maladies infectieuses spéciales comme la fièvre typhoïde, la variole, etc., lorsqu'elles s'accompagnent, ce qui est très commun, d'abcès sous-cutanés plus ou moins étendus, de pustules suivies d'ulcération, de clous, etc., ne montrent pas d'habitude, dans ces accidents nouveaux, les bactéries qui leur sont propres, mais bien celles qu'on rencontre ordinairement dans les abcès et dans les furoncles, c'est-à-dire des streptococci ou des staphylococci.

L'histologie pathologique et l'étiologie des abcès sont les mêmes que celles du phlegmon que nous allons étudier.

§ 9. — Phlegmon.

Le phlegmon est l'inflammation suppurative du tissu cellulaire. Le tissu conjonctif du derme peut être atteint primitivement d'une inflammation suppurative, mais le plus souvent la eau est envahie consécutivement à un phlegmon qui a débuté ar le tissu cellulo-adipeux sous-cutané.

Les causes des phlegmons sont variées : contusions, plaies, raumatisme chirurgical, infection purulente, injections sous-utanées médicamenteuses de morphine, d'éther, de sels de uinine, etc. Le pus de ces phlegmons, même lorsque l'inflam-ıation a débuté sans aucune solution de continuité de la peau, ontient des micro-organismes. Les expériences que nous venons e rapporter font supposer que le phlegmon est causé par l'in-roduction de microbes.

Micro-organismes du phlegmon et leur siège. — Le pus du

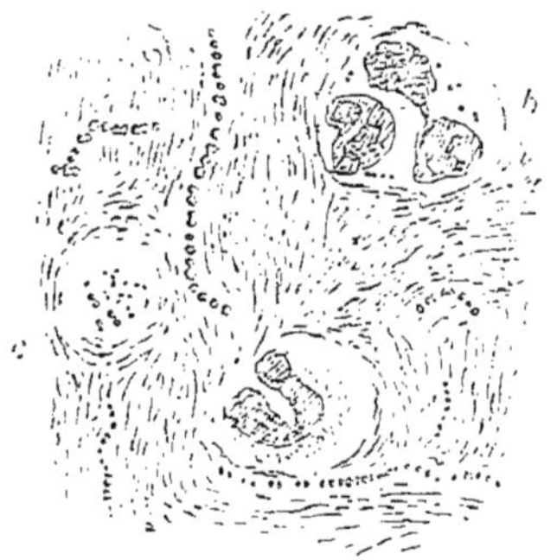

Fig. 169. — Pus du phlegmon étalé et desséché sur une lame de verre et examiné après coloration.

a, chaînette de gros micrococci ; b, micrococci plus petits contenus dans une cellule lymphatique ; c, groupe de micrococci. — Grossissement de 1000 diamètres.

hlegmon de l'homme, pris au moment de la première ouver-ure qui en est faite par le chirurgien, étalé et desséché sur une ımelle et coloré à la fuchsine ou au violet de méthyle, montre oujours des micro-organismes, si nous nous en rapportons à otre expérience personnelle.

Les microbes sont associés deux par deux (diplococci) ou en haînettes. Les chaînettes sont généralement longues, ondulées, ontournées, pelotonnées ou en amas irréguliers (fig. 169).

Le diamètre de ces microbes est ordinairement petit, de μ,3 environ. Cependant on peut s'assurer que les micrococci e présentent ni la même disposition ni le même diamètre. .insi on verra des chaînettes composées de microbes ronds, eux à deux ou les uns près des autres à égale distance ; dans ertaines chaînettes, les grains seront un tiers ou moitié plus gros que dans les autres et ils atteindront 0μ,5 à 0μ,6. Dans une même chaînette, le volume des grains qui la composent sera très variable ; à l'une des extrémités, par exemple, on aura des grains volumineux et à l'autre une série de grains très petits. Souvent les grains, lorsqu'ils sont très rapprochés, ont une forme lenticulaire, aplatie sur les faces juxtaposées. C'est ce qu'on observe sur beaucoup de diplococci.

A côté de ces chaînettes, il existe des grains isolés, libres, ou des amas de grains.

D'après ce qui précède, nous nous figurons l'origine du phlegmon comme une culture de l'une ou de plusieurs des bactéries pyogènes dans le tissu conjonctif du derme, dans le tissu conjonctif sous-cutané ou profond. Ces bactéries, qu'elles appartiennent au staphylococcus ou au streptococcus, ont la propriété de transformer l'albumine insoluble des tissus animaux en albumine soluble, en peptone, propriété dont il importe de tenir compte, car elle favorisera le ramollissement et la liquéfaction du tissu conjonctif. En outre de cette action plus intense du staphylococcus qui produit la liquéfaction de la gélatine dans les cultures à l'air, tandis que le steptococcus ne cause la dissolution de l'albumine que dans le vide, le streptococcus produit aussi une mortification du tissu le plus proche avec disparition des noyaux et un état granuleux du protoplasma. Le premier foyer dans lequel les bactéries se sont multipliées en ramollissant le tissu voisin, en déterminant une irritation qui est marquée par la distension neuro-paralytique des vaisseaux capillaires et par une diapédèse de cellules lymphatiques, constitue déjà un petit abcès. Celui-ci s'accompagne d'une réaction inflammatoire, avec diffusion des micro-organismes dans les espaces lymphatiques interfasciculaires et dans les voies lymphatiques et sanguines. Une région plus ou moins étendue est ainsi envahie, et il s'y forme successivement de nouveaux foyers qui se réunissent pour constituer une infiltration diffuse ou des abcès plus ou moins volumineux.

Lorsqu'on examine, à un faible grossissement, des coupes du phlegmon, on constate qu'il débute généralement par le tissu cellulaire profond. Il se produit, de la base du derme, jusqu'au tissu conjonctif sous-cutané profond, une série de lésions qui vont en augmentant du derme au pannicule adipeux. On observe des thromboses vasculaires qui sont, sans doute, produites par l'introduction des microbes dans le sang, et qui, par le ralentissement de la circulation, favorisent la diapédèse et l'accumulation des cellules lymphatiques dans le tissu conjonctif. Sur les coupes colorées au picrocarminate, on constate une infiltration de tout le derme et du tissu sous-cutané par des cellules lymphatiques ; les espaces interfasciculaires en sont comblés, et l'exsudat contient aussi une assez grande quantité de fibrilles de fibrine formant un réticulum. Les cellules adipeuses sont remplacées par des nids de petites cellules rondes. Sous l'influence de cette accumulation de cellules, les faisceaux du tissu conjonctif se mortifient. Il se produit ainsi dans le phlegmon une véritable gangrène moléculaire des cellules lymphatiques épanchées, étouffées les unes contre les autres, et ne recevant plus une quantité suffisante de sucs nutritifs ; la nécrose du tissu conjonctif suit celle des cellules.

Les éléments ainsi mortifiés se liquéfient ; il se forme un abcès dont la paroi présente à sa surface des débris de fibres conjonctives et des globules de pus.

Les coupes colorées doublement par le violet de méthyle (procédé de Gram) et l'éosine, ou par ce même violet et le carmin par le procédé de Weigert, montrent tous les micro-organismes colorés en violet, tandis que le tissu et les cellules sont teints en rouge. A la limite de la région enflammée, on voit, dans quelques vaisseaux, de la fibrine coagulée contenant dans ses mailles quelques diplococci ou chaînettes et des cellules lymphatiques renfermant les mêmes microbes. On en trouve aussi dans les mailles du coagulum fibrineux. A côté des vaisseaux, des microbes sont disposés le long des faisceaux de tissu conjonctif. Les cellules fixes du tissu conjonctif sont normales ou un peu tuméfiées.

Les cellules adipeuses présentent un plus ou moins grand nombre de bactéries qui siègent dans leur protoplasma, autour de la gouttelette de graisse.

Dans les points où l'inflammation phlegmoneuse est plus intense, on voit, dans les espaces conjonctifs interfasciculaires, des cellules migratrices, plus ou moins remplies de microbes (fig. 170), et de grandes cellules fixes du tissu conjonctif, notablement tuméfiées, devenues libres, ou détachées en partie des faisceaux, remplies de fragments de nucléine et d'une grande quantité de microbes isolés ou associés deux par deux[1].

Parmi ces grandes cellules, les unes *c* (fig. 171) montrent un noyau *n*, bien coloré, et leur protoplasma contient relativement peu de microbes; les autres paraissent ne plus contenir de noyau, et leur protoplasma est rempli de très nombreuses bactéries; on voit aussi les divers intermédiaires entre ces deux espèces de cellules. Dans le plus grand nombre d'entre elles, le noyau est fragmenté, réduit en grains ou tout à fait détruit. Ces dernières sont mortifiées et envahies par les bactéries.

Il est probable que l'entrée des micro-organismes dans les cellules fixes du tissu conjonctif détermine leur mortification

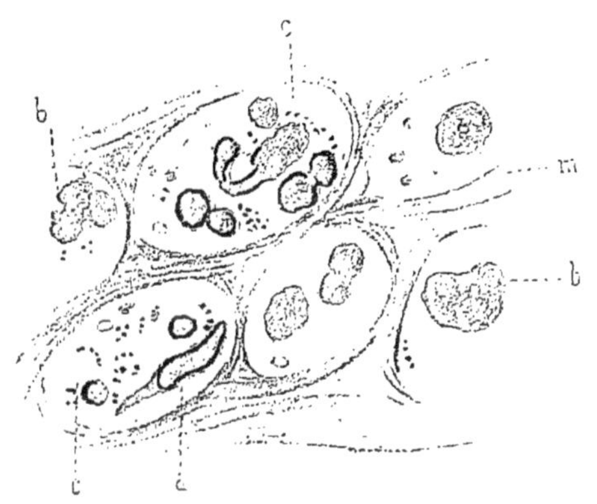

FIG. 170. — Coupe du tissu conjonctif sous-cutané.

Les faisceaux *m* sont pâles et minces. On voit en *a* une cellule fixe qui n'est pas altérée. Les espaces interfasciculaires contiennent des cellules lymphatiques à noyaux arborescents *b*, et de nombreux microbes accolés deux à deux ou en chaînettes.

et par suite la fragmentation d'abord, puis la disparition de leurs noyaux.

Au niveau de la paroi des abcès, les faisceaux du tissu conjonctif sont pâles, altérés, fragmentés et recouverts de microbes; les cellules lymphatiques, accumulées les unes près des autres, sont pour la plupart en voie de destruction, et remplies de bactéries[2].

1. Ces faits d'histologie pathologique du phlegmon ont été exposés par l'un de nous dans la séance du 22 décembre 1883 de la Société de biologie et dans une note sur les microbes du phlegmon cutané et sur leur siège (CORNIL, *Archives de physiologie*, 1er avril 1884).

2. Metchnikoff pense que les cellules que nous avons décrites sont plutôt en voie de multiplication que de destruction dans le phlegmon; nous ne partageons pas cette opinion. On voit bien, en effet, que les noyaux fragmentés deviennent pâles et irréguliers. Baumgarten se trompe aussi en prétendant que nous décrivons la multiplication indirecte des cellules dans le tissu phlegmoneux.

Lorsqu'un phlegmon, ayant débuté par le tissu profond, agne le derme et les couches superficielles de la peau, l'inflamiation et la diapédèse sont précédées par l'envahissement des iicro-organismes qui cheminent entre les faisceaux du tissu onjonctif.

Dans certains phlegmons ayant débuté par les parties proondes, les papilles sont, à un moment donné, très hypertrohiées et œdémateuses. Une assez grande quantité de liquide

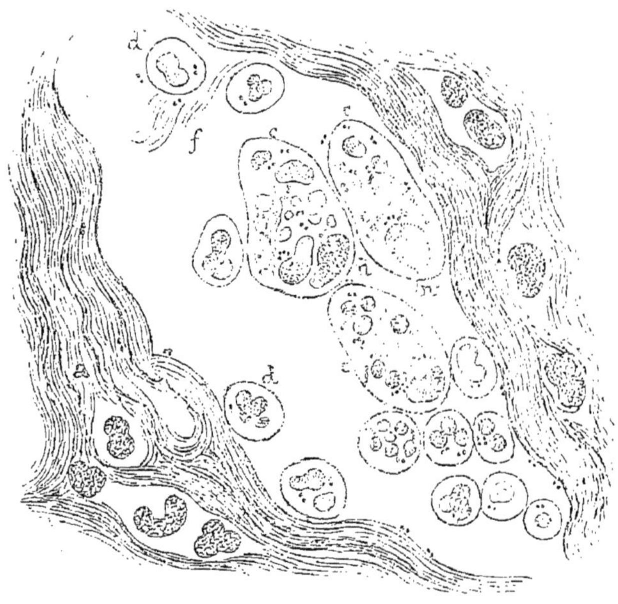

FIG. 171. — Coupe du tissu conjonctif profond dans le phlegmon.

cellules lymphatiques contenant des microbes; *d'*, cellules lymphatiques dont les noyaux sont pâles; *c c*, grandes cellules fixes du tissu conjonctif qui sont tuméfiées, présentent plusieurs noyaux ou fragments de noyaux ou des microbes; les noyaux *n'* contenus dans l'une de ces grandes cellules sont pâles et mortifiés. Tous ces éléments sont renfermés dans un espace interfasciculaire très agrandi. — Grossissement de 800 diamètres.

ontenant des granulations protéiques sépare les fibrilles du tissu onjonctif des papilles. On trouve aussi dans ce liquide des haînettes et des diplococci, même lorsqu'il y a très peu de celles migratrices dans l'exsudat.

Les diverses couches de l'épiderme, le corps muqueux et épiderme corné, sont généralement le siège d'une migration de ellules lymphatiques qui contiennent aussi des microbes. Ces erniers peuvent se rencontrer isolés, sans qu'il y ait de cellules iigratrices, entre les cellules du corps muqueux.

Souvent la dermite suppurative, causée par une lymphangite, est superficielle ; elle présente alors, comme dans les phlegmons profonds, une infiltration du derme et des papilles par les mêmes micro-organismes.

Le phlegmon donne quelquefois la sensation de l'emphysème sous-cutané ; des gaz peuvent en effet se développer dans le pus, probablement par l'action d'une bactérie fétide.

L'origine bactérienne des abcès et phlegmons que nous venons d'étudier est parfois très difficile à expliquer, parce que la porte d'entrée des microbes n'est pas toujours très évidente ni facile à constater. Le plus souvent, lorsqu'il s'agit de traumatismes avec solution de continuité de la peau, ou de plaie utérine consécutive à l'accouchement ou d'opérations chirurgicales, on n'hésite pas sur le mode d'introduction. Mais s'il s'agit d'une simple contusion plus ou moins forte, dans laquelle la peau est restée intacte et qui est suivie d'une suppuration profonde, il peut se faire qu'on ne découvre nulle part de solution de continuité ni de fissure par lesquelles les bactéries aient pu s'introduire.

§ 10. — Lymphangite, thrombose, phlébite.

Nous avons déjà vu, à propos de l'érysipèle, que les espaces interfasciculaires du tissu conjonctif et les vaisseaux lymphatiques du derme étaient toujours le siège de micro-organismes en chaînettes, du streptococcus érysipélateux, et que ce microparasite pouvait se trouver aussi dans les cellules rondes migratrices. De même, à propos du phlegmon, nous avons dit que le streptococcus pyogenes se trouvait libre dans le plasma sanguin des capillaires et petits vaisseaux sanguins de la partie malade, ou dans des globules blancs du sang, au milieu de ce liquide. Les capillaires renferment des leucocytes avec des micro-organismes dans leur intérieur, et les globules blancs épanchés dans les espaces interfasciculaires du tissu conjonctif contiennent un grand nombre de diplococci ou de chaînettes. Nous avons relaté aussi que les animaux à qui on a injecté, dans le tissu cellulaire, à l'état de culture pure, les divers micro-organismes de la suppuration permettent d'obtenir par la culture d'une goutte de leur sang les micro-organismes inoculés.

Par conséquent, dans les divers processus que nous avons étudiés jusqu'ici dans ce chapitre, le bouton de Biskra, l'érysipèle, le phlegmon, l'ostéomyélite, le furoncle anthracoïde, etc., les micro-organismes cheminent dans le sang en circulation. Ils sont très souvent logés dans les leucocytes ou globules blancs qui prennent et retiennent, comme on sait, les corpuscules étrangers situés à leur voisinage, ou simplement attachés à leur surface. C'est sous cette forme que les micro-organismes de la fièvre puerpérale, par exemple, ont été constatés dans le sang par Pasteur et Doléris, par Orth, etc. On peut donc dire aujourd'hui que dans toutes les affections suppuratives, surtout lorsqu'elles sont étendues, et lorsque les micro-organismes du pus se sont formés rapidement, il peut entrer dans le sang des bactéries en quantité plus ou moins grande. Il est probable qu'ils peuvent se rencontrer dans ce liquide auprès de la partie malade ou dans la circulation générale sans causer d'accidents graves, sans même se manifester par la fièvre, comme cela résulte des recherches de Duclaux sur le bouton de Biskra et de celles de Leloir sur les folliculites agminées. Il est vrai que dans ces faits les microbes du sang sont très peu nombreux. Lorsque au contraire ils s'introduisent en grandes masses dans la circulation, ou bien s'ils rencontrent un organisme affaibli, comme cela a lieu dans les accidents consécutifs à l'accouchement ou aux grands traumatismes chirurgicaux avec suppuration, ils produisent des ptomaïnes et des phénomènes fébriles, la pyémie, par exemple, que nous étudierons bientôt. Les affections que l'on regardait autrefois comme résultant du mélange du pus avec le sang, et de l'entrée des globules de pus dans ce liquide, doivent être considérées aujourd'hui comme l'effet de l'invasion de masses plus ou moins grandes de micro-organismes et de leurs produits chimiques dans la circulation.

Lymphangite. — L'introduction, dans les vaisseaux lymphatiques, des micro-organismes qui infiltrent le tissu cellulaire, est bien simple à expliquer, si l'on admet avec la plupart des histologistes la communication des espaces interfasciculaires du tissu conjonctif avec les vaisseaux lymphatiques. Ainsi, dans les vaisseaux lymphatiques qui siègent au milieu du tissu conjonctif du derme, dans l'érysipèle, les cellules endothéliales de la paroi des vaisseaux sont détachées, tuméfiées et flottent au milieu du vaisseau, avec quelques cellules lymphatiques et des diplococci ou des chaînettes. Comme la circulation de la lymphe s'opère généralement bien, et qu'il ne se produit pas de coagulation de fibrine dans les vaisseaux, les ganglions lymphatiques les plus voisins reçoivent bientôt dans leurs voies lymphatiques les micro-organismes et une grande quantité de cellules lymphatiques qui s'accumulent dans les vaisseaux afférents, dans les sinus péri-folliculaires et dans la substance réticulée, retenant plus ou moins bien ces éléments comme le ferait un filtre. Cette distension, cette hypertrophie des ganglions et l'inflammation qui s'ensuit sont des éléments importants dans l'anatomie pathologique de l'érysipèle. Les écorchures, solutions de continuité, ulcérations, boutons infectieux et abcès développés à l'extrémité ou sur le trajet des membres, s'accompagnent des mêmes accidents. L'inflammation des lymphatiques superficiels se traduit par des trajets rubanés, au niveau desquels la peau est rosée ou rouge vineux ou de couleur sombre et par des plaques érythémateuses ou des réseaux injectés. Lorsqu'elle est plus intense, la lymphangite donne lieu à de petits phlegmons ou noyaux érythémateux qui finissent souvent par se grouper et se confondre pour constituer un phlegmon diffus superficiel. Les rubans ou réseaux primitifs ne sont plus visibles alors, car ils se perdent dans la rougeur générale. Arrivée à ce degré, la lymphangite ne se distingue plus du phlegmon. Seulement les lésions de ce phlegmon consécutif à la lymphangite sont habituellement superficielles et localisées dans les couches papillaires et dermiques.

L'angioleucite profonde est l'inflammation des vaisseaux lymphatiques qui accompagnent les artères et les veines des membres et qui sont situés sous les aponévroses. Elle se développe dans les mêmes conditions, à la suite de plaies ou de suppurations limitées d'abord. Les canaux lymphatiques sont parfois remplis de pus, distendus, en même temps que leur paroi est infiltrée de leucocytes, ainsi que le tissu conjonctif cellulo-adipeux qui les environne. Lorsqu'on dissèque ces lymphatiques enflammés ils apparaissent comme des cordons blancs, opaques, volumineux et tendus.

Les lymphangites des organes et des séreuses qui les entount sont très communes et en rapport avec les inflammations ı parenchyme de ces organes. Telles sont, par exemple, les mphangites du poumon dans les pneumonies fibrineuses et tarrhales, quelle que soit leur origine ; telles sont les lymphantes de la plèvre dans la pleurésie, celles du mésentère dans s affections de l'intestin accompagnées d'ulcération (fièvre phoïde, dysentérie, typhlite), les ylmphangites subaiguës ı'on observe dans la tuberculose du poumon et de l'intestin.

Les lymphangites purulentes des organes sont extrêmement 'aves. Il n'est pas rare de voir les lymphatiques de la surface ı poumon, remplis de pus, former un réseau de canaux blanıâtres d'où le pus s'écoule lorsqu'on les sectionne. Cette lésion ·s lymphatiques accompagne souvent les pleurésies purulentes ıns la pyémie. Il est également commun de voir les vaisseaux mphatiques des ligaments larges et des bords de l'utérus dilatés ır du pus dans les métrites puerpérales, et cette lésion est tou-urs accompagnée de péritonite purulente d'une extrême acuité.

D'une façon générale, dans les maladies infectieuses, les mphangites sont en rapport immédiat avec les lésions propres chacune d'elles. Ainsi, dans la pleurésie et la pneumonie ɔrineuses, les vaisseaux lymphatiques contiennent un exsudat ɔrineux qui les remplit complètement, en englobant dans ses ailles des cellules lymphatiques et des bactéries de la pneuonie. Dans la pneumonie catarrhale consécutive à la rougeole, ı trouve dans les vaisseaux lymphatiques des cloisons interloılaires (voyez plus bas la description de la pneumonie rubéoque), des accumulations de fibrine et de diplocoques. Dans péripneumonie de bêtes à cornes, les lymphatiques périonchiques et ceux des cloisons interlobulaires sont très dilatés remplis de fibrine coagulée.

L'exsudat purulent qui remplit les vaisseaux dans les suppu-tions consécutives aux plaies et dans la pyémie contient une ande quantité de cellules lymphatiques granuleuses et les di-rses espèces des micro-organismes du pus.

Phlébite. Thrombose. — L'introduction des micro-organises dans les veines est également très commune et facile à pliquer. Lorsque les capillaires et petites veines sont compris ıns un foyer d'inflammation ou de suppuration, quelle que soit son origine, leurs parois se sont déjà laissé traverser de dedans en dehors par le plasma sanguin qui a servi à constituer la partie liquide de l'exsudation, et par les globules blancs et corpuscules rouges du sang qui forment les éléments solides de cet exsudat. Les cellules endothéliales de ces vaisseaux sont plus ou moins désintégrées et tuméfiées, mêlées aux cellules lymphatiques qui se sont accumulées par places dans les vaisseaux où la circulation a été ralentie. A ce niveau, la paroi vasculaire est elle-même molle et perméable aux cellules migratrices. Aussi les micro-organismes n'éprouvent-ils aucune difficulté à passer au travers de ces parois des vaisseaux capillaires et des petites veines.

Le courant de diapédèse de l'intérieur des vaisseaux à l'extérieur, dans le tissu conjonctif, n'est pas le seul qui puisse s'établir ; il est probable qu'un courant en sens inverse, du tissu conjonctif dans l'intérieur des vaisseaux, fait aussi pénétrer dans le sang les bactéries qui se trouvent autour des vaisseaux sanguins[1].

Lorsqu'on examine une coupe de tissu conjonctif atteint de phlegmon en voie d'extension, dans les parties où ce tissu commence à s'infiltrer de pus, on voit les micro-organismes, soit libres, soit contenus dans les globules blancs au milieu du sang qui circule dans les capillaires. Ces microbes proviennent, suivant toute vraisemblance, des premiers foyers qui se sont développés dans le tissu conjonctif, et ils sont transportés, par le sang de la

1. Dans un cas de phlébite aiguë de la veine saphène chez un jeune homme service du Dr Leonte à Bucarest), l'un de nous a examiné le thrombus et le pus phlegmoneux du tissu périphérique à la veine. Il y avait un streptococcus de 0μ,5 de diamètre à l'état de pureté sous forme de chaînettes denses, constituées par des cellules aplaties, qui montrait dans le pus et dans les cultures sur agar-agar de grandes capsules très nettes de 3 à 4 μ de diamètre. Les capsules se coloraient moins que les microbes. Le microbe forme sur agar-agar de petits grains transparents surtout dans la profondeur ; il se développe sur gélatine seulement dans la profondeur et l'on peut constater que les colonies qui se trouvent au fond du tube croissent sous forme de filaments longs et courbés vers la surface de la gélatine, ce qui donne à la culture un aspect très singulier. Sur les pommes de terre et sur le sérum, le développement du microbe est à peine visible. Ces microbes sont très virulents pour le lapin. En inoculant une trace d'une troisième culture dans l'oreille du lapin, l'oreille se gonfle, devient phlegmoneuse, et l'animal meurt deux ou trois jours après l'inoculation avec une fièvre continue ou intermittente. Les souris inoculées sous la peau succombent aussi avec des symptômes septiques. Plus tard, les microbes devinrent tout à fait identiques aux streptocoques du pus au point de vue de leur aspect et de leurs effets.

Chez le malade examiné après l'ouverture et le drainage de la veine, et malgré un traitement antiseptique, il se développa un érysipèle dans lequel on rencontra le même microbe. Le malade guérit au bout de dix jours.

rculation capillaire, dans les parties voisines, en même temps u'ils s'avancent dans les espaces interfasciculaires du tissu qui ɔmmence à être envahi.

Ces micro-organismes ne sortent pas tous des capillaires pour ɜ répandre dans le tissu conjonctif. Il en reste aussi dans le ɪng, de telle sorte qu'il en arrive dans les veines d'où ils passent ans le torrent de la circulation générale.

Leur présence dans les petites veines, au milieu des parties ıalades, n'est pas sans influence sur la production des coagu- ɩtions fibrineuses ou thromboses, qui sont facilitées par le ra- ɲntissement ou l'arrêt de la circulation dans les capillaires et ar l'absence de la *vis a tergo*.

Cette phlébite avec thrombose des radicules veineuses, si lle est un peu étendue, est suivie d'une thrombose et d'une hlébite des veines plus volumineuses, et de la veine principale ui part de la partie atteinte d'inflammation suppurative, de hlegmon ou de plaie par exemple.

Le caillot remplit complètement le calibre du vaisseau; il st adhérent à la paroi et se termine en pointe ou en gouttière u côté du cœur. S'il est un peu ancien, il est formé d'une série e couches emboîtées dont les plus externes sont les plus ré- ɜntes ; ces dernières peuvent être encore cruoriques, tandis que ɜs centrales et les moyennes présentent une coloration grise ı jaunâtre. Lorsque le caillot est ancien, on trouve souvent à ɔn centre une cavité anfractueuse remplie d'un détritus puri- ɔrme, blanchâtre et opaque. La section de ces caillots, exa- ıinée au microscope, montre des globules rouges encore recon- aissables dans les couches périphériques, au milieu d'un ɜseau de fibrilles de fibrine, tandis que, dans les couches cen- ales, la fibrine lamellaire et les globules blancs dominent. Ces obules blancs ne sont autres que ceux qui se sont accumulés ıns l'intérieur des vaisseaux capillaires et veineux pendant ıe la circulation y était ralentie. L'extrémité du caillot, tournée ı côté du cœur, est limitée par une pointe formée par un caillot uorique. Des parties plus ou moins volumineuses de ces illots peuvent se détacher et former des embolies qui oblité- ront les branches de l'artère pulmonaire.

En même temps que cette thrombose remplit le calibre des ines, leur paroi subit une série d'altérations variables suivant l'intensité de l'inflammation suppurative du tissu qui les entoure et suivant le stade du processus où on les examine.

Il peut se faire que, sous l'influence de l'inflammation qu détermine la formation rapide d'un abcès, la tunique externe la tunique moyenne et la tunique interne de la veine soien ramollies et détruites. Cette ulcération nécrosique des veines qu'on observe en particulier dans les abcès de l'aisselle et de la région inguino-crurale, est accompagnée de la coagulation du sang dans l'intérieur du vaisseau. Le danger de l'introduction directe d'une grande quantité de pus dans le torrent circulatoire est ainsi évité. Cependant il arrive que le caillot soit insuffisan et l'on voit éclater alors les accidents de la pyémie. D'autres fois le caillot déjà formé subit des modifications ultérieures, se ramollit à son centre et se transforme, du côté du cœur, en un canal anfractueux, qui fait communiquer le foyer de l'inflammation suppurative avec le sang de la circulation générale.

Les pertes de substance observées en pareil cas, dans la paroi des veines, sont plus ou moins étendues; la veine est unie par sa tunique externe avec le tissu phlegmoneux qui l'entoure, elle ne peut plus revenir sur elle-même et reste béante quand on la coupe. Le bord externe de la perte de substance se confond avec la couche indurée ou fongueuse qui limite le foye purulent. Du côté de la cavité de la veine, la perte de substance présente un bord plus net formé par la tunique interne et la tunique moyenne infiltrées de pus, épaissies, souvent nécrosées

Dans les phlébites moins intenses, en rapport avec des inflammations phlegmoneuses d'une moindre gravité, la paroi des veines s'épaissit; leur membrane interne présente un épaississement régulier ou des bourgeons dus à la néoformation de nombreuses cellules rondes, fusiformes ou aplaties. Cinq à six jours après le début de cette endophlébite, on voit déjà des capillaires de nouvelle formation qui naissent vraisemblablement de grandes cellules fusiformes vaso-formatrices unies par leurs prolongements protoplasmiques en réseau ou en boyaux allongés Les capillaires s'anastomosent avec les vaisseaux de la tuniqu moyenne, et la circulation sanguine s'établit dans la tuniqu interne et dans les bourgeons[1]. Les vaisseaux pénètrent à u

1. Voir pour le détail de ces faits le *Manuel d'histologie pathologique* de Corni et Ranvier, t. I, p. 626 et suiv.

oment donné dans le thrombus qui finit par s'organiser lui-ême en tissu fibreux.

La tunique externe s'épaissit de la même façon que l'interne subit les mêmes lésions que le tissu enflammé qui l'avoisine ; tunique moyenne est moins altérée ; cependant elle peut aussi re envahie par une suppuration limitée.

Dans toutes les parties de ces veines altérées à la suite d'in-ımmations accompagnées de bactéries, dans le caillot aussi en que dans les parois, on peut trouver les mêmes micro-orga-smes que dans le foyer primitif.

Cependant, parmi les formes de phlébites bactériennes ac-›mpagnées de thrombose, il en est une spéciale observée par oléris[1], bien figurée par Orth[2], qui est analogue à l'endocar-te diphthéroïde et qui se caractérise par une teinte noirâtre ou :is sale de la tunique interne ; dans cette phlébite diphthéroïde, coupe de la tunique interne est très épaissie, infiltrée de peti-s cellules et, tout près de la limite de la membrane interne, on ›it une série de petits îlots ronds constitués par des bactéries formant une couche parallèle sous-jacente à la membrane terne. Ces îlots se colorent avec les couleurs d'aniline et, par coloration qu'ils prennent, ils offrent la même disposition ıe dans l'endocardite où nous les décrirons en détail.

Il existe enfin des phlébites chroniques dans lesquelles le ›agulum fibrineux contient des bactéries qui pour être latentes ont pas perdu leur vitalité. Dans un fait de varicocèle chroni-ıe avec thrombose veineuse observé à Bucarest dans le service ı Dr Léonte, les veines extirpées étaient sclérosées et remplies staphylococcus pyogenes aureus encore vivant. A la suite de ›pération, il se développa un abcès causé par le même sta-ıylococcus.

§ 11. — Métrite et inflammations puerpérales.

Étiologie. — La plaie qui résulte de l'accouchement est pré-sposée, comme toute autre grande surface exposée à l'air, con-

1. Doleris, *La fièvre puerpérale et les organismes inférieurs*, 1880, in-8, thèse Paris.
2. *Lehrbuch der path. Anatomie*, p. 262.

tenant du sang et des débris organiques, à la putréfaction et à la pénétration des bactéries; mais l'utérus et tout l'organisme sont placés alors dans des conditions de réceptivité toutes spéciales.

L'utérus est profondément modifié par la parturition dans toutes ses parties, dans sa muqueuse, dans ses vaisseaux, et il est prédisposé, par ce surcroît d'activité physiologique de tous ses éléments, à l'inflammation aiguë qui n'en est qu'une exagération. L'économie est profondément troublée et elle est apte, plus que dans tout autre état physiologique, à se laisser envahir par les bactéries qui accompagnent les inflammations purulentes. Les efforts, le traumatisme, les manipulations et opérations subies pendant l'accouchement, la plaie qui résulte du décollement du placenta, les fissures ou déchirures de la vulve, du vagin et du col, qui constituent les portes d'entrée des bactéries, sont les causes occasionnelles et adjuvantes de l'inflammation. La putridité du contenu de l'utérus, les phlébites, lymphangites, l'état du sang qui transporte les germes infectieux, sont les causes des phénomènes fébriles si rapidement terminés par des abcès métastatiques multiples, par la péritonite généralisée et par la mort.

Coze et Feltz (*Gazette méd. de Strasbourg*, 1864) avaient déjà constaté la présence de streptococci pathogènes dans cette maladie, de même que Waldeyer et Orth.

Pasteur et Doléris ont étudié les micro-organismes qui circulent dans le sang des femmes atteintes de fièvre puerpérale et ils les ont cultivés. Doléris en signale quatre variétés qu'il divise en deux catégories :

1° Des bactéries cylindriques septiques, grands filaments qui se trouvent peu de temps avant la mort ou seulement après la mort (bactéries septiques de Pasteur); il les a trouvées dans les septicémies rapides;

2° Des micrococci sous forme de chapelets (septicémie atténuée);

3° Des micrococci sous forme de couples (suppuration);

4° Des micrococci sous forme de points.

Doléris a constaté aussi l'existence d'amas de microcoques dans la tunique interne des veines, sous la couche endothéliale des grosses veines comme la crurale.

Chauveau[1] et Arloing[2] croient que toutes les variétés de la epticémie puerpérale peuvent être produites par un seul orga-isme qui affecte la forme de points simples, de points doubles u de chaînettes, agents qui se rencontrent aussi en dehors de a puerpéralité. Nous avons pour notre compte trouvé d'une içon prédominante le streptococcus pyogenes plus ou moins irulent dans l'utérus, dans le pus de la péritonite et dans les utres localisations de la pyémie post-puerpérale.

On arrive souvent à isoler par culture ou par inoculation hez le lapin, avec les produits inflammatoires de la métrite uerpérale, d'autres espèces de bactéries entre lesquelles les plus nportantes sont le staphylococcus aureus et albus, le microbe apsulé de Pasteur qui tue les lapins, et des bactéries fétides viru-entes qui tuent les lapins en quelques jours, surtout à la suite e l'inoculation dans une articulation. Ces bactéries ne liqué-ent pas la gélatine. Elles déterminent la formation de grandes ulles d'air le long de la piqûre. Elles se développent à la surface e la gélatine sous forme d'une large plaque blanche dont le entre est jaunâtre. Dans ce point il s'élève toujours une végé-ation saillante. La culture a l'odeur de l'urine ammoniacale. Elle est formée de bactéries courtes de 0 μ,5 à 0 μ,6 d'épaisseur ouvent sous forme de diplococci. Elle ne se colore pas par la néthode de Gram.

Arloing a constaté que le sang des femmes atteintes de yémie puerpérale contient simplement de rares microcoques solés ou de courtes et grêles chaînettes mobiles. Il a inoculé les quides virulents dans le péritoine des lapins. Ces animaux ont oujours succombé à l'inoculation avec de la diarrhée et une éritonite fibrineuse ou purulente, tandis que le rat blanc, le obaye, le chien, le chat, le poulet, n'ont jamais été atteints nortellement. Il a cultivé le virus puerpéral dans le bouillon de œuf salé (viande de bœuf 1 kilo; eau 1 litre; sel marin 40 gr.), l'air libre, dans l'oxygène, dans l'acide carbonique et dans le ide. Il a obtenu une culture en série de 32 générations avec ne goutte de sang de la veine sus-hépatique d'un lapin mort de éritonite puerpérale. Ces micro-organismes, après avoir passé

1. *Lyon médical*, 1882.
2. ARLOING, *Recherches sur les septicémies, Lyon médical* et imprimerie Le ourgeon, 1884.

par le lapin, sont plus actifs que ceux qui proviennent de la femme. On n'y retrouve plus les grandes chaînettes, mais seulement des diplocoques ou tout au plus et rarement des chaînettes de 4 à 5 cocci.

Les cultures ont pu se développer dans le vide et dans l'acide carbonique, mais avec moins de force qu'à l'air ou dans l'oxygène, mais elles avaient une plus grande virulence.

De ses recherches, Arloing conclut que les accidents de métrite puerpérale sont produits par un seul microbe, mais qu'il n'est pas prouvé qu'il soit spécial à l'état puerpéral.

Il a constaté que la chaleur à 47° empêche son développement, d'où la possibilité de l'atténuer.

Les lapins inoculés avec le virus très actif cultivé dans le vide meurent en présentant les signes d'un empoisonnement septique sans suppuration; avec le même agent cultivé à l'air, la maladie évolue plus lentement; s'ils ont reçu un virus atténué, la maladie est encore plus longue, et la suppuration s'établit dans les séreuses, parfois même sous forme de nombreux abcès dans les muscles. Dans tous les cas, c'est, d'après Arloing, le même microbe qui produit ces formes morbides différentes.

E. Fränkel[1] a trouvé dans la rate des malades mortes de fièvre puerpérale un bacille gros, court, qui ne se colore pas par la méthode de Gram. Sur la gélatine il se développe sous la forme d'un clou jaunâtre; il se cultive sur la pomme de terre en forme d'une masse grisâtre. Introduits dans le sang de la souris, du lapin, du cobaye, ces bacilles produisent une septicémie foudroyante. Les animaux présentent à l'autopsie une tuméfaction des ganglions lymphatiques et des plaques de Peyer. L'inoculation cutanée ne suffit pas pour tuer les animaux.

Fränkel s'est demandé si des bacilles analogues existaient normalement dans le vagin. Dans le vagin d'une femme saine il a trouvé un bacille qui ressemblait beaucoup au précédent et qui est encore plus virulent. Celui-ci forme sur la gélatine une plaque blanche. Il tue rapidement les cobayes par inoculation péritonéale. A l'autopsie il n'y a pas de tuméfaction des ganglions. Il trouva enfin dans la sécrétion vaginale des femmes saines un troisième bacille plus court et plus gros que le précédent, qui

1. *Z. Aetiol. d. Puerperalfieber. D. med. Wochenschr.*, 1885, nos 34 et 35.

lonne sur la gélatine une culture analogue à celle du tétragenus. Il est aussi fétide, immobile, il ne se colore pas par la méthode de Gram. Il tue les animaux par injection dans le péritoine ou dans le sang. Les souris blanches meurent aussi si on les inocule sous la peau. Les lésions causées par ce bacille sont diffuses. La rate et le foie sont tuméfiés. On observe une tuméfaction des ganglions lymphatiques et parfois des ecchymoses des séreuses.

Babes (*Progrès méd. roumain,* 7 juillet 1889) a constaté, dans deux cas d'avortement avec infection mortelle, avec endométrite, périmétrite, phlegmon, abcès métastatiques et oreillons, une association du staphylococcus aureus observé dans tous les organes et de bacilles saprogènes qui existaient dans la muqueuse utérine aussi bien que dans plusieurs foyers de suppuration. Il n'y avait point de streptocoques.

Baumgarten croit (comme Chauveau et Arloing) que la fièvre puerpérale est toujours due à l'action du streptococcus. Nous pensons aussi que le streptococcus pyogenes en est la cause à peu près constante, mais cependant on trouve parfois divers autres microbes, ainsi que nous venons de le dire. Widal[1] sur un assez grand nombre de faits de fièvre puerpérale a toujours trouvé le streptococcus, sauf dans une observation où il a isolé un bacille qui n'est autre que le bacille isolé par Clado dans les urines purulentes (voyez les Néphrites ascendantes et chirurgicales).

Anatomie pathologique. — A l'autopsie des nouvelles accouchées mortes de métro-péritonite, on trouve l'utérus flasque et dilaté; ses parois sont molles, imbibées de sucs, ses sinus veineux sont habituellement plus ou moins remplis de pus ou d'un coagulum fibrino-puriforme.

La muqueuse de l'utérus présente une coloration rouge lie de vin; elle est imbibée d'un liquide puriforme sanieux, et la caduque utérine est pulpeuse, ramollie. Au niveau de l'implantation placentaire, on voit une surface végétante, formée par les cotylédons de la muqueuse. A la partie saillante des cotylédons, il existe souvent de petits caillots fibrineux. Tout le

1. Communication à l'Acad. de médecine faite par CORNIL, juin 1888 et thèse de doctorat 1889.

disque placentaire est mou, infiltré de liquide sanieux et puriforme d'une odeur fétide. Souvent, toute cette partie de la muqueuse est gangrenée, de couleur brun noirâtre, et lorsqu'on y laisse tomber un filet d'eau, on en détache des lambeaux. D'autres fois, il existe au même point une sorte de pseudo-membrane grisâtre, qui se détache par fragments et sous laquelle le tissu de la muqueuse est rouge brun. Cette pseudo-membrane diphthéroïde ou gangréneuse est quelquefois étendue sur toute la muqueuse utérine. Lorsqu'on examine au microscope le liquide obtenu par le raclage de la surface, on y trouve un grand nombre de cellules lymphatiques. Ces cellules présentent à leur surface et dans leur protoplasma une quantité plus ou moins grande de diplococci ou de chaînettes de streptococcus. Dans les couches profondes de la muqueuse et du chorion infiltrées de sérosité, on obtient par le raclage un peu de liquide qui contient des cellules lymphatiques et de grandes cellules du tissu conjonctif tuméfiées et granulo-graisseuses.

Le col de l'utérus est ramolli, rouge, violacé, pulpeux, souvent couvert de pseudo-membranes grises sous lesquelles le tissu est fortement congestionné. La même lésion gangréneuse existe par places sur la muqueuse vaginale et sur la vulve[1].

1. Cette métrite pseudo-membraneuse post-puerpérale est causée par les streptocoques, comme l'ont constaté aussi Baumgarten et Widal.

Baumgarten, à propos de ces exsudations fibrineuses en rapport avec les streptocoques, émet l'opinion que le streptococcus est l'agent de la diphthérie vraie.

Nous ne pouvons souscrire à cette manière de voir.

Il importe, en effet, de maintenir une distinction capitale entre les produits de l'inflammation pseudo-membraneuse et leurs causes variées. Les pseudo-membranes causées par le croup pharyngo-laryngien primitif ou diphthérie vraie appartiennent à une maladie différente de la métrite puerpérale pseudo-membraneuse. Qu'on trouve une grande quantité de strepcococci dans la métrite puerpérale, qu'on admette même que ces microbes soient la cause de la métrite pseudo-membraneuse post-puerpérale comme le croit aussi Widal, il ne s'ensuit nullement qu'on puisse *a priori* conclure à la même étiologie microbienne de la diphthérie du larynx. Cette hypothèse de Baumgarten est, d'ailleurs, infirmée par ce fait que, dans les fausses membranes diphthéritiques du larynx on observe toujours les bacilles de Löffler à côté des streptocoques. L'expérimentation chez les animaux démontre qu'avec le bacille de Löffler on détermine non seulement la production de fausses membranes croupales, mais le cortège des symptômes généraux de la diphthérie et souvent la mort. Nous pouvons d'autant moins adopter l'opinion de Baumgarten que dans les lésions où le streptococcus existe seul, on a affaire à des inflammations, à des phlegmons, à des ulcères, à des abcès, à une mortification parfois comme dans la nécrose progressive des souris, mais jamais à une fausse membrane fibrineuse vraie adhérente à une muqueuse ou à la peau, comme cela a lieu dans la diphthérie. Il est possible que le streptocoque qui se trouve toujours dans la diphthérie vraie de l'homme entre pour une grande part dans les adénites, les destructions suppura-

La cavité des sinus veineux est libre, ou bien elle contient, omme nous l'avons déjà dit, un liquide puriforme ou de la ibrine coagulée ou ramollie, semi-liquide, mêlée à des cellules ymphatiques et à des cellules endothéliales tuméfiées et graıuleuses. La paroi de ces sinus présente les caractères très nanifestes d'une endo et d'une périphlébite.

Les grosses veines sont souvent remplies de pus ou de fibrine, t le tissu conjonctif des ligaments larges contient presque tou-

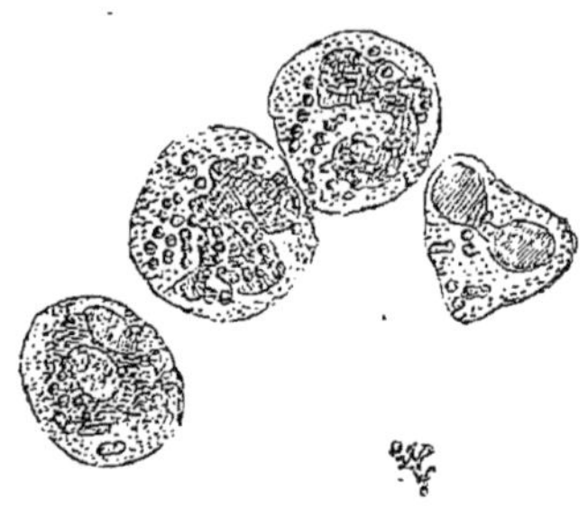

ɪɢ. 172. — Globules de pus provenant de fausses membranes fibrineuses dans un fait de péritonite puerpérale et remplis de micrococci en chaînettes (objectif 12 à immersion homogène de Vérick oc. 2, — 800 diamètres environ).

ɔurs une quantité plus ou moins grande de pus, si bien que, ɔrsqu'on coupe par tranches le tissu des ligaments larges le long e l'utérus, on tombe généralement sur un ou plusieurs petits ɔyers purulents situés dans le tissu conjonctif, dans les lymhatiques ou dans les veines.

Les vaisseaux lymphatiques superficiels de l'utérus sont uelquefois remplis de pus et, dans tous les cas, le péritoine qui ntoure l'utérus est presque toujours le siège d'une inflammation ıtense avec rougeur, vascularisation, formation de fausses memranes fibrino-puriformes à sa surface et avec une infiltration urulente de son tissu conjonctif.

Les coupes du ligament large, dans les points où il est infil-'é de sérosité ou de pus, colorées au violet de méthyle B, pla-ées ensuite dans la solution d'iodure de potassium iodé, puis écolorées par l'alcool et l'essence de girofle, montrent une rande quantité de cellules migratrices et de cellules fixes tumé-

res ou nécrosiques qui suivent parfois la diphthérie, mais cependant ces lésions ofondes sont rares dans la majorité des observations de croup, quoique le streptoque accompagne constamment le bacille diphthéritique. Le lecteur retrouvera ces nsidérations développées avec tous les détails nécessaires à propos de la diphthérie.

fiées interposées aux faisceaux fibreux. Le liquide et les cellules présentent une masse de microbes en chaînettes ou associés deux par deux.

Les fausses membranes fibrineuses, examinées sur des coupes et colorées par le même procédé, offrent entre les faisceaux de fibrine et à leur surface un grand nombre de cellules lymphatiques couvertes et remplies des mêmes microbes en chaînettes (fig. 172).

La trompe et l'ovaire sont atteints de la même façon; la péritonite se généralise avec une effrayante rapidité, et des abcès métastatiques se forment dans les poumons, le foie et les reins, etc.

La plupart des accoucheurs et des gynécologistes (Dubois, Depaul, Tarnier) ont observé des faits de fièvre puerpérale très graves et généralement terminés par la mort en peu de jours, sans qu'il y eut d'abcès, ni de péritonite, ni de pyémie et sans autre lésion que la métrite.

Ces faits rentrent dans la septicémie puerpérale. Widal, qui a analysé des observations de ce genre, a trouvé dans la muqueuse et la paroi utérines une quantité considérable de streptocoques situés particulièrement dans les vaisseaux et sinus de la muqueuse et de la paroi, comme s'il y avait des thromboses bactériennes. Peut-être la mort était-elle survenue par suite de l'abondance des microbes et par l'intoxication qui en était résultée avant que la suppuration ait eu le temps de se produire; mais cependant il est des septicémies puerpérales sans pus qui amènent la mort un peu plus tardivement, en huit ou dix jours par exemple.

§ 12. — Pyémie. — Septicémie. — Saprémie.

PYÉMIE. — SEPTICÉMIE. — Nous avons étudié jusqu'ici une série de lésions et d'affections consécutives aux plaies et aux traumatismes et qui sont du ressort de la chirurgie en tant que maladies locales en rapport avec la présence des bactéries, le furoncle, l'anthrax, l'érysipèle, l'ostéomyélite, les abcès, les phlegmons, les phlébites et les lymphangites, la métrite puerpérale. Ces lésions, locales d'abord ou plus ou moins étendues, peuvent être le point de départ d'accidents généraux graves accompagnés de fièvre, de subdelirium, de prostration, d'un empoisonnement de tout l'organisme, et se terminer plus ou moins rapidement par la mort. Ces accidents généraux graves ont été classés par les chirurgiens en des groupes distincts sous les dénominations de pyémie et de septicémie.

Historique. — L'histoire de la pyémie et de la septicémie est relativement récente. Gaspard[1] (de Saint-Étienne) est le premier qui ait étudié expérimentalement la résorption des poisons septiques contenus dans le pus et dans les matières animales en putréfaction, dans ses rapports avec les symptômes et les lésions de la septicémie.

En injectant du pus en petite quantité dans la jugulaire des chiens, il a constaté qu'après un trouble considérable des fonctions, la guérison pouvait survenir au moyen d'une excrétion critique par les urines ou par les matières fécales ; mais si le pus est introduit plusieurs fois de suite en petite quantité chez le même animal, il finit par donner la mort. A plus forte raison s'il est injecté à dose plus forte. Il cause alors des phlegmasies graves, des péripneumonies, des cardites, des dysentéries, etc. Magendie répéta et contrôla ces expériences[2]. Plus tard les recherches anatomo-pathologiques et cliniques de Bouillaud[3] sur la phlébite, sur les fièvres putrides ou adynamiques, de Bayle[4] sur la pyrétologie dans ses rapports avec les altérations putrides du sang, de Velpeau[5] sur l'infection purulente, de Dance[6], Reynaud[7], Tonnelé[8], Sédillot[9], Boyer[10], sur la phlébite dans ses rapports avec l'infection purulente, de d'Arcet[11] sur les abcès multiples, ont constitué l'anatomie pathologique à l'œil nu de la pyémie.

1. Mémoire physiologique sur les maladies purulentes et putrides et sur la vaccine (*Journal de Magendie*, 1822, p. 1, et 1824, p. 1).
2. *Journal de Magendie*, 1822, t. III, p. 81-83.
3. Bouillaud, *Recherches cliniques pour servir à l'histoire de la phlébite ou inflammation des veines* (*Revue médicale*, 1825, t. II, p. 71 et 418). — *Traité des fièvres dites essentielles*, 1826.
4. *Mémoire sur la fièvre putride et gangréneuse* (*Revue médicale*, 1826, t. II, p. 117).
5. *Revue médicale*, 1826.
6. *Nouvelle Bibliothèque médicale*, 1828, t. III, p. 57 et 62.
7. *Quelques considérations sur l'introduction du pus dans les voies circulatoires*, thèse, 1828, Paris.
8. *Mémoire sur les maladies des sinus veineux* (Académie de médecine, 1829).
9. Sédillot, Thèse d'agrégation, 1832.
10. *Mémoire sur les résorptions purulentes* (*Gazette médicale de Paris*, 1834).
11. *Recherches sur les abcès multiples et sur les accidents qu'amène la présence du pus dans le système circulatoire*, thèse, Paris, 1842.

Sédillot avait très bien posé les conditions pathogéniques de la pyémie qui résultaient de ces premiers travaux. Avant le développement de la pyémie il existe toujours une suppuration dans une partie du corps; la phlébite, en rapport avec cette suppuration, est la cause déterminante de la pyémie par l'introduction directe du pus dans le sang. On reproduit la pyémie chez les animaux en injectant du pus dans le sang. Cruveilhier[1] (*De l'infection purulente ou pyémie*, Paris. 1849) considérait la phlébite comme dominant toute la pathologie de la pyémie, et l'inflammation suppurative comme toujours causée par des phlébites capillaires.

Dans ses belles recherches sur la coagulation de la fibrine, sur les thromboses et les embolies, Virchow[2] a fait faire un grand pas à la question, en apportant un contingent considérable de faits nouveaux. Il s'attacha à montrer que la doctrine, alors en honneur, de l'introduction directe du pus en nature dans les veines n'était pas exacte; que le sang se coagulait dans les veines avant que leur paroi fût notablement modifiée; que le ramollissement des caillots était dû à une action chimique et qu'on avait pris à tort pour du pus, dans les phlébites, la fibrine désintégrée et les globules blancs du sang qui s'y trouvent. Cependant Billroth[3], qui a fait d'importantes recherches expérimentales sur la fièvre et les inflammations traumatiques, sur la septicémie et la pyémie, était resté partisan de la doctrine de l'infection du sang par le pus. Hüeter[4] soutint aussi que la fièvre pyémique reconnaît pour cause l'entrée des éléments du pus dans le sang. Telle est aussi la définition qu'en donne Gussenbauer. Tels sont les principaux travaux relatifs à la pyémie et à la septicémie avant l'introduction des données nouvelles fournies par la bactériologie. L'historique de ces maladies est exposé dans tous ses détails dans les articles de Chauvel, art. SEPTICÉMIE (*Dictionn. encyclop. des sciences médicales*), et de Jeannel[5]. Nous

1. *Anatomie path.*, liv. XI, 1833. Art. PHLÉBITE du *Dictionnaire en 15 volumes.*
2. VIRCHOW, *Gesammelte Abhandlungen zur wissenschaftlichen Medicin,* 1re édition, 1856; 2e édition, 1862.
3. *Beobachtungstudien über Wundfieber und accidentelle Wundkhrankeiten* (*Archiv fur klinische Chirurgie,* 1864-65, t. II, p. 325-511; l. VI, p. 372; t. VIII, p. 52-168).
4. *Handbuch der allgem. und spec. Chirurgie von Pitha-Billroth. das pyaemische Fieber*. Erlangen, 1869.
5. Articles SEPTICÉMIE et PYÉMIE de l'*Encyclopédie internationale de chirurgie,* t. I, 1883.

vons parlé déjà des recherches de Davaine, de Coze et Feltz sur , septicémie, de Pasteur sur le vibrion septique, la septicémie ; le microbe pyogène, et des recherches expérimentales de och et de plusieurs autres physiologistes sur les diverses ıaladies produites avec le sang et les matières organiques en utréfaction[1]. Nous avons également indiqué, à propos de chaıne des maladies étudiées dans ce chapitre, le furoncle, l'anırax, l'érysipèle, les abcès, l'ostéomyélite, le phlegmon, la ıngrène gazeuse, etc., le rôle des bactéries, leur siège, leur ındance à se multiplier dans le sang. Tous ces documents, sur squels nous ne reviendrons pas ici, sont immédiatement appliıbles à la pathologie de la pyémie et de la septicémie.

Définition. — La *pyémie,* maladie infectieuse générale fébrile, ıractérisée anatomiquement par la formation d'abcès métastaques, est due à l'absorption et au transport par le sang des icro-organismes qui se trouvaient dans le lieu primitivement fecté. Sa cause, sa terminaison par des abcès multiples, son ıatomie pathologique et ses symptômes en font une maladie ınérale parfaitement définie.

La *septicémie,* maladie infectieuse générale fébrile sans ›cès métastatiques, est plus variable que la précédente au point › vue de ses symptômes, de sa marche et de ses causes. Les pticémies expérimentales assez nombreuses que nous avons ›crites dans le chapitre VII, d'après les travaux de Coze et ›ltz, Davaine, Pasteur, Koch, Charrin, etc., nous en donnent ›s exemples parfaitement définis. A ne considérer que les fections chirurgicales, une septicémie peut succéder à un ysipèle, à un phlegmon, à une gangrène gazeuse, à une téomyélite, à une lymphangite, à une cystite ou à une pyélo›phrite (infection urineuse), etc. Mais on peut faire entrer, ıns le groupe des septicémies, considérées comme résultant ı transport par le sang de poisons septiques et de l'intoxication

1. Il y a, dans la science, peu de faits bien observés contraires à la théorie bacıenne de la pyémie et de la septicémie. Cependant, Rosenberger (*Zeitschrift*, ırzburg, 1882) a injecté du sang septique bien cuit et stérilisé chez des animaux ›eproduit tous les symptômes de la septicémie. A l'autopsie il trouvait, dans le g des animaux, les mêmes micro-organismes que chez les animaux injectés avec ang septique non stérilisé. Ce dernier résultat nous paraît difficile à comprendre, ıoins qu'on ne suppose que l'auteur ait introduit, dans ses injections de sang ›, quelques germes encore vivants.

générale de l'économie causée par la fermentation et la putréfaction du sang et des tissus mortifiés, toute la série des accidents qui surviennent dans le charbon, la gangrène, dans les eschares de décubitus, etc. D'après ce que nous connaissons aujourd'hui, la présence des bactéries n'est pas nécessaire pour expliquer la production de la septicémie. Les bactéries se rencontrent souvent, il est vrai, dans le sang des individus qui succombent à la septicémie; c'est ainsi qu'on trouvera les microbes de l'érysipèle ou de l'ostéomyélite dans le sang des malades atteints de septicémie consécutive à ces maladies. Ces microbes s'accumuleront dans la circulation du rein et du foie et détermineront des lésions locales telles que la néphrite; mais dans d'autres cas on ne rencontrera pas de micro-organismes dans le sang. L'intoxication à laquelle succombent les malades est alors le fait de la présence, dans le sang, d'un poison septique, de la sepsine, des alcaloïdes, des ptomaïnes, qui résultent de la décomposition des matières organiques qui s'effectue dans un foyer putride. Les bactéries déterminent, il est vrai, la putréfaction et la fermentation dans ce foyer putride primitif et jouent un rôle important; mais certaines d'entre elles, étant anaérobies, ne vivent pas dans le sang et n'y entrent pas. Nous admettons donc que développées dans un foyer primitivement en rapport avec des bactéries des substances chimiques toxiques pénètrent seules dans le sang et déterminent un véritable empoisonnement avec de la fièvre, des symptômes nerveux, du délire, du subdelirium, de l'abattement, de la prostration, etc.

C'est pourquoi nous définissons la septicémie comme l'ensemble des phénomènes fébriles et nerveux qui succèdent à l'intoxication par les substances septiques; elle est souvent accompagnée de la présence des bactéries dans le sang.

Symptômes de la pyémie. — La pyémie débute habituellement par un grand frisson survenu pendant le traitement d'une plaie ou à la suite de l'accouchement, après un ou deux jours de malaise général. Le frisson, qui dure de 15 à 20 minutes, est suivi de chaleur et de sueur. La plaie revêt un aspect blafard et elle est souvent le siège d'hémorrhagies. Le lendemain ou le surlendemain, ou même le troisième jour, un ou plusieurs accès de fièvre avec frisson, chaleur et sueur, se répètent; l'état général s'altère profondément. Il survient un état typhoïde, l'appétit se perd; des épistaxis, des vomissements, de la diarrhée se manifestent; on observe parfois une tuméfaction douloureuse d'une articulation, ou de la congestion et des signes d'hépatisation du poumon, ou une douleur de tête ou tout autre signe d'une localisation pyémique dans un organe. La plaie est blafarde, œdémateuse, couverte de pus sanieux, sans tendance à la cicatrisation.

La courbe de la température est tout à fait caractéristique. Elle offre d'abord une première ascension brusque montant aux environs de 40°, qui correspond au frisson initial, suivie d'une descente progressive, puis une série d'ascensions répondant aux frissons irréguliers et atteignant 40°, 40°,5, jusqu'à 41° et toujours suivies d'une descente rapide à 38°, 37° et même au-dessous de 37°. Ces grandes oscillations de la température, qui s'effectuent une ou deux fois dans la même journée, sont des plus remarquables et appartiennent en propre à la pyémie.

La maladie se termine généralement par la mort en un espace de temps qui varie entre trois et douze jours. Elle peut guérir lorsqu'elle est peu grave au début et lorsque la cause de l'infection purulente est supprimée.

L'examen du sang, dans la pyémie, a permis d'y découvrir des micro-organismes. C'est ainsi que Pasteur et Doléris ont trouvé des microcoques en forme de chapelets (streptococcus) dans le sang des femmes atteintes de pyémie puerpérale. Les cultures faites, soit avec le sang, soit avec le pus des abcès, reproduisaient les mêmes microbes. Orth a rencontré aussi de son côté des microcoques en chapelets et en amas dans le sang des femmes atteintes de fièvre puerpérale. Nous avons nous-mêmes rencontré, dans la plupart des pyémies, dans le sang et dans les organes, le streptococcus du pus, le staphylococcus aureus ou le bacille saprogène n° 1. On peut penser que dans toute pyémie le sang contient, en quantité plus ou moins grande, les micro-organismes spéciaux du foyer primitif d'où est partie l'infection purulente.

La conséquence de ces faits est que la pyémie dépend du développement des organismes qui végètent à la surface des plaies, des ulcérations et de la plaie utérine, et qui de là passent dans la circulation sanguine. On doit donc assimiler complètement la plaie utérine consécutive à l'accouchement aux grandes plaies chirurgicales et la traiter comme ces dernières par la méthode antiseptique.

Lésions de la pyémie. — A l'autopsie des individus qui succombent à la pyémie, on constate l'apparence œdémateuse, putrilagineuse de la surface des plaies, l'état gangréneux, diphthéroïde de la surface interne de l'utérus dans les fièvres puerpérales, les phlébites ou les thromboses dont sont atteintes les veines de la région primitivement atteinte, les coagulations sanguines qui se sont faites dans la veine principale de la région et qui souvent se limitent du côté du cœur par un thrombus ramolli, canalisé, anfractueux. On retrouve souvent, dans le cœur ou dans les veines pulmonaires, des embolies détachées du caillot veineux; on constate alors généralement des embolies dans l'artère pulmonaire, parfois aussi une endocardite des valvules auriculo-ventriculaires ou artérielles; une néphrite et enfin des abcès multiples dans divers organes. Ces abcès, qui contiennent des masses de microbes, siègent le plus communément dans les poumons; ils sont assez fréquents dans la rate, dans le foie, les reins et les muscles.

Nous consacrerons des alinéas spéciaux à l'endocardite, aux néphrites en rapport avec les bactéries et aux abcès métastatiques.

Symptômes et lésions de la septicémie. — Bien qu'il y ait des degrés et une gravité variable dans les pyémies observées, elles n'en constituent pas moins des maladies comparables entre elles et appartenant à un seul et même groupe morbide. Mais les septicémies ne sont pas seulement variables suivant le degré d'intensité de l'intoxication ; elles diffèrent aussi par leurs causes tout à fait différentes et par leur marche, si bien qu'on leur a considéré en clinique plusieurs variétés distinctes. Ainsi Jeannel[1] décrit dans la septicémie chirurgicale : 1° la fièvre traumatique simple ou fièvre primitive des blessés, qui peut être considérée comme le résultat de l'absorption, au niveau de la plaie, du sang et des tissus contus ou mortifiés ; 2° la septicémie suraiguë ou foudroyante, qui est souvent la suite de l'envahissement des plaies par les grands bacilles de la gangrène gazeuse (septicémie gangréneuse, érysipèle bronzé, gangrène progres-

1. *Encyclopédie internationale de chirurgie,* t. I, 1883.

ive, emphysème gangréneux), et dont nous donnerons plus loin .ne description; 3° la septicémie aiguë simple ou infection purride, et 4° la septicémie chronique. Encore cette énumération st-elle loin de comprendre tout ce qu'on peut ranger dans es septicémies!

Dans la *septicémie aiguë simple*, la plaie est grisâtre ou vioacée, sans tendance à la réparation, et elle donne une suppuraion sanieuse. La fièvre fait généralement suite à la fièvre traunatique, et alors il semble que le blessé soit atteint d'une fièvre ontinue ou typhoïde; quelquefois elle débute par un frisson. Le racé thermométrique est tel qu'il se maintient en général dans es degrés élevés de 38°,5 à 40° ou 41° avec une rémission diurne le 1° à 2°, mais sans descendre jamais à la température normale. l est rare qu'il se produise plusieurs frissons. L'état typhoïde, a sécheresse de la langue, les fuliginosités, la céphalalgie, le ubdelirium, l'agitation la nuit, le délire furieux parfois, la lyspnée, les urines rares, rouges et souvent albumineuses, tels ont les symptômes qui se terminent habituellement par la mort u bout de cinq, dix ou quinze jours.

A l'autopsie, on note d'abord une putréfaction hâtive qui a nvahi rapidement les cadavres et qui semble avoir commencé nême avant la mort. Les lésions viscérales n'ont rien de caracéristique. C'est un ramollissement avec état granuleux ou raisseux des cellules hépatiques, une néphrite parenchymateuse iguë avec un rein lisse, flasque et anémié, une tuméfaction vec ramollissement de la rate, une congestion de l'intestin, uelquefois une inflammation de la plèvre ou du péricarde.

Cette septicémie chirurgicale diffère donc en général de la yémie par ses symptômes aussi bien que par l'absence de suparations métastatiques. Mais il existe de nombreuses variétés lans les faits observés, si bien qu'on a créé, pour les comrendre, des pyo-septicémies dans lesquelles la suppuration 'observe avec les symptômes de la septicémie.

L'examen microscopique du sang, dans la septicémie simple, onsécutive aux plaies, est loin de révéler habituellement la résence des bactéries. Les symptômes d'intoxication, consécuifs à la putréfaction dont la plaie est le siège, sont parfois trop apides pour que les bactéries aient le temps de s'introduire dans le sang. Rosenbach a trouvé, dans trois cas de septicémie, le staphylococcus pyogenes aureus.

Ziemacki[1], ayant examiné un grand nombre de cadavres d'individus morts de septicémie, prétend qu'il a toujours trouvé des zooglœes dans les organes. Ces micrococci ou zooglœes étaient toujours les mêmes, plus nombreux toutefois dans les septicémies aiguës que dans les chroniques. Chez les individus morts de maladies non infectieuses, on ne rencontre pas ces colonies de micrococci.

Les phénomènes dont la plaie est le théâtre sont assurément sous la dépendance des micro-organismes, qu'il s'agisse de métrite puerpérale, de phlegmon, d'érysipèle, d'ostéomyélite, etc., mais les symptômes généraux sont surtout l'expression du passage dans le sang des produits chimiques, sepsine, alcaloïdes, ptomaïnes, qui sont absorbés au niveau de la plaie et produisent une véritable intoxication.

Sous le nom de *septicémie chronique*, Jeannel[2] entend la fièvre lente, souvent peu élevée, que l'on observe à la suite de la rétention de liquides putrides, soit dans les cavités naturelles, soit dans les cavités pathologiques (poches d'abcès). L'infection urineuse, dans ces modalités subaiguës et chroniques, rentre absolument dans cette forme de la septicémie.

Telles sont les diverses espèces de septicémie consécutives aux plaies[3]. Mais le mot de septicémie peut tout aussi bien s'appliquer à une foule d'autres processus. Le charbon, la pustule maligne chez l'homme, peuvent être regardés comme des septicémies. La fièvre typhoïde et beaucoup d'autres maladies infectieuses rentrent aussi dans les fièvres septicémiques causées par la présence des micro-organismes et des produits qu'ils sécrètent. Il en est de même de la tuberculose pulmonaire qui peut aussi être assimilée, dans sa fièvre hectique spéciale, aux septicémies chroniques.

Saprémie. — Duncan, Ogston, Rosenbach, emploient le mot de saprémie comme synonyme d'une intoxication putride, d'un empoisonnement de l'organisme par des bactéries qui produi-

1. *Beiträge z. Kenntniss der Microc. bei Septicemie,* Prager (*Zeitschrift f. H.* 1883, II).
2. *Encyclopédie internat. de chirurgie,* t. I, p. 381, 1883.
3. Voir aussi page 553, les septicémies hémorrhagiques.

ent, par leur multiplication dans une plaie ou dans une cavité ıaturelle ou pathologique, des poisons à odeur nauséeuse, omme cela a lieu dans certaines putréfactions à l'air libre. On uppose que ces bactéries elles-mêmes ne pénètrent pas dans le ang, ou si elles y pénètrent accidentellement, elles ne s'y mul-iplient pas. Mais les poisons de nature chimique, formés dans ette putréfaction, sont absorbés et déterminent des accidents ;énéraux graves. La saprémie n'est en somme qu'une variété de a septicémie simple. Rosenbach a cherché les parasites des utréfactions à odeur repoussante. Il a fait des cultures avec du ang putréfié exhalant une très mauvaise odeur, avec le sebum les amygdales, avec de la moelle osseuse d'un fragment d'os nortifié compris dans un membre gangrené, avec la sueur des ieds, etc. Il a obtenu ainsi des cultures à l'état de pureté de rois bacilles saprogènes, qui ont la propriété de décomposer les ouillons et substances nutritives solides avec lesquelles ils sont n contact, de façon à produire des odeurs repoussantes sembla-les à celles observées dans les putréfactions d'où ils provien-ent. Nous avons décrit ces bacilles saprogènes dans les pa-es 187 et 188, auxquelles nous renvoyons pour tout ce qui touche eur histoire naturelle. Les grands bacilles saprogènes n° 1, dé-osés dans un ballon qui contient de l'albumine, la liquéfient apidement en lui donnant une couleur jaunâtre; Rosenbach en fait quarante cultures successives dans lesquelles la même deur nauséeuse existait constamment, dans les dernières cultu-es comme dans la première. Cultivés dans le vide ou dans un ailieu nutritif sans air, ils se multiplient, mais ils n'engendrent ucune mauvaise odeur. Ils ne sont pas pathogènes en ce sens u'injectés chez un animal, ils n'occasionnent que des accidents ocaux. Injectés dans le genou ou dans la plèvre, ils se multi-lient dans ces séreuses. Le genou, par exemple, se tuméfie, mais n'en résulte aucun désordre de la santé générale de l'animal.

Le bacille saprogène n° 2, provenant de la culture de la sueur es pieds, et que Rosenbach a cultivé sur l'agar-agar, détermine ussi, dans la série des cultures, la même odeur que la sueur 'où il provient. Il est pathogène. En l'injectant dans le tissu ellulaire d'un lapin, l'animal mourut d'une pneumonie, et on a btenu des cultures pures du bacille pris chez cet animal.

Le bacille saprogène n° 3 provenant de la moelle osseuse

d'un os mortifié, a donné également des cultures sur l'agar-agar, qu'il liquéfie, et sur l'albumine qui se putréfie et exhale une très mauvaise odeur. Il donne de la putréfaction, même dans les cultures sans air. Il est pathogène, et une injection dans le genou détermina la mort en vingt-quatre heures. A l'autopsie de l'animal on trouva une infiltration jaunâtre de la partie injectée. Chez un autre lapin injecté à la fois dans le genou et l'abdomen, il y avait une infiltration jaunâtre avec des globules de pus. Un troisième animal inoculé de la même façon a guéri[1].

Travaux récents sur la septicémie chez l'homme. — L'étude bactériologique systématique de toutes les autopsies de septicémie pratiquée par l'un de nous (Babes) a montré qu'il existe plusieurs espèces de septicémies, l'une dans laquelle tous les organes renferment des bactéries spéciales non saprogènes, mais très pathogènes, une autre qui comprend les septicémies simples ou les saprémies, dans laquelle il existe des bacilles moins pathogènes, mais saprogènes; d'autres produites par les bactéries du pus d'une virulence exceptionnelle. La plupart des septicémies sont causées par plusieurs de ces bactéries associées et par leurs produits toxiques. Ces bacilles se trouvent aussi ordinairement dans tous les organes; ils sont souvent difficiles à constater au microscope, mais on peut les mettre en évidence par les cultures. Comme les bacilles saprogènes trouvés dans les septicémies sont très nombreux et très souvent combinés entre eux et avec des bactéries du pus déjà décrites, on doit dire qu'au point de vue bactériologique, les faits de septicémie sont loin d'être habituellement causés par la même ou par les mêmes bactéries. On peut avancer que la recherche méthodique des bactéries les décèle presque sans exception dans les organes internes des malades ayant succombé à la septicémie. Pour prétendre que dans la plupart des septicémies on ne trouve pas de bactéries dans les organes internes, il faut que leur recherche ait été insuffisante, à moins qu'on ne considère comme des impuretés les bactéries saprogènes qui s'y trouvent.

1. On peut adresser à ces recherches de Rosenbach les mêmes critiques que nous avons formulées déjà à la page 404 à propos du phlegmon. Les microbes décrits par cet auteur n'étaient pas en relation avec des septicémies; il n'avait pas non plus essayé de constater leur généralisation ni les lésions produites par eux dans l'organisme humain.

Voici des exemples de bactéries saprogènes trouvées dans des autopsies de septicémie et surtout dans des maladies internes compliquées de fièvre septique.

A. — I. Bronchiectasie putride et néphrite scarlatineuse. — II. Deux cas de ganglions lymphatiques mortifiés du cou avec phlegmon consécutifs à la scarlatine, ganglions gangréneux du médiastin après la scarlatine. — III. Deux faits d'abcès gangréneux multiples du poumon ayant débuté dans l'un d'eux par un bouton et un phlegmon circonscrit de la face. — IV. Deux cas de gangrène pulmonaire consécutifs à une bronchiectasie. — V. Une observation de fièvre puerpérale. — VI. Un fait de gangrène de l'ovaire droit suivi d'infarctus et de ramollissement cérébral. — VII. Plusieurs observations de dysenterie, etc.

Dans toutes ces autopsies, on trouvait dans les organes, de même que dans les foyers de gangrène, un bacille saprogène qui existait seul ou associé à d'autres microbes. Ce bacille saprogène, qui ne liquéfie pas la gélatine et qui se développe sur l'agar-agar et sur la gélatine, sous forme de plaques assez grandes, opaques, concentriques, blanchâtres, opalescentes, donne lieu à des bulles de gaz dans la profondeur de la gélatine (fig. 169). Sur la pomme de terre, le développement est moins prononcé. Ce bacille est court, avec des extrémités arrondies, pourvues souvent de vésicules ressemblant à des spores, d'une épaisseur de 0μ,6 à 0μ,8; il se colore moins bien avec les couleurs d'aniline que la plupart des bactéries et très mal par la méthode de Gram. Dans des vieilles cultures on constate, à la place des bacilles, des grains plus petits, ronds, peu colorés. Ce bacille est pathogène pour les souris et pour les lapins si on l'inocule en assez grande quantité. On ne retrouve pas toujours ces bacilles dans les organes des animaux inoculés. Parfois, le bacille saprogène trouvé dans les organes et possédant les mêmes propriétés biologiques, était beaucoup plus pathogène; c'est ainsi qu'il tuait par une simple piqûre à l'aide

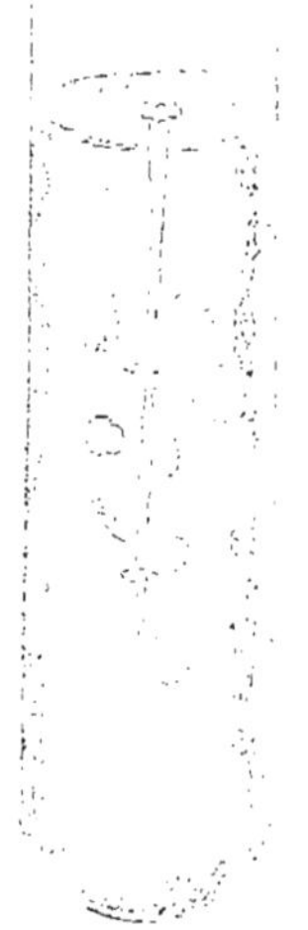

Fig. 173. — Bacille saprogène septique. Culture de 2 jours sur la gélatine.

du fil de platine, les souris qui présentaient alors dans les organes parenchymateux des foyers nécrosiques jaunâtres. Dans l'intérieur de ces foyers, les cellules sont pâles et les vaisseaux remplis de bacilles. La deuxième culture de ces bacilles perdait beaucoup de sa virulence. Les mêmes bacilles plus pathogènes ont été trouvés dans un cas de fièvre puerpérale et dans le vagin normal. Il semble que ces bacilles sont ceux décrits par E. Fränkel dans la fièvre puerpérale. Un des bacilles les plus communs de l'intestin normal ressemble beaucoup à ce bacille, mais il n'est pas pathogène. S'il existe une association de plusieurs bactéries, ce bacille saprogène n'est pas toujours généralisé. Il peut ne se rencontrer alors que dans le foyer primitif.

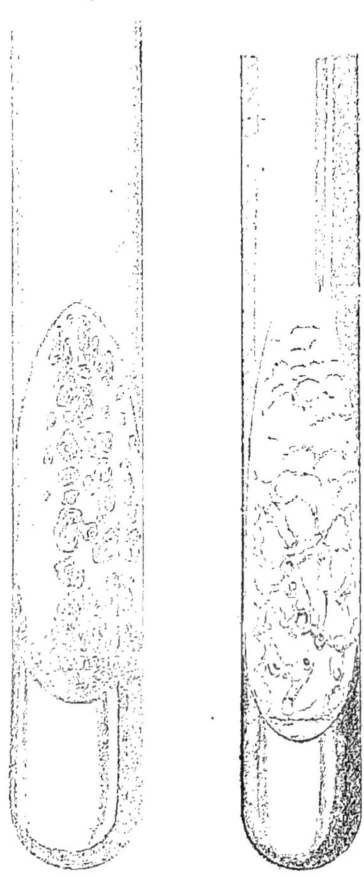

Fig. 174. — Bacille saprogène septique B. Culture sur agar-agar, développée en 48 heures.

Fig. 175. — Bacille saprogène septique C. Culture développée en 2 jours sur agar-agar.

B. — D'autres bacilles saprogènes ont été trouvés dans des abcès du cerveau, dans l'otite moyenne gangréneuse, dans certains cas de dysentérie. Ces derniers, un peu courbés, de 5-6 μ de diamètre, sont pathogènes pour les animaux si l'on en injecte une quantité assez considérable. Ils liquéfient la gélatine, et le liquide devient un peu verdâtre. Sur les pommes de terre, les colonies prennent un aspect brunâtre lisse; ils liquéfient le sérum du sang de bœuf en dégageant une odeur putride. Sur l'agar-agar, ils forment des colonies isolées concentriques, opalescentes et transparentes; on peut les rapporter, en raison de la variabliité de leurs formes, au genre protéus (fig. 174).

C. — Des bacilles saprogènes qui ressemblent beaucoup au

cillus proteus vulgaris de Hauser et qui se distinguent seu-nent par leur action pathogène sur les souris et les lapins. ıe dose minime de leur culture introduite sous la peau de ces imaux les tue dans huit à vingt-quatre heures, rarement dans ux à trois jours. Dans les organes, on peut ordinairement nstater par la culture la présence de ces bactéries, surtout si nimal survit un jour. La deuxième génération de la culture est aucoup moins virulente et l'inoculation faite à l'animal trois naines après l'ensemencement sur les substances nutritives ste sans effet. Ces bacilles ont été trouvés dans un cas de dysen-ie dans tous les organes. Ce bacille liquéfiait au commencement ergiquement la gélatine, tandis que dans ses passages plus ɔignés de l'origine, la liquéfaction était plus lente (fig. 175).

D. — Un bacille capsulé saprogène qui a été découvert dans organes et surtout dans la moelle ramollie et dans les reins ec abcès multiples dans un cas de myélite aiguë avec symp-nes septiques. Comme il existait en même temps une cystite ronique devenue diphthéritique et gangréneuse, suivie d'une élite purulente, il est probable que cette affection avait été la rte d'entrée du microbe dans l'organisme. Sur l'agar-agar et gélatine, il se développe sous forme de petites plaques con-entes peu élevées, blanchâtres, concentriques, qui ne liqué-nt pas la gélatine. Sur la pomme de terre, on obtient une uche mince, lisse, transparente. Ce microbe, court, d'une aisseur de $0\mu,8$, arrondi, est entouré d'une mince capsule u colorée; il se décolore par la méthode de Gram. Dans son veloppement, on constate des éléments presque ronds, ou diplobactéries, et des filaments un peu courbés. Ce microbe les souris grises avec des symptômes de septicémie, tandis e la souris blanche, le lapin, le chat et le cobaye résistent.

Dans un cas de néphrite, probablement dû à la scarlatine, il ıvait dans tous les organes, en même temps que des strepto-ques, un bacille capsulé saprogène qui ne liquéfiait pas la géla-e et qui se développait bien sur gélatine et sur l'agar sous me de plaques blanchâtres plus élevées, transparentes; dan bouillon, ce bacille donnait un précipité blanc épais. Ces cilles courts se coloraient peu par les couleurs d'aniline. A r extrémité ils offraient de petits grains ronds difficiles à voir, i n'étaient pas plus gros que l'épaisseur du bacille. Souvent ces bacilles étaient entourés d'une capsule nette assez épaisse. Leur épaisseur est de 0 μ, 8. Ils ne sont pas pathogènes si on les inocule en petite quantité. Peut-être s'agissait-il du même bacille dans un cas de gangrène pulmonaire causée par une bronchiectasie putride. Il offrait les mêmes propriétés, mais les caspules étaient moins évidentes.

E. — Un bacille saprogène capsulé qui diffère peu du précédent a été trouvé en culture pure dans tous les organes dans un fait de pneumonie lobaire fibrineuse avec fièvre septique et ictère. Il y avait en même temps une gangrène probablement consécutive à un abcès chancreux d'un ganglion inguinal droit. Nous y reviendrons au chapitre des pneumonies.

F. — Le bacille fin saprogène septique de l'homme, découvert dans la pneumonie septique, se développe sous forme de couches tout à fait transparentes ressemblant à des feuilles de fougères. Il possède une forte odeur de sperme. Il ne liquéfie pas la gélatine, il est très virulent pour les souris et les lapins (voyez le chapitre de la pneumonie).

G. — Bacilles fins saprogènes, ressemblant morphologiquement à ceux de la morve, peu pathogènes. Ils donnent sur l'agar-agar de petites plaques rondes, brillantes, blanchâtres, dentelées. Ils ne liquéfient pas la gélatine. Ils ont été trouvés dans une septicémie consécutive à l'avortement.

H. — Bacilles semblables aux précédents, mais présentant des points plus colorés à leurs extrémités. Ils déterminent, sur l'agar-agar, des plaques très caractéristiques tout à fait transparentes, un peu brunâtres, bordées par une dentelle à pointes. Ils sont peu pathogènes. Ils ont été rencontrés dans deux faits de variole reptique.

I. — Bacille ressemblant à celui de l'œdème malin observé dans un cas rapporté au chapitre des gangrènes.

K. — Bacilles ressemblant beaucoup à celui de la fièvre typhoïde (voyez le chapitre de la fièvre typhoïde).

Il serait facile de multiplier encore les exemples des microbes qu'on rencontre dans les maladies septiques complexes.

Un second groupe de septicémies comprend les maladies dans lesquelles on trouve des bactéries non saprogènes ou dégageant très peu de mauvaise odeur, mais très pathogènes. Nous donnons, comme exemples de ces septicémies, les observations suivantes recueillies par Babes et qui se rapportent à des streptococci d'une action pathogène extrêmement intense, à deux observations de kératomolacie, à un bacille trouvé dans un fait d'ulcérations gangréneuses de la peau, et à deux bacilles fins observés dans un cas de néphrite septique et dans un cas de variole, aux bacilles observés dans des pneumonies septiques, et enfin plusieurs bacilles appartenant au genre proteus.

A. — Dans une bronchiectasie putride survenue après la scarlatine, chez un individu qui avait en même temps une pleurésie tuberculeuse limitée par

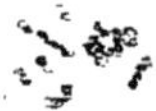

Fig. 176.

des adhérences, il existait, dans la dilatation bronchique et dans les ganglions lymphatiques de la racine des bronches, des bacilles saprogènes analogues au *bacillus pyogenes fœtidus* (fig. 177). Dans le poumon du côté opposé, attein

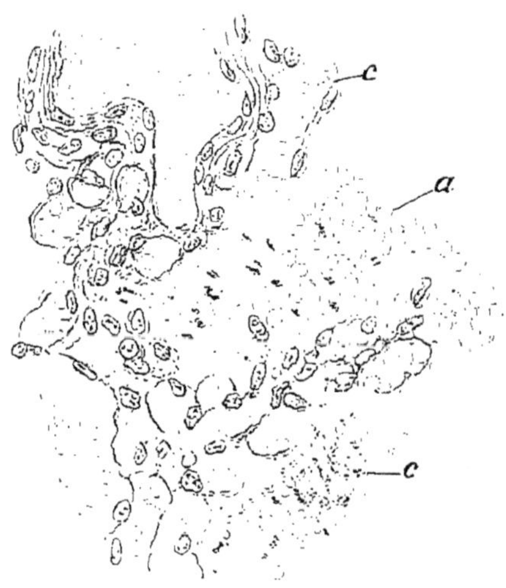

Fig. 177. — Septicémie avec bronchite putride. Poumon d'un enfant. Coloration à la safranine anilinisée. Gross, Reich, 1/12, oc. II.

c, vaisseau capillaire rempli de sang ; a, alvéole plein de sang et de cocci ; c, débris de globules de sang et bactéries.

de pneumonie catarrhale, et dans les organes abdominaux, on a trouvé le *streptococcus pyogenes* (fig. 176) qui s'est montré très virulent pour le lapin et la souris ; il produisait un œdème considérable au niveau du point inoculé.

B. — A l'autopsie d'un enfant mort de bronchiectasie putride accompagnée de tuméfaction de la rate, de dégénérescence parenchymateuse des reins et d'arthrites multiples, il y avait, dans tous les organes, un coccus de 0 µ, 4 de diamètre, formant des chapelets courts (*streptococcus*), qui se colorait bien avec la méthode de Gram. Sur les coupes des bronches dilatées, on constatait la chute de l'épithélium et une mortification superficielle de leur muqueuse en rapport avec la présence des microbes. Autour des bronches amincies, le tissu pulmonaire est congestionné et les alvéoles sont remplis de sang et de cellules épithéliales tuméfiées renfermant les cocci précédents (fig. 177). Souvent le sang contenu dans les alvéoles est transformé en une masse de granulations jaunâtres entre lesquelles on observe

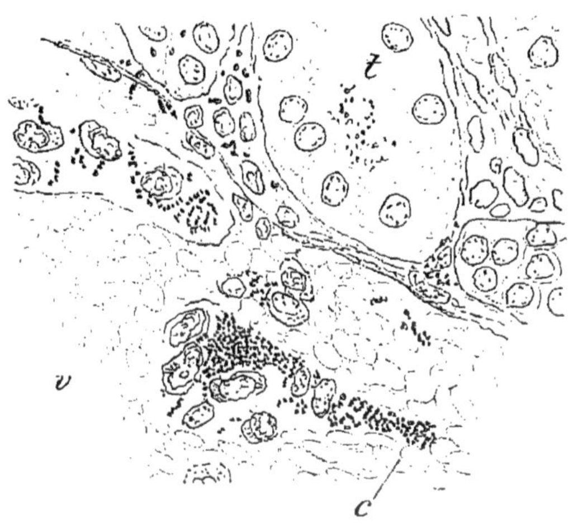

FIG. 178. — Rein de la souris ayant succombé à l'inoculation du streptococcus septicus liquéfiant. Reich. obj. 1/15 oc. III.

v, veine contenant des caillots ; *c*, cellules endothéliales formées d'une masse hyaline et de microbes ; *t*, canalicule avec un épithélium tuméfié, renfermant des microbes.

les mêmes micro-organismes. Un petit morceau du poumon inoculé à une souris détermina la mort au bout de cinq jours; un fragment de la rate de celle-ci inoculée à une seconde souris la tua en trois jours, et une troisième souris infectée avec la rate de la seconde mourut au quatrième jour. Au voisinage du lieu d'inoculation il existait de l'œdème dont la sérosité claire ou teintée de sang présentait des microbes. Ces derniers (fig. 178) se trouvaient aussi dans le sang des organes internes, ce qu'il était facile de voir dans les vaisseaux du rein examinés sur des coupes. Dans les reins, on constate aussi une hyperplasie des cellules du tissu conjonctif, une tuméfaction des épithéliums des tubes et souvent on trouve des microbes dans l'intérieur de ces derniers (*t*) sans pouvoir constater des lésions de continuité ou des abcès. Les glomérules sont dilatés et la capsule agrandie renferme des masses hyalines sous forme de croissants.

L'inoculation de parties de la rate de ces souris à l'oreille d'un lapin

étermina une rougeur et un œdème de la peau suivis de la mort de l'ani-
ıal au bout de quatre jours.

Le suc recueilli sur la surface de section du poumon, de la rate, du foie, u rein et dans le péritoine pendant l'autopsie de cet enfant, fut cultivé sur iverses substances nutritives et donna les résultats suivants : sur un tube e gélatine (fig. 183) à la température de 20° il se développa, au bout de ngt-quatre heures, une strie grisâtre limitée à la surface de la gélatine par ne dépression. Plus tard celle-ci se transforma en un entonnoir dont les arois étaient garnies de stries dentelées et au fond de cet entonnoir on ouva un peu de liquide trouble. Sur l'agar, à la température de 36°, il se éveloppa de petites colonies rondes transparentes, superficielles et pro- ndes, les premières plus abondantes que dans les cultures du strepto-

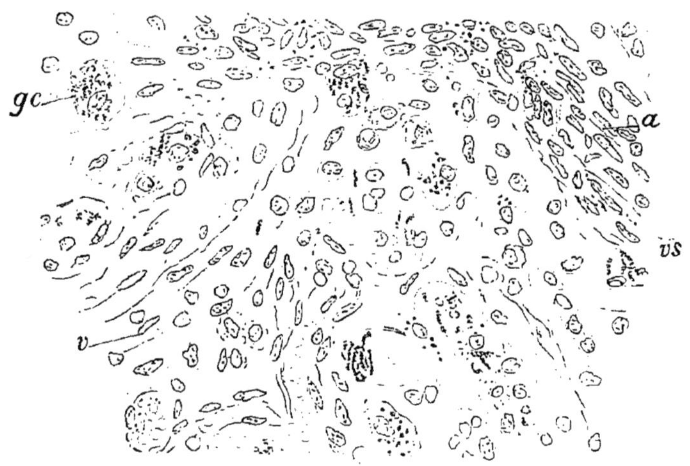

Fig. 179. — Rate d'un lapin inoculé avec une culture du streptococcus septicus liquéfiant. Coloration à la safranine. Reich. 1/12 oc. II.

artère ; v, veine ; vs, vaisseau contenant des microbes libres ; gc, grandes cellules de la pulpe remplies de grains colorés. D'autres grandes cellules renferment des globules rouges et des microbes.

occus pyogenes. Les colonies du streptococcus pyogenes sont en effet plus ombreuses dans la profondeur qu'à la surface, tandis que le contraire est oservé avec notre streptococcus. Sur le sérum du bœuf, on obtint une cul- re superficielle à peine visible.

La quatrième culture de ce microbe reste encore extrêmement virulente our les souris et les lapins. Ainsi, l'inoculation d'une culture faite à l'aide un fil de platine sous la peau de l'oreille d'un lapin détermine un œdème e cette partie qui devient pendante en même temps que l'animal prend la èvre et meurt au cinquième jour. A son autopsie on note une hypérémie du umon et une tuméfaction considérable de la rate. Les cultures du suc de s organes reproduisent le même streptocoque. Les coupes de la rate (fig. 179) ontrent un épaississement des trabécules qui sont plus riches en cellules ı'à l'état normal, et une prolifération des cellules ; les veines sont remplies de caillots homogènes contenant des cellules à gros noyaux et des microbes. Les cavités de la pulpe offrent beaucoup de micro-organismes, tantôt libres, tantôt inclus dans les grandes cellules avec des globules du sang et des grains colorables à la safranine, qui sont probablement des débris de microbes.

Il s'agit donc là d'une septicémie spéciale observée chez un enfant et causée par un streptococcus qui diffère du streptococcus pyogenes parce qu'il liquéfie la gélatine, parce qu'il se développe surtout à la surface, et par sa propriété de déterminer des coagulations intra-vasculaires. Escherich a trouvé depuis le même microbe dans un cas de septicémie chez un enfant.

C. — Un enfant de 20 mois, rachitique, fut atteint successivement d'une kératomalacie suivie de panophtalmie et d'œdème des méninges, puis d'œdème du tissu conjonctif profond du cou et du médiastin, et enfin d'une pneumonie lobaire accompagnée de néphrite parenchymateuse. Les bords de l'ulcération de la cornée contenaient une masse de petites bactéries allongées terminées par de fins prolongements colorés par le bleu de Löffler. Ces bactéries montrent dans leur intérieur de petits globules plus foncés, colorés en bleu rougeâtre, ce qui pouvait donner l'impression de bactéries capsulées.

Dans les cultures récentes, les microbes sont souvent ovoïdes et ne pos-

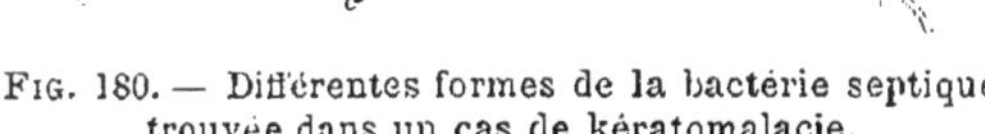

FIG. 180. — Différentes formes de la bactérie septique trouvée dans un cas de kératomalacie.

FIG. 180 *bis*. — Le même microbe sur agar-agar avec des points rougeâtres à la suite de la coloration par le bleu de Löffler.

sèdent pas de grains plus foncés ; on constate aussi, dans les cultures, des bacilles longs ou même des filaments. Les bactéries ont de 1 à 2 μ de longueur sur 0 μ, 4 environ ; elles se disposent souvent en diplo-bactéries. Elles se colorent bien par les couleurs simples d'aniline, plus mal par la méthode de Gram.

Les coupes des foyers pneumoniques et hémorrhagiques (fig. 181 et 182) montrèrent une dilatation des alvéoles dont la paroi était devenue hyaline et dont les capillaires étaient remplis de sang. Les vaisseaux, plus volumineux, sont également dilatés et présentent à leur périphérie du pigment et des cellules granuleuses d'Ehrlich. Dans certains capillaires on voit des amas de bactéries qui souvent s'infiltrent dans le tissu voisin. Les alvéoles dilatés sont remplis de sang ou d'un détritus de globules rouges. Dans les noyaux de pneumonie plus anciens, les alvéoles sont remplis de cellules unies ou polynucléées, ou d'une substance grenue, compacte, jaunâtre, montrant de grandes vacuoles et des bactéries. Par places, les alvéoles renferment des cellules épithéliales détachées et multipliées.

Un fragment de la cornée inoculé sous la peau d'une souris la fit mourir en vingt-quatre heures.

Les ensemencements pratiqués avec la cornée, le suc de la pneumonie, de la rate et des reins ont toujours donné des cultures pures de la même bactérie précédemment décrite.

Sur la gélatine, qui n'est pas liquéfiée, il se développe profondément, le long de la piqûre, des bulles de gaz peu abondantes dans lesquelles la culture se prolonge sous la forme d'un précipité opalescent; à la partie supérieure de la piqûre on voit un bouton assez élevé, opaque, lisse, avec des bords dentelés.

Sur l'agar-agar, on obtient une culture abondante en feuille de fougère,

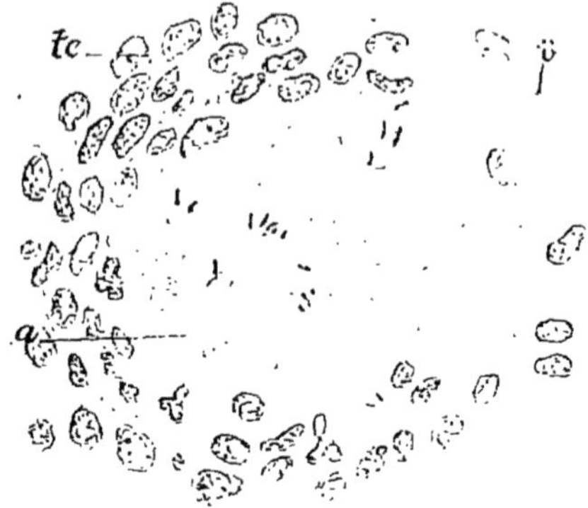

FIG. 181. — Une partie du centre d'un foyer pneumonique hémorrhagique dans une septicémie d'enfant. Reich, Imm. 1/15. oc. III. Coloration à la safranine.

tc, tissu embryonnaire; *v*, capillaires alvéolaires; *a*, alvéole rempli d'une masse grenue contenant des bactéries.

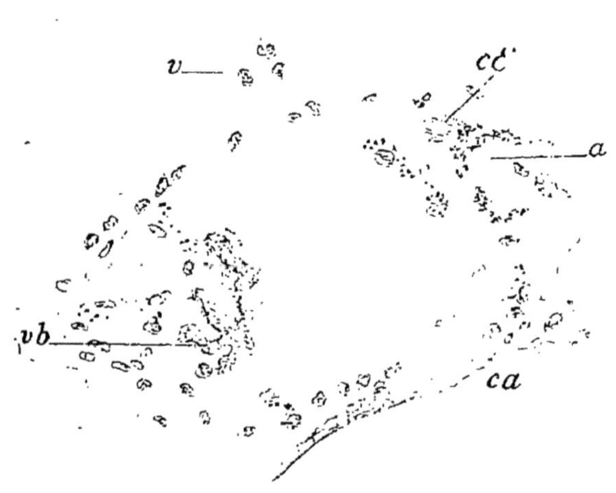

FIG. 182. — Une partie périphérique du même foyer avec un grossissement plus faible.

ca, conduit alvéolaire à parois homogènes; *a*, petite artère entourée de pigment; *ce*, cellule d'Ehrlich; *v*, capillaires alvéolaires dilatés; *vb*, bactéries remplissant les vaisseaux.

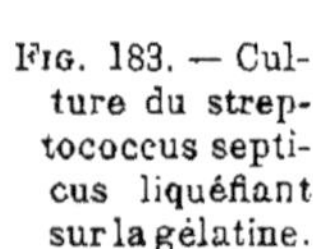

FIG. 183. — Culture du streptococcus septicus liquéfiant sur la gélatine.

blanche et élevée, un peu opalescente et possédant une faible odeur d'ammoniaque.

Sur le sérum du bœuf et la pomme de terre on a des cultures analogues.

Ce microbe est très pathogène pour la souris et le lapin, moins pour le cobaye. Les souris inoculées par piqûre avec une quatrième ou même une dixième génération de cultures, meurent dans un temps variable entre un et cinq jours. Les lapins inoculés aussi par piqûre à l'oreille sont atteints le lendemain d'un œdème très prononcé, de fièvre et meurent au sixième jour. Deux lapins, inoculés l'un à l'oreille, l'autre à la conjonctive avec la substance de la rate du premier lapin, moururent en six jours. A leur autopsie on trouva les mêmes bactéries dans les organes. La sérosité de l'œdème de l'oreille, prise vingt-quatre heures après l'inoculation, donne des cultures pures sur l'agar.

Les reins des souris et des lapins offrent des lésions caractéristiques. On y voit toujours une masse considérable de bactéries dans l'intérieur des vaisseaux sanguins. On peut même, à un faible grossissement (fig. 184), reconnaître des amas de bactéries contenus dans les vaisseaux de la pyramide, ce qui ne peut pas être distingué aussi facilement dans les vaisseaux de la substance corticale. Avec un fort grossissement (fig. 185), on détermine le siège des bactéries entre les globules rouges contenus dans les vaisseaux de toute grandeur. Les vaisseaux sont parfois entourés de cellules embryonnaires ; les canalicules urinifères offrent de distance en distance des noyaux en voie de division indirecte et ils renferment quelquefois des bactéries libres dans leur lumière ou interposées aux cellules épithéliales, surtout au voisinage des thromboses bactériennes intra-vasculaires.

Il s'agissait donc ici d'une septicémie causée par le microbe que nous avons décrit et qui était l'origine, non seulement de la kératomalacie, mais aussi des lésions de tous les organes après sa généralisation dans le sang. Ce microbe ressemble un peu à celui de la septicémie du lapin, mais il s'en distingue par sa forme aussi bien que par l'abondance de ses cultures sur les différents milieux nutritifs et par sa localisation dans les parenchymes.

D. — Voici un autre fait de septicémie plus chronique :

Un enfant de 12 ans fut atteint, à la suite d'un prurigo, d'exulcérations cutanées multiples. Ces ulcères se terminaient par des cicatrices hypertrophiques ressemblant à des kéloïdes. Plus tard, certains de ces ulcères devinrent gangréneux, caractérisés par des pertes de substance superficielles couvertes d'une couche puriforme grise ou brunâtre qui se transformait en croûtes épaisses, sales. Ce pus renfermait une quantité de bâtonnets de 0μ,5, un peu courbés, dont les extrémités se coloraient bien par la safranine ou la fuchsine, mais non par la méthode de Gram.

L'étude du développement de ces ulcères montre qu'ils débutent par des pertes de substance correspondant aux follicules pileux et qui se recouvrent de croûtes brunâtres. Plus tard, la perte de substance est plate et superficielle, bien limitée autour du follicule. Les follicules sont remplis de bactéries ou de streptocoques. Autour des ulcères, la peau est tuméfiée, ridée, dure, violacée, ou bien elle est macérée, sale, grisâtre à sa surface, et après avoir enlevé cette couche superficielle, on voit le corps muqueux de Malpighi couvert d'une couche humide et grisâtre.

Cet enfant mourut par suite de l'extension de ces ulcérations à la face, aux extrémités et à la poitrine.

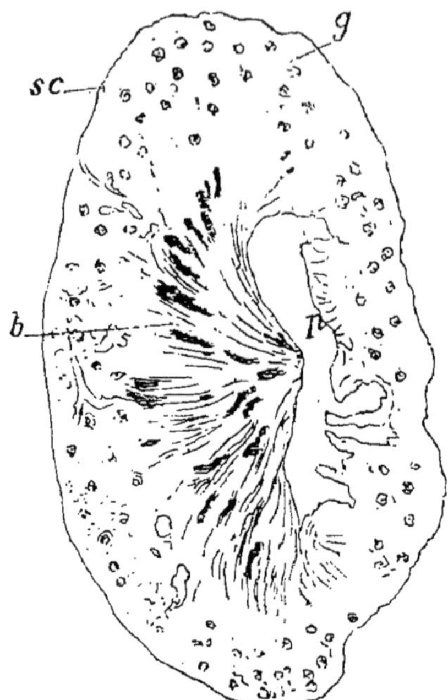

FIG. 184. — Coupe du rein du lapin à un faible grossissement.

b, coagulations intra-vasculaires contenant des bactéries et situées dans la pyramide ; *p*, bassinet ; *sc*, substance corticale ; *g*, glomérules.

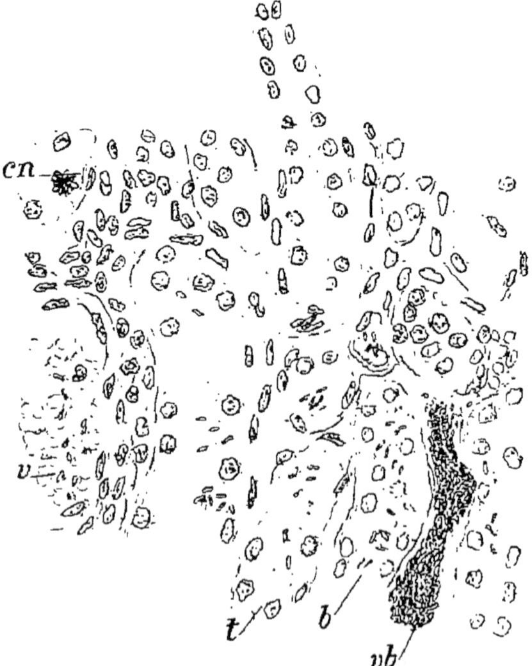

FIG. 185. — Coupe du rein du lapin à un fort grossissement.

b, petit vaisseau rempli de bactéries ; *v*, vaisseau plus volumineux dans lequel les bactéries sont interposées aux globules rouges ; *b*, bactéries situées dans un tube urinifère ; le tissu cellulaire présente beaucoup de petites cellules rondes et on voit en *cn* une cellule dont le noyau est en division indirecte.

Il présenta dans les derniers temps de sa vie les symptômes d'une septicémie subaiguë avec tendance aux hémorrhagies multiples.

A l'autopsie, on trouva à la jambe des ulcérations profondes correspondant à la suppuration du tissu cellulaire sous-cutané. La moelle des os était embryonnaire et d'une couleur grisâtre. Il y avait une pleurésie, une péricardite et une périhépatite chronique avec des pseudo-membranes épaisses. La rate était molle, de couleur rouge grisâtre. Partout on observait des ecchymoses ou des hémorrhagies plus étendues.

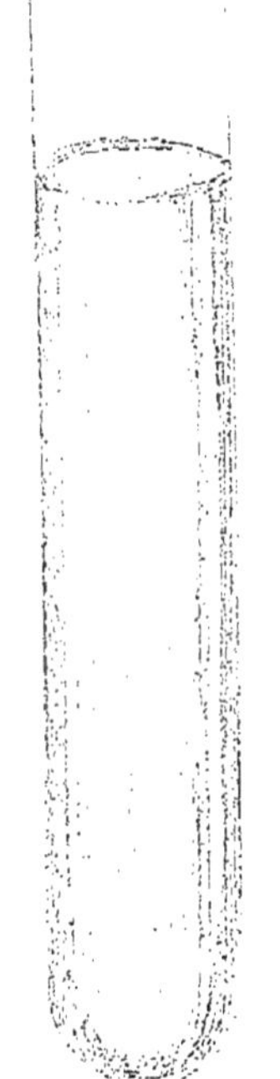

Fig. 186. — Culture sur gélatine du bacille septique II.

A l'examen microscopique, la moelle des os montra beaucoup de cristaux de Charcot et de cristaux de graisse, en même temps que des cellules plasmatiques d'Ehrlich, de grandes cellules pâles vacuolaires, des cellules à protoplasma homogène et jaune, et des leucocytes unis ou polynucléés. Au milieu de ces éléments, il existait une quantité de fins bacilles mobiles, avec des diplocoques et des streptocoques colorables par le procédé de Gram. L'examen de la rate à l'état frais donnait le même résultat.

Les coupes de la peau tuméfiée, mais non encore ulcérée, montrent (fig. 187) que la couche cornée très épaisse a perdu sa consistance; le corps muqueux de Malpighi est peu altéré. Les papilles sont effacées et le tissu du derme est épaissi, plus riche en cellules qu'à l'état normal. Les petits vaisseaux sont dilatés, remplis de sang et renferment, presque sans exception, auprès des globules rouges, les bactéries précédemment décrites. On trouve souvent, en même temps que les bactéries, des micrococques en amas. Certains vaisseaux sont remplis de ces derniers. Autour des vaisseaux, on rencontre des cellules rondes mono ou poly-nucléées.

Dans les foyers inflammatoires et hémorrhagiques des poumons, sous la plèvre, les vaisseaux capillaires sont remplis de sang, les cellules épithéliales des alvéoles sont multipliées et tuméfiées ; des amas des bacilles précédents adhèrent aux parois des alvéoles.

L'inoculation d'un fragment de la peau de l'enfant dans le tissu cellulaire sous-cutané d'une souris détermina un ulcère ressemblant tout à fait à ceux du petit malade. Cet ulcère grandit, l'animal s'affaiblit, ses mouvements se ralentirent, et il mourut dix jours après l'inoculation. En insérant un peu du tissu malade sous la peau d'une autre souris, on vit se développer le même processus pathologique.

Par l'inoculation d'une portion d'ulcère de l'enfant sous la peau de lapins, on détermina un nodule dur constitué par du tissu embryonnaire; les lapins succombèrent souvent aux progrès d'une septicémie lente.

Les ensemencements faits sur l'agar-agar et sur le sérum du bœuf avec le suc de la moelle des os et de la rate de l'enfant, ont donné des cultures pures de la bactérie allongée ou bacille, tandis que ceux tentés avec le us des ulcères et des abcès ont déterminé à la fois des colonies du bacille t des colonies du streptococcus.

Ces deux séries de colonies ont été isolées.

Le streptococcus ressemble à celui du pus, mais il s'en distingue par la ropriété qu'il possède de donner des nodules de tissu inflammatoire au niveau

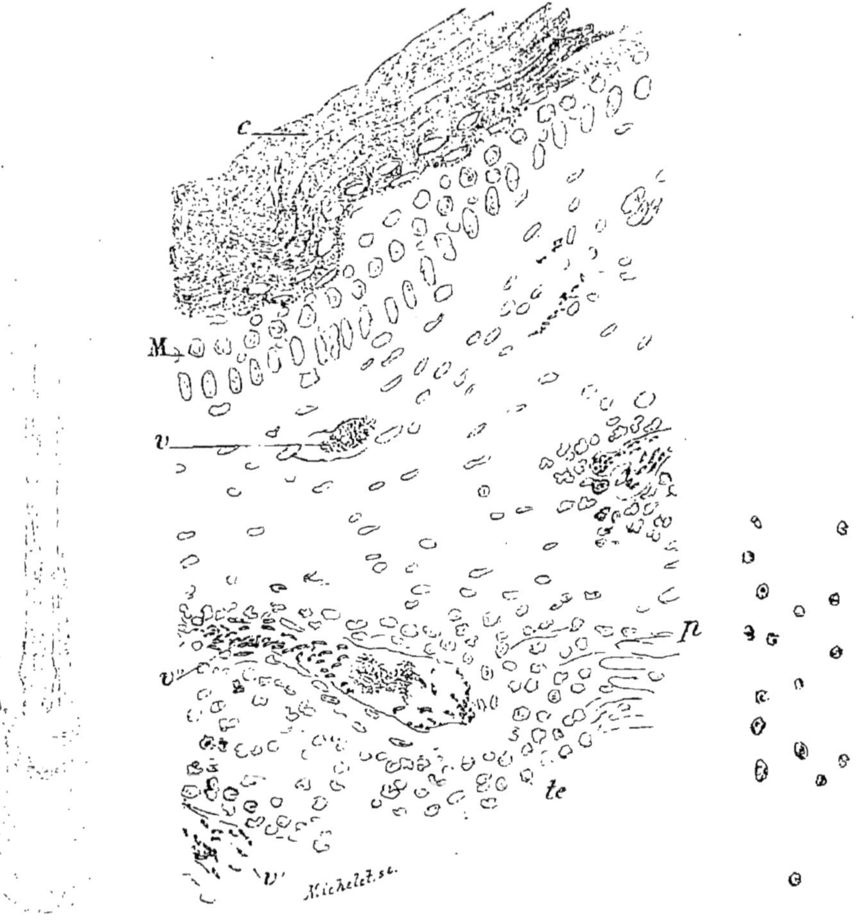

188. — Culture
ı même bacille
ır agar-agar.

FIG. 187. — Coupe de la peau.

c, épiderme corné; *M*, corps muqueux; *v*, *v'*, *v''*, vaisseaux dilatés remplis de bactéries et de cocci en amas; *te*, tissu conjonctif.

FIG. 188 *bis*. — Culture du même bacille sur gélatine.

lu lieu de l'inoculation chez le lapin, et quelquefois une septicémie. Après les cultures successives, ce streptocoque perd ses propriétés pathogènes.

La culture du bacille est plus intéressante. En examinant superficiellement cette culture sur l'agar-agar ou sur la gélatine, on pourrait croire qu'on ı affaire au staphylococcus aureus (fig. 188). Seulement la culture sur agar de notre bacille est plus transparente et d'un jaune plus brunâtre. Sa culture tairuég lne, qui est liquéfiée suivant la forme d'un sac, donne dans le liquide un précipité gris jaunâtre et dans la gélatine non liquéfiée, des bulles de gaz (fig. 188 *bis*). Ces cultures n'ont pas d'odeur caractéristique. Elles liquéfient lentement le sérum de bœuf. Elles donnent des plaques plates, brillantes, brunâtres et transparentes sur la pomme de terre. Ce bacille se développe aussi bien sur les substances un peu acides.

En inoculant une cinquième culture pure du bacille sous la peau d'une souris, il se développe un ulcère progressif couvert de la même substance sale grisâtre que celle qui se trouvait à la surface des ulcérations du petit malade. L'animal meurt souvent de dix à quinze jours après l'inoculation.

Des cultures successives plus éloignées du premier ensemencement sont parfois inefficaces ou ne produisent plus des ulcères aussi caractéristiques.

L'inoculation du suc de la rate d'une souris morte avec les ulcères, donne lieu à la même maladie. Cependant il est difficile de trouver des bacilles dans les coupes des organes de ces souris.

La culture des bacilles inoculée aux lapins et aux cobayes ne leur donne pas de maladie. Par contre, l'inoculation des cultures du streptocoque produit une induration locale, terminée par la mort de l'animal. Le suc de ses organes inoculé à la souris, la tue en quelques jours. Les organes de la souris et du lapin fournissent des cultures qui ressemblent à celles du streptococcus pyogenes.

L'analyse bactériologique, dans cette observation, n'a pas expliqué complètement le processus des ulcérations cutanées du petit malade ; mais elle a rendu compte de la septicémie et de sa relation avec les ulcères. Peut-être aussi la formation des cicatrices pseudo-chéloïdiennes peut-elle être rapportée à la présence du streptocoque qui possédait la propriété de déterminer des nodules durs, lorsqu'on l'insérait sous la peau du lapin. Pour ce qui est du bacille découvert dans ces ulcères, sa résistance et la persistance de ses propriétés pathogènes portent à penser qu'il a été la cause des ulcères persistants et progressifs de notre malade. Il est certain que les phénomènes ultimes d'affaiblissement et de septicémie ont été causés par la pénétration dans l'organisme et par la généralisation de ces deux microbes.

E. — Ce microbe, très voisin, sinon identique à celui de la septicémie du lapin, a été trouvé dans la pneumonie septique (voyez aussi le chapitre de la pneumonie).

F. — Les microbes du scorbut septique nous semblent appartenir au groupe des bactéries des septicémies hémorrhagiques ou du purpura septique sur lequel nous reviendrons.

G. — Les diverses espèces de proteus septique. Depuis que l'un de nous a décrit un proteus septique (*Orvos egylet, evr.* 1887), d'autres auteurs et nous-mêmes avons vu plusieurs espèces de ces microbes, non saprogènes et ne liquéfiant pas la gélatine, dans des observations de septicémies, de gangrène, de pneumonie septique, dans la méningite, etc. Nous y reviendrons dans les chapitres consacrés à ces maladies.

Dans la plupart de ces maladies on pouvait constater la porte d'entrée des bacilles. Ils s'étaient ordinairement localisés d'abord ans un foyer quelconque comme une bronchiectasie, un ganlion sphacélé, une caverne, une synovite chronique avec ganrène. A un moment donné, généralement à la suite d'une maadie intercurrente, comme la scarlatine, une pneumonie, etc., es bactéries font invasion dans tout l'organisme, et toujours on en onstate la présence dans l'intérieur des organes par les cultures.

Il est très probable que les bactéries prennent, dans certaines irconstances de milieu, une intensité pathogénique nouvelle dans intérieur du foyer primitif. Un exemple bien commun parle n faveur de cette hypothèse. On sait que les ulcères tuberceux de l'intestin ne deviennent ordinairement pas gangréneux. 'outefois, s'il se développe, avec des lésions tuberculeuses, une ;angrène pulmonaire, ou si la couche superficielle d'une caverne e mortifie, les ulcérations de l'intestin revêtent aussi un caactère gangréneux, et il en résulte une perforation de l'intestin. La culture des bacilles contenus dans un foyer gangréneux des oumons montra des bacilles saprogènes de la même espèce que ertains bacilles de l'intestin. Mais ils étaient très virulents lans les premières cultures, tandis que dans des générations plus éloignées, ils ne se distinguaient en rien des bacilles de l'intestin. Il semble donc que ces bacilles aient pris, par leur localisation dans une caverne, une virulence plus forte. Une hypothèse analogue nous permettrait d'expliquer pourquoi des bacilles situés dans un foyer primitif ne causent pas tout d'abord une septicémie.

Dans d'autres cas, il s'agit de bactéries très virulentes, mais qu'il est difficile de découvrir au milieu des tissus.

Enfin, il nous paraît démontré que les streptococci du pus, de même que les bacilles saprogènes, possèdent parfois une virulence exceptionnelle et qu'ils sont alors susceptibles de déterminer une véritable septicémie sans pyémie. C'est ainsi que nous avons constaté chez un enfant une septicémie foudroyante hémorrhagique avec dégénérescence parenchymateuse des organes dans laquelle les petits vaisseaux du foie et des reins étaient remplis de streptococci, de telle sorte que la masse considérable des streptococci pouvait expliquer la mort rapide sans qu'il y ait eu encore de suppuration. Ces streptococci étaient en même temps très virulents pour les souris et les lapins.

§ 13. — Abcès de la pyémie.

Dans les abcès de la pyémie, comme il s'agit le plus souvent de plaies des membres, de maladies osseuses, de plaies de tête ou de suppurations d'organes déterminant des phlébites des veines de la circulation générale, les caillots ou fragments détachés du sang coagulé dans la veine enflammée vont se loger le plus souvent, par l'intermédiaire du cœur, droit dans une branche de l'artère pulmonaire, et donnent lieu à une embolie ou à de petits abcès miliaires du poumon.

Aussi, d'après la statistique de Billroth, sur 83 cas de pyémie, existait-il 75 fois des abcès dans le poumon, 17 fois dans la rate, 8 fois dans le foie et 4 fois dans les reins. Sédillot, sur 100 cas, a trouvé des abcès miliaires 99 fois dans les poumons, 8 fois dans la glande hépatique, 6 fois dans les muscles et 4 fois dans le cœur. Cependant les abcès du foie sont incomparablement plus fréquents que ne l'indiquent ces statistiques, car ils sont prédominants lorsque le lieu primitivement affecté se trouve le long des radicules veineuses afférentes de la veine-porte. Ainsi Braidwood les a vus dans la moitié des cas, et Waldeyer 80 fois sur 100. En même temps que des abcès ou à leur place, on peut rencontrer des infarctus. Lorsque la doctrine de l'embolie artérielle et capillaire était la seule qui pût expliquer les abcès métastatiques, on avait beaucoup de peine à comprendre leur genèse dans les organes tels que le foie et les reins, si la phlébite primitive siégeait dans un membre. Les fragments détachés de la veine ne pouvaient en effet arriver aux reins et au foie qu'après avoir traversé les capillaires du poumon. D'un autre côté on recherchait souvent inutilement des fragments emboliques dans les artérioles ou les capillaires de l'abcès métastatique. Aujourd'hui qu'il est reconnu que les fragments emboliques consistent essentiellement dans les micro-organismes et dans des cellules lymphatiques qui en sont si souvent chargées, on n'éprouve plus ces difficultés d'interprétation. Les micro-organismes qui pénètrent dans la circulation des organes peuvent venir directement du foyer purulent primitif ou de détritus formés au milieu d'un caillot concrété dans une veine enflammée ou d'une endocardite de la valvule mitrale ou des sigmoïdes de l'aorte. Les emboles ou fragments détachés d'un thrombus formé dans une veine, ou de la surface d'une valvule, ou d'une artériole atteinte d'endartérite, seront le point de départ de suppurations, de ramollissement ou de gangrène, si les fragments contiennent des micro-organismes de la pyémie. Ils seront au contraire inoffensifs ou suivis d'infarctus simples, non suppurés, s'ils proviennent de lésions athéromateuses du cœur ou des artères. On sait en effet que les corps étrangers stérilisés et mousses, injectés dans la circulation des animaux, ne déterminent pas d'abcès métastatiques.

Les infarctus et abcès du *poumon* se présentent sous la forme de nodules isolés ou confluents caractérisés au début par de petits noyaux de pneumonie catarrhale congestive gros comme une tête d'épingle, siégeant le plus souvent à la surface de la plèvre qu'ils soulèvent. A mesure qu'ils grossissent, ils présentent à leur centre une gouttelette de pus qui augmente rapidement et devient un petit abcès par la destruction des cloisons pulmonaires de la partie atteinte. Ces noyaux peuvent devenir confluents et former des abcès plus volumineux. D'autres fois ils ne sont pas suppurés et sont caractérisés simplement par un noyau d'hépatisation à surface grise et presque sèche. Presque constamment on trouve dans tous ces faits une congestion intense de la plèvre avec de petites ecchymoses. Au niveau des abcès déjà formés, la plèvre est le siège d'un exsudat fibrineux infiltré de pus, formant une couche plus ou moins épaisse. Quelquefois les vaisseaux lymphatiques de la plèvre viscérale sont remplis de pus. En même temps, la cavité pleurale contient un liquide séro-fibrineux ou puriforme en quantité variable. On est surpris de la rapidité avec laquelle des épanchements pleuraux puriformes peuvent se développer dans de pareilles conditions.

Les vaisseaux du poumon, artérioles, capillaires, veinules, charrient des quantités de micro-organismes qui s'accumulent par places sous forme de zooglœes.

Les abcès métastatiques du *foie* s'accompagnent généralement d'une hypertrophie de l'organe dont la surface présente le relief d'éminences hémisphériques, régulières, jaunâtres, qui soulèvent la capsule de Glisson. Sur une section du foie, on aperçoit un nombre plus ou moins grand de petits îlots jaunes opaques, miliaires ou plus volumineux, sur un fond rouge formé par le foie congestionné. Les plus grands îlots résultent de la confluence d'îlots très petits, car leur bord est sinueux et festonné. Les lobules hépatiques qui vont se transformer en abcès montrent d'abord une tache jaune et opaque donnant par le raclage une gouttelette de pus. A côté de ces lobules il s'en trouve d'autres qui sont jaunes et infiltrés de pus dans leur totalité. De cet examen à l'œil nu on peut induire que l'abcès débute par les lobules hépatiques.

A l'examen histologique, on constate que les capillaires de l'îlot sont plus ou moins remplis, par places, de micrococci agglomérés en masses zooglœiques qu'il est facile de mettre en évidence, soit en traitant la coupe non colorée par l'acide acétique cristallisable, soit en la colorant avec le violet de méthyle B (fig. 189). Les capillaires contiennent en outre des globules blancs plus ou moins altérés et un petit nombre de globules rouges. A la périphérie des îlots, le long des veines portes et autour de la veine centrale, on voit des cellules migratrices. Toutes les travées des cellules hépatiques de l'îlot malade sont devenues pâles, granuleuses ; elles sont mortifiées, se colorent mal ; leurs noyaux sont moins visibles ou détruits, et finalement elles s'atrophient et se réduisent en granulations ; leur débris se mêlent à des cellules migratrices pour former le liquide puriforme qu'on constate dans l'îlot. Les îlots voisins de celui qui est ainsi abcédé présentent simplement une congestion, un remplissage et une distension de leurs vaisseaux capillaires par du sang et une inflammation du tissu périlobulaire marquée par un épanchement de cellules rondes dans les espaces portes.

Le lobule malade, après la destruction de son tissu conjonctif et le ramollissement de la paroi de ses vaisseaux, se transforme en une petite collection purulente. Les petits abcès voisins se réunissent, se remplissent d'un pus bien lié en même temps que le parenchyme hépatique subit tout au pourtour une dégénérescence graisseuse et qu'il se forme à la limite des abcès une membrane pyogénique qui les isole du tissu voisin.

Il est peu de lésions dont la pathogénie ait donné lieu à autant d'hypothèses que les abcès du foie. On a même invoqué, pour interpréter leur fréquence si grande dans les plaies de tête, le reflux du sang de la veine cave supérieure dans l'inférieure et dans la veine porte à travers l'oreille droite (Magendie). De

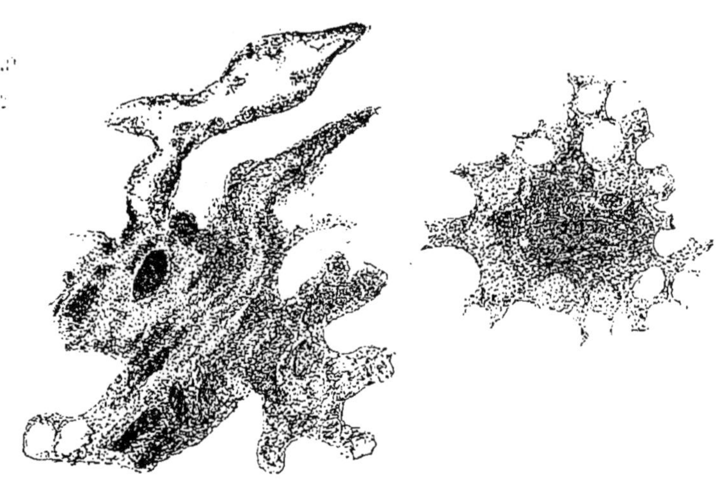

Fig. 189. — Coupe du foie au début de la formation d'un petit abcès, dans un cas d'abcès métastatique de cet organe consécutif à une pneumonie.

Dans l'espace interlobulaire *i*, les branches de la veine porte extrêmement dilatées, *p*, *v*, sont remplies de bactéries ; le tissu conjonctif *b*, est infiltré de cellules migratrices ; *h*, cellules hépatiques présentant souvent deux noyaux comme en *l*, ou vitreuses comme en *h'* ; *c*, centre du lobule.

toutes ces explications que nous n'entreprendrons pas d'énumérer, il n'en est qu'une qui cadre avec nos connaissances actuelles, c'est le transport des bactéries par les vaisseaux capillaires, que ces bactéries proviennent de la circulation générale par les artères hépatiques ou de la circulation abdominale par la veine porte (voy. fig. 189).

La thrombose et la phlébite de la veine porte sont aussi quelquefois le point de départ des abcès hépatiques qui affectent alors une disposition anatomique en rapport avec la distribution de cette veine. Telle est la pyléphlébite suppurative. Le tronc de la veine porte est rempli d'un caillot fibrineux ramolli puriforme qui se continue dans une plus ou moins grande étendue de ses branches. La paroi de la veine et de ses ramifications est épaisse et enflammée, infiltrée de cellules rondes; leur calibre paraît agrandi. L'inflammation se propage à tout le tissu conjonctif périphérique dont les vaisseaux sont séparés par des cellules lymphatiques; la destruction de la paroi des petites veines par la suppuration fait que leur intérieur communique avec les abcès qui les entourent et qui comprennent en même temps un ou plusieurs lobules voisins. Ces pyléphlébites ont le plus souvent pour point de départ des ulcères dysentériques de l'intestin ou une typhlite. Les lésions des veines sont les mêmes au point de vue des bactéries que celles dont nous avons donné plus haut l'analyse.

D'après Baumgarten (*Lehrbuch der Path. Mykologie,* 1887), les abcès métastatiques seraient ordinairement causés par le streptococcus; nous les avons vus habituellement au contraire en relation avec le staphylococcus. A l'appui de cette opinion, il fait valoir que le staphylococcus n'a pas une vie aussi longue que le streptococcus, d'où il s'ensuivrait que ce dernier aurait plus de facilité à végéter dans les abcès métastatiques. Ni le fait en lui-même, ni l'explication ne nous paraissent prouvés.

Pus bleu. — Différents liquides organiques, comme les sueurs, le pus, les selles, les crachats, peuvent prendre une coloration bleue. Ce sont surtout les linges à pansements, la charpie en rapport avec le pus qui deviennent bleus, car le pus lui-même ne présente pas ordinairement cette couleur au moment où il sort de la plaie ou de l'abcès qui le fournit. Koch a observé ce microbe dans des cavernes tuberculeuses; l'un de nous l'a vu dans l'omphalite, dans les abcès métastatiques (*Orv. égyl.* 1886), dans l'otite tuberculeuse, dans les ulcérations de la fièvre typhoïde du cheval, dans les abcès morveux, etc.

Depuis longtemps on a reconnu que cette coloration du pus était en rapport de cause à effet avec des micro-organismes, Robin[1], Chalvet[2], Bimber[3], Billroth, Lücke[4], Eberth[5], Girard[6], ont démontré la constance des schizomycètes dans le liquide du pus bleu. D'un autre côté Fordos[7] a isolé le principe chimique colorant et lui a donné le nom de pyocyanine. L'action des acides qui font passer au rouge la couleur bleue sert à le caractériser. Gessard[8], qui a fait plus récemment un intéressant mémoire sur cette question, a vérifié les réactions du principe chimique, en a ajouté de nouvelles et le rapproche par ses propriétés des alcaloïdes cadavériques. Il a cultivé les organismes du pus bleu dans la salive et la sueur et montré que la pyocyanine était le produit de leur accroissement. Charrin[9] a isolé ce micro-organisme, et l'avait décrit comme un micrococcus rond et aérobie, à protoplasma incolore. On a reconnu depuis qu'il s'agit d'un petit bâtonnet court, un peu courbé, à extrémités arrondies de 0μ,5 à 0,6 ou 0,7 d'épaisseur qui, d'après Guignard et Charrin forme dans divers milieux des filaments et même des spires. Charrin a fait à propos de ce microbe beaucoup d'expériences très intéressantes. Il avait d'abord inoculé à deux lapins la septième culture ; l'injection a été faite dans les veines chez l'un d'eux, dans le tissu cellulaire sous-cutané chez l'autre. Les tissus des organes et surtout les matières fécales contenaient ces mêmes micro-organismes. Charrin s'en est assuré en cultivant les matières fécales. Il a ainsi réussi à isoler des microbes qui donnaient au bouillon de culture une coloration verte d'où il était facile d'extraire par le chloroforme la couleur bleue caractérisée par toutes ses réactions. Ainsi, il est démontré que le micrococcus du pus bleu a pour fonction de fabriquer la pyocyanine, et qu'après les cultures successives et le passage de ce microbe à travers le corps d'un animal, il a conservé sa pro-

1. Robin et Verdeil, *Traité de chimie anatomique et physiologique*, 1853.
2. *Gazette médicale*, 1860.
3. Thèse de Paris, 1879.
4. *Archiv. f. k. Chirurgie*, 1862.
5. *Med. Centralblatt*, 1863, et *Virchow's Archiv*, t. LXXII, 1875.
6. *Chirurg. Centralblatt*, 1875.
7. *Travaux de la Soc. d'émulation pour les sciences pharmaceutiques*, t. III, 1859, et *Comptes rendus de l'Acad. des sc.*, t. LI.
8. *De la pyocyanine et de son microbe*. Paris, thèse, 1882.
9. Communication faite à la Société anatomique dans sa séance du 26 déc. 1884.

priété de donner lieu à la pyocyanine. Il ne produit pas d'abcès ni de suppuration quand on l'injecte aux animaux.

Nous avons cultivé le microbe du pus bleu sur des pommes de terre où il forme une couche d'un brun verdâtre foncé. Il liquéfie en quelques jours la gélatine en la colorant en vert. Sur l'agar-agar, il constitue une couche blanchâtre sous laquelle la substance nutritive, restée transparente, prend une jolie couleur verte.

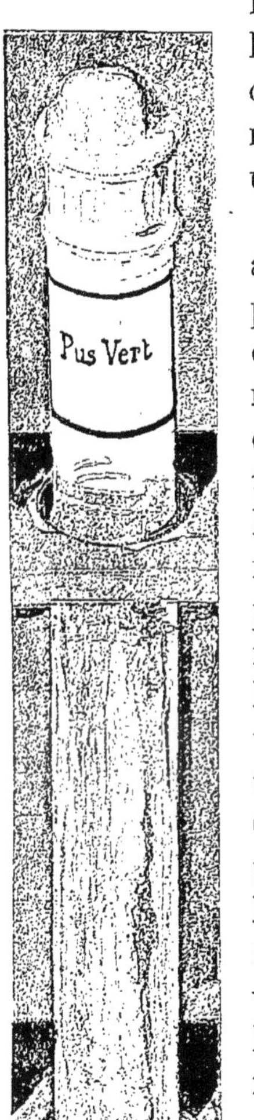

FIG. 190. — Pus vert, β.

Nous nous sommes convaincus aussi que le bacille du pus bleu est pathogène peu de temps après sa culture artificielle. Ainsi, l'un de nous a obtenu, par l'inoculation de 0,1 gramme de la première culture, la mort de souris blanches et les organes des animaux contenaient les bacilles. Cette culture provenait des abcès multiples d'un nouveau-né, dont la plaie ombilicale était ulcérée et colorée en vert grisâtre. Les abcès métastatiques périphériques ayant environ 0,1 de diamètre étaient remplis d'un pus verdâtre épais contenant des bacilles courts, courbés. Les cultures faites sur plaques et sur diverses substances ont donné seulement le bacille du pus bleu. Il nous semble donc que ce microbe, pathogène en culture fraîche pour certains animaux, peut produire aussi des abcès chez l'homme et spécialement chez les nouveau-nés. (BABES, *Orv. egyl.* déc. 1886.)

FIG. 191. — Bacille du pus vert α, sur agar-agar.

Par l'injection dans les veines du lapin des cultures des bacilles du pus bleu, on obtient des phénomènes variables, aigus ou chroniques, suivant la dose injectée, de la fièvre, de l'albuminurie, de la diarrhée. Les urines des animaux renferment des substances vaccinantes (Bouchard). Les matières solubles extraites des cultures stérilisées de ce microbe possèdent la même propriété de vacciner contre la maladie ; le sang de lapins inoculés et stérilisé par l'ébullition donne également l'immunité (Charrin et A. Ruffer). Dans l'empoisonnement chronique des lapins, Charrin a constaté l'existence de néphrites chroniques diffuses, avec sclérose et même avec une dégénérescence amyloïde des vaisseaux de la glande urinaire[1].

Il n'est pas douteux qu'il se développe dans le pus plusieurs espèces de bactéries donnant des cultures vertes. En effet Ernst[2] décrit une forme du bacille du pus vert qu'il regarde comme une variété du bacille du laboratoire de Koch.

Son microbe liquéfie plus vite la gélatine et donne une couleur bleue plus foncée ; il ne prend pas facilement cette couleur au contact de l'air. La différence du mode de croissance de ces deux bactéries nous semble peu importante, mais il n'en est pas de même de sa coloration. Ledderhose avait déjà remarqué que le moins coloré de ces deux microbes est fluorescent (*Zeitschrift. f. Chirurgie*, 1888). A. Babes (*Société de biologie*, juin 1889) en a étudié les principes colorants. Les deux microbes dégagent dans certaines substances nutritives une odeur agréable. En agitant les cultures avec l'huile de paraffine, on obtient, par le lavage à l'eau froide, une solution de la substance odorante qu'on peut isoler par évaporation dans le vide.

Le microbe α renferme comme matières colorantes la pyocyanine et la pyoxantine de Fordos. Cette dernière manque à la variété β. Le microbe de Ernst ou β renferme une autre substance colorante qui donne aux cultures la plus grande partie de leur couleur. Cette substance dichroïque est brune à la lumière directe, vert foncé à la lumière réfléchie. Elle est composée (A. Babes) de deux couleurs dichroïques, l'une jaune et verte, l'autre orange et bleue. Tandis que la pyocyanine perd sa couleur par réduction et la regagne par agitation, les substances dichroïques ne possèdent pas cette propriété.

1. M. Charrin a publié dans une monographie complète l'ensemble de ses intéressants travaux sur ce sujet (*La maladie pyocyanique*, Paris, Steinheil, 1889).
2. *Zeitschrift f. Hyg.* II, 1887.

§ 14. — Arthrites.

Les polyarthrites rhumatismales et suraiguës doivent être considérées comme l'expression d'une maladie générale infectieuse, fébrile, dont les localisations multiples siègent sur les séreuses articulaires, sur les grandes séreuses, comme les plèvres, le péricarde, les méninges; quelquefois, et dès le début de la maladie, sur la muqueuse du pharynx; quelquefois aussi sur la

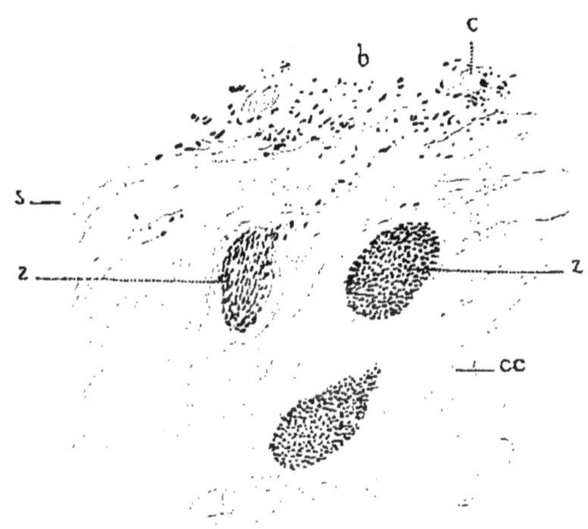

FIG. 192. — Cartilage altéré dans un cas de polyarthrite rhumatismale (grossissement, 1mm = 5 μ)

s, surface du cartilage; *c*, cellules endothéliales libres; *b*, bactéries dans le liquide synovial; *f*, fibres du tissu cartilagineux altéré; *c*, capsules contenant des cellules cartilagineuses; *z*, capsule remplie d'une zooglœe formée de microbes ronds; *z'*, capsule remplie d'une zooglœe formée de bactéries allongées.

muqueuse des bronches et sur le parenchyme pulmonaire; enfin sur l'endocarde. Il est certain aussi que dans ces faits de rhumatisme aigu terminé par la mort, on trouve souvent des micro-organismes, des micrococci surtout en grande quantité dans le liquide muqueux ou muco-purulent qui remplit les articulations enflammées, dans les exsudats séro-fibrineux ou puriformes des grandes séreuses et à la surface des valvules du cœur, sous la forme de végétations fibrineuses et pultacées, lorsqu'il existe une endocardite végétante et ulcéreuse (voyez plus bas l'endocardite). Il est impossible de comprendre de pareilles endocardites autrement que par l'existence de bactéries circulant avec le sang; leur transport dans les grandes séreuses parle aussi en faveur d'une maladie infectieuse caractérisée par la présence des bactéries dans le sang. Dans ces infections aiguës, en quelque sorte foudroyantes, où il existe une endocardite ulcéreuse, on trouve ıême des infarctus ou des métastases dans divers organes tels ue le foie et le rein, avec des bactéries situées dans les vais- ɜaux sanguins. Ces maladies ressemblent si bien à la septicémie t à la pyémie, que certaines infections septiques d'origine trau- ıatique reproduisent des lésions de tous points comparables, ɔrsqu'elles se terminent par de l'endocardite, des infarctus ou bcès métastatiques, des inflammations des grandes séreuses et es arthrites. Si certains rhumatismes suraigus affectent cette ɔrme comparable à une maladie septicémique, il n'en est plus e même du rhumatisme subaigu ou chronique. Dans cette der- ıière affection, on ne suppose pas qu'il existe des micro-orga- ısmes.

Nous avons surtout en vue, en ce moment, les arthrites soli- ıires ou les polyarthrites aiguës qui s'accompagnent de symp- ɔ̂mes infectieux. Encore leur histoire est-elle loin d'être com- lètement faite au point de vue de la clinique non plus qu'à elui de l'anatomie pathologique, et nous avons à citer des bservations isolées plutôt qu'un ensemble de faits constituant ne monographie.

Dans la relation d'une autopsie se rapportant à un malade ıort à l'hôpital Saint-Roch avec un rhumatisme articulaire uraigu, avec une néphrite parenchymateuse et des abcès métas- ıtiques, l'un de nous[1] a donné l'anatomie et l'histologie patho- ɔgiques des lésions articulaires. Comme les symptômes du rhu- ıatisme avaient semblé disparaître avant la mort, il y avait peu e liquide dans les articulations. Cependant ce liquide de l'arti- ulation altérée, examiné huit heures après la mort, était rempli 'une masse énorme de petits bacilles mobiles, d'une épaisseur e $0\mu,5$ et d'une longueur de $2\,\mu$ environ (*fig.* 189, *b*). Auprès e ces bacilles il y avait des grains ronds, du même diamètre. ıe cartilage ramolli était devenu fibrillaire, et les capsules des ellules cartilagineuses (*c c*) peu distinctes, de telle sorte qu'on vait l'aspect d'un tissu fibreux à fibres gonflées, avec des cel- ıles placées deux à deux dans des intervalles réguliers. Mais ɔuvent ces cellules étaient remplacées par des masses oblon- ues fortement colorées par les couleurs d'aniline et consistant ı zooglœes. Ainsi ces zooglœes se trouvaient dans les capsules

1. Babes, *Lésions du rein liées à la présence des microbes* (*Archives de physio- gie,* novembre 1883).

gonflées des cellules cartilagineuses. On peut distinguer deux espèces de zooglœes voisines, les unes constituées par des bacilles (z'), les autres formées par des micrococci (z, fig. 192).

Les micro-organismes ronds et ovoïdes, qui existaient dans ce fait de polyarthrite rhumatismale, se rapportent bien à ce que nous décrirons bientôt à propos de l'endocardite.

Krauss a observé, dans la synovite aiguë des enfants[1], un microbe en chaînettes qu'il a cultivé et qui donne des formes

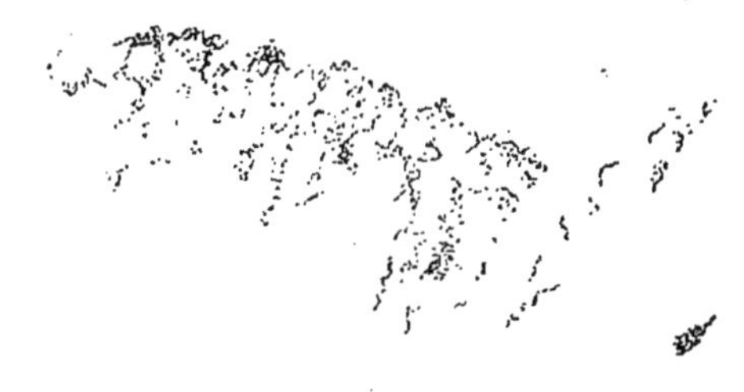

Fig. 193. — Arthrite purulente.

a capsule cartilagineuse remplie de petites cellules rondes; *n*, *m*, boyaux de cellules rondes dans des capsules cartilagineuses ouvertes à la surface *p* du cartilage articulaire. *b*, substance fondamentale fibrillaire. La partie superficielle du cartilage contient des micro-organismes au milieu d'une couche de leucocytes. (Grossissement de 300 diamètres.)

semblables au streptococcus pyogenes de Rosenbach ou au microbe en chaînettes de Löffler (chaînettes du phlegmon). Seulement l'injection de ces micro-organismes dans le tissu conjonctif et dans les jointures n'a pas donné d'accidents graves aux animaux ni d'arthrites généralisées analogues à ce que Löffler avait obtenu.

Mais le streptococcus n'est assurément pas le seul micro-parasite qu'on trouve dans les articulations enflammées et suppurées, car Rosenbach cite un fait de suppuration spontanée du genou dans le pus de laquelle il a cultivé le staphylococcus albus. Dans un cas d'arthrite puerpérale, l'un de nous a trouvé une bactérie fétide en même temps que le streptococcus. En

1. *Berliner klin. Wochensch.*, 27 octobre 1884.

ıoculant cette bactérie fétide dans les articulations des lapins, se développa une arthrite.

Les arthrites suppuratives secondaires aux infections généralisées montrent, dans le liquide puriforme qu'elles contiennent, es micro-parasites propres à ces maladies générales. Ainsi dans

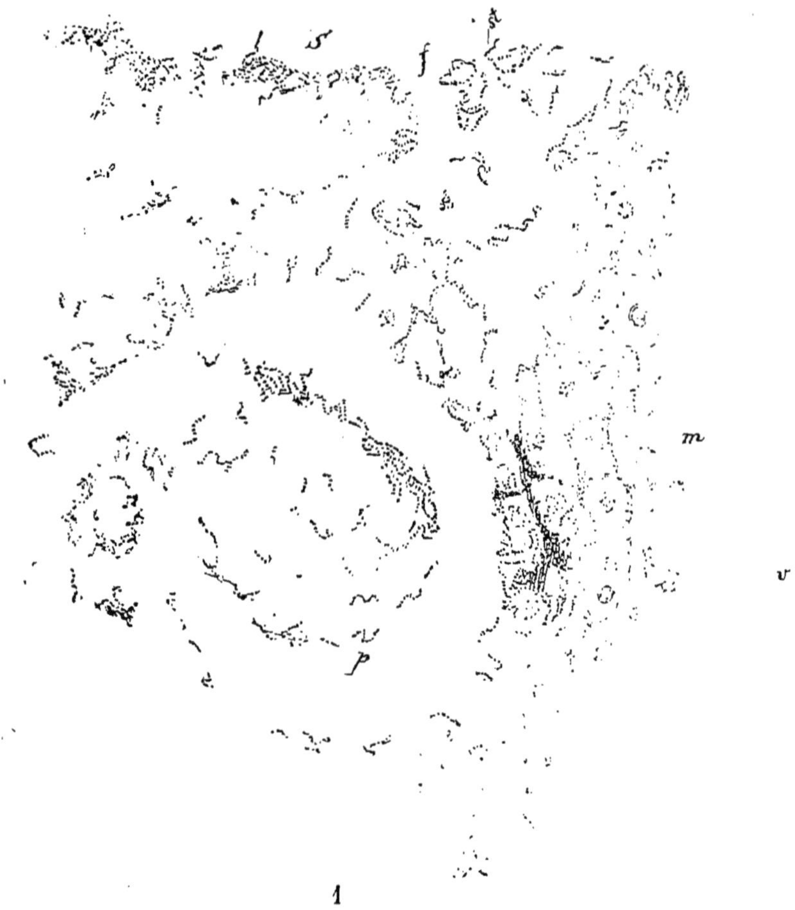

FIG. 191. — Pseudo-membrane de la surface de la synoviale dans une arthrite purulente.

'aisseau situé à la surface de la synoviale : *st*, streptococci ; *p*, partie de la pseudo-membrane isolée par l'accumulation des microbes ; *f*, partie superficielle ; *s*, surface de la pseudo-membrane ; *m*, tissu pâle, mortifié.

s arthrites consécutives à la blennorrhagie, à la pyémie chirgicale, à la morve, à la fièvre puerpérale, à l'ostéomyélite, ı trouvera, d'une façon générale, les microbes de la blennoragie (voyez plus bas), de la pyémie (staphylococci, streptocci), de la fièvre puerpérale (streptococci), de la morve (voyez us bas), etc.

Les lésions inflammatoires de la synoviale et du cartilage sont peu accusées lorsque l'arthrite s'est produite très rapidement. Elles sont au contraire très intenses, caractérisées par l'infiltration puriforme de la séreuse, par des pseudo-membranes de sa surface, par le ramollissement de la substance cartilagineuse, par la destruction des cellules cartilagineuses, par la présence de cellules migratrices dans les capsules superficielles ouvertes du cartilage, et par les micro-organismes accumulés dans les capsules, si l'arthrite a duré plusieurs jours (voyez fig. 193 et 194). (Voyez, pour ce qui concerne les lésions des cartilages dans l'arthrite aiguë, le *Manuel d'histologie path.* de Cornil et Ranvier, 2e édit., t. I, p. 452.)

Dans un fait d'arthrite purulente du genou provenant du service du professeur Richet, et consécutive à une plaie pénétrante de l'articulation, l'un de nous a trouvé uniquement des streptococci en quantité considérable (fig. 194). La malade avait succombé à une phlébite suivie de pyémie. La synoviale très enflammée, épaissie, doublée d'un tissu conjonctif phlegmoneux, était couverte par places d'une fausse membrane grise, épaisse, formée par une mortification du tissu enflammé. Les streptococci étaient présents partout dans les tissus malades, mais ils se trouvaient en quantité considérable dans la fausse membrane. Sur les coupes de la séreuse au niveau de ces fausses membranes, les microbes en chaînettes formaient des amas serrés au milieu de fibres et de cellules mortifiées (fig. 194). Nous verrons aussi que dans les arthrites tuberculeuses on trouve souvent le streptococcus du pus, de telle sorte que la constatation de ce microbe ne peut faire exclure l'arthrite tuberculeuse.

§ 15. — Ostéomyélite.

L'ostéomyélite (ostéite phlegmoneuse, ostéite épiphysaire, disjonction des épiphyses, dénominations en rapport avec l'idée que chaque observateur s'est faite sur son siège et sa nature), sévit surtout chez les enfants et les jeunes sujets. Ces derniers y sont prédisposés en raison des phénomènes physiologiques d'accroissement des os qui se passent au-dessous du périoste et u niveau des épiphyses. L'ostéomyélite est caractérisée par ne inflammation suppurative diffuse qui peut siéger dans outes les parties de l'os, sous le périoste, dans les couches uperficielles, dans le corps même de l'os, dans la moelle cenrale ou au niveau des épiphyses. Le pus s'y forme avec une apidité extrême, si bien qu'au bout de vingt-quatre ou quaante-huit heures après le début de l'affection, une incision praiquée au-dessous du périoste peut ouvrir un foyer purulent. L'infiltration purulente du tissu spongieux des extrémités et de a moelle centrale, la nécrose plus ou moins étendue de la diaphyse consécutive à l'oblitération des canaux de Havers par du pus, la perforation de la diaphyse par des trous comme taillés à l'emporte-pièce, les phénomènes généraux qui indiquent une infection de tout l'organisme, les néphrites bactériennes (voyez plus bas), etc., en font une maladie presque constamment mortelle.

Dans certains cas, la maladie affecte les allures d'une pyémie foudroyante. A l'autopsie on trouve des abcès à leur début et une infiltration purulente diffuse de la moelle de plusieurs os. La lésion est toutefois plus avancée dans les os qui ont été primitivement atteints. Chez un jeune sujet de cette catégorie, mort dans le service de M. Stoicescu, les furoncles et les abcès intramusculaires avaient fait penser à une morve suraiguë; mais la recherche bactériologique faite par Babes montra que le staphylococcus aureus existait à l'état de culture pure dans les furoncles, dans le tibia et dans les abcès métastatiques, ce qui permit de conclure à une ostéomyélite. La porte d'entrée du microbe avait eu lieu au niveau d'une petite plaie du pied.

Les accidents généraux aigus causés par l'ostéomyélite sont ceux de la septicémie et de la pyémie. Ces lésions, qui peuvent s'amender et guérir dans des cas malheureusement assez rares, sont toujours suivies de grands désordres locaux, de nécroses plus ou moins étendues, de périostite subaiguë, d'ostéite, etc., qui durent plusieurs années et qui peuvent longtemps après se réveiller à l'état d'acuité et nécessiter de nouveau l'intervention du chirurgien (Verneuil).

L'ostéomyélite est une des affections dont l'origine bactérienne est des mieux établies. Pasteur[1] a trouvé dans le pus retiré

1. *Comptes rendus de l'Ac. des sc., loc. cit.*, 1880.

d'un os par Lannelongue, à l'hôpital Trousseau, les micro-organismes isolés ou associés par deux ou en petits amas, qu'il a regardés comme étant les mêmes que ceux des furoncles. Il en a conclu que l'ostéomyélite était une sorte de furonculose osseuse.

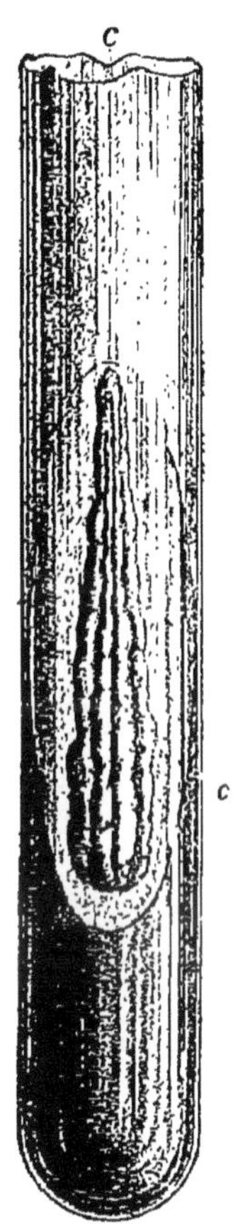

La description de Pasteur et l'assimilation qu'il avait faite de ce microbe à celui des furoncles ont été vérifiées depuis par tous les observateurs. Ogston l'a décrit comme un staphylococcus. Rosenbach[1] a fait des cultures sur des milieux solides, gélatine-peptone et agar-agar, et il a à peu près constamment vu se développer le staphylococcus pyogenes aureus. La culture liquéfie assez vite la gélatine et donne un sédiment de couleur jaune orangé ainsi que nous l'avons vu précédemment. La culture sur la pomme de terre présente la même coloration. Sur quinze cas d'ostéomyélite dont il a ainsi cultivé le pus, il a obtenu quatorze fois le staphylococcus pyogenes aureus; dans l'un de ces faits il a rencontré en même temps le streptococcus pyogenes. Dans le dernier cas, il n'existait que le staphylococcus albus.

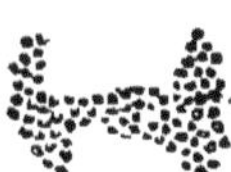

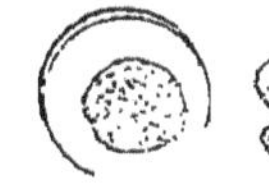

Fig. 197. — Culture pure du staphylococcus aureus sur l'agar-agar; c, culture.

Fig. 195. — Staphylococcus *pyogenes aureus* (Rosenbach).

Fig. 196. — Culture, sur la gélatine, du staphylococcus aureus.

Les expériences pratiquées chez les lapins avec le pus de l'ostéomyélite lui ont donné les mêmes résultats qu'avec l'injection d'une culture pure de staphylococcus aureus. C'est ainsi qu'il a inoculé ce pus dans la plèvre, dans le genou. La mort survenait vingt-quatre heures après, avec des infiltrations, des adénites, des hémorrhagies. Le sang des animaux contenait

1. *Centralblatt für Chirurgie*, février 1884, n° 4.

les microbes de l'ostéomyélite, si bien que Rosenbach a pu réaliser avec ce sang des cultures pures. Un chien à qui il avait injecté du pus d'ostéomyélite dans la plèvre est mort le lendemain ; un autre chien injecté dans le genou avait, le second jour, un grand abcès. Si l'on fracturait un os à un animal, après avoir injecté du pus d'ostéomyélite ou une culture pure dans son sang, il survenait des abcès autour de l'os fracturé. Il y avait en même temps des embolies bactériennes dans les reins.

Becker[1] a obtenu des résultats analogues, soit par les cultures, soit par des injections dans différents tissus et organes et dans le sang. Il a obtenu aussi une intoxication aiguë par l'injection dans le sang de la veine jugulaire ou de la veine de l'oreille des lapins, une péritonite par l'injection dans le péritoine. Si l'on fait une contusion ou une fracture à un animal à qui on injecte ensuite dans le sang le microbe de l'ostéomyélite, il devient malade quinze jours après l'injection et meurt bientôt. A l'endroit contus ou fracturé, on trouve une grande quantité de pus. Il existe en outre des infarctus du foie, des poumons ou des reins dans lesquels on décèle, par les couleurs d'aniline, de grandes masses de microcoques. Le sang de ces animaux a fourni des cultures pures.

Fedor Krause[2] a fait aussi des cultures du microbe de l'ostéomyélite sur la gélatine peptone, sur l'agar-agar et sur du sérum sanguin, et il est arrivé aux mêmes résultats, il a constaté la liquéfaction de la gélatine et l'odeur d'amidon putréfié qu'elle exhale ; ces microcoques déterminent la fermentation du lait. Par l'injection des lapins, il a vu la mort survenir en ept jours environ, avec des foyers de pus et de micro-orgaismes dans les articulations, la moelle osseuse et les reins. Sa onclusion est que la maladie infectieuse ainsi déterminée se locaise surtout dans les muscles, les articulations, les os et les reins.

Rodet[3] a montré d'une façon indubitable que le microbe de ostéomyélite était avant tout un générateur d'ostéite ; il a vu ue dans les cas très aigus d'intoxication sans traumatisme osseux a mort survenait chez les jeunes lapins deux ou trois jours après

1. *Deutsche med. Wochenschrift* et *Fortschritte der Medicin*, 1884.
2. *Fortschritte der Medicin*, 1er avril 1884.
3. Étude expérimentale sur l'ostéomyélite infectieuse, *Comptes rendus de l'Ac. s sc.*, octobre 1884 et *Revue de chirurgie*, 1885, t. V, p. 273 et 636.

l'injection, avec des points d'épaississement du périoste, de petits foyers de quelques millimètres localisés sur la diaphyse des os longs, ordinairement près du cartilage de l'épiphyse ; il a observé en outre, dans l'intoxication plus lente, une raréfaction et une friabilité du tissu osseux, qui permettent d'arriver presque sans effort jusqu'au canal médullaire, et enfin une suppuration osseuse.

Ces travaux tout à fait concordants sur l'ostéomyélite établissent assurément qu'elle est causée par un micro-organisme constant, facile à obtenir à l'état de pureté, car il est souvent le seul microbe contenu dans le pus de l'ostéomyélite au moment où l'on fait l'ouverture de l'abcès sous-périostique ou osseux par la trépanation. Les microbes obtenus par une série de générations, qu'on peut renouveler successivement pendant un an dans des milieux de culture, donnent aux animaux une maladie tout à fait comparable à l'ostéomyélite de l'homme. Il n'y a pas de maladie parasitaire mieux déterminée.

Mais il est plus difficile d'expliquer comment les micro-organismes pénètrent dans l'économie humaine. On ne voit pas toujours, en effet, de solution de continuité de la peau qui permettrait leur introduction. Les causes de l'ostéomyélite sont surtout les grandes fatigues, les marches forcées, le surmenage, quelquefois les contusions profondes ; il est vrai qu'on peut penser que, par les talures des pieds ou les écorchures de la peau, il peut s'introduire des bactéries, mais il est souvent impossible de constater ces talures ou fissures. C'est là un désidératum que l'on peut aussi constater à propos de l'étiologie des phlegmons profonds qui résultent souvent de contusions sans aucune plaie extérieure.

§ 16. — Endocardite et myocardite d'origine bactérienne.

L'endocardite est presque constamment une maladie secondaire. Nous l'étudions avec les maladies consécutives aux plaies parce qu'elle peut se montrer à la suite d'une plaie, dans le cours d'une pyémie, d'une infection puerpérale, d'une septicémie et parce qu'elle est parfois l'accident anatomique intermédiaire entre la phlébite ou la thrombose d'origine traumatique et les métastases ou abcès et infarctus des différents organes. La plupart des endocardites succèdent, comme on le sait, au rhumatisme articulaire aigu de grande ou de moyenne intensité, aux pneumonies, à la péricardite, à la fièvre typhoïde, à la variole, etc. Bouillaud, qui a le premier bien décrit les endocardites, a parfaitement établi cette étiologie. Or la pneumonie, le rhumatisme aigu, la fièvre typhoïde, etc., sont liés à la présence de micro-organismes et sont en réalité des maladies infectieuses, en sorte que nous pouvons considérer l'endocardite comme étant également en relation avec les bactéries qui circulent dans le sang.

L'endocardite se localise presque constamment sur les valvules, replis saillants au milieu du sang, que leur position même prédispose aux inflammations. Il est possible aussi que des dispositions congénitales des valvules, des villosités, des irrégularités de la surface, l'inégalité de l'abondance des vaisseaux capillaires dans leur intérieur suivant les individus (Luschka) constituent une prédisposition à l'inflammation. En général, pour qu'une endocardite se développe et que de la fibrine se dépose à la surface d'une valvule, il est nécessaire que l'endothélium soit partiellement desquamé.

Rokitansky[1] a indiqué pour la première fois, en 1855, les bactéries de l'endocardite. A propos de l'endocardite ulcéreuse, il décrit des masses grises ou jaunâtres, granuleuses, composées de petits granules tout à fait égaux et serrés, contenus dans une substance gélatineuse ; ces granules résistent à l'acide acétique, à la potasse, et, en somme, aux acides et aux bases. Cette description était parfaite : nous y retrouvons les caractères des micrococci, bien que Rokitansky ne les connût pas.

Plus tard, Beckmann et Virchow concluent[2] à l'existence de zooglœes, et regardent les granulations égales, très fines, qui résistent aux bases et aux acides, comme des micro-organismes développés dans le tissu ramolli des valvules.

Il faut, après ces mémoires déjà bien anciens, arriver aux travaux plus récents de Mayer[3], Klebs[4], Eberth[5], Köster[6], Wei-

1. *Lehrbuch der path. Anat.*, t. I, p. 387.
2. *Virchow's Archiv*, 1856.
3. Mayer, *Virchow's Archiv*, t. LVII.
4. *Archiv. f. experim. Pathologie*, t. LVII.
5. Sur l'endocardite diphthéritique. *Virchow's Archiv*, 1873, t. LVII.
6. Köster, *Virchow's Archiv*, t. LXXII.

gert, etc., pour avoir une notion exacte de cette affection; Orth[1] en a donné une bonne description.

On distingue deux formes d'endocardite, l'endocardite granuleuse ou verruqueuse et l'endocardite ulcéreuse.

1° *Endocardite granuleuse.* — Elle est constituée par des végétations, dont le siège ordinaire est sur les valvules mitrale, tricuspide ou aortique; quelquefois on peut les trouver sur l'endocarde qui tapisse les oreillettes et les ventricules, mais c'est le plus souvent sur la valvule mitrale ou les valvules sigmoïdes de l'aorte, plus rarement sur la tricuspide et l'artère pulmonaire qu'on les rencontre.

Ces petits grains, arrondis comme de petites perles, et les végétations qui ressemblent à de petits choux-fleurs des organes génitaux, se trouvent ordinairement dans les parties de la valve, rapprochées du bord libre, qui entrent en contact lorsqu'elle se referme. Ce point est toujours le siège de la lésion primitive qui est probablement amenée par l'irritation que cause l'occlusion valvulaire.

Les végétations sont constituées par de petits grains saillants, ou par des pointes irrégulières, avec ou sans prolongements, ressemblant parfois à la langue de certains animaux; d'autres fois elles sont formées par des bourgeons irréguliers, transformant la membrane en un tissu épais, mou, friable.

Dans d'autres cas, on trouve des ulcérations.

Si l'on examine la coupe d'une végétation d'endocardite granuleuse, on trouve souvent à sa surface une couche formée par de fines granulations qui sont peut-être des bactéries, puis par de petites cellules et par des faisceaux de fibrine hyaline au-dessous de laquelle il existe une zone formée de petites cellules rondes fortement serrées les unes contre les autres; cette dernière se continue directement avec le tissu endocardique enflammé et infiltré de jeunes cellules.

Klebs a décrit des bactéries dans ces végétations de l'endocardite verruqueuse, et il les a appelées des monadines (cocci animés de mouvements). Il les distingue des bactéries de la forme ulcéreuse de l'endocardite.

1. *Lehrbuch der path. Anat.*, 1883, t. I, 1er fasc.

Baumgarten croit que l'endocardite granuleuse ou verruqueuse est sous la dépendance du staphylococcus, tandis que l'endocardite ulcéreuse est produite par un streptococcus. Nous n'avons pas vérifié ces affirmations, ainsi qu'on le verra bientôt.

Cette endocardite granuleuse s'observe dans le rhumatisme, la pneumonie, la chorée, la fièvre typhoïde, la variole, la pyémie, la septicémie, etc. Le danger de cette lésion consiste dans les modifications des valvules (insuffisance, rétrécissement) et dans les coagulations de fibrine qui peuvent se déposer à la surface des valvules et de là être détachées et lancées dans le sang pour produire des embolies. Les embolies de l'endocardite granuleuse simple ne déterminent généralement pas d'abcès ni de phénomènes d'infection septique. Nous avons eu souvent l'occasion d'observer cette lésion et nous y avons trouvé des granulations très petites qui ont, il est vrai, la forme de bactéries; mais elles se colorent difficilement par les couleurs d'aniline; en sorte qu'on pourrait croire qu'il s'agit de zooglœes de micrococques morts; mais la constance des bactéries dans cette forme d'endocardite ne nous paraît pas encore prouvée. Cette maladie est souvent le point de départ de lésions chroniques des valvules, de sclérose de leur tissu accompagnée de rétraction, de rétrécissement ou d'insuffisance. La valvule affectée est le siège d'un travail inflammatoire à poussées successives alternant avec des périodes d'accalmie et de santé apparente plus ou moins complète, jusqu'à ce que les lésions permanentes, aboutissant à l'athérome et à la calcification, déterminent des symptômes de plus en plus graves.

Eug. Fränkel et Sänger (*Virchow's Arch.*, t. 108, 2e fasc.) ont trouvé dans 13 cas d'endocardite, 7 fois le staphylococcus pyogenes aureus, 3 fois le staphylococcus pyogenes albus, 2 fois le cereus albus, 1 fois le bacillus pyogenes fœtidus de Passet et 2 fois des bacilles saprogènes non pathogènes.

Dans presque tous ces cas il y avait avec de l'endocardite, une autre maladie inflammatoire infectieuse : tuberculose, ostéomyélite, gangrène, phlébite, abcès.

Dans l'endocardite verruqueuse aiguë ou chronique, il y avait ordinairement aussi le staphylococcus aureus.

Le bacille saprogène se développe sur gélatine comme une

strie grisâtre bordée de petits grains qui ont l'aspect de gouttes de stéarine; il ne liquéfie pas la gélatine.

Sur l'agar, il se développe en surface ainsi que sur la pomme de terre. Il n'est pas mobile; sa culture répand une odeur très fétide.

Dans un cas d'endocardite granuleuse tout à fait récente, l'un de nous a vu des bacilles de la tuberculose. Rindfleisch et Kundrat ont publié des faits de ce genre.

On observe tous les intermédiaires entre la forme granuleuse et la forme ulcéreuse de l'endocardite.

2° *Endocardite ulcéreuse.* — Nous donnons ici l'histoire de cette lésion dans un chapitre à part, bien qu'elle soit le plus souvent secondaire. On peut, il est vrai, la décrire comme une maladie spéciale, parce que sa cause nous échappe souvent et parce qu'elle domine la scène pathologique.

L'endocardite typhoïde (Bouillaud)[1], ulcéreuse, maligne ou diphthéroïde, est le résultat presque mécanique du dépôt d'un nombre considérable de bactéries. Ces bactéries, contenues dans le sang, proviennent le plus souvent de foyers consécutifs aux plaies, à la métrite postpuerpérale, à l'ostéomyélite. L'endocardite ulcéreuse accompagne ou suit l'ostéomyélite, la septicémie, la pyémie et le rhumatisme articulaire suraigu compliqués de suppuration articulaire ou pleuro-pulmonaire.

La lésion constatée à l'œil nu siège aux mêmes points que l'endocardite simple ou granuleuse; mais elle envahit souvent aussi la base des valvules en même temps que leurs bords. On consate un boursouflement irrégulier de la valvule au niveau de sa base, à son union avec l'endocarde pariétal. Il semble, par la régularité qu'elle affecte, qu'elle se propage par le contact des valvules voisines et contiguës. Il se forme rapidement des tuméfactions, des végétations bourgeonnantes, des érosions, des ulcérations sinueuses, des perforations, non seulement des valvules, mais du septum interventriculaire; des mortifications envahissantes de l'endocarde ventriculaire et de la paroi musculaire et des anévrysmes valvulaires.

Les lésions ulcéreuses commencent parfois par une petite plaque jaunâtre avec ou sans perte de substance, recouverte

1. Bouillaud, *Traité des maladies du cœur*, t. II, 2e édit. 1841.

d'une mince couche de fibrine. Plus tard on observe une ou plusieurs perforations des valvules par une sorte de nécrose qui ressemble à la diphthérie : une partie de la valvule peut se détacher, se fragmenter, ou bien une valvule se ramollit et se transforme en un anévrysme. Ces anévrysmes, qui ont été décrits par Cruveilhier[1], Thurnham[2], Fœrster[3], Pelvet[4], etc., sont presque toujours couverts de fibrine; la valve altérée est tellement friable à un moment donné qu'elle se laisse perforer mécaniquement dans le sens de la pression la plus grande du sang.

Ils se montrent sous deux formes : *a*, une valvule ramollie par le processus inflammatoire s'est laissé distendre tout d'abord dans sa totalité et est restée dans cet état parce que plus tard, l'inflammation étant moins intense, les tissus se sont raffermis; *b*, une ou plusieurs valves présentent, sur une partie de leur surface, des poches anévrysmales rompues. Celles-ci sont en forme de cupule ou d'entonnoir et leurs déchirures sont irrégulières et déchiquetées. Les lèvres de ces déchirures offrent des lambeaux grisâtres, recouverts d'une mince couche de fibrine. L'extrémité déchirée, irrégulière ou conique, de l'infundibulum se montre du côté du ventricule pour les valvules sigmoïdes de l'aorte, du côté de l'oreillette pour la valvule mitrale, c'est-à-dire dans le sens de la pression du sang pendant l'occlusion des valvules.

Au début de l'endocardite ulcéreuse, le tissu valvulaire est devenu semi-transparent. On y constate une multiplication de cellules, une hypertrophie des cellules fixes et une infiltration par des cellules migratrices; la couche endothéliale est desquamée et remplacée par des cellules en dégénérescence graisseuse ou hyaline. La surface de la valvule présente le plus souvent une couche de fibrine homogène, fasciculée ou réticulée, très fortement colorée en rouge par le carmin. Dans les mailles de ce réticulum, il existe une grande masse de bactéries. Celles-ci forment à la surface ou un peu au-dessous et parallèlement à la surface, une couche dont l'épaisseur variable peut atteindre jusqu'à 1 millimètre. Ces bactéries pénètrent par des fentes plus

1. Cruveilhier, *Atlas*, liv. 21.
2. Thurnham, *Med. chirurg. transactions*, vol. XXI, p. 189.
3. Fœrster, *Handbuch der path. Anat.*, 2e édit. 1863, t. II, p. 692.
4. Thèse de Paris, 1867.

ou moins larges dans l'intérieur des valvules. En même temps on trouve, dans la profondeur de la valvule, autour des vaisseaux, beaucoup de cellules migratrices qui se prolongent jusqu'à la surface de la valvule. Cette prolifération arrive jusqu'à la limite de l'anneau fibreux. Plus tard on voit souvent, comme dans l'endocardite papillaire, des bourgeons saillants formés à leur base par du tissu embryonnaire, et dont la surface se continue, sans limite bien marquée, dans une masse fibrineuse renfermant parfois des cellules ou des globules rouges. Presque toujours on peut distinguer, dans cette masse granuleuse, des faisceaux de fibrine limitant entre eux des espaces arrondis.

Dans ces végétations on trouve toujours un grand nombre de bactéries. Leur surface est souvent couverte d'une couche de fibrine molle qui se détache facilement. A la surface de la végétation on trouve des bactéries disséminées, mais celles-ci existent surtout dans les espaces limités par le réseau fibrineux où elles constituent des amas arrondis. La végétation capillaire est en effet souvent couverte de couches concentriques de fibrine réticulée dans les intervalles de laquelle il y a des zooglœes de bactéries qui se colorent moins bien que les bactéries isolées.

Le tissu de la base des végétations ou villosités, formé de tissu embryonnaire, de fibrine et de bactéries, se détache parfois de la couche profonde de la valvule. Au bord de la perte de substance ainsi produite, il y a toujours une grande quantité de bactéries.

Dans la figure 198, qui représente, à un faible grossissement, une coupe complète d'une valvule aortique comprenant ses deux surfaces, on peut constater les lésions d'une endocardite très intense. Les parties superficielles de la valvule, devenues embryonnaires, sont couvertes de fibrine qu'il est difficile de distinguer du tissu valvulaire enflammé. Les végétations en choux-fleurs, avec des villosités secondaires *p*, *s*, couvertes de fibrine, montrent une couche profonde de bactéries parallèles à la surface. Dans une partie *g*, *f*, de la valvule, les bactéries sont très nombreuses, en masse colossale. Au-dessous, à la partie centrale de la figure, le tissu de la végétation se sépare de la partie profonde de la valvule. Il en résulte une grande fente horizontale qui était pleine de bactéries dont un certain nombre forme encore une bordure colorée le long des bords de la perte de substance. Les bactéries n'existent pas seulement à la surface et dans la profondeur des villosités, mais elles sont en même temps disséminées dans la partie centrale de la valve. On y trouve des amas de bactéries dans des espaces lymphatiques ou même dans des vaisseaux sanguins. Elles sont entourées de

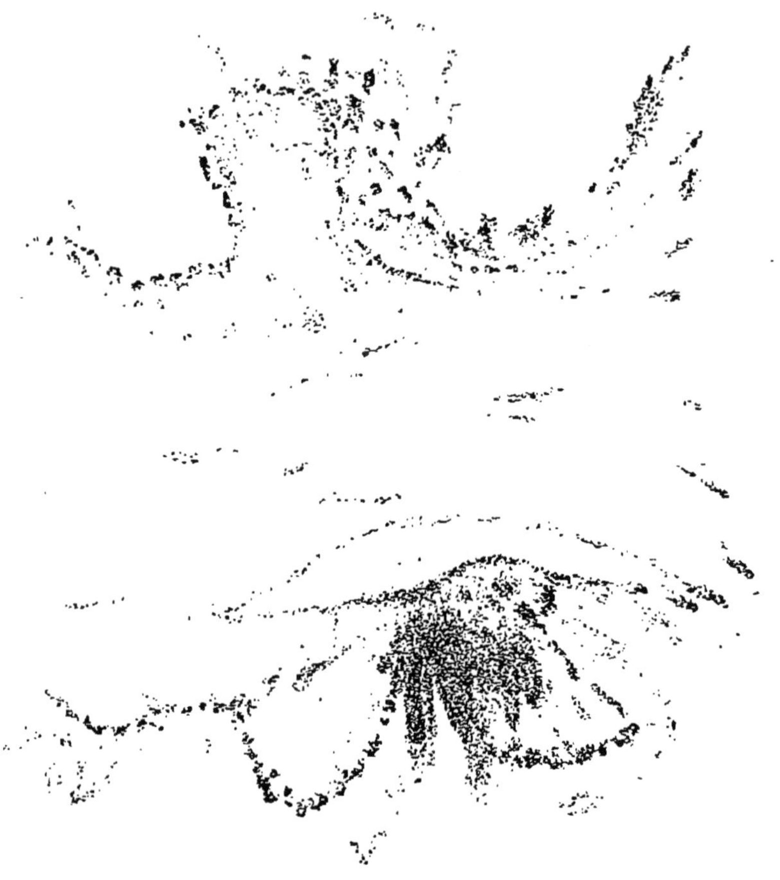

FIG. 198. — Coupe d'une valvule sigmoïde de l'aorte près de son implantation à l'anneau fibreux. Des colonies de microbes se montrent dans les bourgeons développés sur les deux faces de la valvule. Grossissement de 40 diamètres.

tissu embryonnaire. En *a* se trouve l'anneau fibreux, et à côté de lui, dans la valvule, des amas de bactéries qui s'arrêtent auprès de l'anneau. En *m* on observe la musculature du cœur dont les vaisseaux sont entourés de tissu embryonnaire.

La figure 199, qui représente une portion superficielle de la valvule à un fort grossissement (1000 diamètres), montre un réseau fibrineux hyalin bien coloré avec des espaces ronds assez petits à la surface, plus grands à la portion profonde de la végétation. A la surface il existe des bactéries disséminées, mais leurs agglomérations se trouvent surtout dans les petits espaces précédents. La partie de ces cavités où les bactéries sont le plus

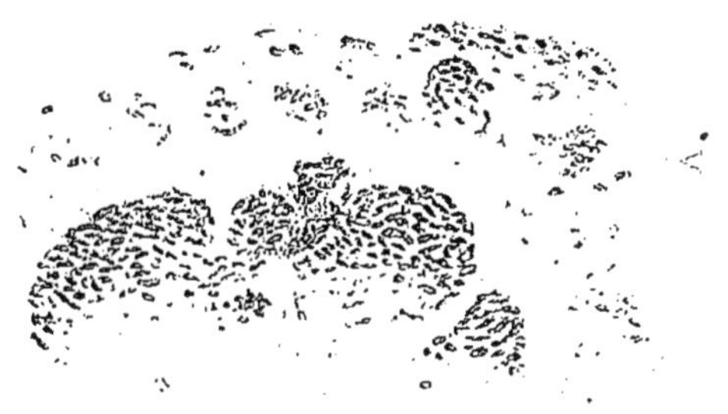

FIG. 199. — Une portion d'un bourgeon de la même préparation que la figure 194 vue à un fort grossissement.

denses et le mieux colorées est toujours tournée du côté de la surface de la valvule.

La forme de ces bactéries est dessinée avec un très fort grossissement, dans la figure 200. Les bactéries figurées en *o* sont des bâtonnets assez gros, courts, parfois étranglés en leur milieu, de 1 μ d'épaisseur, de 2 à 3 ou 4 μ de longueur; elles se disposent

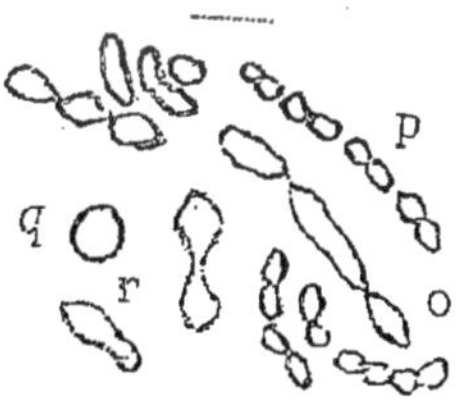

FIG. 200. — Diverses formes de bactéries trouvées dans l'endocardite, dessinées à un très fort grossissement (2 000 diamètres environ).

o, p, q, diverses formes de bactéries prises dans une autopsie d'endocardite ulcéreuse de la valvule mitrale quelques heures après la mort.

parfois en chaînettes; les bâtonnets se changent en diplococci ou en microcoques plus ou moins arrondis. Ces bâtonnets ont de la tendance à devenir fusiformes; leurs extrémités sont terminées par un angle obtus. Les plus petits ne sont pas ronds ou ovoïdes, mais souvent terminés par une extrémité en grain d'orge. Parmi ces chaînettes on trouve aussi des grains ronds colorés de la même façon, plus gros, de 1μ,5 de diamètre. Il est utile, pour les voir, de traiter les préparations colorées par la solution d'iodure de potassium iodé avant de les déshydrater. On voit en outre, avec les micro-organismes, des bactéries plus pâles et plus petites, formant des chaînettes dont les cellules sont serrées au point de se confondre et d'être au contact les unes des autres. Leurs extrémités sont souvent aussi effilées en pointe. Entre ces bactéries, il existe de courts bâtonnets de la même dimension. Dans d'autres cas, les bactéries sont plus rares, forment de petits amas dans l'intérieur des villosités constituées par du tissu embryonnaire; on peut aussi constater leur présence dans la partie centrale de la valvule.

Dans un fait d'endocardite ulcéreuse compliquée de pneumonie aiguë, de péricardite et de pleurésie, la lésion histologique était un peu différente. Il n'y avait pas de gros bourgeons ni de villosités, mais l'épaississement de la valvule était plus uniforme. Il existait une ulcération dont les bords étaient épaissis et couverts de fibrine ne contenant pas de bactéries. Ce tissu se continuait avec une couche épaisse d'élément embryonnaire dans le tissu fibreux de la valvule, qui était parsemé d'une masse énorme de bactéries. Celles-ci formaient des amas, des stries suivant la direction des fibres du tissu profond de la valvule.

Dans un autre fait d'endocardite consécutive à la pneumonie, les bactéries étaient d'un volume plus uniforme que celles qui précèdent. Elles formaient des chaînettes de cocci, parfois de courts bâtonnets. Les cellules étaient rhomboédriques ou en fer de lance comme celles des micro-organismes de la pneumonie; certaines d'entre elles étaient moins faciles à colorer.

Nous devons nous demander maintenant comment et par quelle voie les bactéries de l'endocardite arrivent à la surface de l'endocarde. Proviennent-elles du sang qui passe dans le cœur ou de celui qui circule dans les vaisseaux de la base des valvules? Nous avons vu qu'elles siègent superficiellement dans les végétations de l'endocarde et qu'elles sont déposées par couches, englobées pour ainsi dire dans des fibres ou des couches de fibrine; qu'elles sont situées dans un réseau fibrineux, de telle sorte que chaque colonie est au milieu d'une maille de fibrine.

Dans une de ces colonies, les microbes qui se colorent le mieux et qui sont le plus récemment formés se trouvent toujours à la périphérie, ce qui fait croire qu'ils se développent habituellement du centre à la périphérie. Il est certain, d'un autre côté, que les bactéries se déposent aussi à la surface des végétations et de la fibrine qui les recouvre. Elles s'arrêtent à la base des valvules au niveau de l'anneau fibreux. Elles se rencontrent très rarement sur l'endocarde ventriculaire.

Il semble que les bactéries se déposent surtout dans les fentes du tissu conjonctif et qu'elles se propagent ainsi de la surface à la partie centrale des valvules. Les fragments qui s'en détachent sont limités à leur base par un amas de bactéries comme si ces dernières avaient ramolli la valvule et facilité ainsi sa rupture. La figure 198 montre cette disposition en *f*.

Toutefois, la partie centrale des valvules contient des bactéries situées entre les fibres et parfois aussi dans les vaisseaux. On peut les suivre quelquefois de la surface à la partie centrale, mais souvent les amas qu'elles forment sont isolés au milieu du tissu embryonnaire. Les lésions du tissu sont toujours plus prononcées à la surface que dans la partie centrale.

A côté de ces lésions, on trouve parfois des embolies bactériennes dans les vaisseaux des valvules, accompagnées d'un ramollissement du tissu périphérique et de petits abcès.

Dans le fait que nous avons rapporté plus haut, les grandes masses bactériennes siégeaient surtout dans la partie centrale des valvules, tandis que leur surface végétante en contenait un petit nombre. Il est possible qu'il se soit agi là d'une invasion primitive de la partie centrale des valvules. Cependant, on pourrait dire aussi que les bactéries ont pénétré profondément, après que celles des végétations ont été détruites par le processus ulcératif.

Ces dispositions anatomiques font penser qu'il existe deux modes d'invasion des bactéries : l'un, soutenu par Klebs et Orth, en vertu duquel les bactéries provenant du sang du cœur forment des couches successives et stratifiées à la surface des valvules; l'autre, moins commun, dans lequel les bactéries pénétreraient d'abord dans la partie centrale des valvules par l'intermédiaire de leurs vaisseaux propres, suivant l'opinion de Köster. Les embolies bactériennes, siégant primitivement dans les vaisseaux des valvules, seraient suivies de lésions valvulaires superficielles amenant une fragmentation de leur tissu. On peut rencontrer des bactéries dans les vaisseaux des valvules, mais cela est moins commun que de les voir dans les fentes lymathiques. Les bactéries peuvent aussi pénétrer secondairement ans les vaisseaux sanguins, dont les parois sont altérées quand ne valvule est profondément atteinte. L'opinion de Klebs et rth nous paraît légitimée par le plus grand nombre des faits.

Nous avons vu que la forme et la grandeur des bactéries sont ·ès variables, ainsi que leur mode de coloration. Mais cepen-ant, celles qu'on observe dans un fait donné ont toujours des aractères communs. Dans celles qui ont été dessinées dans la gure 200, les plus grosses forment des chaînettes où elles sont rès fortement colorées; mais on peut se convaincre par leur orme qu'elles représentent divers degrés de développement 'une même espèce. Il existe des intermédiaires entre les plus rosses et les plus petites.

La même chaînette présente des bâtonnets uniformes ou tranglés en leur milieu, des bactéries courtes de différentes gran-eurs, fixant plus ou moins bien la matière colorante. La même ariété de formes se constate dans un même amas bien limité e ces bactéries, comme cela est représenté dans la figure 196.

Nous avons observé ces bactéries dans la chambre humide our suivre leur développement, mais nous n'avons pas réussi à n constater les phases, de telle sorte que nous n'avons pas la reuve directe de leurs modifications.

Dans d'autres observations, au contraire, les bactéries sont gales entre elles; nous avons vu des chaînettes plus ou moins ongues de microbes ronds.

Dans une autopsie provenant du service de Vulpian, où il y vait une endocardite ulcéreuse et un infarctus splénique dont e centre mortifié était entouré par un sillon plein du pus cré-meux, nous avons fait des cultures sur la gélatine peptonifiée 'un fragment de la valvule et du liquide de l'infarctus de la ate. Nous avons vu des organismes ronds en amas et en zoo-lœes se développer dans la culture de la valvule, tandis qu'il y vait aussi des bactéries allongées dans la culture de la rate. La ulture des bactéries rondes, assez grandes, se développa sur agar-agar dans l'espace de huit jours, et elle ressembla à la ulture de l'érysipèle (streptococcus). En injectant 2 centimè-es cubes dans le sang du cobaye, l'animal mourut deux jours près, avec des symptômes septiques.

Depuis la première édition de notre livre des *Bactéries*,

Ziegler[1] a trouvé le staphylococcus aureus dans l'endocardite; Orth (*Vortrag auf d. Naturf. Vers. In Strassburg*) et Weichselbaum ont signalé, sans connaître notre travail antérieur, les diverses formes des bactéries du pus dans les endocardites ulcéreuses. Wyssokowitsch[2] a constaté après nous que les bactéries de l'endocardite aiguë sont variables et constituées habituellement par les microbes du pus, dans un cas par le staphylococcus aureus. Il a reproduit expérimentalement l'endocardite en faisant d'abord une lésion des valvules aortiques par l'introduction d'une canule par l'artère carotide jusque dans le cœur du lapin, ce qui est une opération facile. Après quoi il injecte, dans une veine de l'oreille, le staphylococcus ou le streptococcus. Tandis que les animaux à qui on a lésé les valvules sans leur faire d'injection restent sains, ceux qui ont subi successivement la déchirure valvulaire et l'injection des microbes présentent à l'autopsie une endocardite semblable à celle de l'homme, des nodules grisâtres, miliaires sur la surface interne de l'aorte et des infarctus de la rate et des reins. L'inoculation du micrococcus tetragenus et des autres bactéries septiques produisent le même résultat. Le microbe de la pneumonie de Friedländer et celui de la septicémie du lapin, inoculés de la même façon après destruction des valvules, ne lui ont pas donné d'endocardite.

Nous avons vu de notre côté, dans les végétations d'endocardite, des diplocoques lancéolés, tout à fait semblables à ceux de la pneumonie aiguë, quelquefois même entourés d'une capsule. Netter a réussi à produire l'endocardite végétante en injectant le microbe de la pneumonie de Fränkel ou le suc de la pneumonie de l'homme dans la plèvre et le poumon de lapins chez qui il avait au préalable lésé ou touché simplement les valvules aortiques. Les végétations valvulaires, plus ou moins considérables, contenaient des microbes capsulés. D'après les résultats de l'expérimentation et de l'observation, la condition nécessaire de la production de l'endocardite paraît être l'existence de microbes dans le sang. Netter a analysé 82 cas de pneumonie compliquée d'endocardite; il y avait en même temps de la méningite dans plus de la moitié des faits. Enfin nous avons rencontré une fois, ainsi que cela a été dit plus haut, des bacilles de la

1. *Lehrbuch der path. Anat.*, 4e édit. 1885.
2. *Centralblatt f. d. med. Wiss.*, 1885.

tuberculose. La forme et la nature des bactéries qu'on trouve dans l'endocardite sont, d'une façon générale, en rapport avec la maladie infectieuse qui en est la cause.

Le plus ordinairement, les microbes de l'endocardite ulcéreuse sont si nombreux et disposés de telle sorte qu'on ne peut douter de leur rôle essentiel. Plus rarement on en trouve un petit nombre qui siègent seulement dans les cellules migratrices; leur rôle est alors moins bien démontré par l'analyse systématique des bactéries. L'un de nous (Babes) est arrivé à isoler plusieurs bactéries des valvules et des organes dans l'endocardite ulcéreuse végétante. Dans plusieurs cas, il y avait en même temps que le staphylococcus aureus et le streptococcus d'autres bactéries. Ainsi, dans deux cas, la plus grande masse des bactéries situées dans les végétations était formée par un bacille saprogène capsulé, formant des zooglœes; les reins et l'urine contenaient cependant le staphylococcus aureus. Les mêmes bacilles se trouvaient aussi dans les organes.

Gilbert et Lion (*Société de biologie,* avril 1888 et janvier 1889) ont isolé, dans un cas d'endocardite vegétante, des bacilles qui se présentent sous la forme de bâtonnets courts dans les cultures récentes, de bâtonnets plus longs, de filaments ou de filaments segmentés dans les cultures plus anciennes. Ces bactéries injectées simplement dans les veines de l'oreille, chez le lapin, ont donné plusieurs fois à ces animaux des endocardites végétantes sans que les expérimentateurs aient eu besoin de léser au préalable les valvules. Les endocardites étaient limitées aux valvules mitrale et tricuspide. Une fois cependant ils ont obtenu une aortite. Voici les caractères biologiques de ces microbes :

I. *Cultures.* — Les bouillons de veau et de bœuf ensemencés et placés dans l'étuve à une température de 20 à 25 degrés se troublent et laissent déposer dès le lendemain une culture assez abondante. Quelques jours après, le dépôt est très épais et il se forme à la surface du liquide une pellicule blanchâtre, légèrement bleutée quand on la regarde par transparence. Au bout d'une ou deux semaines, la culture entière s'est réunie au fond du ballon, le développement s'est arrêté, et le bouillon prend peu à peu une teinte jaunâtre plus ou moins foncée.

Dans les tubes de gélatine, à la température ordinaire, le développement n'est pas sensible avant quarante-huit ou soixante-douze heures. Si l'ensemencement a été fait par piqûre, on voit apparaître, le long du trait d'inoculation, de petits points ronds blanchâtres, assez confluents, en même temps que se développe à l'extrémité supérieure de ce trait une petite masse blanche opaque, du volume d'une tête d'épingle. Ce point central donne naissance, les jours suivants, à un voile mince, limité par un bord irrégulièrement festonné, qui s'étend à la surface de la gélatine et gagne peu à peu les parois du verre. La surface de ce voile offre un aspect légèrement vernissé; la couche qui le constitue semble un peu plus épaisse au centre qu'à la périphérie, et tandis qu'elle est blanchâtre et un peu opaque vers le point d'inoculation, elle devient plus transparente et prend une teinte bleuâtre en se rapprochant des parois de l'éprouvette. A aucun moment de ce développement la gélatine n'est liquéfiée.

Si l'ensemencement a été fait par strie à la surface d'un tube de gélatine incliné, il se forme une légère élevure blanchâtre le long de la strie, et, de cette élevure, s'étend dans tous les sens un voile à surface légèrement vernissée, à bords irrégulièrement découpés, qui, au bout de quelques semaines, peut avoir envahi toute la surface de la gélatine. Cette culture présente, lorsqu'on la regarde par transparence à travers le milieu nutritif, une teinte bleuâtre qui rappelle la fluorescence d'une solution de sulfate de quinine.

Dans les cultures sur plaques, les colonies siègent soit dans la profondeur de la gélatine, soit à sa surface. Celles qui siègent dans la profondeur ont l'aspect de points blanchâtres en tout semblables aux points qui se développent le long du trait d'inoculation dans les cultures par piqûre. Celles qui siègent à la surface, outre qu'elles s'accroissent plus vite, présentent la fluorescence dont nous avons parlé plus haut. Examinées avec l'oculaire 1 et l'objectif 2 de Vérick, ces colonies offrent en général un contour arrondi, régulier, ou quelquefois, quand elles sont superficielles et volumineuses, une circonférence formée de trois ou quatre festons réunis par leurs extrémités. Leur surface est parcourue en tous sens par des sillons très fins quand elles sont peu développées, ou par des sillons plus marqués, plus étendus et assez semblables à ceux de la pulpe des doigts quand elles ont pris de l'accroissement. Enfin, lorsqu'on découvre la chambre humide qui renferme les plaques, on est frappé par une odeur forte et pénétrante.

Sur la gélose et la gélose glycérinée à l'étuve, entre 20 et 40 degrés, la culture prend une activité bien plus grande que sur la gélatine. Elle apparaît en douze ou vingt-quatre heures et couvre la surface du milieu nutritif en quelques jours. Elle offre l'apparence d'une couche jaunâtre, assez épaisse, légèrement vernissée à sa surface, et ne devient bleuâtre par transparence qu'au niveau de ses bords qui sont plus minces, surtout quand ils atteignent les parois du verre.

Sur la pomme de terre le développement n'est pas moins rapide. La culture fait saillie au-dessus de la surface de section et prend une coloration jaune. Avec le temps cette coloration devient jaune foncé, brunâtre, ou quelquefois se change en une teinte violacée.

L'injection veineuse de 1 cc. de culture dans du bouillon du microbe de Gilbert et Lion produit en outre une méningo-myélite à tendance hémorrhagique qui amène plus ou moins rapidement la mort des lapins avec des symptômes d'excitation ou de paralysie. Lorsque l'intoxication est aiguë, on constate une exsudation fibrineuse de l'arachnoïde, et en même temps des inflammations des autres organes, de l'endocardite (2 fois sur 23 animaux); de la péricardite (1 fois); de l'inflammation hémorrhagique du poumon (1 fois); une pleurésie hémorrhagique double (1 fois). Le foie, habituellement congestionné, présentait dans un fait des abcès; c'est l'organe où l'on est le plus certain de trouver des bacilles après la mort. Si la vie des lapins se prolonge un certain temps, il survient, à un moment donné, une paralysie progressive terminée par la mort sans qu'on trouve de lésion bien nette des centres nerveux.

Myocardite bactérienne. — La myocardite aiguë secondaire s'observe quelquefois dans les maladies infectieuses. Nous n'avons en vue que la myocardite caractérisée par des altérations des faisceaux musculaires (myocardite parenchymateuse de Virchow). Les altérations des muscles sont variables. Ainsi Leyden[1], Zenker, Hayem, Rosenbach[2] ont décrit des lésions des faisceaux musculaires caractérisées par un état granuleux dans la fièvre typhoïde, la diphthérie, etc.; quelquefois on constate que les faisceaux sont pâles, homogènes, qu'ils se colorent peu et paraissent mortifiés; d'autres fois il s'agit d'une dégénérescence hyaline ou vitreuse, dans laquelle le muscle friable offre des cassures et des parties altérées qui se colorent très fortement par l'aniline. Il y a toujours des désordres de la circulation, une hypérémie ou un œdème périvasculaire, une exsudation de fibrine et des ecchymoses autour des vaisseaux.

Ces lésions sont localisées ou plus ou moins étendues; elles se présentent quelquefois sous la forme de taches semi-transparentes ou jaunâtres.

On rencontre souvent, dans ces faits, des infarctus de micro-organismes dans quelques vaisseaux. Les lésions les plus nettes de la myocardite consistent dans des îlots inflammatoires qui apparaissent parfois sous forme de petits points jaunâtres à la

1. *Zeitschr. f. Klin. med.* IV.
2. *Virchow's Archiv*, t. LXXIX.

surface du muscle cardiaque, sous le péricarde. La myocardite infectieuse est caractérisée par ces îlots inflammatoires qui sont déterminés par la présence des bactéries dans les vaisseaux. D'autres fois la myocardite est en rapport avec une endocardite valvulaire ulcéreuse propagée à l'endocarde ventriculaire et à la paroi musculaire par continuité du tissu. On observe alors des pertes de substance quelquefois ouvertes à la surface interne du cœur sous forme d'ulcérations et de petits abcès.

La myocardite disséminée apparaît sous forme de points jaunâtres qui s'agrandissent, deviennent confluents, forment des abcès miliaires ou sinueux entourés d'une zone hypérémique. Exceptionnellement il se développe des abcès plus volumineux qui, s'étendant du côté du péricarde, deviennent le point de départ d'une péricardite.

Des anévrysmes de la paroi du cœur peuvent se développer à la suite d'un ulcère ou d'un petit abcès primitif ouvert dans l'endocarde. Ces anévrysmes sont souvent liés à une lésion primitive et ancienne des valvules, à une endocardite valvulaire ulcéreuse avec anévrysmes valvulaires, accompagnés d'une myocardite de même nature qui produit une perforation du septum interventriculaire.

Dans tous ces faits d'ulcères, d'abcès, de perforations, on trouve toujours une grande quantité de micro-organismes dans la paroi et dans le contenu des abcès. Nous avons représenté (fig. 201) le début de l'un de ces petits îlots de la grandeur d'une pointe d'épingle dans le cœur. Les vaisseaux, artères et veines sont très distendus et remplis de bactéries en zoogloees. Le sarcolemme des fibres musculaires *m''* est rempli de microbes disposés en zooglœes. Autour de ces bactéries, le tissu musculaire est pâle et il a perdu sa structure ; tous ces petits îlots de bactéries et de tissu altéré sont entourés de cellules migratrices qui pénètrent entre les faisceaux du tissu musculaire voisin *m'*. Ces faisceaux ne sont pas très modifiés ; ils peuvent avoir conservé leur striation, bien qu'on y voie aussi un grand nombre de granulations protéiques.

Plus tard, le foyer inflammatoire s'étend. Il s'y forme un très grand nombre de cellules embryonnaires, mêlées à des masses bactériennes libres, faciles à colorer avec l'aniline. La périphérie de ces nodules présente un tissu embryonnaire ou inflammatoire. Les faisceaux musculaires voisins sont homogènes ou vitreux, entourés de cellules migratrices. Dans l'abcès lui-même on trouve, avec les cellules libres et les bactéries, des fragments de tissu musculaire.

On constate parfois, sur l'endocarde du ventricule gauche, de petites taches opaques, grisâtres, rugueuses, qui se trouvent dans les points de la paroi du cœur qui viennent au contact des valvules atteintes d'endocardite ulcéreuse. Ponfik explique la lésion de l'endocarde consécutive à ce contact des valvules

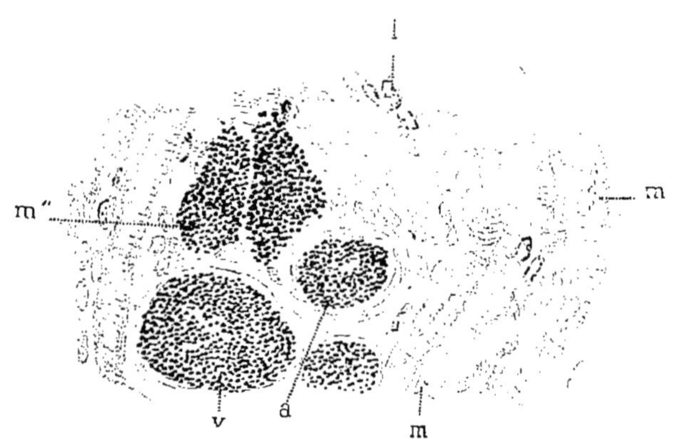

Fig. 201. — Myocardite pyémique (grossissement, $1^{mm} = 5\ \mu$).

m, fibres musculaires normales ; *m′*, fibres musculaires pigmentées ; *l*, leucocytes ; *m″*, fibres musculaires gonflées par la présence d'une zooglœe dans leur sarcolemme ; *a*, artère remplie d'une zooglœe ; *v*, veine.

par une action traumatique ; mais nous préférons y reconnaître une contagion des bactéries.

On voit, au début de ces taches, que la partie superficielle est constituée par des masses zooglœiques denses et arrondies, qui pénètrent entre les muscles, dans les muscles mêmes, et qui sont l'avant-garde des lésions inflammatoires ou dégénératives du tissu musculaire. Plus tard la surface de ces taches s'ulcère et le petit nodule bactérien se transforme en un foyer puriforme.

Qu'il s'agisse de ces abcès du cœur ouverts dans l'endocarde ou de fragments détachés des valvules atteintes d'endocardite ulcéreuse, des grumeaux de fibrine, remplis de microbes, lancés dans la circulation générale, deviendront le point de départ d'infarctus métastatiques et d'abcès.

Endartérites. — Dans certaines formes d'endartérites aiguës et subaiguës, avec ou sans endocardite, Babes (*Societ. de medicina,* Bucarest, 1889) a constaté, par la culture artificielle systématique, la présence de certaines bactéries spéciales. Elles s'observent surtout au niveau des plaques encore rougeâtres, molles, couvertes de couches fines, lamelleuses, de fibrine. La profondeur des plaques contient alors une grande masse de cellules embryonnaires qui pénètrent aussi dans les parties supérieures, formées des couches parallèles de fibrine et de cellules fibroplastiques; entre ces couches, on trouve, par places, de petits groupes de bactéries. Dans un cas il existait, dans les couches superficielles, deux espèces de bactéries, des bacilles très fins, courts ou diplobactéries, parfois un peu plus gros et plus colorés à l'une de leurs extrémités. Leur épaisseur est de $0\mu,1$; ils se colorent avec les méthodes simples et faiblement avec la méthode de Gram. Sur l'agar-agar, ils forment des petites colonies rondes, plates, à peine colorées, transparentes, confluentes disposées en une couche fine, granuleuse à la surface de la substance nutritive. Sur gélatine recouverte de gélatine, l'aspect de la culture est le même, mais on constate encore que dans la profondeur de la substance, la strie fine de la culture est entourée d'un nuage peu distinct qui contient aussi des touffes de bacilles. Ce microbe n'est pathogène que dans ses premières cultures pour le lapin et la souris, il ne produit pas d'endocardite chez ces animaux. Le second micro-organisme, observé dans ce même fait, se développe dans les substances nutritives sous forme de plaques blanchâtres, rondes, sans odeur, ne liquéfiant pas la gélatine. Il est constitué par des individus ovoïdes, presque cubiques, capsulés, parfois un peu allongés. Son épaisseur est de $0\mu,8$; il se colore fortement avec les couleurs simples d'aniline, mais faiblement avec la méthode de Gram; il n'est pathogène ni pour le lapin ni pour la souris.

Dans un autre cas semblable, il y avait dans la profondeur des plaques, de fins bacilles de $0\mu,2$, qui donnaient sur l'agar-agar et la pomme de terre de petites colonies blanchâtres, transparentes, confluentes et sur la gélatine une strie fine plus prononcée dans la profondeur de la piqûre que sur le reste de son trajet. Deux lapins inoculés à l'oreille avec ce bacille sont morts de septicémie au bout de deux jours. Son introduction dans les artères tue parfois les animaux mais sans donner lieu à des plaques d'endartérite. Ses cultures successives perdent rapidement leur action pathogène.

§ 17. — Néphrites d'origine bactérienne.

On doit distinguer dans le rein deux catégories de lésions en rapport avec les bactéries. Dans la première, les lésions rénales constituent une complication soit d'une maladie générale infectieuse, traumatique (plaies, ostéomyélite, érysipèle, pyémie, scepticémie traumatique) soit d'une lésion bactérienne ascendante, soit d'une maladie infectieuse non traumatique comme la fièvre typhoïde, la scarlatine, la variole, etc. Dans la seconde, il s'agit d'une véritable maladie rénale primitive.

A. Néphrites consécutives a une maladie générale d'origine bactérienne. — Pour bien montrer comment les bactéries pénètrent dans un organe, s'y déposent, y séjournent en produisant des lésions diverses, et comment elles sont en définitive éliminées; pour étudier les différentes façons dont s'y comportent les diverses espèces de bactéries, il est peu d'organes qui soient aussi avantageux que le rein. C'est pour cela que nous donnons à cette étude de la bactériologie du rein plus de place qu'à celle d'autres organes. Lorsque le sang charrie des micro-organismes, ils passent à un moment donné dans la circulation rénale, qui offre des dispositions très favorables à leur arrêt et à la production des néphrites. Cependant, certaines formes de bactéries circulent dans le sang du rein sans produire de coagulation fibrineuse ni d'infarctus, ni même de lésions du parenchyme rénal. Tels sont les bacilles du charbon, les bactéries de la septicémie des souris étudiées par Koch, celles de la septicémie du lapin décrites par le même auteur (voyez pages 270 et 277), etc. L'examen de l'urine au microscope, dans ces cas, ne montre pas toujours de bactéries. Lorsqu'il y en a trop peu pour qu'elles soient reconnaissables à l'examen microscopique, la culture de l'urine peut en démontrer l'existence. Nous rappelons que l'urine ne renferme pas de micro-organismes à l'état normal, mais elle en contient habituellement lorsque le sang du rein en charrie des quantités notables.

L'un de nous a étudié, en commun avec Berlioz[1], les conditions du passage dans le rein des bacilles de l'infusion du jéquirity. Ce liquide, injecté à très petite dose, 2 ou 3 gouttes, sous la peau d'une grenouille, donne lieu à une généralisation de bacilles dans le sang, terminée par la mort au bout d'une huitaine de jours. Les coupes du rein montrent alors une quantité colossale de bacilles dans tous les vaisseaux et quelques-uns de ces organismes, soit dans la cavité des glomérules, soit dans la lumière des tubes urinifères. L'urine recueillie dans la vessie contient aussi des bactéries. Cependant, bien que la présence dans le sang et l'élimination de ces organismes par l'urine aient duré pendant plusieurs jours, les cellules des tubes urinifères paraissent normales; la cavité des tubes n'est pas dilatée et ne renferme pas de produits de sécrétion pathologique. Si l'on injecte une grande quantité, 2 ou 3 centimètres cubes, de l'infusion du jéquirity dans une veine apparente de l'oreille d'un lapin, on pourra déterminer le moment précis où se fait l'élimination des bactéries par les urines. Celles-ci apparaissent dans la vessie une heure et demie après l'injection.

Dans les maladies d'origine traumatique, comme dans les maladies bactériennes spontanées, on trouve souvent des zooglœes ou diverses formes de bactéries dans les vaisseaux sanguins du rein. Les streptocoques et les zooglœes sont très communes dans l'érysipèle, l'ostéomyélite, la variole. Souvent on les observe dans la diphthérie, les arthrites, la rougeole et la pneumonie.

Leur constatation microscopique est plus difficile ou impossible dans la fièvre typhoïde, la fièvre typhoïde bilieuse et dans la scarlatine. Il faut alors rechercher leur présence par la culture artificielle.

Dans la septicémie et la pyémie, les vaisseaux du rein présentent des micro-organismes de formes variables, qui sont, d'une façon générale, en rapport avec la maladie originelle. Ce sont tantôt des chaînettes, des cocci ou des zooglœes; quelquefois des masses confluentes extrêmement denses de bactéries, ou bien des bacilles et des filaments.

Quelquefois les bactéries observées dans le rein, au lieu de

1. CORNIL et BERLIOZ, *Archives de physiologie*, 1884.

reproduire celles de la maladie infectieuse primitive, se rapportent à une gangrène ou à une suppuration consécutives à la maladie première. Par exemple, la fièvre typhoïde terminée par des ulcères de décubitus et de larges plaies gangréneuses, la tuberculose, la lèpre, donnent parfois lieu, dans leurs stades ultimes, à des suppurations étendues, collectées ou superficielles, présentant les micro-organismes de la pyémie; ceux-ci pourront se généraliser dans le sang et déterminer des thromboses dans les vaisseaux du rein et des abcès où les microbes de la suppuration se rencontreront en proportions variables avec les bactéries spéciales de la tuberculose et de la lèpre. Il en est de même du choléra terminé, après un certain nombre de jours ou de semaines, par des ulcères intestinaux donnant lieu à une résorption locale et à de la pyémie. On ne verra pas les bacilles spéciaux du choléra, mais bien ceux de la suppuration.

Néphrites ascendantes. — Au lieu de pénétrer avec le sang contenu dans les vaisseaux, les bactéries peuvent suivre un chemin différent et passer par l'uretère, le bassinet et les tubes urinifères en remontant de la vessie atteinte de cystite purulente, à la suite de calculs par exemple. Cette forme de néphrite a été désignée sous le nom de néphrite ascendante. A cette catégorie de faits se rattachent certaines pyélo-néphrites en rapport avec la compression des uretères par des tumeurs ovariennes, des cancers du col utérin, du corps de l'utérus et de la vessie des ulcérations cancéreuses des uretères.

Dans tous ces faits de rétention de l'urine et de suppuration de la vessie spontanée ou consécutive à un cathétérisme qui a introduit des microbes, on devra s'attendre à l'explosion, à un moment donné, des troubles fébriles et inflammatoires de la néphrite infectieuse coïncidant avec la formation d'abcès miliaires ou avec une suppuration diffuse du rein et un catarrhe puriforme du bassinet et des uretères.

Cette forme de néphrite a été rapportée à la présence de bactéries allongées par Klebs qui les a dessinées sans les déterminer.

Clado (Thèse de Paris, 1887) a cultivé, dans les urines des individus atteints de cystite et de pyélo-néphrite, dans le service de Guyon, une douzaine de variétés de microbes différents, microcoques, streptocoques, staphylocoques ou bacilles. Parmi ces derniers, il en a isolé et étudié spécialement un qui se trouve très fréquemment dans les urines des malades atteints de cystite et qu'il a nommé la *bactérie septique* de la vessie. Elle est pathogène pour la souris, le cobaye et le lapin.

Sur la gélatine inoculée par piqûre à 20°, la bactérie de Clado donne une légère traînée opaline et blanchâtre, qui présente des dentelures au troisième jour, et au sixième ou septième jour, des colonies lenticulaires, horizontales, empilées les unes sur les autres. Cette forme caractéristique des colonies est surtout marquée à la partie inférieure de la culture, où elles sont beaucoup plus abondantes et plus volumineuses.

A la surface, le microbe se développe avec moins de vigueur comme une couche opaline ou muqueuse. Vers le vingtième jour, il détermine une sorte de nuage dans toute la partie inférieure de la gélatine. Cette substance n'est pas liquéfiée.

Sur la gélatine en surface oblique et sur l'agar-agar, on a une pellicule mince, opaline, et des colonies circulaires. Sur l'urogélatine (gélatine préparée avec de l'urine à la place de l'eau), on obtient, par piqûre, une raie blanche le long de la piqûre; au bout de vingt-quatre heures et les jours suivants, il se développe un nuage transparent, blanchâtre, qui entoure la traînée primitive et qui envahit progressivement tout le tube. Il n'y a pas de colonies distinctes, lenticulaires comme dans la gélatine peptone.

Dans le bouillon, à une température de 20 à 30°, tout le liquide se trouble et prend une apparence nuageuse, puis la couleur du lait de chaux étendu d'eau; plus tard, le bouillon offre une couenne blanchâtre à sa surface.

Cette bactérie est longue de 1μ,6 sur 0μ,5 d'épaisseur; ses extrémités sont arrondies; jamais les bâtonnets ne sont placés bout à bout, ni en chaînette; ils sont mobiles. Dans les vieilles cultures, on voit des bâtonnets et des formes ovoïdes, probablement des spores. Ils se colorent bien par tous les colorants simples, moins bien par le procédé de Gram.

L'inoculation dans le tissu cellulaire ou dans le sang tue les animaux (souris, lapins et cobayes) par une septicémie; l'injection dans le péritoine et la plèvre donne une inflammation hémorrhagique, quelquefois avec des fausses membranes. L'injection dans la vessie, à côté de résultats négatifs, a donné de la cystite purulente à deux lapins. Les reins, dans ces animaux, sont toujours atteints d'un certain degré de néphrite avec congestion intense et hémorrhagies glomérulaires. Dans le quart des cas, Clado a vu des bactéries en quantité variable sur les coupes du rein, dans les tubes contournés, dans la capsule de Bowmann et dans les vaisseaux sanguins ou lymphatiques.

Lorsque l'injection a été faite dans le tissu cellulaire, on retrouve les bactéries dans les séreuses, dans la rate, etc., même lorsque les séreuses ne paraissent pas altérées. On les retrouve ainsi dans le sang, mais moins nombreuses que dans le suc splénique. Il y en a constamment à un moment donné dans l'urine qui paraît être leur voie d'élimination.

Albarran et Hallé (Académie de médecine, 21 août 1888) ont étudié également dans le service du professeur Guyon les bactéries contenues dans les cystites et pyélo-néphrites, et ils ont presque constamment trouvé (47 fois sur 50) une bactérie qui est la même que celle de Clado. Elle existait seule dans des cas de pyo-néphrose dont le liquide a été examiné de suite après l'opération, dans des néphrites purulentes et des abcès urineux. Ils en concluent que c'est le véritable organisme pyogène de l'appareil urinaire et lui donnent le nom de *bactérie pyogène*. Dans les septicémies urineuses foudroyantes, caractérisées par des frissons violents et répétés, de la fièvre et de la dyspnée, le parenchyme des reins, le sang, le foie, la rate, contenait cette bactérie à l'état de pureté. Dans les infections urineuses à marche plus lente, elle existait dans le sang du cœur, et de la rate examiné peu de temps après la mort, quatre fois sur six examens. Cependant les cultures du sang recueilli dans cette même infection pendant la vie donnaient des résultats négatifs. Pour Albarran et Hallé, cette bactérie est toujours présente dans les urines purulentes; elle peut causer à elle seule les inflammations suppuratives de la vessie, de l'uretère et du bassinet, les abcès péri-urinaires et les diverses lésions de la néphrite infectieuse des urinaires, néphrite congestive suraiguë, néphrite diffuse, néphrite suppurée, abcès miliaires. Son entrée dans la circulation générale est la cause d'une infection à forme fébrile.

Les expériences de Hallé et Albarran sont très intéressantes. L'injection de la culture de leur microbe dans la vessie des lapins, à l'aide de la sonde, ne donne pas de cystite, mais la même opération suivie de ligature temporaire de la verge détermine au contraire une cystite intense, caractérisée par la tuméfaction œdémateuse, les ecchymoses, l'ulcération même de la muqueuse. Les urines sont troublées par du pus, des sels abondants et la pullulation de la bactérie qu'elles contiennent en culture pure. On la retrouve sur les coupes dans toute l'épaisseur de la muqueuse. Ils ont obtenu de même une uretérite, une pyélo-néphrite et une néphrite ascendante suppurée par l'injection de la bactérie dans l'uretère suivie de la ligature de ce conduit.

Les injections dans les séreuses ont produit les mêmes inflammations avec sécrétion séreuse hémorrhagique et pseudo-membraneuse, ou même purulente, que Clado avait obtenues. Les animaux (souris, cobayes et lapins) mouraient rapidement de septicémie. Bien que la bactérie de Clado, Albarran et Hallé vive avec une prédilection marquée dans les organes urinaires, on peut cependant la rencontrer dans d'autres conditions morbides. Ainsi Albarran l'a vue dans des abcès sous-pleuraux; Widal l'a isolée dans un phlegmon post-puerpéral du ligament large.

Doyen[1] a examiné de son côté un assez grand nombre de reins suppurés provenant d'autopsies et de néphrectomies, et il a isolé par les cultures trois espèces qu'il a regardées d'abord comme appartenant aux genres *proteus Zenkerii*, *proteus mirabilis* et *proteus vulgaris*. Dans les faits de Doyen, il existait une suppuration de la vessie et de l'un des uretères ou de ces deux conduits dans laquelle le pus contenait des microcoques de la suppuration bien colorés par la méthode de Gram et de Weigert. Mais, dans les coupes du rein traitées de la même façon, on ne pouvait réussir à colorer les bâtonnets appartenant au genre proteus. Doyen a coloré les coupes par l'action du bleu de méthylène en solution dans le carbonate d'ammoniaque, suivie de la déshydratation successive par l'aniline d'abord, puis par l'essence de girofle saturée de fluorescéine. Sur ces préparations on constatait que la lumière des tubes droits et collecteurs contenait une quantité considérable de ces bâtonnets en même temps que des globules de pus. Les tubes contournés en

1. La néphrite bactérienne ascendante, *Journal des connaissances médicales*, 23 août 1888.

offraient aussi. Dans les glomérules, ils existaient, non dans les vaisseaux capillaires, mais autour du bouquet glomérulaire, dans le sinus urinaire. D'après ces faits, Doyen conclut à une différence tout à fait tranchée entre les néphrites infectieuses pyémiques dans lesquelles les organismes (streptocoques, staphylocoques) arrivent dans le rein par l'intermédiaire des vaisseaux et les néphrites ascendantes dans lesquelles les vaisseaux ne renferment habituellement aucun organisme, tandis que les tubes collecteurs et les tubes droits sont remplis de bactéries spéciales.

La blennorrhagie simple s'accompagne très exceptionnellement de néphrite due aux bactéries de la gonorrhée.

Dans un travail plus récent, Doyen[1] a isolé des urines de cystite et de pyélo-néphrite, une série de bactéries qu'il a distinguées, d'après les caractères de leurs cultures sur différents milieux nutritifs et par leur forme.

Les milieux employés par Doyen sont : 1° la gélatine-peptone de Koch; 2° la gélatine-peptone glycérinée à 8 p. 100; 3° la gélatine à l'urine; 4° la gélatine au hareng; 5° l'agar-peptone; 6° l'agar-peptone glycériné; 7° l'agar à l'urine normale ou pathologique (urine de diabétiques, d'albuminuriques, etc.); 8° l'agar au hareng; 9° la pomme de terre; 10° divers milieux liquides, *bouillon*, urine, etc.

Les espèces décrites par Doyen sont au nombre de quatorze, dix bacilles et quatre microcoques. Parmi les bacilles se trouvent ceux qu'il avait d'abord assimilés au proteus et aussi les bactéries de Clado, Albarran et Hallé. Tel est probablement le *bacillus mollis* de Doyen. Les microcoques dont les deux dernières espèces ont été, d'après Doyen, confondues à tort avec le staphylococcus aureus et albus, sont susceptibles de déterminer à elles seules les accidents de la cystite et de la pyélo-néphrite. Voici d'après Doyen la description de ces quatorze bactéries.

1° Le *bacillus urinæ claviformis* se développe sur les plaques de gélatine en colonies arrondies et homogènes. Les colonies superficielles forment une saillie hémisphérique, du volume d'une tête d'épingle, et sont opaques quand on les examine par transparence, d'un blanc éclatant lorsqu'on les voit à la lumière réfléchie.

1. Communication faite à l'Académie de médecine, 2 avril 1889, et *Journal des connaissances*, 4 avril.

Sur les tubes de gélatine, par piqûre, la colonie prend la forme d'un clou. La tige est vigoureuse, la tête forme une saillie hémisphérique qui s'affaisse en vieillissant et s'étale un peu.

Développement analogue, mais plus lent, sur la gélatine à l'urine.

La culture par strie, sur les plaques, donne, sur la gélatine-peptone glycérinée, une colonie granuleuse et opaque.

Sur la gélatine-peptone, une colonie blanche, lisse, saillante, très opaque quand on les regarde par transparence.

Sur la gélatine à l'urine, une colonie blanche, humide, lisse, mais un peu moins vigoureuse.

Sur les tubes inclinés d'agar-peptone, il se développe le long de la strie une colonie large et épaisse, presque diffluente, dont la goutte inférieure glisse jusqu'au fond du tube, verticalement placé dans l'étuve à 38°.

Jamais la colonie ne s'étend latéralement jusqu'aux parois du tube. La plus grande largeur atteint 6 à 8 millimètres.

Culture un peu moins vivace sur l'agar-peptone glycériné.

Culture très grêle sur l'agar à l'urine.

Culture blanche, épaisse, sur l'agar au hareng et gagnant rapidement toute la surface du tube.

Culture jaune pâle, très épaisse, sur la pomme de terre.

Sur les plaques d'agar-peptone, le bacillus urinæ claviformis se développe admirablement le long de la strie d'inoculation.

La culture reste plus grêle sur l'agar à l'urine.

2° *Bacillus urinæ fertilis.* — Ce bacille présente sur les plaques de gélatine des colonies hémisphériques assez semblables aux précédentes.

Sur les tubes de gélatine le clou se développe d'une manière analogue, mais présente une tête déprimée à son centre et ne s'étendant pas au delà de 4 à 5 millimètres.

Mêmes caractères sur la gélatine à l'urine.

Sur la gélatine-peptone glycérinée, la culture par strie est lisse et non pas grenue comme la colonie du bacillus claviformis.

Sur les plaques de gélatine-peptone et de gélatine à l'urine, la culture par strie est grenue, au lieu d'être lisse et humide, et présente par transparence un dessin caractéristique qui se répète avec de légères modifications jusqu'au *bacillus pellucidus*, le huitième de ce travail.

Ces colonies par strie, à vingt diamètres, présentent un axe formé d'une série de sphérules brunâtres aplaties par pression réciproque.

Cette ligne centrale noueuse est séparée par un espace clair très étroit de deux petites colonnes de sphérules moins épaisses et par suite plus transparentes, de la limite externe desquelles partent une série de stries parallèles qui se terminent au niveau du bord légèrement dentelé de la culture.

Sur les tubes d'agar-peptone la colonie par strie est fort analogue à celle du bacillus claviformis, mais elle offre plus de consistance.

La colonie sur pomme de terre est jaune pâle et tout à fait exubérante comme largeur et comme épaisseur.

3° Le *bacillus urinæ major* se présente sur les plaques de gélatine sous l'aspect de petites colonies arrondies, brunâtres, à bordure claire.

Les colonies profondes restent stationnaires, mais les colonies superficielles présentent, autour du noyau central, bien décrit par Clado, une zone plus claire et souvent excentrique, entourée le plus souvent d'autres zones bizarrement disposées en forme de croissant.

Le noyau central est souvent aplati et entouré lui-même de deux ou trois petits croissants. Parfois à la périphérie d'une colonie pousse un prolongement excentrique formé de sphérules tassées les unes contre les autres et donnant des dessins fort analogues à la figure 9 de Hauser (*Faulniss-Bacterien*, Leipzig, 1885).

Sur les tubes de gélatine, culture en forme de clou, la tige étant moins épaisse que pour les deux précédents, la tête déprimée au centre.

Sur l'agar incliné, la culture présente une strie centrale assez épaisse, entourée de deux zones latérales, minces et transparentes, présentant tous les 4 ou 5 millimètres une strie horizontale saillante et aboutissant à un rebord plus épais et légèrement festonné.

Culture très grêle sur l'agar à l'urine en tubes, mais plus vigoureuse sur plaques.

Culture brunâtre et étroite sur la pomme de terre.

4° Le *bacillus urinæ aerobius* présente sur la gélatine, par piqûre, une culture en clou. Mais la tête seule se développe et se déprime. La tige présente à peine la trace du passage de l'aiguille.

Le bacille se développe lentement sur l'agar, y présente des reflets bleu verdâtre, reste fort grêle sur les tubes inclinés d'agar à l'urine, donne une culture tout à fait transparente sur l'agar au hareng, et prend au contraire un développement remarquable par strie, sur les plaques d'agar à l'urine, au contact de l'air. Ce bacille est donc essentiellement aérobie. Il donne sur la pomme de terre une culture jaunâtre et sèche.

5° Le *bacillus urinæ striatus* donne sur les tubes de gélatine, comme les trois microbes suivants, une culture bien tracée avec une tête déprimée au centre et s'étendant parfois à quelques millimètres.

La culture par strie sur l'agar incliné est sèche, atteint 5 à 7 millimètres de largeur et présente une série de stries horizontales tracées comme par la pointe d'une aiguille.

La culture reste, sur l'agar glycériné, étroite et humide et se montre grêle et grenue sur l'agar au hareng.

Colonie blanc jaunâtre sur la pomme de terre.

6° Le *bacillus urinæ mollis* présente sur l'agar incliné une culture vigoureuse avec une strie centrale limitée par un rebord surélevé. La colonie est lisse et humide. Elle atteint 6 à 7 millimètres de largeur.

7° Le *bacillus urinæ tenuis* donne par strie, sur l'agar incliné, une colonie d'une épaisseur uniforme, large seulement de 3 à 4 millimètres et un peu jaunâtre, et une colonie blanche et épaisse sur l'agar au hareng

8° Le *bacillus urinæ pellucidus* donne sur l'agar une colonie dont la strie centrale prend une épaisseur notable, s'incline régulièrement jusqu'à ses bords et ne présente que 2 à 3 millimètres de largeur. La coupe horizontale de cette colonie offre la forme d'un triangle isocèle à sommet très surbaissé.

Culture tout à fait transparente sur l'agar au hareng.

Ce bacille détermine, au bout de trois ou quatre jours sur la gélatine à l'urine, une formation de cristaux de phosphate ammoniaco-magnésien, tout le long de la piqûre, et bientôt toute la colonie prend une teinte d'un brun noirâtre.

9° Le *bacillus urinæ diffluens* se cultive sur les plaques de gélatine comme les quatre précédents, mais présentent bientôt autour de la colonie une série de prolongements excentriques formés de sphérules aplaties.

A la longue, il s'étend à la surface des tubes de gélatine et donne sur la gélatine à l'urine une culture en clou hérissée de cristaux, mais moins noirâtre que le *bacillus pellucidus*.

Sur l'agar, l'agar glycériné, la colonie envahit en douze heures toute la surface du tube. Sur l'agar à l'urine, le microbe se développe à peine, et détermine le long de la strie une formation remarquable de cristaux.

10° Le *bacillus urinæ liquefaciens* ne diffère du précédent que par sa propriété de liquéfier la gélatine. De nombreux cristaux, dans la gélatine à l'urine, s'amassent le long de la ligne de liquéfaction.

Ces dix bacilles se présentent au microscope sous l'aspect de bâtonnets à extrémités arrondies de 1 μ à 1μ,5 sur 0μ,3 à 0μ,5 d'épaisseur.

Le *bacillus claviformis* est épais et court. Le *bacillus major* est un peu plus volumineux que les suivants. Le *bacillus tenuis* est mince et allongé.

Aucun de ces microbes ne conserve le violet 6 B par les méthodes de Gram ou de Weigert.

A l'exception du *bacillus aerobius*, tous peuvent croître quelque peu dans l'hydrogène raréfié.

Leur développement sur l'agar à l'urine est des plus minimes, et détermine rapidement, le long de la strie, l'apparition de cristaux *prismatiques* ou *en forme de feuilles de fougère*, de phosphate ammoniaco-magnésien.

Ces bacilles, à l'exception des deux premiers, qui sont moins virulents, déterminent parfois en cinq heures, presque toujours avant vingt-quatre heures, par injection dans le péritoine, la mort des cobayes.

Le *bacillus major*, le *bacillus striatus*, le *bacillus mollis*, le *bacillus diffluens*, et le *bacillus liquefaciens*, déterminent en quelques heures la formation de fausses membranes à la surface du péritoine, tandis que le *bacillus tenuis* et le *bacillus pellucidus* tuent le cobaye avec une simple vascularisation de toute la séreuse. On les retrouve dans le foie, le rein, la rate.

Les expériences de Doyen confirment en grande partie celles de Clado, Hallé et Albarran. Cependant il n'a jamais vu l'injection sous-cutanée ou intra-musculaire déterminer chez le cobaye l'apparition d'une véritable collection purulente.

A la suite de cette injection sous-cutanée ou musculaire on rencontre à l'autopsie, soit une zone œdémateuse d'où suinte une sérosité sanguinolente, soit une infiltration limitée de globules blancs; les lésions locales disparaissent au bout de peu de jours si le cobaye survit.

En dehors de ces dix espèces de bactéries, Doyen a isolé de l'urine les microcoques suivants :

11° Le *micrococcus albus urinæ*, assez analogue sur les préparations colorées au staphylococcus pyogenes aureus.

Ce microcoque et les suivants, contrairement aux bacilles, se colorent très bien par les méthodes de Gram et de Weigert.

Sur les tubes de gélatine, il donne par piqûre une colonie en forme de clou à tête saillante et hémisphérique.

Sur l'agar incliné on observe une colonie d'un blanc éclatant, homogène, humide, et large de 4 à 5 millimètres.

12° Le *micrococcus urinæ major* se comporte sur la gélatine et l'agar comme le streptococcus pyogenes.

Sur la gélatine, il se développe le long de la piqûre. Les colonies sont plus volumineuses que celles du streptococcus pyogenes.

A la surface de la gélatine, c'est à peine si l'on aperçoit l'endroit où a pénétré l'aiguille.

Sur l'agar les colonies ressemblent à celles du streptococcus pyogenes et sont en forme de terrasse. Elles se montrent seulement plus larges et plus fournies. Leur développement est aussi plus rapide.

13° Le *micrococcus urinæ albus olearius*, en culture sur la gélatine, détermine bientôt près de la surface une petite dépression en entonnoir. La liquéfaction se produit bien plus lentement que dans les tubes témoins du staphylococcus pyogenes albus. La gélatine liquéfiée conserve une consistance oléagineuse et s'écoule avec peine le long des parois du tube renversé.

14° Le *micrococcus urinæ flavus olearius* ne diffère du précédent que par sa coloration jaune d'or sur l'agar, où on peut le confondre à un examen superficiel avec le staphylococcus pyogenes aureus.

Dans les autopsies, on trouve parfois, dans les vaisseaux du rein, des bactéries qui sont vraisemblablement développées pendant les vingt-quatre heures qui séparent le moment de la mort de celui où l'ouverture des cadavres a lieu. Mais alors les vaisseaux ne sont pas dilatés et on n'observe, ni dans leur voisinage immédiat ni dans leur territoire nutritif, de lésions appréciables, tandis que lorsque le dépôt des bactéries a eu lieu pendant la vie, il existe presque constamment des congestions, des ecchymoses, des lésions très manifestes du tissu conjonctif et des cellules épithéliales, une mortification des cellules, de la diapédèse des globules sanguins, des inflammations consécutives à l'action des bactéries.

Les bactéries contenues dans les vaisseaux du rein ne paraissent pouvoir passer dans les urines qu'à la faveur des lésions rénales manifestes comme les ecchymoses, ruptures vasculaires, ou inflammations plus ou moins intenses du parenchyme rénal.

Wissokowitsch et Berlioz sont arrivés par l'expérimentation et par l'examen des urines à ce résultat que la sortie des bactéries avec les urines était rare dans le cours des maladies infectieuses. Berlioz[1] a en particulier examiné un certain nombre de malades atteints d'érysipèle sans rencontrer de streptococci.

Les expériences démontrent aussi que l'action locale, sur le rein, des bactéries injectées dans la circulation générale, est plus intense lorsqu'il existe déjà dans cet organe un trouble de nutrition. Il suffira, pour le démontrer, de faire expérimentalement chez les animaux une néphrite, soit par une intoxication cantharidienne, soit de toute autre façon, et ensuite d'injecter dans le sang un microbe pathogène. C'est en vertu d'un mécanisme analogue que Heubner a lié les vaisseaux de la vessie, provoqué ainsi une sorte de mortification locale de la muqueuse vésicale chez des animaux, puis injecté le virus diphthéritique et provoqué l'apparition d'une diphthérie localisée à la vessie. De même on obtiendra très sûrement une néphrite bactérienne en liant d'abord pour quelques heures les vaisseaux du rein, puis en injectant à l'animal ainsi préparé des microbes pathogènes.

La fonction physiologique des reins, qui sont alimentés par des artères très grosses relativement à leur volume, et émanant directement de l'aorte abdominale, qui sont irrigués par une quantité considérable de sang, ce qui fait que le rein sert en quelque sorte de filtre pour tous les matériaux solubles du sang, les prédispose aux néphrites bactériennes. En même temps que la pression latérale du sang est très grande dans les artérioles du rein, l'appareil glomérulaire en ralentit le cours, et c'est là, dans les petits vaisseaux des glomérules ou dans leurs artères afférentes, que les bactéries s'accumulent de préférence. Dans le passage des éléments venus du sang à travers le rein, ces organes sont admirablement placés pour retenir accidentellement, pendant un temps variable, les particules salines et les corps étrangers, les micro-parasites du sang. Ces derniers ont toujours une tendance à s'éliminer par l'urine.

Mais si la sécrétion est arrêtée par une raison quelconque, les bactéries se déposent dans les vaisseaux et elles peuvent s'y multiplier et causer des lésions des tissus. Il est facile de remar-

1. Thèse de Paris, 1888.

quer que, dans certaines maladies infectieuses, les bactéries caractéristiques se déposent surtout autour des cicatrices des glomérules oblitérés ou calcifiés. On peut aussi supposer qu'il y a des bactéries dont l'élimination est plus difficile que d'autres et qui causent plus facilement des maladies rénales.

Un autre motif du dépôt des bactéries consiste dans la grande masse des micro-organismes qui envahit à un moment donné l'organisme et dont le rein ne peut se débarrasser assez vite. Le parenchyme et les vaisseaux se remplissent alors d'une grande quantité de bactéries.

Chez l'homme, il existe souvent des obstacles pathologiques à l'excrétion urinaire. Si, dans de pareilles conditions, il survient une maladie infectieuse, le rein sera surtout le siège des bactéries. C'est pourquoi l'on trouve si souvent des néphrites aiguës avec des accumulations de bactéries à la fin de la grossesse pendant laquelle les uretères subissent souvent une compression, et où il y a parfois rétention d'urine. Il se développe aussi des néphrites comme complication des tumeurs ovariennes et utérines, du cancer en particulier lorsque ces néoplasmes empêchent l'excrétion de l'urine.

En général, la rétention de l'urine, la dilatation permanente de la vessie, constituent une prédisposition manifeste du rein à toutes les maladies infectieuses et un très grand danger pendant le cours de toute infection septique ou empoisonnement. En face de ces nombreuses causes de néphrites bactériennes, on est étonné de ne pas en trouver toujours dans les maladies infectieuses, et l'on se demande pourquoi il n'y a pas plus de néphrites permanentes à la suite de ces maladies terminées par la guérison.

Pour ce qui est des néphrites infectieuses dans lesquelles on ne trouve pas de bactéries dans le rein au moment de la mort, il faut supposer que, pendant une période donnée, il y a eu des bactéries qui ont eu une influence délétère directe sur les reins et qui ont produit une néphrite par leur action chimique ou par leur passage. On peut supposer que les glomérules ont été atteints alors de glomérulite et d'inflammation périvasculaire, et que les cellules ont subi une dégénérescence consécutive au passage des bactéries dont on ne trouve plus la trace au moment de la mort. Les néphrites des maladies infectieuses dans lesquelles

les bactéries n'existent pas dans le sang doivent être rapportées uniquement à une intoxication de ce liquide par des poisons solubles.

Observations de néphrites infectieuses. — Dans deux faits de néphrites scarlatineuses, compliquées, la première par une dipthérie, la seconde par une fièvre typhoïde antérieure à la scarlatine, avec anasarque et urémie mortelle, nous avons vu, dans le sang des vaisseaux capillaires du rein, une quantité énorme de petits diplococci un peu allongés de 0μ,25 à 0μ,3 d'épaisseur, fortement colorés par les couleurs d'aniline, et réunis quelquefois en chaînettes de quatre grains. Il y avait très peu de bactéries dans les autres organes. Ces micro-organismes n'étaient caractéristiques ni de la fièvre typhoïde, ni de la scarlatine, ni de la diphthérie [1].

Nous donnons ici, comme exemples, des observations de néphrites survenues dans le cours d'un rhumatisme et une observation de néphrite consécutive à une scarlatine. Weigert [2] a signalé l'existence d'amas de bactéries rondes dans les vaisseaux du rein dans quelques faits de variole.

Bouchard [3] et Kannenberg [4] ont trouvé habituellement des bactéries dans les urines des individus atteints de fièvre typhoïde; sur 21 typhiques dont 9 ont succombé, Bouchard a vérifié, à l'autopsie de ces derniers, la présence de bacilles dans le tissu rénal en même temps qu'il y avait des lésions épithéliales des tubes urinifères.

L'un de nous [5] a donné l'analyse d'un fait de néphrite de la fièvre jaune avec des bactéries dans les reins et le foie. Nous reviendrons sur ce point à propos de la fièvre jaune.

Voici d'abord deux observations de néphrite consécutive à un rhumatisme articulaire :

1. Babes, Contribution à l'étude des lésions aiguës des reins liées à la présence des microbes. *Arch. de physiologie,* 15 nov. 1883.

2. Weigert, *Anatomisch Beitrage zur Lehre von den Pocken.* Breslau, 1874. 2e partie. *Ueber pockenänhliche Gebilde in parenchymatosen Organe und deren Beziehung zu Bacteriencolonien,* Breslau, 1875.

3. Bouchard, *Bulletin de la Société clinique de Paris,* 25 juin 1880. Société de biologie, 6 nov. 1880, et *Transactions du congrès médical international de Londres,* vol. I, p. 346. *Des néphrites infectieuses.*

4. Kannenberg, *Zeitschrift für klin. Medic. von Frerichs u. Leyden.*, fac. 3, 1881.

5. Babes, *loc. cit.*

Obs. I. — F. L..., âgé de 32 ans, boucher, est entré dans le service de M. Millard, à l'hôpital Beaujon, pour un rhumatisme subaigu. Deux jours avant son entrée, il se développa spontanément une anasarque de la face, des mains, du tronc, suivie d'oppression, mais sans fièvre. Le 24 février 1882, jour de son entrée, on note cet œdème généralisé, un peu de fièvre, température 39°, pouls 104, frissons. A l'auscultation, râles muqueux à la base du poumon droit.

La quantité d'urine rendue pendant vingt-quatre heures est de 1 100 cc.

L'urine est de couleur brune, foncée, comme colorée par le pigment sanguin, d'une densité de 1,24, avec beaucoup d'albumine, de cylindres hyalins et de globules blancs.

Le 26 février, signes d'une pneumonie du lobe moyen droit : fièvre, 39,5, pouls 106; 32 inspirations, matité et souffle à la région indiquée.

La quantité d'urine diminue.

Le 1er mars, vomissements, diarrhée, douleur de ventre, signes d'une péritonite légère, œdème de la paroi abdominale. Un peu d'ascite.

2 mars, pas de fièvre; température 38°, pouls 72.

3 mars, vomissements, diarrhée; pas de fièvre.

4 mars, hoquet, diarrhée; pas de fièvre.

6 mars, un peu de dyspnée, râles pulmonaires, sueur. Commencement d'un état d'asphyxie. Mort le 7 mars.

A l'*autopsie*, il y avait une pneumonie fibrineuse avec hépatisation gris rougeâtre de la partie inférieure et moyenne du poumon droit.

Les reins sont volumineux, blanc grisâtre, lisses; leur capsule n'est pas adhérente; leur surface est légèrement pointillée par de petites hémorrhagies.

La substance corticale est large, pâle, molle; la substance médullaire hypérémique; des ecchymoses existent sur la muqueuse du bassinet.

Examen du rein. — La capsule est embryonnaire dans sa partie profonde et entre les tubes les plus superficiels. Le tissu conjonctif est plus riche en cellules qu'à l'état normal.

Les épithéliums de certains tubes sont petits, mieux colorés que normalement, tandis que d'autres tubes, dilatés, montrent une dégénérescence de l'épithélium, qui est devenu confluent, sans noyaux et sans limites nettes du côté de la lumière (fig. 202, *t*).

Leur protoplasma est granuleux, avec des vacuoles, et il renferme souvent de petites gouttes, fortement colorées par les couleurs d'aniline. Dans l'intérieur de ces tubes, on trouve des masses granuleuses vacuolaires ou des cylindres. En général, tous les tubes contournés montrent un état de dégénérescence parenchymateuse très prononcé. Les cellules sont gonflées, granuleuses, confluentes, vasculaires; les noyaux ont disparu ou sont réduits à quelques points encore bien colorés. Dans leur partie centrale ou dans tout le protoplasma, on trouve souvent des gouttes colorées. La lumière des tubes est dilatée ou diminuée, vide ou contenant des masses irrégulières, granuleuses, des cylindres hyalins peu colorés, un exsudat réticulé formé par un réseau de filaments assez épais, homogènes, bien colorés ou des cylindres framboisés.

La substance médullaire est moins altérée. Les cellules des tubes droits

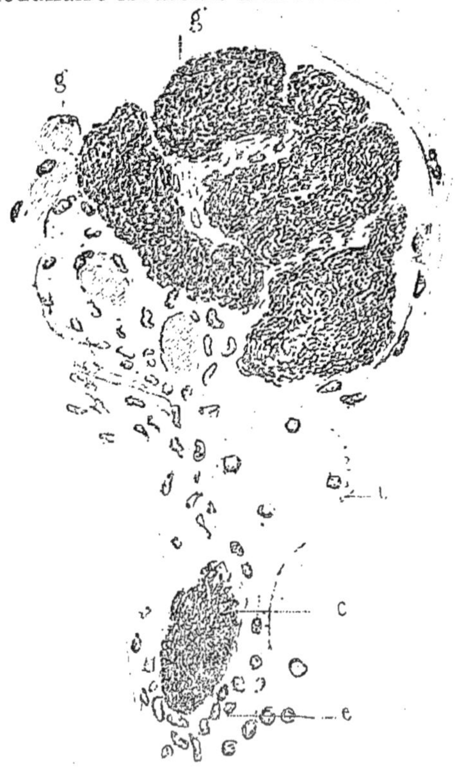

Fig. 202. — Néphrite bactérienne.

e, état inflammatoire du tissu conjonctif; t, tubuli dont les cellules sont confluentes et manquent souvent de noyaux; g, glomérule; g', la plus grande partie du glomérule dont les anses très dilatées sont remplies de zooglœes de bacilles; c, vaisseau capillaire rempli des mêmes bactéries.

sont multipliées; elles remplissent par place les canalicules. Dans leur protoplasma, on trouve des gouttes colorées; il existe entre elles des leu-

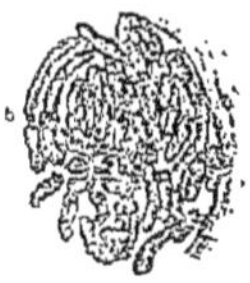

Fig. 203. — Les mêmes microbes que ceux de la figure précédente, plus grossis.

cocytes en migrations. Dans le tissu conjonctif œdémateux, dont les cellules fixes sont gonflées, on rencontre par places de petits îlots de cellules rondes.

Les glomérules, remplis de sang, montrent souvent une multiplication des cellules qui les tapissent; il existe aussi une multiplication des cellules de la capsule de Bowmann qui contient souvent des masses granuleuses.

Beaucoup des vaisseaux du rein sont dilatés et pleins de sang. Un grand nombre des capillaires interlobulaires sont distendus par des masses denses de bactéries bien caractérisées consistant en bacilles qui se colorent en violet plus pâle, par exemple, que ceux du charbon (fig. 203). Leur épaisseur est de 0,8 à 1 μ environ; leur longueur est très variable, les uns mesurant de 1,6 à 2 μ, les autres de 20 à 60 μ, et alors ils sont courbés.

Leur aspect est homogène; leurs extrémités sont arrondies. Ils forment des paquets denses qui remplissent les vaisseaux, surtout ceux de la substance corticale et souvent une grande partie des anses extrêmement dilatées des glomérules (fig. 202, *g'*).

Le tissu rénal est un peu altéré autour d'eux. Il est toujours plus pâle,

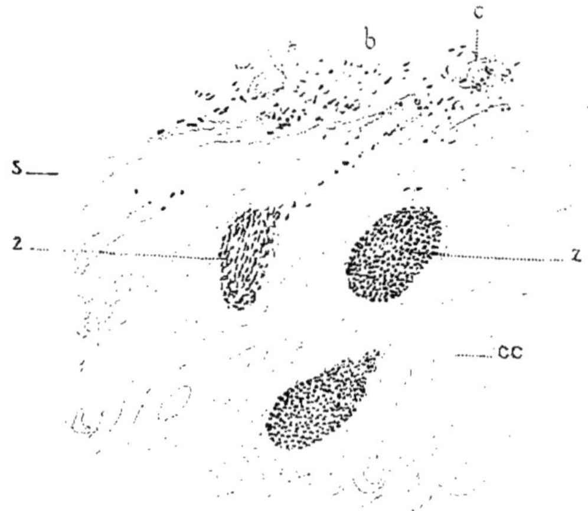

FIG. 204. — Cartilage altéré dans un cas de polyarthrite rhumatismale (grossissement, 1mm = 5 μ.

s, surface du cartilage; *c*, cellules endothéliales libres; *b*, bactéries dans le liquide synovial; *f*, fibres du tissu cartilagineux altéré; capsules contenant des cellules cartilagineuses; *zcc*, capsule remplie d'une zooglœe formée de microbes ronds; *z'* capsule remplie d'une zooglœe formée de bactéries allongées.

plus homogène, et il montre quelquefois une multiplication des cellules du tissu conjonctif (fig. 202, *e*) et une dégénérescence plus prononcée des tubuli.

OBS. II. — Néphrite et abcès métastatiques consécutifs à un rhumatisme articulaire très aigu.

B. Q..., homme de 18 ans, observé à l'hôpital de Saint-Roch, à Budapest, fut atteint, sans antécédents, d'un rhumatisme qui commença aux jointures des extrémités supérieures et qui fut suivi de rhumatisme généralisé. Pendant ce temps, il existait une fièvre intense avec un état de faiblesse extrême, tandis que les douleurs articulaires étaient modérées. Après l'action de fortes doses de salicylate de soude, il se produisit une amélioration qui dura un ou deux jours, et après quinze jours l'état du malade était meilleur.

Les jointures étaient peu douloureuses; il existait cependant toujours une fièvre lente, des palpitations, un peu de dyspnée, et l'urine, qui pendant la maladie contenait un peu d'albumine, diminua de quantité (600 grammes par jour); elle était mêlée avec du sang et contenait beaucoup d'albumine. Le malade est mort un mois après le commencement de sa maladie, avec des signes d'urémie. Les organes étaient peu altérés, la musculature du cœur pâle et molle, la partie inférieure des poumons œdémateuse et hypérémique.

Les jointures ne contenaient plus de sérosité; la surface du cartilage de l'articulation du genou droit était devenue jaunâtre, transparente. Les reins étaient volumineux, la capsule adhérente par places; leur surface, inégalement injectée, montrait quelques taches hémorrhagiques sur un fond lisse gris jaunâtre. La substance corticale était épaissie, pâle, avec des stries longitudinales rouges quelquefois, avec un centre gris jaunâtre ou jaune. Immédiatement sous la capsule, il y avait plusieurs petits îlots d'un rouge foncé avec un centre jaune, dur ou ramolli. On trouvait aussi dans la substance médullaire, très hypérémique, quelques stries hémorrhagiques.

Le liquide de l'articulation altérée, examiné huit heures après la mort,

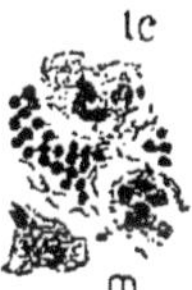

Fig. 205.

était rempli d'une masse énorme de petits bacilles d'une épaisseur de 0μ,5 et d'une longueur de 2 μ environ (fig. 205 *b*).

Auprès de ces bacilles, il y avait des grains ronds également mobiles, du même diamètre. Le cartilage ramolli est devenu fibrillaire, et les capsules des cellules cartilagineuses (*cc*, fig. 204) sont peu distinctes, de telle sorte qu'on a l'aspect d'un tissu fibreux à fibres gonflées avec des cellules placées deux à deux dans des intervalles réguliers. Mais souvent ces cellules sont remplacées par des masses oblongues fortement colorées par les couleurs d'aniline et consistant en zooglœes. Ainsi ces zooglœes se trouvent dans les capsules gonflées des cellules cartilagineuses. On peut distinguer deux espèces de zooglœes voisines, les unes constituées par des bacilles (*z'*), les autres formées par des microbes ronds (*z*).

Les *reins* montraient un état très prononcé de dégénérescence parenchymateuse, mais en outre ils étaient parsemés d'îlots inflammatoires avec un état embryonnaire de tous les éléments du rein. Un grand nombre des capillaires étaient remplis de zooglœes formées des mêmes microbes ronds que ceux du cartilage. Autour de ces microbes, il s'était développé un état vitreux des éléments ou bien de grands îlots inflammatoires; dans ces dernières, les microbes siègent au milieu même du foyer, et parfois ils ne sont pas absolument dans les capillaires dilatés, mais on trouve de petites zooglœes bien colorées, dans des espaces lymphatiques du tissu de nouvelle formation.

Dans les petits abcès il n'y avait pas de bactéries. Dans les autres organes, il n'y avait ni lésions semblables ni microbes.

Il est très probable que dans ce fait les bactéries qui ont causé une polyarthrite rhumatismale et une maladie infectieuse s'étaient aussi localisées en dernier lieu dans les reins, et que c'est la néphrite qui a été la cause de la mort.

Dans un autre cas de localisation des bactéries dans les reins leur disposition et la maladie produite étaient tout à fait différentes.

Obs. III. — Il s'agissait d'un jeune homme de 24 ans qui, après une fièvre typhoïde à peine guérie, avait été atteint d'une scarlatine avec de l'angine et une éruption intense granitée de toute la surface du corps durant six jours. Après cette scarlatine, on observa une néphrite parenchymateuse.

Il faut néanmoins remarquer qu'il y avait déjà de l'albumine dans l'urine pendant la fièvre typhoïde. L'urine, peu abondante, contenait beaucoup d'albumine avec du sang. Il survint un peu d'anasarque et des symptômes d'urémie.

Pendant le dernier stade de la maladie il existait une fièvre lente semblable à celle de la septicémie.

Cette maladie complexe dura pendant vingt-trois jours.

A l'autopsie, les organes étaient peu altérés, les reins étaient hypertrophiés, mous, gris jaunâtre, avec beaucoup d'ecchymoses punctiformes; la capsule était plus adhérente qu'à l'état normal; la substance corticale, épaissie, était plus pâle que la substance médullaire.

Ici, comme dans les deux cas précédents, il y avait des signes de prolifération sous la capsule fibreuse; les épithéliums des tubuli contorti sont gonflés et multipliés par places et souvent tombés. La lumière des tubes renferme différentes espèces de cylindres jaunes colorés par le pigment du sang, formés par des grains arrondis d'un diamètre très inégal, renfermant quelques cellules épithéliales granuleuses dont le protoplasma est quelquefois jaune (fig. 206, *t'*).

L'épithélium des tubuli qui renferment ces cylindres est en partie multiplié, ou dégénéré, ou tombé. Par places, on trouve de petites hémorrhagies ou de petits amas de pigment dans le tissu conjonctif interstitiel.

D'ailleurs, le tissu interstitiel est peu altéré et les glomérules sont presque sains. Mais le sang qui remplit les vaisseaux, et dont les globules rouges sont bien conservés, est le siège d'une quantité énorme de parasites. Ce sont de petits diplococci formant quelquefois des chaînettes de quatre individus.

Ils sont un peu allongés, d'une épaisseur de $0\mu,25$ à $0\mu,3$, très fortement colorés par les couleurs d'aniline. Leur disposition les rapproche beaucoup de ceux qui sont décrits par Koch comme les bacilles de la septicémie des souris.

Seulement on en trouve peu dans le sang des autres organes, ils se sont accumulés dans les reins ; mais ils ne déterminent pas là non plus de coagulations sanguines intravasculaires ; ils se trouvent partout à l'état de

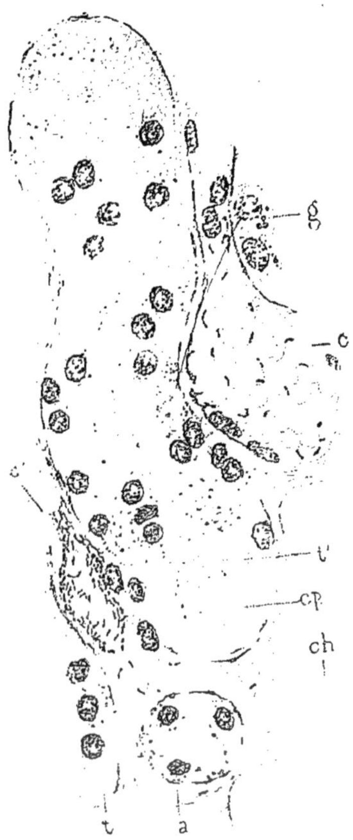

Fig. 206. — Néphrite bactérienne.

c, capillaire rempli de sang et de diplocoques formant, par places, de petites chaînettes entre les globules rouges ; c, accumulation des microbes tapissant la paroi d'un petit vaisseau ; a, coupe d'un tube en anse de Henle ; t, tubule contourné, dilaté, montrant une multiplication, un état granuleux des cellules épithéliales et un cylindre granuleux *cp*.

liberté entre les globules rouges (fig. 207, c), ou bien ils tapissent la paroi des vaisseaux ; mais partout on rencontre entre eux des globules rouges

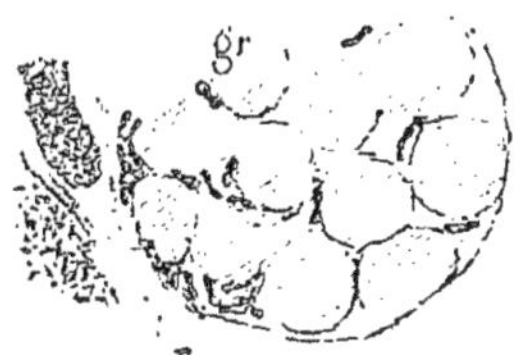

Fig. 207. — Bactéries de la figure précédente dessinées à un fort grossissement.

gr, globules rouges situés dans un vaisseau, les diplocoques se voient entre les globules.

tains, tandis que dans les petits capillaires de la substance corticale ils se rouvent en si grande quantité que presque tous sont tapissés par eux ; ils sont rares dans les vaisseaux plus grands et dans les glomérules. Il est très probable que ces bactéries ont été la cause de la maladie du rein, des lésions anatomiques observées et des troubles fonctionnels de cet organe.

Il faut remarquer cependant qu'on ne trouvait nulle part, dans les reins, autour des capillaires contenant des masses bactériennes, des lésions inflammatoires ou nécrobiotiques qu'on pût expliquer par l'action immédiate de ces organismes.

Dans plusieurs observations d'*érysipèle*, nous avons observé pendant la vie le passage, dans les urines albumineuses, de microbes en chaînettes plus ou moins longues (streptococcus de l'érysipèle). Ces microbes et ces chaînettes, tout à fait semblables à ce qu'on trouve dans les lésions cutanées de l'érysipèle, siègent parfois dans les cellules migratrices ou épithéliales ou à la surface des cylindres hyalins. A l'autopsie de l'un de ces malades morts dans le service de l'un de nous à la Pitié, nous avons constaté les signes anatomiques d'une néphrite aiguë avec dégénérescence parenchymateuse des cellules et un certain degré de néphrite interstitielle. Un grand nombre des vaisseaux glomérulaires, de leurs artérioles afférentes et des capillaires du rein présentaient dans leur intérieur des microbes en chaînettes sinueuses tout à fait caractéristiques et égaux entre eux. Ces micrococques étaient tantôt peu nombreux et mélangés aux globules rouges du sang dont le cours n'était pas interrompu, tantôt réunis en amas, et agglomérés dans certaines veinules, de telle sorte qu'ils en remplissaient toute la lumière. Sur les préparations doublement colorées, le tissu en rouge par le picrocarmin, les bactéries en violet par le violet de méthyle, après l'action de la solution d'iodure de potassium iodé, ces vaisseaux paraissaient violets à un faible grossissement. Malgré cette oblitération partielle de certains vaisseaux, il n'y avait pas d'infarctus ni d'abcès visibles à l'œil nu.

Les néphrites infectieuses sont assez fréquentes dans la pneumonie aiguë[1].

Dans un fait de méningite cérébro-spinale, observé par MM. Rigal et Chantemesse, le malade étant mort avec de la pneumonie, les reins étaient gonflées, gris jaunâtre et leur sub-

1. Bozzolo (*Centralblatt f. klin. Med.* 1885, 11) a trouvé aussi les diplococci capsulés de la pneumonie dans une néphrite (rein blanc) concomitante d'une pleurésie et d'une péritonite.

stance corticale était parsemée de petits foyers inflammatoires. Leur tissu interstitiel était épaissi, embryonnaire, leur parenchyme était très altéré. Une grande partie des vaisseaux du rein était remplie de zooglœes sous forme de cylindres (fig. 208, *z*, et fig. 209), si bien qu'avec un faible grossissement on aurait pu les prendre pour des cylindres hyalins. Avec les plus forts grossissements, il était même impossible d'analyser ces masses. Cependant leur disposition, leur forme renflée, variqueuse par

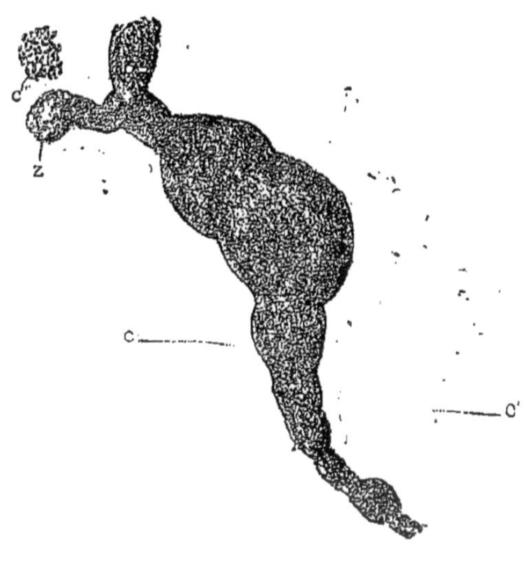

Fig. 208.

c, *c'*, cellules des tubes urinifères altérées : *z*, zooglœe très dense contenue dans un vaisseau ; *c''*, cellules du tube urinifère contenant des bactéries.

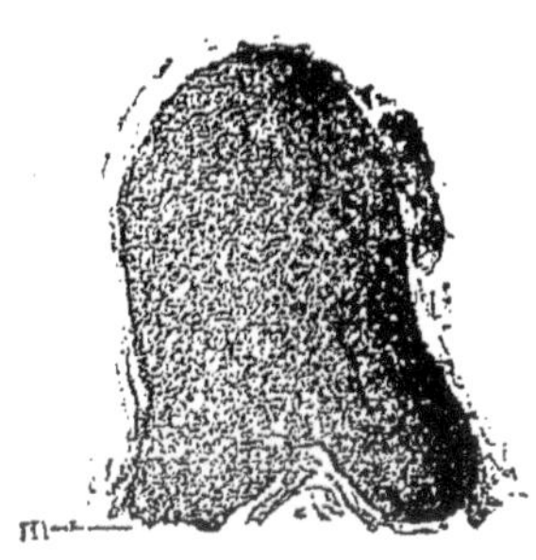

Fig. 209. — Amas des bactéries précédentes à un plus fort grossissement.

places, et parfois leurs ramifications, permettaient d'affirmer qu'il s'agissait de masses zooglœiques contenues dans les vaisseaux. Il suffisait d'ailleurs de les traiter avec l'acide acétique glacial pour distinguer les individus et pour se convaincre qu'on avait affaire à des bâtonnets composés de grains allongés serrés d'une grandeur de 0μ,4 environ.

Auprès de ces cylindres, autour desquels le tissu conjonctif était peu altéré, il y avait de petits îlots inflammatoires dans lesquels, comme dans le cas précédent, les bactéries formaient de petites zooglœes dans les espaces du tissu de nouvelle formation. Les jeunes individus de ces zooglœes étaient bien visibles en les traitant par les couleurs d'aniline. C'est un des rares cas dans lesquels nous avons trouvé des bactéries dans quelques cellules épithéliales des canalicules autour des vaisseaux remplis de bactéries. Parfois le protoplasma des cellules était totalement rempli de ces courts bâtonnets (fig. 204, c'').

Le cœur, le foie et le poumon présentaient aussi quelques amas du même microbe.

Nous avons observé aussi un fait d'ostéomyélite gangré-

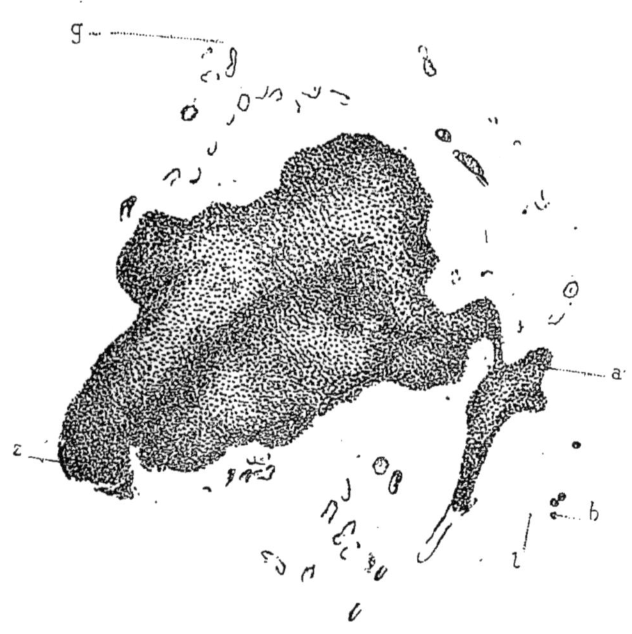

Fig. 210. — Glomérule dans la néphrite de l'ostéomyélite. L'artère afférente et des anses très dilatées du glomérule sont remplies par une zooglœe de gros micrococques z.

g, grains fortement colorés dans la partie centrale des cellules épithéliales des tubuli.

neuse chez un enfant du service Lannelongue, où la lésion rénale était très prononcée.

L'affection consistait dans le dépôt d'une masse colossale de microbes formant des foyers entourés de tissu hémorrhagique et mortifié. On les trouvait dans les vaisseaux, par exemple dans les vaisseaux des glomérules (fig. 210, z), mais ils formaient aussi des masses confluentes dont on ne reconnaissait plus l'origine.

Il y avait de petits abcès qui siégaient dans la substance médullaire. Ces abcès contenaient parfois des masses énormes de microbes ronds tous égaux entre eux, et agglomérés (staphylococci). On pouvait suivre, dans ce cas, la formation des abcès autour des vaisseaux remplis de bactéries. Les bactéries altéraient en effet la paroi des vaisseaux et se répandaient en zooglœes autour d'eux, de sorte qu'il n'était pas toujours possible de distinguer si ces bactéries étaient primitivement renfermées dans les vaisseaux. Tandis que d'autres microbes, arrivés à une certaine période de leur existence, ne se colorent plus au milieu

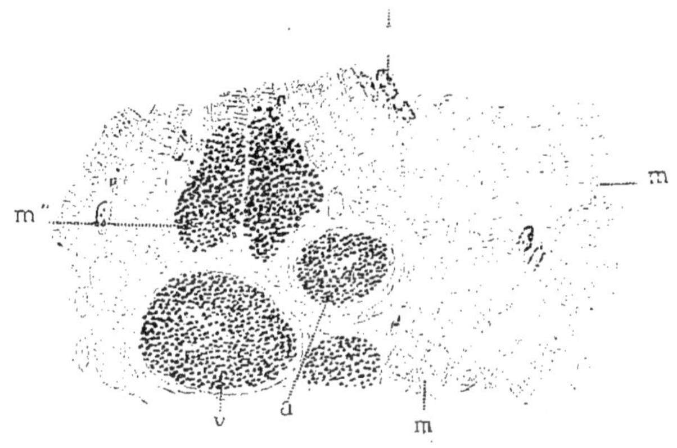

FIG. 211. — Myocardite pyémique (grossissement, 1mm = 5 μ).

m, fibres musculaires normales; *m'*, fibres musculaires pigmentées; *l*, leucocytes; *m''*, fibres musculaires gonflées par la présence d'une zooglœe dans leur sarcolemme; *a*, artère remplie d'une zooglœe; *v*, veines.

de la zooglœe, celle-ci, malgré les masses colossales qu'elle formait, se colorait partout, même dans l'intérieur des abcès constitués par des masses zooglœiques. Il y avait aussi des amas de bactéries dans le cœur et dans le foie. Un des foyers du cœur est dessiné dans la figure 217. On y voit des bactéries dans les vaisseaux et dans le sarcolemme des muscles.

Si nous nous demandons maintenant quel est le rôle des bactéries décrites dans nos observations et en général dans les inflammations et dégénérescences diffuses du rein, nous croyons que la réponse ne peut pas être douteuse. Les différentes espèces de bactéries sont renfermées dans les vaisseaux qui arrivent au milieu des îlots inflammatoires, et leur situation explique l'inflammation, la dégénérescence ou la nécrobiose. On peut bien suivre le développement des lésions et s'assurer qu'elles dépendent des microbes.

Au début du processus, des bactéries bien colorées, jeunes, n'ayant pas encore produit une dilatation des vaisseaux, s'accumulent surtout au niveau des rétrécissements du calibre des vaisseaux ou de leurs changements de direction, comme, par exemple, dans les glomérules ou dans leur artère afférente. A ce moment, le tissu voisin du vaisseau oblitéré est encore peu altéré; on y trouve simplement une multiplication des cellules ou bien une zone limitée de mortification. Plus tard, les microbes se multiplient, ils forment de grandes masses qui dilatent le calibre des vaisseaux. Dans le centre de la zooglœe, ils sont moins colorés, ou, comme dans la fièvre jaune, certains groupes ou filaments de bactéries deviennent plus pâles. Autour d'elles, le tissu devient quelquefois pâle, homogène, comme cela a été décrit par Weigert pour la variole; mais très souvent il se développe autour des bactéries une inflammation du tissu conjonctif, ou une dégénérescence des épithéliums, sans nécrose initiale.

Dans d'autres faits, l'oblitération des vaisseaux détermine une inflammation et une dégénérescence parenchymateuses du territoire vasculaire sous la forme d'un infarctus.

Le plus souvent les bactéries qu'on trouve dans les reins existent aussi dans d'autres organes ou dans le foyer primitif de la maladie. Cependant l'un de nous a trouvé, dans les végétations d'une endocardite ulcéreuse et dans d'autres organes, un proteus et le streptococcus du pus, tandis que les reins renfermaient, avec le même proteus, le staphylococcus aureus dont la présence avait été constatée dans l'urine pendant la vie. Malgré la présence du staphylococcus dans leur intérieur, les reins étaient atteints d'une néphrite diffuse sans abcès ni infarctus visibles à l'œil nu, et aucun autre organe ne renfermait le staphylococcus aureus.

Abcès métastatiques du rein. — On peut étudier les abcès métastatiques à différents états de développement sur le même rein. Lorsqu'ils sont récents, on découvre, à la surface du rein, après avoir enlevé la capsule fibrineuse, des îlots isolés ou des agglomérations circulaires de petites saillies miliaires, les unes d'un rouge foncé, les autres blanches ou jaunes à leur centre ou dans toute leur masse, ces dernières étant entourées d'une zone de congestion. Lorsqu'on coupe le rein suivant son grand diamètre au milieu d'une agglomération de pareils petits foyers miliaires, on voit qu'ils se continuent dans la substance corticale et médullaire suivant la disposition des artérioles rénales. Souvent ces agglomérations de petits abcès présentent la forme d'un cône dont la base est à la périphérie du rein. Sur la section de ces petits îlots, on voit d'abord un liquide séro-purulent infiltré dans le tissu rénal; plus tard le pus se collecte sous forme d'une gouttelette située au centre de l'îlot, et l'abcès s'étend et s'agrandit de façon à avoir le volume d'une lentille ou d'un petit pois. Quelquefois on trouve en même temps de petits kystes qui existaient antérieurement à la pyohémie et qui se sont remplis d'un liquide puriforme. Par suite de l'agrandissement et de la liquéfaction de chacun des petits îlots voisins, il se forme un abcès plus ou moins volumineux.

Lorsqu'on examine au microscope une coupe d'un îlot récent où les bactéries sont colorées avec le violet de méthyle *b*, on voit que les vaisseaux capillaires, les anses des glomérules et les artérioles afférentes des glomérules sont remplies par places de microbes souvent réunis en zooglœe et oblitérant partiellement les vaisseaux. Souvent une ou plusieurs anses des glomérules en sont entièrement distendues. La lumière des vaisseaux présente en même temps de la fibrine coagulée en réseau et contenant dans ses mailles quelques cellules lymphatiques et des micrococci disséminés. Au pourtour des vaisseaux capillaires intertubulaires, dans la cavité des glomérules et dans la lumière des tubes compris dans l'îlot inflammatoire, il existe des cellules lymphatiques migratrices. Les cellules épithéliales des tubuli sont devenues granuleuses et sont en voie de mortification. Bientôt il se développe, au pourtour du point où la circulation est arrêtée, une congestion et une inflammation suppurative. A la périphérie des petits abcès causés par le streptococcus, on peut ordinairement distinguer trois ou quatre zones de lésions. Quelques-uns des vaisseaux du foyer de suppuration sont remplis de microbes qui se trouvent aussi disséminés dans le tissu; ce dernier a perdu la faculté de se colorer par l'aniline. A la périphérie du foyer, on trouve une zone dans laquelle tous les vaisseaux dilatés sont remplis de bactéries. La zone suivante contient des débris de noyaux appartenant aux leucocytes migrateurs et au tissu lui-même. Cette zone est limitée par une infiltration du tissu par des leucocytes, qui entrent aussi dans certains tubes, tandis que d'autres sont comprimés. Ensuite vient le tissu rénal moins modifié, mais souvent ecchymosé et possédant des vaisseaux extrêmement dilatés.

Dans les abcès causés par le staphylococcus aureus, la zone de mortification est moins prononcée, tandis que l'agglomération des leucocytes et les hémorrhagies interstitielles sont souvent plus marquées. Les abcès causés par d'autres microbes, surtout par les bacilles saprogènes et les proteus montrent un caractère mixte, mais le plus souvent avec des lésions de nécrose ou avec une exsudation fibrineuse très prononcée.

Telles sont les lésions caractéristiques observées au début de la formation des abcès métastatiques dus à la pyohémie consécutive aux opérations chirurgicales et à la puerpéralité. Les mêmes lésions peuvent se présenter dans l'endocardite ulcéreuse ou végétante, et quelquefois dans la fièvre typhoïde, en connexion surtout avec les ulcères profonds et gangréneux dus au décubitus. A la place d'abcès miliaires, on peut rencontrer en pareil cas des infarctus non suppurés, dus aux mêmes altérations des vaisseaux et à des thromboses liées à la présence de bactéries.

Dans l'ostéomyélite, il existe aussi quelquefois des abcès entourés d'un tissu hémorrhagique et nécrosé. Les vaisseaux et en particulier les anses des glomérules contiennent des zooglœes de micrococci appartenant ordinairement au staphylococcus aureus. Nous avons vu que souvent les reins renferment plusieurs espèces de bactéries.

Les *foyers purulents,* consécutifs aux petits abcès miliaires, contiennent un pus bien lié, jaunâtre, épais, et leur paroi est formée par le tissu du rein congestionné. Lorsqu'ils sont plus anciens, le pus est plus ou moins altéré, quelquefois épaissi par son mélange avec des sels calcaires, ou au contraire séreux et grisâtre, ou fétide. La paroi de la poche est formée alors d'une véritable membrane conjonctive. Il peut se faire que des foyers purulents, après la résorption du pus, laissent à leur place un kyste séreux ou une cicatrice avec condensation atrophique du tissu voisin. Les abcès du rein s'ouvrent quelquefois dans les calices ou le bassinet et donnent lieu à une ulcération tomenteuse, irrégulière, suppurative de la muqueuse de ces derniers.

Les grands abcès du rein peuvent s'ouvrir : *a*, dans le bassinet, ce qui est une voie relativement favorable, car ils sont alors évacués par les urines ; *b*, dans une partie de l'intestin, le colon, le duodénum (Rayer, *Atlas*, pl. I; Cintrac, *Journal de Bordeaux*, avril 1867) ; *c*, à l'extérieur, à travers les parois abdominales et particulièrement au niveau de la région lombaire ; *d*, dans le péritoine, où ils déterminent une péritonite rapidement mortelle ; *e*, à travers le diaphragme, le poumon et les bronches (Rayer, *Atlas*, pl. LI) ; *f*, dans un cas de Rayer (Rayer, *Atlas*, pl. XX, fig. 2) le foie était ulcéré et formait la paroi d'un abcès qui lui était commun avec le rein. On a vu aussi un abcès splénique communiquer avec une poche purulente du rein (Rosenstein).

Dans plusieurs cas, la néphrite suppurée paraît s'être terminée par une véritable gangrène du rein. Mais il faut bien se garder de confondre avec la gangrène la décomposition cadavérique si hâtive dans les inflammations suppuratives.

Suppuration diffuse du rein. — Elle survient à la suite des contusions, des traumatismes, de la pyémie, de l'endocardite ulcéreuse, avec tendance à la formation des infarctus et abcès multiples et étendus, à la suite des inflammations propagées par l'intermédiaire des conduits excréteurs, causées par des calculs du bassinet et des uretères, à la suite de la rétention d'urine, dans le carcinome utérin, dans le cours des maladies de la moelle épinière, etc. La lésion est plus ou moins étendue ; elle peut affecter un point très circonscrit de l'un des deux reins, ou bien envahir plus ou moins les deux glandes à la fois.

Elle débute par la congestion et la tuméfaction du rein ; sur une coupe de l'organe, du sang s'en écoule en assez grande abondance ; lorsqu'on a lavé, la rougeur générale diminue, mais on peut voir de véritables ecchymoses, soit rouges, soit ardoisées, dues à des infiltrations sanguines dans le tissu conjonctif du rein, dans la capsule des glomérules et dans les tubes urinifères. Dans les points correspondants, la capsule fibreuse du rein est fortement injectée et présente des arborisations vasculaires et même des ecchymoses rouges ou de couleur ardoisée. Lorsque, dans une autopsie, on observe une congestion aussi prononcée du rein, il est rare que dans un point quelconque on ne trouve pas du pus formé, soit qu'il existe un ou plusieurs petits abcès, soit que la cavité préexistante d'un kyste rénal se soit remplie de pus. Très souvent, en effet, la suppuration est un état aigu surajouté à une lésion chronique du rein, surtout à une affection calculeuse ou à une rétention d'urine.

Le rein, dont la forme générale est conservée, est augmenté de volume et il peut être complètement infiltré de pus aussi bien dans la substance corticale que dans les pyramides ; il apparaît jaune et opaque à sa surface qui offre généralement des îlots injectés ou des ecchymoses, lorsqu'on a enlevé sa capsule. Sur une surface de section, sa couleur présente les mêmes caractères ; par une pression latérale on fait écouler du pus en nappe ; ce pus est épais et bien lié. Lorsqu'on a lavé la surface de section, on voit que le tissu rénal est infiltré comme une éponge par le pus et qu'il est devenu friable ou pulpeux. Dans les parties un peu plus consistantes, mais toujours flasques et pâles, on distingue encore de petits abcès confluents entourés d'une zone fort injectée. Dans ce cas, lorsqu'on examine une mince section au microscope, on distingue un grand nombre de corpuscules de pus, aussi bien dans le tissu cellulaire que dans l'intérieur des tubes du rein.

Le plus souvent l'infiltration puriforme occupe la substance corticale, mais elle peut aussi se limiter aux mamelons et aux pyramides de Malpighi.

Dans la suppuration diffuse, comme dans les foyers métastatiques, que l'inflammation rénale soit primitive ou consécutive à la suppuration de la vessie et des uretères, on trouve, dans les vaisseaux ou dans le parenchyme, les bactéries qui sont l'agent essentiel de cette suppuration.

B. Néphrite bactérienne primitive. — Nous avons jusqu'ici passé en revue les néphrites bactériennes secondaires aux maladies infectieuses, à la septicémie, à la pyémie et aux affections suppuratives de la vessie, de la prostate et des uretères. Mais il en est un autre groupe qui se borne jusqu'ici à un petit nombre de faits connus et bien observés, dans lesquels toute la maladie, probablement de nature septique, se localise surtout dans les reins en produisant une néphrite parenchymateuse très grave et très rapide, foudroyante, terminée par l'anurie et la mort. A l'autopsie, on trouve de grandes masses de bactéries dans les reins. On a affaire à une invasion de micro-organismes dont le point d'entrée et l'origine nous échappent et qui sont en partie éliminés par les reins; ceux-ci en sont encombrés au point que leur fonction est arrêtée et que les malades meurent d'anurie.

Voici les observations connues qui se rapportent à cet ordre de faits :

Bamberger est le premier qui ait signalé une néphrite foudroyante terminée par la mort. Le rein était très volumineux et ses vaisseaux remplis de bactéries.

Aufrecht [1] a décrit un cas de néphrite parenchymateuse foudroyante, terminée en peu de jours par la mort avec urémie. Les vaisseaux étaient remplis d'une masse énorme de bactéries.

Litten [2] a publié deux cas de ce genre. Le premier se rapportait à une jeune fille atteinte de gastralgie avec vomissements, diarrhée, frissons, fièvre à 41°. La sécrétion urinaire, très peu abondante, se bornait à 100 ou 200 grammes d'urine dans la journée. La malade mourut 50 heures après, avec des symptômes urémiques. Dans l'urine, il y avait beaucoup d'albumine, de grands cylindres composés de petits grains ou bactéries rondes qui se coloraient par le violet d'aniline. La rate et le foie étaient tuméfiés; les reins se montraient volumineux, mous, fortement injectés. Le tissu interstitiel était épaissi, les vaisseaux élargis, remplis de bactéries rondes. Les cellules offraient les lésions de la dégénérescence parenchymateuse. Les conduits urinaires étaient remplis de bactéries.

Un second malade présenta les mêmes symptômes, de l'anurie, de l'hématurie, beaucoup d'albumine et de cylindres. Il mourut quatre jours après; les glomérules et les canalicules urinaires étaient remplis de micrococci. Ce qu'il y a de plus étonnant dans ces cas, c'est le remplissage total des vaisseaux et des tubes par des bactéries. Litten avait décrit en 1881 des cas de ce

1. *Patholog. Mittheil.*, I, 1881.
2. *Zeitschr. klin.Med.*, IV,

genre se rapportant à la septicémie compliquée de symptômes urémiques avec mort rapide.

Ziemacki rapporte des faits dans lesquels il y avait une maladie ancienne du rein. A un moment donné, un phlegmon, un érysipèle, amenaient une néphrite foudroyante avec albuminurie et une masse énorme de bactéries dans les vaisseaux du rein. Dans un de ces faits, un seul rein était malade, et celui-là seul était rempli de bactéries.

L'un de nous [1], a publié un extrait de plusieurs observations qui montrent qu'une infection généralisée offre parfois une localisation rénale tellement prononcée qu'il est difficile de distinguer la maladie générale primitive de la lésion rénale qui conduit à la mort. La lésion rénale paraît primitive, comme une néphrite parenchymateuse aiguë, typique, et elle est causée par des bactéries. Il est probable que ces faits ne sont pas aussi rares qu'on pourrait le croire.

Nous ne parlons ici que des néphrites dans lesquelles les bactéries siègent presque exclusivement dans les vaisseaux, bien qu'atteignant aussi parfois le parenchyme ; ces bactéries étaient caractéristiques par leurs formes et leurs dispositions, si bien qu'on peut expliquer par l'histologie pathologique la cause et les symptômes de la maladie.

La première observation se rapporte à une blanchisseuse de 18 ans, morte à l'hôpital de Saint-Roch à Budapest. Quelques jours avant sa maladie elle ressentit, après un refroidissement, des douleurs d'estomac, de la faiblesse. La maladie commença par des frissons, de la fièvre, 40°,5, des nausées, des douleurs au sacrum, une irritation vésicale. Elle rendait une très petite quantité d'urine semblable au suc de viande. Les extrémités étaient œdémateuses. L'urine d'un jour n'était que de 300 grammes et contenait tellement d'albumine qu'elle se coagulait presque complètement. On y trouve de l'épithélium rénal, des cylindres épithéliaux, des cylindres granuleux se colorant avec les couleurs d'aniline et des amas isolés de ces granulations. Le lendemain, la fièvre tomba, l'urine était aussi peu abondante. Le 3e jour, après avoir bien lavé l'orifice de l'urèthre, l'urine a été prise avec un cathéter chauffé d'abord dans l'eau bouillante. L'urine rouge sale, examinée au microscope, montrait un nombre étonnant de bâtonnets très courts, larges, arrondis à leurs extrémités. Leur longueur est de 1 μ ; leur épaisseur de 0,5. Ils formaient quelquefois de petits amas. On les trouvait aussi par places, dans des cellules des canalicules du rein remplies parfois

1. Babes, *Orv. hetilap*, déc. 1883.

totalement de bactéries. Il y avait aussi une grande masse de cylindres granuleux couverts parfois de bactéries à leur surface. Ces cylindres étaient composés de masses jaune rougeâtre formées par des globules rouges et du pigment sanguin. Dans les préparations desséchées et colorées avec le violet de méthyle, il y avait, au milieu de ces cylindres, des bactéries très denses, très serrées. Le 4e jour la malade mourut avec des symptômes cérébraux urémiques, tandis que la fièvre était légère. A l'autopsie, la musculature du cœur est jaunâtre, très fragile, la rate est plus grosse et plus molle qu'à l'état normal; la muqueuse de l'estomac est œdémateuse, injectée, avec un grand nombre d'ecchymoses hémorrhagiques lenticulaires, siégeant surtout à la région pylorique. Les reins sont plus volumineux qu'à l'état normal, leurs capsules s'enlèvent facilement, ils sont parsemés d'ecchymoses. La substance corticale est agrandie, très friable, de couleur jaune grisâtre, ses striations sont plus accusées; il s'écoule de la surface de section un liquide trouble et jaunâtre. On voit sur la coupe de petites stries jaunâtres et des ecchymoses. Les pyramides sont très congestionnées. Les papilles laissent échapper par la pression un liquide jaune rougeâtre, puriforme. La muqueuse de la vessie est injectée, l'urine qui y est contenue ressemble à du pus.

La recherche des bactéries dans le sang et dans divers organes est restée infructueuse.

Examen histologique du rein. — Dans le rein, immédiatement sous la capsule, le tissu interstitiel est œdémateux et infiltré d'un grand nombre de cellules migratrices, surtout autour des glomérules et des vaisseaux. Beaucoup de vaisseaux, dans l'écorce du rein, sont variqueux et complètement remplis de masses extrêmement denses de petits bâtonnets qui correspondent, comme groupement et comme forme, à ceux qui existaient dans l'urine. Des vaisseaux également remplis s'observent dans les pyramides. Partout où l'on trouve de ces vaisseaux dilatés, ils sont pleins de bactéries. Autour de ces vaisseaux le tissu cellulaire interstitiel est épaissi, pâle et ne se colore ni par le carmin ni par l'aniline; autour de cette zone pâle, on trouve une zone formée par du tissu embryonnaire plus ou moins dense.

Les canalicules contournés, surtout autour des vaisseaux, sont remplis d'une masse granuleuse dans laquelle on ne peut plus distinguer la limite des cellules. La lumière des canalicules situés autour des vaisseaux est remplie de cellules épithéliales détachées et on y trouve par places des mêmes bactéries. D'autres canalicules droits ont perdu leur revêtement épithélial, et leur lumière est tout à fait remplie de globes ou de cylindres. Les vaisseaux d'une grande partie des glomérules sont pleins de ces mêmes bactéries. Les vaisseaux qui n'en contiennent pas renferment du sang ou sont comprimés et entourés par des foyers hémorrhagiques dans lesquels des groupes de canalicules sont remplis de sang. En ce qui concerne les lésions du parenchyme épithélial, on trouve une dégénérescence parenchymateuse. La capsule de Bowmann est remplie par places d'épithéliums détachés et gonflés en plus ou moins grande quantité. L'épithélium des canalicules contournés est tuméfié, le protoplasma des cellules est parfois remplacé par des vacuoles; leur noyau est très mal coloré et quelquefois on ne voit qu'une partie de leur contour qui se teigne. Le protoplasma des cellules mal limitées contient des granulations graisseuses et des vacuoles qui se continuent dans la partie centrale des canalicules. Souvent on y trouve des cylindres de diverses espèces formés de gouttes hyalines ou des cylindres hyalins jaunes. L'épithélium des anses de Henle détaché, gonflé, ou devenu cubique possède un protoplasma granuleux avec des grains qui se colorent par les matières d'aniline. On y trouve aussi des cylindres formés par des globules rouges ou par des masses confluentes de pigment brun.

Dans ce fait, il n'est pas douteux que les lésions du rein soient causées par les bactéries, car ces dernières, semblables à celles de l'urine, étaient toujours entourées d'un tissu mortifié ou embryonnaire, et de lésions parenchymateuses. Comme cette lésion rénale et l'examen des urines opinent dans le même sens et que la malade est morte d'une maladie infectieuse qui n'avait laissé de traces que dans l'estomac et dans le rein, nous croyons qu'il est prouvé que nous avons eu affaire à une infection généralisée d'abord, puis localisée aux reins et suivie de mort par néphrite. On n'a pas trouvé le lieu d'entrée de ces bactéries, mais, comme la malade a éprouvé des douleurs gastriques au début, et présentait des lésions de la muqueuse stomacale, il est possible que l'infection ait eu lieu par le tube digestif.

On ne peut pas supposer que les bactéries se soient développées après la mort, car elles occupaient toujours le centre de lésions qui ne peuvent se produire que pendant la vie. D'ailleurs les urines en contenaient des masses du vivant de la malade.

Depuis ces publications, d'autres auteurs ont décrit des néphrites primitives bactériennes. Mircoli (*Riforma med.*, 1887, Luglio) a observé dans l'espace de quelques mois une série de néphrites débutant par de la fièvre, suivies d'œdèmes, et terminées soit par la guérison, soit par la mort en dix à quinze jours. Les vaisseaux des reins contenaient dans un cas des bactéries dont la description est assez longue; dans d'autres faits l'auteur ne trouva pas de microbes. Les observations de Mannaberg (*Ctrlbl. f. klin. Med*, 1888, n° 30) relatives à des néphrites aiguës dans lesquelles cet auteur avait trouvé un streptococcus qui diffère très peu des différentes formes du streptococcus pyogène témoignent en faveur de l'origine bactérienne de la néphrite aiguë. Il est possible cependant qu'il s'agisse d'une infection secondaire par le streptococcus compliquant une maladie aiguë.

D'après la relation de ces différentes observations, on voit que l'action des bactéries est variable comme leurs espèces, soit qu'on examine leurs effets dans les diverses maladies infectieuses, septiques, pyémiques, soit qu'on les considère dans les néphrites bactériennes foudroyantes que nous venons de rapporter en dernier lieu.

Leur effet constant, plus ou moins accentué suivant leur nombre, est de dilater les vaisseaux sanguins dans lesquels elles existent, de déterminer une congestion ou une oblitération partielle des vaisseaux, une mortification des cellules d'épithélium ou une inflammation parenchymateuse, des ecchymoses, des hémorrhagies, de l'hématurie et de l'albuminurie. Quand le processus est rapide et intense, leur abondance dans les vaisseaux explique l'anurie et les phénomènes urémiques. Dans les faits où leur action est moins énergique, il se produit soit des abcès consécutifs à des thromboses locales, soit une dégénérescence vitreuse des tissus (Weigert) et une inflammation consécutive portant sur l'épithélium des tubuli et sur le tissu conjonctif.

Nous croyons que les bactéries qui occupent le rein peuvent quelquefois passer dans les urines sans lésion appréciable des tissus, comme par exemple dans la scarlatine, dans la fièvre typhoïde, la pyémie, l'érysipèle, etc. Cependant il existe des poussées de néphrite intermittente qui se manifestent par la présence de bactéries dans l'urine, accompagnées de cylindres hyalins.

Il est probable que plus tard, avec de bonnes méthodes, on arrivera à diagnostiquer certaines maladies bactériennes par l'examen des urines.

§ 18. — Omphalite.

L'un de nous a eu l'occasion de voir à Budapest plusieurs cas de phlegmon ou d'ulcération de la plaie ombilicale suivis de la mort des nouveau-nés. Dans l'un d'eux la plaie de l'ombilic était verdâtre, couverte de pus, il y avait un phlegmon de l'ouraque et du ligament de la veine ombilicale ; en même temps il existait à la surface du poumon de nombreux petits abcès qui contenaient un pus muqueux et verdâtre. Ces abcès, de même que le tissu de l'ombilic, étaient remplis de bacilles un peu courbés, plus épais que ceux du choléra et faciles à colorer. Les cultures du pus et de tous les organes ont mis en évidence des bacilles du pus bleu α, contenant peu de pyocyanine, mais renfermant une substance aromatique, de la pyoxanthine et des matières colorantes dicroïques[1]. Comme, chez cet enfant, ce bacille était le seul qui se trouvât dans l'organisme, et surtout comme il existait en masses énormes dans les abcès, il est permis de penser que le microbe du pus bleu peut être pathogène et pyogène pour le nouveau-né. Dans un deuxième fait d'omphalite, il y avait, en même temps que ce microbe, le streptococcus du pus.

Voici une autre observation de ce genre[2] : chez un nouveau-né, il s'était développé un phlegmon de l'ombilic et de la peau voisine avec phlébite des veines ombilicales qui avaient amené la mort par septicémie. A l'autopsie on constata une coloration rouge foncé et l'infiltration du cordon et de son voisinage par un liquide rougeâtre trouble, une artérite et une phlébite aiguës avec formation de caillots en dissolution puriforme qui se prolongeaient dans les vaisseaux abdominaux; des infarctus hémorrhagiques avec tendance à la suppuration dans la rate et dans les poumons, et une pleurésie aiguë commençant à la surface pleurale des infarctus; des ecchymoses des séreuses ; enfin, une pneumonie lobulaire hémorrhagique et une péricardite caractérisées par une mince couche d'exsudat. A l'examen microscopique, on constatait un grand nombre de bacilles dans les thrombus et dans les abcès de même qu'à l'intérieur de quelques leucocytes dans le sang du cœur. Les leucocytes des abcès du poumon renfermaient en outre de petites chaînettes de streptocoques.

La culture du pus et des organes internes sur le sérum de bœuf, à la température du corps, montra à la surface, des plaques humides, confluentes, tout à fait transparentes, plates, sans odeur et qui ne liquéfiaient pas le sérum. Ces cultures étaient composées de bacilles courts très fins de 0μ,2 à 0μ,4 de diamètre, raides, avec des extrémités souvent pointues formant des

1. Voyez Pus bleu, page 486.
2. Babes, *Orvosi egylet* 1887 et *Septische Prozesse d. Kindesalters,* Leipzig, 1889.

diplobacilles ou des séries parallèles (fig. 212). Ces bacilles se colorent bien avec les couleurs d'aniline et mal avec la méthode de Gram ; ils présentent parfois à leur extrémité des corps ronds, pâles, à peine visibles, un peu plus gros que les bacilles. Sur l'agar-agar la culture se développe de la même manière, mais moins bien que sur le sérum ; la culture par piqûre dans un tube de gélatine ne donne rien ou montre seulement dans la profondeur, au niveau de la piqûre, des points grisâtres très fins.

Si l'on inocule une culture pure de ce microbe au lapin, on produit toujours une inflammation plus ou moins prononcée autour du lieu d'inoculation et l'animal meurt en un ou deux jours, souvent avec une pleurésie et avec des foyers pneumoniques ou hémorrhagiques dans le poumon et avec des ecchymoses dissé-

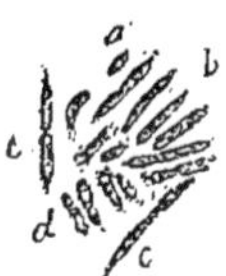

Fig. 212. — Bacilles septiques trouvés dans un cas d'omphalite. Grossiss. 1000.

a, formes presque ovales ; *b*, bacilles pointus ; *c*, diplobacilles ; *d*, bacilles avec des vésicules aux extrémités.

minées. Les souris ne sont pas susceptibles à l'action de ce bacille. Un cobaye inoculé dans le tissu profond de la région inguinale avec une culture de la 4e génération, trois mois après la mort de l'enfant, resta sain, tandis qu'un autre cobaye mourut avec des symptômes septiques trois jours après l'inoculation. On trouva chez lui des ecchymoses, un peu d'œdème autour du point d'inoculation et une tuméfaction de la rate. Nous avons donc eu affaire, dans ce fait, à un microbe spécial, qui se développe surtout à la température du corps sur le sérum et qui tue le lapin souvent avec des inflammations hémorrhagiques, tandis que le cobaye résiste souvent et que les souris sont réfractaires à l'inoculation sous-cutanée. Les cultures ont perdu après trois générations leur virulence, et quinze jours après leur vitalité. Dans les cultures non diluées des poumons au niveau de la pneumonie, il se développait en même temps un streptococcus ressemblant à celui du pus.

Dans un cas semblable, Baginsky (*Virchow's Arch.* CXV, 1889) a trouvé dans la sécrétion œdémateuse de la plaie ombilicale, de même que dans les abcès des organes internes, le streptococcus pyogenes. Dans d'autres cas décrits par Escherich et par Baginsky, l'infection pyémique partait d'une érosion de la peau qui est très vulnérable chez le nouveau-né.

§ 19. — Septicémies hémorrhagiques.

Nous avons vu, dans les diverses septicémies décrites jusqu'ici, que ces affections sont souvent compliquées d'hémorrhagies, de pétéchies et d'ecchymoses disséminées dans les organes. Cette complication les rapproche des septicémies hémorrhagiques des animaux. Les microbes de celles-ci ou des microbes analogues peuvent se rencontrer chez l'homme et déterminer des septicémies hémorrhagiques ainsi que l'un de nous l'a constaté (Babes, *Bact. Unters*, 1889). Une seconde variété de septicémies hémorrhagiques est due surtout à des microbes spéciaux qui existent, dans les foyers gangreneux et dans les organes, dans le scorbut septique. Dans les lésions gangréneuses étendues de l'intestin, accompagnées de la pénétration des protei pathogènes (Babes, Foa, Bonome, Bordoni) et suivies de septicémie, on trouve des parasites capables de déterminer des septicémies hémorrhagiques chez les animaux. Un troisième groupe de ces septicémies est causé par l'action pour ainsi dire foudroyante des streptocoques pyogènes. L'expérimentation nous a prouvé que la même bactérie, capable de donner à l'état frais une septicémie hémorrhagique, ne causera plus, lorsqu'on emploiera une culture ancienne, que des abcès locaux ou une réaction passagère.

Nous donnons comme exemples le résumé des quatre observations suivantes recueillies par l'un de nous en collaboration avec Marienescu :

A. — Un individu très affaibli fut atteint du scorbut, avec ulcération gangreneuse et hémorrhagique des gencives et des amygdales dans le service du docteur Buicliu, à Bucarest ; il mourut de septicémie chronique. A l'autopsie, on trouva, en outre des lésions précédentes, une infiltration phlegmoneuse du tissu conjonctif profond du pharynx, une bronchite et de petits nodules gangreneux du poumon, une pyélite ulcéro-gangreneuse accompagnée d'hémorrhagies, et une quantité considérable de pétéchies cutanées et d'ecchymoses des divers organes internes.

Des ensemencements ont été faits avec le suc des organes sur les substances nutritives en usage ; on inocula en même temps l'oreille d'un lapin avec le suc de la rate.

Quelques jours après, des colonies transparentes comme de petites gouttes du diamètre de 1 à 2 millimètres apparurent à la surface et dans la profondeur de l'agar-agar. Sur la gélatine le microbe se développait mieux dans la profondeur qu'à la surface ; sur le sérum de bœuf, il se montre profondément sous forme de globules blancs.

Dans les organes, de même que dans les cultures, on trouve, à l'état de pureté, des bactéries ovales ou piriformes, parfois en petits chapelets de 0 μ,3, se colorant mal par les couleurs simples d'aniline et plus mal encore par la méthode de Gram. Ils sont entourés d'une zone pâle. Les lapins et souris inoculés avec ces cultures récentes et le lapin inoculé à l'oreille avec le sang de la rate du cadavre moururent en quatre à huit jours avec des symptômes de septicémie hémorrhagique, des ecchymoses et hémorrhagies pleurales, une infiltration sanguine du foie, une tuméfaction de la rate et parfois une pneumonie hémorrhagique.

Les cultures s'affaiblirent en vieillissant, si bien qu'elles déterminaient encore des hémorrhagies et un abcès, mais sans amener la mort des animaux. Le passage du virus à travers les lapins l'atténuait également.

Les deux observations suivantes se rapportent à des septicémies en rapport avec des microbes de la suppuration.

B. — Un enfant de 6 ans, placé dans le service du docteur Sergiu, sans antécédents pathologiques, fut atteint en pleine santé de faiblesse générale, sans douleur, avec un peu de fièvre. Deux jours après, il ressentit des douleurs atroces dans l'abdomen, et fut pris de vomissements sanguinolents. Il mourut une heure après.

A l'autopsie, on constate que la peau de la tête, le tissu cellulaire sous-cutané et intermusculaire sont le siège d'ecchymoses et d'infiltrations sanguines. Le diaphragme et les organes internes présentent aussi des îlots hémorrhagiques. La trachée est remplie de mucus sanguinolent, les lobes inférieurs du poumon sont splénisés ; le péricarde renferme 100 grammes de liquide sanguinolent. Le cœur flasque, jaunâtre, contient du sang liquide ou à peine coagulé. Le foie extrêmement mou et fragile, de couleur gris jaunâtre, est pâle. La capsule de la rate est anémiée, tendue sur un tissu tuméfié, mou, rouge noirâtre. La muqueuse de l'estomac et celle de l'intestin présentent sur un fond pâle de nombreuses ecchymoses. Les reins agrandis, flasques, ecchymosés, offrent une substance corticale jaune grisâtre, succulente, épaisse. La moelle épinière est molle, œdématiée surtout dans les cordons postérieurs.

L'examen microscopique du foie montra ce fait unique de la réplétion presque complète de tous les capillaires par des masses compactes de streptocoques. Les vaisseaux capillaires du rein et de la rate étaient également oblitérés par les mêmes microbes. Les cellules hépatiques restaient pâles après l'action des matières colorantes et leurs noyaux ne se coloraient plus. On ne réussissait à colorer que quelques leucocytes émigrés autour des veines. Dans les autres organes, on voyait aussi une zone de tissu mortifié autour des foyers microbiens.

La culture de ce streptocoque a permis de l'identifier absolument au streptocoque du pus; mais sa première culture était tellement virulente que par l'inoculation par piqûre avec une aiguille on causait une septicémie mortelle aux lapins et aux souris.

C. — Une jeune femme du service du professeur Kalindero tomba malade au sixième mois de sa grossesse. Atteinte d'abord de fièvre et de toux sans lésions appréciables du poumon, elle avorta au bout de deux semaines. Elle succomba bientôt dans un état soporeux, avec un peu d'ictère, et des ecchymoses superficielles et profondes.

A l'autopsie, anémie de tous les organes, sang liquide, non coagulé; poumon parsemé d'ecchymoses et de foyers hémorrhagiques de 3 à 4 centimètres de diamètre entourés de pneumonie. Le centre de ces foyers est jaunâtre, grenu, semi-transparent, tandis que leur périphérie est d'un rouge foncé. Le foie hypertrophié est en dégénérescence graisseuse, la rate tuméfiée, molle, avec des follicules plus volumineux qu'à l'état normal. La muqueuse stomacale est pâle. Le côlon ascendant est infiltré de sang; sa muqueuse présente des ulcérations superficielles, étendues, couvertes de pseudo-membranes réticulées plus ou moins épaisses, de couleur jaune sale. Les reins sont pâles, de consistance normale; les bassinets sont un peu diatés par du sang de couleur noirâtre; leur muqueuse, épaisse, granuleuse, offre l'aspect de la muqueuse de la conjonctive dans la conjonctivite granuleuse dont les végétations seraient de couleur rouge noirâtre; même aspect des uretères. Vessie normale. L'utérus en involution présente une infiltration sanguine limitée au col.

Les organes étaient envahis par le streptococcus pyogenes qui s'était surtout accumulé en masses considérables dans les vaisseaux capillaires du foie.

Les cultures de cet organisme ont donné aux souris et aux lapins une septicémie mortelle avec le même microbe. Il a perdu néanmoins peu à peu sa virulence. Le streptocoque était accompagné du staphylococcus aureus dans le poumon, la rate et le sang. Les foyers de pneumonie causés par ces deux microbes réunis présentaient à leur centre une partie jaunâtre nécrosée et, à leur périphérie, une zone rouge remplie de staphylocoques. Les deux microbes siégeaient au milieu des alvéoles, et ils étaient en partie contenus dans les leucocytes. La zone périphérique montrait surtout de la pneumonie catarrhale caractérisée par une accumulation de grandes cellules épithéliales dans les alvéoles.

D. — Dans une autre observation du service du docteur Draghiescu, il s'agissait d'une femme morte, pendant l'accouchement, au moment de l'engagement de la tête, avec des hémorrhagies très étendues du cerveau, des poumons, du foie qui était transformé en une masse dure de couleur rouge noirâtre, des ecchymoses des reins et de la peau. Les cultures ont montré deux bactéries, le streptococcus et un bacille fin présentant des spores plus épaisses que le bacille. Le streptocoque déterminait en quelques jours une septicémie mortelle chez le lapin.

Il s'agit dans tous ces faits d'une invasion primitive et rapide de bactéries qui causent une septicémie hémorrhagique. Nous rappelons aussi pour mémoire les septicémies avec hémorrhagies qui compliquent la tuberculose (voyez plus bas), la scarlatine, la variole, la rougeole et qui ont été décrites également par Hlava.

Dans ces dernières maladies, des microbes septiques, et surtout le streptococcus pyogenes, viennent ajouter leur action nocive à celle des microbes qui leur sont propres.

§ 20. — Gangrène.

On s'accorde généralement à considérer, dans la gangrène, deux phases successives, la mortification des tissus et la putréfaction qui en est la suite. La mortification des cellules et des tissus peut ne pas être suivie de putréfaction. C'est ce qu'on observe par exemple dans une infinité de circonstances pathologiques où des cellules mortifiées sont simplement résorbées au milieu de tissus presque normaux ou enflammés. C'est ce qu'on voit dans les infarctus consécutifs à l'oblitération des vaisseaux, dans des organes comme la rate et le cerveau qui sont soustraits au contact des bactéries provenant de l'air extérieur. Le type le plus démonstratif de ces mortifications étendues sans putréfaction, sans l'intervention des bactéries de la putréfaction, nous est fourni par les fœtus inclus dans les trompes ou dans le péritoine à la suite de grossesse extra-utérine et transformés en lithopædions.

Mais si la partie mortifiée se trouve en contact avec les bactéries provenant de l'air ou du tube digestif, on voit apparaître, dans des conditions déterminées, une putréfaction déterminée par ces bactéries et accompagnée de la production de substances fétides, de poisons putrides, de ptomaïnes, etc. Une inflammation périphérique, souvent éliminatrice, se développe dans les tissus non mortifiés qui entourent le tissu gangrené.

Il n'est pas nécessaire à la production de la gangrène que la partie gangrenée soit primitivement enflammée ou mortifiée et que la circulation sanguine y soit arrêtée dans un territoire plus ou moins étendu. Il suffit en effet parfois de la présence et de la multiplication de certaines bactéries pour arriver à ce résultat. C'est ainsi que nous avons vu (page 272) la gangrène ou nécrose progressive des souris causée uniquement par la présence de microbes en chaînettes. C'est ainsi que la pustule maligne et la gangrène qui en forme la base sont uniquement en rapport avec des bactéries (voyez plus bas l'article consacré à la pustule maligne).

Plusieurs autres espèces de bactéries possèdent cette propriété de décomposer, de gangrener les tissus où elles se développent en grande quantité. Nous citerons, par exemple, les bacilles de la gangrène gazeuse qui, dans leur multiplication si rapide, produisent un œdème gangreneux accompagné de gaz fétides en abondance, les bacilles du charbon symptomatique qui déterminent des tumeurs emphysémateuses avec mortification des tissus cellulaires ou musculaires profondément situés. Les micro-organismes de la diphthérie, qu'ils siègent sur une muqueuse ou sur la peau, produisent aussi une mortification superficielle du chorion des muqueuses ou du derme qui se termine parfois par une véritable gangrène superficielle comme cela s'observe, par exemple, dans la diphthérie cutanée siégeant à la vulve.

Dans d'autres circonstances, la gangrène est précédée par une inflammation ulcéreuse de la peau et du tissu cellulaire causée par le décubitus dans des affections telles que la fièvre typhoïde, les maladies de la moelle, l'incontinence d'urine, etc., alors que l'innervation et la nutrition des parties enflammées sont compromises et que ces parties se trouvent dans de mauvaises conditions de résistance aux micro-organismes. La décomposition du pus au contact de l'air, l'action de l'urine décomposée, déterminent une véritable putréfaction superficielle ou profonde, une gangrène plus ou moins étendue.

A plus forte raison la gangrène s'observera dans les segments des membres, aux extrémités surtout, lorsque la circulation sera interrompue complètement par suite de thromboses artérielles et veineuses consécutives à l'athérome très prononcé des artères ou à des embolies liées à l'athérome (gangrène sénile ou gangrène sèche). La partie mortifiée se séparera par un sillon inflammatoire des tissus qui sont encore vivants. Les micro-organismes venus de l'air déterminent une putréfaction de la partie mortifiée, des bulles superficielles remplies de liquide ichoreux, des gaz fétides, etc. La résistance des cellules des parties vivantes empêche la pénétration dans le reste de l'économie des bactéries communes qui déterminent la putréfaction. Cette résistance des cellules vivantes aux bactéries est vraisemblablement due à leur avidité pour l'oxygène, qui fait que les bactéries non pathogènes ne peuvent pas vivre dans leur voisinage.

Dans ces gangrènes des extrémités, le liquide puriforme et ichoreux qui se trouve à la limite de la partie mortifiée contient une quantité considérable de bâtonnets, de chaînettes, de microcoques de grandeur variable et de zooglœes. Ogston a donné le nom de saprogènes à ces microbes qui sont en relation avec ces putréfactions. Rosenbach (voyez page 186 et page 409) a isolé plusieurs de ces bactéries et en particulier celle qu'il appelle le bacille saprogène n° 3, qu'il a recueilli dans la moelle d'un os compris dans un segment de membre gangrené.

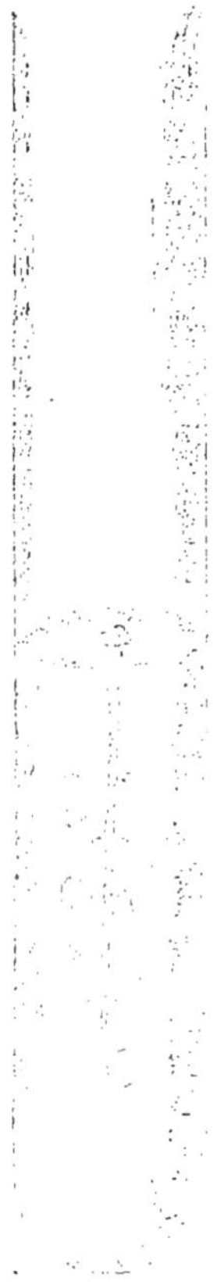

Fränkel a décrit, dans ses recherches sur la fièvre puerpérale, trois espèces de bacilles fétides. Passet en a décrit un; l'un de nous a décrit cinq espèces qui déterminent la putréfaction et des gaz, et qui liquéfient en partie la gélatine (*Arch. Roum.*, 1888). Toutes ces bactéries sont pathogènes pour certains animaux. Lorsqu'elles pénètrent dans les tissus, elles déterminent souvent la formation de gaz et de poisons.

Nous avons représenté (fig. 213) la culture d'un bacille saprogène trouvé dans le liquide d'une adénite gangreneuse consécutive à la scarlatine. Autour de la piqûre il existe des bulles de gaz qui disparaissent quelques jours après l'ensemencement. Le bacille court, un peu courbé, du diamètre de 0μ,6-0μ,8 possédant des parties plus colorées à ses extrémités, est pathogène pour les souris.

FIG. 213. — Culture sur gélatine d'un bacille saprogène trouvé dans l'adénite gangreneuse après la scarlatine chez un enfant.

La gangrène de la bouche, ou *noma,* succède aux maladies infectieuses, surtout à la rougeole et à la coqueluche chez les enfants. Dans les parties gangrenées on trouve de petites chaînettes courtes et très serrées formées par des microcoques libres ou réunis en zooglœes (pl. I, 3e rangée) et dans certains cas des bâtonnets comme dans la gangrène pulmonaire.

L'un de nous a trouvé à Budapest, dans une autopsie de noma consécutif à la rougeole, aussi bien dans les parties gangrenées que dans les ganglions voisins, des leptothrix, de longues chaînettes de streptococcus pyogenes, le staphylococcus aureus et un bacille de 0μ,5 de diamètre, court, ovoïde à ses extrémités qui étaient un peu amincies, plus foncées et brillantes. Ce dernier était le seul qui se développât en ensemençant le sang et le suc des organes sur l'agar-agar et sur le sérum de bœuf à la température du corps. Les colonies étaient à peine visibles sur ces substances; elles formaient des plaques minces, transparentes, un peu granuleuses.

Dans un second fait de noma observé après la rougeole et qui avait commencé par une gingivite gangreneuse, il existait profondément dans le tissu mortifié et dans les ganglions des bactéries de la bouche et surtout des masses étonnantes de spirochætes. Un lapin inoculé à l'oreille avec un fragment de ganglion mourut avec un œdème inflammatoire intense de l'oreille et avec un œdème du cou et du médiastin. Sur la gélatine, il se développa une colonie qui liquéfia lentement cette substance, tandis que le bord de la dépression par liquéfaction montrait une culture élevée, ramifiée, brillante et transparente. Celle-ci se développait aussi bien dans la profondeur de la gélatine. Sur l'agar-agar on obtint des plaques élevées, transparentes, saprogènes.

Ces cultures sont constituées par des bacilles courts, arrondis, plus ou moins colorés, de 0μ,8 de diamètre. Dans d'autres cultures, surtout celles provenant du lapin, il y avait, en même temps que ces bacilles, un streptococcus pyogenes, un staphylococcus jaune qui n'était pas pathogène pour le lapin, et enfin un grand staphylococcus qui formait à la surface de l'agar-agar de petites plaques disséminées, blanchâtres, et qui liquéfiait lentement la gélatine.

La gangrène du poumon est due à diverses causes. Des parcelles alimentaires entraînant avec elles des bactéries de la bouche, le leptothrix buccalis, en particulier, peuvent s'introduire dans le larynx, la trachée et les bronches, chez des personnes qui ont une paralysie de la sensibilité du larynx ou une paralysie des muscles de la déglutition, chez les aliénés, dans les laryngites ulcéreuses de la phtisie, dans le croup laryngien, dans la fièvre typhoïde. Le mucus salivaire contenant des fragments de tissu mortifié ou putride, du pus septique, etc., peuvent aussi entrer dans les voies aériennes.

Il résulte de l'introduction de ces diverses substances une inflammation spéciale des extrémités bronchiques et une mortification avec décomposition putride de parties plus ou moins étendues du poumon transformé alors en une ou plusieurs cavernes gangreneuses (voyez G. Sée, *Maladies spécifiques non tuberculeuses du poumon*, in-8°, 1885, p. 412). Dans les crachats à odeur nauséeuse qui proviennent du foyer gangreneux, on trouve des leptothrix et une série d'autres micro-organismes (Leyden).

Dans la gangrène pulmonaire consécutive au laryngo-typhus, nous avons vu, dans les bronches et dans les foyers ramollis du poumon, des grumeaux grisâtres presque uniquement composés de bactéries parmi lesquelles figuraient les spirochætes de la bouche.

Nous avons constaté la présence du staphylococcus aureus en même temps que des bacilles de la putréfaction dans ces abcès gangreneux des poumons et dans les pneumonies infectieuses qui se compliquent d'abcès et de gangrène (2e édition 1886); Bonome (*Deutsche med. Wochenschr.*, 1888, n° 52) a trouvé aussi ces microbes. Il pense que le premier effet du staphylococcus est une nécrose du tissu suivie de la suppuration et enfin de la pénétration des bacilles de la putréfaction par les voies respiratoires. En injectant dans le tissu du poumon des cultures pures du microbe, ou des particules de moelle de sureau qui en étaient imprégnées, ou en introduisant ces bactéries par les voies aériennes, Bonome réussit à produire des lésions analogues aux foyers nécrotiques du poumon humain, c'est-à-dire un centre ramolli, rempli de débris de leucocytes, entouré d'une zone granuleuse formée de leucocytes en destruction, et enfin un îlot périphérique de pneumonie à tendance hémorrhagique. Les staphylocoques siégeaient surtout dans le centre gangrené, tandis que dans les autres couches on trouvait souvent des bacilles de la putréfaction.

Un autre bacille a été trouvé par l'un de nous à Bucarest dans un fait de gangrène pulmonaire observé dans le service de M. Stoicescu. A l'autopsie on trouva une pneumonie lobaire fibrineuse et une gangrène limitée à une partie de poumon adhérente à la plèvre pariétale par des pseudo-membranes fibreuses anciennes. La culture de ces microbes, sur différentes substances nutritives, était très caractéristique.

Sur l'agar-agar ce bacille se développe sous forme d'une couche épaisse, humide, absolument transparente, tandis que le liquide de condensation est augmenté et troublé. Sur la gélatine, on observe à la surface un bouton, presque un globe, brillant, transparent, de la grandeur d'un petit pois, tandis que le long de la piqûre on constate une grosse strie blanche. Sur le sérum de bœuf, même aspect que sur l'agar-agar. Sur les pommes de terre, la culture, aussi abondante que sur l'agar-agar, présente une couche brillante, brunâtre, humide et la pomme de terre devient brune. Le microbe se développe bien dans le vide. Il ne dégage pas d'odeur. Il est formé par des bâtonnets capsulés d'un diamètre de 0μ,8 à 1μ,5. Ces bâtonnets, souvent gonflés, allongés en filaments ondulés ou en fuseau, offrant des figures bizarres de bouteilles ou d'ovoïdes gonflés, appartiennent sans doute au groupe proteus. Ce microbe est très pathogène pour la souris, le lapin et le cobaye. Ces animaux meurent deux ou trois jours après l'inoculation de très petites doses, avec des symptômes de septicémie, sans présenter au point inoculé autre chose qu'un peu d'œdème. Un lapin inoculé dans le rectum mourut en quelques jours, avec une péritonite fibrineuse. Ce proteus se colore par la méthode de Gram; il est mobile, ne forme pas des spores et meurt à une température supérieure à 80°; il résiste à la dessiccation.

s

sa

FIG. 214. — Culture faite avec le suc d'un foyer gangreneux du poumon.

Les colonies blanchâtres et transparentes *s* appartiennent aux bacilles saprogènes et les plaques jaunes *sa* au staphylococcus.

Un état particulier des poumons s'observe dans l'intoxication par les produits des urines en décomposition. Les poumons tuméfiés, de couleur rouge sale, splénisés dans leurs parties postérieures et inférieures, très friables, sont infiltrés d'un liquide trouble qui exhale une odeur nauséeuse, parfois ammoniacale. Dans un de ces faits, l'un de nous a isolé un bacille spécial dont les cultures répandent l'odeur très caractéristique de l'ammoniaque et de l'urine en décomposition.

D'autres bactéries, trouvées dans les organes, dans la fièvre urineuse, décrites par Clado, Hallé et Albarran et Doyen (voyez plus haut), produisent parfois par injection dans la plèvre du lapin de la pleurésie séro-purulente.

Presque constamment, lorsque les foyers de gangrène observés chez l'homme arrivent à la surface de la plèvre, même lorsqu'ils ne se sont pas ouverts dans cette séreuse, ils déterminent une pleurésie dans laquelle les fausses membranes et le liquide épanché offrent les caractères de la pleurésie gangreneuse. Ce liquide est gris, grumeleux, opaque, et possède une odeur nauséeuse. Il contient habituellement des bacilles et microcoques analogues à ceux de la caverne gangreneuse du poumon.

D'une façon générale, lorsque le foyer gangreneux est en communication avec la bouche ou le tube digestif, on y constate, aussi bien que dans le tissu voisin, une quantité considérable de bactéries de la bouche ou du tube digestif (leptothrix, spirochætes, etc.). Il paraît évident que ces micro-organismes se multiplient dans les parties atteintes.

On peut regarder certains faits de scorbut septique comme causés par des microbes. Ceux-ci déterminent une mortification des gencives en même temps qu'une intoxication avec des lésions vasculaires dégénératives (voyez le paragraphe précédent consacré aux septicémies hémorrhagiques).

Des embolies, des infarctus gangreneux s'observent quelquefois dans les poumons à la suite de maladies infectieuses telles que la fièvre typhoïde et la rougeole. Ces infarctus, de couleur gris ardoisé, le plus souvent ramollis à leur centre ou transformés en une cavité gangreneuse à parois irrégulières, s'accompagnent aussi habituellement d'une pleurésie puriforme ou gangreneuse.

La perforation de l'œsophage, à la suite de rétrécissements, de poches œsophagiennes, de cancer, lorsque l'œsophage communique par un orifice fistuleux avec le poumon, les bronches ou les plèvres, donne aussi lieu à une gangrène du poumon ou à une pleurésie fétide par suite de l'introduction de fragments alimentaires qui se putréfient. Il en résulte une mortification avec putréfaction, une véritable gangrène. Il en est de même de tout foyer inflammatoire en communication avec l'intestin.

Des foyers de gangrène très limités, comme par exemple une adénite nécrosique partielle, peuvent donner naissance, à un moment donné, à des lésions de nature septique généralisées ou localisées dans d'autres organes.

§ 21. — Gangrène gazeuse.

Cette complication chirurgicale des plaies ou des inflammations phlegmoneuses, appelée aussi gangrène foudroyante, gangrène progressive, gangrène traumatique envahissante, érysipèle traumatique, emphysème gangreneux (Rosenbach, etc.), est de la plus grande rareté à Paris. Elle était encore assez fréquente, il y a quelques années, à l'Hôtel-Dieu de Lyon, d'où elle a été chassée aussi par les progrès de l'antisepsie. Les instruments malpropres non stérilisés par la chaleur, les fractures comminutives et contusions profondes, surtout si ces plaies ont été souillées par la terre, ont été indiqués comme causes de cette maladie. Elle est caractérisée par le gonflement, par la tension, par la couleur bronzée de la peau, par la crépitation gazeuse qu'on perçoit à la vue, à la pression et à la palpation des parties affectées.

Cette gangrène gazeuse est transmissible par l'inoculation aux animaux à l'aide de l'œdème putride qui s'écoule de l'incision et qu'on recueille sur l'homme qui en est atteint. Elle a été inoculée pour la première fois par Bottini, qui l'a rapportée à une zymase spéciale.

Chauveau et Arloing[1] croient qu'elle est produite par des micro-organismes répondant par leur forme et leurs propriétés au microbe septique de Pasteur. Dans l'œdème d'un foyer septicémique, ces microbes se présentent : 1° avec les caractères d'un bacille de 5μ à 6μ de longueur sur 1μ,2 à 1μ,5 d'épaisseur, pourvu d'une spore à l'une de ses extrémités, laquelle est parfois légèrement renflée; 2° comme des bacilles à protoplasma homogène plus allongés que le précédent (12 à 30μ). Dans les séreuses, ces bacilles prennent une longueur considérable (35 à 65μ) et se segmentent en articles plus ou moins courts et nombreux, sans spores.

1. Académie de médecine, séance du 6 mai 1884.

Chauveau et Arloing ont constaté que si on l'injecte dans le sang d'un animal, on le retrouve dans toutes les séreuses; lorsque l'inoculation a eu lieu dans le tissu conjonctif profond de la cuisse, il envahit le péritoine; si l'injection est faite à la nuque, on le rencontre dans la plèvre et le péricarde. Il n'envahit le système circulatoire sanguin que peu de temps avant la mort ou même après la mort. Il est inoculable à la plupart des animaux à sang chaud, cheval, âne, mouton, porc, chien, chat, cobaye, rat blanc, lapin, poulet, canard; le bœuf est insensible à l'inoculation, ce qui établit une différence tranchée entre la gangrène gazeuse, et le charbon symptomatique qui détermine aussi des œdèmes inflammatoires et gangreneux, avec production d'emphysème. Nous avons vu que le bœuf était souvent atteint spontanément par le charbon symptomatique. Inversement, le lapin, le chien, le chat, le porc, le poulet, le canard, ne sont pas sensibles à l'inoculation du charbon symptomatique.

Le tissu conjonctif profond est le point le plus favorable à l'inoculation du virus; l'injection est faite à la dose de $\frac{1}{5}$ de goutte à 5 gouttes; le résultat en est d'autant plus rapide et intense que la quantité injectée est plus considérable. La sérosité provenant du tissu conjonctif et des muscles est plus active que celle des séreuses. L'injection directe dans le sang est relativement inoffensive. Tandis que les animaux meurent en un jour ou quatre ou cinq jours, avec les symptômes de la gangrène gazeuse, si on injecte de 1 à 5 gouttes de virus dans le tissu cellulaire, ils survivent à la même dose injectée dans une veine, après avoir toutefois présenté de la fièvre et même des frissons. Le lapin supporte une injection de 3 gouttes de sérosité virulente dans la jugulaire, le mouton de 1 à 5 centimètres cubes, l'âne de 10 à 35 centimètres cubes. Toutefois cette tolérance peut être vaincue par des doses plus fortes de poison. L'ingestion par les voies digestives est inoffensive.

Le virus ne fructifie pas sur les surfaces ulcérées des plaies exposées à l'air. Au contraire les tissus profonds et surtout les parties contuses ou mortifiées donnent un aliment à sa multiplication.

Ainsi, lorsque après avoir injecté quelques gouttes de sérosité virulente dans la jugulaire d'un bélier, on pratique l'opération du bistournage qui interrompt l'arrivée du sang dans un testicule, cet organe devient le point de départ d'un processus gangreneux mortel, auquel l'animal aurait échappé si le cordon testiculaire fût resté libre. On s'explique ainsi les accidents que cause cette bactérie dans les plaies contuses ou les phlegmons dans lesquels les tissus sont plus ou moins mortifiés au moment où elles les envahit.

La gangrène gazeuse, étudiée par Chauveau et Arloing sur les animaux, est assimilable aux maladies infectieuses par l'immunité que confère une première atteinte non suivie de mort; l'injection dans les veines est un moyen d'atténuer le virus et de conférer l'immunité, qui peut être renforcée du reste par des inoculations successives.

Dans une communication à l'Académie de médecine, Chauveau et Arloing[1] ont affirmé que le vibrion de la septicémie gangreneuse est le même que le vibrion septique de Pasteur et qu'il ne peut en être distingué par ses effets pathogènes. Ils l'ont cultivé à l'abri de l'air et sous le vide suivant la méthode de Pasteur, dans des bouillons qui sont inactifs et inoffensifs pendant les premiers jours de la culture. Le liquide des bouillons, filtré sur le plâtre et la porcelaine, est inactif, tandis qu'avec les bactéries il donne les accidents de la gangrène gazeuse. Les micro-organismes existent dans les séreuses et dans le sang de la veine porte des animaux en expérience. C'est dans cette dernière qu'il faut les prendre pour les cultiver.

Le virus, à l'état frais, oppose une grande résistance aux antiseptiques. Les antiseptiques les plus puissants, le sublimé corrosif en solution de $\frac{1}{10000}$ à $\frac{1}{500}$, le nitrate d'argent à $\frac{1}{100}$, les vapeurs de brome, d'iode, le chlorol à $\frac{1}{5}$, la solution alcoolique d'eucalyptus, etc., mis pendant vingt-quatre heures, à la température de 15°, en contact avec lui restent sans action; l'acide sulfureux seul détruit constamment et sûrement ses propriétés pathogènes. Le virus desséché, puis porté de 60 à 90°, est encore actif. A 100° et au-dessus, il ne l'est plus. Ces données sur la désinfection diffèrent de ce que nous savons des autres bactéries.

Rosenbach, qui ne paraît pas avoir eu connaissance du mémoire de Chauveau et Arloing, a observé une fois une gangrène

1. Séance du 19 août 1881.

gazeuse dans le foyer d'une fracture. Il a trouvé dans le liquide de gros bâtonnets possédant des spores à leurs extrémités. La description de ces bâtonnets répond à celle des physiologistes français. Dans un autre fait de gangrène gazeuse de la peau du bras caractérisée par le gonflement, la couleur brune et la perception de la crépitation gazeuse, il a retrouvé, dans la sérosité phlegmoneuse et hémorrhagique qui s'écoula des incisions, une grande quantité des mêmes grands bacilles pourvus de spores. Dans le premier fait, les cultures ont complètement échoué; dans le second il n'a obtenu que des streptococci du phlegmon sans les bacilles de la gangrène gazeuse. Dans un cas semblable examiné à Budapest, la gangrène gazeuse reconnaissait pour cause la compression du bras d'un enfant par une voiture de tramways; il n'y avait que des contusions superficielles et des hémorrhagies dans la profondeur. Quelques jours après, une gangrène sèche, brune, comme momifiée, apparut, accompagnée de crépitation dans les tissus profonds. Le liquide sanguinolent, existant profondément, renfermait surtout des filaments courbés et des diplobacilles de l'œdème malin qui ne se coloraient plus avec les couleurs d'aniline. Une souris inoculée avec un fil de platine mourut le second jour avec un peu d'œdème autour du point inoculé. D'autres souris inoculées par le sang de la souris ou bien par la culture des bacilles sont aussi mortes dans les vingt-quatre heures. La culture sur gélatine montra deux espèces de colonies, l'une à l'extrémité inférieure de la piqûre, sous forme d'une sphère liquide contenant un précipité et surmontée d'une bulle d'air et une strie pointillée le long de la strie d'inoculation. Par l'ensemencement sur l'agar-agar on a obtenu le streptococcus pyogenes, un autre microbe rond non pathogène et un microbe lancéolé capsulé pathogène pour le lapin. Par la culture dans le vide, nous avons constaté assez facilement la présence du bacille de l'œdème malin caractérisé par des fins rayons autour des bulles de liquéfiation. Dans les tubes exposés à l'air, la liquéfaction s'observe à la partie inférieure de la gélatine, tandis que la partie superficielle reste solide.

§ 22. — Tétanos de l'homme.

Nous avons relaté (page 285 et suivantes) les expériences de Nicolaïer, Carle et Ratone, Rietsch, Rosenbach, etc., en vue de donner une tétanie artificielle aux animaux avec la terre cultivée ou la terre des rues. Ces recherches expérimentales démontrent que la terre renferme des microbes capables de produire le tétanos quand on l'inocule sous la peau. Restait la question de savoir si le tétanos humain reconnaît pour cause les mêmes microbes.

Rosenbach n'a pas pu obtenir la culture pure du bacille de Nicolaier; il pense que ce bacille, qui reste localisé dans la plaie, agit en sécrétant un poison dont la résorption détermine les accidents tétaniques. Brieger retira en effet plus tard, des cultures impures de ce bacille, la tétanine, $C^{13}H^{30}Az^{2}O^{4}$, produisant des effets analogues au tétanos, notamment des convulsions toniques et de l'épisthotonos, puis la tétanotoxine, $C^{5}H^{11}Az$, la spasmotoxine et une diamine, qui, toutes, déterminent des crampes et des convulsions.

Beumer (*Zeitschrift f. Hygiene*, IV, 2, 1888) vit mourir du tétanos un homme de 31 ans qui, en jouant aux quilles, s'était enfoncé dans le doigt un éclat de bois, puis plus tard un enfant qui, marchant nu-pieds, s'était enfoncé à la pointe du pied un petit caillou; les fragments de terre recueillis sur ces objets étaient tétanifères et donnaient des cultures également pathogènes.

Beumer a constaté aussi chez les nouveau-nés morts avec le trismus, au moment de la cicatrisation de l'ombilic, que la plaie ombilicale et le tissu voisin possédaient des propriétés tétanigènes pour les animaux et donnaient des cultures virulentes.

Le *trismus, sive tetanus neonatorum* est donc identique au *tetanos adultorum et puerorum*. La poussière, le linge ou les mains des gardes ou sages-femmes, qui sont souillés de terre, peuvent donc donner le tétanos par la plaie ombilicale. Cet accident est d'autant plus fréquent que la propreté est moins grande; aussi l'observe-t-on assez fréquemment chez les nègres et les Indiens.

E. Bonardi[1] a recueilli le pus d'une plaie tétanique et il a

1. *Contributo all'etiologia ed all'anatomia path. del tetano traumatico* (*Gazzetta medica italiana*, Lombardia, 1888.

trouvé, par l'examen et par les cultures, divers microbes : des cocci très abondants qu'il rapporte au staphylococcus pyogenes aureus ; une bactérie semblable au bacterium termo ; le bacillus pyogenes fœtidus et enfin un bacille long, en baguette de tambour, possédant une spore à une de ses extrémités. Il n'a pas pu en obtenir des cultures pures.

D'autres auteurs ont obtenu depuis des cultures pures du microbe fin, en baguette de tambour, pourvu d'une spore terminale, que Nicolaier et Rosenbach regardaient comme l'agent du tétanos, mais aucun d'eux, Hochsinger (*Centralbl. f. Bacteriologie*, 1887, II, 6), Kitasato, par exemple, n'ont pu se convaincre de leur rôle pathogène. Sur deux faits de tétanos observés à Bucarest, l'un de nous n'a trouvé qu'une fois le microbe de Nicolaier. Dans le second fait provenant du service de Sergiu, où ce microbe était absent, il s'agissait d'un tétanos ayant pris son origine dans une otite tuberculeuse double. Le rôle de ce microbe dans le tétanos est d'autant plus douteux que dans le laboratoire de Flügge, où Nicolaier a fait ses expériences sur le rôle tétanogène de la terre, on a élevé des doutes sur l'action du bacille en baguette de tambour. Dans l'étude d'un fait de tétanos causé par une plaie avec un morceau de bois, on a constaté que ce bois donnait le tétanos aux animaux, mais que ni la plaie du malade, ni les organes examinés après la mort, ni le bois lui-même ne contenaient le bacille de Nicolaier. Flügge rapporte une autre observation dans laquelle la terre tétanogène ne présentait pas le bacille incriminé, tandis que dans un autre fait, un bacille possédant la morphologie et tous les caractères de celui de Nicolaier, isolé de la terre, ne déterminait rien autre chose que la suppuration chez les animaux; dans le pus on retrouvait le même bacille (*Zeitschrift f. Hygiene,* 1889, V, 3).

Dans le laboratoire de l'un de nous, Chantemesse et Widal ont fait sur le tétanos une série de recherches qui sont encore inédites et dont nous donnons le résumé. Ces auteurs sont arrivés à isoler directement et à cultiver à l'état de pureté le microbe de Nicolaïer pris sur les plaies d'homme ou d'animaux tétaniques.

Une jeune femme fut prise de trismus et d'autres accidents tétaniques le huitième jour après un accouchement normal. Elle mourut le douzième jour. MM. Chantemesse et Widal firent l'autopsie vingt-quatre heures après la mort; ils prirent avec pureté des fragments de divers organes, nerfs du plexus lombaire, liquide céphalo-rachidien, moelle, cerveau, utérus, etc.

Les inoculations faites aux animaux, avec tous les organes moins l'utérus, restèrent stériles. L'utérus était assez gros; il n'y avait pas trace de collection purulente dans ses parois; la muqueuse était rouge, pulpeuse, un peu sanguinolente.

Cette pulpe inoculée à des souris les fit périr en vingt-quatre heures avec les symptômes du tétanos c'est-à-dire que du côté où l'inoculation avait été faite, sous la peau du flanc, la patte antérieure de l'animal était fortement contractée et ramenée sur le ventre, tandis que la patte postérieure était rigide et allongée. Les mâchoires étaient resserrées. Au niveau du point d'inoculation, on voyait une petite exsudation de liquide séro-sanguinolent, les muscles du voisinage étaient infiltrés et ecchymosés. L'exsudat séro-sanguinolent renfermait divers microbes parmi lesquels on trouvait en abondance un bacille long, mince, mobile, muni parfois, à l'une de ses extrémités, d'une petite sphère qui lui donnait tout à fait l'apparence d'une baguette de tambour.

Ce cas de tétanos qui arriva inopinément dans un service d'accouchement et qui resta isolé, était dû peut-être, d'après ces auteurs, à l'usage d'un appareil qui servait à faire des injections vaginales antiseptiques. En effet cet appareil était placé sur un escabeau ou, quelques jours avant le début du tétanos, des ouvriers avaient marché, apportant de la terre avec leurs souliers. Or cette terre était tétanifère et avait pu peut-être contaminer la canule de l'appareil.

En poursuivant leur enquête sur les circonstances dans lesquelles on voit survenir le tétanos, MM. Chantemesse et Widal ont observé le fait suivant. Dans une salle de malades ou le tétanos a été à maintes reprises observé, trois fois notamment depuis l'année dernière, ces auteurs ont recueilli de petites quantités de poussières prises sur les murs, les rideaux, les barreaux du lit, les fils de fer du sommier et enfin les poussières comprises dans les rainures du parquet de bois, et ils ont inoculé méthodiquement ces poussières à plusieurs séries d'animaux, surtout à des cobayes. Toutes les inoculations faites avec ces poussières sont restées inactives, excepté celles qui renfermaient de la terre prise dans la rainure du parquet. Celles-ci au contraire ont toujours produit le tétanos. La virulence de cette terre s'est conservée pendant plusieurs mois dans le lieu même où elle séjournait. Il a toujours suffi de prendre, dans la rainure du parquet, au même point, une parcelle de cette terre, pour donner le tétanos aux cobayes et aux souris par l'inoculation sous-cutanée.

Les cobayes recevaient trois quarts de centimètre cube de terre sous la peau du flanc. Aussitôt après, les lèvres de la plaie étaient suturées soigneusement au catgut ou au fil d'argent. Les animaux restaient de deux à cinq jours bien portants. A ce moment la patte postérieure devenait rigide du côté inoculé, tandis que le tronc s'incurvait vers le côté sain. Quelques heures après, la raideur de la cuisse apparaissait vers la patte antérieure du même côté et les mâchoires étaient atteintes de trismus. La contracture s'étendait bientôt aux deux membres postérieurs, puis tout le long de l'épine dorsale. L'animal étant placé sur une table, il suffisait de souffler sur lui, ou de frapper la table qui le supportait, pour amener une crise de contracture dans les membres et de l'opisthotonos. Parfois la contracture gagnait le diaphragme. L'animal succombait invariablement deux ou trois jours après le début des symptômes tétaniques. Cependant la plaie était recouverte d'une croûte noire ou brune très sèche, au-dessous de laquelle existait une petite quantité de liquide séro-purulent qui infiltrait les muscles, le tissu conjonctif et les aponévroses. Ce liquide et le suc qu'on retirait des muscles au niveau de la plaie répandaient une odeur de putréfaction. On y voyait au microscope une très grande quantité de microcoques réunis en amas et un assez grand nombre de bacilles pâles, fins, longs, prenant mal les matières colorantes; quelques-uns de ces longs bacilles étaient terminés par une petite sphère colorée dans toute son épaisseur. On voyait en outre dans la préparation quelques gros bacilles bien colorés qui ressemblaient au bacterium termo.

Une parcelle de cet exsudat ensemencée dans un tube de sérum fermé à la lampe le liquéfait en grande partie et donnait à toute la culture une odeur nauséabonde. Cette première culture, inoculée à des animaux, leur donnait le tétanos et dans les plaies nouvelles on retrouvait le même mélange de microbes. Une seconde et une troisième culture dans du sérum se développa rapidement, mais elle était devenue inactive. . . . . . .

Chantemesse et Widal ont isolé le long bacille mince, bacille de Nicolaïer, qui existait dans les plaies de leurs animaux tétaniques. Un tube de sérum liquide était inoculé avec de l'exsudat d'une plaie de tétanique. Un grand nombre de cristallisoirs à fond plat, stérilisés, recevaient du sérum que l'on faisait coaguler en les plaçant sur des plaques de cuivre chauffées. Ceci fait, un fil de platine était trempé dans le tube de sérum liquide qui venait de recevoir du virus tétanique, et avec ce fil de platine on traçait des stries sur la première plaque de sérum. Aussitôt après deux gouttes du premier tube de sérum étaient transportées dans un autre tube de sérum liquide, mélangées à toute la masse, et de nouveau un fil de platine était plongé dans ce second sérum liquide pour tracer des stries sur des plaques de sérum solidifié dans les cristallisoirs.

En opérant ainsi successivement par une méthode de dilution sur un grand nombre de tubes, Chantemesse et Widal sont arrivés à n'avoir dans les derniers tubes, et par conséquent sur les dernières plaques de sérum, qu'un très petit nombre de germes.

Aussitôt ensemencées, ces plaques étaient mises sous une cloche appuyée sur un plateau de verre. Les bords de la cloche et le plateau étaient usés à l'émeri et tapissés d'une mince couche de suif de chandelle. La cloche renfermant les plaques de sérum et un vase plein de pyrogallate de potasse, était mise en communication avec une trompe d'Alvergnat qui faisait le vide, les dernières traces d'oxygène étant absorbées par le pyrogallate de potasse.

La cloche étant mise à l'étuve, il se développait sur les plaques de sérum différents microbes. On trouvait en abondance des colonies blanches et sèches formées de microcoques ; on voyait aussi des points ou même des traînées d'un blanc jaunâtre, d'apparence muqueuse, autour desquelles le sérum n'était pas liquéfié tout d'abord mais rendu clair, transparent, citrin. Cette transparence attirait facilement l'attention au milieu d'une plaque de sérum coagulée et opaque. La colonie blanc jaunâtre que l'on trouve au centre des zones translucides est formée d'après ces auteurs par une culture pure des bacilles de Nicolaïer. Les jours qui suivent, le sérum se liquéfie lentement. Une goutte de la partie liquéfiée montre une culture pure de bacilles de Nicolaïer. Ils sont longs, minces, animés de mouvements lents qui ressemblent beaucoup aux mouvements du vibrion septique. Leur longueur est inégale. Beaucoup d'entre eux portent à une de leurs extrémités une petite sphère réfringente dont le diamètre est plus grand que celui du bâtonnet. Parfois ces bacilles sont rangés parallèlement, les uns à côté des autres, de telle sorte que l'image aperçue au microscope rappelle un peu la forme des spermatozoïdes. Ces bacilles prennent mal la matière colorante et se décolorent facilement. Une fois colorés, on voit que la teinte est uniforme dans le corps du bâtonnet, mais les sphères terminales sont, les unes, les petites, entièrement colorées, tandis que les plus grosses offrent une partie centrale claire dont la circonférence est colorée.

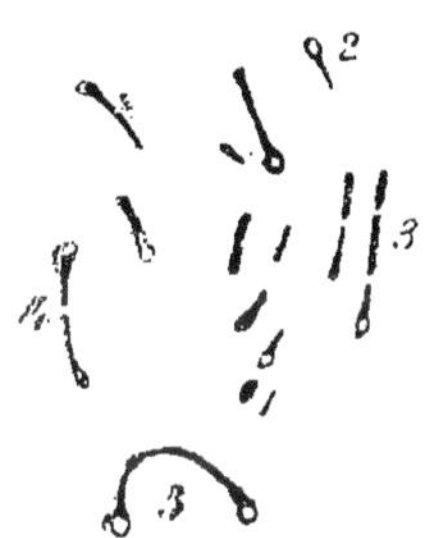

Fig. 215. — Microbes du tétanos d'après des cultures de Chantemesse et Widal.

1, spore; 2, bâtonnets en baguettes de tambour; 3, bâtonnets en série; 4, bâtonnets bout à bout; 5, bâtonnets bout à bout.

Chantemesse et Widal ont reconnu que ces sphères étaient bien des spores puisqu'elles résistent à l'ébullition à 100 degrés pendant plusieurs secondes. Ces auteurs ont inoculé à l'état de pureté les bacilles de Nicolaïer à des animaux, soit avec des cultures faites et conservées dans le vide, soit avec des cultures au contact de l'air. Ils ont toujours échoué dans leurs tentatives pour reproduire le tétanos avec des cultures pures du bacille de Nicolaïer. Cette culture ne répand aucune mauvaise odeur, tandis que les plaies des animaux tétaniques exhalent une odeur infecte; ils ont pensé que le virus tétanique ne produisait peut-être ses effets qu'en présence d'autres microbes qui préparent un terrain de culture locale. Ils ont donc inoculé le bacille de Nicolaïer à l'état de pureté mêlé à la culture du petit microcoque qu'ils avaient trouvé dans les plaques de sérum, ou bien mêlé à d'autres cultures de microbes. Ils ont aussi, préalablement à l'inoculation, fait des lésions locales, soit par le traumatisme, soit par l'injection d'acide lactique, de potasse, d'iodure de potassium, etc. Les résultats ont toujours été négatifs.

Ce fait que la culture pure du bacille de Nicolaïer ne donne pas le tétanos pourrait faire penser que ce microbe n'est pas l'agent pathogène de la maladie; mais Chantemesse et Widal pensent qu'une affirmation pareille ne peut pas non plus être donnée.

D'une part, en effet, on trouve toujours ce bacille dans les plaies de l'homme ou des animaux morts du tétanos ; d'autre part, il peut s'agir d'une diminution rapide de la virulence qui ne se conserve intacte que dans certaines conditions qui nous sont encore inconnues. C'est pour cela sans doute qu'il est impossible de transporter en séries ininterrompues le virus tétanique d'un animal sur un autre. Il en est de même pour l'espèce humaine. On a vu des épidémies de tétanos qui frappent plusieurs personnes en quelques jours, mais elles ne se continuent jamais.

Une expérience de Chantemesse et Widal donne la preuve de cette diminution rapide de la virulence du tétanos sous l'influence de l'air, de la lumière et de la chaleur. La terre qu'ils prenaient dans la rainure du plancher donnait toujours le tétanos quand on l'inoculait aussitôt après l'avoir prise. Il leur suffisait de pulvériser ce fragment de terre sur une feuille de papier et de le laisser pendant vingt-quatre heures dans l'atmosphère du laboratoire pour qu'il ne donnât plus le tétanos.

L'étiologie du tétanos a fourni récemment la matière d'une intéressante discussion à l'Académie de médecine. Verneuil[1], à la suite d'une laborieuse enquête et d'un nombre considérable de faits, a mis en avant l'origine équine du tétanos. D'après Verneuil, le tétanos, transmissible entre animaux de même espèce ou d'espèces différentes, de l'homme à l'homme ou de l'homme aux animaux et réciproquement, se transporte du cheval tétanique à l'homme blessé, soit directement soit indirectement par des objets tétanifères souillés par le cheval. Tout en admettant que la terre est souvent l'origine du tétanos, Verneuil soutenait qu'elle doit sa virulence à sa souillure par le cheval tétanique, et que dans cette double virulence du cheval et de la terre, la priorité appartient au cheval.

Ces conclusions ont été combattues par les vétérinaires membres de l'Académie, par Leblanc qui ne croit pas à la contagion du tétanos par les animaux, par Goubaux et Nocard. Ce dernier, sans nier la possibilité de la contagion de blessés placés en contact plus ou moins direct avec des chevaux tétaniques, pense

1. *Bulletin de l'Académie des sciences*, t. XXI, pp. 287, 280; 337, 381 et 402, 1889

que, dans la plupart des faits invoqués par Verneuil, la contagion par le cheval n'est pas prouvée, car les chevaux incriminés n'avaient pas le tétanos et n'avaient eu aucun contact avec des chevaux tétaniques. Nocard s'en tient à l'action tétanique de la terre cultivée, et si son mélange avec le fumier peut être l'origine du microbe tétanique, le fumier du bœuf et du mouton devrait être incriminé au même titre que celui du cheval. On n'a d'ailleurs jamais encore mis en évidence les microbes du tétanos dans les matières intestinales de ces animaux, et rien ne prouve qu'il y vive. Aussi Nocard regarde-t-il comme hypothétique l'origine équine du tétanos.

Dans cette même discussion, Trasbot (*loc. cit.*, p. 636) a rapporté les expériences faites avec du pus de plaies de chevaux ayant succombé au tétanos et avec lequel on a pu quelquefois, non toujours, donner le tétanos à des animaux. Son inoculation est plus difficile à réaliser sur le cheval que sur le lapin, ce qui, on le comprend, n'est pas en faveur de l'origine équine de la maladie. Trasbot a vu en effet que le tétanos transmis expérimentalement au cheval est épuisé après un seul, deux ou trois passages. Dans la plupart des expériences tentées, on n'a même pas obtenu un second passage. Il faut en conclure que l'organisme du cheval ne constitue pas un terrain de pullulation bien favorable au tétanos. Trasbot a essayé lui-même sans succès d'inoculer des chevaux avec le pus de plaies suivies de tétanos. Depuis 26 ans, il n'y a pas eu un seul cas de tétanos observé à l'école vétérinaire d'Alfort parmi les serviteurs et les élèves qui soignent les chevaux.

Ce qu'il y a de plus certain dans l'étiologie du tétanos, c'est la contamination des plaies par des fragments de terre en contact avec elles, soit directement, comme lorsque la plaie a traîné sur le sol, soit indirectement lorsqu'elle a été contaminée par des linges ou vêtements souillés eux-mêmes par du terreau. Le cheval qui couche dans sa litière ou dans une prairie porte sur la peau, dans son sabot, sur sa ferrure, de la terre, et on peut expliquer ainsi qu'il est tétanifère puisque ses poils sont souvent couverts de boue, puisque ses pieds en ont toujours. Une plaie cutanée produite chez un homme par un coup de pied de cheval pourra donc être suivie du tétanos, comme une plaie dans laquelle restera une écharde de bois ayant traîné d'abord sur le sol. En y réfléchissant, on voit combien sont multiples les occasions de contamination par la terre : les mains des cultivateurs, jardiniers, garçons d'écurie, palefreniers, cavaliers, en sont tachées une partie du jour et constamment, s'ils n'ont pas des soins absolus de propreté. Un blessé ou les premières personnes qui touchent une plaie peuvent donc y porter des fragments de terre. On comprend même à la rigueur qu'une plaie par arme à feu puisse donner le tétanos quand le projectile a traversé des objets de vêtement souillés eux-mêmes par la terre, comme cela arrive toujours aux soldats en campagne qui couchent sur le sol, et qui ont de la boue à leurs vêtements. Dans les pays chauds, où l'on a attribué au froid de la nuit le tétanos observé chez des personnes qui passent la nuit en plein air, chez les enfants surtout, il est probable que le décubitus sur la terre et la contamination par elle ont plus d'action que le froid et l'humidité.

Parvenus à la fin de cet important chapitre des maladies consécutives aux plaies, nous pouvons jeter un coup d'œil en arrière et nous assurer qu'il a été fait de grands progrès dans l'étude de leur étiologie et de leur anatomie pathologique. Après les premières découvertes de Pasteur, Koch, par son travail sur les maladies expérimentales et par ses méthodes nouvelles, nous a donné la clef de cette étiologie. Fehleisen, Rosenbach, Passet, etc., ont réussi à isoler, d'après les procédés de Koch, certaines espèces des micro-organismes pathogènes, qu'on rencontre dans l'érysipèle, la pyémie et la septicémie. Mais il ne faut pas croire que tout soit dit sur la question. Le travail de Rosenbach, bien qu'il ait marqué un progrès important et qu'il ait spécifié plusieurs espèces de bactéries pathogènes, n'était pas complet. La méthode employée par cet auteur pour isoler les microbes de la septicémie et de la pyémie n'était pas absolument irréprochable.

Les lésions produites par les micro-organismes isolés par Rosenbach n'étaient pas non plus bien décrites au point de vue histologique. On a en effet continué les recherches relatives aux maladies consécutives aux plaies, on a isolé par les meilleures méthodes les micro-organismes qui les causent, étudié le mode d'introduction de ces microbes, leurs propriétés chimiques, les conditions de leur croissance et de leur disposition, aussi bien que les lésions histologiques qui en sont le résultat.

Une autre question qui se pose, c'est la connaissance exacte

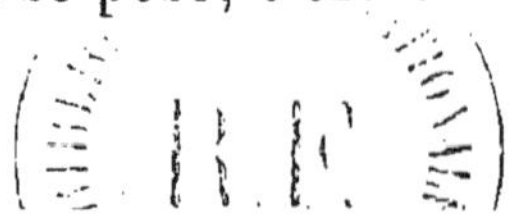

des substances chimiques dont la présence est constante dans les septicémies. Il s'agit de savoir quelle est leur action et si leur genèse est liée constamment au développement et aux phénomènes de nutrition des bactéries. Nous avons vu qu'on arrive par la recherche méthodique des bactéries, dans les septicémies, à pouvoir constater dans l'intérieur de l'organisme différentes bactéries ordinairement saprogènes et inoffensives, mais qui peuvent devenir virulentes. On y trouve aussi des bactéries qui n'appartiennent pas en propre aux microbes pyogènes, mais qui ressemblent à ceux des septicémies expérimentales de Koch.

Nous avons vu qu'on a souvent affaire à une association de bactéries qui se compliquent les unes par les autres dans les maladies consécutives aux plaies. Ces associations bactériennes nous rendent compte de la variabilité des symptômes et du pronostic de ces maladies. Nous croyons qu'elles pourront à un moment donné servir à fonder une thérapeutique rationnelle.

Nous nous sommes efforcés d'étudier, dans ce chapitre, les lésions histologiques de ces diverses maladies et de déterminer leur relation avec la présence des micro-organismes dans les divers organes affectés. Nous croyons avoir montré que le siège, la nature et la distribution des lésions pathologiques sont en rapport avec les bactéries et que celles-ci sont bien réellement la cause de celles-là. Nous avons pris comme exemple et étudié surtout dans ce but les altérations du rein consécutives aux maladies infectieuses et en particulier aux maladies déterminées par les plaies.

PLANCHE V

CULTURES DE DIVERSES BACTÉRIES

FIG. 1-18. — Colonies de diverses espèces de bactéries développées dans la gélatine neutre à 10 p. 100 étalée sur des plaques de verre à la température de 18°, et examinées avec un grossissement de 60 diamètres environ.

FIG. 1. — Culture jaune provenant de l'eau et liquéfiant la gélatine; elle se développe dans les 24 heures, et elle est formée de petits bacilles un peu courbés.

FIG. 2. — Culture du bacille courbé de Finkler trouvé dans le choléra nostras, développée dans les 24 heures.

FIG. 3. — Culture d'un bacille courbé, trouvé par Flugge dans le fromage putréfié, développé dans le même laps de temps.

FIG. 4. — Culture du bacille en virgule de Koch développée en 24 heures.

FIG. 5. — Culture d'un bacille liquéfiant la gélatine, développée en 48 heures.

FIG. 6 et 7. — Culture du bacille en virgule du choléra développée en 48 heures.

FIG. 8-11. — Colonies du bacille en virgule du choléra après trois jours.

FIG. 12. — Une colonie brune compacte de bactéries provenant de l'air et développée en 48 heures.

FIG. 13. — Bacille formant des racines, provenant de l'air.

FIG. 14. — Colonie du bacille de la septicémie de la souris, développée en 3 jours.

FIG. 15. — Colonies du bacille du charbon après 24 heures.

FIG. 16. — Colonies du bacille du choléra des poules.

FIG. 17. — Colonie des microbes de Friedländer développée en trois jours.

FIG. 18. — Colonie du bacille de la tuberculose développée sur le sérum du bœuf au bout de quinze jours.

FIG. 19-27. — Cultures par piqûre dans la gélatine peptonisée neutre à 10 pour 100.

FIG. 19. — Culture du *micrococcus prodigiosus* développée 48 heures après l'ensemencement.

FIG. 20. — Culture de la septicémie des souris après 3 jours.

FIG. 21. — Culture du choléra des poules après trois jours.

FIG. 22. — *Micrococcus tetragenus* après 8 jours.

FIG. 23. — Charbon développé au bout de 5 jours dans la gélatine à 8 p. 100 : la partie superficielle de la gélatine est liquéfiée et claire ; au-dessous de cette première zone elle est liquéfiée et troublée comme par des filaments de ouate ; dans sa partie médiane elle présente de fins rayons blancs.

FIG. 24. — Choléra au bout de 48 heures : on voit, à la surface de la gélatine, une dépression sous la forme d'une petite bulle d'air. La culture s'enfonce dans la gélatine en présentant la forme d'un filament blanc.

FIG. 25. — Choléra après 3 jours : la culture montre une zone liquéfiée, une bulle, et elle se continue avec un filament blanc.

FIG. 26. — Culture du bacille de Finkler voisin de celui de Koch, après 24 heures. La gélatine est liquéfiée sous la forme d'un sac tout le long de la piqûre.

FIG. 27. — Microbe de Friedländer après 3 jours.

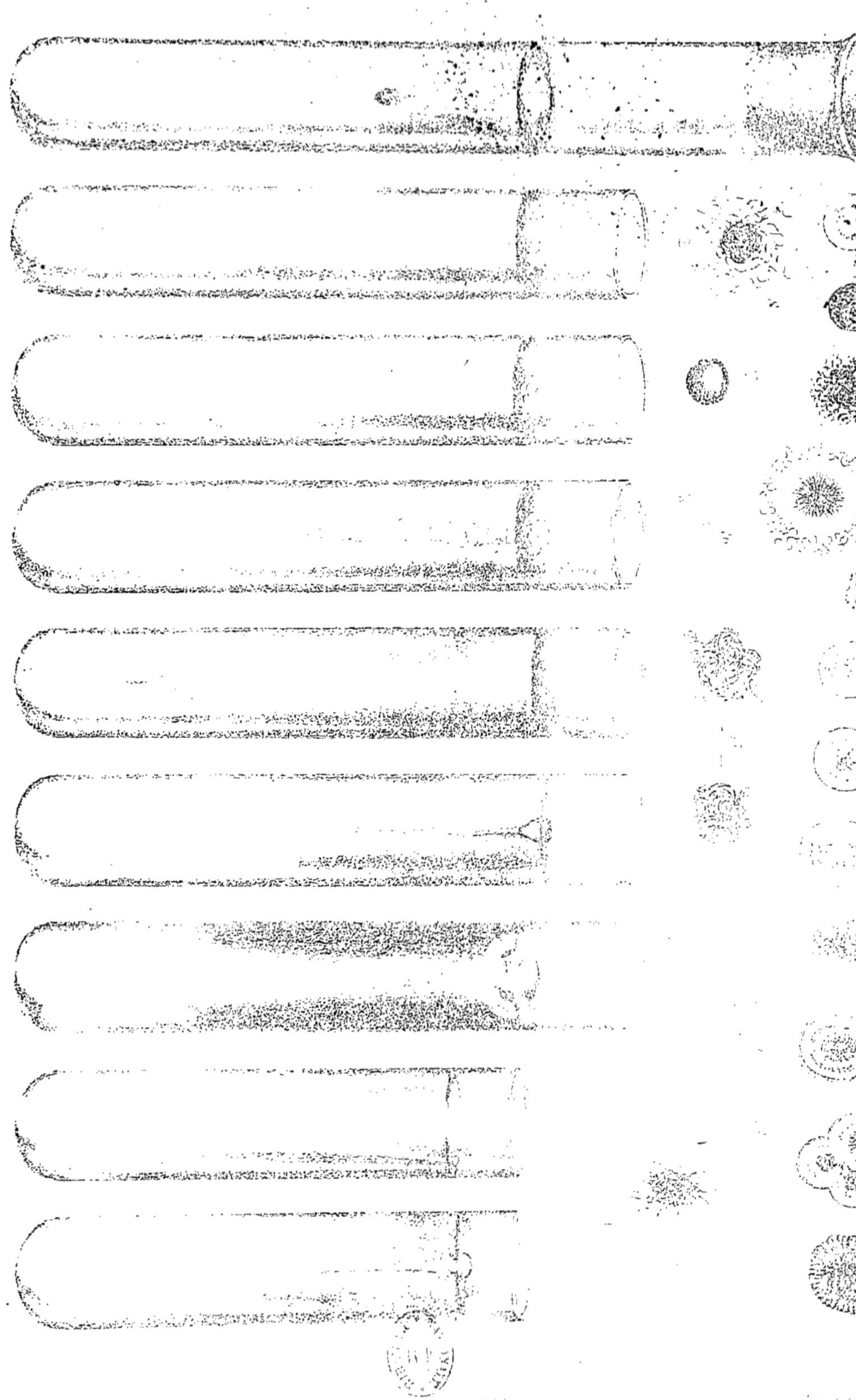

TABLE DES MATIÈRES

DU TOME I

Pages.

PREMIÈRE PARTIE

DEUXIÈME PARTIE

MALADIES INFECTIEUSES PRISES EN PARTICULIER

PREMIÈRE SECTION — MALADIES SPONTANÉES D'ORIGINE BACTÉRIENNE APPARTENANT SEULEMENT AUX ANIMAUX.

TABLE DES PLANCHES HORS TEXTE

DU TOME I

Paris. — Typ. G. Chamerot, 19, rue des Saints-Pères. — 22820.

LIBRAIRIE FÉLIX ALCAN

EXTRAIT DU CATALOGUE

ANATOMIE — PHYSIOLOGIE — HISTOLOGIE — CHIMIE

ALAVOINE. **Tableaux du système nerveux**, deux grands tableaux avec fig. 5 fr. »

BASTIAN (Charlton). **Le Cerveau, organe de la pensée**, chez l'homme et chez les animaux. 2 vol. in-8, avec 184 figures dans le texte. 2° éd., 1888. . . . . 12 fr. »

BÉRAUD (B.-J.). **Atlas complet d'anatomie chirurgicale topographique**, pouvant servir de complément à tous les ouvrages d'anatomie chirurgicale, composé de 109 planches gravées sur acier, représentant plus de 200 gravures dessinées d'après nature par M. Bion, et avec texte explicatif. 1 f. v. in-4. Nouveau tirage, 1886.
Prix : fig. noires, 60 fr. — Fig. coloriées, relié. . . . . 120 fr. »

BERNARD (Claude). **Leçons sur les propriétés des tissus vivants**, avec 94 fig. dans le texte. 1 vol. in-8. . . . . 8 fr. »

BERTHELOT. **La Synthèse chimique.** 1 vol. in-8, 6° édit. Cart. . . . . 6 fr. »

BOUCHARDAT. **Traité d'hygiène publique et privée** basée sur l'étiologie. 1 fort vol. gr. in-8. 3° édition, 1887. . . . . 18 fr. »

BURDON-SANDERSON, FOSTER et LAUDER-BRUNTON. **Manuel du laboratoire de physiologie**, traduit de l'anglais par M. Moquin-Tandon, 1 vol. in-8, avec 184 figures dans le texte. 1884. . . . . 14 fr. »

CORNIL. **Leçons d'anatomie pathologique**, professées pendant le premier semestre de l'année 1883-1884. 1 vol. in-8. . . . . 4 fr. »

CORNIL. **Leçons sur l'anatomie pathologique des métrites, des salpingites et des cancers de l'utérus.** 1 vol. in-8 avec 35 gravures dans le texte. 1889. . . . 4 fr. »

CORNIL et RANVIER. **Manuel d'histologie pathologique.** 2° édition. 2 vol. gr. in-8, avec 577 figures dans le texte. . . . . 30 fr. »

CORNIL et BABES. **Les Bactéries** et leur rôle dans l'histologie pathologique des maladies infectieuses. 2 vol. gr. in-8, contenant la description des méthodes de bactériologie ; 3° édit. 1890, avec 400 figures en noir et en couleurs dans le texte, et 12 planches en chromolithographie hors texte . . . . 40 fr. »

DAVID (Th.) **Les Microbes de la bouche**, précédé d'une préface de M. le Dr L. H. Petit. 1 vol. in-8 avec figures en noir et en couleurs dans le texte. (*Sous presse pour paraître en juin 1890.*)

DEBIERRE (Ch.). **Traité élémentaire d'anatomie de l'homme** (anatomie descriptive et dissection, avec notions d'Organogénie et d'Embryologie générale).

Tome I. *Manuel de l'amphithéâtre :* Système locomoteur, système vasculaire, nerfs périphériques. 1 vol. in-8 de 950 p. avec 450 fig. en noir et en coul. dans le texte. 1890. 20 fr. »
(Le tome II, complétant l'ouvrage, paraîtra en juin 1890.)

FAU. **Anatomie des formes du corps humain**, à l'usage des peintres et des sculpteurs. 1 atlas in-folio de 25 planches avec texte explicatif. Prix : fig. noires. 15 fr. — Figures coloriées . . . . 30 fr. »

GRIMAUX. **Chimie organique élémentaire.** 1 vol. in-18 avec figures. 5° édition augmentée. 1889 . . . . 5 fr. »

GRIMAUX. **Chimie inorganique élémentaire.** 5° édition augmentée, 1889. 1 vol. in-18, avec fig . . . . 5 fr. »

LAYET. **Traité pratique de la vaccination animale**, avec préface de M. le professeur Brouardel. 1 vol. gr. in-8, contenant 22 planches coloriées hors texte. 1889. . 12 fr. »

LIEBREICH (R.). **Atlas d'ophthalmoscopie**, représentant l'état normal et les modifications pathologiques du fond de l'œil, visibles à l'ophthalmoscope. 1 atlas in-4 avec 12 planches en chromolithographie, avec texte explicatif. 3e édition. 1885. . . . . 40 fr. »

MAC CORMAC. **Manuel de chirurgie antiseptique**, traduit de l'anglais par le docteur Lutaud. 1 fort. vol. in-8. . . . . 6 fr. »

PISANI. **Traité pratique d'analyse chimique qualitative et quantitative**, suivi d'un traité d'*Analyse au chalumeau*, à l'usage des laboratoires de chimie. 3° édition 1889. 1 vol, in-12 . . . . 3 fr. 50

PISANI et DIRVELL. **La Chimie du laboratoire.** 1 vol. in-12. 1882 . . . . . . 4 fr. »

PREYER. **Éléments de physiologie générale**, traduit de l'allemand par M. Jules Soury. 1 vol. in-8, 1884. . . . . 5 fr. »

PREYER. **Physiologie spéciale de l'embryon**, traduit de l'allemand par M. le Dr Wiet. 1887. 1 vol. in-8, avec fig. et 9 pl. hors texte. . . . . 16 fr. »

RICHE. **Manuel de chimie médicale.** 1 vol. in-18, avec 200 fig. dans le texte. 3° édition. 1881 . . . . 8 fr. »

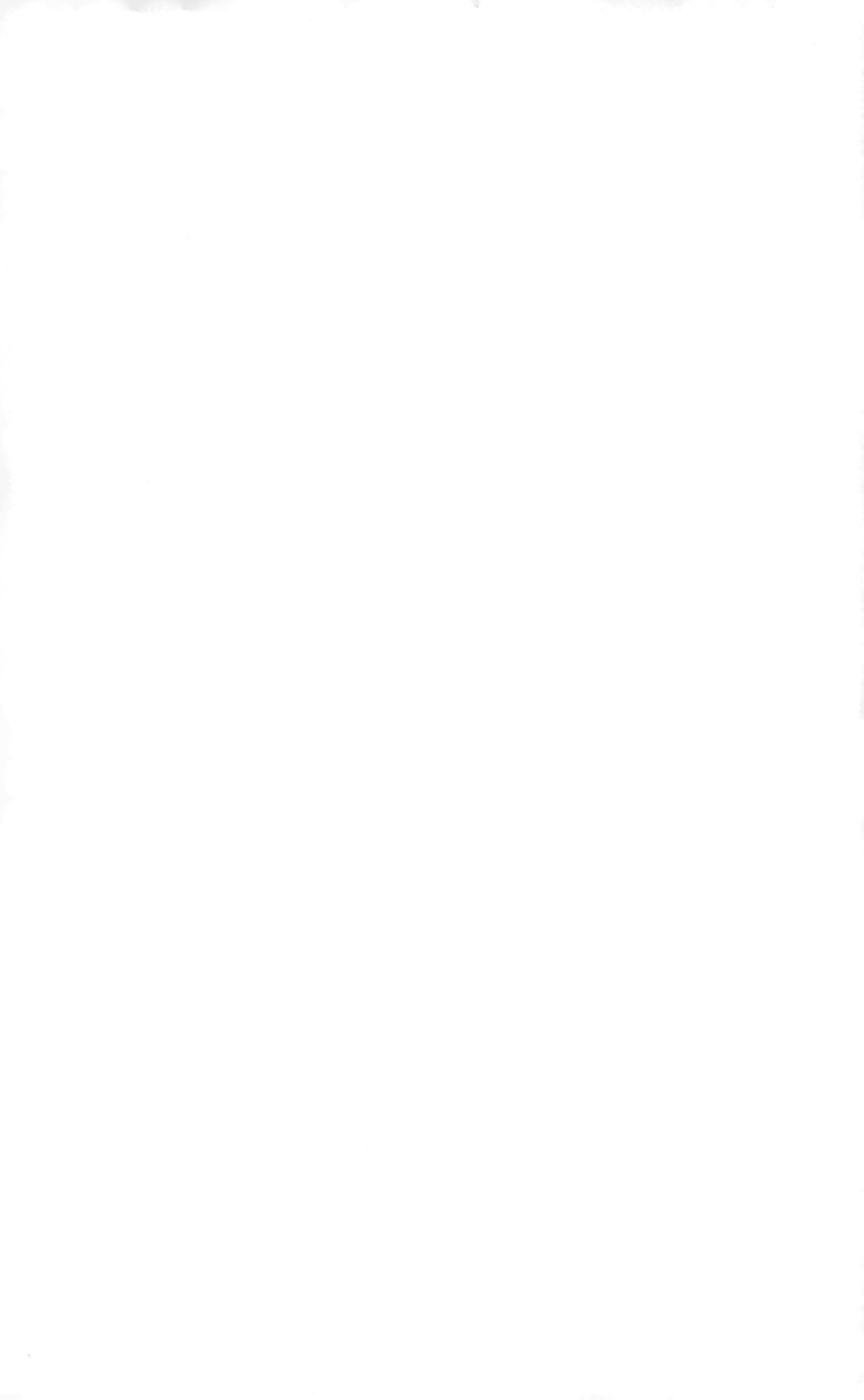

www.ingramcontent.com/pod-product-compliance
Ingram Content Group UK Ltd.
Pitfield, Milton Keynes, MK11 3LW, UK
UKHW021838190726
13855UKWH00001B/43